Geistige Behinderung

Grundlagen
Klinische Syndrome
Behandlung und Rehabilitation

Herausgegeben von
Gerhard Neuhäuser und Hans-Christoph Steinhausen

3., überarbeitete und
erweiterte Auflage

Verlag W. Kohlhammer

Anschrift der Herausgeber:

Prof. em. Dr. med. *Gerhard Neuhäuser*
Dresdener Str. 24
D–35440 Linden

Prof. Dr. med. Dr. phil. *Hans-Christoph Steinhausen*
Zentrum für Kinder- und Jugendpsychiatrie
Universität Zürich, Neumünsterallee 9, CH–8032 Zürich

3., überarbeitete und erweiterte Auflage 2003

Alle Rechte vorbehalten
1990/2003 W. Kohlhammer GmbH Stuttgart
Umschlag: Gestaltungskonzept Peter Horlacher
Zeichnungen: Claudia Krueger
Gesamtherstellung:
W. Kohlhammer Druckerei GmbH & Co.
Stuttgart
Printed in Germany

ISBN 3-17-017537-8

Inhalt

Verzeichnis der Autoren

Conrads, Bernhard, Dr., Bundesgeschäftsführer der Bundesvereinigung Lebenshilfe für Menschen mit geistiger Behinderung e. V., Raiffeisenstraße 18, 35043 Marburg

Gontard, Alexander von, PD Dr., Klinik und Poliklinik für Psychiatrie und Psychotherapie des Kindes- u. Jugendalters der Universität Köln, Robert-Koch-Str. 10, 50931 Köln-Lindenthal

Fischer, Klaus, Prof. Dr., Heilpädagogische Fakultät, Universität zu Köln, Frangenheimstr. 4, 50931 Köln

Frühauf, Theo, Dr., Bundesvereinigung Lebenshilfe für Menschen mit geistiger Behinderung e. V., Raiffeisenstraße 18, 35043 Marburg

Grampp, Gerd, Prof. Dr., Fachbereich Sozialwesen, Fachhochschule Jena, Postfach 100 314, 07703 Jena

Hellmann, Ulrich, Ass. jur., Bundesvereinigung Lebenshilfe für Menschen mit geistiger Behinderung e. V., Raiffeisenstraße 18, 35043 Marburg

Meir-Korell, Stefan, Dipl. Psych., Kaltenberg 3, 88069 Tettnang

Mühl, Heinz, Prof. Dr., Carl v. Ossietzky Universität, Lehrstuhl für Geistigbehindertenpädagogik, Birkenweg 5, 26127 Oldenburg

Neuhäuser, Gerhard, Prof. em. Dr., Dresdener Str. 24, 35440 Linden

Sarimski, Klaus, PD Dr., Sozialpädiatrisches Zentrum und Fachklinik für Sozialpädiatrie und Entwicklungsrehabilitation des Bezirks Oberbayern im Kinderzentrum München, Heiglhofstr. 63, 81377 München

Steinhausen, Hans-Christoph, Prof. Dr. Dr., Zentrum für Kinder- und Jugendpsychiatrie der Universität Zürich, Neumünsterallee 9, CH-8032 Zürich

Warnke, Andreas, Prof. Dr., Klinik und Poliklinik für Kinder- und Jugendpsychiatrie der Universität, Füchsleinstr. 15, 97080 Würzburg

Wendt, Sabine, Dr., Bundesvereinigung Lebenshilfe für Menschen mit geistiger Behinderung e. V., Raiffeisenstraße 18, 35043 Marburg

Vorwort

Die vergangenen Jahrzehnte haben für Menschen mit geistiger Behinderung manchen Fortschritt gebracht: Integration und Normalisierung, Betreuung und Assistenz, Selbstbestimmung und Teilhabe sowie Menschenrechte für Behinderte ohne Diskriminierung kennzeichnen schlaglichtartig die Aktivitäten, die erforderlich waren und die weiterhin notwendig sind, um jeglicher Ausgrenzung entgegenzuwirken und ein echtes Miteinander zu erreichen.

Wenngleich im englischen Sprachraum die Bezeichnung »mental retardation« durch »intellectual disability« ersetzt wurde, haben wir uns entschieden, den alten Begriff der »geistigen Behinderung« weiterhin zu verwenden. Die aktuelle Diskussion muß zeigen, ob ein anderes Wort dies »besondere Sein« besser beschreiben kann. Wir hoffen, daß die im Buch gegebenen Informationen helfen, sachgerecht und fundiert Menschen mit einer geistigen Behinderung die notwendige Unterstützung zu geben, aber auch nach neuen Möglichkeiten im Zusammenleben zu suchen.

Die vorliegende dritte Auflage wurde umfänglich erweitert und überarbeitet, indem neun der siebzehn Kapitel von neu gewonnenen Autoren verfaßt und auf den neuesten Stand des Wissens gebracht wurden. Allen Autoren gilt unser Dank für ihre engagierte Mitarbeit an diesem Werk, auch den aus verschiedenen Gründen nicht mehr beteiligten Kolleginnen und Kollegen möchten wir unsere dankbare Anerkennung aussprechen.

Bei der Erörterung von medizinischen, psychologischen, pädagogischen und juristischen Aspekten der geistigen Behinderung muß die Sachinformation im Vordergrund stehen. Wenn dabei andere Anliegen, die für Menschen mit geistiger Behinderung ebenfalls essentiell sind, etwas zu kurz kommen, liegt dies an der Schwierigkeit, knappe Wissensvermittlung mit ausführlichen Erörterungen zu Problemen der Kommunikation, Interaktion oder Ethik zu verbinden. Wir hoffen aber, ein solches Bestreben wird trotzdem deutlich.

Möge auch die neue Auflage das Interesse aller Fachleute finden, die sich um Menschen mit geistiger Behinderung bemühen. Für Kritik und Hinweise sind wir stets dankbar.

Der Lektor des Kohlhammer-Verlags, Herr Dr. Ruprecht Poensgen, hat uns durch seine Ermunterung und Geduld im Bemühen um diese dritten Auflage sehr unterstützt. Wir wünschen, daß die im Buch vermittelten Informationen dazu dienen, für Menschen mit geistiger Behinderung jene Voraussetzungen zu schaffen, die sie zur Teilnahme am Leben in der Gemeinschaft und zur Verwirklichung ihrer Persönlichkeit benötigen.

Gießen/Zürich, im Frühjahr 2003

Gerhard Neuhäuser
Hans-Christoph Steinhausen

A Grundlagen

1. Epidemiologie und Risikofaktoren

Gerhard Neuhäuser und Hans-Christoph Steinhausen

Angaben zur Häufigkeit, über die Ursachen und Auswirkungen geistiger Behinderung sind wichtig für das Verständnis des Einzelschicksals und bei der Planung von notwendigen Maßnahmen zur Förderung und Behandlung, nicht zuletzt auch bezüglich Selbstbestimmung, Integration und Normalisierung bzw. Partizipation im Sinn der International Classification of Functions (ICF der WHO, 2001).

1.1 Definition und Aufgaben der Epidemiologie

Die Epidemiologie beschäftigt sich mit dem Auftreten und den Ursachen von Krankheiten in Bevölkerungen. Daher geht es um die Erforschung von Häufigkeiten, Verteilungen und Ursachenzusammenhängen bei Krankheiten einschließlich psychischer Störungen. Auf dem Gebiet der geistigen Behinderung wurden seit der ersten Untersuchung von Lewis (1929) vor allem international epidemiologische Daten in großem Umfang gesammelt.

Mit der Ausweitung des epidemiologischen Ansatzes von beschreibenden zu analytischen Methoden wurden einfache Kausalitätsvorstellungen (wie z. B. Verursachung durch einen Erreger) zu komplexen Modellen über Zusammenhänge zwischen Umwelt, Ursache sowie Merkmalsträger einer Störung (z. B. einer psychischen Erkrankung) weiterentwickelt.

Die epidemiologischen Fragestellungen der Sozialpsychiatrie gelten auch für den Bereich der geistigen Behinderung:
– Untersuchung von Häufigkeiten in verschiedenen Bevölkerungsgruppen im Querschnitt und im Längsschnitt;
– Studien über Arbeitsweise und Wirksamkeit von Gesundheitsdiensten mit dem Ziel ihrer Verbesserung;
– Einschätzung individueller Risiken auf der Basis von Gruppenstatistiken;
– Aufdeckung von Syndromen in Bevölkerungsgruppen;
– Erforschung von Ursachen und ihrem Zusammenwirken.
Bei der epidemiologischen Datenerhebung sind *Reliabilität* (Maß für die Präzision der einzelnen

Beurteilungen des untersuchten Parameters) und *Validität* (Aussage über die Richtigkeit einer einzelnen Messung oder einer Studie) zu beachten. Als *Methoden* kommen vollständige Erfassungen von Populationen oder Zufallsstichproben mit deskriptiven (Korrelationsstudien, Querschnittsuntersuchungen) oder analytischen Verfahren (Fallkontrollstudien, Kohortenstudien, Interventionsstudien) in Betracht. Mit diesem Vorgehen sind unterschiedliche Aussagen möglich, was bei der Planung derartiger Untersuchungen zu berücksichtigen ist (von Kries, 2000).

Für die Epidemiologie im Bereich der geistigen Behinderung ist eine *interdisziplinäre Sichtweise* wichtig, die medizinische, psychologische und soziologische Aspekte gleichermaßen berücksichtigt. Es geht nicht nur darum, Häufigkeitsverteilungen und -unterschiede in verschiedenen Bevölkerungsgruppen zu erfassen, sondern auch Hinweise zur Ätiologie und Pathogenese, zur Beeinflussung durch präventive Maßnahmen, therapeutische und pädagogische Verfahren sowie zur Versorgung mit unterschiedlichen Modellen und Organisationsstrukturen.

Die *Sozialepidemiologie* befaßt sich mit dem Beitrag bestimmter sozialer Bedingungen bei der Bewältigung von Krankheiten und Behinderungen. Geistige Behinderung wird ja in vielen Bereichen auch von sozialen und soziokulturellen bzw. psychosozialen Faktoren mitbestimmt. Diese Aspekte sind bedeutsam für Entstehungsgeschichte, Ausprägung und individuelle Lebensverläufe bei Menschen mit geistiger Behinderung und müssen deshalb auch in epidemiologischen Studien berücksichtigt werden.

1.2 Zur Problematik der Falldefinition und -identifikation

Die geistige Behinderung eines Menschen ist als Ergebnis des Zusammenwirkens von vielfältigen sozialen Faktoren und medizinisch beschreibbaren Störungen anzusehen. Die diagnostizierbaren prä-, peri- oder postnatalen Schädigungen erlauben zunächst meist keine prognostische Aussage. Das Entstehen einer geistigen Behinderung hängt vielmehr vom Wech-

selspiel zwischen den potentiellen Fähigkeiten des betroffenen Menschen und den Anforderungen seitens der konkreten Umwelt ab. Geistige Behinderung ist also eine *gesellschaftliche Positionszuschreibung* aufgrund vermuteter oder erwiesener Funktionseinschränkungen angesichts der als wichtig betrachteten sozialen Funktionen.

Wegen der Bedeutung sozialer Faktoren gibt es auch viele Möglichkeiten einer erfolgversprechenden Intervention. So können negative Auswirkungen organisch bedingter Funktionseinschränkungen z. B. im intellektuell-kognitiven Bereich vermieden oder teilweise gemindert und begrenzt werden. Den pädagogisch-therapeutischen Bemühungen und Lernmöglichkeiten sowie den Lebensumständen kommt eine wichtige Bedeutung zu, wie durch den *Normalisierungsgedanken* und das *Prinzip der Selbstbestimmung* in den letzten Jahren mit weitgehenden Auswirkungen in der Praxis gezeigt werden konnte (Thimm, von Ferber, Schilling und Wedekind, 1985; Thimm, 1994; Bundesvereinigung Lebenshilfe, 1996, 2002). Mit der Abkehr von primär defektorientierten Denkmodellen wird der *Prozeßcharakter* bei geistiger Behinderung als sozial vermittelter Tatbestand in den Vordergrund gerückt.

Diese Betrachtung entspricht auch dem *dreistufigen Behinderungsmodell* der Weltgesundheitsorganisation (WHO) in der Fassung von 1980: Die Unterscheidung der drei Dimensionen Schädigung, Beeinträchtigung und Behinderung fand für den Personenkreis geistig behinderter Menschen ihren Niederschlag in Begriffen wie »Mental Deficiency«, »Mental Retardation« oder »Mental Handicap«. Bei der neuen *International Classification of Functions* (ICF, 2001) werden hingegen weniger die Störungen, sondern die Möglichkeiten eines behinderten Menschen in den Vordergrund gestellt (Schuntermann, 1997). Es geht um Aktivitäten (Activities – Umsetzung einer Aufgabe oder Aktion) und Partizipation (Participation – Einbindung in eine Lebenssituation), deren Begrenzung durch Schwierigkeiten bei der Durchführung bzw. wegen Problemen bei der Einbindung in eine Lebenssituation, vor allem auch um die Erfassung von Umweltfaktoren, welche die physikalische, soziale und zuschreibende Umgebung eines Menschen definieren. Die ICF unterteilt in »Functioning and

Disability« (mit den Komponenten Körperfunktionen, Körperstrukturen, Aktivitäten, Partizipation) und in »Contextual Factors« (mit den Komponenten Umwelt- sowie Persönlichkeitsfaktoren), wobei die Komponenten weiter zu differenzieren sind (z. B. nach Capacity – Vermögen, oder Performance – Umsetzung). Die zureichende Erprobung der ICF in der Praxis steht noch aus; Probleme von Menschen mit geistiger Behinderung (vor allem im Kindesalter) sind nicht immer in der erforderlichen Weise speziell berücksichtigt. Trotzdem ist ein wichtiger Schritt getan, um geeignete Voraussetzungen für eine nachhaltige Teilhabe zu schaffen, was auch im neuen Sozialgesetzbuch IX (2001) zum Ausdruck kommt und unmittelbare Konsequenzen für Menschen mit geistiger Behinderung hat.

Im internationalen Gebrauch und auch in deutschsprachigen Publikationen wird oft nicht präzisiert, welche Dimension von geistiger Behinderung im Hinblick auf die unterschiedlichen Termini gemeint ist. Hinzu kommt, daß Fachleute und Menschen mit Behinderung immer mehr die möglicherweise diskriminierende Bezeichnung diskutieren und nach neuen, eher *neutralen Begriffen* suchen. In den USA ist noch die Bezeichnung »Mental Retardation« gebräuchlich, die in Großbritannien als diskriminierend abgelehnt wird. Dort verwendet man den Oberbegriff »Intellectual Disability«.

Alle vorgestellten Begriffe sind zur Beschreibung problematisch, weil sie in ihren Zusammensetzungen jeweils unterschiedliche Dimensionen der WHO-Klassifikation vermischen. Bei uns wird »geistige Behinderung« weiterhin als Oberbegriff verwendet. Es ist dann näher zu kennzeichnen, welche Dimension des WHO-Begriffes jeweils im Vordergrund steht. Dabei wird auf den Ebenen der *Beeinträchtigung* (Disability) und der *Benachteiligung* (Handicap) genauer beschrieben, in welchen Funktionsbereichen ein spezieller *Hilfebedarf* besteht (z. B. Schwierigkeiten in der Selbstversorgung, daraus resultierend spezieller pflegerischer oder häuslicher Hilfebedarf) bzw. welche Maßnahmen nötig sind, Aktivitäten und Partizipation im Sinne der ICF zu erreichen.

Um die kategoriale Festschreibung als »geistig Behinderte« zu vermeiden, werden soziale Kategoriebezeichnungen, wie »Kinder«, »Erwachsene«, »Schüler«, »Männer«, »Frauen« vorange-stellt und die Behinderungsproblematik dann als sekundäres Merkmal oder als Kennzeichen einer besonderen Lebenslageproblematik hinzugefügt (z. B. Personen mit geistiger Behinderung, Kinder und Jugendliche mit Beeinträchtigung ihrer intellektuellen Fähigkeiten, Schülerinnen und Schüler mit speziellem Förderbedarf).

Epidemiologie und soziokulturelle Faktoren

Die Identifikation geistiger Behinderung im Rahmen epidemiologischer Studien kann sich nicht allein auf medizinische Kriterien stützen, vielmehr müssen soziale, soziokulturelle und psychosoziale Aspekte angemessen berücksichtigt werden. Ältere Definitionsansätze (American Association on Mental Deficiency, 1973; Deutscher Bildungsrat, 1973) können heute nicht mehr befriedigen, vor allem wenn sie sich einseitig an einem *Intelligenzkriterium* orientieren, wie dies auch bei der International Classification of Diseases (ICD-10, F 70-79) noch der Fall ist, wenn nämlich nach verschiedenen Schweregraden unterteilt wird (leichte, mittelgradige, schwere, schwerste Intelligenzminderung). Günstiger sind Beschreibungsansätze, die von kulturspezifischen Anforderungen in bestimmten *Lebenslagen* eines Kindes oder eines Erwachsenen ausgehen, die erforderlichen *Kompetenzen* zur *Bewältigung* konkretisierter Aufgaben beschreiben (vgl. Holtz, 1994; American Association on Mental Retardation, 2002) und daraus speziellen Hilfebedarf ableiten. Diesem Konzept folgt auch die neue ICF, bei der Aktivitäten und Partizipation des Menschen mit Behinderung im Vordergrund stehen. Aktuelle Diskussionen um Qualitätsbeurteilung (Peterander und Speck, 1999; Pretis, 2001) oder Erhebungen konfessioneller Träger (Caritas, Diakonie) zur Ermittlung des Hilfebedarfs in Einrichtungen für Behinderte bzw. eine Denkschrift zur gesundheitlichen Versorgung (Fachverbände, 2001) verdeutlichen diese Bemühungen.

Der international gebrauchte Begriff »*Mental Retardation*« weicht von der deutschen Bezeichnung »geistige Behinderung« deutlich ab, da Menschen ab einem Intelligenzquotienten von etwa 70 (zwei Standardabweichungen unterhalb vom Mittelwert eines validen Intelligenztestes) einbezogen werden. Demgegenüber ist vom Deutschen Bildungsrat die Grenze bei einem IQ-Wert von etwa 55 angegeben (dritte Standardabweichung); Kinder und Jugendliche mit einem IQ zwischen 85 und 55 werden dann zum Personenkreis der Lernbehinderten gerechnet. Es ist deshalb zu beachten, daß internationale Statistiken über »*Mental Retardation*«, die sich am Intelligenzkriterium ausrichten, gemäß einem deutschen pädagogischen Verständnis immer auch Personen mit Lernbehinderung einschließen, die möglicherweise als Erwachsene überhaupt nicht mehr als behindert in Erscheinung treten. Bei den hier referierten deutschen Zahlen muß daher der engere Begriff zugrunde gelegt werden, der nicht auch die »mild mental retardation« (IQ 70-55) umfaßt.

Die administrative Zuweisung von Kindern, Jugendlichen und Erwachsenen zum Fördersystem für Menschen mit geistiger Behinderung (Sonderkindergarten, Sonderschule, Werkstatt für Behinderte, Wohnheim, stationäre Einrichtung) erfolgt ohnehin nicht nach einem einheitlichen Definitionskriterium, sie basiert vielmehr auf *Praxisentscheidungen* nach der Erfahrung mit dem jeweiligen institutionellen Kontext (schulische Anforderungen, Arbeitsmarkterfordernisse, selbständige Lebensführung usw.). So ist es möglich, daß Alltagskonzepte von »geistiger Behinderung« zu professionellen Diagnosen werden, was die Vergleichbarkeit und statistische Bewertung erschwert.

Der Beginn einer geistigen Behinderung läßt sich im dargelegten Verständnis zeitlich nicht exakt bestimmen. Deshalb sind »wahre« *Inzidenzraten*, d. h. die Zahl neuer Fälle in einem bestimmten Zeitraum in bezug zu einer bestimmten Population, nicht zu ermitteln. Auch Inzidenzraten der als Risikofaktoren für geistige Behinderung angesehenen prä-, peri- und postnatalen Störungen sind nicht festzustellen. Es können aber Prävalenzen geistiger Behinderung als Häufigkeitsmaß für die Anzahl der Fälle an einem Stichtag (Punktprävalenz) bzw. für die Anzahl über eine gewisse Zeit (Streckenprävalenz) trotz der auch hier auftretenden Schwierigkeiten bei der Fallidentifikation ermittelt werden. Aus Prävalenzen können jedoch nur sehr bedingt ätiologische Schlüsse gezogen werden. Vielmehr müssen dazu spezielle statistische Modelle nach differenzierten Erhebungen eingesetzt werden. Dies gilt auch für die prognostische Beurteilung zumal eine steigende Lebenserwartung auch bei Menschen mit geistiger Behinderung zu deutlichen Veränderungen in der Alterspyramide geführt hat und führt.

1.3 Prävalenzen im Vergleich

1.3.1 Prävalenz im Schulalter

Über die Gesamtzahl der Menschen mit geistiger Behinderung in Deutschland gibt es keine zuverlässigen Angaben. Die Bundesvereinigung Lebenshilfe für Menschen mit geistiger Behinderung e.V. gibt eine Zahl von etwa 420 000 an (0,6 % der Bevölkerung), etwa 185 000 Kinder und Jugendliche sowie etwa 235 000 Erwachsene. Angaben in den Zusatzerhebungen zum Mikrozensus sind wenig aussagekräftig, da sie »geistige Behinderung, Verhaltensstörungen und Personen mit Anfallsleiden« in einer Kategorie zusammenfassen. Außerdem beruhen die Daten auf nicht nachprüfbaren Auskünften Betroffener oder ihrer Familienangehörigen.

Die in zweijährigem Abstand erstellte *Schwerbehindertenstatistik* dokumentiert die vom Versorgungsamt anerkannten Schwerbehinderten (Grad der Behinderung – GdB – mehr als 50 %), wobei sich der Behinderungsgrad nach schadensorientierten medizinischen Tabellen richtet (Anhaltspunkte für die ärztliche Gutachtertätigkeit, 1996), entsprechend der Impairment-Ebene nach WHO-Definition. Die medizinische Kategorisierung trennt nicht ausreichend zwischen »geistig seelischen Störungen«, »psychischen Symptomatiken« und »geistigen Behinderungen«. So waren 1993 von den insgesamt 6,3 Millionen Schwerbehinderten etwa 250 000 dem Personenkreis geistig Behinderter zuzurechnen (Statistisches Jahrbuch, 1995), was einer Gesamtprävalenz von 0,3 % entspräche. Diese Zahl liegt aber am unteren Rand der Angaben internationaler Schätzungen (vgl. **Tab. 1.1**). Untersuchungen aus Skandinavien über einen längeren Zeitraum haben relativ konstant eine Gesamtprävalenz von 0,43 bzw. 0,41 % für die schwere geistige Behinderung

Tab.1.1: Prävalenzangaben (in %) aus der internationalen Literatur (valide Studien gemäß Roeleveld et al.; 1997)

Autor/Jahr der Studie	Land	Erfassung	Grösse der Population	Alter (Jahre)	Schwere GB (IQ < 50) (%)	Leichte GB (IQ 50–70) (%)
Birch 1962	Schottland	Lokales Register	8 274	8–10	0,37	2,37
Sorel 1966	Niederlande	Lokales Register	11 970	10–13	0,73	0,89
Stein 1967	Niederlande	Musterung	408 015	19	0.37	5,76
Gustavson 1977	Schweden	Nationales Register	16 779 40 841	11–16 5–16	0,28 0,35	–
Blomquist 1975–79	Schweden	Nationales Register	40 871	19	–	1,20
Rantakallio 1980–81	Finnland	Klinikberichte	11 760	214	0,63	0,56
Hagberg 1984	Schweden	Nationales Register	23 544	14–18	0,33	0,39
McQueen 1980	Canada	Schulberichte	84 109	7–10	0,37	–
Kääriäinen 1978–81	Finnland	Schulberichte	12 882	7–9	0,63	0,75
McDermott 1980–81	USA	Schulberichte	616 713	6–14	0,44	3,74
Murphy 1985–87	USA	Schulberichte	89 534	10	0,36	0,84
Benassi 1986	Italien	Schulberichte	24 494	6–13	0,34	–

(IQ < 50) nachgewiesen (Dupont, 1981; Wallner, 1984; Dupont, Vaeth und Videbech, 1987). Dem entsprechen in etwa Angaben aus anderen Ländern mit vergleichbarer sozialer Situation (McLaren und Bryson, 1987; Roeleveld, Zielhuis und Gabreels, 1997; Leonard und Wen, 2002).

Für das *Schulalter* kann weiterhin die ursprünglich vom Deutschen Bildungsrat (1973) angegebene Schätzquote von 0,6 % als realistisch angesehen werden (vgl. **Tab. 1.2**). In den Jahren 1991 bis 2000 besuchten 46 704 bzw. 64 337 Kinder eine Schule für geistig Behinderte (bzw. praktisch Bildbare), entsprechend 13,6 bzw. 15,3 % der Schüler mit speziellem Förderbedarf (0,570 bzw. 0,705 % aller Schüler). 1999 konnten 1 862 Schüler mit geistiger Behinderung in Integrationsklassen (3,4 %) unterrichtet werden (Kultusministerkonferenz, Statistische Veröffentlichungen, März 2002). Nach den Schülern der Lernbehindertenschule (relativer Anteil etwa 2,5 %) stellen Kinder mit geistiger Behinderung somit den zweitgrößten Anteil an den Sonderschülern (etwa 14 %). In internationalen Studien sind Prävalenzangaben für den Bereich der leichten geistigen Behinderung (IQ 70–50), der dem deutschen pädagogischen Verständnis nach dem Lernbehindertenbereich zugeordnet wird, ausserordentlich variabel und können nur mit Vorbehalt auf ca. 3 % der Bevölkerung geschätzt werden (Roeleveld, Zielhuis und Gabreels, 1997).

Größere Studien zum Personenkreis der geistig Behinderten zeigen eine deutliche Überrepräsentation des *männlichen Geschlechts* (Liepmann, 1979; Thimm, von Ferber, Schilling und Wedekind, 1985; McLaren und Bryson, 1987, Roeleveld, Zielhuis und Gabreels, 1997) in einem Verhältnis von bis zu 1,6 : 1. Als Ursache kommen nicht allein *biologische Faktoren* in Frage

Tab. 1.2: Sonderpädagogische Förderung in Sonderschulen 1991–2000 (Angaben der Kultusministerkonferenz 2002)

	1991	1992	1993	1994	1995	1996	1997	1998	1999	2000
Schüler	342 527	360 425	371 318	382 265	390 444	399 723	495 381	409 855	414 812	419 474
davon Förderschwerpunkt										
Lernen	196 813	206 358	212 417	217 646	220 540	220 276	220 306	219 755	229 642	230 647
%	57,3	57,3	57,2	56,9	56,5	55,1	54,4	53.6	55,4	55,0
geist. Entw.	46 704	49 299	51 737	53 976	56 157	58 054	60 735	62 167	63 725	64 337
%	13,6	13,7	13,9	14,1	14,4	14,5	15,0	15,2	15,4	15,3
körp. Entw.	18 623	19 262	19 468	19 411	19 401	20 090	20 701	20 919	20 773	21 338
%	5,4	5,3	5,2	5,1	5,0	5,0	5,1	5,1	5,0	5,1
emot. Entw.	17 797	19 648	19 515	20 605	21 762	22 412	22 515	23 488	25 240	25 702
%	5,2	5,5	5,3	5,4	5,6	5,6	5,6	5,7	6,1	6,1
Sonderschulbesuchsquoten (Prozentanteil der Schüler im Alter der Vollzeitschulpflicht)										
alle FS	4,2	4,2	4,2	4,3	4,3	4,3	4,34	4,4	4,5	4,6
Lernen	2,4	2,4	2,4	2,4	2,4	2,4	2,3	2,4	2,5	2,5
geist. Entw.	0,6	0,6	0,6	0,6	0,6	0,6	0,7	0,7	0,7	0,7
körp. Entw.	0,2	0,2	0,2	0,2	0,2	0,2	0,2	0,2	0,2	0,2
emot. Entw.	0,2	0,2	0,2	0,2	0,2	0,2	0,2	0,3	0,3	0,3

FS = Förderschwerpunkte

Integrationsschüler im Jahr 1999

	Insgesamt				davon				
		Grund-schule	Orient.-stufe	Haupt-schule	Schule m. mehr. Bild.-gängen	Real-schule	Gymna-sium	Integ. Ges.-schule	Freie Waldorf
Schüler	54 350	38 556	2 551	7 320	758	761	750	3 616	31
davon Förderschwerpunkt									
Lernen	26 876	19 775	1 195	4 136	185	84	8	1 485	8
%	49,4	51,3	46,8	56,5	22,4	11.0	1,1	41,1	21,1
geist. Entw.	1 862	1 146	53	183	19	31	23	402	5
%	3,4	3,0	2,1	2,5	2,5	4,1	3,1	11,1	13,2
körp. Entw.	3 665	2 126	236	181	139	124	209	645	5
%	6,7	5.5	9,3	2,5	18,3	16,3	27,9	17,8	13,2
emot. Entw.	7 526	4 417	629	1 644	177	130	28	492	9
%	13,8	11.5	24,7	22,5	23,4	17,1	3,7	13,6	23,7

(z. B. im Sinne der Bedeutung der geschlechts-gebunden rezessiv vererbten Formen geistiger Behinderung mit einer Häufigkeit von 1,8 auf 1000), sondern auch *geschlechtsspezifische Rollen-forderungen* und andere *soziokulturelle Einflüsse*.

Die Frage einer *schichtenspezifischen Häufigkeit* in der Population der Menschen mit geistiger Behinderung wird kontrovers diskutiert. Verschiedene Studien (Cooper und Orth, 1984; Mühl, 1994; Murphy, Boyle, Schendel, Decouflé und Yeargin-Allsopp, 1998; Speck, 1999) lassen jedenfalls den Schluß zu, daß geistig behinderte Kinder und Jugendliche speziell im Bereich der leichten Formen (IQ 70–55) in den unteren Sozialschichten überrepräsentiert sind. Für den Bereich der Erwachsenen fehlen bislang aussagekräftige größere Studien.

Bei entsprechenden Untersuchungen, die möglicherweise eine wichtige soziale Dimension der geistigen Behinderung aufdecken können, ist folgendes zu beachten: Es sollte deutlich unterschieden werden zwischen schichtenspezifischen Inzidenzraten der als *Risikofaktoren* einzustufenden prä-, peri- und postnatalen Störungen und schichtenspezifischen Prävalenzen geistiger Behinderung. Folgende Hypothesen scheinen deshalb sinnvoll zu sein:

– Die bisher bekannten prä-, peri- und postnatalen Störungen, die zu einer geistigen Behinderung führen können, sind in den unteren Sozialschichten überrepräsentiert. Ähnliche Zusammenhänge bestehen auch bei anderen Behinderungsformen, z. B. des Sehens oder Hörens.

– Die Ausdifferenzierung der genannten Schädigungen zu einer geistigen Behinderung hängt auch davon ab, inwieweit medizinische, therapeutische und pädagogische Hilfen (präventive, palliative und kurative) in Anspruch genommen werden. Hier sind Angehörige unterer sozialer Schichten deutlich benachteiligt.

1.3.2 Regionale Studien

Die Bestimmung von Gesamtprävalenzen ohne weitere Differenzierung nach wichtigen Merkmalen, wie Alter, Schweregrad der Behinderung und regionale Streuung, kann kaum zu versorgungsrelevanten Einsichten führen. Dafür

sind begrenzte Erhebungen erforderlich, die den jeweiligen örtlichen Gegebenheiten Rechnung tragen und somit individuellen Bedürfnissen besser gerecht werden können.

In einer vergleichenden Untersuchung zur »Integration geistig Behinderter durch Normalisierung der Hilfen – eine interkulturell vergleichende Studie Bundesrepublik Deutschland – Dänemark« (Thimm, von Ferber, Schilling und Wedekind, 1985; Bundesvereinigung Lebenshilfe, 1986) wurden unter der Leitfrage, wie das sozialpolitisch-pädagogische Reformkonzept des Normalisierungsprinzips (Nirje, 1974) übertragen werden kann, eine Reihe regionsbezogener Daten erhoben. Somit liegen hier detaillierte Informationen zum Personenkreis geistig Behinderter aller Altersgruppen vor, die unter anderem Einblick in die Altersstruktur und zur Organisation der Versorgung gestatten. Die Studie machte aber auch manche *Schwierigkeiten* deutlich, die sich nur schwer überwinden ließen. So waren lediglich institutionelle Prävalenzen zu ermitteln und Verschiebungen durch Umzug oder Wechsel der Fördereinrichtung kaum zu erfassen. Auffallend war zudem, daß die Prävalenzen in den untersuchten deutschen Regionen deutlich unter der dänischen Quote und auch unter der international angegebener Raten von 0,40 bis 0,45 % lagen. Dies deutet auf Erfassungslücken, aber auch auf mangelnde Versorgung hin.

Gesamtprävalenzen täuschen ferner über erhebliche Schwankungen in den einzelnen *Altersstufen* hinweg. Internationale Statistiken für die Gruppe der Schwerbehinderten (IQ unter 50) zeigen bis zum Alter von 15 Jahren einen deutlichen Anstieg von 0,1–0,5 %. Hierfür dürften im wesentlichen die ungenügende Erfassung und Frühdiagnostik verantwortlich sein. Bis zum Alter von 30 Jahren bleiben die Prävalenzraten sodann auf einem gleichbleibend hohen Niveau, um dann wieder bis zum Alter von 60 und mehr Jahren kontinuierlich abzusinken (Roeleveld, Zielhuis und Gabreels, 1997; Leonard und Wen 2002).

Die deutlich höhere Prävalenz ab dem *Schulalter* ist auf verschiedene Ursachen zurückzuführen:

– Medizinische Fortschritte in der Behandlung haben die Überlebenschancen für viele Betroffene vermehrt;

– mit dem Ausbau von Förderangeboten haben sich die Erfassungsquoten erhöht;

– die Förderangebote richten sich vor allem an geistig Behinderte im Schulalter und in der ersten Berufsphase.

– Wahrscheinlich werden in den Altersgruppen ab dem Schulalter aber auch deshalb besonders viele Menschen als geistig behindert identifiziert, weil dann erhöhte gesellschaftliche Leistungsanforderungen über Schulen und Berufsbildungssystem die Selektion bedingen.

Ergebnisse zur *Prävalenz im Schulalter* sind in den regionalen Studien nur bedingt vergleichbar (unterschiedlicher Anteil stationärer Einrichtungen, unterschiedliche Integrationsmöglichkeiten usw.). Dies unterstreicht die notwendigerweise differenzierte Betrachtung, wenn es um die Planung von Versorgungsangeboten geht. Legt man die meist angegebene Prävalenzrate von 0,6 % zugrunde, muß ein nicht unerheblicher Teil der Kinder einen IQ zwischen 50 und 60 aufweisen, ist also gemäß deutschem pädagogischen Verständnis dem Kreis der Lernbehinderten zuzurechnen. Wird die Grenze für geistige Behinderung bei dem international gebräuchlichen Wert von IQ 50 bzw. 55 für schwere geistige Behinderung gezogen, sinkt die Prävalenz auf etwa 0,4 %.

Die regionalen Studien zeigen, daß in Institutionen für geistig behinderte Kinder vorgenommene Erhebungen höhere Prävalenzen bringen (bis zu 0,8 %, in einzelnen Jahrgängen auch 1 %) als Untersuchungen, die sich an dem Kriterium des Deutschen Bildungsrates ausrichten (Prävalenzraten unter 0,6 %). Da es zwischen der Schule für Lernbehinderte und für geistig Behinderte bzw. praktisch Bildbare einen breiten Überlagerungsbereich gibt, hängt der offizielle Status »geistig behindert« auch von äußeren Kriterien ab: Von der speziellen Sichtweise in der Vorschulzeit, dem Selektionsverhalten in der Grundschule bei differenzierenden Leistungserwartungen, der pädagogischen Situation des Elternhauses, der Erreichbarkeit einer Schule für geistig Behinderte bzw. Lernbehinderte und dem Verhältnis der beiden Schultypen zueinander.

1.3.3 Veränderungen in der Altersstruktur

Analysen der sich verändernden Altersstruktur der Population geistig behinderter Menschen sind sowohl für die Abschätzung der Erfolge medizinischer, therapeutischer und pädagogischer Präventivmaßnahmen als auch für eine langfristige Versorgungsplanung von großer Bedeutung. Wallner (1984) hat für Schweden die Veränderungen über einen Zeitraum von zehn Jahren dokumentiert (vgl. **Tab. 1.3**), und von der WHO sind detaillierte Erhebungen zur Altersstruktur von Menschen mit geistiger Behinderung sowie die weitere Entwicklung in verschiedenen Ländern vorgelegt worden (Janicki, 1999). Beispielsweise hat sich die Lebenserwartung von Menschen mit Down-Syndrom in den letzten zwanzig Jahren verdoppelt und ist von durchschnittlich 25 auf 49 Jahre gestiegen.

Tab. 1.3: Altersspezifische Prävalenzen (in %) für geistige Behinderung in Schweden 1973 und 1982 (nach Wallner, 1984)

Altersgruppe	1973	1982
0–3	0,13	0,11
4–6	0,31	0,28
7–16	0,71	0,60
17–21	0,84	0,77
22–64	0,43	0,46
65 und älter	0,15	0,15
gesamt	0,43	0,43

Der Anteil von Kindern und Jugendlichen mit geistiger Behinderung hat sich deutlich verringert. Die Gesamtprävalenz über alle Altersgruppen ist dabei gleich geblieben. Bedeutsam für die geringeren Zahlen in der Altersgruppe von null bis sechs Jahren dürften die Anwendung der pränatalen Diagnostik und die damit verbundene Konsequenz eines Schwangerschaftsabbruchs sein. Diese Entwicklung hat sich auch auf die Inzidenzrate bei Down-Syndrom ausgewirkt: Der Anteil dieser Kinder in Sonderschulen ist von 21 % (1974) auf etwa 11 % gesunken (Wilken, 2002). Die mit dem Schwangerschaftsabbruch aus medizinischer Indikation verbundene Problematik (§ 218a) kann in diesem Zusammenhang nicht diskutiert werden.

Die relative *Abnahme* geistiger Behinderung in der *Altersgruppe der sieben bis 21-jährigen* ist zum Teil durch eine bessere peri-und postnatale Versorgung zu erklären (Wallner, 1984), insbesondere wegen des selteneren Vorkommens der schweren Asphyxie. Da in der schwedischen Studie aber auch ein relativ starker Rückgang bei Jungen mit geistiger Behinderung im Alter von zehn bis 17 Jahren festgestellt wurde, spielt möglicherweise ein gewandeltes pädagogisches und gesellschaftliches Bewußtsein in diesem Zusammenhang eine wichtige Rolle. Der Rückgang des relativen Anteils geistiger Behinderung bei den 25- bis 34-jährigen muß wohl wiederum vor allem auf medizinische Fortschritte zurückgeführt werden. Es kommt jedoch hinzu, daß aufgrund pädagogischer Förderung ein Teil der betreuten Menschen aus dem traditionellen System der Geistigbehindertenfürsorge entlassen werden konnte und damit nicht mehr in den staatlichen Registern erfaßt ist.

Schon die Untersuchung von Wallner (1984) zeigt ein kontinuierliches *Ansteigen* des relativen Anteils *älterer geistig Behinderter.* Dieser Trend hat sich fortgesetzt und wird sich in Zukunft erheblich verstärken, da immer mehr Menschen mit geistiger Behinderung ein höheres Alter erreichen (Bundesvereinigung Lebenshilfe, 1993, 2001; Wacker, 2001). In Wohneinrichtungen für erwachsene Menschen mit geistiger Behinderung beträgt der Anteil von 55- bis 64-jährigen etwa 14 %; weitere 14 % sind älter. Man muß deshalb damit rechnen, daß bald mehr als 30 % der in Wohneinrichtungen lebenden Menschen und dabei überwiegend Frauen älter als 55 Jahre sind.

1.4 Prävalenz ätiologischer Faktoren

Prinzipiell ist davon auszugehen, daß bei der Ätiologie der *schweren geistigen Behinderung* (IQ unter 50) *biologische Faktoren* (Genmutationen, Chromosomenanomalien, exogene Läsionen) überwiegen, während *bei leichter geistiger Behinderung bzw. Lernbehinderung* (IQ 50 bis 70 bzw. 85) vor allem *soziokulturelle Einflüsse* in der Pathogenese meist die entscheidende Rolle spielen. Allerdings ist immer mit einem komplexen Wechselspiel zwischen konstitutionell gegebenen, biologisch-genetischen und exogenen, von sozialen Bedingungen abhängigen Faktoren zu rechnen.

Eine Erfassung der einzelnen Variablen, die bei der Ätiologie und Pathogenese geistiger Behinderung in Frage kommen, setzt vergleichbare, differenzierte *Untersuchungsmethoden* voraus. Die dabei gegebenen Möglichkeiten haben sich im Verlauf der letzten dreißig Jahre wesentlich erweitert, besonders durch die Fortschritte auf dem Gebiet der Zytogenetik und der Molekulargenetik, bei den metabolischen Störungen (Stoffwechselanalytik) sowie im Bereich der bildgebenden Diagnostik (vor allem Magnetresonanztomographie). Damit sind die Aussagen sehr viel genauer geworden und ältere Untersuchungen allein aufgrund der unterschiedlichen Methoden kaum mehr mit neuen Erhebungen zu vergleichen. Auch sind regionale Differenzen zu beachten, nicht zuletzt eine unterschiedliche Auswahl der untersuchten Menschen mit geistiger Behinderung (Institutionen, Kliniken, Praxen usw.).

In mehreren auslesefreien skandinavischen Studien ist die *Ätiologie* der geistigen Behinderung analysiert worden (Gustavson, Hagberg, Hagberg und Sars, 1977; Dyggve und Kodal, 1979; Blomquist, Gustavson und Holmgren, 1981; Hagberg und Kyllerman, 1983; Strømme und Hagberg, 2000) Wegen der einheitlichen Erfassung und der differenziert angewandten Methoden haben die Ergebnisse heute noch Gültigkeit (Prävalenzen bei schwerer geistiger Behinderung 0,62 %, bei leichter geistiger Behinderung 0,35 %; Strømme und Hagberg, 2000). Bei schwer ausgeprägten Formen geistiger Behinderung, bei denen vielfach auch körperlich faßbare Befunde zu erheben sind, überwiegen pränatale Ursachen, vor allem Genmutationen und Chromosomenanomalien (vgl. **Abb. 1.1**). Unter den Menschen mit leichter geistiger Behinderung ist der Anteil an ungeklärter Ätiologie deutlich höher (vgl. **Abb. 1.2**).

Wie erwähnt, können die angegebenen Werte bezüglich der prä-, peri- oder postnatal entstandenen Störungen, die zu einer geistigen Behinderung führen, nicht verallgemeinert werden. Dies zeigt sich beispielsweise, wenn man die Häufigkeit einer Konsanguinität (Blutsverwandtschaft) berücksichtigt: Der Anteil genetisch bedingter Formen nimmt dann zu (Fernell, 1998). Bedeutsam sind aber auch äußere Lebensbedingungen, wie aus bisher nur selten durchgeführten transkulturellen Vergleichen zu

Schwere geistige Behinderung

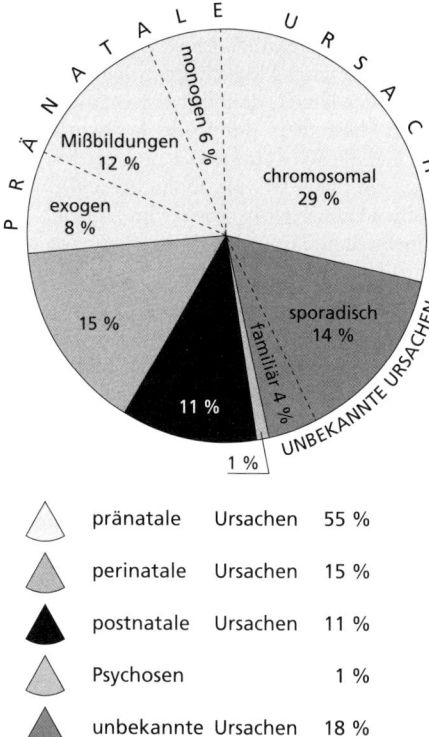

△	pränatale Ursachen	55 %
◭	perinatale Ursachen	15 %
▲	postnatale Ursachen	11 %
△	Psychosen	1 %
▲	unbekannte Ursachen	18 %

Abb. 1.1: Verteilung der Ursachen bei Kindern mit schwerer geistiger Behinderung (nach Hagberg und Kyllerman, 1983) (aus Propping, 1989)

Leichte geistige Behinderung

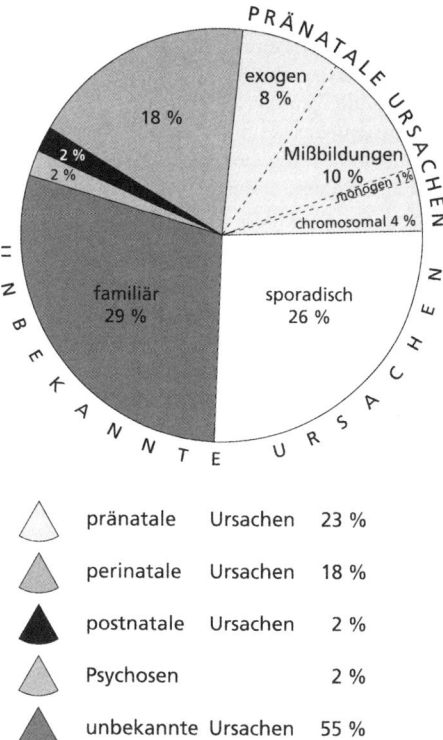

△	pränatale Ursachen	23 %
◭	perinatale Ursachen	18 %
▲	postnatale Ursachen	2 %
△	Psychosen	2 %
▲	unbekannte Ursachen	55 %

Abb. 1.2: Verteilung der Ursachen bei Kindern mit leichter geistiger Behinderung (nach Hagberg und Kyllerman, 1983) (aus Propping, 1989)

erkennen ist: In den sogenannten Entwicklungsländern ist die Prävalenz geistiger Behinderung deutlich höher und der Anteil exogener Faktoren an der Ätiologie größer (Roeleveld, Zielhuis und Gabreels, 1997).

Pränatale Faktoren

Unter den pränatalen Faktoren sind genetische Bedingungen, Schwangerschaftsbelastungen durch Substanzmißbrauch der Mutter, Umweltgifte sowie Infektionen bedeutsam. Der Anteil *genetischer Faktoren* wird aus dem entsprechenden Kapitel dieses Buches ersichtlich. Es wird heute angenommen, daß etwa sieben bis 15 % aller Formen von geistiger Behinderung und 30–40 % aller bekannten Ursachen auf ge-

netische Bedingungen zurückgeführt werden können (vgl. Murphy, Boyle, Schendel, Decouflé und Yeargin-Allsopp, 1998). *Ein mütterlicher Substanzmißbrauch* ist sowohl hinsichtlich eines erhöhten Risikos für die Entwicklung einer geistigen Behinderung durch *Rauchen* als auch in besonderer Weise durch *Alkoholabusus* während der Schwangerschaft nachgewiesen. Das fetale Alkoholsyndrom (FAS) hat eine geschätzte Prävalenz von 0,2–1 pro 1000 Lebendgeborenen und geht bei nahezu 60 % der Betroffenen mit einer geistigen Behinderung aller Schweregrade einher, wobei eine enge Beziehung von körperlichen Fehlbildungen und Intelligenzminderung besteht (Spohr und Steinhausen, 1996). Selbst das sogenannte soziale Trinken der Mutter in der Schwangerschaft weist einen statistischen Zusammenhang mit einer IQ-Minderung von mehreren Punkten bei betroffenen Kindern auf.

Auch hohe Dosen von *Umweltgiften,* wie die polychlorierten Biphenyle (PCB), können in einzelnen Fällen zu schweren neurologischen Schädigungen einschließlich geistiger Behinderung führen. Hingegen scheint die Häufigkeit von *intrauterinen Infektionen* als Ursache einer geistigen Behinderung in der jüngeren Vergangenheit eher abzunehmen. Dies gilt z. B. für die congenitale Toxoplasmose, Zytomegalie, Rötelninfektion und Syphilis. Hingegen ist die Infektionsrate mit dem HI-Virus (Aids) weltweit dramatisch angestiegen, wobei der spezifische Beitrag zu einer geistigen Behinderung noch unklar ist.

Perinatale Faktoren

Zahlreiche perinatale Faktoren leisten einen Beitrag zur Entwicklung einer geistigen Behinderung. Hierzu zählen *Infektionen* z. B. neonatal mit Herpes simplex Viren oder Streptokokken, die zu neurologischen Schäden einschließlich geistiger Behinderung führen können.

Für die *perinatale Asphyxie* ist nachgewiesen worden, daß sie für nur 5 % aller Manifestationen einer geistigen Behinderung bedeutsam ist, während *Frühgeburtlichkeit* und *niedriges Geburtsgewicht* für bis zu 28 % aller Betroffenen mit einer geistigen Behinderung ursächlich in Frage kommen. Umgekehrt waren in den letzten drei Jahrzehnten vier bis 21 % aller Kinder mit diesen Risikofaktoren bei einem leicht abnehmenden Trend geistig behindert, während dies nur für ein bis zwei Prozent der Termingeborenen galt. Häufig werden auch ein verzögertes Gehirnwachstum sowie zahlreiche weitere perinatale Komplikationen beobachtet, die im Sinn einer »Noxenkette« spezielle Bedeutsamkeit für die Entwicklung einer geistigen Behinderung haben (vgl. Murphy, Boyle, Schendel, Decouflé und Yeargin-Allsopp, 1998).

Postnatale Faktoren

Auch unter den nachgeburtlichen Faktoren haben wiederum *Umweltgifte,* wie PCB oder Blei in hohen Dosen, eine ursächliche Bedeutung für neurologisch-organische Schädigungen einschließlich geistiger Behinderung. Der Umfang postnataler Störungen in der Verursachung einer geistigen Behinderung wird auf drei bis 15 % geschätzt, wobei zwei Drittel der auf diese Weise geschädigten Kinder Mehrfachbehinderungen mit Cerebralparese und Sinnesstörungen erleiden, während dieser Zusammenhang nur für 20 % anderer Ursachen gilt. Bei 35 % der postnatal bedingten geistigen Behinderung liegen *Infektionen* zugrunde, wobei die Hauptursache in einer bakteriellen Meningoencephalitis zu suchen ist. Schließlich sind schwere *Schädel-Hirn-Traumen* durch Mißhandlung, Verkehrsunfälle und Stürze für 52 % aller postnatal bedingten Zustandsbilder einer geistigen Behinderung ursächlich verantwortlich (vgl. Murphy, Boyle, Schendel, Decouflé und Yeargin-Allsopp, 1998).

1.5 Versorgungsstrukturen

Sozialepidemiologische Studien haben als wichtige Aufgabe, die für die Planung und Organisation erforderlichen *Grundlagen* zu schaffen. Dabei sind die Versorgungsstrukturen zu berücksichtigen, die sich vielfach aufgrund aktuell gegebener Bedürfnisse entwickelt haben, dann aber systematisch ausgebaut und mit der sozialen, sozioökologischen und sozioökonomischen Entwicklung in Einklang gebracht werden müssen. Am »Normalisierungsprinzip« (Nirje, 1974) und bei der Selbstbestimmung für Menschen mit geistiger Behinderung wird dies deutlich (Bundesvereinigung Lebenshilfe, 1996).

1.5.1 Normalisierung der Hilfen

Hinter der ursprünglichen Fassung des Normalisierungsgedankens, daß Menschen mit geistiger Behinderung ein Leben so normal wie möglich führen sollten, steht die pädagogische Idee, alltägliche Lebensbedingungen in einer Weise zu gestalten, daß ein so weit wie möglich altersentsprechendes, selbständiges Leben als Mitbürger realisiert wird. Normale Lebens- und Lernumwelten bieten die größte Chance, Behinderungsfolgen zu vermeiden, allmählich aufzuheben, zumindest aber zu begrenzen (Thimm, 1994).

Aus der globalen Forderung nach Normalisierung der Lebensbedingungen für Menschen mit geistiger Behinderung sind daher spezifische Strukturmerkmale des Fördersystems und der Versorgungsstrukturen abzuleiten (Thimm, von Ferber, Schiller und Wedekind, 1985; Thimm, 1999).

Kulturspezifische und altersgemäße Hilfen

Es muß ein Angebot verfügbar sein, das zentrale Bedürfnisse auf angemessenes Wohnen, adäquate Erziehung und Ausbildung sowie entsprechende Beschäftigung sichert. Wohnen, Arbeiten, Schule und Freizeit sind wichtige Lebensbereiche, die räumlich und auch hinsichtlich der professionellen Betreuung getrennt werden sollten.

Regionalisierung der Hilfen

Ein differenziertes, aufeinander abgestimmtes und sinnvoll koordiniertes Angebot zur Unterstützung und Hilfe ist regional zu organisieren und hat sich an den Standards der Wohnbevölkerung dieser Region zu orientieren.

Dabei muß ein Höchstmaß an Durchlässigkeit innerhalb des speziellen Hilfesystems für Menschen mit geistiger Behinderung und zu Einrichtungen für Nichtbehinderte garantiert sein.

Ambulante Dienste

Der Ausbau von ambulanten Diensten für die Familienentlastung und psychologische Beratung ist eine notwendige Voraussetzung zum Abbau von Sondereinrichtungen. Hier hat die Bundesvereinigung Lebenshilfe wichtige Anstöße zu einer Verbesserung gegeben und neue Versorgungsstrukturen mit aufgebaut (Bundesvereinigung Lebenshilfe, 2002).

Pädagogische Orientierung

Auch bei Berücksichtigung der Interdisziplinarität der Versorgung ist die vorherrschende Orientierung innerhalb des Hilfesystems für Menschen mit geistiger Behinderung pädagogisch. Medizinische, therapeutische und pflegerische Maßnahmen werden grundsätzlich davon mitbestimmt. Dieses Verständnis hat sich auch in

den von den Fachverbänden der Behindertenhilfe (2001) herausgegebenen Empfehlungen zur gesundheitlichen Versorgung von Menschen mit geistiger Behinderung niedergeschlagen. Solche Forderungen können aber in großen zentralen Einrichtungen und Anstalten kaum erfüllt werden. Deshalb zielte die Reformbewegung zugunsten von Menschen mit geistiger Behinderung auch zunächst auf den Abbau solcher Einrichtungen, der in den letzten Jahren erfolgreich vorangetrieben werden konnte (Theunissen, 1985, 2000). In den wegen bestimmter Bedürfnisse aber weiterhin notwendigen Institutionen zur Pflege und Versorgung sollte zwischen dem Anteil an reiner Pflege und der immer auch notwendigen pädagogischen Betreuung unterschieden werden, was aufgrund der geltenden Gesetzeslage nicht einfach ist (Seifert, 2002).

In Abhängigkeit von Lebensalter müssen für Menschen mit geistiger Behinderung jeweils angemessene *Lebens- und Wohnformen* verfügbar sein: Kinder und Jugendliche sollten vornehmlich in ihren Familien leben, für Erwachsene ist durch ein regionalisiertes und differenziertes Wohnangebot mit abgestufter pädagogischer und pflegerischer Betreuung eine Loslösung vom Elternhaus anzustreben. In diesem differenzierten Wohnspektrum sind sicher auch in Zukunft Vollheimplätze vor allem angesichts des wachsenden Anteils älterer Menschen erforderlich. Die Normalisierungsstudie hat gezeigt, daß es innerhalb überschaubarer Perioden immer wieder Veränderungen gibt und somit die Planungen der jeweils aktuellen Situation angepaßt werden müssen.

1.5.2 Zusammenfassender Überblick für die Bundesrepublik Deutschland

Die Ausgliederung von Menschen mit geistiger Behinderung aus Einrichtungen der Psychiatrie ist weitgehend abgeschlossen (Theunissen, 2000). Andererseits hat die Zahl schwerbehinderter Menschen zugenommen, die in Pflegeheimen betreut werden (Seifert, 2002).

Der überwiegende Anteil an Erwachsenen mit geistiger Behinderung lebt noch in den Herkunftsfamilien (60% nach Angaben der Bundesvereinigung Lebenshilfe). Expertenschätzungen gehen davon aus, daß die derzeit vorhandenen Wohnangebote mehr als verdoppelt werden müßten, besonders Angebote in gemeindenahen und offenen Einrichtungen, um einen von der Herkunftsfamilie getrennten Wohnbedarf zu sichern.

Der weitere Ausbau »normalisierungsorientierter« regionsbezogener kleiner Wohnangebote könnte dazu führen, daß sich die »alten« Großeinrichtungen zu Zentren für nahezu ausschließlich schwerbehinderte Menschen entwickeln. Dem muß durch entsprechende ambulante Angebote entgegengesteuert werden (Fachverbände, 2001).

Mit dem Ausbau der ambulanten familienentlastenden Dienste (FED) konnten bedeutsame Fortschritte in der Versorgung erreicht werden. In einem flächendeckenden Netz wird für Familien mit behinderten Kindern sowie für im Elternhaus lebende Erwachsene mit geistiger Behinderung eine flexible, alltagsorientierte Entlastung angeboten (Bundesvereinigung Lebenshilfe, 2002). Um die notwendige Kostenerstattung muß allerdings immer wieder gerungen werden (Pflegeversicherung gegenüber Sozialhilfe).

Die Möglichkeiten und Chancen der schulischen Integration von Kindern mit geistiger Behinderung in das Regelschulsystem werden zwar vielfach als politische Willenserklärung formuliert, sind aber bei weitem noch nicht in befriedigender Weise realisiert (vgl. **Tab. 1.2**). Auch für die Beschäftigung von Menschen mit geistiger Behinderung außerhalb der beschützenden Werkstätten gibt es noch viele Hindernisse. Es müssen flexible, differenzierte und auf den Wohnbereich abgestimmte Lösungen angestrebt werden, die zudem die Selbstbestimmung des Menschen mit geistiger Behinderung angemessen berücksichtigen (Bundesvereinigung Lebenshilfe, 1996).

1.6 Aufgaben zukünftiger epidemiologischer Forschung

Weiterhin sind Regionalerhebungen erforderlich, die sich an den Ergebnissen der Normalisierungsstudie orientieren können. Insbesondere ist es notwendig, die Datenbasis zu den altersspezifischen Prävalenzen und ihre Veränderungen in bestimmten Zeiträumen zu erweitern. Nur dann sind verläßliche Planungsgrundlagen für ein mehr als bisher an den aktuellen Bedürfnissen von Menschen mit geistiger Behinderung orientiertes Förder- und Versorgungssystem zu bekommen.

Querschnittsvergleiche zwischen Menschen mit geistiger Behinderung in unterschiedlichen Einrichtungen bzw. Lebenssituationen unter Aspekten wie soziale Kompetenz, erreichtes Maß an Lebensqualität, Funktion sozialer Netzwerke sind dringend geboten. Hier sollten auch internationale Vergleiche z. B. in kooperativen Projekten realisiert werden.

Um die Beziehungen zwischen prä-, peri- bzw. postnatalen Störungen und dem Auftreten einer geistigen Behinderung verläßlich zu analysieren, müssen unter Verwendung moderner Untersuchungsmethoden differenzierte, am besten multizentrisch organisierte Studien durchgeführt werden; damit sind Ätiologie und Pathogenese auch in ihrer Wechselwirkung mit exogenen, umweltabhängigen und sozialen Faktoren zu bestimmen.

Aufwendige Langzeitstudien sollten die lebensgeschichtliche Entwicklung bei einer geistigen Behinderung im Verhältnis zu der ursächlichen Störung und zu den therapeutischen, pädagogischen und sozialen Arrangements analysieren. Bisher können beispielsweise die Wirkung und Wirksamkeit unterschiedlicher Förderbedingungen, so auch die Integration in das Regelschulsystem oder die Bedeutung unterschiedlicher Wohnformen, noch kaum zuverlässig abgeschätzt werden.

Anmerkung

Dieser Beitrag basiert in Teilen auf dem Kapitel von Walter Thimm, das in den ersten beiden Auflagen dieses Buches enthalten war und dessen Anlage wie Aussagen die Autoren der vorliegenden Fassung dankbar bei ihrer Bearbeitung übernommen haben.

Literatur

American Association on Mental Retardation (2002) Mental Retardation. Definition, Classification, and Systems of Support, 10th ed. AAMR Publications, Washington

Blomquist HK, Gustavson K-H, Holmgren G (1981) Mild mental retardation in children in a nothern Swedish county. Journal for Mental Deficiency Research 25, 169–186

Bundesministerium für Arbeit und Sozialordnung (Hrsg) (1996) Anhaltspunkte für die ärztliche Gutachtertätigkeit im sozialen Entschädigungsrecht und nach dem Schwerbehindertengesetz. Bonn

Bundesvereinigung Lebenshilfe für geistig Behinderte (Hrsg) (1986) Normalisierung – eine Chance für Menschen mit geistiger Behinderung. Lebenshilfe-Verlag, Marburg

Bundesvereinigung Lebenshilfe für geistig Behinderte (Hrsg) (1993) Alt und geistig behindert. Ein europäisches Symposium. Lebenshilfe-Verlag, Marburg

Bundesvereinigung Lebenshilfe für geistig Behinderte (Hrsg) (1996) Selbstbestimmung. Lebenshilfe-Verlag, Marburg

Bundesvereinigung Lebenshilfe für Menschen mit geistiger Behinderung, Hessisches Sozialministerium und Landeswohlfahrtsverband Hessen (Hrsg) (2001) Lebensräume älterer Menschen mit Behinderung. Hessische Erfahrungen. Lebenshilfe-Verlag, Marburg

Bundesvereinigung Lebenshilfe für Menschen mit geistiger Behinderung (Hrsg) (2002) Familien mit behinderten Angehörigen. Lebenswelten – Bedarfe – Anforderungen. Lebenshilfe-Verlag, Marburg

Cooper B, Orth M (1984) Dimensionen der Behinderung. Eine populationsbezogene Untersuchung geistig behinderter Kinder und Jugendlicher. Bericht an die Deutsche Forschungsgemeinschaft. Zentralinstitut für seelische Gesundheit, Mannheim

Deutscher Bildungsrat (Hrsg) (1973) Zur pädagogischen Förderung behinderter und von Behinderung bedrohter Kinder und Jugendlicher. Klett, Stuttgart

Dupont A (1981) Medical results from registration of Danish mentally retarded persons; in P Mittler (Hrsg), Frontiers of Knowledge in Mental Retardation, Vol.II. University Park Press, Baltimore, 63–70

Dupont A, Vaeth M, Videbech P (1987) Mortality, life expectancy, and causes of death of mildly mentally retarded in Denmark. Uppsala Journal of Medical Sciences 44 (Suppl), 76–82

Dyggve H, Kodal T (1979) Disease pattern among 942 mentally retarded persons in a Danish county. Acta Psychiatrica Scandinavica 59, 381–394

Fachverbände (Bundesverband Evangelische Behindertenhilfe e.V. (BEB) in Kooperation mit den drei anderen Fachverbänden der Behindertenhilfe) (Hrsg) (2001) Gesundheit und Behinderung. Expertise zu bedarfsgerechten gesundheitsbezogenen Leistungen für Menschen mit geistiger und mehrfacher Behinderung als notwendiger Beitrag zur Verbesserung ihrer Lebensqualität und zur Förderung ihrer Partizipationschancen. Diakonie-Verlag, Reutlingen

Fernell E (1998) Aetiological factors and prevalence of severe mental retardation in children in a Swedish municipality: the possible role of consanguinity. Developmental Medicine and Child Neurology 40, 608–611

Gustavson K-H, Hagberg B, Hagberg G, Sars K (1977) Severe mental retardation in a Swedish county. I. Epidemiology, gestational age, birth weight and associated CNS handicaps in children born 1959–1970. Acta Paediatrica Scandinavica 66, 373–379

Gustavson K-H, Hagberg B, Hagberg G, Sars K (1977) Severe mental retardation in a Swedish county. II. Etiologic and pathogenetic aspects of children born 1959–1970. Neuropädiatrie 8, 293–304

Gustavson K-H, Holmgren G, Jonsell R, Blomquist K (1977) Severe mental retardation in children in a northern Swedish county. Journal for Mental Deficiency Research 21, 161–179

Hagberg B, Kyllerman M (1983) Epidemiology of mental retardation – a Swedish survey. Brain and Development 5, 441–449

Holtz KL (1994) Geistige Behinderung und Soziale Kompetenz. Analyse und Integration psychologischer Konstrukte. Schindele, Heidelberg

Internationale Klassifikation psychischer Störungen – ICD-10 Kapitel V (F). Klinisch diagnostische Leitlinien (1991) Huber, Bern-Göttingen-Toronto

Janicki MP, Dalton AJ, Henderson CM, Davidson PW (1999) Mortality and morbidity among older adults with intellectual disability: health services considerations. Disability and Rehabilitation 21, 284–294

Kultusministerkonferenz (Hrsg) (2002) Statistische Veröffentlichungen 159. Sonderpädagogische Förderung in Schulen 1991 bis 2000

Leonard H, Wen X (2002) The epidemiology of mental retardation: Challenges and opportunities in the new millennium. Mental Retardation and Developmental Disabilities Research Reviews 8, 117–134

Lewis EO (1929) Report on an Investigation into the Incidence of Mental Deficiency in Six Areas, 1925–1927. Part IV of the Report of the Mental Deficiency Committee, a Joint Committee of the Board of Education and Board of Control. Her Majesty's Stationery Office, London

Liepmann MC (1979) Geistig behinderte Kinder und Jugendliche. Eine epidemiologische, klinische und sozialpsychologische Studie in Mannheim. Huber, Bern-Stuttgart-Wien

McLaren J, Bryson SE (1987) Review of recent epidemiological studies of mental retardation: Prevalence, associated disorders, and etiology. American Journal of Mental Retardation 92, 243–254

Mühl H (1994) Einführung in die Geistigbehindertenpädagogik, 3.Aufl. Kohlhammer, Stuttgart-Mainz

Murphy CC, Boyle C, Schendel D, Decouflé P, Yeargin-Allsopp M (1998) Epidemiology of mental retardation in children. Mental Retardation and Developmental Disabilities Research Reviews 4, 6–13

Nirje B (1974) Das Normalisierungsprinzip und seine Auswirkungen in der fürsorgerischen Betreuung; in RB Kugel, W Wolfensberger (Hrsg) Geistig Behinderte, Eingliederung oder Bewahrung. Thieme, Stuttgart, 33–46

Peterander F, Speck O (Hrsg) (1999) Qualitätsmanagement in sozialen Einrichtungen. Ernst Reinhardt, München-Basel

Pretis M (2001) Frühförderung planen, durchführen, evaluieren. Beiträge zur Frühförderung interdisziplinär Band 8. Ernst Reinhardt, München-Basel

Propping P (1989) Psychiatrische Genetik. Befunde und Konzepte. Springer, Berlin-Heidelberg-New York-London-Paris-Tokyo-Hong Kong

Roeleveld N, Zielhuis GA, Gabreels F (1997) The prevalence of mental retardation: a critical review of recent literature. Developmental Medicine and Child Neurology 39, 125–139

Seifert M (2002) Menschen mit schwerer Behinderung in Heimen. Ergebnisse der Kölner Lebensqualität-Studie. Geistige Behinderung 41, 203–222

Schuntermann MF (1997) Die revidierte Fassung der Internationalen Klassifikation der Impairments, Disabilities und Handicaps (ICIDH). Was ist neu? Deutsche Rentenversicherung, Heft 9–10, 529–542

Speck O (1999) Menschen mit geistiger Behinderung und ihre Erziehung, 9. Aufl. Ernst Reinhardt, München-Basel

Spohr HL, Steinhausen HC Hrsg (1996) Alcohol, pregnancy and the developing child. Cambridge University Press, Cambridge

Strømme P, Hagberg G (2000) Aetiology in severe and mild mental retardation: a population based study of Norwegian children. Developmental Medicine and Child Neurology 42, 76–86

Theunissen G (1985) Abgeschoben, isoliert, vergessen – Schwerstgeistigbehinderte und mehrfach behinderte Erwachsene in Anstalten. Frankfurt/Main

Theunissen G (2000) Wege aus der Isolierung. Empowerment mit schwerstbehinderten Menschen, 2. Aufl. Bonn

Thimm W (1994) Leben in Nachbarschaften. Hilfen für Menschen mit Behinderungen. Herder, Freiburg

Thimm W (1999) Zur Lebenssituation behinderter Kinder und Jugendlicher morgen: Gesellschaftspädagogische Perspektiven. Zeitschrift für Heilpädagogik 50, 377–385

Thimm W, von Ferber Ch, Schiller B, Wedekind R (1985) Ein Leben so normal wie möglich führen ... Zum Normalisierungskonzept in der Bundesrepublik und in Dänemark. Lebenshilfe-Verlag, Marburg

Thimm W, Wachtel G (2002) Familien mit behinderten Kindern. Juventa, Weinheim-München

von Kries R (2000) Epidemiologie; in HG Schlack (Hrsg) Sozialpädiatrie. Gesundheit, Krankheit, Lebenswelten, 2. Aufl., Urban & Fischer, München-Jena, 27–56

Wacker E (2001) Wohn-, Förder- und Versorgungskonzepte für ältere Menschen mit geistiger Behinderung – ein kompetenz- und lebensqualitätsorientierter Ansatz; in Deutsches Zentrum für Altersfragen (Hrsg) Versorgung und Förderung älterer Menschen mit geistiger Behinderung. Expertisen zum Dritten Altenbericht, Band V. Opladen, 45–123

Wallner T (1984) Veränderungen in der Altersstruktur geistig Behinderter in Schweden 1973–1982. Rehabilitation 23, 106–109

Wilken E (2002) Kinder mit Down-Syndrom und ihre Familien. Aktuelle Ergebnisse zur Prävalenz, zu syndromspezifischen Problemen und zur Familiensituation. Geistige Behinderung 41, 137–148

World Health Organization (2000) Healthy Aging – Adults with Intellectual Disabilities: Summative Report. WHO, Geneva

World Health Organization (2001) Revision of the International Classification of Impairments, Disabilities, and Handicaps – The International Classification of Functions. WHO, Geneva

2. Genetische und biologische Grundlagen

Alexander von Gontard

2.1 Einleitung

Geistige Behinderung ist eine ätiologisch heterogene, überwiegend organisch bedingte Gruppe von Störungen, die durch den Schweregrad der Intelligenzminderung und der sozialen Einschränkungen definiert wird. Schon vor 100 Jahren wies John Langdon Down (1828–1896), der Erstbeschreiber des nach ihm benannten Syndroms, auf die Notwendigkeit hin, beide Ebenen, die psychopathologischen Symptome und die zugrundeliegende organische Störung, als untrennbare Phänomene zu betrachten. Aufgrund von Sektionsbefunden verstorbener geistig Behinderter, genauer Beobachtung und anthropometrischen Untersuchungen beschrieb er nicht nur Veränderungen am zentralen Nervensystem, sondern auch an anderen Organen (Down,1887). Sein Zeitgenosse W.W. Ireland (1832–1909) klassifizierte die geistige Behinde-

rung sowohl nach dem Grad der Intelligenzminderung, wie auch nach Ätiologie in zehn, später zwölf Subtypen (Ireland, 1877; siehe auch von Gontard, 1988).

Noch vor wenigen Jahren waren die beiden Zugänge zu dem Phänomen der geistigen Behinderung, die Beschäftigung mit den kognitiven und sozialen Beeinträchtigungen und die Suche nach spezifischen Ätiologien in der Forschung noch nicht ausreichend miteinander verbunden, so daß Hodapp und Dykens 1994 von »zwei Kulturen der Verhaltensforschung« sprachen. Auf der einen Seite meinten Autoren wie Goodman (1990), daß eine Differenzierung nach organischer Ätiologie nicht sinnvoll oder notwendig sei, sondern eher zu Verwirrung und Stigmatisierung führe. Autoren wie Burack et al. (1988 und 1990a) betonten dagegen, daß erst eine ätiologische Klassifikation entscheidende neuropsychologische phänotypische Informationen ermöglicht. Inzwischen ist es zu einer Annäherung gekommen: die Zusammenhänge zwischen biologisch-genetischer Grundlage der geistigen Behinderung mit speziellen psychopathologischen Zusammenhängen, dem sog. Verhaltensphänotyp, stehen im Zentrum der Forschung (Dykens und Hodapp, 2001).

Die humangenetische Forschung in den letzten Jahrzehnten hat eine Vielzahl von Problemen geklärt und gleichzeitig die Komplexität der Zusammenhänge verdeutlicht. So ist die erforderliche Menge von genetischer Information für das zentrale Nervensystem größer als für jedes andere Organ. Von den geschätzten 30 000 Genen sind ca. 10 000 ZNS-spezifisch und werden nicht in anderen Geweben exprimiert (Kaverne, 1994). Es wird geschätzt, daß 210 monogene Störungen mit dem Phänotyp der geistigen Behinderung einhergehen (Tharpar et al., 1994). Eine zunehmende Zahl von spezifischen chromosomal und molekulargenetisch nachgewiesenen Syndromen ist mit der geistigen Behinderung assoziiert – so liegt allein die Zahl der X-chromosomal gebundenen Formen bei über 60 (Neri et al., 1992). Dabei erweist sich die Interaktion zwischen Genotyp und Phänotyp als sehr viel komplexer als bisher angenommen (Wolf, 1995).

In diesem Kapitel sollen allgemeine Aspekte der genetischen und biologischen Grundlagen der geistigen Behinderung dargestellt werden, während in einem weiteren Kapitel spezifische Zusammenhänge bei einzelnen Syndromen von Neuhäuser diskutiert werden. Bei einem ätiologisch so heterogenen Phänomen wie der geistigen Behinderung sind Befunde über die Gesamtgruppe häufig wenig aussagekräftig, so daß die Subgruppen der leichten und der schweren geistigen Behinderung getrennt betrachtet werden müssen. Einzelne Syndrome werden nur insoweit besprochen, als sie allgemeine Assoziationen und Interaktionen deutlich machen.

2.2 Definition und Klassifikation der geistigen Behinderung

Die geistige Behinderung wird klinisch und psychometrisch nach dem allgemeinen Intelligenzniveau und nach dem Grad der sozialen Adaptabilität definiert.

So wird eine Intelligenzminderung nach dem Klassifikationsschema der ICD-10 (Remschmidt und Schmidt, 1994) definiert als »ein Zustand von verzögerter oder unvollständiger Entwicklung der geistigen Fähigkeiten; besonders beeinträchtigt sind Fertigkeiten, die sich in der Entwicklungsperiode manifestieren und die zum Intelligenzniveau beitragen, wie Kognition, Sprache, motorische und soziale Fähigkeiten. Eine Intelligenzminderung kann allein oder zusammen mit jeder anderen psychischen oder körperlichen Störung auftreten«.

Es werden eine leichte, eine mittelgradige, eine schwere und eine schwerste Form unterschieden (**Tab. 2.1**). Eine Zusammenfassung der letzten drei, selteneren Formen zu einer »schweren« im Vergleich zu der häufigeren »leichten« Form ist in vielen Arbeiten üblich und hat sich bei der Differenzierung unterschiedlicher Ätiologien bewährt.

2.3 Zwei-Gruppen-Vergleich: leichte und schwere geistige Behinderung

Die Unterteilung der geistigen Behinderung in zwei Gruppen mit leichter und schwerer Intelligenzminderung beruht auf einer langen historischen Tradition. Wie von Burack (1990b) dargestellt, teilte sie – nach Irelands ätiologischer Klassifikation (1877) – Tredgold (1908) in primäre und sekundäre, Lewis (1933) in subkulturelle und pathologische, Strauss (1940) in exogene und endogene Formen. Die aktuelle Unterscheidung der leichten, familiär-kulturellen, polygenen von der schweren, organisch bedingten Form der geistigen Behinderung geht auf die Beobachtungen von Penrose (1963) zurück

Tab. 2.1: Klassifikation der geistigen Behinderung nach ICD-10

allgemeine Klassifikation	Klassifikation nach ICD-10	ICD-10-Nr.	IQ-Werte	Anteil (aller geistig Behinderter)
leichte	leichte Intelligenzminderung	F 70	IQ 50–69	80 %
schwere	mittelgradige Intelligenzminderung	F 71	IQ 35–49	12 %
	schwere Intelligenzminderung	F 72	IQ 20–34	7 %
	schwerste Intelligenzminderung	F 73	IQ < 20	< 1 %

Tab. 2.2: Unterschiedliche Merkmale bei leichter und schwerer geistiger Behinderung

	schwere geistige Behinderung	leichte geistige Behinderung
Definition	IQ < 50	IQ 50–70
soziale Funktionsfähigkeit	deutlich eingeschränkt	gering oder nicht eingeschränkt
durchschnittliche Häufigkeit	selten	häufig
Häufigkeit in Institutionen	häufig, 25 %	selten, 3 %
Geschlecht	mehr männlich: 1,5–1,8:1	deutlich mehr männlich: 2–5:1
Ätiologie	häufig organische Befunde; oft spezifische exogene oder genetische Ursache; seltene, monogene Erbgänge	häufig keine organischen Befunde; vorwiegend endogen und genetisch bedingt; häufige Gene, multifaktorielle, polygene Vererbung
Familiäre Belastung	Eltern und Geschwister häufig durchschnittlich intelligent	Eltern und Geschwister häufig erniedrigte Intelligenz
Soziale Faktoren	gleiche Verteilung in allen sozialen Schichten Vernachlässigung unwahrscheinlich	überrepräsentiert in niedrigen sozialen Schichten Deprivation wahrscheinlicher
Phänotyp	häufig Dysmorphiezeichen	keine Dysmorphiezeichen
Medizinische Komplikationen	häufig körperliche Behinderung; häufige Krankheiten; reduzierte Lebenserwartung; Fertilität gering	selten körperliche Behinderung normale Gesundheit durchschnittliche Lebenserwartung durchschnittliche Fertilität
Psychiatrische Komplikationen	tiefgreifende Störungen wie Hyperaktivität, Autismus und Automutilation häufig	ähnliche Störungen wie bei Kindern ohne geistige Behinderung; Prävalenz erhöht

und wurde von Fraser Roberts (1952) sowie Zigler (Zigler und Hodapp, 1988) ergänzt. Zusammengefaßt besagt die Zwei-Gruppen-*Hypothese*, daß die Gruppe der leicht geistig Behinderten (IQ 50–70) das linke Ende der Gauss'schen IQ-Normalverteilung darstellt, deren Gipfel definitionsgemäß bei IQ=100 liegt. Sie wird über einen polygenen-multifaktoriellen Erbgang vermittelt und durch familiär-kulturelle Umweltfaktoren beeinflußt. Geschwister und andere Verwandte ersten Grades sind häufig ebenfalls geistig behindert.

Bei der Gruppe der schwer geistig Behinderten ist eine organische Ursache nachweisbar, der IQ verteilt sich nach einer zweiten Kurve mit einem Gipfel um einen IQ von 30 (**Abb. 2.1**). Geschwister und andere Verwandte sind durchschnittlich intelligent (siehe Zigler und Hodapp, 1988; Burack, 1990b; Propping, 1989). Eine Übersicht über die wichtigsten klinischen Merkmale der beiden Gruppen vermittelt **Tab. 2.2**, die nach Penrose (1963), Propping (1989) und Scott (1994) zusammengestellt wurde.

In einer neuen norwegischen epidemiologischen Untersuchung von 30 037 Kindern betrug die psychiatrische Komorbidität für eine ICD-10 Diagnose bei allen geistig behinderten Kindern 37 %. Die häufigsten Diagnosen waren bei 16 % eine Hyperkinetische Störung, bei 8 % eine tiefgreifende Entwicklungsstörung und bei 5,5 % eine stereotype Bewegungsstörung (Strømme und Diseth, 2000). Dabei hatten 42 % aller schwer und 33 % aller leicht geistig Behinderten eine psychiatrische Störung. Weitere neuere Ergebnisse zur Psychopathologie der geistigen Behinderung sind bei Dykens (2000) zusammengefaßt.

Zwei-Gruppen-Vergleich: neue Entwicklungen

Die Zwei-Gruppen-Verteilung wurde später modifiziert. So schlugen Zigler und Hodapp (1988) eine Vier-Gruppen-Klassifikation vor, die sich aufgrund der rapiden Entwicklung in der Identifikation genetischer und biologischer Ursachen der geistigen Behinderung nicht durchgesetzt hat. Von daher hat sich die Einteilung in leichte und schwere Formen der geistigen Behinderung bewährt und wird in den meisten klinischen und epidemiologischen Studien beibehalten.

Die Fortschritte der letzten 20 Jahre werden deutlich, wenn man die Ergebnisse der schwedischen epidemiologischen Untersuchungen (Hagberg et al., 1981a und b; Hagberg und Kyllermann, 1983) mit den neueren norwegischen Studien vergleicht (Strømme und Diseth, 2000; Strømme und Hagberg, 2000; Strømme und Magnus, 2000). Beide ermöglichen eine repräsentative, bevölkerungsbezogene Verteilung der unterschiedlichen Ätiologien und zusammen einen Vergleich der diagnostischen Möglichkeiten der 1970er und der 90er Jahre.

Schon in der schwedischen Studie fällt auf, daß bei den schweren geistigen Behinderungen pränatale Ursachen prädominieren, wobei chromosomale Ursachen die größte Gruppe darstellen (siehe **Tab. 2.3**). Von diesen umfassen das Down Syndrom ca. 20 %, das Fragile-X-Syndrom ca. eins bis sechs Prozent und andere chromosomale Störungen vier bis fünf

Prozent der Anteile (Schaefer und Bodensteiner, 1992). Auch die Raten von monogenen Störungen sind deutlich erhöht. Bei der leichten geistigen Behinderung konnten bei 55 % der Fälle keine eindeutige Ursache identifiziert werden – aber auch bei der schweren geistigen Behinderung waren es immerhin 18 % (Hagberg, 1981b).

Tab. 2.3: Ätiologie der schweren und leichten geistigen Behinderung (Hagberg et al., 1981b)

Ätiologie	schwere geistige Behinderung (n=73)	leichte geistige Behinderung (n=91)
pränatale Ursachen	55 %	23 %
chromosomal	29 %	4 %
monogen	5 %	1 %
Mißbildungen	12 %	10 %
exogen	8 %	8 %
perinatale Ursachen	15 %	18 %
postnatale Ursachen	11 %	2 %
Psychosen	1 %	2 %
unbekannte Ursachen	18 %	55 %
familiär	4 %	29 %
sporadisch	14 %	26 %

In der neueren epidemiologischen norwegischen Studie von Strømme und Hagberg (2000) konnte die Zahl der geistig Behinderten ohne eindeutige Ursachen auf 20 % eingeschränkt werden – auf vier Prozent bei der schweren und 32 % bei der leichten geistigen Behinderung. Die wichtigsten Ergebnisse sind in **Tab. 2.4** zusammengefaßt.

Die Ätiologie der 178 Probanden (aus einer Bevölkerung von 30 037 Kindern) wurde in mehreren diagnostischen Schritten identifiziert (Strømme und Magnus, 2000): 26 wurden durch genaue Familienanamnese, Stammbaumanalyse sowie Erfassung von Substanzmißbrauch während der Schwangerschaft identifiziert; 71 durch exakte klinische Untersuchung und Erfassung der Dysmorphiezeichen; 31 durch Chromosomenanalysen, FISH-, metabolische Untersuchungen und bildgebende Ver-

Tab. 2.4: Ätiologie der schweren und der leichten geistigen Behinderung (Strømme und Hagberg, 2000)

Ätiologie	schwere geistige Behinderung (n=79)	leichte geistige Behinderung (n=99)	Gesamt (n=178)
BIOLOGISCH-ORGANISCHE URSACHEN	**96 %**	**68 %**	**80 %**
Pränatale Ursachen	70 %	51 %	59 %
Genetisch	48 %	25 %	35 %
Chromosomal	(22 %)	(4 %)	(12 %)
Spezifische Syndrome	(13 %)	(12 %)	(12 %)
Neurodegenerative Störungen	(8 %)	(0)	(3 %)
Familiäre geistige Behinderung	(6 %)	(9 %)	(8 %)
Erworben	4 %	5 %	4,5 %
Unbekannt	18 %	20 %	19 %
Unspezifische Dysmorphiesyndrome	(9 %)	(13 %)	(11 %)
CNS Anomalien	(9 %)	(7 %)	(8 %)
Perinatale Ursachen	4 %	5 %	4,5 %
Postnatale Ursachen	5 %	1 %	3 %
Undeterminiert	18 %	11 %	14 %
Überwiegend psychiatrisch	(9 %)	(5 %)	(7 %)
Überwiegend neurologisch	(8 %)	(4 %)	(6 %)
Gemischt	(1 %)	(2 %)	(1 %)
UNBEKANNTE URSACHEN	**4 %**	**32 %**	**20 %**

fahren. Im Laufe des diagnostischen Prozesses mußten bei 15 % (27) der Patienten die Diagnosen revidiert werden.

Wie in **Tab. 2.4** ersichtlich, konnte bei 96 % der Kinder mit einer schweren geistigen Behinderung eine biologisch-organische Ursache identifiziert werden – bei der leichten geistigen Behinderung waren es immerhin 68 %. Obwohl die Kategorien leider nicht exakt denen von Hagberg et al. (1981b) entsprechen, haben pränatale Ursachen an Bedeutung gewonnen, während peri- und postnatale Faktoren früher überbewertet worden sind.

Durch diese genauere Diagnose kann eine genetische Beratung gezielter erfolgen. Das jeweilige Wiederholungsrisiko richtet sich nach der spezifischen Ätiologie und reicht von 0 % bei rein exogenen Störungen ohne genetische Disposition, über ein 25 %iges-Risiko bei autosomal rezessiven bis zu 50 % bei autosomal dominanten Erbgängen unter Berücksichtigung der jeweiligen Penetranz. Die X-chromosomalen Erbgänge zeigen die typischen Geschlechtsverteilungen und sind in erster Linie verantwortlich für die Überrepräsentanz von Jungen

bei geistig Behinderten. Besonderheiten zeigen Syndrome wie das Fragile-X-Syndrom (Rousseau, 1994). Das empirische Wiederholungsrisiko für die leichte idiopathische („nonspecific«) geistige Behinderung wurde von Herbst und Baird (1982) auf 3,2–5,4 %, bei der schweren idiopathischen Behinderung ähnlich hoch auf 3,6–5,2 % berechnet.

2.3.1 Ätiologie der schweren geistigen Behinderung

Die schwere geistige Behinderung hat eine Prävalenz von drei bis vier pro 1 000 (McLaren und Bryson, 1987), wird wenig durch die soziale Schichtzugehörigkeit beeinflußt und ist überwiegend durch umschriebene organische Faktoren bedingt (Scott, 1994). Es überwiegen pränatale Ursachen, perinatale und postnatale sind seltener. Gerade perinatale Komplikationen sind häufig nicht als Ursache der Behinderung anzusehen, sondern stellen Marker für eine schon vorher existierende Störung dar, die mit einem erhöhten perinatalen Risiko verbunden ist (Nelson und Ellenberg, 1986; Broman et al., 1987, Scott, 1994).

Bei den Geschwistern von schwer geistig Behinderten fanden sich in mehreren Untersuchungen (Fraser Roberts, 1952; Propping, 1989) eine der Allgemeinbevölkerung entsprechende IQ-Verteilung. Nur im untersten IQ-Bereich war eine zweiter, kleinerer Gipfel nachzuweisen, der auf eine gemeinsame genetische Ätiologie hinweist (**Abb. 2.1**).

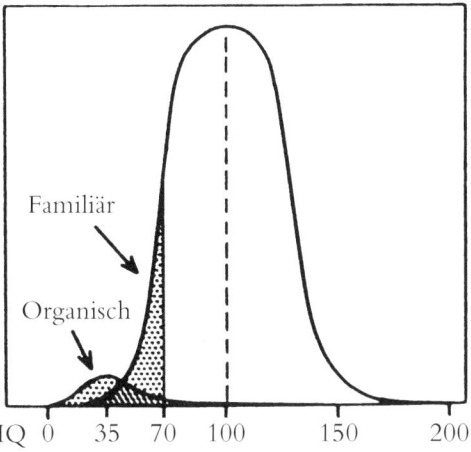

Abb. 2.1: Die IQ-Verteilung der beiden Formen der geistigen Behinderung. Die leichte, familiäre Form entspricht dem linken Ende der Normalverteilung, während die schwere Form ihre eigene, überlappende Kurve bildet (nach Zigler und Hodapp, 1988).

In der klassischen epidemiologischen Arbeit von Gustavson et al. (1977a) in Västerbotten, Nordschweden, fanden sich mit einer Prävalenz von dreieinhalb pro 1 000 161 Personen mit einer schweren geistigen Behinderung. Ätiologisch konnten folgende Faktoren identifiziert werden: in 68 % pränatale, in 8 % perinatale, in 1,2 % postnatale Ursachen und in 1,2 % eine Psychose. Bei 21,7 % war die Ursache unbekannt. Ähnliche Zusammenhänge berichten Gustavson et al. (1977b) in einer zweiten epidemiologischen Studie bei 122 Kindern und Jugendlichen mit schwerer geistiger Behinderung: Es fanden sich Hinweise auf eine überwiegend pränatale Ursache bei 63 % und eine hohe Rate von Störungen des ZNS – in 30 % eine Epilepsie und in 18 % eine infantile Zerebralparese.

Auch Hagberg et al. (1981b) konnten die entscheidende Bedeutung pränataler Faktoren bei der schweren geistigen Behinderung verdeutlichen (**Tab. 2.3**). In der italienischen epidemiologischen Studie der schweren geistigen Behinderung konnten Benassi et al. (1990) 90 Kinder im Alter von sechs bis 13 Jahren identifizieren, was einer Gesamtprävalenz von 3,4/1000 entspricht. Identifizierbare Ursachen waren in 33,3 % pränatal, in 14,4 % perinatal, in 5,6 % prä- und perinatal und in 13,3 % postnatal. Bei 12,3 % lag ein frühkindlicher Autismus vor, nur bei 21,1 % ließ sich keine Ursache finden.

Die aktuellsten Angaben zur Ätiologie finden sich bei Strømme und Hagberg (2000) (siehe **Tab 2.4**). Die Diagnosen wurden leider nicht getrennt für die schwere und leichte geistige Behinderung aufgeführt. Die pränatalen Ursachen umfaßten: Down, Cri-du-Chat, Fragiles-X, Williams, Angelman, Prader-Willi, neurodegenerative und teratogene Syndrome wie das Fetale Alkohol Syndrom. Bei den unbekannten Gruppen fanden sich 14 Kinder mit Fehlbildungen des ZNS und 20 mit unspezifischen Dysmorphiesyndromen. Auch von den familiären Formen hatten acht von zehn Kindern einen auffälligen Phänotyp. Bei den unbekannten Syndromen fanden sich ebenfalls ausgeprägte Dysmorphiezeichen, so daß diese Gruppe in Zukunft weiter aufgeschlüsselt werden wird. In der Gruppe mit perinatalen Ursachen hatten fünf von acht Kindern ein Geburtsgewicht < = 1000 g. Signifikante perinatale Risiken für eine geistige Behinderung waren: ein Gestationsalter < 32 Wochen, ein Geburtsgewicht < 1500 g, ein Kopfumfang < 3. Perzentile und Apgarwerte von 0–2 nach einer und fünf Minuten. Die wenigen Kinder mit postnatalen Ursachen hatten u. a. intrakranielle Raumforderungen und Infektionen des ZNS. Die nicht determinierte Gruppe umfaßten u. a. tiefgreifende Entwicklungsstörungen und infantile Zerebralparesen.

2.3.2 Ätiologie der leichten geistigen Behinderung

Bisher ging man bei der leichten geistigen Behinderung, die eine Prävalenz von 3,7–5,9/1000 aufweist (McLaren und Bryson, 1987), von einer multifaktoriellen, polygenen Vererbung aus. Bei diesem Modell ist nicht ein umschriebenes Gen, sondern das Zusammenwirken von mehreren Genen (polygen) und Umwelteinflüssen (multifaktoriell) entscheidend. Phänotypisch manifest wird ein Merkmal erst, wenn die Zahl der Gene ausreicht, um eine »Schwelle« zu überschreiten. Das Wiederholungsrisiko ist bei Verwandten ersten Grades am höchsten und nimmt mit dem Verwandtschaftsgrad ab. Inzwischen ist deutlich geworden, daß auch die leichte geistige Behinderung als ätiologisch heterogen aufgefaßt werden muss.

Zunächst sollen die Arbeiten referiert werden, die die Zwei-Gruppen-Theorie bestätigen, d. h. einen möglichen multifaktoriellen Erbgang und den Einfluß von umweltbedingten Belastungen bei der leichten geistigen Behinderung aufzeigen.

Hinweise auf multifaktorielle Vererbung: Bestätigung der Zwei-Gruppen-Theorie

In der klassischen Arbeit von Fraser Roberts (1952) konnte gezeigt werden, daß die Geschwister von leicht geistig Behinderten tatsächlich den Indexpatienten bezüglich IQ ähnelten und ebenfalls eine verminderte, nach links verschobene Intelligenzverteilung aufwiesen. Nach der Zwei-Gruppen-Theorie (siehe Kap. 2.3) spricht dies dafür, daß über eine polygene, multifaktorielle Vererbung die Mehrzahl der leicht geistig Behinderten das linke Ende der IQ-Normalverteilung repräsentieren (siehe Diskussion bei Propping, 1989).

So konnten Johnson et al. (1976) durch eine neue Analyse der Daten von Reed und Reed (1965) diese Zusammenhänge bestätigen. Geschwister von leicht geistig behinderten Probanden waren hoch signifikant häufiger geistig behindert (z. B. bei einem IQ von 60–79 waren 39 % behindert) als Geschwister von schwer geistig Behinderten (z. B. bei einem IQ von 0–19 waren 17 % behindert). Schwer Behinderte hatten seltener behinderte Geschwister; war dies jedoch der Fall, so waren diese schwerer behindert als die Geschwister von leicht Behinderten. Eltern von leicht Behinderten stammten aus einer niedrigeren sozialen Schicht und waren häufiger selber behindert.

Bei den leichter Behinderten ließen sich in manchen Arbeiten weitergehende Einflüsse von sozioökonomischen Faktoren nachweisen. In einer Studie (Broman et al., 1987) lag die Rate von leichter geistiger Behinderung in der unteren sozioökonomischen Gruppe bei 7,8 % bei schwarzen und bei 3,3 % bei weißen Kindern, in der oberen sozioökonomischen Gruppe waren es jeweils 1,2 %, bzw. 0,3 %. In der gleichen Studie konnte Nichols (1984) die klassische Zwei-Gruppen-Verteilung nur bei weißen, nicht jedoch bei schwarzen Kindern nachweisen. Keines der Geschwister von schwer behinderten weißen Kindern war geistig behindert (durchschnittlicher IQ=103,4). Bei den leicht behinderten Weißen waren 20,7 % geistig behindert (durchschnittlicher IQ=84,8). Bei den Schwarzen dagegen waren 20,8 % der Geschwister schwer geistig Behinderter (durchschnittlicher IQ=77,8) und 21,1 % leicht Behinderter (durchschnittlicher IQ=78,1) gleichermaßen behindert. Bei Schwarzen spielen Umweltfaktoren damit eine größere Rolle.

Mc Dermott et al. (1993) untersuchten bei über 3000 Kindern den Zusammenhang zwischen niedrigem Geburtsgewicht (unter 2500g Geburtsgewicht) und leichter geistiger Behinderung und konnten bis zum Alter von neun bis elf Jahren einen deutlich modifizierenden Effekt von Umweltfaktoren auf das biologische Risiko aufzeigen. Im Alter von fünf Jahren war das Risiko für eine leichte geistige Behinderung unter Berücksichtigung der entscheidenden Kovariablen um das 3,4-fache erhöht. Im Alter von neun bis elf Jahren dagegen lag das Risiko lag bei Nicht-Schwarzen 0,8, bei Schwarzen 4,1-fach höher, so daß die Rassenzugehörigkeit den wichtigsten Risikofaktor darstellte.

Auch Drews et al. (1995) konnten den Einfluß von soziodemographischen Faktoren nachweisen – aber nur bei den isolierten (idiopathischen) Formen und nicht, wenn neurologische Begleitsymptome vorlagen. Im Gegensatz zu früheren Untersuchungen zeigte sich dieser Effekt sowohl bei leichten wie auch bei schweren Formen: So war niedrige mütterliche Schulbildung mit einem 4,9-fach erhöhten Risiko für eine isolierte geistige Behinderung (leicht und schwer) assoziiert, aber mit einem nur 2,7-fachen Risiko bei leichter und einem 1,2-fachen Risiko bei schwerer geistiger Behinderung mit neurologischen Zeichen. Schwarze

Kinder hatten ein 2,7-faches bei leichten und 3,8-faches Risiko bei schweren isolierten Formen. Bei neurologischen Symptomen hatte Rassenzugehörigkeit keinen Effekt.

Auch in der neuen großen norwegischen Untersuchung von 30 037 Kindern stammten Kinder mit einer leichten geistigen Behinderung (n=99) aus einer niedrigeren sozialen Schicht als Kinder mit einer schweren geistigen Behinderung (n=79). Die Wahrscheinlichkeit, aus unteren sozialen Schichten (IV und V) zu stammen, war für die leichte geistige Behinderung 6,3 bzw. 5.0 höher als bei der schweren geistigen Behinderung. Das Risiko war am ausgeprägtesten, wenn beide Eltern aus unteren sozialen Schichten stammten. Für die idiopathischen Formen (n=35) war die Wahrscheinlichkeit, einer unteren sozialen Schicht anzugehören, 7,0 bzw. 5,6 höher als für die Formen mit eindeutiger organischer Ätiologie (Strømme und Magnus, 2000). Die Autoren folgern, daß einige Kinder mit einer idiopathischen geistigen Behinderung durchaus dem unteren Ende der normalen IQ-Verteilung entsprechen könnten.

Hinweise auf biologisch-organische Ätiologie der leichten geistigen Behinderung

Dagegen widersprechen viele neue Arbeiten der klassischen Zwei-Gruppen-Theorie, da in einem sehr viel höheren Prozentsatz spezifische organische Faktoren nachgewiesen werden konnten, was nicht mit einem multifaktoriellen Erbgang vereinbar ist. Bisher ging man von einer Rate von spezifischen Störungen in 10 bis 25 %, von einer »idiopathischen geistigen Behinderung« in 45–65 % der Fälle einer leichten geistigen Behinderung aus (McLaren und Bryson, 1987, Schaefer und Bodensteiner,1992). Inzwischen wird deutlich, daß es sich auch bei der leichten geistigen Behinderung um komplexe Interaktionen zwischen einem hohen Anteil von organischen Risiken und soziokulturellen Faktoren handelt (Akesson, 1986). So weist Akesson (1986) daraufhin, daß die Prävalenz der leichten geistigen Behinderung mit 0,6 % weit niedriger liegt als die zwei bis drei Prozent, die nach der IQ-Normalverteilung zu erwarten wären. Zudem zeigten die drei schwedischen epidemiologischen Studien der 1980er

Jahre zur leichten geistigen Behinderung einen erheblichen Anteil von organischen Ursachen: Von 171 Patienten hatten 17 eine chromosomale Störung, 13 ein umschriebenes genetisches Syndrom, zwölf eine Alkoholembryopathie und eine Vielzahl von anderen Störungen (Blomquist et al., 1981). Auch Göstason et al. (1985) wiesen bei 68 Erwachsenen eine hohe Rate an sensorischen Beeinträchtigungen und begleitenden somatischen Problemen nach. Nach Akesson (1986) sind diese Befunde mit der klassischen Zwei-Gruppen-Theorie der geistigen Behinderung nicht vereinbar. Hagberg et al. (1981b) konnten bei 91 Kindern bei 23 % eine pränatale, bei 18 % eine perinatale und bei 2 % eine postnatale Ursache feststellen (**Tab. 2.3**). Bei 55 % handelte es sich um idiopathische Fälle: nur 29 % hatten eine familiäre Belastung, die mit einer polygenen Vererbung vereinbar wäre, 26 % waren sporadisch. Multiple Risikofaktoren waren häufig. Der prä-, peri- und postnatale Optimalitätsscore war bei den 91 leicht geistig Behinderten gleichermaßen reduziert wie bei 73 schwer geistig Behinderten – niedriger als bei gesunden Kontrollen, jedoch höher als bei körperlich Behinderten (Gillberg et al., 1990). Hinweise auf Deprivationsfolgen als Ursache der geistigen Behinderung fanden sich nicht.

Auch Lamont und Dennis (1988) konnten eine hohe Rate von identifizierbaren organischen Ursachen bei 169 nicht selektierten Sonderschulkindern nachweisen. Dabei waren 53 % leicht geistig behindert, 44 % nur lernbehindert. Bei 42 % fanden sich medizinische Risikofaktoren, die als Hauptursache der Behinderung angesehen werden konnten. Bei weiteren 37 % lagen mögliche oder weniger sichere medizinische Risikofaktoren vor. Die Autoren betonen, daß trotz methodischer Probleme die leichte geistige Behinderung nicht durch eine polygene Vererbung allein verursacht sein kann. Ebenso fanden Costeff et al. (1983) in ihrer Serie von 434 Kindern mit nicht syndrombedingter geistiger Behinderung eine genauso hohe Inzidenz von biologischen Risikofaktoren bei der leichten geistigen Behinderung wie bei der schweren. Auch diese Befunde sprechen gegen die familiär-polygene Hypothese der leichten geistigen Behinderung. Durch Verbesserung der diagnostischen Möglichkeiten wird in Zukunft die Rate an identifizierbaren organischen Ursachen zunehmen. So fanden Kurtz et al. (1995) in einer Pilotstudie bei 58 Patienten mit einer idiopathischen geistigen Behinderung (Intelligenzniveau wurde nicht angegeben) bei 8 % (5) Hinweise auf bisher nicht diagnostizierte Störungen der organischen Säuren. Molekulargenetische und mikrozytogenetische Methoden haben zur Aufschlüsselung der Ätiologie der leichten geistigen Behinderung betragen. So fanden Flint et al. (1995) bei drei von 99 Patienten mit idiopathischer geistiger Behinderung de-novo-Mikrodeletionen bei 13q und 22q. So konnte auch in der norwegischen Studie von Strømme und Hagberg (2000) auch bei der leichten geistigen Behinderung bei 68 % eine biologisch-organische Grundlage gefunden werden.

Zusammengefaßt ist die leichte geistige Behinderung ätiologisch heterogen – ein Teil folgt einem multifaktoriellen, polygenen Erbgang, wie von der klassischen Zwei-Gruppen-Theorie postuliert. Der größere Teil weist – wie bei der schweren geistigen Behinderung – eine eindeutige biologisch-organische Ätiologie auf.

2.4 Allgemeine Befunde

Durch die zunehmende Differenzierung der Ätiologien der geistigen Behinderung und eine Reduktion der sog. idiopathischen Formen, haben allgemeine Befunde über die Gesamtgruppe der geistigen Behinderung an Bedeutung verloren. Stattdessen sind differenzierte Analysen einzelner Syndrome notwendig. In diesem Abschnitt kann keine umfassende Übersicht vermittelt werden – es werden überwiegend beispielhafte Studien zitiert.

2.4.1 Bildgebende Verfahren

Morphologische und funktionelle bildgebende Verfahren spielen eine wesentliche Rolle in der Diagnostik. Ältere bildgebende Untersuchungen über geistige Behinderung mit Fehlbildungen und neurologischen Grunderkrankungen liefern eher unspezifische Befunde (Bregman und Hodapp, 1991).

Inzwischen wurden mit bildgebundenen Verfahren enorme Fortschritte der Erkenntnis zur

normalen physiologischen Entwicklung des ZNS (Durston et al., 2001) sowie zu kinder- und jugendpsychiatrischen Störungen (Hendren et al., 2000) und Syndromen der geistigen Behinderung (King et al., 1997; Peterson, 1995) gewonnen.

Besonders interessant ist der spezifische differenzierte Nachweis hirnanatomischer Veränderungen bei einzelnen Syndromen, vor allem wenn ein Zusammenhang mit dem Verhaltensphänotyp zu ziehen ist. So fanden Jernigan und Bellugi (1994) in einer MRT-Studie bei Down-Syndrom-Patienten eine signifikante Reduktion im Frontalhirn und limbischen System, bei Williams-Syndrom-Patienten eine Reduktion des supratentoriellen Volumens sowie eine relative Vergrößerung des Cerebellum. Bei erwachsenen Down-Syndrom-Patienten mit Demenz ließen sich im CT Zeichen von Hirnatrophie, im PET abnorme Muster vom Glucosemetabolismus nachweisen, die den Veränderungen bei Alzheimer'scher Demenz ähnelten (Schapiro et al., 1992). Auch zeigten PET-Scans einen reduzierten zerebralen Glucosemetabolismus in Abhängigkeit vom Grad der geistigen Behinderung (Chugani et al., 1987).

Auch beim Fragilen-X-Syndrom sind differenzierte MRT-Untersuchungen durchgeführt und mit klinischen Daten korreliert worden. Bei vollmutierten Jungen fanden sich Veränderungen an Cerebellum, Seitenventrikel, Nucleus caudatus und Thalamus. Je niedriger der IQ (und je niedriger das FMR1-Protein) waren, um so größer war das Volumen des Nucleus caudatus (Abrams und Reiss, 1995). Selbst bei prämutierten weiblichen Überträgerinnen fanden sich eine Vielzahl von morphologischen MRT-Veränderungen und funktionell-metabolischen PET-Mustern (Murphy et al., 1999).

2.4.2 Pathologisch-anatomische Befunde

Pathologisch-anatomische Untersuchungen des ZNS von verstorbenen Patienten mit geistiger Behinderung zeigen eine erhöhte Rate von strukturellen Fehlbildungen, vor allem bei schwer geistig Behinderten. Doch auch bei der sog. »idiopathischen geistigen Behinderung«,

d. h. ohne gesicherte Ätiologie, finden sich vermehrt Hinweise auf eine ZNS- Beteiligung.

Warkany et al. (1981) faßten die ältere Literatur zusammen. Crome (1960) fand bei 78 % der Autopsien von klassifizierten geistig Behinderten mit gesicherter Ätiologie ZNS-Fehlbildungen, sogar eine noch höhere Rate von 95,3 % bei den unklassifizierten Fällen. Bei 1410 konsekutiven Sektionen von Gehirnen verstorbener geistig Behinderter konnte Malamud (1964) in 19 % der Fälle grobe, sichtbare Fehlbildungen und in 81 % unspezifische Veränderungen feststellen. Auch Palo (1966) fand Fehlbildungen in 65 % der ätiologisch nicht definierten Patienten. In vielen Fällen ist dabei von einer pränatalen Ätiologie auszugehen (Warkany et al., 1981).

Shaw (1987) diskutierte anhand von 299 detailliert pathologisch-anatomisch untersuchten Gehirnen von Patienten mit geistiger Behinderung drei mögliche ätio-pathogenetische Zusammenhänge:

1. in 42 % fanden sich grobe Veränderungen, die ätiologisch in folgende Gruppen zu unterteilen waren: entwicklungsbedingt, metabolisch-degenerativ, post-asphyktisch, post-traumatisch, neoplastisch und unklassifiziert.
2. 32,5 % zeigten kleinere Läsionen, die keine Korrelation mit Ätiopathogenese und Klinik erlaubten; dazu gehörten Veränderungen wie fokale Heterotypien, fokale Polymikrogyrien, Kalzifikationen, morphologische Veränderungen des Corpus callosum, Hypoplasien der weißen Substanz usw.
3. 25 % zeigten erstaunlicherweise keine anatomische Läsionen, die mit der geistigen Behinderung in Zusammenhang stehen könnten; 36 der Patienten hatten Anfälle gehabt, 39 nicht.

Shaw meint, daß die Bedeutung von subtilen, unspezifischen anatomischen Veränderungen und von disproportionierter Entwicklung einzelner Hirnregionen vermutlich größer als bisher angenommen sind. Aufschlußreicher sind die Befunde von einzelnen Syndromen, die in diesem Rahmen nicht dargestellt werden können, sowie die histo-pathologischen Befunde.

2.4.3 Histo-pathologische Befunde

Auch die Aussagekraft histo-pathologischer Untersuchungen wird wesentlich durch die Güte der klinischen Diagnose determiniert. So fanden Schönheit und Kuchinke (1994) an Gehirnen von geistig behinderten Patienten eine stark reduzierte Dendritenlänge im Kindesalter. Die »Spine«-dichte blieb in allen Altersgruppen unter dem Niveau der Kontrollen.

Huttenlocher (1991) diskutierte in seiner umfassenden Übersicht zwei mögliche Gründe für die schlechte Korrelation zwischen Gehirnstruktur und Funktion. Eine Hypothese dafür wäre, daß strukturelle Veränderungen des ZNS irrelevant sind, da sich die entscheidenden Prozesse auf der Ebene von Neurotransmittern und Neurochemie abspielen; die zweite, daß die Morphologie zwar relevant ist, aber nicht mit den üblichen neuropathologischen Methoden darzustellen ist. So finden sich bei der geistigen Behinderung allgemein zwei typische Veränderungen: 1. eine Dysgenesie dendritischer »spines« der cortikalen Pyramidenzellen und 2. ein eingeschränktes Wachstum der apikalen und basalen dendritischen Äste. Diese Veränderung der Morphologie könnte tatsächlich mit der eingeschränkten Funktion bei geistiger Behinderung zusammenhängen, wobei das Entwicklungsstadium, Artefakte und andere methodische Probleme berücksichtigt werden müssen.

In ähnlicher Weise fanden von Bossanyi et al. (1992) eine Reduktion der Dendritenlänge im Bereich des frontalen Cortex von geistig Behinderten im Vergleich zu Kontrollen. Obwohl die Veränderungen der Dendriten nicht spezifisch für geistige Behinderung ist, meint Propping (1989), daß das morphologische Bild der geistigen Behinderung viel uniformer ist als die Vielzahl der Ursachen und so ein Ausdruck einer gemeinsamen pathophysiologischen Endstrecke sein könnte.

Die quantitativen histologischen Veränderungen lassen sich schon früh in der Ontogenese nachweisen: Während sich die initiale neuronale Migration vor der 22. Schwangerschaftswoche bei Feten mit Down-Syndrom im Vergleich zu Kontrollen nicht unterscheidet, sind die nachfolgenden Reifungsprozesse (nach der 22.

SSW) deutlich gestört (Golden und Hyman, 1994).

Mit immunzytochemischen Methoden konnten Becker et al. (1993) die Genprodukte mehrerer Gene, die auf Chromosom Nr. 21 lokalisiert sind, im Gehirn verstorbener Patienten mit Down-Syndrom nachweisen, u. a. das Protein S100beta, das einen neurotropen Effekt hat. Diese zukunftsweisenden Untersuchungen könnten zu einer Aufklärung der zellulären und molekularen Grundlage der geistigen Behinderung beim Down-Syndrom beitragen.

2.4.4 Elektrophysiologie

Auch die Aussagekraft elektrophysiologischer Methoden ist direkt abhängig von der Genauigkeit der klinischen Diagnostik. Da selbst bei umschriebenen Syndromen wie dem Down-Syndrom unspezifische EEG-Veränderungen nachgewiesen wurden (Warkany et al., 1981) , sind bei heterogenen Gruppen noch unspezifischere Befunde zu erwarten. Allerdings ließen sich mit quantitativen EEG-Methoden und evozierten Potentialen Differenzen zwischen einzelnen Gruppen nachweisen, z. T. auch bei Kindern mit einer leichten geistigen Behinderung.

Gasser et al. (1988) untersuchten 25 leicht geistig Behinderte (IQ 50–70). EEG-Befunde (Spektralanalyse der Ruhe-EEG) zeigten unreifere, topographisch weniger differenzierte Muster, die signifikant mit niedrigem IQ-Wert korrelierten. Bei VEP fielen längere Latenzen und höhere Amplituden über dem nicht spezifischen Kortex bei den Behinderten als bei der Kontrollgruppe auf. Die Befunde sprechen für eine grundlegende Entwicklungsverzögerung.

Bei einer heterogenen Gruppe von 81 geistig behinderten Kindern (Alter: drei Monate bis zwölf Jahre) fanden Shibagaki und Kiyono (1986) eine Korrelation zwischen niedrigem Entwicklungsquotient und dem Fehlen von Deltawellen und Schlafspindeln in Schlafpolysomnographien.

Auch Zurron und Diaz (1995) konnten in einer sorgfältig durchgeführten Untersuchung selbst bei nicht organisch Behinderten Veränderungen der evozierten Potentiale nachweisen. Sie verglichen 16 Patienten mit eindeutiger organischer Diagnose und 23 mit sog. »kulturell-familiärer« geistiger Behinderung mit 27 Kontrollen (Alter der drei Gruppen: neun bis 19 Jahre). Beide geistig Behinderten Gruppen zeigten reduzierte VEP-Amplituden und verlängerte N1, N2 und vor allem P3-Latenzen der LAEP (späte auditorisch evozierte Potentiale) im Vergleich zu Kontrollen, was als eine langsamere kortikale Verarbeitung der Stimuli gedeutet wurde. Dagegen fanden sich keine Unterschiede bei den frühen und den mittleren auditorischen evozierten Potentialen (BAEP und MAEP), so daß die Regionen des Hirnstammes, des Di- und Telenzephalon in ihrer Funktion nicht betroffen zu sein schienen. Erstaunlicherweise fanden sich keine Unterschiede zwischen den beiden Gruppen, d. h. auch die idiopathischen Formen zeigten Hinweise auf neurofunktionelle Veränderungen.

Sehr viel aufschlußreicher sind die neurophysiologischen Befunde bei klar definierten Patientengruppen. Bei zehn Patienten mit einem Fragilen-X-Syndrom fanden Ferri et al. (1994a) im Vergleich zu Kontrollen Differenzen der mittleren somatosensorisch evozierten Potentiale (MLSEP's), die für eine kortikale Dysfunktion der Frontallappen sprechen und mit den typischen neuropsychologischen Auffälligkeiten dieses Syndroms zusammenhängen könnten. So fanden sich abnorm große N30-Wellen frontal, erhöhte Amplituden der P27 parietal, der N60 und der P100 frontal. Dagegen zeigten 19 Down-Syndrom-Patienten ein anderes Muster (Ferri et al., 1994b): erhöhte Amplituden von P22, N30, P45, N60 und verkürzte Latenzen der P100 Welle. Die Autoren meinen, daß dies Ausdruck der speziellen neurochemischen und strukturellen Veränderungen beim Down-Syndrom sein könnte.

Die Bedeutung der Neurophysiologie hat aufgrund der Entwicklung der bildgebenden Diagnostik eher an Bedeutung abgenommen. Sie weist eine hohe zeitliche, aber geringere topographische Auflösung auf, so daß sie zur Analyse von Funktionsstörungen, aber nicht zur klinischen Diagnostik der geistigen Behinderung beiträgt.

2.4.5 Genetische Befunde

Folgende Entwicklungen haben die genetische Diagnostik grundlegend verändert:

1. Molekulargenetische Methoden haben die detaillierte Aufschlüsselung komplexer Syndrome wie das Fragile-X-Syndrom (FXS) ermöglicht, das durch eine CGG-Trinukleotid-Sequenz-Verlängerung, seltener Deletionen und Punktmutationen des FMR-1-Gens auf dem langen Arm des X-Chromosoms gekennzeichnet ist (Rousseau, 1994). Diese führen zu einer abnormen Methylierung des Genes, so daß das Genprodukt, das FMR1-Protein, nicht gebildet wird. Durch molekulargenetische Methoden konnten vier Gruppen von Betroffenen mit den FXS identifiziert werden: jeweils männliche und weibliche Personen mit einer Vollmutation sowie mit einer Prämutation. Die Rolle des FMR-1 Proteins ist nicht genau bekannt. Es wird im ZNS exprimiert. Ein Mangel führt vermutlich zu einer zellulären Überproliferation im Cerebellum, Cortex und Hypocampus. Das FMR-1 Protein ist deutlich niedriger bei Jungen mit einer Vollmutation (12 %) als bei vollmutierten Mädchen (51 %), die über ein zweites, kompensatorisches X-Chromosom verfügen. Bei der Ausprägung des Phänotyps spielen jedoch auch Umweltfaktoren eine nicht unwesentliche Rolle (Dyer-Friedman et al., 2002).

Auch das Gen des Rett-Syndroms mit über 100 Mutationen im Bereich des MECP2-Gens (methyl CpG binding protein 2) ist auf dem langen Arm des X-Chromosoms (Xq28) identifiziert worden. Das Genprodukt MECP2-Protein reguliert die Expression einer nicht bekannten Zahl von Ziel-(Target-)Genen. Es bindet dabei an bestimmte DNA-Sequenzmotive, CpG Dinukleotide. Zusammen mit anderen Kofaktoren verhindert es die Transskription dieser Gene. Durch das Fehlen des MeCP2-Proteins werden Gene, die während der Entwicklung des ZNS normalerweise inaktiviert werden, weiterhin transskribiert (Kerr, 2002; Klein et al., 2001).

2. Intrazelluläre Prozesse wie die Transskription tragen entscheidend zur Pathogenese bei. So war bei vollmutierten männlichen Probanden mit einem Fragilen-X-Syndrom die messenger-RNA für das FMR-1 Protein erstaunlicherweise nicht erniedrigt, sondern sogar erhöht (Tassone et al., 2000a). Auch bei prämutierten männli-chen und weiblichen Trägern fand sich eine erhöhte m-RNA Aktivität (Tassone et al., 2000b). Bei älteren Männern mit einer Prämutation findet sich ein spezielles Syndrom mit den klinischen Zeichen von Intentionstremor, Hirnatrophie und Parkinsonismus trotz im Normbereich beschriebenem FMR-1-Protein-Spiegel. Die Autoren postulierten, daß die erhöhte messenger-RNA die Hauptursache für das klinische Bild darstellt (Hagerman et al., 2001).

3. Die Verfeinerung von zytogenetischen Methoden wie die Fluoreszenz-in-situ-Hybridisation (FISH) haben die Voraussetzung für die molekulare Zytogenetik geschaffen. Durch Aufklärung auch kleiner chromosomaler Strukturen konnten mehrere Mikrodeletionssyndrome wie das Prader-Willi- und Angelman-Syndrom (15q11–13) sowie das Rubinstein-Taybi-Syndrom (16p13.3) und andere mehr identifiziert werden (Cohen et al., 1993). Auch bei der idiopathischen geistigen Behinderung wurden in 6 % der Fälle de-novo-Mikrodeletionen identifiziert (Flint et al., 1995). Auch in neueren Arbeiten wurde die FISH-Technik weiter verfeinert, so daß auch minimale Mikrodeletionen an distalen Enden (Telomer-Region) von Chromosomen identifiziert werden können (Bacino et al., 2000; Leppig et al., 2000; Zollino et al., 2000). Gerade bei unauffälliger Chromosomenanalyse können bei geistig Behinderten mit Dysmorphiezeichen auf diese Weise minimale, bisher nicht bekannte Deletionen und Translokationen identifiziert werden.

2.5 Spezifische Zusammenhänge zwischen Genotyp und Phänotyp

Veränderungen auf der Ebene des Genotyps sind nicht nur mit geistiger Behinderung an sich, sondern mit spezifischen somatischen und psychischen phänotypischen Veränderungen assoziiert. So lassen sich für einzelne Syndrome typische neuropsychologische und psychiatrische Muster identifizieren, die sogenannten Verhaltensphänotypien (O'Brien, 1992). Als Beispiele können genannt werden:

Die Neigung zum frühkindlichen Autismus bei tuberöser Hirnsklerose (O'Brien, 1992), die sozialen Kompetenzen, sprachlichen Teilleistungsschwächen und Demenzentwicklungen beim Down-Syndrom (Burack et al., 1988 und 1990a) und die expressive Sprachstörung, das autistoid-ängstliche Verhalten, das Hyperkinetische Syndrom und der IQ-Abfall in der frühen Pubertät beim Fragilen-X-Syndrom (Backes et al., 2000; von Gontard, 1989; Turk, 1992).

Dennoch ist der Einfluß des Genotyps auf die phänotypische Ausprägung nicht unidirektional-kausal, sondern unterliegt einer komplexen Interaktion mit Umweltfaktoren und epigenetischen Einflüssen, d. h. der Interaktion zwischen Genen und ihren Produkten. Wolf (1995) hat in einer umfassenden Übersicht versucht, wichtige Mechanismen in der Genotyp-Phänotyp-Interaktion während der Ontogenese aufzuschlüsseln, von denen einige erwähnt werden sollen:

1. Phänokopien, d. h. ein ähnlicher oder gleicher Phänotyp bei genetischer und nichtgenetischer Ätiologie, zeigen, daß kategorisch unterschiedliche Einflüsse zum gleichen Phänotyp führen können.
2. Postzygote Mosaikbildung durch mitotisches non-disjunction führt zu unterschiedlichen Zellinien mit Mono- (z. B. beim Turner Syndrom) und Polysomien (z. B. beim Down-Syndrom), die nach Zahl und Verteilung den Phänotyp beeinflussen. Auch beim Fragilen-X-Syndrom wurden Mosaike von Zell-Linien mit voller und Prä-Mutationen nachgewiesen (Wöhrle et al., 1992).
3. Antizipation, worunter eine Zunahme klinischer Symptome von einer Generation zur nächsten verstanden wird, ist vor allem bei Syndromen mit Trinukleotid-Sequenzen wie dem Fragilen-X-Syndrom bekannt. Eine Prämutation mit 50–200 CGG-Trinukleotid-Sequenzen kann sich nach dem Durchlaufen einer weiblichen, nicht jedoch einer männlichen Meiose, in der nächsten Generation zur Vollmutation mit mehreren tausend Sequenzen und voller phänotypischer Ausprägung entwickeln.
4. X-Inaktivierung bezeichnet die selektive, zufällige Inaktivierung eines der X-Chromosome in der weiblichen Meiose. Bei X-chromosomal-rezessiven Störungen kann je nach Verteilung der inaktivierten X-Chromosomen im peripheren Gewebe auch bei Frauen ein Phänotyp manifest werden.
5. Beim »genomic imprinting« ist nicht der Inhalt der DNA, sondern die Herkunft (ob mütterlich oder väterlich) entscheidend (Wilson et al., 1993). Es handelt sich um ein epigenetisches Phänomen, das prinzipiell reversibel ist. Das bekannteste Beispiel ist die Deletion des Chromosoms Nr. 15 (15q11 bis 15q13), das bei väterlicher Übertragung zum Prader-Willi-, bei mütterlicher zum Angelman-Syndrom führt.
6. Chromosomale Imbalancen bei chromosomalen Aberrationen bewirken über Gen-Dosis-Effekte eine gestörte Homöostase mit entsprechenden Störungen der Ontogenese. Die Effekte der Aneuploidie sind unspezifisch, nicht mechanistisch und äußern sich in interzellulären Interaktionen, Rezeptoren, Regulationssystemen, Makromolekülen und metabolischen Prozessen (Epstein, 1990). Trotz dem spezifischen Muster der phänotypischen Ausprägung, zum Beispiel beim Down-Syndrom, besteht eine erstaunliche Variabilität zwischen einzelnen Individuen. Diese Variabilität des Phänotyps wird einerseits durch die Gesamtheit des unbalancierten Genoms mit Interaktionen von Umwelt und epigenetischen Einflüssen determiniert sein (Epstein, 1990). Andererseits konnten Korenberg et al. (1994) in der phänotypischen Kartierung des Chromosoms Nr. 21 verschiedene klinische Symptome und Zeichen zum Teil umschriebenen und zum Teil überlappenden Genorten zuordnen. Auch beim Wolf-Hirschhorn-Syndrom korrelierte der Schweregrad des Phänotyps mit der Größe der mit FISH identifizierten Deletion (Zollino et al., 2000).
7. Unter Polyphänie versteht man, daß zum Teil identische Mutationen zwar das gleiche Gen betreffen können, aber zu unterschiedlichen Phänotypen führen.
8. Allelische Heterogenität bezeichnet Mutationen an verschiedenen Orten eines Genes und kann zu völlig unterschiedlichen Phänotypen, zu demselben Phänotyp oder zu keinem erkennbaren Phänotyp führen. Diese Konvergenz von einer Vielzahl primärer

genotypischer Veränderungen auf eine kleine Zahl von Phänotypen spricht ebenfalls für den modifizierenden Effekt von Umweltfaktoren.

9. Locus-Heterogenität bezeichnet das Phänomen, daß ein ähnlicher Phänotyp auf Mutationen an verschiedenen Genorten zurückzuführen ist, wie zum Beispiel beim Morbus Alzheimer.

Zusammengefaßt zeigen die Ausführungen von Wolf (1995), daß selbst bei den genetisch bedingten Formen der geistigen Behinderungen (die rein exogen bedingten wurden nicht berücksichtigt) hoch komplexe, nicht unidirektionale Interaktionen eine Rolle spielen, die nicht für die geistige Behinderung als Gesamtgruppe, sondern nur für einzelne Syndrome aufgeschlüsselt werden können.

2.6 Diskussion und Ausblick

Die Ergebnisse aus epidemiologischen, genetischen und klinischen Studien zeigen eindeutig, daß biologische und genetische Faktoren in der Genese der geistigen Behinderung die wichtigste Rolle spielen. So konnte bei nur 4 % der schwer und 32 % der leicht geistigen Behinderten keine organische Grunddiagnose gestellt werden. Durch zunehmende Verbesserung der Diagnostik wird die schrumpfende Gruppe der »idiopathischen geistigen Behinderung« ohne identifizierbare Ursache auch in Zukunft weiter reduziert werden. Eine Klassifikation nach Ätiologie erscheint unumgänglich, da einzelne Syndrome nicht nur mit typischen körperlichen Symptomen, sondern mit charakteristischen Verhaltensphänotypen assoziiert sind, die Hinweise auf spezifische Förderungserfordernisse liefern.

Die Einteilung in eine leichte (IQ 50–70) und schwere (IQ < 50) geistige Behinderung hat sich klinisch bewährt, da sich beide Gruppen bezüglich ätio-pathogenetischer Faktoren unterscheiden. Bei beiden Gruppen spielen peri- und postnatale Faktoren eine untergeordnete Rolle. Bei der schweren geistigen Behinderung sind pränatale Ursachen dominierend, während bei der leichten geistigen Behinderung prönatale Ursachen in der Hälfte und unbekannte

Ursachen noch bei einem Drittel der Fälle vorliegen.

Dagegen ist die klassische Dichotomie in leichte, familiär-polygene und schwere, organisch bedingte Formen der geistigen Behinderung nicht haltbar. Auch bei der leichten geistigen Behinderung läßt sich bei einem großen Teil der Kinder bei genauer Diagnostik eine eindeutige organische Ätiologie oder zumindest biologische Risikofaktoren identifizieren. Nur in etwa einem Drittel der Fälle ist von einer polygen-multifaktoriellen, idiopathischen Form auszugehen. Soziodemographische und Umweltfaktoren sind als Ursache der geistigen Behinderung unbedeutend, wohl aber können sie vorhandene biologische Risiken modulierend beeinflussen. Die Interaktionen zwischen Genotyp und Umweltfaktoren sind hoch komplex, multikausal und bedürfen weiterer Aufklärung bezogen auf einzelne Syndrome.

Literatur

Abrams MT, Reiss AL (1995) Quantitative brain imaging studies of Fragile X Syndrome. Development and Brain Dysfunction 8, 187–198

Akesson HO (1986) The biological origin of mild mental retardation. Acta Psychiatrica Scandinavica 74, 3–7

Bacino, CA, Kashork CD, Davino NA, Shaffer LG (2000) Detection of a cryptic translocation in a family with mental retardation using FISH and telomere region-specific probes. American Journal of Medical Genetics 92, 250–255

Backes M, Genc B, Doerfler W, Schreck J, Lehmkuhl G, von Gontard A (2000) Cognitive and behavioral profile of Fragile X boys – correlations to molecular data. American Journal of Medical Genetics, 95, 150–156

Becker LE, Mito T, Takashima S, Onodera K, Friend WC (1993) Association of phenotypic abnormalities of Down syndrome with an imbalance of genes on chromosome 21. APMIS 101, Suppl. 40, 57–70

Benassi G, Guarino M, Cammarata S, Cristoni P, Fantini MP, Ancona A, Manfredini M, D'Alessandro R (1990) An epidemiological study on severe mental retardation among schoolchildren in Bologna, Italy. Developmental Medicine and Child Neurology 32, 895–901

Blomquist HK, Gustavson KH, Holmgren G (1981) Mild mental retardation in children in a Northern Swedish county. Journal of Mental Deficiency Research 25, 169–186

von Bossanyi P, Schmitt JA, Dietzmann K (1992) Dendriten-Morphometrie von Lamina-V-Pyramidenzellen bei frühkindlicher Hirnschädigung – eine Golgi-Studie. Acta histochemica, Suppl.-Band XLII, 267–272

Bregman JB, Hodapp RM (1991) Current developments in the understanding of mental retardation Part I: biological and phenomenological perspectives. Journal of the American Academy of Child and Adolescent Psychiatry 30, 707–719

Broman S, Nichols PL, Shaughnessy P, Kennedy W (1987) Retardation in young children – a developmental study of cognitive deficit. Hillsdale, Lawrence Erlbaum

Burack JA, Hodapp RM, Zigler E (1988) Issues in the classification of mental retardation: differentiating among organic etiologies. Journal of Child Psychology and Psychiatry 29, 765–769

Burack JA, Hodapp RM, Zigler E (1990a) Technical note: toward a more precise understanding of mental retardation. Journal of Child Psychology and Psychiatry 31, 471–475

Burack JA (1990b) Differentiating mental retardation: the two-group approach and beyond. in: RM Hodapp, JA Burack, E Zigler, Issues in the developmental approach to mental retardation. Cambridge, Cambridge University Press, 27–48

Chugani HT, Phelps ME, Light RK, Mazziotta JC (1987) Metabolic correlates of mental retardation in children determined with FDG positron emission tomography (PET). Journal of Cerebral Blood Flow and Metabolism 7, S533

Cohen MM, Rosenblum-Vos LS, Prabhakar G (1993) Human cytogenetics – a current overview. American Journal of Disease in Children 147, 1159–1166

Costeff H, Cohen BE, Weller LE (1983) Biological factors in mild mental retardation. Developmental Medicine and Child Neurology 25, 580–587

Crome L (1960) The brain and mental retardation. British Medical Journal 1, 897

Down JL (1887) On some of the mental affections of childhood and youth. London, Churchill

Drews CD, Yeargin-Allsopp M, Decoufle P, Murphy CC (1995) Variation in the influence of selected sociodemographic risk factors for mental retardation. American Journal of Public Health 85, 329–334

Durston S, Hulshoff HE, Casey BJ, Giedd JN, Buitelaar JK, van Engeland H (2001) Anatomical MRI of the developing brain: what have we learned? Journal of the American Academy of Child and Adolescent Psychiatry 40, 1012–1020

Dyer-Friedman J, Glaser B, Hessl D, Johnston C, Huffman LC, Taylor A, Wisbeck J, Reiss AL (2002) Genetic and environmental influences on the cognitive outcomes of children with Fragile X syndrome. Journal of the American Academy of Child and Adolescent Psychiatry 41, 237–244

Dykens E (2000) Annotation: Psychopathology in children with intellectual disability. Journal of Child Psychology and Psychiatry 41, 407–417

Dykens E, Hodapp RM (2001) Research in mental retardation: toward an etiological approach. Journal of Child Psychology and Psychiatry 42, 49–71

Epstein CJ (1990) The consequences of chromosome imbalance. American Journal of Medical Genetics, Suppl. 7, 31–37

Ferri R, Musumeci SA, Elia M, Del Gracco S, Scuderi C, Bergonzi P (1994a) BIT-mapped somatosensory evoked potentials in Fragile X syndrome. Neurophysiological Clinics 24, 413–426

Ferri R, Del Gracco S, Elia M, Musumeci SA, Scuderi C, Bergonzi P (1994b) BIT-mapped somatosensory evoked potentials in Down's syndrome individuals. Neurophysiological Clinics 24, 357–366

Flint J, Wilkie AOM, Buckle V, Winter RM, Holland AJ, McDermid HE (1995) The detection of subtelomeric chromosomal rearrangements in idiopathic mental retardation. Nature Genetics 9, 132–140

Fraser Roberts JA (1952) The genetics of mental deficiency. Eugenics Review 44, 71–83

Gasser T, Pietz J, Schellberg D, Köhler W (1988) Visual evoked potentials of mildly mentally retarded and control children. Developmental Medicine and Child Neurology 30, 638–645

Gillberg C, Enerskog I, Johansson SE (1990) Mental retardation in urban children: a population study of reduced optimality in the pre-, peri- and neonatal periods. Developmental Medicine and Child Neurology 32, 230–237

Göstason R (1985) Psychiatric illness among the mentally retarded. A Swedish population study. Acta Psychiatrica Scandinavica Suppl. 318

Golden JA, Hyman BT (1994) Development of the superior temporal neocortex is anomalous in trisomy 21. Journal of Neuropathology and Experimental Neurology 53, 513–520

von Gontard A (1988) The development of child psychiatry in 19–th century Britain. Journal of Child Psychology and Psychiatry 29, 569–588

von Gontard A (1989) Die Psychopathologie des Fragilen-X-Syndroms. Zeitschrift für Kinder- und Jugendpsychiatrie 17, 91–97

Goodman JF (1990) Technical note: problems in etiological classifications of mental retardation.

Journal of Child Psychology and Psychiatry 31, 465–469

Gustavson KH, Holmgren G, Jonsell R, Blomquist HK (1977a) Severe mental retardation in children in a northern Swedish county. Journal of Mental Deficiency Research 21, 161–180

Gustavson KH, Hagberg B, Hagberg G, Sars K (1977b) Severe mental retardation in a Swedish county. 1. Epidemiology, gestational age, birth weight and associated CNS handicaps in children born 1959–70. Acta Paediatrica Scandinavica 66, 373–379

Hagberg B, Hagberg G, Lewerth A, Lindberg U (1981a) Mild mental retardation in Swedish school children. 1. Prevalence. Acta Paediatrica Scandinavica 70, 441–444

Hagberg B, Hagberg G, Lewerth A, Lindberg U (1981b) Mild mental retardation in Swedish school children. 2. Etiologic and pathogenetic aspects. Acta Paediatrica Scandinavica 70, 445–452

Hagberg B, Kyllerman M (1983) Epidemiology of mental retardation – a Swedish survey. Brain Development 5, 441–449

Hagerman RJ, Leehey M, Heinrichs W, Tassone F, Wilson R, Hills J, Grigsby J, Gage B, Hagerman PJ (2001) Intention tremor, parkinsonism, and generalized brain atrophy in male carriers of fragile X. Neurology 57, 127–130

Hendren RL, De Backer I, Pandina GJ (2000) Review of neuroimaging studies of child and adolescent psychiatric disorders from the past 10 years. Journal of the American Academy of Child and Adolescent Psychiatry 39, 829–840

Herbst DS, Baird PA (1982) Sib risks for nonspecific mental retardation in British Columbia. American Journal of Medical Genetics 13, 197–208

Hodapp RM, Dykens EM (1994) Mental retardation's two cultures of behavioral research. American Journal on Mental Retardation, 98, 675–687

Huttenlocher PR (1991) Dendritic and synaptic pathology in mental retardation. Pediatric Neurology 7, 79–85

Ireland WW (1877) On idiocy and imbecility. London, Churchhill

Jernigan TL, Bellugi U (1994) Neuroanatomical distinctions between Williams and Down Syndrome. in: S Broman, J Grafman: Atypical cognitive deficits in developmental disorders-implications for brain function. Hillsdale, Lawrence Erlbaum, 57–66

Johnson CA, Ahern FM, Johnson RC (1976) Level of functioning of siblings and parents of probands of varying degrees of retardation. Behavior Genetics 6, 473–477

Kaverne EB (1994) Molecular genetic approaches to understanding brain development and behaviour. Psychoneuroendocrinology 19, 5–7

Kerr A (2002) Annotation: Rett syndrome: recent progress and implications for research and clinical practice. Journal of Child Psychology and Psychiatry 43, 277–287

King BH, State MW, Shah B, Davanzo P, Dykens E (1997) Mental retardation: a review of the past 10 years. Part I. Journal of the American Academy of Child and Adolescent Psychiatry 36, 1656–1663

Klein W, Stehl H, Epplen JT (2001) Molekulargenetische Diagnostik beim Rett-Syndrom. Deutsches Ärztetblatt 98, 1186–1189

Korenberg JR, Chen XN, Schipper R, Sun Z, Gonsky R, Gerwehr S, Carpenter N, Daumer C, Dignan P, Disteche C, Graham JM, Hudgins L, McGillivray B, Miyazaki K, Ogasawara N, Park JP, Pagon R, Pueschel S, Sack G, Say B, Schuffenhauer S, Soukup S, Yamanaka T (1994) Down syndrome phenotypes: the consequences of chromosomal imbalance. Proceedings of the National Academy of Science 91, 4997–5001

Kurtz MB, Finucane B, Hyland K, Bottiglieri T, Sherwood WG, Bennett MJ (1994) Detection of metabolic disorders among selectively screened people with idiopathic mental retardation. Mental Retardation 32, 328–333

Lamont MA, Dennis NR (1988) Aetiology of mild mental retardation. Archives of Disease in Childhood 63, 1032–1038

Leppig KA, Ball S, Au K, Opheim KE, Norwood T (2000) Familial cryptic (20;21) translocation identified by in situ hybridization technologies. American Journal of Medical Genetics 92, 273–277

Malamud N (1964) Neuropathology. in HA Stevens, R Heber (Hrsg): Mental retardation. A review of research. Chicago, University of Chicago Press

McDermott S, Coker AL, McKeown RE (1993) Low birthweight and risk of mild mental retardation by ages 5 and 9 to 11. Pediatric and Perinatal Epidemiology 7, 195–204

McLaren J, Bryson SE (1987) Review of recent epidemiological studies of mental retardation: prevalence, associated disorders, and etiology. American Journal of Mental Retardation 92, 243–254

Murphy DG, Mentis MJ, Pietrini P, Grady CL, Moore CJ, Horwitz B, Hinton V, Dobkin CS, Schapiro MB, Rapoport S (1999) Premutation carriers of Fragile X Syndrome: a pilot study on brain anatomy and metabolism. Journal of the American Academy of Child and Adolescent Psychiatry 38, 1294–1301

Nelson KB, Ellenberg JH (1986) Antecedents of cerebral palsy – multivariate analysis of risk. New England Journal of Medicine 315, 81–86

Neri G, Chiurazzi P, Arena F, Lubs HA, Glass IA (1992) XLMR genes: update 1992. American Journal of Medical Genetics 43, 373–382

Nichols PL (1984) Familial mental retardation. Behavior Genetics 14, 161–170

O'Brien G (1992) Behavioural phenotypy in developmental psychiatry. European Journal of Child and Adolescent Psychiatry, Suppl. 1. 1–61

Palo J, Lydecken K, Kivalo E (1966) Etiological aspects of mental deficiency in autopsied patients. American Journal of Mental Deficiency 71, 401

Penrose LS (1963) The biology of mental defect. London, Sidgwick and Jackson

Peterson BS (1995) Neuroimaging in child and adolescent neuropsychiatric disorders. Journal of the American Academy of Child and Adolescent Psychiatry 34, 1560–1576

Propping P (1989) Psychiatrische Genetik – Befunde und Konzepte. Berlin-Heidelberg, Springer Verlag

Reed EW, Reed SC (1965) Mental retardation: a family study. Philadelphia, W.B. Saunders

Remschmidt H, Schmidt MH (1994) Multiaxiales Klassifiationsschema für psychiatrische Störungen des Kindes- und Jugendalters nach ICD-10 der WHO. Bern, Hans Huber Verlag, 3. Auflage

Rousseau F (1994) The fragile X syndrome: implications of molecular genetics for the clinical syndrome. European Journal of Clinical Investigation 24, 1–10

Schaefer GB, Bodensteiner JB (1992) Evaluation of the child with idiopathic mental retardation. Pediatric Neurology 39, 929–943

Schapiro MB, Haxby JV, Grady CL (1992) Nature of mental retardation and dementia in Down Syndrome: study with PET, CT, and neuropsychology. Neurobiology of Aging, 13, 723–734

Schönheit B, Kuchinke J (1994) Quantitative Untersuchungen an Lamina V-Pyramidenneuronen des Frontalhirns nach frühkindlicher Hirnschädigung. Zentralblatt für Pathologie 140, 317–334

Scott S (1994) Mental retardation. in: M Rutter, E Taylor, L Hersov, (Hrsg): Child and adolescent psychiatry – modern approaches (3. edition). Oxford, Blackwell, 616–646,

Shaw CM (1987) Correlates of mental retardation and structural changes of the brain. Brain Development 9, 1–8

Shibagaki M, Kiyono S (1986) Correlation between integrated delta and spindle components during nocturnal sleep in mentally retarded children. Clinical Electroencephalography 17, 24–29

State MW, King BH, Dykens E (1997) Mental retardation: a review of the past 10 years. Part II. Journal of the American Academy of Child and Adolescent Psychiatry 36, 1664–1671

Strømme P, Diseth TH (2000) Prevalence of psychiatric diagnoses in children with mental retardation: data from a population-based study. Developmental Medicine and Child Neurology 42, 266–270

Strømme P, Hagberg G (2000) Aetiology in severe and mild mental retardation: a population-based study of Norwegian children. Developmental Medicine and Child Neurology 42, 76–86

Strømme P, Magnus P (2000) Correlations between socioeconomic status, IQ and aetiology in mental retardation: a population-based study of Norwegian children. Social Psychiatry and Psychiatric Epidemiology 35, 12–18

Tassone F, Hagerman RJ, Loesch DZ, Lachiewicz A, Taylor AK, Hagerman PJ (2000a) Fragile X males with unmethylated, full mutation trinucleotide repeat expansions have elevated levels of FMR1 messenger RNA. American Journal of Medical Genetics, 94, 232–236

Tassone F, Hagerman RJ, Chaimberlain WD, Hagerman PJ (2000b) Transcription of the FMR1 gene in individuals with fragile X syndrome. American Journal of Medical Genetics, 97, 195–203

Tharpar A, Gottesman II, Owen MJ, O'Donovan MC, McGuffin P (1994) The genetics of mental retardation. British Journal of Psychiatry 164, 747–758

Turk J (1992) The fragile-X syndrome – on the way to a behavioural phenotype. British Journal of Psychiatry 160, 24–35

Warkany J, Lemire RJ, Cohen MM (1981) Mental retardation and congenital malformations of the central nervous system. Chicago, Year Book Medical Publishers

Wilson NG, Hall JG, de la Cruz F (1993) Genomic imprinting: summary of an NICHD conference. American Journal of Medical Genetics 46, 675–680

Wöhrle D, Hirst MC, Kennerknecht I, Davies KE, Steinbach P (1992) Genotype mosaicism in fragile X fetal tissues. Human Genetics 89, 114–116

Wolf U (1995) The genetic contribution to the phenotype. Human Genetics 95, 127–148

Zigler E, Hodapp RM (1988) Understanding mental retardation. Cambridge, Cambridge University Press

Zollino M, Di Stefano C, Zampino G, Mastroiacovo P, Wright TJ, Sorge G, Selicorni A, Tenconi R, Zappala A, Battaglia A, Di Rocco M, Palka G, Palotta R, Altherr MR, Neri G (2000) Genotype-phenotype correlations and clinical diagnostic criteria in

Wolf-Hirschhorn Syndrome. American Journal of Medical Genetics, 94, 254–261

Zurron M, Diaz F (1995) Auditory and visual evoked potentials in individuals with organic and cultural-familial mental retardation. American Journal on Mental Retardation 100, 271–282

3. Psychologische Theorien geistiger Behinderung

Klaus Sarimski

Das psychologische Verständnis des Wesens der geistigen Behinderung hat sich in den letzten Jahrzehnten gewandelt. Während die geistige Behinderung in der Vergangenheit vorwiegend durch funktionelle Störungen der kognitiven und sprachlichen Prozesse aufgrund organischer Schädigungen definiert wurde, wird sie heute als normale Variante menschlicher Lebensweise mit besonderem Unterstützungsbedarf in der persönlichen Verwirklichung und Teilnahme am gesellschaftlichen Leben verstanden (Internationale Klassifikation von Behinderung und Gesundheit, ICIDH-2, Weltgesundheitsorganisation, 2001). Diese Definition macht die Relativität des Begriffs von Behinderung und ihre Abhängigkeit von der Lebenswelt des betroffenen Menschen deutlich.

Menschen mit geistiger Behinderung wird nicht mehr aufgrund einer vom sogenannten Normalen abweichenden Entwicklung das Recht auf Beteiligung am sozialen Leben in Familie, Schule und Gesellschaft abgesprochen; vielmehr wird ihnen ein besonderer Bedarf an pädagogischer Begleitung in Alltag, Förderung, Therapie und Pflege zuerkannt, der erfüllt werden muß, damit sie ihren Fähigkeiten und Bedürfnissen entsprechend leben, lernen, wohnen und arbeiten können. Eine solche Beschreibung unterscheidet sich wesentlich von der defektorientierten Sichtweise früherer Jahre, die als

fachliche Rechtfertigung für Maßnahmen der Ausgrenzung und Überweisung in Sonderkindergärten, Sonderschulen und Heime benutzt wurde – eine Praxis, durch die Kinder, Jugendliche und Erwachsene mit Behinderungen in ihrer Entwicklung oft mehr behindert als gefördert wurden.

Das Gelingen sozialer Integration durch pädagogische Assistenz setzt ein Verständnis für die individuellen Schwierigkeiten voraus, die ein Kind, Jugendlicher oder Erwachsener bei der Aneignung kognitiver, sprachlicher und sozialer Kompetenzen und der Bewältigung seiner alltäglichen Lebensanforderungen hat. Ein solches Verständnis der Entwicklungsbesonderheiten bei geistiger Behinderung muß sich auf ein allgemeines Modell beziehen, wie Kinder komplexe Fähigkeiten in einer dynamischen Wechselwirkung mit ihrer Umwelt entwickeln und wie hierarchisch geordnete Prozesse der Informationsverarbeitung bei der Planung ihrer Tätigkeiten zusammenwirken. Der Bezug auf ein gemeinsames Entwicklungsmodell impliziert, daß Entwicklungsverläufe bei Kindern mit und ohne geistige Behinderung einheitlichen Mechanismen unterliegen und vom Gelingen der Anpassung der Umgebung an die Fähigkeiten und spezifischen Bedürfnisse des Kindes abhängen (Hodapp, 1998).

In einer solchen Perspektive lassen sich traditionelle Kontroversen zwischen einer entwicklungspsychologischen, differential-psychologischen oder sozial-psychologischen Theorienbildung auflösen, die insbesondere im englischsprachigen Raum die fachliche Diskussion über lange Zeit bestimmt haben. Jede dieser Sichtweisen beschrieb einen Teilaspekt des »Wesens der geistigen Behinderung«. Vertreter einer entwicklungspsychologischen Sichtweise sahen geistige Behinderung als reine Entwicklungsverzögerung an, die im wesentlichen eine Unreife einer oder mehrerer Komponenten des zentralen Nervensystems widerspiegelte. Forscher mit einer differential-psychologischen Orientierung analysierten statische Differenzen in bestimmten Merkmalen der Informationsverarbeitung und versuchten, das Verhalten von Menschen mit Behinderung als Ausdruck von Defiziten in der Geschwindigkeit der Informationsverarbeitung, der Steuerung von Aufmerksamkeits- und Speicherprozessen oder im Gebrauch von Sprache zur Vermittlung von Lernerfahrungen zu beschreiben. Vertreter einer sozial-psychologischen Perspektive sahen in einer Behinderung lediglich eine soziale Konstruktion, bei der Merkmale der Entwicklung und des Verhaltens eines Kindes, Jugendlichen oder Erwachsenen als nicht normal klassifiziert werden und damit eine Ausgrenzung begründet wird, durch die das Individuum erst zu einem (in der Partizipation am gesellschaftlichen Leben) Behinderten wird.

3.1 Kognitive Funktionen in einem mehrdimensionalen Informationsverarbeitungsmodell

Unter kognitiven Funktionen lassen sich alle Prozesse verstehen, durch die ein Individuum Wissen über die Umwelt erwirbt. Sie umfassen die mentalen Funktionen der Aufmerksamkeit, Wahrnehmung, des Gedächtnisses und schlußfolgernden Denkens mit sequentiellen und simultanen Verarbeitungsprozessen sowie die integrativen und kontrollierenden Prozesse (exekutive Funktionen), die für das Planen, die Auswahl und Bewertung von Lösungsstrategien

und die Kontrolle ihrer Ausführung verantwortlich sind (Das & Naglieri, 1996).

Die modernen theoretischen Konzepte von kognitiver und intellektueller Entwicklung gehen davon aus, daß es sich bei diesen Funktionen um multiple Komponenten eines Verarbeitungssystems handelt, die als mehr oder weniger eigenständige Einheiten unabhängig voneinander, aber nach gemeinsamen, zugrundeliegenden Prinzipien arbeiten. Ihre Entwicklung vollzieht sich nicht zeitgleich. Im Säuglings- und Kleinkindalter entwickeln sich die Aufmerksamkeits- und Wahrnehmungsfunktionen rasch, während in der späteren Kindheit und im Jugendalter die Entwicklung der höheren sprachlichen, räumlich-perzeptiven und exekutiven Komponenten im Vordergrund steht. Individuelle Unterschiede in der Fähigkeit zur Informationsverarbeitung erklären sich aus Unterschieden in der Wissensbasis, Gedächtniskapazität, Effizienz der Repräsentation von Informationen, Geschwindigkeit des Bearbeitungsprozesses sowie Breite und Verfügbarkeit von Strategien bei seiner exekutiven Kontrolle (Anderson, 1999).

Individuelle Differenzen innerhalb einer Altersgruppe und Unterschiede in den intellektuellen Fähigkeiten zwischen verschiedenen Altersgruppen lassen sich in Analogie zu den Funktionsbausteinen eines modernen Computers ansehen als Unterschiede in der »software« und »hardware«. Unterschiede in der »software« beziehen sich auf individuelle Unterschiede in der meta-kognitiven Bewußtheit und im Gebrauch mehr oder weniger effektiver Bearbeitungsstrategien. Unterschiede in der »hardware« manifestieren sich in unterschiedlichen Geschwindigkeiten der Verarbeitung, Differenzen in der Größe des Arbeitsspeichers und in der Fähigkeit zur Hemmung irrelevanter Reaktionen. Die Verfügbarkeit und Effektivität von Bearbeitungsstrategien steigen mit dem Alter, sind also primär entwicklungsabhängig, während die Verarbeitungsgeschwindigkeit, Größe des Arbeitsspeichers und Fähigkeit zur Hemmung irrelevanter Reaktionen von der Anlage des neuronalen Verarbeitungssystems abhängen und sich mit zunehmendem Alter nicht wesentlich verändern. Sie bestimmen die Grundkapazität für den Prozeß der Verarbeitung von Informationen, das Denken und Lernen.

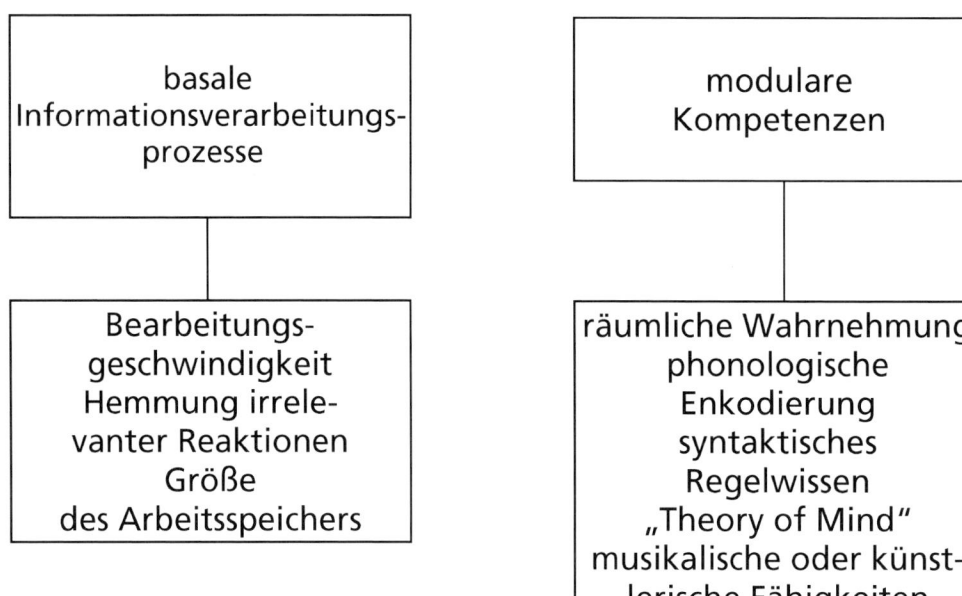

Abb. 3.1: Kompetenzerwerb nach der »Theorie der minimalen kognitiven Architektur« (Anderson, 1992)

Neben diesen basalen kognitiven Funktionen gehören sogenannte modulare Fähigkeiten zur Kompetenz eines Kindes oder Erwachsenen, die nicht erst im Laufe der Entwicklung durch Anleitung erworben werden müssen und unabhängig von der Geschwindigkeit des basalen Systems funktionieren (Fodor, 1983). Solche Module werden z. B. für die Wahrnehmung des dreidimensionalen Raums, das phonologische Enkodieren beim Lesen, die Bildung von Sätzen nach syntaktischen Regeln oder das Erkennen von sozialen Situationen (»Theory of Mind«) angenommen. Anderson (1992) hat ein solches zweidimensionales Modell aus Grundkapazität (Arbeitsgeschwindigkeit, Größe des Arbeitsspeichers und Fähigkeit zur Hemmung irrelevanter Reaktionen) und einzelnen Fähigkeitsmodulen unter dem Begriff der »minimalen kognitiven Architektur« der kognitiven Funktionen zusammengefaßt (**Abb. 3.1**).

Mit einem zweidimensionalen Modell der »minimalen kognitiven Architektur« lassen sich die Entwicklungsprozesse erklären, die von Piaget als Stufenmodell der Intelligenzentwicklung beschrieben wurden. Piaget unterschied vier Stufen der intellektuellen Entwicklung: die sen-

somotorische, anschaulich-repräsentative, logisch-operationale und formale Intelligenz. Auf der Stufe der sensomotorischen Intelligenz macht das Kind Erfahrungen über Zusammenhänge in seiner Umwelt durch handelnden Umgang mit den Gegenständen. Auf der folgenden Entwicklungsstufe vermag es sich diese Zusammenhänge vorzustellen, ohne sie konkret mit Gegenständen erproben zu müssen, und nutzt dieses Wissen zu »inneren« Problemlöseprozessen. Sein Verständnis ist aber noch auf anschauliche Zusammenhänge beschränkt. Logische Operationen und abstrakt-formale Denkprozesse vermag es erst später zu bewältigen.

Die einzelnen Stufen unterscheiden sich im Komplexitätsgrad der kognitiven Strukturen, d. h. der mentalen Operationen, die bei der Verarbeitung von Informationen ausgeführt werden. Die Entwicklung komplexerer kognitiver Strukturen ist ein Reorganisationsprozeß, der in erster Linie vom Erwerb und der Steigerung der Effektivität von Bearbeitungsstrategien abhängt. Sie ermöglichen die gleichzeitige Verarbeitung mehrerer Dimensionen im Arbeitsspeicher, die zusammenfassende Kategorisierung von Informationen und die Planung von Arbeitsschritten sowie Hemmung irrelevanter

Reaktionen durch interne Steuerungsprozesse (Case, 1985; Björklund und Harnishfeger, 1990). Ein Kind macht kognitive Fortschritte, indem es Informationsverarbeitungsprozesse automatisiert und sich Speicher- und Verarbeitungsstrategien aneignet, um sein Arbeitsgedächtnis effektiver nützen und mehrere Dimensionen einer Aufgabe gleichzeitig bearbeiten zu können. Daneben eignet es sich zunehmend mehr Wissen an, das es im Speicher verfügbar halten, mit neuen Informationen vergleichen und kombinieren kann.

Solche Entwicklungsfortschritte hängen von einer stimulierenden und unterstützenden Umgebung ab. Sie kommen zustande, wenn das Kind mit »herausfordernden« Aufgaben konfrontiert wird und im sozialen Dialog mit einem Erwachsenen neue Handlungs- und Bearbeitungsstrategien erwirbt. Der Erwachsene unterstützt das Kind durch seine Hilfe und Instruktion beim Übergang in die »Zone der nächsten Entwicklung« (Wygotsky, 1964; Rogoff, 1990).

3.2 Verzögertes Erreichen von Entwicklungsstufen

In der Nachfolge Piagets wurde versucht, die kognitive Entwicklung von Kindern mit geistiger Behinderung als verzögertes Erreichen von Entwicklungsstufen zu beschreiben und verschiedene Schweregrade der Behinderung den verschiedenen Stufen der Intelligenzentwicklung zuzuordnen (Inhelder, 1968). Diese Zuordnung basiert auf der Annahme, daß es sich bei den Entwicklungsstufen um eine invariante Entwicklungssequenz handelt, die sich in verschiedenen Entwicklungsbereichen in einem koordinierten, parallelen Zusammenspiel von Entwicklungsschritten vollzieht. Menschen mit schwerster Behinderung (IQ < 20) bleiben danach auf der Stufe der sensomotorischen Intelligenz, Kinder und Erwachsene mit schwerer Behinderung (IQ 20–35) erreichen die prä-operationale, an anschauliche Erfahrungen gebundene Stufe, Kinder und Erwachsene mit geistiger Behinderung mäßigen Grades (IQ 40–55) erreichen die späte prä-operationale Stufe und Menschen mit leichter geistiger Behinde-

rung (IQ 50–70) die Stufe der konkreten operationalen Intelligenz.

Vertreter dieses entwicklungspsychologischen Ansatzes verglichen die Entwicklung des sensomotorischen und symbolischen Spiels, der Fähigkeit zur Klassifikation und Seriation und der Aneignung des Längen- und Zahlbegriffs von Kindern mit geistiger Behinderung und Kindern gleichen mentalen Alters (gleicher kognitiver Entwicklungsstufe) miteinander. Longitudinalstudien und Querschnittuntersuchungen bestätigten die Hypothese einer gemeinsamen Entwicklungsabfolge (»similar sequence« – Hypothese) zumindest für die frühen Stadien der kognitiven Entwicklung (Weisz & Zigler, 1979; Beeghly, 1998). Kinder mit einer geistigen Behinderung benötigen mehr Zeit, um ihre Informationsverarbeitungsprozesse zu automatisieren, sich Speicher-, Bearbeitungsstrategien und Wissen anzueigen und machen daher langsamere Fortschritte von einer Entwicklungsstufe zur nächsten. Die Entwicklungsabfolge selbst ist aber die gleiche wie bei Kindern, deren neurologische Integrität und kognitiven Prozesse unbeeinträchtigt sind.

Gegen ein reines Verzögerungsmodell von geistiger Behinderung spricht jedoch, daß der Entwicklungsverlauf nicht linear ist und Kinder mit geistiger Behinderung in vorhersagbarer Weise mit bestimmten Übergängen von einer zu einer folgenden Stufe größere Schwierigkeiten haben. Bei genauer Betrachtung stellt z. B. der Übergang von der Stufe IV (Koordination von Handlungsmustern) zur Stufe V (Antizipation von Handlungserfolgen bei der Auswahl von Handlungen) der sensomotorischen Entwicklung, bei der sich die Fähigkeit zur Antizipation von Handlungsergebnissen herausbildet, für viele Kinder mit geistiger Behinderung eine besondere Hürde dar. Sie benötigen für diesen Übergang wesentlich mehr Zeit als für andere. Ihre Leistungen sind instabil, d. h. Kompetenzen der Nachahmung, des beginnenden symbolischen Spiels oder der Speicherung der Lokalisation von Objekten (Objektpermanenz) können zu einem Untersuchungszeitpunkt verfügbar, kurze Zeit später dann aber nicht mehr abrufbar sein (Morss, 1983). Ähnliche Beobachtungen machen Sprachentwicklungsforscher beim Übergang zur Stufe III der syntaktischen Entwicklung, der durch den Erwerb komplexer grammatischer Strukturen wie Frage- oder Verneinungsformen gekennzeichnet ist. Auch dieser Übergang fällt Kindern mit geistiger Behinderung in der Regel schwer. In Längsschnittstudien der intellektuellen Entwicklung zeigt sich schließlich eine Verlangsamung des Entwicklungsverlaufs in bestimmten Zeitspannen. Bei Kindern mit Down-Syndrom z. B. findet sich eine solche Verlangsamung der Entwicklung bei sechs bis elf Jahren, bei Jungen mit Fragilem-X-Syndrom in der Altersspanne zwischen acht und 15 Jahren.

Gegen ein reines Verzögerungsmodell spricht auch eine wachsende Zahl von Untersuchungsergebnissen, die einen asynchronen Entwicklungsverlauf zeigen. Der Entwicklungsverlauf kann sich in einzelnen Bereichen, die sich in der »typischen« oder normalen Entwicklung parallel zueinander entfalten, bei Kindern mit geistiger Behinderung sehr unterschiedlich gestalten. Eine solche Dissoziation findet sich sehr oft zwischen der kognitiven Entwicklung und der expressiven Sprachentwicklung sowie dem Verständnis für quantitative Konzepte und widerspricht der Annahme einer gemeinsamen Struktur der Fähigkeitsentwicklung (»similar-structure« – Hypothese). Einige solcher Dissoziationen sind charakteristisch für bestimmte genetische Syndrome. Das deutet daraufhin, daß biologisch determinierte Anlagen die Fähigkeit zur Informationsverarbeitung in den jeweiligen Bereichen in sehr unterschiedlichem Maße beeinträchtigen können und geistige Behinderung keine einheitliche Einschränkung aller Fähigkeiten darstellt.

3.3 Beeinträchtigte Prozesse der Informationsverarbeitung

Eine Fülle von (zumeist englischsprachigen) empirischen Forschungsbefunden liegt vor zu Besonderheiten kognitiver Verarbeitungsprozesse bei Kindern, Jugendlichen und Erwachsenen mit geistiger Behinderung im Vergleich zur unbeeinträchtigten Entwicklung. Frühe psychologische Ansätze hoben dabei einzelne Defizite hervor, z. B. eine besondere Rigidität der Verarbeitungsprozesse (Lewin, Kounin), eine »Reizspurschwäche« (Ellis) oder fehlende

sprachliche Mediation von Erfahrungen (Luria), die nicht klar voneinander abzugrenzen waren und dem Gesamtbild des Verhaltens von Menschen mit Behinderungen nicht gerecht wurden. Weiterführende Theoriebildungen sind dagegen bemüht, die einzelnen Befunde in ein Modell hierarchischer Komponenten der Informationsverarbeitung zu integrieren (**Abb. 3.2**). Die meisten Studien beziehen sich dabei auf Kinder und Erwachsene mit leichter intellektueller Behinderung, da differenzierende Testverfahren zur Beurteilung von Aufmerksamkeitsprozessen, Gedächtnisfähigkeiten und exekutiven Funktionen bei schwerer Behinderung nur begrenzt durchführbar sind.

Es entspricht der Alltagserfahrung, daß es Kindern mit geistiger Behinderung größere Schwierigkeiten bereitet, bei einer Aufgabe zu bleiben oder ihre Aufmerksamkeit zwischen mehreren Aspekten der Situation aufzuteilen, so daß sie nicht auf alle relevanten Informationen achten. Sie können sich schlecht auf Veränderungen einstellen und neigen dazu, in ihrem Verhalten zu perseverieren. Verschiedene Studien haben untersucht, auf welche einzelnen Komponenten der Aufmerksamkeitssteuerung diese Beobachtungen zurückzuführen sind (Iarocci und Burack, 1998).

Kinder und Jugendliche mit geistiger Behinderung machen bei Proben zur Beurteilung der selektiven Aufmerksamkeit oder der Daueraufmerksamkeit nicht grundsätzlich mehr Fehler in den Reaktionen auf relevante Reize. Im Vergleich zu nicht-behinderten Kindern gleichen Entwicklungsalters benötigen sie jedoch bis zur Reaktion eine wesentlich längere Inspektionszeit und haben mehr Schwierigkeiten, ihre Reaktionen auf irrelevante Reize zu hemmen (Tomporowski und Tinsley, 1997). Diese Ergebnisse lassen sich nicht allein durch eine Verzögerung der normalen Entwicklung erklären, sondern deuten auf anlagebedingte Besonderheiten oder Schädigungen von Hirnstrukturen hin, die für die Prozesse der Aufmerksamkeitssteuerung relevant sind. Die Unterschiede zu den Leistungen nicht-behinderter Kinder nehmen zu, wenn die gestellten Aufgaben zusätzliche kognitive Verarbeitungsprozesse, z. B. neben der Aufmerksamkeitssteuerung auch eine Speicherung von Informationen oder kategoriale Einordnung, erfordern.

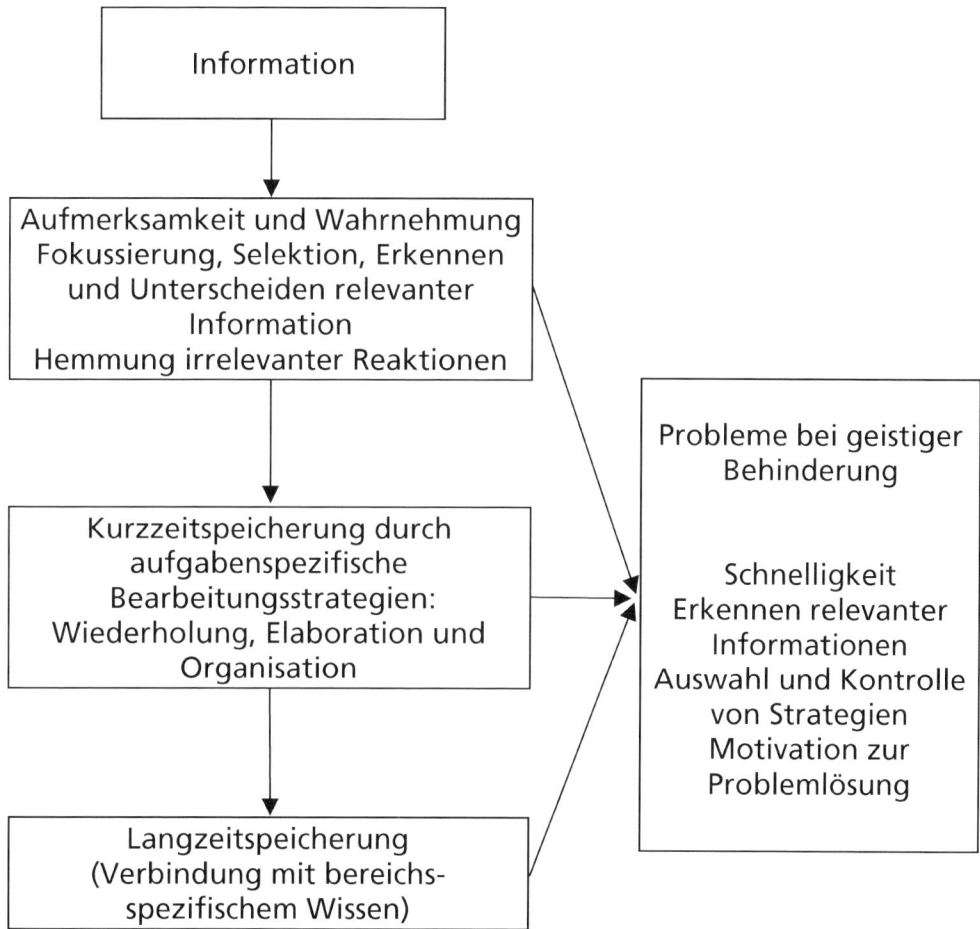

Abb. 3.2: Komponenten kognitiver Verarbeitungsprozesse und Probleme bei geistiger Behinderung

Auch bei Gedächtnisproben haben Kinder, Jugendliche und Erwachsene mit geistiger Behinderung besonders mit jenen Aufgaben Schwierigkeiten, die aktive mentale (vor allem sprachliche) Verarbeitungsprozesse erfordern. Sie setzen entweder keine gezielten Lernstrategien ein (Bray und Turner, 1986; Bray et al., 1997) oder benötigen für ihren Einsatz mehr Kapazität ihres limitierten Arbeitsgedächtnisses, so daß weniger Raum bleibt, um die Inhalte selbst zu speichern. Die Defizite im Gebrauch von Lern- und Speicherstrategien verändern sich kaum mit zunehmendem Alter (Turner et al., 1996) und haben einen kumulativen negativen Effekt, d. h. führen dazu, daß sich ihre Wissensbasis zu-

nehmend langsamer erweitert als bei nicht-behinderten Kindern.
Im einzelnen zeigen Untersuchungen mit experimentellen Gedächtnisaufgaben, daß sie sich im Unterschied zu nicht-behinderten Kindern gleichen Alters die Informationen während des Lernvorgangs seltener »leise vorsprechen« (erkennbar z. B. an Mitbewegungen der Lippen) oder in Kategorien gruppieren, um sich die Einprägung zu erleichtern (Turner und Bray, 1985). Sie sind nicht-behinderten Kindern unterlegen, wenn sie bei der Einprägung über die Zugehörigkeit von Informationen zu einzelnen Kategorien unterscheiden müssen oder visuelle Vorgaben wiedererkennen sollen, die sich

sprachlich beschreiben lassen (Constantine und Sidman, 1975; Ellis et al., 1989). Andere Gedächtnisleistungen, bei denen zur Speicherung von Informationen keine sprachliche »Vermittlung« oder sequentielle Verarbeitung erforderlich ist, um sie in einer bestimmten Reihenfolge wiederzugeben, sind dagegen im Wesentlichen unbeeinträchtigt. Wenn sich behinderte Kinder den Ort von bestimmten Dingen (quasi als »inneres Bild«), motorische Abläufe oder Gesichter von Menschen merken sollen, schneiden sie meist nicht schlechter ab als andere Kinder gleichen Alters. Es handelt sich dabei um implizite Gedächtnisleistungen, die nicht vom Gebrauch mentaler Strategien zur Bearbeitung der Informationen abhängen.

Auch wenn sie sich einzelne Strategien aneignen, bleiben diese meist auf die jeweilige Aufgabe bezogen und können weniger gut auf neue Aufgaben übertragen werden (Brown und Barclay, 1976). Dies gilt für das Problemlöseverhalten im allgemeinen. Die spontane Generierung von geeigneten Strategien zur Lösung komplexer Probleme und die Übertragung gelernter Strategien auf neue Aufgaben stellen ein zentrales Defizit bei Kindern, Jugendlichen und Erwachsenen mit geistiger Behinderung dar, so daß sie in hohem Maße darauf angewiesen bleiben, daß sie eine Anleitung erhalten und Aufgaben für sie vorstrukturiert werden (Ferretti und Cavalier, 1991). Auch dieses »Produktionsdefizit« läßt sich als Ausdruck ihres limitierten Arbeitsspeichers interpretieren. Die innere Formulierung einer Selbstinstruktion als Problemlösestrategie sowie ihre laufende Überprüfung am Ergebnis stellt eine zusätzliche Anforderung an das Arbeitsgedächtnis dar, indem sowohl die Instruktionen wie auch die aufgabenrelevanten Informationen selbst und Zwischenergebnisse gespeichert und präsent gehalten werden müssen.

Im einzelnen zeigt sich z. B., daß Jugendliche mit geistiger Behinderung bei Testverfahren zur Beurteilung exekutiver Funktionen (»Tower of Hanoi«-Test, Porteus-Labyrinth-Test) wesentlich schlechter abschneiden als nicht-behinderte Jugendliche (Vakil et al., 1997). Im Stroop-Test, der die Fähigkeit prüft, naheliegende, automatisierte Reaktionen zu unterdrücken und Aufgaben gemäß Anweisung entgegen anschaulicher Hinweise zu lösen, haben sie große Schwierigkeiten (Dulaney und Ellis, 1997). Bei Aufgaben zur Analogiebildung schließlich benötigen sie mehr Zeit, um einen der Aufgabe gemäßen Ansatz zu finden, machen mehr Fehler als nicht-behinderte Probanden gleichen mentalen Alters und greifen häufiger auf einfaches Raten bei der Zuordnung zurück (McConaghy und Kirby, 1987).

3.4 Spezifische neuro-biologisch-genetische Dispositionen

Eine verlangsamte Arbeitsgeschwindigkeit, limitierte Größe des Arbeitsspeichers für kognitive Operationen, reduzierte Hemmung von Reaktionen auf irrelevante Reize und unzureichende Generierung von Strategien zur Selbststeuerung bei Problemlöseprozessen sind allgemeine Merkmale der kognitiven Prozesse bei Kindern, Jugendlichen und Erwachsenen mit geistiger Behinderung. Sie machen es verständlich, daß sie Entwicklungsstufen später erreichen als Andere und mit der Bewältigung komplexer kognitiver Aufgaben überfordert sind. Diese Komponenten sind aber nicht bei allen Menschen mit geistiger Behinderung in gleichem Maße beeinträchtigt, sondern variieren nach Schweregrad und Ätiologie der Behinderung. So weisen Kinder, Jugendliche und Erwachsene mit einigen genetischen Syndromen einen spezifischen »Verhaltensphänotyp« auf (Dykens, 1995). Unter einem Verhaltensphänotyp versteht man Entwicklungs- und Verhaltensmerkmale, die bei Kindern, Jugendlichen und Erwachsenen mit einem bestimmten genetischen Syndrom häufiger auftreten als bei Kindern, Jugendlichen und Erwachsenen mit einer anderen Behinderungsursache.

Das Konzept des Verhaltensphänotypen impliziert nicht, daß sich Kinder mit einem definierten Syndrom in allen ihren Entwicklungs- und Verhaltensmerkmalen ähneln und von Kindern mit anderen Formen geistiger Behinderung unterscheiden. Vielmehr ist davon auszugehen, daß diese Kinder Entwicklungsmerkmale haben, die allen Kindern mit geistiger Behinderung eigen sind, und solche, die für diese (und vielleicht einige wenige andere) Gruppen charakteristisch sind (partielle Spezifität). Verhaltensmerkmale, die nur für eine einzige Gruppe von Kindern spezifisch sind, bilden die Ausnahme.

Ähnlichkeiten und Unterschiede im Verhaltensphänotyp spezifischer genetischer Syndrome haben im deutschen Sprachraum erst in letzter Zeit Beachtung gefunden. In der englischsprachigen Literatur ist die Zahl der Studien mit ätiologie-spezifischem Ansatz in den letzten zehn Jahren dagegen rasch gewachsen. So verdoppelte sich z. B. die Zahl der Publikationen zum Fragilen-X-, Prader-Willi- oder Rett-Syndrom gegenüber der Dekade zwischen 1980 und 1990, die Zahl der Veröffentlichungen zum Angelman-, Williams-Beuren- oder Velocardiofacialen Syndrom hat sich vervielfacht (Dykens und Hodapp, 2001). Übersichten erschienen als Monografien (Dykens et al., 2000) und Themenhefte in führenden Zeitschriften (z. B. Mental Retardation and Developmental Disabilities Research Reviews, 2000). Das Interesse spiegelte sich zudem wider in der wachsenden Zahl der Mitglieder einer interdisziplinären Fachgesellschaft (Society for the Study of Behavioral Phenotypes) sowie der Elternselbsthilfegruppen, in denen sich die Eltern von Kindern mit spezifischen Syndromen in verschiedenen Ländern zusammenschließen.

Ätiologie-spezifische Studien analysieren neurobiologisch-genetische Dispositionen für einzelne kognitiv-sprachliche Entwicklungsprozesse ebenso wie Unterschiede in der Motivation zur Kontaktaufnahme mit der Umwelt und der Toleranz für Umweltanforderungen. Syndromspezifische Besonderheiten in der neugierigen Erkundung der Umgebung, im Interesse an sozialem Kontakt, in der Ausdauer bei der Auseinandersetzung mit herausfordernden Aufgaben, der Neigung zu Perseverationen und Ritualen, Ängstlichkeit und Irritierbarkeit sowie Empfindlichkeit für Überforderung lassen sich schon im frühen Kindesalter beobachten. Sie können als Schutzfaktoren wirken, aber auch das Risiko für die Entwicklung problematischer Verhaltensweisen erhöhen (Sarimski, 2001).

So zeigen Untersuchungen bei Kindern mit Down-Syndrom eine relative Verlangsamung der expressiven Sprachentwicklung gegenüber den allgemeinen kognitiven Fähigkeiten und Schwächen in der Merkfähigkeit, die sich bei anderen Kindern mit vergleichbarem Behinderungsgrad so nicht finden (Chapman und Has-

keth, 2000). Kinder mit Williams-Beuren-Syndrom weisen ein ungewöhnliches Begabungsprofil mit ausgeprägten Stärken im sprachlichen Ausdrucksvermögen, in der Sensibilität für auditive Reize, der sprachbezogenen Merkfähigkeit und im Erkennen von Gesichtern auf. Die gleichen Kinder haben aber große Probleme mit der integrierenden Gestalterfassung und visuell-konstruktiven Aufgaben (Mervis et al., 1999). Bei Jungen und Mädchen mit Fragilem-X-Syndrom sind Prozesse der Affektregulation, Aufmerksamkeitskontrolle und Hemmung von Reaktionen auf irrelevante Reize in besonderem Maße beeinträchtigt, so daß ihnen Aufgaben, die sequentielle Verarbeitungsprozesse und Planungsfähigkeiten erfordern, schwerfallen und sie zu impulsiven und stereotypen Verhaltensformen neigen (Backes et al., 2000). Bei Kindern mit Angelman-Syndrom bleibt die expressive Sprachentwicklung meist gänzlich aus. Mädchen mit Rett-Syndrom ist ein spezifischer Entwicklungsverlauf mit Verlust bereits erworbener Handlungs- und Kommunikationsfähigkeiten, stereotypen Handbewegungen und anderen schweren Verhaltensauffälligkeiten gemeinsam (Mount et al., 2001). Auch Kinder mit Cornelia-de-Lange-Syndrom, 5p- (Cri-du-Chat-) Syndrom, Prader-Willi-Syndrom u. a. weisen einen spezifischen Verhaltensphänotyp auf (Sarimski, 1997).

Das Wissen um solche neurobiologisch-genetische Dispositionen trägt dazu bei, die Schwierigkeiten eines Kindes mit bestimmten Lernanforderungen und sein individuelles Verhalten in sozialen Situationen besser zu verstehen und die Umweltanforderungen an seine Grenzen anzupassen. Es ist für die Praxis nützlich, um pädagogische Vorgehensweisen (z. B. beim Lese- oder Rechenlehrgang) auf spezifische Stärken und Schwächen des Kindes abzustimmen, den Kindern zu helfen, sich mögliche Kompensationsstrategien anzueignen, und andererseits die Grenzen der Beeinflußbarkeit von Verhaltensauffälligkeiten durch pädagogisch-psychologische Interventionen anzuerkennen.

3.5 Risiken der motivationalen Entwicklung

Die Besonderheiten der kognitiven Prozesse und spezifische neurologisch-genetische Dispositionen haben unmittelbare Auswirkungen auf die Interaktion des Kindes mit seiner Umwelt. Die Kind-Umwelt-Interaktion vollzieht sich in einer dynamischen Wechselwirkung zwischen einem aktiven, sich entwickelnden Kind und sozialen Partnern, die sich auf seine jeweiligen Fähigkeiten und Schwierigkeiten einstellen. Kinder mit konstitutionellen Bedingungen, die ihre Lern- und Verarbeitungsfähigkeiten beeinträchtigen, brauchen eine spezifisch auf ihre Bedürfnisse abgestimmte Umgebung. Sie sind in besonderem Maße auf das Angebot vielfältiger Lerngelegenheiten und die Vermittlung von Lernangeboten im Dialog mit ihren Bezugspersonen angewiesen. Die Entwicklung neuer Fähigkeiten und unbelasteter Beziehungen hängt auch davon ab, wie gut den Eltern und Pädagogen dieser Anpassungsprozeß gelingt.

Motivationale Aspekte bei der Lösung kognitiver Probleme durch Kinder, Jugendliche und Erwachsene mit geistiger Behinderung sind in den letzten Jahren verstärkt zum Gegenstand empirischer Forschung geworden. Schüler mit Lernbeeinträchtigungen haben im allgemeinen eine geringere Zuversicht in die eigenen Fähigkeiten und entwickeln häufiger ein Gefühl der Hilflosigkeit und Vermeidungsstrategien bei der Konfrontation mit herausfordernden Aufgaben. Sie zeigen eine geringere intrinsische Motivation zur Auseinandersetzung mit Schwierigkeiten, sind stärker auf externe Anreize angewiesen, attribuieren Mißerfolge eher als Zeichen unzureichender eigener Fähigkeiten und arbeiten weniger effektiv und ausdauernd. Schüler mit hoher intrinsischer Motivation machen hingegen eher äußere Faktoren für Mißerfolge verantwortlich und bleiben ausdauernder bei der Sache, wenn sie auf Schwierigkeiten stoßen. Eine reduzierte Motivation zur selbständigen Problemlösung und Selbstregulation, eine Neigung zu Ängstlichkeit und Vermeidungsstrategien bei herausfordernden Aufgaben (negative Reaktionstendenz), reduzierte Erfolgszuversicht und stärkere Außengerichtetheit (Orientierung an sozialen Hinweisreizen) erweisen sich auch als

charakteristisch für Kinder mit geistiger Behinderung (Switzky, 1997).

Diese motivationalen Besonderheiten lassen sich bereits bei kleinen Kindern feststellen, wenn man ihr Spielverhalten beobachtet. Kinder mit Down-Syndrom oder Fragilem-X-Syndrom beschäftigen sich weniger engagiert mit Spielmaterialien, bleiben kürzere Zeit bei zielgerichteten Tätigkeiten, wenden sich häufiger vom Spielzeug ab und zeigen weniger Freude am Erfolg, wenn sie etwas erkundet oder einen Zusammenhang verstanden haben (Ruskin et al., 1994; Sarimski, 1999). Die stärkere Außengerichtetheit führt bei älteren Kindern z. B. dazu, daß sie sich bei (Mosaik- oder Puzzle-) Aufgaben häufiger als andere beim Untersucher rückversichern, ob ihr Lösungsversuch richtig ist. Während dieses Verhaltensmuster bei nicht-behinderten Kindern nur bei sehr anspruchsvollen Aufgaben zu beobachten ist, ist es bei retardierten Kindern übergeneralisiert und unabhängig vom Schwierigkeitsgrad der Aufgabe. Sie übernehmen auch Einzelheiten, z. B. Körperhaltung und Gestik des Erwachsenen, die für die Aufgabenlösung irrelevant sind (Bybee und Zigler, 1999).

Das Zutrauen in die eigenen Fähigkeiten ist von den Vorerfahrungen abhängig und stärker störanfällig als bei Kindern mit unbeeinträchtigter Entwicklung. So ließ Weisz (1979) z. B. Puzzles zusammenfügen. Während die Kinder ein erstes Puzzle erfolgreich lösten, wurden sie bei der Bearbeitung des zweiten unterbrochen, scheinbar weil sie Fehler machten. Bei nachfolgenden Aufgaben zeigten sich retardierte Kinder stärker verunsichert und arbeiteten weniger zielgerichtet, während die Unterbrechung bei nicht-behinderten Kindern keine Auswirkung hatte. Andererseits ist ihre Ausdauer bei der Auseinandersetzung mit schwierigen Aufgaben wesentlich größer, wenn sie zuvor Aufgaben erhalten haben, die sie erfolgreich lösen konnten.

Reduziertes Vertrauen in die eigenen Fähigkeiten ist nicht nur ein Aspekt der Selbstwahrnehmung des Kindes. Die Diagnose einer geistigen Behinderung führt auch leicht zu einer veränderten Erwartung seitens der Eltern und Pädagogen. Kindern mit geistiger Behinderung wird eine geringere Erfolgsaussicht bei der Bewältigung kognitiver Anforderungen zugeschrieben, so daß sie z. B. weniger Gelegenheiten zum Erwerb des Lesens, Schreibens und Rechnens und zu selbstbestimmten Tätigkeiten im Alltag erhalten als ihrem Entwicklungspotential entspräche. Es ist nicht zu bestreiten, daß Kinder mit geistiger Behinderung bei vielen Aufgaben einen besonderen Bedarf an pädagogischer Assistenz haben; fachlich unbegründet ist es jedoch, eine solche Unterstützung nur in Sondereinrichtungen anzubieten. Mit dem Ausschluß von den Möglichkeiten des gemeinsamen Lernens mit nicht-behinderten Kindern ist eine Deprivation von Anregungen verbunden, die im Sinne einer sich selbst erfüllenden Prophezeiung zu einer Behinderung der Entwicklung von Fähigkeiten führen kann (Rohrmann, 2000).

Subjektive Hilflosigkeit, geringe Zuversicht in die eigenen Fähigkeiten und eine Neigung zur Außengerichtetheit sind motivationale Merkmale, die sich in der frühen Eltern-Kind-Interaktion herausbilden. Untersuchungen zur Entwicklung früher Interaktionsprozesse zwischen Eltern und behinderten Kindern zeigen viele Gemeinsamkeiten zur Interaktion mit nicht-behinderten Kindern, aber auch einige Besonderheiten, die diesen Prozeß erklären können (Marfo, 1998). Sie zeigen in den meisten Fällen die gleichen intuitiven Verhaltensanpassungen in der Gestaltung des frühen Wechselspiels wie die Eltern nicht-behinderter Kinder und erleichtern es ihnen so, sich am Dialog zu beteiligen. Sie passen die Form ihrer sprachlichen Äußerungen an und bieten dem Kind so ein günstiges Modell für die Ausbildung kommunikativer Fähigkeiten (Papousek, 1996). Geringere Aktivität – oft mitbedingt durch eine muskuläre Hypotonie –, leichtere Ablenkbarkeit und langsamere Informationsverarbeitung führen jedoch dazu, daß behinderte Kinder im gemeinsamen Spiel mit dem Erwachsenen die sozialen und gegenständlichen Erfahrungen schlechter integrieren und eine intendierte Tätigkeit seltener erfolgreich abschließen können.

Eltern von Kindern mit geistiger Behinderung reagieren auf diese kindlichen Schwierigkeiten, indem sie das Spiel stärker steuern. Die stärkere Lenkung birgt die Gefahr, daß das Kind dadurch das Interesse an neuen »Aufgaben« und der selbständigen Aneignung neuer Fähigkeiten verliert, weniger Ausdauer bei herausfordernden Aufgaben zeigt und bei »schweren« Aufga-

ben rasch aufgibt. Ausweichendes Verhalten, frühzeitiges Bitten um Hilfe oder soziale Verhaltensweisen, die den Erwachsenen vom Beharren auf einer Anforderung ablenken sollen, werden von den Eltern dann oft ungewollt bestärkt. Ungünstige Muster verfestigen sich leicht, wenn es dem Erwachsenen schwerfällt, die Fähigkeiten des Kindes angemessen einzuschätzen und seine kommunikativen Signale von Interesse sowie Überforderung wahrzunehmen.

Entwicklungsförderung von Kindern mit geistiger Behinderung im Dialog bedeutet Anpassung der sozialen Umwelt, indem sich Eltern und Pädagogen auf die verlangsamte motorische Aktivität, verminderte Klarheit von kommunikativen Signalen sowie ihre reduzierte Fähigkeit zur Reizverarbeitung, Aufmerksamkeitskontrolle, Speicherung von Informationen und Handlungsplanung einstellen und die Motivation der Kinder zur Auseinandersetzung mit herausfordernden Aufgaben durch sensible Unterstützung und positive Bestärkung für kleine Erfolge erhöhen.

3.6 Herausforderungen für die zukünftige Forschung

Für weiterführende Forschungen zum psychologischen Verständnis der geistigen Behinderung bieten sich drei Schwerpunkte an. Erstens gilt es, die Brauchbarkeit der Konzepte zur Beschreibung der kognitiven Prozesse bei geistiger Behinderung für die Erklärung von Entwicklungsverläufen in anderen Entwicklungsbereichen und Dissoziationen zwischen Fähigkeitsbereichen zu prüfen.

- Defizite des Symbolgebrauchs im Spiel lassen sich verstehen als Folge von Problemen der Abstimmung der Aufmerksamkeit, der Nachahmung eines Modells und der inneren Handlungsplanung; diese Fähigkeiten sind für die Beteiligung an symbolischen (Rollen-)Spielen unerläßliche Voraussetzung (Charman, 1997).
- Die Fähigkeit zur sequentiellen Aufmerksamkeitssteuerung und Integration gegenstandsbezogener und sozialer Informatio-

nen sowie die Initiative zur Kommunikation durch Gesten und Blickrichtung stellen Voraussetzungen für den Spracherwerb dar und erweisen sich als relativ stabiles Merkmal zur Vorhersage der späteren Sprachentwicklung (Sigman und Ruskin, 1999).

– Die Fähigkeit zur Speicherung und sequentiellen Verarbeitung von sprachlichen Informationen ist Voraussetzung für die Fähigkeit zur Satzbildung. Probleme des Erwerbs syntaktischer Kompetenzen, wie sie z. B. bei Kindern mit Down-Syndrom zu beobachten sind, können als Ausdruck von Merkfähigkeitsgrenzen verstanden werden (Chapman, 1997).

– Schwierigkeiten der Gesprächsführung (pragmatische Defizite) lassen sich als Teilaspekt allgemeiner Defizite in den exekutiven Funktionen interpretieren, die es Kindern, Jugendlichen und Erwachsenen erschweren, auf Fragen einzugehen, Mitteilungen so zu formulieren, daß der Zuhörer alle relevanten Informationen erhält, auf die er zum Verständnis angewiesen ist, und Mißverständnisse durch Nachfragen oder klärende Ergänzungen aufzulösen (Abbeduto und Hesketh, 1997).

– Das Gelingen der sozialen Interaktion mit Gleichaltrigen setzt die Fähigkeit zum Erfassen sozial relevanter Hinweise, eine angemessene Situationsbewertung, das Wissen um Lösungsstrategien zur Abstimmung von Zielen und Lösung von Konflikten sowie die Antizipation von Konsequenzen des eigenen Handelns voraus. Schwierigkeiten der Aufmerksamkeitssteuerung, Speicherung und Selbstregulation bei der Problemlösung erschweren Kindern, Jugendlichen und Erwachsenen mit geistiger Behinderung auch den Erwerb solcher sozialen Kompetenzen (Bielski, 1999).

Zweitens gilt es, in stärkerem Maße neuropsychologische Untersuchungsansätze für die psychologische Theoriebildung geistiger Behinderung zu nutzen, um modulare Fähigkeiten und spezifische Anlagestörungen sowie Dissoziationen in elementaren Prozessen der kognitiven Verarbeitung besser zu verstehen. Erste interdisziplinäre Untersuchungen mit modernen bildgebenden Verfahren (Computer-Tomografie, Magnet-Resonanz-Tomografie, Positronen-Emissions-Tomografie) bei Kindern und Erwachsenen mit Fragilem-X-, Down-, Williams-Beuren- und Velofaciocardialem Syndrom machen sichtbar, daß bestimmte Hirnregionen bei einzelnen Syndromen disproportional stärker in ihrer Entwicklung beeinträchtigt sind als andere (Reiss et al., 2000). Der Weg, wie die besondere genetische Anlage über veränderte Hirnreifungsprozesse zu spezifisch beeinträchtigten kognitiven Funktionen führt, ist jedoch noch nicht schlüssig zu beschreiben. Die Klärung dieser Fragen wird erschwert durch das unzureichende Wissen, wie sich die Vielzahl der relevanten Hirnstrukturen altersbezogen »normal« darstellt, und die Durchführungs- und Interpretationsprobleme, die sich beim Einsatz von bildgebenden Verfahren bei vielen jüngeren oder schwer behinderten Kindern stellen (Bookheimer et al., 2000).

Drittens wird das Verständnis der geistigen Behinderung als Wechselwirkung zwischen spezifischen Beeinträchtigungen der Informationsverarbeitungsprozesse und der Anpassung der Umweltanforderungen an die besonderen Bedürfnisse des einzelnen Kindes zu einer stärkeren Individualisierung von Förder- und Therapiekonzepten beitragen können. Diese Entwicklung ist durchaus mit stärker ätiologiespezifischen Ansätzen vereinbar. Sie löst sich von einem Verständnis der geistigen Behinderung als homogener Entwicklungsretardierung aller kognitiven Fähigkeiten und führt über die sorgfältige Analyse von Fähigkeitsprofilen und neurobiologisch-genetischen Dispositionen zu Schlußfolgerungen für die Planung pädagogischer Lernprozesse. Beispielsweise liegt es nahe anzunehmen, daß sich besondere Stärken in der Erfassung anschaulicher Zusammenhänge und in der visuellen Merkfähigkeit beim Lernen nutzen lassen, um Defizite in anderen kognitiven Funktionen teilweise auszugleichen; Kinder mit modularen Defiziten im Spracherwerb werden von einer frühzeitigen Anbahnung alternativer Kommunikationsformen über Handzeichen- oder Bildkartensysteme profitieren (Hodapp und Fidler, 1999). Psychologische Analysen können auf diesem Wege zur Formulierung individualisierter Entwicklungs- und Förderpläne beitragen, die von den Stärken der Kinder ausgehen und ihre Möglichkeiten zur persönlichen Verwirklichung und Teilnahme am gemeinsamen Leben von Menschen mit und ohne Behinderung erweitern (Eggert, 1997).

Literatur

Abbeduto L, Hasketh L (1997) Pragmatic development in individuals with mental retardation: Learning to use language in social interactions. *Mental Retardation and Developmental Disabilities Research Reviews*, 3, 323–333

Anderson M (1992) *Intelligence and development: A cognitive theory.* Oxford, Blackwell

Anderson M (1999) *The development of intelligence.* Hove: Psychology Press

Backes M, Genc B, Schreck J, Doerfler W, Lehmkuhl G, von Gontard A (2000) Cognitive and behavioral profile of Fragile X boys: Correlations to molecular data. *American Journal of Medical Genetics*, 95, 150–156

Beeghly M (1998) Emergence of symbolic play: Perspectives from typical and atypical development. In J Burack, R Hodapp, E Zigler (Hrsg), *Handbook of mental retardation and development* (240–289). Cambridge: Cambridge University Press

Bielski S (1999) »Soziale Informationsverarbeitung« und »Verhaltensauffälligkeiten« bei geistig behinderten Kindern. *Heilpädagogische Forschung*, 25, 35–48

Björklund D, Harnishfeger K (1990) The resources construct in cognitive development: Diverse sources of evidence and a theory of inefficient inhibition. *Developmental Review*, 10, 48–71

Bookheimer S (2000) Methodological issues in pediatric neuroimaging. *Mental Retardation and Developmental Disabilities Research Reviews*, 6, 161–165

Bray N, Turner L (1986) The rehearsal deficit hypothesis. In N Ellis, N Bray (Hrsg), *International review of research in mental retardation* (Vol. 14, 47–71). New York: Academic Press

Bray N, Fletcher K, Turner L (1997) Cognitive competencies and strategy use in individuals with mental retardation. In W MacLean (Hrsg), *Ellis' handbook of mental deficiency, psychological theory and research* (197–217). Mahwah, Lawrence Erlbaum

Brown A, Barclay C (1976) The effects of training specific mnemonics on the metamnemonic efficiency of retarded children. *Child Development*, 47, 71–80

Bybee J, Zigler E (1999) Outerdirectedness in individuals with and without mental retardation: a review. In E Zigler, D Bennett-Gates (Hrsg), *Personality development in individuals with mental retardation* (165–205). Cambridge, University Press

Case R (1985) *Intellectual development: Birth to adulthood.* Orlando: Academic Press. (dt.: (1999) Die geistige Entwicklung des Menschen. Heidelberg, Winter)

Chapman R (1997) Language development in children and adolescents with Down syndrome. *Mental Retardation and Developmental Disabilities Research Reviews*, 3, 307–312

Chapman R, Hesketh L (2000) Behavioral phenotype of individuals with Down syndrome. *Mental Retardation and Developmental Disabilities Research Reviews*, 6, 84–95

Charman T (1997) The relationship between joint attention and pretend play in autism. *Development and Psychopathology*, 9, 1–16

Constantine B, Sidman M (1975) Role of naming in delayed matching-to-sample. *American Journal of Mental Deficiency*, 79, 680–689

Das J, Naglieri J (1996) Mental retardation and assessment of cognitive processes. In J Jacobson, J Mulick (Hrsg), *Manual of diagnosis and professional practice in mental retardation* (115–126). New York, American Psychological Association

Dulaney C, Ellis N (1997) Rigidity in the behavior of mentally retarded persons. In W MacLean (Hrsg), *Ellis' handbook of mental deficiency, psychological theory and research* (175–195). Mahwah, Lawrence Erlbaum

Dykens E (1995) Measuring behavioral phenotypes: Provocations from the »New Genetics«. *American Journal on Mental Retardation*, 99, 522–532

Dykens E, Hodapp R, Finucane B (2000) *Genetics and Mental Retardation Syndromes. A New Look at Behavior and Interventions.* Baltimore, Brooks

Dykens E, Hodapp R (2001) Research in mental retardation: Toward an etiological approach. *Journal of Child Psychology and Psychiatry*, 42, 49–71

Eggert D (1997) *Von den Stärken ausgehen.* Dortmund: Verlag Modernes Lernen

Ellis N, Woodley-Zanthos P, Dulaney C (1989) Memory for spatial location in children, adults, and mentally retarded persons. *American Journal on Mental Retardation*, 93, 521–527

Ferretti R, Cavalier A (1991) Constraints on the problem solving of persons with mental retardation. In NW Bray (Hrsg), *International review of research in mental retardation* (Vol. 4, 1–32). New York, Academic Press

Fodor J (1983) *The modularity of mind.* Cambridge, MIT Press

Hodapp R (1998) *Development and disabilities. Intellectual, sensory and motor impairments.* Cambridge, University Press

Hodapp R, Fidler D (1999) Special education and genetics: Connections for the 21th century. *Journal of Special Education*, 33, 130–137

Iarocci G, Burack J (1998) Understanding the development of attention in persons with mental retardation: Challenging the myths. In J Burack, R Hodapp, E Zigler (Hrsg), *Handbook of mental retardation and development* (349–381). Cambridge, Cambridge University Press

Inhelder B (1968) *The diagnosis of reasoning in the mentally retarded.* New York, John Day Co

Marfo K, Dedrick C, Barbour N (1998) Mother-child interactions and the development of children with mental retardation. In J. Burack, R. Hodapp & E. Zigler (Hrsg), *Handbook of mental retardation and development* (637–668). Cambridge, Cambridge University Press

McConaghy J, Kirby N (1987) Analogical reasoning and ability level: An examination of R.J. Sternberg's componential method. *Intelligence,* 11, 137–159

Mervis C, Morris C, Bertrand J, Robinson B (1999) Williams syndrome: Findings from an integrated program of research. In H Tager-Flusberg (Hrsg), *Neurodevelopmental Disorders* (65–110). Cambridge, MIT

Morss J (1983) Cognitive development in the Down's syndrome infant: slow or different. *British Journal of Educational Psychology,* 53, 40–47

Mount R, Hastings R, Reilly S, Cass H, Charman T (2001) Behavioral and emotional features in Rett syndrome. *Disability and Rehabilitation,* 23, 129–138

Papousek M (1996) Frühe Eltern-Kind-Beziehungen: Gefährdungen und Chancen in der Frühentwicklung von Kindern mit genetisch bedingten Anlagestörungen. *Kindheit und Entwicklung,* 5, 45–52

Reiss A, Eliez S, Schmitt E, Patwardhan A, Haberecht M (2000) Brain imaging in neurogenetic conditions: Realizing the potential of behavioral neurogenetics research. *Mental Retardation and Developmental Disabilities Reviews,* 6, 186–197

Rogoff B (1990) *Apprenticeship in thinking.* Oxford, University Press

Rohrmann E (2000) Dialektisch-materialistische Ansätze. In J. Borchert (Hrsg), *Handbuch der Sonderpädagogischen Psychologie* (170–182). Göttingen, Hogrefe

Ruskin E, Mundy P, Kasari C, Sigman M (1994) Object mastery motivation of children with Down syndrome. *American Journal on Mental Retardation,* 98, 499–509

Sarimski K (1997, 2000²). *Entwicklungspsychologie genetischer Syndrome.* Göttingen, Hogrefe

Sarimski K (1999) Beobachtungen zum Spiel- und Sprachverhalten bei Jungen mit Fragilem-X-Syndrom im frühen Kindesalter. *Zeitschrift für Kinder- und Jugendpsychiatrie,* 27, 175–181

Sarimski K (2001) *Kinder und Jugendliche mit geistiger Behinderung.* Göttingen, Hogrefe

Sigman M, Ruskin E (1999) Continuity and change in the social competence of children with autism, Down syndrome, and developmental delays. *Monographs of the Society for Research in Child Development,* 64, 256

Switzky H (1997) Individual differences and motivational systems in persons with mental retardation. In W. MacLean (Hrsg), *Ellis' handbook of mental deficiency, psychological theory and research* (343–377). Mahwah, Lawrence Erlbaum

Tomporowski P, Tinsley V (1997) Attention in mentally retarded persons. In W MacLean (Hrsg), *Ellis' handbook of mental deficiency, psychological theory and research* (219–244). Mahwah, Lawrence Erlbaum

Turner L, Bray N (1985) Spontaneous rehearsal in mildly mentally retarded children and adolescents. *American Journal of Mental Deficiency,* 90, 57–63

Turner L, Hale C, Borkowski J (1996) Influence of intelligence on memory development. *American Journal on Mental Retardation,* 100, 468–480

Vakil E, Shelef-Reshef E, Levy-Shiff R (1997) Procedural and declarative memory processes: Individuals with and without mental retardation. *American Journal on Mental Retardation,* 102, 147–160

Weisz J (1979) Perceived control and learned helplessness among mentally retarded and nonretarded children: A developmental analysis. *Developmental Psychology,* 15, 311–319

Weisz B, Zigler E (1979) Cognitive development in retarded and nonretarded persons: Piagetian tests of the similiar sequence hypothesis. *Psychological Bulletin,* 86, 831–851

Wygotski L (1964) Denken und Sprechen. Stuttgart, Fischer

B Klinik

4. Psychologische Diagnostik

Klaus Sarimski

Das internationale Klassifikationssystem der ICD-10, nach dem im Kindesalter pädiatrische und kinder- und jugendpsychiatrische Diagnosen gestellt werden, unterscheidet eine leichte Intelligenzminderung (IQ 50–70) von einer mittelgradigen (IQ 35–49), schweren (IQ 20–34) und schwersten Intelligenzminderung (IQ < 20). Auch die »American Association of Mental Deficiency« (AAMD) benutzt in ihrer Definition – zuletzt revidiert im Jahre 1992 – einen psychometrisch erfaßten Stand der intellektuellen Fähigkeiten zur Definition der mentalen Retardierung. Sie grenzt sie von leichteren Entwicklungsproblemen ab als bedeutsame Abweichung von der durchschnittlichen intellektuellen Leistungsfähigkeit um mehr als zwei Standardabweichungen der IQ-Wert-Verteilung sowie Einschränkung der adaptiven Fähigkeiten um mehr als zwei Standardabweichungen in einem entsprechenden Beurteilungsverfahren bzw. in mehr als zwei Subskalen bei einem mehrdimensionalen Instrument. Beide Definitionen benutzen somit das Ergebnis psychometrischer Testverfahren als Kriterium der diagnostischen Zuordnung von Kindern, Jugendlichen und Erwachsenen zur Personengruppe der Geistigbehinderten★·

Die Verwendung psychometrischer Tests zur Abgrenzung der Kinder und Jugendlichen mit geistiger Behinderung entspricht dem herkömmlichen Gebrauch von Tests im Rahmen des klassischen sonderpädagogischen Überweisungsverfahrens, wie es in der Bundesrepublik Deutschland mit dem Aufbau des Sonderschulwesens in den 1960er und 1970er Jahren eingeführt wurde. Tests dienen dabei zum Vergleich einer individuellen Leistung mit der durchschnittlichen Verteilung der Leistungen in einer repräsentativen Bezugsgruppe mit dem Ziel der Identifikation von Kindern, die mit

---

★ Da sich dieses Buch überwiegend mit Fragen des Kindes- und Jugendalters beschäftigt, sollen schwerpunktmäßig die Konzepte psychologischer Diagnostik dieser Altersgruppe und die zur Verfügung stehenden Verfahren vorgestellt werden. Die Einschätzung kognitiver Funktionen, die Analyse der Aktivitäten, die Menschen mit geistiger Behinderung im Bereich des Wohnens und Arbeitens selbständig oder mit Assistenz ausführen, ihrer Partizipation am sozialen Leben und psychopathologischen Auffälligkeiten bedürfen im Erwachsenenalter teilweise anderer Verfahren, die an ihre individuelle Lebenssituation angepaßt sind.

den Anforderungen der Regelschule überfordert sein werden und der spezifischen pädagogischen Förderung einer Sonderschule bedürfen.

Zur Unterscheidung zwischen Schülern für eine Schule für Lernbehinderte von denen für eine Schule für Geistigbehinderte (bzw. Praktisch Bildbare) wurde dabei vom Deutschen Bildungsrat im Jahre 1973 eine Grenze bei einem Testwert drei Standardabweichungen unter dem Mittelwert, also einem IQ < 55 gezogen.

In der Praxis hat sich eine solche Orientierung allein am Intelligenztestergebnis allerdings nur begrenzt durchgesetzt. Mit der Zeit wurden zunehmend mehr Kinder mit einem IQ > 55 der Schule für Geistigbehinderte zugewiesen, wenn sie ausgeprägte »Verhaltensauffälligkeiten«, d. h. hyperaktives, impulsives, oppositionelles, aggressives oder destruktives Verhalten zeigten, das die Teilnahme am Unterricht der Schule für Lernbehinderte wenig aussichtsreich erscheinen ließ.

In den letzten Jahren hat sich international und in den deutschsprachigen Ländern das Verständnis von sonderpädagogischer Förderung gewandelt. Mit der Bestimmung der allgemeinen Schule als primärem Ort der Förderung von Kindern mit und ohne kognitive Beeinträchtigungen gilt es, einen individuellen sonderpädagogischen Förderbedarf für jedes Kind zu ermitteln. Dieser soll sich nicht mehr auf getrennte Schulformen beziehen; Verfahren zur Untersuchung kognitiver Funktionen und anderer Entwicklungsbereiche dienen in diesem gewandelten Verständnis psychologischer Diagnostik der Beschreibung von Förderbedürfnissen und der Entwicklung von Förderkonzepten.

4.1 Normorientierte, struktur- und förderorientierte Diagnostik

Gemäß dieser unterschiedlichen Zielsetzungen psychologischer Tätigkeit sind normorientierte von struktur- und förderorientierten diagnostischen Verfahren zu unterscheiden. Normorientierte Verfahren basieren auf dem klassischen Verständnis psychologischer Diagnostik als Vergleich einer individuellen Merkmalsausprägung

mit einem empirisch gewonnenen Mittelwert in einer Referenzgruppe. Ihre Aufgaben sind so ausgewählt, daß sie als repräsentative und zuverlässige Indikatoren eines Persönlichkeitsmerkmals – z. B. der intellektuellen Fähigkeiten eines Kindes – gelten können und eine Vorhersage seines Leistungsvermögens in Situationen erlauben, die nicht unmittelbar im Test erfaßt werden können, aber vom gleichen Merkmal abhängen – in diesem Fall dem schulischen Lernerfolg. Auf der Basis der Testleistung wird quasi eine Wahrscheinlichkeitsschätzung des »wahren Wertes« (Ausprägung des angezielten Persönlichkeitsmerkmales) vorgenommen, die einen möglichst geringen Meßfehler haben sollte.

Damit ein Verfahren diesen Zweck erfüllen kann, muß es die Kriterien der Objektivität, Reliabilität und Validität in hinreichendem Maße erfüllen. Die Schätzung wird dann hinreichend genau sein, wenn die Durchführung, Auswertung und Interpretation des Verfahrens unabhängig von der Person des Untersuchers, d. h. objektiv sind, das Ergebnis über einen gewissen zeitlichen Abstand hinweg stabil (d. h. reliabel), und die Aufgabenauswahl tatsächlich tauglich (valide) zur Vorhersage des Zielkriteriums ist.

Die Verwendung normorientierter Verfahren bei Kindern und Jugendlichen mit geistiger Behinderung hat vor diesem Hintergrund erhebliche Kritik erfahren. In der alltäglichen Praxis der Untersuchung behinderter Kinder scheitert der Versuch einer standardisierten Durchführung gemäß den Instruktionen des Testhandbuchs oft an unzureichender Motivation des Kindes zur Mitarbeit bei den Aufgaben oder problematischen Verhaltensweisen, mit denen es sozialen Anforderungen auszuweichen gelernt hat, die es potentiell zu überfordern drohen. Eine Abweichung von der standardisierten Durchführung durch zusätzliche Motivationshilfen, Lenkung oder Aufteilung der Untersuchung in mehrere Abschnitte ist oft unerläßlich, um ein Bild von den Fähigkeiten des Kindes zu erhalten. Solche Abweichungen reduzieren jedoch die Objektivität und Zuverlässigkeit des Ergebnisses im testtheoretischen Sinne. Darüberhinaus ist es sehr fragwürdig, ob eine Aufgabensammlung, die als prognostisches Instrument zur Vorhersage des Schulerfolgs bereits bei nicht-behinderten Kindern nur begrenzt tauglich ist, für eine Untersuchung behinderter Kinder mit der gleichen Zielsetzung einfach übernommen werden kann. Empirische Untersuchungen, ob ihr Schulerfolg von den gleichen oder womöglich ganz anderen Faktoren als bei nicht-behinderten Kindern abhängt, fehlen weitgehend.

Somit können normorientierte Verfahren lediglich zur Bestimmung des gegenwärtigen Status' der Entwicklung des Kindes verwendet werden. Der Diagnostiker kann eine Antwort auf die Frage geben, ob der Entwicklungsstand von den alterstypischen Fähigkeiten bedeutsam abweicht (oder noch innerhalb der »normalen« Variationsbreite liegt) und eine besondere Förderung notwendig ist. Eine solche Fragestellung kann bei Kindern mit leichter intellektueller Behinderung sinnvoll sein, erübrigt sich aber bei Kindern und Jugendlichen mit schwerer Behinderung. Ihre wesentlich langsamere Entwicklung ist Eltern und Pädagogen von den ersten Lebensjahren an unmittelbar evident.

Eine Aussage über den Grad der Entwicklungsabweichung setzt allerdings voraus, daß die Vergleichswerte (noch) zeitgemäß sind; veraltete Normwerte für Aufgabensammlungen, die epochalen Veränderungen unterliegen, sind für diesen Zweck untauglich. Bei der Interpretation der quantitativen Daten ist zudem die mögliche Abweichung vom »wahren Wert« (Meßfehler) zu berücksichtigen, so daß sich strikte Abgrenzungen verschiedener Grade geistiger Behinderung allein auf der Grundlage eines einmaligen Testergebnisses verbieten. Schlußfolgerungen für die Gestaltung des Förderkonzepts lassen sich aus normorientierten Verfahren kaum ableiten.

Strukturorientierte diagnostische Verfahren gehen nicht vom Vergleich der individuellen Leistung mit den Leistungen einer Referenzgruppe aus, sondern haben das Ziel, das individuell erreichte Niveau bei der Aneignung einer bestimmten Kompetenz zu bestimmen. Voraussetzung ist, daß die »Entwicklungslogik des Gegenstandes« bekannt ist, d. h. ein empirisch überprüftes, theoriegeleitetes Modell vorliegt, in welchen Entwicklungsstufen oder -schritten sich der Aneignungsprozeß vollzieht. Ein solches Modell läßt sich z. B. für die Entwicklung der sensomotorischen Intelligenz oder des symbolischen Spiels aus der konstruktivistischen Entwicklungstheorie Piagets ableiten. Ebenso

läßt sich der Aneignungsprozeß für basale Lese- oder Rechenfertigkeiten in eine Abfolge von Entwicklungsschritten gliedern, die das Kind beim Erwerb dieser Kompetenzen vollziehen muß. Bei Verwendung solcher strukturorientierter diagnostischer Verfahren läßt sich nicht nur der Entwicklungsstatus bestimmen, sondern auch der nächste Entwicklungsschritt des Kindes, die »Zone seiner nächsten Entwicklung«. Sie erlauben Schlußfolgerungen, durch welche Aufgaben oder förderliche Angebote der Entwicklungsprozeß des Kindes angeregt werden kann, so daß eine gewisse Einheit von Diagnostik und Förderung entsteht (Schuck, 2000).

Eine förderungsorientierte Diagnostik dient explizit der Beschreibung von Stärken und Schwächen eines Kindes und seines individuellen Förderbedarfs mit dem Ziel, einen individuellen Entwicklungs- und Förderplan zu erstellen (Eggert, 1997). Sie geht über die Verwendung einzelner Testverfahren in abgegrenzten Untersuchungssituationen hinaus und integriert Beobachtungen des Verhaltens des Kindes in seiner jeweiligen Umwelt und seine biografischen Erfahrungen mit Eltern, Pädagogen und Therapeuten zu einer individuellen Beschreibung seiner Fähigkeiten, Besonderheiten und Bedürfnisse. Die Förderplanung ist dabei nicht einseitig auf die Defizite des Kindes ausgerichtet, sondern baut auf seinen Stärken als Ressourcen für die Alltagsbewältigung auf, ist auf eine kontinuierliche Verlaufsbeobachtung angelegt und vermeidet statische Klassifikationen nach dem Schweregrad der Behinderung. Bei Kindern im Schulalter ist nicht die Zuordnung zu einer pädagogischen Institution das Ziel des diagnostischen Prozesses, sondern die Planung der bestmöglichen Förderung des Kindes durch innere Differenzierung und offene Arbeitsformen in einem gemeinsamem Unterricht behinderter und nicht-behinderter Kinder. Verfahren zur Beurteilung der kognitiven Fähigkeiten von Kindern und Jugendlichen mit geistiger Behinderung werden im folgenden unter norm-, struktur- und förderorientierten Gesichtspunkten vorgestellt.

4.2 Beurteilung der kognitiven Fähigkeiten

Bei nicht-behinderten Kindern haben die klassischen Wechsler-Intelligenztests für das Vorschul- und Schulalter (HAWIVA, HAWIK-III) die weiteste (normorientierte) Verwendung und teilweise mehrfache Revisionen erfahren. Sie umfassen je nach Altersgruppe acht bis zwölf Teiltests, die in einen »Verbalteil« und einen »Handlungteil« gegliedert sind. Insbesondere die sprachbezogenen Aufgaben überfordern das Instruktionsverständnis und die verbalen Äußerungsfähigkeiten der meisten Kinder mit geistiger Behinderung, so daß sie für diese Gruppe nur selten zu gebrauchen sind. Zudem zeigt sich in vielen empirischen Untersuchungen, daß sie keinen Aufschluß über basale kognitive Verarbeitungsprozesse oder spezifische Ausfälle bei Kindern mit Lernstörungen geben, sondern eher das Ausmaß des Wissens widerspiegeln, das sich ein Kind angeeignet hat. Die Ergebnisse sind in hohem Maße abhängig von entsprechenden Lerngelegenheiten in Elternhaus, Kindergarten und Schule und unterliegen beträchtlichen epochalen Veränderungen. Dies zeigte sich z. B. im Zuge der Revisionen des HAWIK; zum gleichen Zeitpunkt mit alter oder neu-normierter Version getestet, erreichten Kinder Testwerte, die oft um mehr als zehn IQ-Punkte variierten.

Für den HAWIK-III liegen zeitgemäße Vergleichswerte vor. Die Bewertung kognitiver Fähigkeiten jüngerer Kinder im HAWIVA müßte sich jedoch auf Vergleichswerte stützen, die Anfang der 1970er Jahre erhoben wurden. Zeitgemäße Vergleichswerte fehlen auch für die McCarthy Scales of Children's Abilities (MSCA), die zwar in ihrer Aufgabenzusammenstellung für viele Kinder attraktiv sind und damit reiche Beobachtungsmöglichkeiten bieten, jedoch lediglich in einer amerikanischen Originalveröffentlichung aus dem Jahre 1972 verfügbar sind. Gleichermaßen veraltet sind die Vergleichswerte, die für die »Testbatterie für Geistigbehinderte« (TBGB) im Jahre 1969 erhoben wurden. Dieses Verfahren unterschied sich von den übrigen Intelligenztests durch seine niveau-spezifische Orientierung. Es wurden Aufgaben aus verschiedenen Tests mit dem Ziel zusammengestellt, in der Altersgruppe von sie-

ben bis zwölf Jahren zwischen Kindern zu differenzieren, die der Schule für Lernbehinderte, bzw. der Schule für Geistigbehinderte zugewiesen werden sollten. Unabhängig von der Fragwürdigkeit solcher schulbezogener Klassifikationen hat sich das Verfahren in der Praxis nur teilweise durchsetzen können. Der Verzicht auf zusammenfassende IQ-Werte machte die Abgrenzung zwischen beiden Gruppen im Einzelfall oft schwierig. Außerdem eigneten sich die Aufgaben allenfalls für Kinder mit leichter oder mittelgradiger Behinderung, während schwerbehinderte Kinder überfordert waren.

Im Spektrum der verfügbaren Verfahren zur Beurteilung von kognitiven Fähigkeiten wird die Kaufman Assessment Battery for Children (K-ABC) dem Anspruch auf zeitgemäße Vergleichswerte und dem Ziel, möglichst viele Informationen über Teilfertigkeiten der Informationsverarbeitung zu gewinnen, wesentlich besser gerecht. Sie wurde in den Jahren 1978 bis 1983 in den USA von Kaufman & Kaufman entwickelt. Die deutschsprachige Ausgabe erfolgte nach zwei Erprobungsstudien und der Normierung an insgesamt 1 308 Kindern durch Melchers & Preuss (1991). Die Aufgaben sind in Skalen zum ganzheitlichen (simultanen) und zum einzelheitlichen (sequentiellen) Denken gruppiert. Unter ganzheitlichem Denken wird ein kognitiver Verarbeitungsstil zusammengefaßt, der eher wahrnehmungsgebunden, räumlich-gestalthaft und simultan ist und Analogieschlüsse verlangt. Im Gegensatz hierzu ist das einzelheitliche Denken eher sequentiell und analytisch; bei dieser Art der Aufgabenbearbeitung steht jeder Aspekt in sachlicher und logischer Beziehung zum vorhergehenden. Die Fähigkeit zur Lösung der Aufgaben ist – anders als z. B. bei den herkömmlichen Wechsler-Intelligenztests – relativ unabhängig von den Lernerfahrungen des Kindes. Fertigkeiten, wie sie gewöhnlich im Kindergarten und in der Schule erworben werden, können fakultativ in einer zusätzlichen Skala aus fünf Aufgaben (z. B. Lösen von Rätseln, einfaches Rechnen, Lesefähigkeit) geprüft werden.

Die Skalen zum simultanen und sequentiellen Denken umfassen insgesamt zehn Tests, von denen in der Einzeluntersuchung je nach Alter des Kindes maximal acht durchgeführt werden. Die Schwierigkeit der Aufgaben ist so gewählt, daß sie von normalbegabten Kindern in der Alters-

Tab. 4.1: Beurteilungsdimensionen in der Kaufman Assessment Battery for Children (K-ABC)

Dimension	Teiltest
Selektive Aufmerksamkeit bei der Beachtung von visuellen Details	Zauberfenster, Wiedererkennen von Gesichtern, Gestaltschließen, Bildhaftes Ergänzen, Fotoserie
Visuell-konstruktive Prozesse	Dreiecke
Integration visueller Wahrnehmung	Handbewegungen, Gestaltschließen, Dreiecke, Bildhaftes Ergänzen, Räumliches Gedächtnis, Fotoserie
Visuelle (Kurzzeit-) Merkfähigkeit	Zauberfenster, Wiedererkennen von Gesichtern, Handbewegungen, Räumliches Gedächtnis
Akustische Merkfähigkeit	Zahlennachsprechen, Wortreihe
Exekutive Kontrolle bei schlußfolgerndem Denken	Dreiecke, Bildhaftes Ergänzen, Fotoserie

spanne zwischen zweieinhalb und zwölfeinhalb Jahren gelöst werden können. Die **Tab. 4.1** gibt einen Überblick über die verschiedenen Aufgaben und ihre Beurteilungsmöglichkeiten.

Die Kaufman Assessment Battery for Children ist ursprünglich nicht für die systematische Analyse des Fähigkeitsprofils von Kindern und Jugendlichen mit geistiger Behinderung entwickelt worden, sondern dem herkömmlichen testdiagnostischen Konzept eines quantifizierenden Vergleichs der individuellen Leistung eines Kindes mit der sogenannten Normalverteilung verhaftet. Durch ihre Orientierung an einem mehrdimensionalen Modell voneinander relativ unabhängiger, hierarchisch zusammenwirkender Prozesse der Informationsverarbeitung (Das und Naglieri, 1996) und die Möglichkeit zur getrennten Auswertung jedes Teiltests erlaubt sie jedoch eher als andere Verfahren die Identifikation von spezifischen Schwierigkeiten eines Kindes und ihre psychologische Interpretation als Probleme der Aufmerksamkeitskontrolle, Merkfähigkeit, simultanen Verarbeitung oder Kontrolle über Planungsprozesse (exekutive Funktionen).

Ein solches Fähigkeitsprofil läßt sich auf der Basis der Skalenwerte in den Teiltests oder – bei der Untersuchung von Kindern jenseits der in den Normtabellen vorgesehenen Altersgruppen – ihrer Referenzalterswerte, für welche Altersgruppe die beobachteten Lösungen des Kindes dem Durchschnitt entsprächen, durch einen sogenannten ipsativen Vergleich erstellen, d. h. eines Vergleichs der Werte in den Teiltests mit dem individuellen Mittelwert des Kindes (Hodapp et al., 1992). Darüberhinaus lassen sich eine Reihe qualitativer Aspekte des Arbeitsverhalten eines Kindes beobachten:

– Fähigkeit, trotz Unsicherheit zu antworten (Zauberfenster, Gestaltschließen, bildhaftes Ergänzen)
– Zögern bei der Lösung als Ausdruck von Mißerfolgsängsten (Handbewegungen, Wortreihe, räumliches Gedächtnis)
– Flexibilität in der Bearbeitung aufeinanderfolgender Aufgaben (Gestaltschließen, Dreiecke, Wortreihe, bildhaftes Ergänzen, räumliches Gedächtnis)
– Fähigkeit zur Hemmung impulsiver Reaktionen (Zauberfenster, Wiedererkennen von Gesichtern, bildhaftes Ergänzen, Fotoserie)
– Neigung zu Perseverationen (Handbewegungen, Gestaltschließen)
– Gebrauch von Strategien bei der Aufgabenbearbeitung (Wiedererkennen von Gesichtern, Handbewegungen, Wortreihe, bildhaftes Ergänzen, räumliches Gedächtnis, Fotoserie)

Studien zu spezifischen Ergebnisprofilen von Kindern und Jugendlichen mit geistiger Behinderung bei der Untersuchung mit den Kaufman-Skalen sind noch nicht sehr zahlreich. Sie zeigen aber relativ einheitlich Stärken in Aufgaben, die implizite Gedächtnisprozesse und das Erfassen anschaulicher Zusammenhänge prüfen, und Schwächen bei Aufgaben, die Speicherung und Reproduktion von Gedächtnisinhalten sowie den Gebrauch von Strategien bei der Aufmerksamkeitssteuerung und Problemlösung erfordern (Kamphaus und Reynolds, 1987). Dies entspricht dem Bild, das in experimentellen Studien über die Besonderheiten der kognitiven Verarbeitunsprozesse bei geistiger Behinderung ermittelt wurde (vgl. Kap. 3.3). Im einzelnen erreichen sie meist relativ hohe Werte in den Teiltests »Zauberfenster«, »Wiedererkennen von Gesichtern« und »Gestaltschließen«, können aber nur wenige Aufgaben aus den Subtests »bildhaftes Ergänzen«, »räumliches Gedächtnis« und »Fotoserie« lösen. Es handelt sich dabei überwiegend um Untersuchungen bei Kindern mit leichter geistiger Behinderung. Im deutschsprachigen Raum kam z. B. Süss-Burghart (1996) bei 96 Kindern mit einer geistigen Behinderung mittleren Grades (Gesamtwert < 55) im Alter von acht bis elf Jahren zu ähnlichen Profilergebnissen.

Es ist sinnvoll, diese Aufgabensammlung durch einzelne Aufgaben aus anderen Verfahren zu ergänzen, um ein möglichst vollständiges Bild der Fähigkeiten zu beschreiben. Dazu eignen sich insbesondere Aufgaben aus dem Non-verbalen Intelligenztest von Snijders-Oomen (1996; SON 2,5–7; SON 5,5–17). Sie werden primär über Demonstrationen und Gesten vermittelt und können vom Kind sprachfrei bearbeitet werden, so daß ihre Lösung nicht von seinen rezeptiven und expressiven sprachlichen Fähigkeiten abhängt. Vergleichsuntersuchungen mit anderen Entwicklungs-, Intelligenz- und Sprachverständnistests, die im Rahmen der niederländischen Normierung und in den USA und Australien durchgeführt wurden, zeigen eine hohe Übereinstimmung der Ergebnisse bei Kindern mit unbeeinträchtigter Entwicklung und bei Kindern mit unterschiedlichen Behinderungen.

Das Verfahren umfaßt sechs Teiltests, die ab der Entwicklungsstufe von zweieinhalb Jahren eingesetzt werden können. Mit den Aufgabengruppen Mosaike, Puzzles und Zeichenmuster können primär die visuell-konstruktiven und visuell gesteuerten Wahrnehmungsleistungen beurteilt werden, an den Aufgaben zur Bildung von Kategorien und Analogien sowie dem Erfassen von Situationen lassen sich integrative Leistungen und schlußfolgerndes Denkvermögen beobachten. Kindern mit mentalen Entwicklungsstörungen fällt der Subtest »Zeichenmuster« besonders schwer, während ihnen einfache Aufgaben zum Kombinieren von Puzzleteilen zu einem Gesamtbild (ähnlich wie beim Subtest »Gestaltschließen« der K-ABC) relativ leicht gelingen.

Beide Verfahren lassen sich darüberhinaus als förderdiagnostische Instrumente verwenden, indem die Testdurchführung systematisch variiert wird (Eggert, 1997; Haywood, 1998). Eine solche adaptive Testdurchführung vermittelt ein Bild vom Lernpotential des Kindes und den Hilfen, die es benötigt, um bestimmte Aufgaben lösen zu können. Solche Hilfen können bestehen aus:

– der Einbeziehung leichterer Aufgaben als bei standardisierter Durchführung für die Altersgruppe vorgesehen (»testing of limits«, Stärkung der Motivation durch Erfolgserlebnisse)
– Vorschaltung von Übungsaufgaben zur Vermittlung kognitiver Prinzipien (z. B. einfacher Sortieraufgaben vor der Prüfung verbaler Kategorienbildung)
– Umformulierung von Fragen und Instruktionen, bzw. Ergänzung weiterer Beispiele zur Erleichterung des Verständnisses des Aufgabenprinzips
– der schrittweisen Einführung von Lösungshilfen seitens des Untersuchers durch Verbalisierung von Arbeitsstrategien, Demonstration oder andere Hinweise zur Erleichterung systematischen Vorgehens bei der Bearbeitung
– der Wiederholung von Testaufgaben zur Beurteilung des Lerngewinns

Eine adaptive Testdurchführung ist besonders sinnvoll, wenn ein Kind auf die Untersuchungssituation sehr scheu reagiert, wenig Motivation zur Mitarbeit hat, bereits häufig Mißerfolge bei Anforderungen ähnlicher Art erlebt hat oder aufgrund eines anderen sprachlich-kulturellen Hintergrunds wenig Erfahrungen hat mit der Bearbeitung abstrakter Aufgaben, wie sie der Test vorsieht. Sie erlaubt keine normbezogene Auswertung und ist somit nicht geeignet, die Frage nach der Ausprägung einer Entwicklungsabweichung (Entwicklungsstatus) zu beantworten. Wenn der sonderpädagogische Förderbedarf bereits feststeht, ermöglicht sie dagegen eine Beschreibung von spezifischen pädagogischen Hilfen, die das jeweilige Kind für die Bewältigung von unterschiedlichen Aufgaben benötigt, und die Einschätzung seines Lernpotentials. Damit wird sie der Zielbeschreibung des förderdiagnostischen Ansatzes gerecht: »Es geht nicht darum, sich mit Tests zu begnügen, die den schulischen Mißerfolg eines Kindes adäquat vorhersagen, sondern Instrumente so anzupassen, daß sich Wege beschreiben lassen, damit eben diese Vorhersage nicht eintrifft« (Haywood, 1998).

In konsequenter Abkehr von normorientierten diagnostischen Ansätzen wurden von Eggert und seinen Mitarbeitern in den letzten Jahren z. B. diagnostische Inventare von psychomotorischen Basiskompetenzen (DMB) und auditiven Alltagssituationen (DIAS) vorgelegt. Sie schlagen Beobachtungssituationen mit systematischer Variation von Aufgaben vor, aus denen sich Lernvoraussetzungen wie Gleichgewicht, Kraft und Ausdauer, Schnelligkeit motorischer Handlungen, Differenzierung und Lokalisierung von Geräuschen, Rekonstruktion auditiver Handlungen oder taktiles Erfassungsvermögen beurteilen lassen. Ob sie sich in der sonderpädagogischen Praxis als förderdiagnostische Instrumente durchsetzen können, läßt sich noch nicht beurteilen.

4.3 Verwendung von Entwicklungstests

Jüngere oder schwerbehinderte Kinder sind mit den Anforderungen, die die genannten Tests stellen, überfordert. Bei ihnen kann eine qualitative Beschreibung individueller Fähigkeiten und Schwierigkeiten der kognitiven Verarbeitungsprozesse aus der Beobachtung an Aufgaben herkömmlicher Entwicklungstests gewonnen werden. Auch diese Tests sind ursprünglich normorientiert konzipiert, um den Entwicklungsstand eines Kindes mit der sogenannten Normalentwicklung zu vergleichen und bedeutsame Abweichungen zu identifizieren. Dazu liegen jeweils Altersmittelwerte und Mindestnormen (95er, bzw. 90er Perzentilnormen) für die einzelnen Aufgaben vor, so daß sich in den Entwicklungsbereichen Grob- und Feinmotorik, kognitive Verarbeitung, Sprachverständnis, Sprachproduktion und Sozialentwicklung ein individueller Entwicklungsquotient (Entwicklungs-/Lebensalter) bestimmen läßt.
So läßt sich die Fähigkeit zur Aufmerksamkeitssteuerung, vergleichenden Wahrnehmung und zielgerichteten Handlungsplanung z. B. an einzelnen Aufgaben aus der »Münchener Funktionellen Entwicklungsdiagnostik« oder den »Griffiths Entwicklungsskalen« beobachten. Sie wurden ausgewählt zur Prüfung von feinmotorischen und perzeptiven Fertigkeiten. Ihnen liegt eine implizite Vorstellung vom Entwicklungsprozeß dieser Fähigkeiten im frühen Kindesalter zugrunde. Die Abfolge der Entwick-

lungsschritte beruht jedoch nicht auf einer theoriegeleiteten Vorstellung von der »Entwicklungslogik« des Kompetenzerwerbs, sondern allein auf der empirisch vorgefundenen Rangfolge der Schwierigkeit der einzelnen Aufgaben für Kinder unterschiedlichen Alters. Die Aufgaben können somit nicht als strukturdiagnostische Verfahren angesehen und zur Planung der nächsten Förderziele verwendet werden.
Dem Anspruch einer strukturorientierten Diagnostik voneinander abgrenzbarer Entwicklungsdimensionen näher kommt das Konzept des »Entwicklungstests 6–6«. Er enthält z. B. Aufgaben in der Skala der kognitiven Entwicklung, die die Merkfähigkeit für Abbildungen (Bilder wiedererkennen, Bildinhalte reproduzieren), visuelle Perspektivenübernahme, Kategorienbildung (Objekte nach Größe, Form und Farbe gemäß sprachlicher Instruktion ordnen, Gegensätze, Farben und Formen benennen, Gruppierung von Gegenständen nach gemeinsamen Funktionen oder Oberbegriffen gruppieren) sowie das Verständnis logischer Abläufe (Bildergeschichte) in einer Abfolge verschiedener Schwierigkeitsgrade überprüfen. Sie sind in ihrer Anforderungsstruktur z. T. Aufgaben der K-ABC ähnlich, aber weniger komplex, so daß sie zur Deskription kognitiver Fähigkeiten bei Kindern nützlich sein können, deren Fähigkeitsniveau dem ein- bis dreijähriger Kinder mit unbeeinträchtigter Entwicklung entspricht. Ihre Lösung ist allerdings zu einem beträchtlichen Teil von den rezeptiven und expressiven sprachlichen Fähigkeiten der Kinder abhängig. Zudem gestaltet sich die Durchführung und Auswertung des Verfahrens angesichts einer jeweils an eng umgrenzten Altersgruppen orientierten Zusammenstellung der vorzugebenden Aufgaben recht unübersichtlich. Empirische Studien zur Validität der Aufgabenauswahl zur Beurteilung der einzelnen Entwicklungsdimensionen fehlen noch. Ob sich das Instrument in der Praxis durchzusetzen vermag, bleibt abzuwarten.
Strukturorientierte diagnostische Verfahren mit Relevanz für die Untersuchung von Kindern mit geistiger Behinderung liegen schließlich zur Beurteilung der Entwicklung der sensomotorischen Intelligenz und des Symbolgebrauchs im Spiel vor. Sie beruhen jeweils auf der Entwicklungstheorie Piagets. In den »Ordinalskalen zur sensomotorischen Entwicklung« wer-

den die Fähigkeiten zur Objektpermanenz, zum Verständnis für räumliche und kausale Zusammenhänge, die Nachahmungsfähigkeiten sowie die Schemata im spielerischen Umgang mit Objekten erfaßt, die die Entwicklung nicht-behinderter Kinder in den ersten beiden Lebensjahren kennzeichnen. Sie stellen Vorläufer für komplexere Leistungen der Wahrnehmung, Speicherung und der exekutiven Funktionen dar. Im Unterschied zu herkömmlichen Entwicklungstests wurde dieses Verfahren nicht normorientiert, sondern mit dem Ziel der qualitativen Bestimmung der Entwicklungsstufe der sensomotorischen Handlungskompetenz im sechsstufigen Modell der frühen Intelligenzentwicklung nach Piaget konzipiert. In der Praxis hat sich eine vollständige Durchführung angesichts der großen Zahl der Beobachtungsitems nicht bewährt. Das Verfahren läßt sich jedoch als Orientierungshilfe für die Beurteilung der Struktur des spontanen Spiels mit Bezug auf die einzelnen Stufen der frühen kognitiven Entwicklung in vereinfachter Form benutzen (Sarimski, 2001, 51).

Eine Beurteilung der Fähigkeit zum Symbolgebrauch im Spiel als Teilbereich der frühen kognitiven Entwicklung erlaubt der »Symbolic Play Test«. Dem Kind werden vier Gruppen mit kleinen Spielgegenständen (Puppenspielzeug) vorgelegt. Es läßt sich beobachten, wieweit es bereits in der Lage ist, die Gegenstände zum nachahmenden Spiel mit Bezug auf sich selbst oder eine Puppe zu gebrauchen, bzw. einzelne Handlungen zu Sequenzen oder zur Gestaltung kleiner Spielszenen (wie Tischdecken oder Beladen eines Traktors) zu kombinieren.

4.4 Beurteilung der Sprache und Wahrnehmung

Zusätzlich zu den Testverfahren zur Beurteilung der kognitiven Fähigkeiten lassen sich verschiedene Tests zur Diagnostik des Standes der Sprachentwicklung sowie der taktilen, akustischen und visuellen Wahrnehmungsfähigkeit einsetzen, um eine möglichst umfassende Beschreibung von Teilfähigkeiten und Förderbedürfnissen eines Kindes zu formulieren. Die meisten dieser Tests sind normorientiert konzipiert und lassen sich über die Bestimmung des individuellen Entwicklungsalters in diesen Teilbereichen in Beziehung setzen zur allgemeinen kognitiven Entwicklung des Kindes. Sie wurden jedoch ursprünglich zur Untersuchung von Kindern mit Teilleistungsstörungen bei altersgemäßen allgemeinen intellektuellen Fähigkeiten entwickelt. Bei ihrer Interpretation müssen die gleichen Grenzen der Übertragbarkeit und prognostischen Aussagekraft für Kinder und Jugendliche mit geistiger Behinderung beachtet werden, die für die kognitiven Testverfahren im allgemeinen gelten.

Zur Beurteilung des Sprachentwicklungsstandes eignet sich der Sprachentwicklungstest für zweijährige Kinder (SETK-2). Es handelt sich um ein standardisiertes Testverfahren zur Beurteilung der rezeptiven und produktiven Sprachverarbeitungsfähigkeiten, die sich im zweiten und dritten Lebensjahr nicht-behinderter Kinder entwickeln. Der Test umfaßt Aufgaben zum Sprachverstehen und zur Sprachproduktion. Dem Kind werden Worte und Sätze vorgesprochen, wobei es die Aufgabe hat, unter jeweils vier Bildern dasjenige zu zeigen, das dem vorgegebenen Wort oder Satzinhalt entspricht. Anschließend wird es gebeten, einzelne Gegenstände des täglichen Gebrauchs, Tiere und Fahrzeuge zu benennen und auf Bildkarten dargestellte Inhalte zu beschreiben. Die Auswertung erlaubt neben dem Vergleich mit Altersnormen von zwei bis dreijährigen Kindern eine qualitative Beurteilung der Fähigkeit, semantische Relationen (Akteur, Handlungsobjekt und räumliche Relationen) in Sätzen zu verarbeiten und selbst sprachlich zu enkodieren sowie einfache morphologische Regeln anzuwenden. Sie sind so gestaltet, daß sie charakteristische Entwicklungsmerkmale dieser frühen Sprachentwicklungsstufe zu erfassen erlauben, die Voraussetzungen für komplexere semantische und syntaktische Fähigkeiten darstellen.

Kinder, die bereits über solche Fähigkeiten verfügen, können mit dem Sprachentwicklungstest für drei- bis fünfjährige Kinder (SETK 3–5) untersucht werden. Er umfaßt ebenfalls Aufgaben zur Beurteilung des Sprachverstehens und der Sprachproduktion; zusätzlich erlaubt er eine quantitative Messung sprachbezogener Gedächtnisfähigkeiten, die sich in der Sprachentwicklungsforschung als funktional bedeutsam für den weiteren Spracherwerbsprozeß erwie-

Tab. 4.2: Tests zur Beurteilung der sprachlichen Fähigkeiten bei Kindern mit geistiger Behinderung

Elternfragebögen für die Früherkennung von Risikokindern (ELFRA)	Fragebogen	Reaktion auf Sprache Gebrauch von Gesten Wortverständnis Wortproduktion, Satzbildung Beachtung von morphologischen Regeln
Sprachentwicklungstest für zweijährige Kinder (SETK-2)	Sprachverstehen Sprachproduktion	Wortverständnis Satzverständnis Wortbildung Enkodierung semantischer Information im Satz
Sprachentwicklungstest für drei- bis fünfjährige Kinder (SETK 3–5)	Sprachverstehen Sprachproduktion Sprachgedächtnis	Satzverständnis Enkodierung semantischer Relationen Morphologische Regelbildung Phonologisches Arbeitsgedächtnis, Gedächtnisspanne für Wortfolgen, Satzgedächtnis
Heidelberger Sprachentwicklungstest (HSET)	Sprachverstehen Sprachproduktion Pragmatische Kompetenz	Satzverständnis Begriffsklassifikation Satzbildung Erkennen semantischer und syntaktischer Inkonsistenzen Bildung von Adjektiv- und Ableitungsformen Sprachliche Enkodierung von Intentionen
Allgemeiner Wortschatztest für drei bis sechsjährige Kinder (AWST)	Wortbildung	Wortschatzumfang

sen haben. Zur Beurteilung des Sprachverstehens werden neben der Bildauswahl auch Manipulationsaufgaben gestellt, mit denen die Fähigkeit des Kindes untersucht werden kann, komplexere Temporal-, Kausal- und Relativsätze zu verstehen. Im Sprachproduktionsteil wird neben der Satzbildung in jeweils einzelnen Teiltests die morphologische Regelbildung (Pluralbildung) sowie das phonologische Arbeitsgedächtnis für Nichtwörter, die Gedächtnisspanne für Wortfolgen und das Satzgedächtnis geprüft (**Tab. 4.2**).

Diese beiden neueren Verfahren stellen wertvolle Ergänzungen des Spektrums der Sprachentwicklungstests dar. Bislang wurde meist der Heidelberger Sprachentwicklungstest (HSET) oder der Kindersprachtest für das Vorschulalter (KISTE) verwendet. Beide Verfahren enthalten Aufgaben zur Beurteilung des aktiven Wortschatzes, der Satzbildung und der Fähigkeit, semantische oder grammatische Inkonsistenzen im Satz zu erken-

nen, und sind für Kinder jenseits des dritten Lebensjahres entwickelt worden. Der Heidelberger Sprachentwicklungstest ist durch zusätzliche Aufgaben zum Verstehen grammatischer Strukturen, zur Bildung von Adjektiv- und Ableitungsformen sowie zur sprachlichen Kodierung von Intentionen wesentlich umfassender und erlaubt Aussagen zu spezifischen sprachlichen Verarbeitungsmechanismen eines Kindes. Viele Aufgaben sind jedoch sehr abstrakt und stellen für die meisten Kinder mit geistiger Behinderung eine Überforderung dar. Auf die Beurteilung des Wortschatzumfangs begrenzt war der Aktive Wortschatztest für drei bis sechsjährige Kinder (AWST 3–6).

Bei jüngeren, schwerbehinderten oder nicht sprechenden Kindern muß die kommunikative Kompetenz über die Befragung der Eltern, eine Beobachtung im Freispiel sowie in vorstrukturierten Kommunikationsproben beurteilt werden (Sarimski, 2001). Dabei gilt es, die kommunikativen Mittel (Gesten, Lautbildung, erste Worte, Bildkarten oder Gebärden) und sozialen Fähigkeiten zu beschreiben, über die ein Kind verfügt zur Verhaltensregulation, sozialen Kontaktaufnahme, Abstimmung der gemeinsamen Aufmerksamkeit und zum sozial-affektiven Ausdruck. Seine Eltern können dazu systematisch befragt werden, was das Kind tut, wenn es Kontakt aufnehmen möchte, Hilfe braucht, einen Wunsch nach einem Gegenstand oder einer Speise hat, gegen etwas protestieren oder etwas kommentieren möchte, was ihm wichtig ist.

Elternangaben, Beobachtungen im spontanen Spiel und in Kommunikationsproben, bei denen kommunikative Initiativen des Kindes »herausgefordert« werden, können (im Sinne einer struktur- und förderorientierten Diagnostik) einem zweidimensionalen Modell der vorsprachlichen Entwicklung zugeordnet werden. Für jede kommunikative Funktion wird anhand des Grades der Koordination der Mittel die Stufe der kommunikativen Entwicklung bestimmt. Systematische Beurteilungsrichtlinien geben die »Early Social-Communication Scales« (Seibert und Hogan, 1982) sowie die »Communication and Symbolic Behavior Scales« (Wetherby und Prizant, 1993). Ein Inventar zur Erfassung des Gebrauchs von Gesten, des rezeptiven und produktiven Wortschatzes sowie der frühen syntaktischen und morphologischen Kompetenzen über eine systematische Befragung der Eltern bieten die »Elternfragebögen für die Früherkennung von Risikokindern« (ELFRA).

Zur differenzierten Diagnostik von Wahrnehmungsfunktionen stehen bei Kindern ab der Entwicklungsstufe von ca. vier Jahren der »Southern California Sensory Integration Test« (SCSIT) sowie »Frostigs Entwicklungstest der visuellen Wahrnehmung« (FEW) zur Verfügung. Die Aufgaben des SCSIT umfassen u. a. Prüfungen der räumlichen und Figur-Grund-Wahrnehmung, der Finger- und Rechts-Links-Unterscheidung, das Erkennen von Berührungsreizen (z. B. Zeichen auf der Haut) sowie des eigenen Körperschemas. Der FEW erfaßt mit fünf Untertests die Auge-Hand-Koordination, Figur-Grund-Unterscheidung, Formkonstanz und Identifikation und Reproduktion von Gestalten bei visuellen Wahrnehmungsaufgaben. Beide Testverfahren wurden als diagnostische Grundlage für die Planung von spezifischen, an den individuellen Defiziten orientierten Übungsbehandlungen konzipiert.

4.5 Beurteilung adaptiver Kompetenzen

Die psychologische Diagnostik beschränkt sich nicht auf die Beurteilung einzelner Funktionen und die Identifikation von Stärken und Schwächen eines Kindes. Vielmehr versucht sie, dem Gesamtbild der Behinderung als Einschränkung der selbstbestimmten Aktivitäten, mit denen sich ein Individuum am sozialen Leben beteiligen kann, gerecht zu werden. Das erfordert eine systematische Erfassung der adaptiven Kompetenzen. Adaptive Kompetenzen umfassen gemäß der revidierten Definition der geistigen Behinderung durch die American Association for Mental Retardation (Luckasson et al., 1992) die Fähigkeiten eines Kindes, Jugendlichen oder Erwachsenen zur Bewältigung von Alltagsaufgaben in den Bereichen: Kommunikation, Selbstversorgung, soziale Fähigkeiten, Leben zu Hause, Teilnahme am öffentlichen Leben, Selbstbestimmung, Gesundheit und Sicherheit, schulische Fertigkeiten, Freizeitgestaltung und Arbeit.

Die Kompetenzen eines Kindes in diesen Alltagsbereichen müssen von den Eltern (oder Pädagogen) erfragt werden. So gehören Fragen zur Selbständigkeit beim Essen, Waschen und Anziehen, bei der Toilettenbenutzung oder der Mitarbeit im Haushalt zur allgemeinen Anamnese. Eine systematische und zeitökonomische Dokumentation aller adaptiven Bereiche geschieht über standardisierte Fragebögen. Die weiteste Verbreitung in den englischsprachigen Ländern haben die »Vineland Adaptive Behavior Scales« (VABS) gefunden. Sie enthalten Items zu den Bereichen der Kommunikation, praktischen Fertigkeiten (»daily living skills«), Sozialisation und motorischen Fähigkeiten, erfaßt damit jedoch nur einen Teil der o.g. Alltagsbereiche. Die Normierung erfolgte an 3000 Kindern im Alter zwischen drei und zwölf Jahren.

Die Ergebnisse der Beurteilung adaptiver Kompetenzen korrelieren mit den Ergebnissen von Intelligenztests ($r = .40–.60$), stellen aber faktoriell eigenständige Entwicklungsdimensionen dar. Dies gilt für behinderte und nicht-behinderte Kinder gleichermaßen (Kamphaus, 1987; Platt et al., 1991). Sie sind je nach Alter allerdings von unterschiedlichen Aspekten kognitiver Verarbeitungsfähigkeit abhängig. So stehen bei jüngeren Kindern eher die praktischen Fähigkeiten der Selbstversorgung und des täglichen Lebens im Vordergrund, die durch Beobachtungslernen und praktische Anleitung erworben werden können. Bei älteren Kindern sind es eher die sozialen Kompetenzen in der Interaktion mit Gleichaltrigen, die von der Entwicklung sozialer Kognitionen bestimmt werden. Je nach Art und Schwere der Behinderung ergeben sich daraus unterschiedliche Verlaufsmuster der Entwicklung, können die Fähigkeiten in den einzelnen Bereichen beträchtlich variieren.

Für den deutschen Sprachraum wurde bisher leider keines der verschiedenen amerikanischen Beurteilungsinstrumente adaptiert und normiert. Lediglich eine Kurzform des Vorläufers der VABS, die »Vineland Social Maturity Scale«, wurde in die TBGB aufgenommen. Die Skala umfaßt 43 Items und ist bei nicht-behinderten Kindern im Alter von zwei bis sieben Jahren in einer deutschen Stichprobe normiert worden (Eggert, 1974). Den amerikanischen Verfahren am nächsten kommt das »Heidelberger Kompetenz-Inventar« (HKI). Es ist für geistigbehinderte Schulkinder zwischen 7 und 16 Jahren konzipiert und umfaßt 152 Items zur Beschreibung der praktischen, kognitiven und sozialen Kompetenzen. Es wurden Erfahrungswerte an 1368 geistigbehinderten Kindern zu Ende der 1970er Jahre erhoben (**Tab. 4.2**), die eine Orientierung über den individuellen Stand der adaptiven Kompetenzen im Vergleich zu anderen Kindern der gleichen Schulform erlauben. Ein Vergleich mit der Entwicklung nichtbehinderter Kinder ist nicht möglich. Eine normorientierte Interpretation der Ergebnisse anhand der veralteten Vergleichswerte ist nicht mehr gerechtfertigt, denn gerade in der Förderung sozialer und praktischer Selbständigkeit hat sich durch die Orientierung der pädagogischen Arbeit am Ziel einer größtmöglichen Beteiligung am gemeinsamen Unterricht und Leben eine epochale Wandlung vollzogen. Wohl aber läßt sich das Heidelberger-Kompetenz-Inventar weiterhin zur Bestimmung des individuellen Förderbedarfs benutzen.

Generell wirft die Bewertung der Ergebnisse von Skalen zur Erfassung adaptiver Kompetenzen – nach Altersnormen auf der Basis der Beobachtungen bei normal entwickelten Kindern (Sparrow et al., 1984), niveauspezifisch bei Kindern mit geistiger Behinderung in einer bestimmten Altersspanne (Holtz et al., 1984) oder bei einzelnen Gruppen, z. B. autistischen Kindern (Carter et al., 1998) – im Sinne eines »sozialen Entwicklungsquotienten« jedoch mehrere Fragen auf. So handelt es sich durchweg um

Tab. 4.3: Bereiche des Heidelberger Kompetenz-Inventars (HKI)

Praktische Kompetenzen	Nahrungsaufnahme/Kleidung,Hygiene (Toilettenbenutzung, Körperpflege), Umgang mit Gefahren, handwerklich-hauswirtschaftliche Fertigkeiten
Kognitive Kompetenzen	räumliche Orientierung, verkehrsgerechtes Verhalten, Umgang mit Geld, Inanspruchnahme von öffentlichen Einrichtungen wie Post oder Telefon, zeitliche Orientierung, Rechnen, Signalwort- und Schriftlesen, Schreiben
soziale Kompetenzen	Selbstkontrolle (Abwarten, Kritik akzeptieren), Selbstbehauptung, Verständnis für die Perspektive des Anderen, Kooperation mit sozialen Regeln

Eltern- oder Lehrerbefragungen, die ihre (jeweils selektive) Erfahrung mit dem betreffenden Kind oder Jugendlichen widerspiegeln und ihre Erwartungen an die persönliche Selbständigkeit, nicht aber den objektiven Grad der Beeinträchtigung. Entsprechend ihrer unterschiedlichen Beobachtungsgelegenheiten, Erfahrung und Beziehung mit dem Kind und impliziten Maßstäben kann die Einschätzung eines Kindes zwischen Eltern und Lehrern sowie zwischen verschiedenen Lehrern beträchtlich variieren. Als Maß der Fähigkeiten des Kindes, die sozialen Erwartungen unter den jeweiligen Lebensumständen erfüllen zu können, sind sie abhängig von dem kulturellen Hintergrund der Familie, den Restriktionen seiner Lebenswelt und der Qualität seiner Entwicklungsumgebung. Aus den Daten ist nicht zu entscheiden, ob ein Kind eine bestimmte Fähigkeit noch nicht zeigt, weil seine Behinderung zu schwer ist, körperliche Handicaps im Wege stehen, es in seiner Lebensumwelt dazu bisher nicht motiviert war (aufgrund fehlender erzieherischer Erwartungen, z. B. bei Kindern aus anderen Kulturkreisen) oder es schlicht noch keine Gelegenheit bekommen hat, sie zu erwerben (z. B. aufgrund einer Unterforderung in Kindergarten oder Schule). Skalen zur Beurteilung adaptiver Kompetenzen können somit lediglich zur Beschreibung der gegenwärtigen Förderbedürfnisse eines Kindes dienen. Sie müssen durch eine sorgfältige Analyse ergänzt werden, von welchen Kontextbedingungen der Gebrauch und die Aneignung adaptiver Fähigkeiten im Einzelfall abhängt.

Die Entwicklung eigener Beurteilungsinstrumente für junge Kinder, Kinder mit schwerer Behinderung oder zusätzlicher Sinnesschädigung und für besondere Lebensphasen (z. B. den Übergang in eine betreute Wohneinrichtung) wäre in diesem Zusammenhang wünschenswert.

4.6 Beurteilung problematischer Verhaltensformen

Neben der Beurteilung von Fähigkeiten und adaptiven Kompetenzen als Grundlage der Förderplanung umfaßt die psychologische Tätigkeit die Analyse von Verhaltensformen, die als problematisch angesehen werden, und die Planung von Interventionen zur Lösung von sozialen Situationen, die dadurch belastet werden. Im Elterninterview wird nach abnormen Reaktionen auf Reize (Selbststimulation, repetitive Manipulation von Objekten, Unempfindlichkeit für Schmerzen, Abwehr gegen Veränderungen und Beharren auf Ritualen), Stereotypien (ungewöhnliche Armbewegungen, Körperschaukeln, gleichförmige Vokalisationen) und anderen belastenden Verhaltensweisen (Wutanfälle, aggressives Verhalten, Kooperationsabwehr, Provokation von Aufmerksamkeit) gefragt. Verschiedene Fragebögen ergänzen die Elternbefragung durch eine standardisierte Beurteilung von Verhaltensbesonderheiten bei Kindern und Jugendlichen mit geistiger Behinderung.

In einer umfangreichen Übersicht über Fragebögen zur Beurteilung von Verhaltensbesonderheiten, die von Eltern und Pädagogen erhoben werden können, beklagte Aman (1991) noch einen Mangel an Instrumenten mit adäquater Standardisierung und Validität für geistig- (und insbesondere schwer-) behinderte Kinder. Viele Forscher und einige Praktiker griffen daher zunächst auf die kinderpsychiatrischen Beurteilungsinstrumente zurück, die sich bei nicht-behinderten Kindern bewährt haben. So wurde die »Child Behavior Checklist« (CBCL) benutzt zur Einschätzung, wie ausgeprägt die Verhaltensauffälligkeiten eines behinderten Kindes im Vergleich zu nicht-behinderten Kindern sind. Reliabilität und Validität für Kinder mit mittelgradiger oder schwerer Behinderung sind jedoch fraglich. Einige Items haben kaum differenzierende Aussagekraft (z. B. »verhält sich zu jung für sein Alter«). Es fehlen Fragen zu Verhaltensweisen, die bei geistigbehinderten Kindern auftreten und eine besondere Belastung bedeuten (z. B. unterschiedliche selbstverletzende und stereotype Verhaltensweisen), bei nicht-behinderten Kindern dagegen extrem selten sind. Die CBCL läßt sich daher lediglich bei leichter intellektueller Behinderung sinnvoll einsetzen.

Mehrere Neuentwicklungen aus dem englischsprachigen Raum versprechen hier Abhilfe, haben in Deutschland aber noch wenig Verbreitung gefunden (**Tab. 4.3**). Die »Nisonger Child Behavior Rating Form« (CBRF; Aman et al., 1996, Tasse et al., 1996) umfaßt 71 Items, bei denen auf einer dreistufigen Skala positives Sozialverhalten, Ängstlichkeit/Gehemmtheit, Hyperaktivität, autistisches Verhalten, Selbstverletzung/Stereotypien, Rückzug/ritualisiertes Verhalten und Reizüberempfindlichkeit beurteilt werden. An 326 Kindern (überwiegend mit einem IQ zwischen 55 und 70) im Alter von drei bis 16 Jahren wurden amerikanische Normen erhoben und altersbezogene Veränderungen untersucht; bei den meisten Kindern lagen auch Beurteilungen der betreuenden Pädagogen vor. Die relativ kurze Bearbeitungszeit, Brauchbarkeit für die gesamte Altersspanne, hohe Übereinstimmung mit etablierten Verfahren (»Aberrant Behavior Checklist«) und hinreichend differenzierte Erfassung von behinderungsspezifischen Verhaltensformen wie Stereotypien und Autoaggressionen machen diese

Tab. 4.4: Fragebögen zur Verhaltensbeurteilung bei Kindern und Jugendlichen mit geistiger Behinderung

Skala	Items	Bereiche
Nisonger Child Behavior Checklist (Aman et al., 1996)	71	soz. Kompetenzen; störendes Verhalten, Ängstlichkeit, Hyperaktivität, Selbstverletzung/Stereotypien, Rückzug, ritualistisches Verhalten, Reizüberempfindlichkeit
Developmental Behavior Checklist (Einfeld und Tonge, 1995) Verhaltensfragebogen für Kinder mit Entwicklungsstörungen (VFE; Steinhausen et al., im Druck)	96	störendes Verhalten, selbstbezogenes Verhalten, Kommunikationsstörung, autististischer Bezug, Ängstlichkeit, antisoziales Verhalten
Aberrant Behavior Checklist (Aman und Singh, 1994)	58	Irritabilität, sozialer Rückzug, stereotypes Verhalten, Hyperaktivität, unangemessene Sprache

Skalen zu einem empfehlenswerten Instrument für die Einschätzung von Verhaltensauffälligkeiten bei geistigbehinderten Kindern. Eine deutsche Übersetzung kann von den Autoren bezogen werden.

Dies gilt auch für die »Developmental Behavior Checklist« (DBC; Einfeld und Tonge, 1995), die in Australien entwickelt und von Steinhausen (vgl. Kapitel 5) ins Deutsche übersetzt wurde. Sie wurde empirisch – ähnlich wie die CBCL – zusammengestellt mit dem Ziel, möglichst spezifische Items zu finden, die die Verhaltens- und emotionalen Auffälligkeiten auch schwerer geistigbehinderter Kinder charakterisieren. In 96 Items werden Einschätzungen zu störendem Verhalten, selbstbezogenem Rückzugsverhalten, Ängstlichkeit, antisozialem Verhalten und die Qualität der Kommunikation und Beziehungsfähigkeit dokumentiert. Der Fragebogen hat sich zur Differenzierung von charakteristischen Verhaltensmerkmalen bei unterschiedlichen definierten Syndromen bewährt (Einfeld et al., 1994, 1997; Steinhausen et al., im Druck). Eine deutsche Normierung befindet sich in Vorbereitung, eine niederländische Version hat sich in einer epidemiologischen Studie an 1300 Kindern als reliables und valides Untersuchungsinstrument bewährt (Dekker et al., 2002). Die deutsche Fassung von Steinhausen wird unter der Bezeichnung »Verhaltensfragebogen für Kinder mit Entwicklungsstörungen« (VFE) demnächst verfügbar sein.

Schließlich liegt von Rojahn (1989) das »Behavior Problems Inventory« (BPI) vor, das ursprünglich zur Erfassung der Rate von selbstverletzendem Verhalten bei erwachsenen Geistigbehinderten in stationären Einrichtungen entwickelt und auch in einer epidemiologischen Studie eingesetzt wurde (Rojahn et al., 1985). Es umfaßt 32 Items zur Beurteilung von Häufigkeit und Schweregrad von Aggressivität, Stereotypien und Selbstverletzungen. Die Validität (faktorielle Struktur und Übereinstimmung mit Beurteilungen in anderen etablierten Verfahren) wurde in unabhängigen Studien bestätigt (Sturmey et al., 1995).

Solche standardisierten Instrumente erlauben eine Beurteilung der Schwere und Art von belastenden Verhaltensformen eines Kindes. Sie beschreiben das Kind in verschiedenen Dimensionen problematischen Verhaltens und vergleichen es mit behinderten Kindern gleichen Alters. Mit ihnen ist nicht eine kinder- und jugendpsychiatrische Diagnosestellung intendiert im Sinne der kategorialen Zuordnung von psychischen Auffälligkeiten nach dem Klassifikationssystem der ICD-10. Generell sind solche herkömmlichen Diagnoseschemata für die Beurteilung von Kindern und Jugendlichen mit geistiger Behinderung zu wenig flexibel und werden der Besonderheit psychopathologischer Merkmale in dieser Personengruppe nicht gerecht. Insbesondere die Diagnose von Persönlichkeitsstörungen und affektiven Störungen erfordert neben den Fremdbeurteilungen von Eltern und Pädagogen eine psychiatrische Befragung des Betroffenen selbst. Sie scheitert bei Menschen mit geistiger Behinderung meist am begrenzten Verständnis für die erfragten

Symptome, ihre zeitlichen Zusammenhänge, Häufigkeit und subjektiv empfundene Schwere sowie am fehlenden sprachlichen Ausdrucksvermögen.

Anhand der Fragebögen läßt sich eine Entscheidung treffen, ob eine behandlungsbedürftige Verhaltensstörung vorliegt. Sie ist in der Regel nicht als individuelle psychiatrische Erkrankung (»dual diagnosis«), sondern als Ausdruck des Unvermögens des Kindes zu verstehen, soziale Anforderungen in seiner Umwelt anders als auf diese, die Beziehung belastende Art und Weise zu bewältigen. Die Planung von Interventionen setzt dann die Kenntnis der biographischen Zusammenhänge, des Lebensumfelds des Kindes sowie eine genaue Analyse der Form und Funktion des Verhaltens voraus. Durch systematische Befragung von Eltern und Pädagogen sowie direkte Beobachtungen gilt es, die Bedingungen zu identifizieren, unter denen sie auftreten und durch die sie aufrechterhalten werden, potentielle Alternativen im Verhaltensrepertoire des Kindes, seine kommunikativen Ausdrucksmöglichkeiten sowie seine sozialen Beziehungen und den Erfolg, bzw. Mißerfolg früherer Interventionsversuche zu dokumentieren (Mühl et al., 1996; Sarimski, 2001). Körperliche Erkrankungen (Schmerzzustände, Obstipation, Menstruationsbeschwerden etc.) und genetische Dispositionen, die die Fähigkeit des Kindes zu einer adäquaten Situationsbewältigung beeinträchtigen können, müssen dabei ebenso berücksichtigt werden wie kritische Rahmenbedingungen (»setting events«, z. B. Müdigkeit, Hunger, unerwartete Veränderungen im Tagesablauf, Anwesenheit von Besuchern, fehlende Möglichkeiten zur Selbstbestimmung), um eine erfolgversprechende Interventionsplanung zu entwickeln.

4.7 Ausblick

Allzu lange hat sich die Untersuchung behinderter Kinder auf die Beurteilung der intellektuellen Fähigkeiten beschränkt. Für die diagnostische Beurteilung der emotionalen und sozialen Entwicklung bei geistiger Behinderung fehlt es noch weitgehend an geeigneten Untersuchungsinstrumenten. Es wäre daher sehr wünschenswert, neuere Verfahren – z. B. zur

Beurteilung der sozialen Fähigkeiten behinderter Kinder in der Interaktion mit Gleichaltrigen sowie ihrer individuellen Temperamentsdispositionen und Motivationslagen – für den deutschen Sprachraum zu adaptieren. Dazu bietet sich u. a. der Fragebogen zur »Evaluation of Social Skills for Individuals with Severe Retardation« (MESSIER, Matson 1994) an. Er umfaßt 98 Items, die speziell auf die Erfassung von sozialen Fähigkeiten bei schwerer Behinderung abgestimmt sind. Der »EZ-Yale Personality Questionnaire« (Zigler et al., 1999) umfaßt 37 Beobachtungsitems, mit denen sich motivationale Merkmale wie Außengerichtetheit, Erfolgszuversicht, positive Reaktionstendenz einschätzen lassen. Beide Verfahren haben sich in ersten amerikanischen Studien als reliabel und valide in der Differenzierung zwischen behinderten und nicht-behinderten Kindern sowie in der Beschreibung individueller Merkmale der Persönlichkeit und Sozialkompetenz von Kindern mit geistiger Behinderung erwiesen.

Psychologische Diagnostik dient der Feststellung einer geistigen Behinderung, der Beschreibung des individuellen Profils von Fähigkeiten und Defiziten der kognitiven und sprachlichen Verarbeitungsprozesse, der adaptiven Kompetenzen und der Bedingungen für die soziale Partizipation, bzw. das Auftreten herausfordernder Verhaltensformen sowie der Formulierung individueller Förder- und Interventionspläne. Diese komplexe Aufgabe kann nur in enger Zusammenarbeit zwischen Eltern, Pädagogen, Therapeuten, Psychologen und Ärzten des Kindes erfüllt werden. Eine solche interdisziplinäre Zusammenarbeit scheitert leider vielerorts noch immer an wechselseitigen Vorbehalten und institutionellen Hindernissen zwischen ärztlich geleiteten Ambulanzen oder Kliniken und pädagogischen Einrichtungen. Während jüngere Kinder durch ein flächendeckendes Netz von Frühförderstellen und sozialpädiatrischen Zentren betreut werden können, ist zudem die Versorgung mit interdisziplinär und dezentral arbeitenden Diensten für ältere Kinder, Jugendliche und Erwachsene mit geistiger Behinderung und psychologischem Untersuchungs- und Behandlungsbedarf in vielen Regionen unzureichend.

Die psychologische Tätigkeit in solchen Fachdiensten hat sich an den Leitzielen zu orientieren, die die Weltgesundheitsorganisation

(ICDH-2) für die Arbeit mit Menschen mit geistiger Behinderung formuliert hat: Förderung der seelischen Gesundheit, größtmögliche Selbstbestimmung und Partizipation am sozialen Leben.

Literatur

Aman M (1991) *Assessing psychopathology and behaviour problems in persons with mental retardation: a review of available instruments.* Rockville: Dept of Helath and Human Services

Aman M, Tasse M, Rojahn J, Hammer D (1996) The Nisonger CBRF: A child behavior rating form for children with developmental disabilities. *Research in Developmental Disabilities*, 17, 41–57 (Bezugsadresse: Michael G. Aman, The Nisonger Center UAP, The Ohio State University, 1581 Dodd Drive, Columbus OH 43210, USA)

Carter A, Volkmar F, Sparrow S, Wang J, Lord C (1998) The Vineland Adaptive Behavior Scales: Supplementary norms for individuals with autism. *Journal of Autism and Developmental Disorders*, 28, 287–302

Dekker, M., Nunn, R. & Koot, H. (2002) Psychometric properties of the revised Developmental Behaviour Checklist scales in Dutch children with intellectual disability. *Journal of Intellectual Disability Research*, 46, 61–75

Eggert D (1974) Eine vergleichende Untersuchung zur Sozialreife geistig behinderter Kinder und jüngerer nicht-behinderter Kinder mit der Vineland Social Maturity Scale. *Praxis der Kinderpsychologie und Kinderpsychiatrie*, 23, 139–144

Eggert D (1997) *Von den Stärken ausgehen . . . Individuelle Entwicklungspläne in der Lernförderungsdiagnostik.* Dortmund, borgmann

Einfeld S, Tonge B (1995) The Developmental Behavior Checklist: The development and validation of an instrument to assess behavioral and emotional disturbance in children and adolescents with mental retardation. *Journal of Autism and Developmental Disorders*, 25, 81–104 (Bezugsadresse: Dept of Child and Adolescent Psychiatry, Prince of Wales Hospital, High St., Randwick, NSW 2031, Australien)

Einfeld S, Tonge B, Florio T (1994) Behavioural and emotional disturbance in fragile X syndrome. *American Journal of Medical Genetics*, 51, 386–391

Einfeld S, Tonge B, Florio T (1997) Behavioural and emotional disturbance in individuals with Williams syndrome. *American Journal on Mental Retardation*, 102, 45–53

Haywood HC (1998) Interactive assessment. In R Taylor (Hrsg), *Assessment of individuals with mental retardation* (103–130). San Diego, Singular Publ

Hodapp R, Leckman J, Dykens E, Sparrow S, Zelinsky D, Ort S (1992) K-ABC profiles in children with fragile X syndrome, Down syndrome, and non-specific mental retardation. *American Journal of Mental Deficiency*, 97, 39–46

Holtz K, Eberle G, Hillig A, Marker K (1984/1998) *Heidelberger-Kompetenz-Inventar für geistig Behinderte.* Heidelberg, Edition Schindele

Kamphaus R (1987) Conceptual and psychometric issues in the assessment of adaptive behavior. *Journal of Special Education*, 21, 27–35

Kamphaus R, Reynolds C (1987) *Clinical and research applications of the K-ABC.* Circle Pines, American Guidance Service

Luckasson R, Coulter D, Polloway E et al. (1992) *Mental retardation: Definition, classification, and system of supports* (9th ed.). Washington: American Association on Mental Retardation

Matson J (1994) Matson Evaluation of Social Skills for Individuals with Severe Retardation: MESSIER (professional manual). Baton Rouge, Scientific International Publications.

Melchers P, Preuss U (1991) *Kaufman-Assessment Battery for Children. Amsterdam, Swets & Zeitlinger*

Platt L, Kamphaus R, Cole R, Smith C (1991) Relationship between adaptive behavior and intelligence: Additional evidence. *Psychological Reports*, 68, 139–145

Rojahn J (1989) *The Behavior Problems Inventory (BPI).* Ohio, Ohio State University

Rojahn J, Fenzau B, Hauschild D (1985) Selbstverletzungsverhalten bei geistig Behinderten. *Geistige Behinderung*, 24, 183–192

Sarimski K (2001) *Kinder und Jugendliche mit geistiger Behinderung.* Göttingen, Hogrefe

Schuck K-D (2000) Diagnostische Konzepte. In J Borchert (Hrsg), *Handbuch der Sonderpädagogischen Psychologie* (233–248). Göttingen, Hogrefe

Seibert J, Hogan A (1982) *Early Social-Communication Scales. Unpublished Manual.* Miami, Mailman Center for Child Development

Sparrow S, Balla D, Cicchetti D (1984) *Vineland Adaptive Behavior Scales.* Circle Pines, American Guidance Services.

Steinhausen HC et al. (im Druck) *Verhaltensfragebogen für Kinder mit Entwicklungsstörungen (VFE)*

Sturmey P, Sevin J, Williams D (1995) The Behavior Problem Inventory: a further replication of ist factor structure. *Journal of Intellectual Disability Research*, 39, 353–356

Süss-Burghart H (1995) Die Kaufman Assessment Battery for Children (K-ABC): Testergebnisse, Validität und Retestreliabilität bei mental retardierten Kindern. *Frühförderung interdisziplinär,* 14, 72–77

Tasse M, Aman M, Hammer D, Rojahn J (1996) The Nisonger Child Behavior Rating Form: Age and gender effects and norms. *Research in Developmental Disabilities,* 17, 59–75

Wetherby A, Prizant B (1993) *Communication and Symbolic Behavior Scales – normed edition.* Chicago, Riverside Publ.

Zigler E, Bennett-Gates D, Hodapp R (1999) Assessing personality traits of indiviuduals with mental retardation. In E Zigler, D Bennett-Gates (Hrsg), *Personality development in individuals with mental retardation* (206–225). Cambridge, University Press

Testverfahren (in der Reihenfolge ihres Auftretens im Text)

Hamburg-Wechsler-Intelligenztest für Kinder III, HAWIK-III (2000) Tewes U, Schallberger U, Rossmann K (Hrsg) Bern/Göttingen, Huber

Hannover-Wechsler-Intelligenztest für das Vorschulalter, HAWIVA (1975) Eggert D (Hrsg) Bern/Göttingen, Huber

McCarthy Scales of Children's Abilities, MSCA (1972) McCarthy D, New York, Psychological Corporation

Testbatterie für das geistig behinderte Kind, TBGB (1975; 3. Auflage), Bondy C et al., Weinheim, Beltz Test

Kaufman Assessment Battery for Children, K-ABC (1991) Melchers P, Preuss U (Hrsg) Amsterdam/Frankfurt, Swets & Zeitlinger

Snijders-Oomen Non-verbaler Intelligenztest, SON-R 2,5–7 (1996) Tellegen P, Winkel M, Wijnberg-Williams B, Amsterdam/Frankfurt, Swets & Zeitlinger

Snijders-Oomen Non-verbaler Intelligenztest, SON-R 5,5–17 (1997) Snijders J, Tellegen P, Laros A, Amsterdam/Frankfurt, Swets & Zeitlinger

Münchener Funktionelle Entwicklungsdiagnostik, MFED 1–3 (1994, 4. Aufl.) Hellbrügge T, Göttingen, Testzentrale

Griffiths Entwicklungsskalen, GES (2000²), Brandt I, Sticker E, Weinheim, Beltz Test

Entwicklungstest 6–6, ET 6–6 (2000) Petermann F, Stein I, Amsterdam/Frankfurt, Swets & Zeitlinger

Ordinalskalen zur sensomotorischen Entwicklung (1987) Sarimski K (Hrsg) Weinheim, Beltz Test

Symbolic Play Test, SPT (1976) Lowe K, Costello A, Windsor: NFER-Nelson Publ. Co.

Sprachentwicklungstest für zweijährige Kinder, SETK-2 (2000) Grimm H, Aktas M, Frevert S, Göttingen, Hogrefe

Sprachentwicklungstest für drei- bis fünfjährige Kinder, SETK 3–5 (2001) Grimm H, Aktas M Frevert S, Göttingen, Hogrefe

Heidelberger Sprachentwicklungstest, HSET (1991²) Grimm H, Schöler H, Göttingen, Hogrefe

Kindersprachtest für das Vorschulalter, KISTE (1994) Häuser D, Kasielke E, Scheidereiter U, Göttingen, Hogrefe

Aktiver Wortschatztest für drei bis sechsjährige Kinder, AWST 3–6 (1996²) Kiese C, Kozielski P, Weinheim, Beltz Test

Elternfragebögen für die Früherkennung von Risikokindern, ELFRA (2000) Grimm H, Doil H, Göttingen, Hogrefe

Sensory Integration and Praxis Test, SIPT (1991³) Ayres A, Los Angeles, Western Psychological Services

Frostigs Entwicklungstest der visuellen Wahrnehmung, FEW (2000, 9. Aufl.) Lockowandt O (Hrsg), Weinheim, Beltz Test

Diagnostisches Inventar motorischer Basiskompetenzen bei lern- und entwicklungsauffälligen Kindern im Grundschulalter, DMB (1996²) Eggert D, Ratschinski G, Weinheim, Beltz Test

Diagnostisches Inventar auditiver Alltagshandlungen, DIAS (1992) Eggert D, Thomas P, Weinheim, Beltz Test

Heidelberger Kompetenz Inventar für geistig Behinderte, HKI (1998²) Holtz K, Eberle G, Hillig A, Marker A, Heidelberg, Ed. Schindele

5. Allgemeine und spezielle Psychopathologie

Hans-Christoph Steinhausen

Die Psychopathologie versteht sich als die wissenschaftliche Methodenlehre der Psychiatrie zur Erfassung und Beschreibung abnormen Erlebens und Verhaltens. Sie steht damit in Ergänzung – und nicht etwa in Konkurrenz – zur wissenschaftlichen Methodenlehre der differentiellen Psychologie. Beide Ansätze zielen auf die Diagnostik seelischer Abläufe, Befindlichkeiten und deren Beziehung zum Ausdruck und Verhalten. Die Psychopathologie als psychiatrische Methode legt dabei den Hauptakzent auf Störung und abnormes Verhalten. Sie stellt Kategorien für die Beobachtung und Erfassung abnormer seelischer Abläufe und abweichenden Verhaltens bereit und ermöglicht über die Formulierung von Diagnosen die Klassifikation verschiedener psychiatrischer Krankheitsbilder.

5.1 Klassifikation

Voraussetzung für die Bildung von Klassifikationen im Sinne wissenschaftlicher Ordnungssysteme ist die Abgrenzung unterscheidbarer Einheiten. Bezogen auf ein psychiatrisches Klassifikationssystem ist also zunächst zu fordern, daß verschiedene psychische Störungsbilder in Form von Diagnosen erfaßt werden. Diagnosen erfüllen dabei mehrere Funktionen: Sie ermöglichen nicht nur eine Zusammenfassung von abnormen Verhaltensweisen und Symptomen und lenken damit die Erforschung von Ursachen, Behandlung und Verlauf seelischer Störungen, sondern strukturieren auch das Handeln in der Praxis, zumal therapeutische Maßnahmen bei verschiedenen Diagnosen unterschiedlich gehandhabt werden müssen. Es kommt schließlich hinzu, daß erst die Klassifikation von psychiatrischen Störungen die wissenschaftliche Kommunikation über diese Auffälligkeiten ermöglicht.

Das international am weitesten verbreitete Klassifikationsschema ist das von der Weltgesundheitsorganisation (WHO) entwickelte System der »International Classification of Diseases« (ICD). Das Kapitel über die psychiatrischen Störungen ist zugleich Bestandteil eines von der WHO herausgegebenen muliaxialen Klassifikationsschemas (MAS, deutsche Übersetzung durch Remschmidt und Schmidt, 1994). Dieses mehrdimensionale Schema trägt dem Umstand Rechnung, daß medizinische Modelle mit der Ableitung von Krankheiten aus vornehmlich oder ausschließlich biologischen Ursachen nur für sehr wenige psychiatrische Störungen angemessen sind. Dies gilt in besonderem Maße für die in der Kinder- und Jugendpsychiatrie geläufigen Diagnosen. Entsprechend werden im MAS neben der Ebene der Psychopathologie auf einer Achse zur Erfassung psychiatrischer Störungen (1) weitere Achsen zur Klassifikation umschriebener Entwicklungsrückstände (2), des Intelligenzniveaus (3), der körperlichen Symptomatik (4), aktueller abnormer psychosozialer Umstände (5) und eine Globalbeurteilung der psychosozialen Anpassung (6) berücksichtigt.

5.2 Häufigkeit psychischer Störungen bei geistiger Behinderung

Die exakte Bestimmung von Häufigkeiten psychischer Störungen bei geistiger Behinderung stößt auf eine Reihe von Schwierigkeiten. Einerseits setzt sie voraus, daß verschiedene Untersucher über ein gleiches Klassifikationssystem verfügen. Dies ist in der Vergangenheit jedoch nur sehr begrenzt der Fall gewesen, zumal das Bewußtsein für ein einheitliches Klassifikationssystem erst in jüngster Zeit gewachsen ist und auch hier für die Zukunft die Existenz eines separaten nordamerikanischen Klassifikationsschemas – des DSM-IV (Diagnostic and Statistical Manual) – neben der ICD-10 die wissenschaftliche Kommunikation zumindest streckenweise behindern wird. Die mangelnde Einheitlichkeit der psychiatrischen Klassifikation ist daher einer der gewichtigen Gründe, warum ältere Untersuchungen zur Häufigkeit psychiatrischer Störungen nur sehr begrenzt Vergleiche zulassen.

Die Aussagekraft von Untersuchungen zur Häufigkeit psychiatrischer Störungen ist neben den bisher erörterten Aspekten zentral von der Repräsentativität der jeweils untersuchten Patientengruppe bzw. Stichprobe abhängig.

Vielfach hat die psychiatrische Epidemiologie, die sich mit der Häufigkeit und Verteilung psychiatrischer Störungen befaßt, ihren Ausgang bei Patienten von Institutionen bzw. Krankenhäusern genommen. Entsprechend liegen auch bedeutend mehr Erkenntnisse über geistig Behinderte aus derartigen Einrichtungen vor. Da jedoch nicht sämtliche geistig Behinderte, sondern eher eine Minderheit von Schwerbehinderten institutionell betreut werden, können Zahlen auf der Basis derartiger Stichproben schwerlich repräsentativ sein. Ergänzend sind demgemäß Erkenntnisse notwendig, die auf repräsentativen Erhebungen in der Allgemeinbevölkerung beruhen. Derartige Untersuchungen liegen nur in sehr begrenztem Umfang vor.

In **Tab. 5.1** sind Ergebnisse epidemiologischer Studien an geistig behinderten Kindern und Jugendlichen zusammengefaßt, die entweder über amtliche Register oder im Rahmen einer Feldstudie erhoben wurden. Die Zahlen verdeutlichen zwei wichtige Trends, nämlich einerseits eine deutlich erhöhte Prävalenzrate für psychische Störungen bei geistig behinderten Kindern und Jugendlichen und andererseits eine mit dem Schweregrad der Behinderung zunehmende Prävalenzrate für psychische Störungen. Entsprechende Feststellungen gelten auch für erwachsene geistig Behinderte.

Einen detaillierteren Einblick in die Art der psychischen Störungen und ihre Häufigkeit bei geistig behinderten Kindern und Jugendlichen vermittelt **Tab. 5.2**. In diesem Altersabschnitt besteht mit unterschiedlicher Häufigkeit in der einzelnen Jahrgängen vor allem eine massiv erhöhte Prävalenzrate für Autismus und tiefgreifende Entwicklungsstörungen, Aufmerksamkeitsdefizit-Hyperaktivitätsstörungen (ADHS) sowie Depression und Angst. Das Ausmaß dieser Störungen bei geistig Behinderten wird ersichtlich, wenn man die Prävalenzraten bei normal intelligenten Kindern und Jugendlichen zum Vergleich heranzieht: diese betragen für die ADHS nur 2–5 % und für den Autismus unabhängig von der Intelligenz 0.4–1.6 ‰. Auch die bei Erwachsenen mit geistiger Behinderung in Feldstichproben beobachteten Prävalenzraten von 1–9 % für Schizophrenien und Psychosen liegen deutlich über dem Wert von etwa 1 % in der Normalbevölkerung (Dykens und Hodapp, 2001).

Tab. 5.1: Die Prävalenz psychischer Störungen bei geistiger Behinderung

Studie	Studien-Typ	Stichprobe	Prävalenz psychischer Störungen (%)	
			leichte g. B.	schwere g. B.
Birch et. al. (1970) (Aberdeen, GB)	R	N = 78 8–10 Jahre	34	45
Corbett (1977) (Camberwell, GB)	R	N = 140		47
Jacobson (1982) (New York State)	R	N = 8784 < 21 Jahre	48	54
Gillberg u. a. (1986) (Göteborg, S)	R	N = 164 13–17 Jahre	57	64
Strømme und Diseth (2000) (Akershus, N)	F	N = 178	33	42

R = Register-Studie F = Feldstudie

Tab. 5.2: Die Prävalenz psychischer Störungen: Störungsspezifische Raten

	Alter Jahre	Autismus/TES %	ADHS %	Depression/ Angst %
Jacobson (1982)	0–21	9–13	9–21	0.3–4
Gillberg u. a. (1986)	13–17	4–41	11	4
Gath und Gumley (1986)	6–17	2–16	7	10

TES = Tiefgreifende Entwicklungsstörung ADHS = Aufmerksamkeitdefizithyperaktivitätsstörung

Trotz dieser deutlichen Hinweise auf bedeutsam erhöhte Prävalenzraten psychischer Störungen bei geistiger Behinderung ist die Variabilität der Befunde sowohl für die Gesamtprävalenz als auch die Prävalenzraten einzelner Störungen beträchtlich. Dieser Sachverhalt dürfte sehr wesentlich durch methodische Aspekte bedingt sein. Da sich die einzelnen Studien in methodischer Hinsicht beträchtlich unterscheiden, können die Ergebnisse auch nur bedingt übereinstimmen. Die Unterschiede erstrecken sich auf die Variation der Intelligenzminderung, die Zusammensetzung der Stichproben (z. B. hinsichtlich Alter und Geschlecht), die Ursachen der geistigen Behinderung, die Erfassungsmethoden für die Psychopathologie, die Klassifikationssysteme und schliesslich auch die Einschlußkriterien bei der sogenannten Fall-Definition.

Das Spektrum psychischer Störungen ist gemäß klinischer Beobachtungen und systematischer wissenschaftlicher Forschung sehr weit und in vielerlei Hinsicht mit dem bei normal intelligenten Personen vergleichbar. Bei schwerer geistiger Behinderung sind psychoorganische Syndrome häufiger, die sich neben hyperaktiv-

erethischem Verhalten beispielsweise als Stereotypien, autistisches Verhalten und Psychose manifestieren können. Ebenso ist aggressives (auch autoaggressives) Verhalten deutlich mit dem Schweregrad der geistigen Behinderung verbunden. Der gemeinsame Ursprung für diese psychiatrischen Störungen ist dabei zweifelsfrei in der organischen Hirnschädigung zu suchen, die bei einem IQ unter 50 immer gegeben ist.

Die Gründe für die erhöhte psychopathologische Vulnerabilität bei geistiger Behinderung sind gemäß dem gegenwärtigen Wissensstand in vier Bereichen angesiedelt (Dykens, 2000). Sie können (1) mit der *Persönlichkeit* geistig Behinderter verbunden sein. Hierzu zählen das weniger differenzierte Selbstkonzept, die Versagenserlebnisse in der Lerngeschichte, die Außenorientierung bei der Problembewältigung sowie die von enthemmt bis isoliert reichenden, abweichenden sozialen Stile, welche die Persönlichkeit geistig Behinderter kennzeichnen. Ein weiterer Bereich von Risikobedingungen erstreckt sich (2) auf *familiäre Faktoren*. In diesen Bereich fallen die aus der geistigen Behinderung resultierende und auf sie zurückwirkende familiäre Belastung, die jedoch nicht durchgängig zu beobachten ist, die möglicherweise gleichzeitig bestehende elterliche Minderbegabung sowie Partnerbeziehungsstörungen und psychische Störungen der Eltern. Ferner begünstigen (3) *soziale Faktoren* spezieller Art die Entwicklung psychischer Störungen bei geistig Behinderten. Ein erhöhtes Mißhandlungsrisiko einschließlich sexuellem Mißbrauchs, die soziale Stigmatisierung sowie die soziale Ablehnung sind diesem Bereich zuzurechnen. Schließlich sind (4) *biologische Faktoren* bedeutsam. So können aus begleitenden Epilepsien, aus Selbstverletzungen, aus Sinnesbehinderungen und teratogenen Schädigungen (z. B. beim Fetalen Alkohol Syndrom) spezielle Risiken für die Entwicklung einer psychischen Störung erwachsen. Ebenso wird angenommen, daß bei der Verknüpfung von bestimmten genetischen Syndromen und Verhalten eine spezielle biologische Vermittlung vorliegt, die mit dem Begriff der Verhaltensphänotypen bezeichnet wird.

Ähnlichkeiten mit den Verhältnissen bei normal intelligenten Personen bestehen auch insofern, als Geschlecht und Alter in einer charakteristischen Beziehung zu den psychiatrischen Störungen stehen. In beiden Gruppen sind aggressiv-dissoziale Störungen häufiger beim männlichen und emotional-neurotische Störungen häufiger beim weiblichen Geschlecht anzutreffen. Alterseffekte sind insofern festzustellen, als auch bei geistig Behinderten eine spezifische Symptomatik in bestimmten Entwicklungsabschnitten dominiert: In der Kindheit handelt es sich um Hyperaktivität, Enuresis, Enkopresis, Sprachentwicklungsstörungen, Aggressivität und Angstzustände; bei Jugendlichen liegen besondere Schwerpunkte im Bereich von Verwahrlosung und Delinquenz sowie der Entwicklung schizophrener Psychosen; bei Erwachsenen schließlich kommt es zu einer Häufung von Depressionen, psychosomatischen Symptomen und auch Konversionssyndromen (Hysterien) sowie Psychosen.

5.3 Verhaltensphänotypen

Gemäß einer Definition von Flint und Yule (1994) ist ein Verhaltensphänotyp ein charakteristisches Muster an motorischen, kognitiven, linguistischen und sozialen Auffälligkeiten, das konsistent mit einer biologischen Störung verbunden ist. In einigen Fällen kann der Verhaltensphänotyp eine psychiatrische Störung darstellen; in anderen Fällen können Verhaltensweisen auftreten, die üblicherweise nicht als Symptome einer psychiatrischen Störung betrachtet werden.

Mit den zunehmenden Möglichkeiten der molekulargenetischen Aufklärung von Ursachen der geistigen Behinderung in der jüngsten Vergangenheit hat das Interesse an der Identifizierung von Verhaltensphänotypen deutlich zugenommen. Dabei wird mehrheitlich der sogenannte genomische Ansatz verfolgt, bei dem bei bekannten genetischen Syndromen nach spezifischen Verhaltensmerkmalen gesucht wird. Im alternativen phänomischen Ansatz nimmt die Forschung bei einem spezifischen Verhalten ihren Ausgang und sucht nach möglicherweise zugrundeliegenden genetischen Mechanismen. In **Tab. 5.3** sind einige Ergebnisse aus der Forschung über Verhaltensphänotypen am Beispiel

Tab. 5.3: Verhaltensphänotypen bei ausgewählten genetischen Syndromen (nach Dykens, 2000)

Down Syndrom	unfolgsam, stur, unaufmerksam, überaktiv, widersprechend, zurückgezogen (Depression und Demenz bei Erwachsenen)
Fragiles-X-Syndrom	sozial ängstlich, scheu, blickmeidend, perseverierend, autistisch, unaufmerksam, überaktiv, traurig oder verstimmt (vornehmlich weibliches Geschlecht)
Katzenschrei-Syndrom	kleinkindliche hochtönende katzenartige Schreie, überaktiv, unaufmerksam, Stereotypien, Selbstverletzungen, sozial und kommunikationsinteressiert
Prader-Willi-Syndrom	Hyperphagie, Zwangssymptome, Hautzupfen, Wutausbrüche, labil, perseverierend, stur, hyperaktiv
Smith-Magenis-Syndrom	unaufmerksam, hyperaktiv, aggressiv, aufmerksamkeitssuchend, Selbstverletzungen, Stereotypien (oft mit dem Mund), Schlafstörungen, Selbstumarmungen
Williams-Syndrom	Ängste, Phobien, unaufmerksam, hyperaktiv, sozial enthemmt, übermässig freundlich, undifferenzierte Beziehungen, empfindsam, empatisch

von fünf genetischen Syndromen zusammengefaßt. Verhaltensphänotypen lassen sich mit den
Methoden der psychopathologischen Befunderhebung sowie der Beschreibung und quantitativen Erfassung des Verhaltens ermitteln. Insofern kommen die Verhaltensbeobachtung
ebenso wie die Verhaltensbeurteilung anhand
von strukturierten Fragebögen und Beur-
teilungsskalen zum Einsatz (vgl. Kap. 6.2). Entsprechend haben Steinhausen u. a. (2002) sich
um eine Differenzierung des Verhaltensphänotyps bei drei genetischen Syndromen (Prader-
Willi-Syndrom, Fragiles-X-Syndrom sowie tuberöse Hirnsklerose) und dem teratogen, d. h.
in der Schwangerschaft durch Alkoholkonsum
entstandenen Fetalen Alkohol Syndrom mit
Hilfe eines strukturierten Verhaltensfrage-
bogens bemüht. Mit dem quantitativen Ansatz
ließen sich verschiedene Verhaltensprofile identifizieren, die in Teilen jeweils zwischen zwei
Syndromen deutliche Differenzierungen ermöglichten.

Der Wert der Forschung über Verhaltensphänotypen bei geistiger Behinderung liegt in der
Möglichkeit, neue Einsichten in die Ursachen
psychischer Symptome und Störungen zu gewinnen. Sehr wahrscheinlich werden aus derartigen Erkenntnissen auch Ansätze für eine
Verbesserung und Spezifizierung der Therapie
resultieren, indem sich z. B. die Pharmako-
therapie in Richtung einer Behandlung von bestimmten Phänotypen als Pharmakophänotypie
spezifizieren wird. Andererseits müssen aber
auch die Grenzen des Forschungsansatzes der
Verhaltensphänotypen klar erkannt werden.
Diese sind in dem Wahrscheinlichkeitsansatz
begründet, der davon ausgeht, daß Verhaltens-
phänomene einer bestimmten Art innerhalb eines genetischen Syndroms hinsichtlich ihres
Schweregrades variieren, sich mit Alter und
Zeit verändern und mit psychosozialen Risikofaktoren in Wechselwirkung treten.

5.4 Spezielle Psychopathologie bei geistiger Behinderung

In diesem Abschnitt kann keine vollständige
Darstellung aller psychopathologischen Phäno-

mene bei geistig Behinderten erfolgen. Es sollen
aber wichtige Problemfelder aufgezeigt werden.
Eine detaillierte Darstellung der auch bei nor-
malintelligenten Kindern und Jugendlichen zu
beobachtenden psychischen Störungen findet
sich bei Steinhausen (2002).

5.4.1 Tiefgreifende Entwicklungsstörungen

Als frühkindlicher *Autismus* wird eine im Säug-
lings- bzw. Kleinkindalter beginnende, hoch
charakteristische Symptomatik verstanden, die
durch Unfähigkeit zur sozialen Beziehungs-
entwicklung, Verzögerung der Sprachentwicklung sowie eine Reihe von Auffälligkeiten des
Spachgebrauchs, hochgradig repetitive und stereotype Spielaktivitäten, ein zwanghaftes Bestehen auf Gleichartigkeit und einen Mangel an
Imagination gekennzeichnet ist. Die Kriterien
(1) der Beziehungsstörung, (2) der Sprach-
retardierung mit gestörtem Sprachverständnis,
Echolalie und Pronominalumkehr sowie (3) die
verschiedenen ritualistischen und zwanghaften
Phänomene sind zugleich allgemeingültig und
spezifisch für alle frühkindlichen Autisten.

Autismus und geistige Behinderung sind häufig
koexistent, zumal drei Viertel aller frühkindlichen Autisten einen IQ im Bereich der geistigen Behinderung haben. Die beiden Begriffe
sind jedoch nicht synonym. Unterschiede ergeben sich aus der Tatsache, daß bei Autisten ein
charakteristisches Intelligenzprofil mit stärkeren
Leistungen im Handlungsteil der WECHS-
LER-Skalen, anhaltende Sprachentwicklungsstörungen, eine stärkere Betonung von Mittel-
schichtfamilien, ausgeprägtere Speicher- und
Konzept- sowie Kodierungs- und Kategorisie-
rungsstörungen als bei geistig Behinderten in
experimentellen Studien festgestellt wurden.
Im Unterschied zu geistig Behinderten weisen
Autisten demnach ein spezifisches kognitives
Defizit der Sprache und zentraler Kodierungs-
prozesse auf, während bei geistig Behinderten
die Entwicklungsrückstände typischerweise in
allen Bereichen auftreten und die motorischen,
sozialen und kognitiven Entwicklungssequen-
zen koordiniert bleiben.

Die Reaktionen des geistig Behinderten auf
sensorische Reize, Menschen und Objekte so-

wie die Entwicklung von Sprechen und Sprache sind in Einklang mit dem allgemeinen Entwicklungsniveau kognitiver Funktionen. Die bei geistiger Behinderung wie auch beim frühkindlichen Autismus auftretende Beeinträchtigung sozialer Beziehungen läßt sich weniger über die Blickvermeidung und den körperlichen Rückzug von anderen als über die geringere Initiative zu sozialen Kontakten und die geringere visuelle Orientierung an Personen und Objekten beim frühkindlichen Autismus differenzieren.

Eine klinische Differentialdiagnose muß neben den verschiedenen Typen (a) einer geistigen Behinderung ohne frühkindlichen Autismus, (b) eines frühkindlichen Autismus mit geistiger Behinderung sowie (c) eines frühkindlichen Autismus mit normaler Intelligenz auch den Typus der (d) geistigen Behinderung mit autistischen Zügen berücksichtigen. Im zuletzt genannten Fall handelt es sich um geistig Behinderte, bei denen einige Teilmerkmale des Autismussyndroms vorliegen. Hierzu sind vornehmlich Stereotypien und motorische Manierismen, Defizite der sozialen Beziehungsgestaltung, eher im Sinne von fehlenden Fertigkeiten und Rückständigkeit als aktiver Vermeidung, und des Spachverständnisses zu zählen.

Kinder mit einer *desintegrativen Störung* nehmen zunächst bis zu etwa drei bis vier Jahren eine normale Entwicklung und sind dann durch eine massive Entwicklungsregression und Desintegration ihres Verhaltens gekennzeichnet. Unter dem Bild des Verlustes von sozialen und sprachlichen Fertigkeiten in Verbindung mit emotionalen Störungen und Kontaktstörungen kommt es bei vermehrter Irritabilität, Ängstlichkeit, motorischer Unruhe sowie Stereotypien und Manierismen innerhalb von Monaten zu hochgradigen Rückschritten in der Entwicklung. In den meisten Fällen liegt auch ein Intelligenzabbau vor, wenngleich ein intelligenter Gesichtsausdruck, das sog. Prinzengesicht bleibt. Dieses Bild entwickelt sich bisweilen nach Masern-Enzephalitis oder einer anderen Form der Hirnschädigung, häufiger fehlt jedoch jeglicher Hinweis auf eine organische Läsion. Die Prognose ist in der Regel sehr ungünstig, wenngleich vielfach eine stagnierende Entwicklung im Sinne eines Plateaus resultiert. Die in ihren Ursachen und ihrem klinischem Erscheinungsbild nicht einheitlichen desintegra-

tiven Psychosen decken sich weitgehend mit der Beschreibung der Dementia infantilis durch Heller (1930).

5.4.2 Psychosen

Schizophrene Psychosen werden selten im Kindesalter beobachtet. Ab Pubertät und Adoleszenz ist die Symptomatik ähnlich wie bei Erwachsenen. Kernmerkmale sind Denkstörungen, Halluzinationen, Wahn, Stimmungsveränderungen, Verwirrung, Affektverflachung, Manierismen und Grimassieren. Damit gehen, zum Teil bereits im Vorfeld der Erkrankung, sozialer Rückzug, Beeinträchtigung in der Erfüllung von Rollen, eigentümliche und bizarre Verhaltensweisen sowie möglicherweise auch eine Vernachlässigung der Körperhygiene einher.

In der Fachliteratur besteht Uneinigkeit dahingehend, ob bei Patienten mit einem IQ unter 50 eine Schizophrenie-Diagnose hinreichend sicher gestellt werden kann. Hier lassen sich einige Kernmerkmale wie Denkstörungen, Halluzinationen oder Wahn häufig nur sehr schwer objektivieren, so daß die Diagnose einer Schizophrenie vielfach auf der Basis von Stereotypien, bizarren motorischen Verhaltensweisen und Manierismen gestellt wird und damit weniger zuverlässig ist. Hingegen ist die Diagnose bei leichter geistiger Behinderung in der Regel sicher möglich. Insgesamt ist die Prognose für die Schizophrenie deutlich mit dem IQ korreliert, so daß das Zusammentreffen von geistiger Behinderung und Schizophrenie einen ungünstigen Verlauf der Psychose bedeutet.

Affektive Psychosen im Sinne von endogenen Depressionen, Manien sowie manisch-depressiven Erkrankungen kommen ebenfalls bei geistig Behinderten vor. Insbesondere bei leicht und mittelgradig geistig Behinderten können die üblichen Methoden der psychiatrischen Untersuchung, d. h. das Interview, die Fremdbeurteilung und die direkte Beurteilung, die Diagnose sichern, während bei schwerer geistiger Behinderung die Methode des Interviews entfällt. Depressive und manische Verstimmungen kommen wahrscheinlich ebenso häufig bei geistiger Behinderung wie bei normal Intelligenten vor, wobei die affektiven Symptome mit zunehmendem Schweregrad der Behinderung weniger typisch und damit schwieriger zu diagnostizieren sind (Matson und Barrett, 1982).

Im Kindesalter werden schließlich auch *atypische Psychosen* diagnostiziert. Hierzu zählen Autismus-ähnliche Bilder, die beispielsweise nach dem Alter von 30 Lebensmonaten entstehen oder unspezifische Störungen mit psychotischer Qualität, die nicht die Kriterien für eine Schizophrenie, eine desintegrative Psychose oder den frühkindlichen Autismus erfüllen. Derartige Störungen entstehen häufig auf der Basis einer schweren geistigen Behinderung und/oder Hirnschädigung, wobei Stereotypien, Hyperaktivität, Automutilation, Pica, verlangsamte Sprachentwicklung und Kontaktstörungen beobachtet werden können.

5.4.3 Hyperaktivität und Aufmerksamkeitsstörung

Zu den häufigen psychopathologischen Symptomen bei geistiger Behinderung zählt die oft dranghaft ausgeprägte motorische Unruhe im Sinne wenig strukturierter und mangelnder Zielorientierung. Mit ihr sind in der Regel eine ungenügende Zentrierung der Aufmerksamkeit, hochgradige Ablenkbarkeit und fehlende Ausdauer verknüpft. Das in der ICD-10 als hyperkinetische Störung bezeichnete Syndrom mit den Symptomen Hyperaktivität, Aufmerksamkeitsdefizit und Impulsivität beschreibt die psychopathologischen Phänomene auch bei geistiger Behinderung angemessen, wenngleich diese Diagnose eher bei normal intelligenten Personen gestellt wird. Die terminologische Empfehlung, für ausgeprägte motorische Unruhezustände bei geistiger Behinderung den Begriff der *Erethie* zu gebrauchen, wird international nicht einheitlich befolgt.

Hyperaktivität und Aufmerksamkeitsstörung bei geistiger Behinderung sind in der Regel Hinweiszeichen auf eine der Behinderung zugrundeliegenden Hirnschädigung. Gleichwohl ist nicht auszuschließen, daß mangelnde Anregung im Sinne von sensorischer und sozialer Deprivation zu der Symptommanifestation beiträgt. Wie bereits im Abschnitt über Häufigkeiten psychischer Störungen dargelegt, gehören Hyperaktivität und Aufmerksamkeitsdefizit zu den häufigsten Phänomenen bei geistiger Be-

hinderung. Die Wahrscheinlichkeit für die Ausbildung dieser Symptome wächst mit dem Schweregrad der geistigen Behinderung.

Bei einer Reihe spezifischer Syndrome sind Hyperaktivität und Aufmerksamkeitsstörungen überzufällig häufig anzutreffen oder haben sogar den Charakter obligater Symptome. Hierzu zählen beispielsweise das fetale Alkoholsyndrom (Spohr und Steinhausen, 1996) – insbesondere bei den morphologisch schwerer geschädigten und damit stärker retardierten Kindern –, die unbehandelte Phenylketonurie sowie das seltene Kramer-Pollnow-Syndrom. Schließlich besteht auch eine spezifische Beziehung zur Psychopathologie bei den Epilepsien. Hier kommt es gerade bei organisch geschädigten, geistig behinderten Epileptikern zur Ausbildung eines sog. erethisch-hyperkinetischen Syndroms, das besonders charakteristisch für die Psychopathologie der Epilepsie vor der Pubertät ist.

Im Zusammenhang dieses Abschnittes sei auch auf das andere Extrem einer Antriebsstörung verwiesen: Nicht wenige geistig Behinderte zeichnen sich durch eine Antriebsverminderung in Form von *Hypoaktivität* aus. Beispielsweise sind viele Menschen mit einem Down-Syndrom eher antriebsgemindert. – Die Therapie von Antriebsstörungen und Aufmerksamkeitsdefizit wird in Kapitel 8 dargestellt.

5.4.4 Stereotypien und Automutilation

Unter *Stereotypien* werden repetitive, relativ gleichförmige Bewegungen von Kopf, Körper und Händen verstanden. Im Unterschied zu den plötzlich einschießenden, nicht willentlich gesteuerten, zwecklosen und auf einige umschriebene Muskelgruppen beschränkten Tics betreffen Stereotypien eine gesamte Körperregion im Sinne einer integrierten zweckfreien und offensichtlich willensgestörten Bewegung. Stereotypien entwickeln einen hohen Grad an Autonomie. Die häufigsten Formen sind rhythmische Bewegungen des Kopfes (sog. Jactatio capitis), des gesamten Körpers (sog. Jactatio corporis) oder der Hände sowie Automanipulationen am Körper im Sinne von Ziehen, Kratzen und Beißen. Bei den zuletzt aufgeführten Formen wird die Überlappung mit automutilativem Verhalten deutlich.

Stereotypien sind in kurzlebiger Form z. B. als Jaktationen auch bei normalen Säuglingen recht häufig zu beobachten, während sie jenseits des zweiten bis dritten Lebensjahres beim normalen Kleinkind nur noch äußerst selten auftreten. Hingegen sind sie für geistig behinderte, sinnesgestörte sowie institutionalisierte Kinder aller Altergruppen sehr charakteristisch. Im Unterschied zu normalen Kindern, wo sie in spezifischen Situationen – z. B. in sozialer Isolation, bei Krippenaufzucht, bei Müdigkeit und/oder Inaktivität – vorkommen, sind Stereotypien bei den genannten Gruppen anhaltend und von der Umgebung relativ unabhängig. Dabei gilt der Grundsatz, daß die Stereotypien um so bizarrer, resistenter und ausgeprägter sind, je geringer die Stimulation ist, die das schwer geistig behinderte, sinnesgeschädigte, psychotische oder institutionalisierte Kind erhält.

Bei der *Automutilation* handelt es sich um wiederholte Handlungen gegen den eigenen Körper mit der Folge von Verletzungen oder Gewebeschädigung. Die häufigsten Formen sind Kopfschlagen, Haarereißen, Beißen und Kratzen am eigenen Körper. Automutilationen kommen häufiger bei jüngeren und bereits längerfristig institutionell untergebrachten Patienten sowie bei schwergradig Behinderten vor. Auch hier liegen Verknüpfungen mit Sinnesbehinderungen vor. Insgesamt zeigen etwa 10 % der in Institutionen lebenden geistig Behinderten automutilative Verhaltensweisen. Als obligates Symptom treten Automutilationen beim Lesch-Nyhan-Syndrom auf (vgl. Kap. 7).

Die Suche nach den Ursachen für Stereotypien und Automutilationen hat bisher lediglich zur Hypothesen- und Theorienbildung Anlaß gegeben. Eine organische Hypothese mit der Annahme gestörter physiologischer Prozesse kann auf das Phänomen herabgesetzter Schmerzempfindlichkeit bei einigen Formen der geistigen Behinderung, aber auch auf eine chronisch unerkannte Mittelohrentzündung verweisen. Lerntheoretische Annahmen können sich auf die Wirksamkeit von time-out-Prozeduren zur Unterbrechung positiver sozialer Verstärkung stützen, wenngleich die angenommene soziale Kontingenz weniger gut belegt ist. Positive Verstärkung könnte auch über interne propriozeptive Reize laufen. Schließlich ist auch an das Paradigma der negativen Verstärkung zu denken, zumal der Behinderte durch stereotypes Verhalten einen aversiven Reiz beenden kann, wenn damit beispielsweise Anforderung auszuweichen ist. Eine weitere theoretische Annahme geht von der Hypothese der Autostimulation aus: Hier wird darauf verwiesen, daß Stereotypien eine sensorische Stimulation zur Aktivation des Organismus bei Versagen der Umgebung (z. B. in den Institutionen) oder Verarbeitungsdefiziten für Reize darstellen.

5.4.5 Enuresis und Enkopresis

Mit *Enuresis* wird das unwillkürliche wiederholte Einnässen ohne organische Schädigung (z. B. des harnableitenden Systems) in einem Alter bezeichnet, in dem normalerweise die Sauberkeitserziehung abgeschlossen ist. Dieses Stadium ist im Alter von fünf Jahren bei etwa 16 % der Kinder noch nicht erreicht. Ab diesem Alter gewinnt die Diagnose einer Enuresis angesichts des Übergangs in das Schulalter eine praktische Bedeutung. Je nachdem, ob das Kind noch nie oder bereits für einen längeren Zeitraum trocken war, wird von einer primären oder einer sekundären Enuresis gesprochen. Hinsichtlich des Zeitpunktes des Einnässens tagsüber oder nachts wird zwischen Enuresis diurna und Enuresis nocturna unterschieden, wobei kombinierte Formen als Enuresis diurna et nocturna möglich sind. Allerdings wird der Begriff der Enuresis diurna in neuerer Zeit eher durch den der funktionellen Harninkontinenz als Bezeichnung für mehrere, verschiedene Störungen des Einnässens am Tage ersetzt (von Gontard, 2001; Steinhausen, 2002)

Wie bereits ausgeführt wurde, ist die Enuresis ein außerordentlich häufiges Symptom bei geistiger Behinderung. Diese Verknüpfung verweist nicht notwendigerweise nur auf die Bedeutsamkeit hirnorganischer Faktoren, sondern auch auf die zum Teil damit verbundenen beeinträchtigten Lernvorgänge bei geistig Behinderten. Gerade die beträchtlichen Erfolge in der lerntheoretisch begründeten Verhaltenstherapie bei allen Schweregraden der geistigen Behinderung (vgl. Kap. 9) verweisen auf die Möglichkeit, daß dieser Personenkreis möglicherweise weniger effektiv zur Sauberkeit erzogen wird.

Sehr wahrscheinlich machen die ursächlich bedeutsamen Entwicklungs- und Reifungsrückstände bei Kindern und Jugendlichen mit Enuresis aller Intelligenzgrade ein sehr spezifisches Sauberkeitstraining erforderlich, das mit den jeweiligen Lernmöglichkeiten in Einklang steht.

Unter *Enkopresis* wird die wiederholte, unwillentliche Stuhlentleerung in die Kleidung ohne organische Ursache verstanden. Auch hier sollte die Diagnose realistischerweise nicht vor dem Alter von vier Jahren gestellt werden. Insgesamt tritt die Enkopresis sehr viel seltener als die Enuresis auf. Die Symptomatik der Enkopresis kommt wesentlich häufiger bei lernschwachen oder geistig behinderten als bei normal intelligenten Kindern vor. Sie ist bei geistig Behinderten Ausdruck einer globalen Retardierung, während sie bei normal intelligenten Kindern eher mit intrapsychischen und interaktionellen Problemen bei eventueller Bahnung durch neuromotorische Entwicklungsdefizite in Verbindung zu bringen ist. Auch bei der Enkopresis können verhaltenstherapeutische Methoden mit gutem Erfolg eingesetzt werden.

5.4.6 Eßstörungen

Geistig Behinderte zeigen nicht nur gehäuft Auffälligkeiten im Erwerb von Eßfertigkeiten als Bestandteil von Entwicklung und Sozialisation, sondern auch eine Reihe spezifischer Eßstörungen.

Mit *Pica* wird die Aufnahme nicht eßbarer Substanzen bezeichnet, wobei es sich um Abfälle, Schmutz, Sand, Kot, Mörtel, Wandfarben oder andere Substanzen handeln kann. Dieses Symptom wird nicht nur bei geistig behinderten Kindern, sondern auch bei sozial benachteiligten Kindern oder intrafamiliären wie auch institutionellen Deprivationsbedingungen beobachtet. Ein gemeinsames Auftreten mit autostimulativem Verhalten, fehlender Sauberkeit im Sinne von Enuresis und Enkopresis sowie gestörtem Sozialverhalten ist häufig.

Unter *Rumination* wird das willkürliche Heraufwürgen bzw. Erbrechen von zuvor geschluckter Nahrung mit erneutem Kauen und Verschlucken verstanden. Die Symptomatik wird vornehmlich bei Säuglingen vor dem Hintergrund von Deprivationsbedingungen, aber auch bei älteren geistig Behinderten jenseits des frühen Kindesalters beobachtet. Auch hier wird der pathogenetische Stellenwert von Deprivationsbedingungen aus dem Umstand ersichtlich, daß andere autostimulatorische Verhaltensweisen, wie Jaktationen und genitale Manipulationen häufig mit dem Symptom der Rumination vergesellschaftet sind.

Schließlich können *Polyphagie* und *Polydipsie*, d. h. abnorme Mengenaufnahme fester und flüssiger Nahrung im Sinne einer Triebstörung, gehäuft bei geistig Behinderten beobachtet werden, wobei eine hirnorganische Schädigung in der Verursachung bedeutsam sein dürfte.

5.4.7 Andere Störungen

Neben den mit der geminderten Intelligenz einhergehenden *kognitiven Störungen* der Abstraktion und Begriffsbildung, des Denkens und der Wahrnehmung sowie der Merkfähigkeit und des Gedächtnisses sind der *psychomotorische Ausdruck, Stimmungen und Affekte* sowie einzelne *Triebfunktionen* auffällig.

Die *Psychomotorik* des geistig Behinderten ist vielfach wenig differenziert, eher grob und dysharmonisch. Viele der Betroffenen neigen ferner zu plötzlichen und ausgeprägten *Stimmungsveränderungen,* wobei depressive, zum Teil gereizt-mißmutige (dysphorische) häufiger als euphorische Verstimmungen beobachtet werden können. Ferner können episodisch *Affektdurchbrüche* von großer Intensität mit bisweilen für die Umwelt nicht ungefährlichen, mangelnd gesteuerten *Affekthandlungen* auftreten. Im Zusammenhang mit dieser geringen Differenzierung psychischer Strukturen sind nicht nur die *emotionalen Störungen* und die gehäufte Ausbildung von *dissoziativen Störungen* etwa in Form einer sog. hysterischen Gangstörung bei jugendlichen und vor allem erwachsenen geistig Behinderten, sondern auch *dissoziale Störungen* mit oft dranghaft wirkender Aggressivität und Delinquenz zu sehen.

Die gestörten *Triebfunktionen* werden neben den bereits erörterten Eßstörungen sowie der Antriebsstörung auch im Bereich der *sexuellen Entwicklung* deutlich. Dranghaftes Masturbieren ist im Kontext autostimulativen Verhaltens sowie einer Retardierung der psychosexuellen Entwicklung zu beobachten, während andere Phänomene wie Prostitution, Homosexualität, Pädophilie und Exhibitionismus vor allem vor dem Hintergrund der Behinderung in der Entwicklung angemessener zwischenmenschlicher Kontakte und Begegnungen durch soziale Isolation und Aussonderung gesehen werden sollten.

5.5 Schlußbemerkung

Psychiatrische Störungen treten bei geistig Behinderten gehäuft auf. Insgesamt überwiegen im Vergleich mit normal Intelligenten eher die Parallelen im Bild der Psychopathologie. Charakteristische Verknüpfungen einzelner Störungsbilder und Symptome bestehen eher mit den schweren Störungsgraden der geistigen Behinderung, bei denen hirnorganische Faktoren in der Verursachung dominieren. Vor der Bildung von Stereotypen bei der Beschreibung der psychopathologischen Merkmale von geistig Behinderten kann nicht nachdrücklich genug gewarnt werden, wobei die zunehmende Orientierung an modernen Klassifikationssystemen diesem in der älteren Psychiatrie häufiger zu beobachtenden Trend erfolgreich entgegengewirkt hat.

Literatur

Birch HG, Richardson SA, Baird D, Horobin G, Isley R (1970) Mental subnormality in the community: A clinical and epidemiological study. Williams & Wilkins, Baltimore

Corbett J (1977) Population studies of mental retardation; in Graham PJ (Hrsg), Epidemiological Approaches in Child Psychiatry. Academic Press, London

Došen A (1997) Psychische Störungen bei geistig behinderten Menschen. Fischer, Stuttgart

Dykens EM (2000) Annotation: Psychopathology in children with intellentual disability. J. Child Psychol. Psychiat. 41: 407–417

Flint J, Yule WC (1994) Behavioral phenotypes, in: M Rutter, E Taylor, L Hersov (Hrsg), Child and Adolescent Psychiatry. 3rd Edn, Blackwell, Oxford

Gath A, Gumley D (1986) Behaviour problems in retarded children with special reference to Downs-syndrome. Br. J. Psychiatry 149: 156–161

Gillberg C, Persson E, Grufman M, Themner U (1986) Psychiatric disorders in mildly and severely mentally retarded urban children and adolescents: epidemiological aspects. Br. J. Psychiatry 149: 68–74

Heller Th (1930) Über Dementia infantilis. Z. Erforsch. Behandl. Jug. Schwachsinns 2: 17–25

Jacobsen JW (1982) Problem behavior and psychiatry impairment within a developmentally delayed population: I. Behavioral frequency. Applied Res. Ment. Retardation 3: 121–139

Moldavskay M, Lev D, Lerman-Sagie T (2001) Behavioural phenotypes of genetic syndromes: a reference guide for psychiatrists. J. Am. Acad. Child Adolesc. Psychiatry 40: 749–761

Remschmidt H, Schmidt M, Klicpera C (1994) Multiaxiales Klassifikationsschema für psychische Störungen des Kindes- und Jugendalters nach ICD-10 der WHO. Huber Bern-Stuttgart-Wien

Spohr H.-L., Steinhausen H.-C. (Hrsg) (1996) Alcohol, pregnancy and the developing child. Cambridge University Press, Cambridge

Steinhausen H-C, von Gontard A, Spohr H-L, Hauffa BP, Eiholzer U, Backer M, Willmer J, Malin Z (2002) Behavioral phenotypes in four mental retardation syndromes: fetal alcohol syndrome, Prader-Willi-Syndrome, fragile X Syndrome, and tuberosis sclerosis. Amer. J. Med. Genetics 111: 381–387

Strømme P, Diseth TH (2000) Prevalence of psychiatric diagnoses in children with neutral retardation: data from a population-based study. Dev. Med. Child Neurol. 42: 266–270

von Gontard A (2001) Ausscheidungsstörungen, in HC Steinhausen (Hrsg), Entwicklungstörungen im Kinder- und Jugendalter. Ein interdisziplinäres Handbuch. Kohlhammer, Stuttgart

Weiterführende Literatur

Steinhausen H-C (Hrsg) (2000) Hyperkinetische Störungen bei Kindern, Jugendlichen und Erwachsenen. 2. Auflage. Kohlhammer, Stuttgart

Steinhausen H-C (Hrsg) (2001) Entwicklungsstörungen im Kinder- und Jugendalter. Ein interdisziplinäres Handbuch. Kohlhammer, Stuttgart

Steinhausen H-C (2002) Psychische Störungen bei Kindern und Jugendlichen. Lehrbuch der Kinder- und Jugendpsychiatrie. 5. Auflage, Urban & Fischer, München

6. Klinische Diagnostik und Früherkennung

Gerhard Neuhäuser und *Hans-Christoph Steinhausen*

Ziel der ärztlichen Untersuchung eines geistig behinderten Menschen ist es, Ursachen und Entstehungsgeschichte (Ätiologie und Pathogenese) der vorhandenen Funktionsstörungen aufzuklären. Dies gelingt trotz allem Bemühen nicht immer; es kommt deshalb auch darauf an, in Art einer »Bestandsaufnahme« Stärken und Schwächen zu bestimmen (Mehrfachbehinderung), organisch-biologische und psycho-soziale Grundlagen für erforderliche Behandlungsmaßnahmen zu schaffen. Durch frühzeitiges Erkennen einer zusätzlichen Behinderung kann manchen ihrer Folgen wirksam begegnet werden.

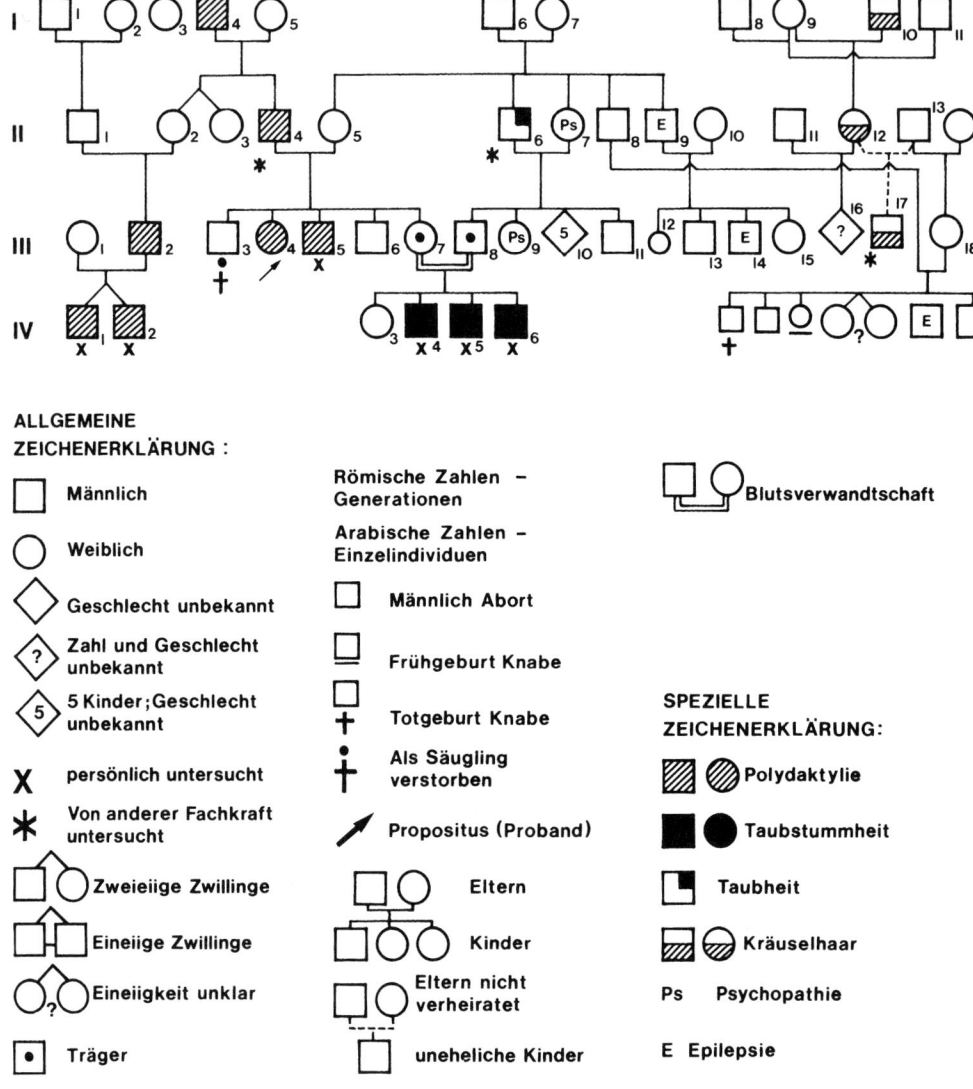

Abb. 6.1: Beispiel einer Stammbaumerhebung mit Symbolen (nach Neuhäuser, 1982)

6.1 Anamnese

Familienanamnese: Bedeutsam sind alle Hinweise auf Entwicklungsstörungen und Behinderungen bei Eltern, Geschwistern oder anderen Verwandten. Nach Möglichkeit sollten mindestens drei Generationen vollständig erfaßt und in einem Stammbaum dokumentiert werden

(**Abb. 6.1**); besonders bei Verdacht auf genetische Ursachen ist genau nach Blutsverwandtschaft, Spontanaborten, Totgeburten zu fragen. In der Praxis hat es sich bewährt, Informationen zur Familienanamnese erst dann zu sammeln, wenn ein gewisses Vertrauensverhältnis entstanden ist; auch werden nicht selten neue Gespräche nötig, wenn die genetische Ursache einer Behinderung feststeht (z. B. Hautmanifestation einer Phakomatose bei den Eltern). Sofern

82

Tab. 6.1a: Anamnese von Schwangerschaft und Geburt

I. Gynäkologische Anamnese	Andere Einflüsse (Röntgen usw.):
Menarche mit . . . Jahren	Sonographiebefunde:
Periodenblutung alle . . . Tage, Dauer . . Tage regelmäßig/unregelmäßig/Beschwerden	CTG-Befunde
Antikonzeptiva: Pille (Präparat:) Spirale/Diaphragma/andere:	*III. Geburt (Zahl: . . .)*
Vorausgehende Schwangerschaften:	Ort: Zuhause/Klinik, Adresse:
Gynäkologische Erkrankungen:	Leitung: Hebamme/Arzt
Operationen:	Beginn: Spontan/nach Einleitung/nach Blasensprengung
	Blasensprung: spontan/vorzeitig/induziert
II. Gravidität (Anzahl: . . .; IVF?)	Errechneter Entbindungstermin:
Dauer: . . . Wochen	Dauer: . . . Std. (Stadium I: . . . Std.; Stadium II: . . . Std.)
Konzeptionsdatum: Datum der letzten Periode:	
Feststellung: wann: ; wie: geplant/ungeplant Adresse des Frauenarztes:	Kindslage:
	Entbindung: normal/Extraktion/Zange/Sectio/Vakuum
Kindsbewegungen: Beginn: stark/mittel/schwach	
Gewichtszunahme: von . . . kg auf . . . kg	Komplikationen:
Krankheiten:	Fruchtwasser: Farbe: Menge: . . . ml; Geruch:
Unfälle:	Placenta: Gewicht: . . . g; Aussehen:
Berufstätigkeit:	Nabelschnur: Zahl der Gefäße: . . .; Länge: . . . cm; Ansatz:
Medikamenteneinnahme:	
Pränatale Diagnostik	Anästhesie:
Alkoholgenuß: Ja/Nein; Menge: welcher Monat:	Zustand der Mutter bei der Geburt:
Rauchen: Ja/Nein; Menge: welcher Monat:	Zustand des Kindes bei der Geburt:
Andere Genußmittel:	Apgar-Score: nach 1 Min. . . .; nach 5 Min. . . .; nach 10 Min.
Ernährung:	
Hinweise auf EPH-Gestose: Ja/nein (s. Mutterpaß)	Geburtsgewicht: . . . g; Länge: . . . cm;
Hinweise auf Infektionen: Ja/nein (s. Mutterpaß)	Kopfumfang: . . . cm

möglich, sollten Befundberichte angefordert werden; auch Photographien von Verwandten können wertvolle Hinweise geben.
Eigenanamnese: Man versucht, alle möglichen Belastungen oder Komplikationen während Schwangerschaft und Geburt zu erfassen sowie ein genaues Bild vom Entwicklungsverlauf beim behinderten Kind zu gewinnen (**Tab. 6.1a und 6.1b**).
Ausgehend von mütterlichen Faktoren (Alter und Gesundheitszustand, frühere Schwangerschaften, sozioökonomische und psychosoziale Belastungen) und vom Verlauf der Schwangerschaft (Erkrankungen, Unfälle, Narkose, Strahlenexposition, EPH-Gestose – Bluthochdruck, Eiweißausscheidung, Ödeme –, Einnahme von Medikamenten, Alkohol- und Nikotingenuß, drohende Fehlgeburt, unzureichende Vorsorge usw.) sind viele weitere Informationen wichtig. Sie können auch in einer »Optimalitätsliste« erfaßt werden (Ermitteln der reduzierten Optimalität).
Als perinatale Risiken werden die bei der Geburt vorkommenden Komplikationen bezeichnet, z. B. vorzeitiger Blasensprung, verlängerte Austreibungsperiode, trübes Fruchtwasser, Veränderung der kindlichen Herztöne (Aufzeichnung des Cardiotokogramms). Als ungünstige kindliche Bedingungen gelten Lageanomalien (Steißlage, Gesichtslage usw.), Störungen der Plazenta, Veränderungen an der Nabelschnur, Früh- und Mangelgeburt sowie Übertragung; wichtige Hinweise für zerebrale Komplikationen sind Atemstörungen, Veränderung der Blutgase und der Körpertemperatur sowie des Muskeltonus. Im Apgar-Score wird der Zustand des Neugeborenen quantifiziert; Werte unter 5 weisen auf eine Risikosituation hin (**Tab. 6.2**).
Alle Komplikationen während der Neugeborenenperiode sind zu berücksichtigen, insbesondere Atemnotsyndrom, Bewußtseinsstörungen (Koma) und Krämpfe, Trinkschwäche und Gewichtsabnahme, Gelbsucht, Unterzuckerung (Hypoglykämie) Infektionen oder Operationen. Maßnahmen der neonatalen Intensivpflege (z. B. maschinelle Beatmung) und verabreichte Medikamente werden registriert; Berichte sind einzuholen.

Tab. 6.1b: Entwicklungsanamnese

I. Neugeborenenperiode		*II. Frühkindliche Entwicklung*
Geburtsdatum: ; Ort:		Allgemeine Aktivität
Geburtsgewicht: . . . g; Länge . . . cm; Kopfumfang:		Muskeltonus
. . . cm		Ernährung
Apgar-Score (nach 1/5/10 Min.):		
Nabelschnur pH:		Erste Zähne
		Sitzen
Besonderheiten:	Wiederbelebung	Freies Laufen
	Krämpfe	Erste Wörter
	Atemnotsyndrom	Erste Sätze
	Gelbsucht (verstärkt)	Sauberkeitsgewöhnung
	Mißbildungen	Kindergartenbesuch
	Blutgruppenunverträglichkeit	Schulbesuch
	Austauschtransfusion	
	Infektionen	Krankheiten
	Apnoezustände	Operationen
	Gewichtsverlust	Medikamente
	Medikamente	Impfungen
	Behandlungsmaßnahmen	Unfälle
		Allergien
Arzt- und Klinikberichte		Beschwerden
		Körperfunktionen
		Besondere Gewohnheiten
		Früher gestellte Diagnosen:

Im Verlauf der weiteren Entwicklung kann es zu spezifischen Erkrankungen gekommen sein, die geistige Behinderung zur Folge haben. Bei Schädel-Hirn-Verletzungen interessieren z. B. Art und Zeitpunkt der Gewalteinwirkung, Dauer der Bewußtlosigkeit, neurologische Ausfallserscheinungen und Krämpfe. Treten zerebrale Anfälle auf, sind deren Erstmanifestation, Verlauf, mögliche Ursachen und Behandlung wichtig. Immer sollte auch nach Infektionen des Gehirns und der Hirnhäute (Enzephalitis, Meningitis), ihren Symptomen und Ursachen gefragt werden (Erreger, Verlauf, Komplikationen).

Entwicklungsanamnese: Es muß versucht werden, den Ablauf der Entwicklung möglichst genau zu rekonstruieren. So ist zu klären, ob eine harmonische Verzögerung aller Entwicklungsbereiche vorliegt oder nur Teilaspekte des Verhaltens betroffen sind, ob es zu einem Stillstand in der Entwicklung gekommen ist oder zu fortschreitendem Abbau bereits erreichter Funktionen (»Entwicklungsknick«). Dabei werden einzelne Fähigkeiten in ihrem Entwicklungs- und Reifungsniveau zu beurteilen sein: Vorausset-

zung dafür ist die genaue Kenntnis des normalen Ablaufs, der hier nur andeutungsweise dargestellt werden kann.

Für die *motorische Entwicklung* sind trotz einer großen Variabilität folgende Anhaltspunkte als »Grenzsteine« zu berücksichtigen: Freies Sitzen gelingt meist ab dem 9. bis 10. Lebensmonat, sicheres Laufen zu Beginn des 2. Lebensjahres. Im Alter von 3 Jahren kann das Kind im allgemeinen kurz hüpfen, auf Zehenspitzen gehen und Treppenstufen alternierend steigen. Mit 4 Jahren kann es über ein niedrig gespanntes Seil springen, einen Ball mit den Armen fangen, auf einem Bein stehen. Im 6. Lebensjahr ist der Körper gut koordiniert; einfache Turnübungen werden nun bewältigt.

Die *Sprachentwicklung* beginnt mit den Lall- und Plapperlauten des Säuglings, der mit etwa 8 Monaten Selbstnachahmung, ab dem 10. Lebensmonat Imitation der Plaudersprache des Erwachsenen zeigt. Zu Beginn des 2. Lebensjahres hat das Kind seine eigene Babysprache mit einigen, dem Erwachsenen gut verständlichen Wörtern. Einfache Aufforderungen werden verstanden, bestimmte Gegenstände be-

Tab.6.2: APGAR-Schema zur Beurteilung der neonatalen Adaptation

Symptom	Beurteilung (Punkte)		
	0	1	2
Herzfrequenz	fehlend	weniger als 100	mehr als 100
Atmung	fehlend	langsam, unregelmäßig	kräftiges Schreien
Muskeltonus	fehlend	schwach	kräftige, aktive Bewegungen
Reflexe (Grimassieren bei Stimulation)	fehlend	Grimassieren	Schreien
Hautfarbe	generalisiert zyanotisch oder blaß	blaue Extremitäten	generalisiert rosig

nannt. Um die Mitte des 2. Lebensjahres verfügt das Kind über eine beschränkte Kommunikationsfähigkeit, indem es z. B. nach Essen und Trinken sprachlich verlangt. Am Ende des 2. Lebensjahres werden Sätze aus zwei und mehr Wörtern gebildet; dann beginnt das Fragealter, es setzt eine rasche Phase der Sprachentwicklung ein. Im 3. Lebensjahr kann das Kind von sich als »Ich« sprechen, es entwickelt grammatikalisch korrekte Strukturen und benutzt Sprache als Werkzeug. Bald kann es einzelne Gedanken im Satzgefüge über- und unterordnen, verfügt über Redewendungen. Im 4. Lebensjahr wird gelegentlich Initialstottern bzw. physiologisches Stammeln mit Verwechslung von Konsonanten am Wortanfang auch bei normaler Entwicklung beobachtet.

Die *kognitive (geistige) Entwicklung* der ersten beiden Lebensjahre gilt als »sensomotorische Phase«: Einfache motorische Handlungen werden mit jeweils entstehenden Wahrnehmungen verknüpft (z. B. nach gesehenen Gegenständen greifen). Mit der Verfügbarkeit von Sprache im 2. Lebensjahr kann das Verhalten symbolischen Charakter bekommen, indem z. B. ein Holzstück wie ein Auto behandelt wird, das Kind gleichzeitig Motorengeräusche imitiert. Dem Vorschulkind gelingen Klassifikationen und Kategorienbildung noch nicht, das Lernen erfolgt eher nach dem Prinzip von Versuch und Irrtum. Allgemeine Regeln, Konzepte und Beziehungen erfaßt das Kind erst mit dem beginnenden Schulalter; abstrakt-logisches, formales und hypothesenprüfendes Denken steht schließlich ab etwa 12 Jahren zur Verfügung.

Die *soziale Entwicklung* zeigt bereits im Säuglingsalter nicht nur Resonanz – etwa durch das im 2. Lebensmonat einsetzende Lächeln –, son-

dern auch aktive Beziehungsaufnahme und Kontaktsuche, die sich im 1. Lebensjahr über Blick- und Kopfzuwendung, Imitation, Interaktion beim Essen und Trinken, Beantwortung von Gebärden entwickelt. Parallel zur Sprachentwicklung beginnt das Kleinkind, alltägliche Handlungen nachzuahmen, einfache Aufforderungen auszuführen, sich wegen bestimmter Bedürfnisse an die Erwachsenen zu wenden. Es identifiziert sich mit Eltern und Geschwistern, entwickelt Autonomiebestrebungen (helfendes Verhalten) und kann sich im Alter von 3 bis 4 Jahren in Gruppen Gleichaltriger anpassen. Nun entwickeln sich erste Freundschaften, der Aktionsradius weitet sich aus. Im Vorschulalter wird die Beziehung zu den Eltern etwas lockerer, während das Interesse für andere Personen zunimmt. Die Phase der wichtigsten Erweiterung des sozialen Umfeldes schließt sich in der mittleren Kindheit an: Lehrer und Gleichaltrige werden wesentliche Bezugspersonen, die Stellung in der Gruppe definiert das Selbstbild. Gruppenbezug wie Entwicklung dauerhafter, enger Freundschaften nehmen mit Beginn der Adoleszenz noch einmal zu, während sich die Bindung an die Eltern vermindert.

Erste Hinweise auf die sich formende *Persönlichkeit des Kindes* können in labilen und zugleich intensiven Gefühlen des Kleinkindes, seinem Bedürfnis nach Autonomie und den dadurch entstehenden Konflikten mit der Umwelt gesehen werden. Die typischen Ängste dieses Alters sind vor allem auf Tiere und Geister gerichtet. Psychopathologisch bedeutsame Probleme können Wutanfälle, Aggressivität und Hyperaktivität, Ängste und Befürchtungen, Eß- und Schlafstörungen sein. In der mittleren Kindheit entstehen zunehmend Strukturen der internalen Verhaltenssteuerung, indem die Instanz des Gewissens an die Stelle unmittelbarer erzieherischer Konsequenzen tritt. Die emotionale Entwicklung ist durch einen deutlichen Rückgang der Ängste gekennzeichnet. Störungen können als sozialer Rückzug, mangelndes Selbstbewußtsein, Verstimmung sowie schulbezogene Ängste auftreten, wobei eine Neigung zu körperlichen Reaktionen besteht. Der Jugendliche schließlich ist mit der Wahrnehmung sexueller Reifungsvorgänge und Interessen konfrontiert. Zugleich können ausgeprägte Stimmungsveränderungen und Selbstwertkrisen beobachtet werden, die nicht notwendigerweise pathologische Bedeutung haben. Eine Reihe von Störungen aber beginnen in diesem Lebensabschnitt, z. B. depressive Reaktionen, delinquente Handlungen oder psychotische Erkrankungen.

Dieses nur in groben Zügen skizzierte Entwicklungsraster soll als Bezugsrahmen für die Beurteilung von Entwicklungsfunktionen bei geistig behinderten Kindern und Jugendlichen dienen. Mit der Anamnese wird der jeweils erreichte Entwicklungsstand in einzelnen Funktionen bestimmt und im lebensgeschichtlichen Zusammenhang, wie auch im Hinblick auf die Möglichkeit von Behandlung, Förderung oder Nachreifung analysiert.

6.2 Psychopathologischer Befund

Die (kinder- und jugend-)psychiatrische Untersuchung eines geistig behinderten Menschen orientiert sich an der allgemeinen psychopathologischen Befunderhebung; lediglich spezifische Symptome (s. Kap. 5) bedürfen einer besonderen Beachtung (**Tab. 6.3**). Bei der Beurteilung des *Erscheinungsbildes* sind Reifezustand, Fehlbildungen und Anomalien, Größe und Gewicht ebenso zu berücksichtigen wie der allgemeine Pflegezustand; der Akzent liegt aber auf einer Deskription des allgemeinen Eindrucks, während die Einzelbefunde bei der somatischen Untersuchung zu erheben sind.

Jeder Untersucher muß sich über *Kontaktverhalten und Kooperation* des Patienten Rechenschaft ablegen: Sie können durch extreme Scheu und Zurückhaltung, autistische Beziehungsunfähigkeit und starke Abhängigkeit von Bezugsper-

sonen, oder aber von Distanzlosigkeit sowie negativistischen und aggressiven Formen der Beziehungsgestaltung gekennzeichnet sein. Bei der Beurteilung der *Psychomotorik* werden Ausdruck, Mimik und Gestik bis hin zu Tics, Manierismen, Stereotypien und Grimassieren berücksichtigt.

Unter dem Begriff der *Wachheitsstörungen* ist die Bewußtseinslage quantitativ (überwach bis komatös) und qualitativ (eingeengt, erweitert, traumhaft) zu fassen. Die *Orientierung* wird jeweils zur Zeit, zum Ort, zur Person und zur Situation geprüft. Das *Denken* muß sowohl formal (verlangsamt, beschleunigt, inkohärent) wie auch inhaltlich (Wahnbildung, überwertige Ideen) beschrieben werden.

Tab. 6.3: Der psychopathologische Befund

A. Allgemeine Befunde
1. Äußeres Erscheinungsbild
2. Kontaktverhalten und Kooperation
3. Psychomotorik
4. Wachheitsstörungen
5. Orientierung
6. Denken
7. Stimmung und Affekte
8. Auffassung
9. Konzentration
10. Antriebslage
11. Gedächtnis und Merkfähigkeit
12. Wahrnehmung
13. Ich-Störungen
14. Zwänge und Phobien

B. Spezifische Befunde
1. Sprachlicher Entwicklungsstand
2. Motorischer Entwicklungsstand
3. Körper- und/oder Sinnesbehinderung
4. Selbstversorgungsfertigkeiten
5. Sauberkeitsverhalten
6. Eßverhalten
7. Sozialfertigkeiten
8. Kulturtechniken und Alltagsfertigkeiten
9. Schlafverhalten
10. Stereotypien
11. Automutilation

Die *Stimmungslage* sollte in ihrer Qualität (depressiv, dysphorisch) und hinsichtlich der *Affektäußerungen* beurteilt werden (labil, inadäquat). Die *Auffassungsfähigkeit* ist zu analysieren im Hinblick auf das Begreifen von Wahrnehmungserlebnissen. Unter *Konzentration* sollen Aufmerksamkeit und Ausdauer verstanden werden. Eng damit verbunden ist die *Antriebslage*, die zwischen Antriebsarmut bzw. Hypoaktivität und Antriebssteigerung bzw. Hyperaktivität klassifiziert wird.

Beim *Gedächtnis* interessieren Alt- wie Neugedächtnis und Zeitgitter; die *Merkfähigkeit* ist durch Nachsprechen von Zahlenreihen zu prüfen. Beim Erfassen der *Wahrnehmung* sind illusionäre Verkennungen und Halluzinationen zu registrieren. Schließlich sollen als *Ich-Störungen* Derealisations- oder Depersonalisationserlebnisse sowie Störungen der Ich-Identität, als *Zwänge* Zwangsgedanken und -handlungen, als *Phobien* spezifische Angstinhalte bzw. -situationen erfaßt werden.

Unter den *spezifischen Befunden*, die für geistig behinderte Menschen eine besondere Bedeutung haben, sollte zunächst ein deskriptives Profil des Entwicklungsstandes, vorhandener Fertigkeiten sowie auffälliger Verhaltensweisen und Symptome verzeichnet werden. Der *sprachliche Entwicklungsstand* ist hinsichtlich Verstehen und Verständnis, aktivem Sprachverhalten und Wortschatz, syntaktischer und grammatikalischer Struktur zu beurteilen. Die *Bewegungsentwicklung* wird vor allem durch fein- und grobmotorische Fertigkeiten charakterisiert; das Vorliegen einer begleitenden *Körperbehinderung* wie zusätzlicher *Sinnesstörungen* muß festgehalten werden.

Bei den *Selbstversorgungsfähigkeiten* wäre zu beurteilen, ob z. B. Techniken des Ankleidens oder des selbständigen Essens erlernt wurden; es interessiert der Stand des *Sauberkeitsverhaltens*, ob allgemeine Körperhygiene und Ausscheidungsfunktionen beherrscht werden. Bei der Analyse des *Eßverhaltens* ist auch auf abnorme Symptome, wie Pica, Rumination oder Hyperphagie zu achten.

Als *soziale Fertigkeiten* gelten die Beziehungsfähigkeit in der Familie, unter Gleichaltrigen und in anderen Gemeinschaften. Wie sogenannte *Kulturtechniken* (Lesen, Schreiben, Rechnen) oder *Alltagsfertigkeiten* (Benutzen von Verkehrsmitteln, Einkaufen usw.) beherrscht werden, gibt weiteren Aufschluß über den Grad der psychosozialen Kompetenz.

Zu den Störungen des *Schlafverhaltens* zählen sowohl die häufigen Ein- und Durchschlafstörungen als auch seltenere Störungen des Schlaf-Wach-Rhythmus. *Stereotypien* (Jaktationen,

Manierismen), *Automutilationen* und Autoaggressionen bzw. Autostimulationen (Kopfschlagen, Beißen, Fingerbohren in den Augen) sind speziell zu vermerken. Für eine strukturierte Erfassung des psychopathologischen Befundes einschließlich Interviewleitfaden und Merkmaldefinition eignet sich in besonderer Weise das Psychopathologische Befundsystem für Kinder und Jugendliche (CASCAP-D, Döpfner et al., 1998).

Ziel der psychopathologischen Befunderhebung ist nicht nur das Erfassen und Beschreiben von Symptomen, sondern ein möglichst anschauliches Bild vom untersuchten geistig behinderten Menschen mit seinen besonderen Verhaltensweisen. Soweit möglich, sollten alle Symptome genau analysiert werden, die spezielle Behandlungsmaßnahmen erfordern. Im gleichen Sinn ist der Anpassungscharakter der erfaßten Funktionen wichtig, um zwischen primärer Störung und sekundärer Reaktionsbildung zu unterscheiden. Eine kontinuierliche Verlaufsbeobachtung wird vielfach erforderlich, zumal viele Symptome durch die jeweilige Situation modifiziert werden: Manche Verhaltensauffälligkeiten sind wegen der begrenzten Mitteilungsfähigkeit des geistig behinderten Menschen erst nach längerdauernder Beobachtung zu verstehen (in möglichst gut standardisierten Situationen, ggf. mit Hilfe von Videoaufzeichnung) oder durch Fremdanamnese über Betreuungspersonen zu erschließen.

In Ergänzung zur Verhaltensbeobachtung und Exploration kann sich die psychopathologische Befunderhebung auf Verhaltensfragebögen stützen, die von Bezugspersonen wie den Eltern, Lehrern oder anderen Betreuern des geistig behinderten Kindes beantwortet werden. Der von Steinhausen (1994) bearbeitete Verhaltensfragebogen für Kinder mit Entwicklungsstörungen der australischen Autoren Einfeld und Tonge (1992) umfaßt 97 Verhaltensmerkmale, die für entwicklungsverzögerte und behinderte Kinder spezifisch sind. Ein Auschnitt dieses Fragebogens ist in **Tab. 6.4** wiedergegeben. Derartige Fragebögen gestatten eine ökonomische und detaillierte Erhebung von Befunden, die sich einer zeitlich begrenzten Beobachtung und Exploration möglicherweise entziehen. Sie können ferner Beiträge zur Erfassung von Verhaltensphänotypen leisten, die mit bestimmten genetischen Störungen einhergehen.

Tab. 6.4: Ausschnitt aus dem Verhaltensfragebogen für Kinder mit Entwicklungsstörungen

Name und Vorname des Kindes: heutiges Datum: _____

_____ Gebutsdatum: _____

Es folgt eine Liste von Verhaltensmerkmalen von entwicklungsverzögerten Kindern. Viele der folgenden Verhaltensmerkmale treffen möglicherweise auf das Kind in Ihrer Betreuung nicht zu. Für jedes Merkmal, welches das Kind in Ihrer Betreuung jetzt oder innerhalb der letzten 6 Monaten beschreibt, kreuzen Sie die 2 an, wenn dieses Merkmal genau oder häufig zutrifft. Kreuzen Sie die 1 an, wenn das Merkmal etwas oder manchmal zutrifft. Wenn das Merkmal nicht zutrifft, dann kreuzen Sie die 0 an. Dies auch für Merkmale, die auf Ihr Kind gar nicht zutreffen können (z. B. spricht zu viel bei einem stummen Kind).

Bitte beantworten Sie alle Merkmale so gut Sie können, auch wenn Ihnen einige vielleicht ungeeignet erscheinen. **Unterstreichen Sie die Verhaltensformen, die Ihnen Sorge bereiten**

	stimmt nicht (soweit Ihnen bekannt)	stimmt etwas oder manchmal	stimmt genau oder häufig
Das Kind:			
1. Wirkt verstimmt, niedergeschlagen oder unglücklich.	0	1	2
2. Vermeidet Blickkontakte, schaut Ihnen nicht direkt in die Augen.	0	1	2
3. Ist unnahbar, in seiner eigenen Welt.	0	1	2
4. Ist beleidigend, beschimpft andere.	0	1	2
5. Arrangiert Objekte oder Abläufe in einer strengen Ordnung. Bitte beschreiben _____ _____	0	1	2
6. Schlägt mit dem Kopf.	0	1	2
7. Wird zu aufgeregt.	0	1	2
8. Beißt andere.	0	1	2
9. Kann keine Aktivität über eine bestimmte Zeit ausführen, schlechte Konzentration.	0	1	2
10. Nimmt Objekte oder Körperteile in den Mund oder kaut darauf.	0	1	2
11. Weint leicht ohne Grund oder bei geringer Aufregung.	0	1	2
12. Bedeckt sich die Ohren oder ist bekümmert beim Hören bestimmter Klänge. Bitte beschreiben _____ _____	0	1	2
13. Verwechselt Fürwörter, verwendet z. B. du statt ich.	0	1	2
14. Läuft mit Absicht davon.	0	1	2
15. Hat Wahnvorstellungen: eine feste Überzeugung oder Idee, die wahr sein kann. Bitte beschreiben _____ _____	0	1	2
16. Ist bekümmert, alleine zu sein.	0	1	2
17. Zeigt keine Zuneigung.	0	1	2

6.3 Somatischer Befund

Die körperliche Untersuchung geistig behinderter Menschen erfordert besonderes Einfühlungsvermögen und setzt Erfahrung im Umgang mit oft ungewohnten und unerwarteten Reaktionen voraus. Sie kann nicht immer einem bestimmten Schema folgen, sondern muß an die jeweilige Situation angepaßt sein. Schon durch Beobachten ist eine Vielfalt von Informationen zu sammeln; trotzdem muß versucht werden, ein genaues und umfassendes Bild von allen körperlichen Befunden zu erhalten.

Es sind der allgemeine Gesundheitszustand, die Entwicklung verschiedener Körperfunktionen und Reaktionsweisen des Nervensystems zu prüfen; der geistig behinderte Mensch soll aber auch in seiner psychosomatischen »Gesamtheit« beurteilt werden, um notwendige Behandlungs- und Fördermaßnahmen angemessen begründen zu können.

Ziel der somatischen Untersuchung ist ferner, Ursache und Entstehungsgeschichte (Ätiologie und Pathogenese) der die Behinderung bedingenden Funktionsstörungen zu erschließen. Bei schrittweisem Vorgehen muß unter Berücksichtigung der jeweils bekannten Befunde überlegt werden, welche weiterführenden Untersuchungen notwendig sind, um dem Ziel möglichst nahe zu kommen.

Da eine Behinderung selten isoliert auftritt, vielmehr häufig mit anderen Funktionsstörungen kombiniert ist, muß ein wichtiges Anliegen der Untersuchung sein, solche zusätzlichen Behinderungen aufzuspüren. Damit ist ein möglichst genaues Bild zu gewinnen, nicht nur von den »Schwächen« des geistig behinderten Menschen, sondern auch von seinen »Stärken«. Mit einer solchen »Förderdiagnostik« sind wesentliche Voraussetzungen für Behandlungsmaßnahmen zu schaffen, die sich auch an den konstitutionellen Gegebenheiten zu orientieren haben.

6.3.1 Situation der Untersuchung

Für Menschen mit geistiger Behinderung kann die körperliche Untersuchung ängstigend und furchterregend sein; deshalb sind Voraussetzungen nötig, die Erleben und Verhalten günstig beeinflussen. Begleitung durch Eltern, Erzieher oder Betreuer vermittelt Geborgenheit in der ungewohnten Umgebung; auch ein vertrauter Gegenstand ist hilfreich. Man sollte Zeit zur Eingewöhnung geben, so daß sich der Patient in der neuen Umgebung zurechtfindet. Der Untersucher muß Ruhe ausstrahlen, sollte sich genügend Zeit nehmen und um guten Kontakt bemüht sein. Bei gemeinsamem Spiel können bereits wichtige Beobachtungen erfolgen. Kinder und Jugendliche haben während des Anamnesegesprächs Gelegenheit, sich spontan zu beschäftigen; im Untersuchungszimmer sollte ausreichend Spielzeug für Kinder unterschiedlichen Alters verfügbar sein.

6.3.2 Ablauf der körperlichen Untersuchung

Um die erforderlichen Informationen zu gewinnen und ein möglichst genaues Bild zu erhalten, hat sich der Untersucher am Verhalten des geistig behinderten Menschen zu orientieren; ein schematischer Untersuchungsgang ist deshalb ungeeignet, obwohl man bestrebt sein muß, alle wichtigen Informationen systematisch zu sammeln. Die Untersuchung beginnt, noch bevor das Kind entkleidet ist; unmittelbare Nähe einer vertrauten Person wirkt beruhigend, Kleinkinder werden am besten auf dem Schoß der Mutter untersucht. Ängstigende Handgriffe (z. B. Hinlegen, Inspektion von Mund und Rachen) müssen am Ende der Untersuchung erfolgen.

Wichtig ist, behinderte Kinder frühzeitig an die Routine der ärztlichen Untersuchung zu gewöhnen; sie sollten deshalb oft Gelegenheit erhalten, diese zu erfahren. In Akutsituationen ist es dann einfacher, notwendige Maßnahmen durchzuführen, ohne das Kind zu erschrecken.

Die Handgriffe des Untersuchers müssen bestimmt und konsequent sein, aber auch Einfühlungsvermögen und Zutrauen vermitteln. Entsprechende Erfahrung ist nur in der Begegnung zu erwerben, setzt aber auch Anleitung (Hospitation) voraus.

Nach Möglichkeit sind die Befunde in einem *Untersuchungsbogen* zu dokumentieren (**Tab. 6.5**); damit ist gewährleistet, daß alle wichtigen Informationen für spätere Kontrollen verfügbar sind.

Tab. 6.5: Schema und Befunde der somatischen Untersuchung

Verhalten bei der Untersuchung	kooperativ/ruhig/indifferent; unruhig/abwehrend/aggressiv/schreiend
Stimme	unauffällig/rauh/schnarrend/heiser/krähend/schrill/Katzenschrei
Sprachäußerung	normal/undeutlich/unartikuliert/verwaschen/unvollkommen/fehlend

Haut und Schleimhäute

Farbe	unauffällig/blaß/gerötet/ikterisch/cyanotisch (zentral/peripher) – Cutis marmorata/Hämatome/Petechien/Blutungen/Verletzungen
Oberfläche	glatt/rauh; feucht/trocken/schuppig; Hyperkeratose/Narben/Kratzeffekte
Pigmentation	hell/mittel/dunkel Vitiligio/Lentigines/Epheliden/Naevi pigmentosi/Café au lait-Flecken/White spots
Turgor	normal/pastös/schlaff/vermindert Curis laxa/hyperelastica/Myxödem/Ödem (Lokalisation: . . .)
Kopfhaar	blond/braun/schwarz/rot; kurz/lang/dicht/schütter/fein Alopezie/weiße Strähne/Wirbel; glatt/gewellt/kraus/spröde/brüchig Ansatz: Stirn: normal/tief/Glatze, Nacken: normal/tief
Körperbehaarung	normal/vermehrt/vermindert Hirsutismus/Behaarung am Rücken/Sakrale Hypertrichose Axillarbehaarung: normal/spärlich/fehlt Bartwuchs:
Finger- und Fußnägel	unauffällig/schmal/hyperkonvex/hypoplastisch Uhrglasnägel/Onycholysis/Onychogryposis/Pachyonychie/Skleronychie/sub-unguale Hyperkeratose/Koenen-Tumoren Trophische Störungen:
Besonderheiten	Naevus pilosus/Naevus flammeus/cavernöse, capilläre Hämangiome (Lokalisation) Fibrome/Verrucae/Ekzem/andere Exantheme; Lichtempfindlichkeit/Adenoma sebaceum/Teleangiektasien/Keratosis palmoplantaris/Cutis verticis gyrata/Lipome/Foveola coccygea Andere: Lymphknoten:

Kopf

Form	symmetrisch/asymmetrisch/brachycephal/dolichocephal/Asynkletismus Besonderheit:
Kopfhaltung und Beweglichkeit	unauffällig auffällig durch:
Fontanellen	Maße: × cm Vorwölbung/knöcherner Buckel/verzögerter Schluß Encephalocele/Lokalisation: Knochenlücken:
Stirn	unauffällig/gewölbt/hoch/Stirnhöcker/fliehend/schmal
Gesicht	oval/rund/asymmetrisch (re/li); Vogelgesicht/Sphinxgesicht; Wangenröte/Gesichtsspalte/Lippenspalte (ob./unt.)/Kieferspalte/Gaumenspalte/Lippen-Kiefer-Gaumenspalte; Zwischenkieferprominenz; Mikrognathie/Mittelgesichtshypoplasie; Mikrogenie/Progenie; vorspringende Jochbögen

Tab. 6.5: Fortsetzung

Augen:	
Lidachsen	horizontal/geneigt (mongoloid/antimongoloid)
Lidspalten	unauffällig/klein/schlitzförmig/groß; ungleich/Ptosis (re/li); Ektropium/Symblepharon/Blepharitis; Mikrophthalmie/Anophthalmie
Augenbrauen	normal/buschig/schütter/fehlend/Synophris
Augenwimpern	normal/lang/fehlend/Trichiasis
Augeninnenwinkel	unauffällig/stumpf/spitz/verdeckt; Epikanthus/Mongolenfalte
Bulbi	groß/klein/fehlend; Exophthalmus/Enophthalmus
Augenabstand	. . . mm (normal/eng/weit)
Beweglichkeit	normal/gestört; Strabismus paralyticus (re/li) Strabismus alternans/convergens/divergens
Konjunktiven	unauffällig/gerötet/Teleangiektasien
Skleren	weiß/bläulich/gelblich/Blutung
Iris	hell/mittel/dunkel (Farbe: . . .) Heterochromie/Hypoplasie/Aplasie/Kolobom; Lischknötchen; Brushfield spots/Seitendifferenz
Cornea	. . mm (normal/groß/klein)
Sehvermögen	evtl. ophthalmologischer Befund:
Ohren:	unauffällig/groß/klein
Ohrmuschel	Modellierung: gut/unvollkommen/abweichend Überwiegen von Helix/Anthelix/Tragus Fehlen von Helix/Anthelix/Tragus/Antitragus Tuberculum Darwini Präauriculare Anhängsel/Fisteln/Retroauriculäre Fisteln/Kerbenohr/Satyrohr Stellung: normal/tief/anliegend/abstehend Rotierung: senkrecht/dorsalrotiert Teleangiektasien/Behaarung Aplasie/andere Mißbildung:
Ohrläppchen	frei/angewachsen/fehlend
Gehörgang	normal/Stenose/Atresie
Hörvermögen	evtl. pädaudiologischer Befund
Nase:	
Form	groß/klein/schmal/breit/kurz/lang/klobig Papageiennase/Steckkontaktnase/Spalte; breite/hohe/eingesunkene Nasenwurzel
Verknorpelung	vollständig/unvollständig; Mißbildung:
Durchgängigkeit	normal/verlegt; Schleimhaut:
Philtrum	normal/lang/verkürzt/fehlend
Mund:	
Form	groß/klein/permanent offen/Speichelfluß
Lippen	unauffällig/schmal (O/U)/breit (O/U)/Radiärfurchen/Fisteln/Faulecken/Frenula
Mundschleimhaut	normal/entzündet/Leukoplakie
Gingiva	normal/hyperplastisch/blutend
Zähne	Zahnformel Aplasie/Hypoplasie; Anodontie/Hypodontie/Mikrodontie Diastema/Stellungsanomalie/offener Biß Karies/Verfärbung/Schmelzdefekte Formanomalien: Sanierung:

Tab. 6.5: Fortsetzung

Zunge	unauffällig/rissig/belegt/trocken/furchig Makroglossie/Mikroglossie/Protrusion/Linuga scrotalis/geographica/nigra/ Haarzunge; Atrophie/Fibrillation/Narben/Schwellung Papillen:
Gaumen	breit/schmal/flach/hoch/spitz/Gaumenspalte (harter/weicher Gaumen/operiert) Uvula: normal/gespalten/fehlend
Rachen	reizlos/gerötet/verschleimt/nicht einzusehen
Tonsillen	normal/vergrößert/zerklüftet/Belag/Sekret/entfernt Besonderheiten:

Hals

Form	normal/verkürzt/lang; Schiefhals
Beweglichkeit	normal/eingeschränkt durch
Schilddrüse	normal/nicht tastbar/vergrößert:
Lymphknoten	normal/vergrößert:
Besonderheit	Halscysten/Fisteln/Lymphangiom/Pterygium (bds./re./li.)

Wirbelsäule

Form	unauffällig/Lordose/Kyphose/Skoliose (Lokalisation: . . .) Gibbus/Kyphoskoliose
Muskeln	normal/hypotroph/atrophisch
Bewegung	normal/eingeschränkt
Besonderheit	Spina bifida occulta/Meningocele/Meningomyelocele/Lipom/Naevus/Hä- mangiom/Dermalsinus

Thorax

Form	normal/Hühnerbrust/Trichterbrust/Kielbrust/Spalte/Herzbuckel/Flanken- depression/Harrisonsche Furche/Glockenthorax/Faßthorax/Schildthorax
Weichteile	Brustmuskeln: kräftig/hypotroph; Aplasie des Pectoralis Mammae: fehlend/normal entwickelt (Stad. nach Tanner: . . .) Gynäkomastie/Anisomastie Mamillen: normal/hypoplastisch/vergrößert/eingezogen/accessorische Ma- millen Abstand cm

Schultergürtel

Form	unauffällig/Abweichung: Scapula alata/Schulterblatthochstand/Anomalie (Fehlen) der Clavicula

Obere Extremität

Form	unauffällig/Abweichung:
Gelenke	normal/Abweichung/Streckhemmung/Überstreckbarkeit/Cubita valga Besonderheit:
Hände	klein/groß/kurz/lang/plump; Tatzenhand/Dreizackhand Handfurchen: Vierfinger/Sydney/andere: Finger: Syndaktylie/Schwimmhaut/Polydaktylie/Klinodaktylie/fehlende Beugefalte/Kamptodayktylie/Dubois-Zeichen Daumen (normal/proximal disloziert/breit/verkrümmt) Spinnenfinger/Trommelschlegelfinger/Überkreuzung/andere Besonderheit:

Beckengürtel

Form	normal/asymmetrisch/Darmbeinschaufelhypoplasie/Exostosen/andere Beson- derheit:
Hüftgelenke:	normal/Bewegungseinschränkung/Spreizhemmung/Beugehemmung/Rota- tionshemmung (R/L)

Tab. 6.5: Fortsetzung

Untere Extremität	
Form	unauffällig/Abweichung:
Gelenke	normal/Achsenabweichung/Streckhemmung/Überstreckbarkeit/Genua valga/vara/recurvata/Fehlen der Patella/andere Besonderheit:
Füße	unauffällig/klein/groß/breit/schmal Spreizfuß/Spitzfuß/Hohlfuß/Plattfuß/Knickfuß/Senkfuß/Klumpfuß/Hakenfuß/Wiegenkufenfuß/andere Besonderheit: Sohlen: Vierzehenfurche/Sandalenfurche Zehen: Syndaktylie/Schwimmhautbildung/Polydaktylie/Sandalenlücke/Hammerzehe/Hallux valgus/breite Großzehen/Deviation von Zehen/andere Besonderheit:
Atmungsapparat	Normalbefund Besonderheit:
Herz-Kreislaufsystem	Normalbefund Besonderheit: Herzfehler
Abdomen	Bauchdecken normal/gebläht/eingesunken/Muskelaplasie Bruchpforten geschlossen/Hernien (operiert) Rectusdiastase Nabel Leber/Milz: normal/vergrößert Nieren
Genitale	männlich/weiblich/nicht eindeutig
Penis	normal/auffallend groß/klein/Hypospadie/Epispadie/Phimose/Circumcision
Scrotum	normal/hypoplastisch/Hydrocele/schalartige Falte
Hoden	Größe R . . . ml, L . . . ml/deszendiert/im Leistenkanal/nicht tastbar
Pubes	fehlend/vorhanden (Stad. nach Tanner: . . .)
Vulva	unauffällig/Hypoplasie der Labien/Klitorishypertrophie/Hymenalatresie

6.3.3 Körperlicher Zustand

Körpergröße und -gewicht können bei unruhigen, widerstrebenden Kindern mitunter schwer zu bestimmen sein, ggf. hat Wiegen auf dem Arm der Mutter, Messen im Liegen zu erfolgen. Die Werte sind in eine Normkurve einzutragen, die rasche Information über den Wachstumsverlauf ermöglicht (Perzentilen, Somatogramm) und den allgemeinen Gesundheitszustand wiedergibt.

Der *fronto-occipitale Kopfumfang* wird ebenfalls in eine Verlaufskurve eingetragen (**Abb. 6.2a, b**); damit wird die Massenzunahme des Gehirns erfaßt (s. Mikrozephalie). Bei Fehlbildungssyndromen (s. Kap. 7) sind gegebenenfalls weitere anthropologische Meßdaten festzuhalten (**Tab. 6.6**).

Beurteilt werden Allgemeinzustand (gut/reduziert), Kräftezustand (muskulös/schwächlich), Ernährungszustand (adipös/mager), Pflegezustand (Sauberkeit) und allgemeines Verhalten.

Bei der pädiatrischen bzw. internistischen Untersuchung ist die Funktionsweise verschiedener Organsysteme zu beurteilen (Herz- und Kreislaufsystem, Lungenfunktion, Abdominalorgane usw.). Die somatische Entwicklung wird auch im Status des Gebisses, an der Skelett- und Genitalreifung deutlich.

Im Rahmen der neurologischen Befunderhebung soll die Funktionsfähigkeit des zentralen und peripheren Nervensystems analysiert werden. Bestimmte Symptome (Spastik, Dyskinesie usw.) geben Hinweise auf ein »neurologisches Syndrom«, was Rückschluß auf Lokalisation oder zusammen mit der Anamnese und Verlaufsgeschichte auf die Pathogenese gestattet (degenerative Erkrankungen) (**Abb. 6.3**).

Im einzelnen werden Hirnnervenfunktionen beurteilt, Reflexe und Reaktionen ausgelöst,

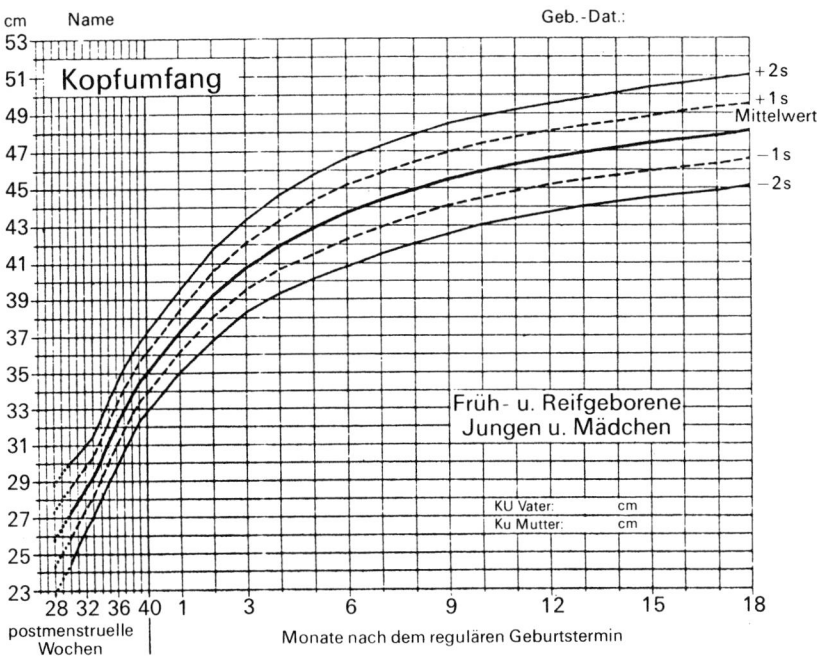

Abb. 6.2a: Wachstumskurve des Kopfumfangs im Säuglingsalter (nach Brandt)

Koordinationsleistungen geprüft; durch Motoskopie wird das Bewegungsverhalten erfaßt. Sensorische Funktionen (Sinnesorgane, Sensibilität) sind bei geistig behinderten Menschen oft schwer zu prüfen, sie sollten aber orientierend ermittelt werden.

Die *phänotypische Analyse* erstrebt eine differenzierte Beurteilung der äußeren Körperform in Hinblick auf verschiedene Anomalien; sind solche vorhanden, kommen pränatal entstandene Entwicklungsstörungen in Frage, die ja nicht selten Ursache einer geistigen Behinderung sind (Fehlbildungs-Retardierungs-Syndrome). Man unterscheidet größere und kleinere Anomalien, die auch kombiniert vorkommen. Im einzelnen werden beurteilt: Kopfform, Ohren, Augen, Nase, Mund, Hals, Thorax, Hände und Finger, Füße und Zehen, Wirbelsäule, Genitale. Qualitative Veränderungen (Anomalie vorhanden oder fehlend) sind von quantitativ abweichenden Merkmalen zu differenzieren (bezogen auf ihre Normalverteilung). Die Beurteilung kann sehr einfach sein (z. B. Hexadaktylie, Ohranhängsel), bereitet unter Umständen aber auch

Schwierigkeiten, wenn es sich beispielsweise um Familieneigenheiten handelt (»abnorme familiäre Entwicklungsmuster«), die im Einzelfall besonders deutlich ausgeprägt sind. Zur Beurteilung wird oft notwendig, auch die Verwandten zu untersuchen (evtl. Photographien ausreichend), um Fehlurteile zu vermeiden.

Die phänotypische Analyse sollte eine Beurteilung der *Hautleistenmuster (Dermatoglyphen)* einschließen. Abdrücke von Handflächen, Fingerbeeren und Fußsohlen (**Tab. 6.7**) werden dokumentiert; die Linienzüge können auch bei Inspektion (Lämpchen mit Vergrößerungsglas) gut analysiert werden, was allerdings Erfahrung voraussetzt. Verschiedene pränatale Störungen und genetisch verursachte Anomalien verändern die Hautleistenmuster, z. B. Chromosomenaberrationen (Trisomie E mit Vorkommen von Bogenmustern) oder pränatale Infektionen. Die großen Handfurchen sind gegenüber den Dermatoglyphen weniger bedeutsam. Die genaue Beurteilung muß dem Spezialisten überlassen bleiben, da auch genetisch bedingte Variationen zu berücksichtigen sind.

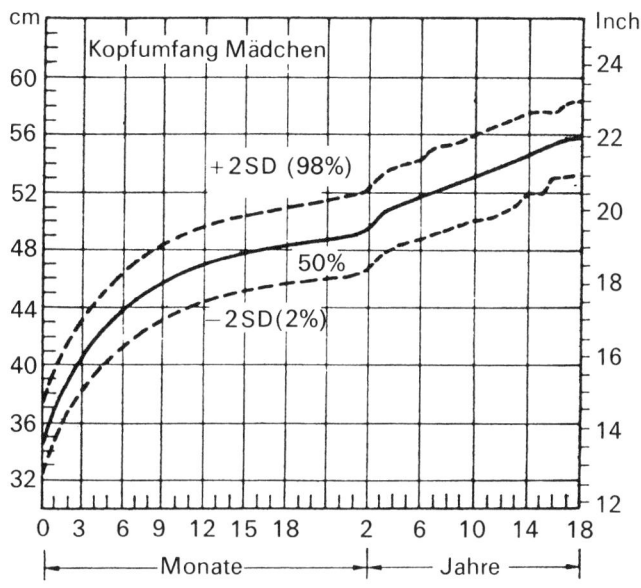

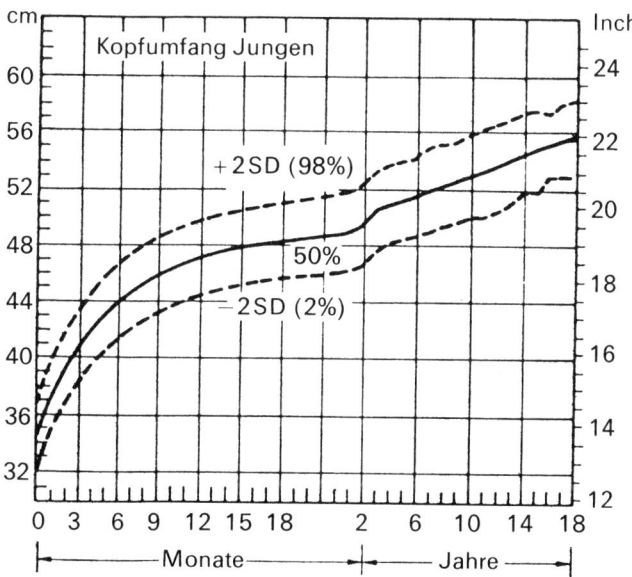

Abb. 6.2b: Kopfumfang-Kurven (nach Nellhaus)

Tab. 6.6: Anthropometrische Daten

I. Körper
Größe   cm; Gewicht   kg; Spannweite   cm
Sitzhöhe   cm; Oberlänge   cm; Unterlänge   cm
Hautfaltendicke (Kaliper)

II. Kopf
Umfang   cm; Durchmesser bifrontal   cm; biparietal   cm
Kopflänge   cm:
Abstand der inn. Lidwinkel   mm; äuß. Lidwinkel   mm; Pupillen   mm
Fontanellen
Gesichtshöhe: obere   mittlere   untere
Gesichtsbreite: orbital   ; zygomat.   ; mandibulär
Länge der Lidspalten   mm; der Nase   mm; des Philtrum   mm
Breite der Nasenwurzel   mm; der Nasenspitze   mm; des Mundes   mm
Ohren: Länge R   mm/L   mm; Breite R   mm/L   mm; Rotation:

III. Hals und Thorax
Halslänge   cm; Halsumfang   cm
Brustumfang   cm; Thoraxbreite   cm; Sagittaler Durchmesser   cm
Intermamillarabstand   cm; Interscapularabstand   cm
Länge: Mamillarlinie   cm; Sternum   cm; Xiphoid   cm
Index:

IV. Abdomen und Genitale
Leber   Milz   Narben   Hernien
Beckenbreite   cm; Durchmesser biiliacal.   cm; biischiad.   cm
Penis: Länge   mm; Umfang   mm; Hodengröße R   ml; L   ml
Perinealanhängsel

V. Untere Extremitäten
Länge des Oberschenkels R   cm/L   cm; des Unterschenkels R   cm/L   cm
Umfang des Oberschenkels R   cm/L   cm, des Knies R   cm/L   cm, der Waden   cm
Fuß: Länge R   cm/L   cm; Breite R   cm/L   ml

VI. Obere Extremitäten
Länge gesamt R   cm/ L   cm; Oberarm R   cm/L   cm; Unterarm R   cm/L   cm
Umfang Oberarm R   cm/L   cm; Ellenbogen R   cm/L   cm; Unterarm R   cm/L   cm
Ellenbogenwinkel: Valgus/Varus; Einschränkung der Bewegung:
Hand: Länge R   cm/L   cm; Breite R   cm/L   cm
Finger

VII. Hautleistenbefund

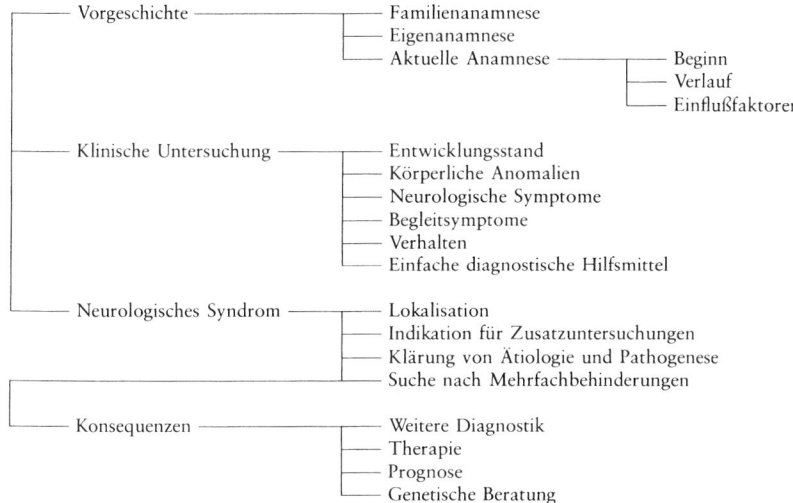

```
┌── Vorgeschichte ──────────── Familienanamnese
│                            ├ Eigenanamnese
│                            └ Aktuelle Anamnese ──── Beginn
│                                                  ├ Verlauf
│                                                  └ Einflußfaktoren
│
├── Klinische Untersuchung ───── Entwicklungsstand
│                            ├ Körperliche Anomalien
│                            ├ Neurologische Symptome
│                            ├ Begleitsymptome
│                            ├ Verhalten
│                            └ Einfache diagnostische Hilfsmittel
│
├── Neurologisches Syndrom ──── Lokalisation
│                            ├ Indikation für Zusatzuntersuchungen
│                            ├ Klärung von Ätiologie und Pathogenese
│                            └ Suche nach Mehrfachbehinderungen
│
└── Konsequenzen ───────────── Weitere Diagnostik
                             ├ Therapie
                             ├ Prognose
                             └ Genetische Beratung
```

Abb. 6.3: Schema zum Ablauf der neurologischen Untersuchung

Tab. 6.7: Entwicklungsstörungen und Erkrankungen mit veränderten Hautleistenmustern (nach Schauman und Alter)

Angeborene Fehlbildungen von Händen und Füßen	Thalidomid-Embryopathie
	Fehlen oder Hypoplasie des Daumens
	Triphalangie des Daumens
	Holt-Oram-Syndrom
	Anonychie
	Distale Hypoplasie der Phalangen
	Brachydaktylie
	Kamptodaktylie
	Syndaktylie
	Polydaktylie
Autosomale Trisomien	Down-Syndrom
	Trisomie 18
	D–Trisomie
	Trisomie-8-Mosaik
Gonosomale Aberrationen	Turner-Syndrom (XO)
	Polysomien (Klinefelter-Syndrom usw.)
Triploidie	
Strukturelle Chromosomenaberrationen	Cri-du-chat-Syndrom (5p-)
	Wolf-Hirschhorn-Syndrom (4p-)
	Deletion am Chromosom 18
Monogen vererbte Störungen und andere	Brachmann-de-Lange-Syndrom
	Rubinstein-Taybi-Syndrorn
	Smith-Lemli-Opitz-Syndrom
	Lippen-Kiefer-Gaumenspalte
	Cerebraler Gigantismus (Sotos-Syndrom)
Nicht genetische und exogene Störungen	Rötelnembryopathie
	Leukämie
	Cytomegalie
	Coeliakie

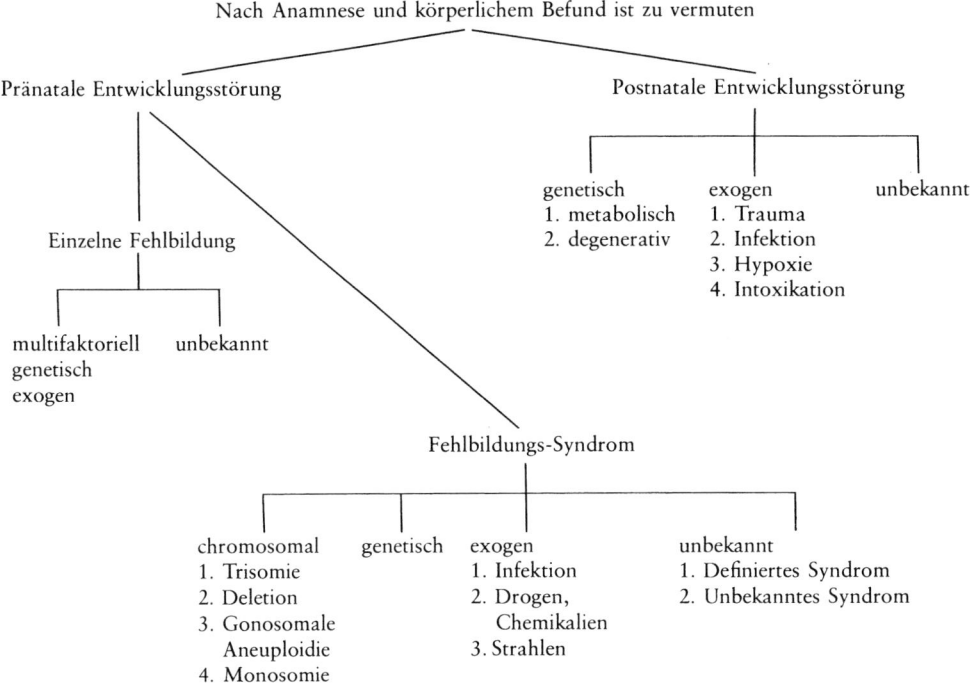

Abb. 6.4: Diagnostisches Schema bei der Analyse von Entwicklungsstörungen

6.3.4 Beurteilung der Untersuchungsbefunde

Nach der Anamnese, die in einem ausführlichen Gespräch erhoben und gegebenenfalls während der Untersuchung durch gezielte Fragen ergänzt wird, und nach Wertung der klinischen Befunde ist ein erstes Urteil möglich, beispielsweise die Differenzierung hinsichtlich der prä-, peri- oder postnatalen Ätiologie und Pathogenese (**Abb. 6.4**). Damit ist auch zu bestimmen, wie die weiterführende Diagnostik zu gestalten ist.

6.4 Apparative Untersuchungsverfahren

6.4.1 Sinnesprüfung

Eine Beurteilung von Funktionen der Sinnesorgane ist bei geistig behinderten Menschen wichtig, weil zusätzliche Beeinträchtigung durch Schwerhörigkeit oder Sehschwäche nicht selten vorkommt und dann wirksame Hilfe möglich ist. Bei mangelnder Kooperation sind Untersuchungsverfahren nötig, die objektive Aussagen bringen; allerdings kann bei Geduld und EinFühlungsvermögen vielfach erreicht werden, auch mit einfachen Methoden die erforderlichen Informationen zu gewinnen, gegebenenfalls in mehreren Sitzungen.

Sehen: Beim ophthalmologischen Befund interessieren Sehschärfe, Augenbeweglichkeit und Fähigkeit zu binokularem Sehen sowie Veränderungen am Augenhintergrund. Nur selten ist erforderlich, durch Ableiten visuell evozierter Potentiale die zentrale Verarbeitung der Sehreize genauer zu analysieren oder mit dem Elektroretinogramm die Funktion der Netzhautrezeptoren selbst zu untersuchen (z. B. bei Veränderungen am Augenhintergrund mit tapetoretinaler Degeneration).

Hören: Das Hörvermögen wird mittels Audiometrie geprüft, die dem Verhalten des behinderten Menschen angepaßt werden kann (Spielaudiometrie). Schon die Orientierungsreaktion gibt in der Praxis wichtige Hinweise auf die Fähigkeit, Geräusche zu lokalisieren. Genauere Informationen vermittelt eine Analyse akustisch evozierter Potentiale, wobei die Differenzierung der Reizantwort im Hirnstamm und im Bereich der Hirnrinde (BERA) einzelne Abschnitte der Hörbahn zu erfassen gestattet. Durch Ermitteln otoakustischer Emissionen sind weitere Informationen zu gewinnen; die Tympanometrie orientiert über die Funktion des Mittelohrapparates. Falls erforderlich, ist eine spezielle Prüfung des Gleichgewichtssinnes möglich (Nystagmographie nach rotatorischer oder kalorischer Reizung usw.); diese Untersuchung, wegen der erforderlichen Mitarbeit des Patienten schwierig, muß spezieller Fragestellung vorbehalten bleiben.

Nur selten wird es nötig, die Funktion auch anderer Sinne differenziert zu analysieren. Im allgemeinen reicht aus, wenn man sich durch Befragung und Beobachtung eine Information über die Fähigkeit zum Riechen, Schmecken, Fühlen und Tastempfinden verschafft; das Schmerzgefühl kann bei geistig behinderten Menschen vermindert sein. Mitunter bringt die Ableitung somatosensorisch evozierter Potentiale weiteren Aufschluß, besonders bei bestimmten neurologischen Erkrankungen.

6.4.2 Neurophysiologische Methoden

Vom Elektroenzephalogramm (EEG) sind hinsichtlich des Symptoms geistige Behinderung keine Informationen zu erwarten. Die hirnelektrische Aktivität, im allgemeinen bei ruhigem Wachsein und mit geschlossenen Augen registriert, ist vom Alter und Verhaltenszustand bestimmt, zeigt aber auch eine große inter- und intraindividuelle Variabilität. Das EEG kann wichtige Hinweise auf allgemeine oder umschriebene Hirnfunktionsstörungen geben (z. B. Entzündung oder Tumor) und das Vorliegen einer gesteigerten Anfallsbereitschaft anzeigen (Nachweis hypersynchroner Potentiale), was bei geistig behinderten Menschen nicht selten der Fall ist. Die Diagnose einer Epilepsie bedarf neben der Beobachtung von Anfallssymptomen einer EEG-Ableitung, evtl. mit Langzeitregistrierung über mehrere Stunden oder mit Doppelbildaufzeichnung, um Anfallsäußerungen und

EEG-Veränderungen direkt zu vergleichen. Mit speziellen Auswertemethoden, die sich maschineller Datenverarbeitung bedienen, sind EEG-Signale genauer zu analysieren (z. B. Brain Mapping mit Frequenzspektrum, Kohärenz usw.).

Indikation für eine EEG-Untersuchung: Nicht bei jedem geistig behinderten Menschen ist ein EEG nötig, wenn auch empfehlenswert. Wichtig wird die Untersuchung aber, wenn anfallsartige Symptome auftreten, insbesondere wenn durch Beobachtung nicht zu entscheiden ist, ob es sich um zerebrale Anfälle handelt oder um Verhaltensänderung anderer Ursache. Informativ wird der Befund auch bei akuten zerebralen Erkrankungen oder bei Progredienz der Symptome. Mitunter sind die Aussagen besser, wenn gleichzeitig mehrere Körperfunktionen aufgezeichnet werden (polygraphische Untersuchung): EEG, EKG, Atmung, Augenbewegungen usw., auch während des Schlafes (Polysomnographie).

6.4.3 Neuroradiologische Untersuchung

Die Röntgenaufnahme des Schädels gibt indirekt Hinweise auf Veränderungen des Gehirns, z. B. durch Asymmetrie, umschriebene Knochenveränderungen, abnorme Pneumatisation, Beschaffenheit der Schädelnähte und Impressiones digitatae.

Mit bildgebenden Verfahren ist es möglich, die Struktur des Zentralnervensystems selbst zu beurteilen. Eingreifende Methoden, wie Pneumenzephalographie (Luftfüllung) oder Ventrikulographie, sind heute nicht mehr nötig. Computertomographie (CT) und vor allem Magnetresonanztomographie (MRT) lassen auch kleinere Veränderungen an der grauen und weissen Hirnsubstanz, an den Hirnventrikeln und Subarachnoidalräumen gut erkennen; sie liefern Schnittbilder in verschiedenen Ebenen (horizontal, sagittal, frontal) und können auch basale Regionen (Kleinhirn, Hirnstamm) gut abbilden. Nur selten wird es notwendig, die Liquorzirkulation zu kontrollieren (Verschlußhydrozephalus) oder durch Angiographie die zerebralen Gefäße darzustellen (mittels spezieller MRT-Technik, auch durch Doppler-Verfahren).

Bei Neugeborenen und Säuglingen mit noch offener Fontanelle sind durch sonographische Untersuchung mittels Ultraschall Schnittbilder in verschiedenen Ebenen zu erhalten, die bei guter Technik denen des CT und MRT kaum nachstehen. Die Methode hat den Vorteil, Röntgenstrahlen zu vermeiden, ist beliebig oft zu wiederholen und deshalb für Verlaufskontrollen (z. B. Hydrozephalus) besonders gut geeignet.

Indikation für neuroradiologische Methoden: Falls eine Hirnfehlbildung vermutet wird, kann dies rasch geklärt werden; Hirntumoren sind mit großer Sicherheit auszuschließen. Allgemein sollte bei geistiger Behinderung die Indikation eher großzügig gestellt werden, auch wenn sich nur selten therapeutische Konsequenzen ergeben, so sind doch mitunter die erhobenen Befunde hilfreich für die prognostische und genetische Beurteilung (Atrophie, Hydrozephalus, Verkalkungen, Porenzephalie usw.). Bildgebende Verfahren zum Nachweis funktioneller Veränderungen (PET, SPECT, MR-Spektrographie) bleiben wegen des großen apparativen Aufwandes wissenschaftlichen Untersuchungen vorbehalten, haben in der Praxis nur ausnahmsweise eine Indikation. Sie dürfen aber in Zukunft an Bedeutung gewinnen, da beispielsweise Stoffwechselveränderungen und Durchblutung zu erfassen sind.

6.4.4 Zytogenetische und molekulargenetische Untersuchung

Eine Chromosomenanalyse sollte bei geistig behinderten Menschen veranlaßt werden, wenn der klinische Befund gewisse Hinweise gibt (**Tab. 6.8**), bei Störung auch der körperlichen Entwicklung sowie bei kleinen und/oder großen Anomalien. Manche der bei Chromosomenaberrationen auftretenden Syndrome sind klinisch zu erkennen (Down-Syndrom, Cri-du-chat-Syndrom); eine zytogenetische Analyse ist natürlich nicht erforderlich, wenn ein Syndrom bekanntermaßen durch Genmutationen oder durch exogene Schäden verursacht ist.

Tab. 6.8: Indikation für zytogenetische Untersuchung

Bekannte Syndrome mit Chromosomenaberration (z. B. Down-Syndrom, Klinefelter-Syndrom, Turner-Syndrom)
Uncharakteristische Syndrome bei Kombination folgender Symptome:
Anomalien von Kopf und Gesicht (craniofaciale Dysmorphie)
Anomalien von verschiedenen Organsystemen (Herz-Kreislauf, Magen-Darm)
Geistige Behinderung
Wachstumsrückstand
Unklare Geschlechtszuordnung
Verdacht auf Marker-X-Syndrom bei Knaben (Familienanamnese, Aussehen, Verhalten)

Auch der Chromosomenuntersuchung sollte immer eine differenzierte diagnostische Beurteilung vorausgehen. Dann sind auch spezielle Techniken sicherer anzuwenden, z. B. Bandenfärbung, Darstellung fragiler Segmente (Marker-X-Syndrom), Geschwisterchromatidaustausch, DNA-Polymorphismus usw. Die Weiterentwicklung der zytogenetischen Techniken durch molekularbiologische Erkenntnisse hat große Fortschritte bei der diagnostischen Klärung von vielen pränatal entstandenen Störungen gebracht; es ist möglich, in Zusammenarbeit mit Spezialinstituten (z. B. mit Humangenetischen Instituten) gezielt Untersuchungen durchzuführen, z. B. PCR und andere Techniken, Nachweis von Mikrodeletionen usw. Dabei ist immer ein sorgfältiger klinischer Befund die wesentliche Voraussetzung für die Beurteilung, da beispielsweise Normvarianten abzugrenzen sind. Welche molekulargenetischen Informationen möglich sind, ist jeweils bei Spezialisten zu erkunden (s. Rieß und Schöls, 2002).

6.4.5 Biochemische Analysen

Verschiedene angeborene Stoffwechselstörungen – meist verursacht durch Genmutationen mit nachfolgendem Enzymdefekt – können Ursache von geistiger Behinderung und von Demenzprozessen sein. Betroffen sind Aminosäuren oder organische Säuren, Kohlenhydrat-, Lipid- oder Mineralstoffwechsel (s. Klinische Syndrome) mit sehr unterschiedlichen Krankheitsbildern.

Auch wenn die generelle Häufigkeit dieser Störungen gering ist (etwa 5 % unter den Ursachen geistiger Behinderung), haben sie doch dadurch Bedeutung, daß mitunter eine Behandlung möglich ist, daß auch genetische und prognostische Konsequenzen zu bedenken sind. Verläßliche Aussagen sind immer nur möglich, wenn eine genaue Diagnose gestellt ist.

Abnorme Stoffwechselprodukte sind meist im Blut oder im Urin, mitunter auch im Liquor nachzuweisen. An Körperzellen (z. B. Lymphozyten, kultivierte Hautfibroblasten) werden Enzymbestimmungen durchgeführt, was größeren Aufwand erfordert und gezielte Fragestellung voraussetzt. Vielfach ist zunächst ein »Screening« ausreichend, bei dem mit relativ einfachen Methoden nach einer Stoffwechselstörung gesucht wird. Falls sich hier und nach dem klinischen Befund ein Verdacht ergibt, werden gezielt weitere, ggf. auch molekularbiologische Analysen notwendig.

Spezielle, zur Klärung bestimmter Stoffwechselstörungen erforderliche Untersuchungen sind oft recht aufwendig und nur in bestimmten Zentren möglich. Man sollte deshalb mit erfahrenen Kollegen Kontakt aufnehmen, wenn ein entsprechender Verdacht gegeben ist, um Informationen über die notwendigen und sinnvollen Untersuchungsschritte zu erhalten.

Indikation für Stoffwechseluntersuchungen: Hinweis auf angeborene Stoffwechselstörung oder degenerative Erkrankung nach der Familienanamnese, aufgrund des Entwicklungsverlaufes (Stillstand oder Knick in der Entwicklung, Demenz) oder durch bestimmte klinische Befunde (Augenveränderungen, Vergrößerung innerer Organe, besonderer Geruch, Verschlechterung neurologischer Symptome usw.).

6.4.6 Bioptische Untersuchungen

Feingewebliche Untersuchungen kommen nur dann in Frage, wenn mit den anderen Methoden keine Diagnose gestellt werden kann und mit großer Wahrscheinlichkeit eine fortschreitende Erkrankung vorliegt. Bei manchen Stoffwechselstörungen ist der Enzymdefekt nicht bekannt oder nicht nachweisbar, so daß nur durch mikroskopische Untersuchung Klärung

erreicht werden kann (z. B. neuronale Zeroidlipofuszinose). Nach Möglichkeit sollten sich aus dem Ergebnis des Eingriffes auch Konsequenzen ableiten lassen (genetische und prognostische Hinweise, therapeutische Maßnahmen).

Informativ sind vor allem Haut-, Bindehaut-, Nerven- und Muskelbiopsien sowie eine Knochenmarkspunktion; ausnahmsweise sind auch Leber- und Hirnbiopsien erforderlich. Vor dem Eingriff muß geklärt sein, daß eine umfassende, kompetente Untersuchung der Gewebeprobe erfolgt; es sollte bald Kontakt mit den entsprechenden Spezialinstituten aufgenommen werden, da meist eine besondere Verarbeitung des Materials (z. B. für elektronenmikroskopische oder histochemische Untersuchungen) wichtig ist.

6.4.7 Serologisch-immunologische Methoden

Durch Nachweis spezifischer, seltener auch unspezifischer Antikörper werden diagnostische Hinweise auf Infektionen gewonnen, die Ursache geistiger Behinderung sein können: pränatale Infektion mit Rubeolen, Zytomegalie, HIV, Toxoplasmose, Lues; postnatale Infektionen mit den verschiedensten Erregern (s. Klinische Syndrome).

Die Beurteilung ist im Einzelfall nicht einfach und erfordert oft eine Längsschnittkontrolle. So kommt passive Übertragung von Antikörpern der Mutter vor und ist gegenüber einer frischen Infektion beim Neugeborenen abzugrenzen (Bestimmung der IgM-Globuline, Verfolgen des Antikörpertiters, Vergleich mit dem Titer der Mutter). Bei postnatalen Erkrankungen müssen die serologischen Befunde mit dem klinischen Bild in Einklang zu bringen sein.

Für krankhafte Veränderungen am Nervensystem können auch Autoimmunprozesse verantwortlich sein; ob sie als Ursache geistiger Behinderung in Frage kommen, ist unklar. Unsere Kenntnisse auf diesem Gebiet sind noch recht spärlich, versprechen aber bei geeigneten diagnostischen Möglichkeiten in Zukunft wertvolle Aussagen (Psychoneuroimmunologie).

6.4.8 Hormonuntersuchungen

Bestimmte klinische Symptome erfordern eine endokrinologische Analyse; es sind Hormone verschiedener Drüsen zu bestimmen (in Blut oder Urin). Geistige Behinderung ist Folge der Schilddrüsenunterfunktion bei Hypothyreose (Myxödem, Kretinismus), die mit einfachen Screening-Methoden früh zu erkennen und durch Substitution erfolgreich zu behandeln ist. Gestörte Genitalentwicklung kann Folge einer Dysfunktion der Keimdrüsen oder der Nebennierenrinde sein, wobei die Verschaltung mit der Hypophyse bzw. den übergeordneten Zentren im Diencephalon bedeutsam ist. Gezielt können zur Klärung Hormonbestimmungen oder Funktionsprüfungen durchgeführt werden, evtl. im Zusammenhang mit molekularbiologischen Analysen.

6.4.9 Liquoruntersuchung

Die Analyse des Liquor cerebrospinalis kann bei geistiger Behinderung vor allem differentialdiagnostisch wichtig sein; auch sie ist also speziellen Situationen vorbehalten. Eine Vermehrung der Zellzahl kommt bei chronisch entzündlichen Prozessen vor, eine Erhöhung des Eiweißwertes bei degenerativen Erkrankungen. Informativ können auch die Werte anderer Bestandteile des Liquors sein (Zucker, Elektrolyte, Enzyme, Antikörper, myelinbasisches Protein), wie auch eine genauere Auftrennung der Eiweißfraktionen (Elektrophorese, Immundiffusion usw.) oder Bestimmung von Neurotransmittern.

6.4.10 Allgemeine Bemerkungen zur Indikation für Zusatzuntersuchungen

Bei den unterschiedlichen Ursachen der geistigen Behinderung ist nicht zu erwarten, daß mit einem starren Untersuchungsschema und durch routinemäßiges Anwenden aller möglichen Tests brauchbare diagnostische Ergebnisse zu erzielen sind – ein solches Vorgehen wäre nicht nur unra-

tionell, sondern würde auch den Patienten unnötig belasten. Vielmehr muß nach den Informationen der Vorgeschichte und aufgrund der klinischen Befunde eine sinnvolle Strategie des diagnostischen Vorgehens entworfen werden: Schrittweise sind wahrscheinliche Hypothesen zu bestätigen oder zu widerlegen, bis letztlich Klarheit erreicht ist oder die verfügbaren Möglichkeiten ausgeschöpft sind. Verschiedene Untersuchungen haben nämlich gezeigt, daß gewisse Schlüsselinformationen bestimmend sind und eine Mißachtung dieser wesentlichen Daten trotz Anwendung technischer Verfahren deutlich schlechtere Ergebnisse zur Folge hat. Um Fortschritte zu erreichen, müssen jeweils neue Methoden entwickelt (z. B. zyto- und molekulargenetische Analysen), sie sollten aber auch gezielt unter Beachtung der wichtigen anamnestischen und klinischen Daten eingesetzt werden. Nur so dürfte es gelingen, die »unklaren Diagnosen«, die oft noch 50 % der untersuchten Patienten betreffen, zu verringern.

6.5 Maßnahmen der Prävention und Früherkennung

Geistige Behinderung ist aus medizinischer Sicht ein »Zustand«: Die Folgen von Schäden am Zentralnervensystem sind nur in begrenztem Umfang zu ändern, Ursachen für die Funktionsstörung also nicht mehr zu beseitigen. Daher ist das Bemühen um primäre Prävention (Verhindern der Ursache) so wichtig (genetische Beratung). Weil die meisten Störungen ein sich entwickelndes Nervensystem treffen, sind trotz der bleibenden Schädigung später Veränderungen zu erwarten. Um möglichst wenig nachteilige Folgen eintreten zu lassen, ist also den Folgen der Funktionsstörung rechtzeitig zu begegnen: Viele praktische Erfahrungen haben gezeigt, daß damit wirksam auf die Entwicklung Einfluß zu nehmen ist. Diese (sekundäre und tertiäre) Prävention setzt aber Früherkennung und Frühdiagnose (Vorsorgeuntersuchung) voraus.

6.5.1 Genetische Beratung

Unsere Kenntnisse von den durch Erbfaktoren (ganz oder teilweise) verursachten Formen der geistigen Behinderung nehmen ständig zu, auch wenn nur ca. 10 bis 15 % der Ursachen damit erklärt werden. Mitunter sind recht genaue Aussagen über das Wiederholungsrisiko in Familien möglich; Voraussetzung bleiben aber exakte Diagnose und sichere Kenntnis der genetischen Grundlagen. So ist bei Störungen mit autosomal-rezessiver Vererbung, wenn die Eltern als Träger identifizert wurden (durch Geburt eines homozygoten Kindes oder durch verläßliche Heterozygotentests), mit einem Wiederholungsrisiko von 25 % zu rechnen. Bei autosomal-dominanten Störungen beträgt dieses Risiko 50 %, wenn es sich nicht um eine Neumutation beim betroffenen Kind handelt und die Eltern wirklich vollkommen erscheinungsfrei sind. Bei den an das X-Chromosom gebundenen rezessiven Mutationen ist mit einer Erkrankungshäufigkeit von 50 % bei Knaben zu rechnen, wenn die Mutter Trägerin ist. Bei dominanten X-chromosomal gebundenen Leiden sind im allgemeinen nur Mädchen lebensfähig. Bei Chromosomenaberrationen hängen die Aussagen zum genetischen Risiko vom zytogenetischen bzw. molekulargenetischen Befund ab.

Diese Beispiele können die Möglichkeiten der genetischen Beratung (**Tab. 6.9**) nur andeutungsweise illustrieren. Im Einzelfall ist nach einer genauen Stammbaumanalyse zu entscheiden, welche Informationen zu geben sind. Es müssen alle das Kind und die Familie betreffen-

Tab. 6.9: Indikation zur genetischen Beratung und zur pränatalen Diagnose

---

Die Eltern haben bereits ein krankes oder behindertes Kind.

In der Familie ist eine genetisch bedingte Krankheit oder Behinderung bekannt.

Die Eltern sind gesunde Überträger einer genetisch bedingten Krankheit oder Behinderung.

Es ist eine Belastung mit Mutagenen oder Teratogenen gegeben.

Die Eltern sind enge Blutsverwandte.

Es sind habituelle Aborte vorausgegangen.

Eltern mit Kinderwunsch haben ein höheres Lebensalter.

den Daten gesichtet, evtl. weitere Untersuchungen veranlaßt werden. Die Beratung ist also eine verantwortungsvolle Aufgabe – sie soll den Ratsuchenden helfen, eigene Entscheidungen aufgrund möglichst genauer Sachkenntnis zu treffen.

6.5.2 Pränatale Diagnose

Die genetische Beratung gibt ein bestimmtes Risiko an. Dann muß den Eltern die Entscheidung überlassen werden, ob sie dieses Risiko eingehen. Die Möglichkeit einer pränatalen Diagnose kann dabei helfen, Konsequenzen genauer zu bestimmen: Ist das Risiko eingetreten, was gegebenenfalls als medizinische Indikation für eine Unterbrechung der Schwangerschaft anzusehen wäre, oder kann die Familie bei negativem Ergebnis beruhigt werden?

Die *Ultraschalluntersuchung* mit immer besser auflösenden Geräten läßt Veränderungen am Körper des Kindes früh erkennen (z. B. Mikrozephalie); die Analyse des kindlichen Verhaltens (Bewegungen usw.) gibt weitere Hinweise (z. B. Gestose).

Durch *Untersuchung der Amnionflüssigkeit* nach Punktion des Fruchtsackes in der 12. bis 16. Schwangerschaftswoche, auch durch Analyse der kindlichen Zellen, die sich in der Flüssigkeit befinden und mit Kulturverfahren zur Vermehrung gebracht werden, wird speziell nach Stoffwechselstörungen oder Chromosomenanomalien gesucht. Bestimmung des Alphafetoproteins dient zur Diagnose von neuralen Verschlußstörungen und manchen anderen Fehlbildungen. Durch Chorionzottenbiopsie erhält man schneller ein Ergebnis und kann die Untersuchung früher durchführen, allerdings mit einem etwas höheren Abortrisiko.

Die Anwendung molekularbiologischer und molekulargenetischer Methoden bringt neue Möglichkeiten bei der Genlokalisation (DNA-Polymorphismen, RFLP, PCR, FISH), z. B. auch im Rahmen der Präimplantationsdiagnostik bei Invitrofertilisation. Die Fetoskopie hat wegen möglicher Komplikationen an Bedeutung verloren, zumal durch (dreidimensionale) Ultraschalluntersuchung heute alle erforderlichen morphologischen Informationen gut zu gewinnen sind.

Tab. 6.10: Neurologische Befunde im Rahmen der Vorsorgeuntersuchungen

U 1 (sofort nach Geburt):
Kopfumfang (Makro-/Mikrozephalie), Anomalien (Kopf, Augen, Ohren, Gesicht, Hände, Genitale, Füße)
Mißbildungen von Gehirn und Rückenmark, Plexusparese, Facialisparese

U 2 (3.–10. Lebenstag):
Neurologische Kurzuntersuchung
Apathie/Hypotonie-Hyperexcitabilität/Hypertonie-Hemisyndrom-periphere Lähmungen
Krämpfe, Koma

U 3 (3.–4. Lebenswoche):
Neurologische Untersuchung
Kopfumfang

U 4 (3.–4. Lebensmonat):
Verzögerte Entwicklung (Kopfkontrolle), Tonusabweichung, veränderte Reagibilität (Bewegungsarmut), Asymmetrien, periphere Paresen, Krämpfe

U 5 (6.–7. Lebensmonat):
Neurologische Untersuchung
Kopfumfang. Verzögerte Entwicklung, Entwicklungsstillstand

U 6 (10.–12. Lebensmonat):
Tonusabweichungen (Hypotonie, Hypertonie) periphere Paresen
Veränderte Reagibilität und Motilität, Krämpfe, Seitendifferenzen

U 7 (21.–24. Lebensmonat):
Neurologische Untersuchung
Kopfumfang
Verzögerte statomotorische Entwicklung (Fortbewegung, Feinmotorik)
Verzögerte geistige Entwicklung (Sprachentwicklung)
Auffallendes Verhalten (Interesse an Spielzeug, Blickkontakt, Stereotypien)
Anzeichen einer cerebralen Bewegungsstörung
Anzeichen einer Störung des peripheren Neurons oder der Muskulatur
Krämpfe

U 8 ($3^1/_2$–4 Jahre),
U 9 (5–6 Jahre),
U 10 (12–13 Jahre):
Neurologische Untersuchung mit Prüfen koordinativer Fähigkeiten (Stehen und Gehen, rasche Folgebewegungen, Zielbewegungen usw.)
Verzögerte motorische Entwicklung
Verzögerte geistige Entwicklung
Auffallendes Verhalten
Anzeichen einer Sinnes- oder Perzeptionsstörung
Anzeichen einer cerebralen Bewegungsstörung
Hinweise auf eine Koordinationsstörung (Ataxie)
Hinweise auf eine periphere Lähmung oder Muskelerkrankung

6.5.3 Neugeborenen-Screening

Stoffwechselstörungen, die eine gewisse Häufigkeit haben und zunächst keine klinischen Erscheinungen verursachen, müssen durch Suchtests bei allen Neugeborenen früh erkannt werden. Dazu geeignete Methoden sollen spezifisch sein (keine falsch positiven oder falsch negativen Resultate) und sich einfach anwenden lassen. Bei uns gehört die Suche nach Phenylketonurie (evtl. auch andere Stoffwechselstörungen) und Hypothyreose zum Vorsorgeprogramm, da sich hier auch therapeutische Möglichkeiten ergeben. Demgegenüber ist das Screening auf Vorliegen einer Muskeldystrophie keine Routine. Mitunter ist es sinnvoll, spezielle Suchverfahren bei bestimmten Risikogruppen einzusetzen (z. B. Erkrankungen, die eine ethnische Häufung haben).

6.5.4 Vorsorgeuntersuchungen

Seit 1971 werden Vorsorgeuntersuchungen von den gesetzlichen Krankenkassen übernommen; dies hat ein Umdenken vom kurativen Ansatz zur Prävention vorausgesetzt. Systematisch wird nach Entwicklungsstörungen gesucht, um so früh als möglich Maßnahmen der Behandlung einzuleiten. Die Termine sind in den ersten beiden Lebensjahren relativ häufig angesetzt (U1 bis U7); im Alter von 5 bis 6 Jahren bzw. vor Eintritt der Pubertät (U10) erfolgt die letzte Untersuchung (**Tab. 6.10**).
Im Rahmen der Vorsorgeuntersuchungen ist eine genaue Analyse der Sinnesfunktionen und der Bewegungsentwicklung erforderlich; es ist aber auch auf Symptome der geistigen Behinderung zu achten. Hier interessieren das Kontaktverhalten des Kindes, sein Interesse an der Umgebung und an Personen, die sprachliche und kognitive Entwicklung; informativ sind das

allgemeine Aktivitätsniveau (stark vermehrter Antrieb bei mangelnder Konzentrationsfähigkeit oder Antriebsminderung mit Rückzugstendenz), das Erinnerungsvermögen (Kurz- und Langzeitgedächtnis), die Imitationsfreude und Kombinationsfähigkeit, Aufmerksamkeitsspanne und Konzentration, aber auch das psychomotorische Verhalten.

Der Arzt muß sich also ein Bild vom Entwicklungsstand des Kindes verschaffen. Dazu kann er Angaben der Eltern und eigene Beobachtungen verwenden, nicht zuletzt die Beurteilung des kindlichen Verhaltens während der neurologischen und pädiatrischen Untersuchung. Falls ein Verdacht gegeben ist, kann mit Entwicklungstests eine vergleichbare »Bestandsaufnahme« verschiedener Funktionsbereiche erfolgen (Denver-Test, Kiphards Entwicklungsgitter, Griffiths- und Bayley-Skalen, Entwicklungstest 6–6, Münchener Funktionelle Entwicklungsdiagnostik). Die Ergebnisse müssen allerdings kritisch interpretiert werden; Testwerte geben keine differentialdiagnostischen Hinweise, sind oft nur eine Basis für die notwendige Längsschnittuntersuchung. Es darf auch nicht versäumt werden, nach den möglichen Ursachen einer Entwicklungsstörung zu suchen. Gerade im Säuglingsalter kann die Diagnose der geistigen Behinderung überaus schwierig sein; verläßliche Untersuchungsinstrumente fehlen und sind wegen der Variabilität der Normentwicklung kaum zu erwarten. Aufschluß geben letztlich regelmäßige Kontrollen, bei denen der Entwicklungsverlauf sorgfältig beurteilt wird; jeder diagnostische Verdacht muß damit erhärtet oder entkräftet werden.

Literatur

Aase JM (1990) Diagnostic dysmorphology. Plenum, New York

Barkovich AJ (1999) Pediatric neuroimaging, 3rd ed. Raven, New York

Brack UB (Hrsg) (1986) Frühdiagnostik und Frühtherapie. Urban & Schwarzenberg, München-Weinheim

Brandt I (1976) Normwerte für den Kopfumfang vor und nach dem regulären Geburtstermin bis zum Alter von 18 Monaten. Absolutes Wachstum und Wachstumsgeschwindigkeit. Mschr. Kinderheilk. 124: 141–150

Brandt I, Sticker EJ (2001) Griffiths Entwicklungsskalen (GES) zur Beurteilung der Entwicklung in den ersten beiden Lebensjahren, 2. Auflage. Hogrefe, Göttingen

Cohen MM jr (1982) The child with multiple birth defects. Raven, New York

Curry, CJ et al. (1997) Evaluation of mental retardation: Recommendations of a consensus conference. Amer. J. Med. Genet. 12: 468–477

Drillien C, Drummond M (1983) Development screening and the child with special needs. A population study of 5 000 children. Clin. Dev. Med. No. 86. Heinemann, London-Philadelphia

Döpfner M, Berner W, Flechtner, Lehmkuhl G, Steinhausen H-C (1998) Psychopathologisches Befundsystem für Kinder und Jugendliche (CAS-CAP-D). Hogrefe, Göttingen

Dykens EM, Hodapp RM, Finncane BM (2000) Genetics and mental retardation syndromes. RH Brookes, Baltimore

Einfeld S, Tonge B (1992) Manual for the Developmental Behaviour Checklist, The University of Sydney, Department of Psychiatry

Flehmig I (1996) Normale Entwicklung des Säuglings und ihre Abweichungen. Früherkennung und Frühbehandlung, 5. Auflage. Thieme, Stuttgart-New York

Frankenburg WK, Thornton SM, Cohrs ME (1992) Entwicklungsdiagnostik bei Kindern, Trainingsprogramm zur Frühförderung von Entwicklungsstörungen, 2. Auflage. Thieme, Stuttgart-New York

Gorlin RJ, Henekam RCM, Cohen MM jr (2001) Syndromes of the head and neck, 4rd ed. Oxford Univ. Press, Oxford

Hensle U, Vernooij MA (2000) Einführung in die Arbeit mit behinderten Menschen I, 6. Auflage. Meyer & Quelle, Wiebelsheim

Holmes LB, Moser HW, Halldorssen S, Mack C, Pant SS, Matzilevich B (1972) Mental retardation. An atlas of diseases with associated physical anomalies. MacMillan, New York

Kiphard EJ (1977) Wie weit ist ein Kind entwickelt? Eine Anleitung zur Entwicklungsüberprüfung, 3. Auflage. Verlag Modernes Lernen, Dortmund

Largo RH (1993) Babyjahre. Die frühkindliche Entwicklung aus biologischer Sicht. Carlson. Hamburg

Matson JL, Barrett RP (ed) (1982) Psychopathology in the mentally retarded. Grune & Stratton, Orlando

Menkes JH, Sarnat HB (2000) Child Neurology, 6th ed. Philadelphia. Lippincott, Williams & Wilkins

Michaelis R, Niemann G (2000) Entwicklungsneurologie und Neuropädiatrie. Grundlagen und diagnostische Strategien, 2. Auflage. Thieme, Stuttgart

Nellhaus G (1968) Head circumference from birth to eighteen years. Practical composite international and interracial graphs. Pediatrics 41: 106–114

Neuhäuser G (1982) Genetische Aspekte der Behinderung. Marhold, Berlin

Neuhäuser G (Hrsg) (1986) Entwicklungsstörungen des Zentralnervensystems. Ursachen und Folgen. Kohlhammer, Stuttgart

O'Brien G (1992) Behavioural phenotypy in developmental psychiatry. European J. Child and Adolescent Psychiatry, Supplement No. 1–61

Petermann F, Stein JA (2000) Entwicklungsdiagnostik mit dem ET6–6. Swets, Lisse

Rieß O, Schöls L (Hrsg) (2002) Neurogenetik. Molekulargenetische Diagnostik neurologischer und psychiatrischer Erkrankungen. 2. Auflage, Kohlhammer, Stuttgart

Rossi LN, Vassella F, Herschkowitz N (1986) Diagnostic approach in children with severely retarded psychomotor development of unknown origin. Pädiat. Pädol. 21: 47–52

Schauman B, Alter M (1976) Dermatoglyphics in medical disorders. Springer, New York-Heidelberg-Berlin

Schlack HG (Hrsg) (2000) Sozialpädiatrie. Gesundheit, Krankheit, Lebenswelten, 2. Auflage. Urban & Fischer, Stuttgart-New York

Smith DW (1982) Recognizable patterns of human malformations, 3rd ed. Saunders, Philadelphia (4th ed. 1988)

Smith DW (1981) Recognizable patterns of human deformations. Saunders, Philadelphia (2nd ed. 1988)

Smith DW, Simons FER (1975) Rational diagnostic evaluation of the child with mental deficiency. Amer. J. Dis. Child. 129: 1285–1290

Spreen O, Tupper D, Risser A, Tuokko H, Edgell D (1984) Human developmental neuropsychology. Oxford Univ. Press, Oxford-New York

Steinhausen H-C (2002) Psychische Störungen bei Kindern und Jugendlichen. Lehrbuch der Kinder- und Jugendpsychiatrie. 5. Auflage, Urban & Fischer, München

Steinhausen H-C (Hrsg) (2001) Entwicklungsstörungen im Kindes- und Jugendalter. Kohlhammer, Stuttgart

Steinhausen H-C (1994) Verhaltensfragebogen für Kinder mit Entwicklungsverzögerungen. Psychiatrische Universitätspoliklinik für Kinder und Jugendliche, Zürich

Stengel-Rutkowski S, Schimanek P (1985) Chromosomale und nicht-chromosomale Dysmorphiesyndrome. Enke, Stuttgart

Straßburg AM, Dacheneder W, Kreß W (2002) Entwicklungsstörungen bei Kindern. 3. Auflage, Urban & Fischer, Lübeck-Stuttgart

Touwen BCL (1982) Die Untersuchung von Kindern mit geringen neurologischen Funktionsstörungen. Thieme, Stuttgart-New York

Volpe JJ (2000) Neurology of the newborn, 4th ed. Saunders, Philadelphia

Warkany J, Lemire RJ, Cohen MM jr (1981) Mental retardation and congenital malformations of the central nervous system. Year Book Med. Publ., Chicago-London

Wiedemann H.-R., Kunze J (2001) Atlas der klinischen Syndrome für Klinik und Praxis, 5. Auflage. Schattauer, Stuttgart-New York

7. Klinische Syndrome

Gerhard Neuhäuser

Dem Arzt ist bei der Untersuchung geistig behinderter Menschen die Aufgabe gestellt, nicht nur Funktionen des Zentralnervensystems zu prüfen und Lokalisation oder Ausdehnung von Störungen zu bestimmen, sondern auch deren Ursache und Entstehungsgeschichte (Ätiologie und Pathogenese) zu klären. Aufgrund der erhobenen Befunde werden dann Konsequenzen gezogen: Welche weiteren Untersuchungen sind erforderlich, wie müssen geeignete Maßnahmen zur Behandlung und Förderung geplant werden. Kennt man viele geistig behinderte Kinder, Jugendliche und Erwachsene, fällt es manchmal schwer, eine gewisse Ordnung in die Vielfalt ihrer Erscheinungen zu bringen, obwohl Ähnlichkeiten im Aussehen oder im Verhalten deutlich sind. Ordnung aber ist ein Ziel der Diagnose, die erkennen, Zusammenhänge aufzeigen will. So sind schon durch manche äußeren Merkmale Ähnlichkeiten gegeben: Beim gemeinsamen Auftreten bestimmter Symptome werden sogenannte Syndrome abgegrenzt; diese Bezeichnung faßt offenbar regelhafte Kombinationen zusammen, um dann nach einer gemeinsamen Ursache (oder Entstehungsgeschichte) zu suchen und diese mit geeigneten Methoden zu klären. Hier soll hauptsächlich dargestellt werden, von welchen Gesichtspunkten der Arzt sich leiten läßt, wenn er »klinische Syndrome« bei geistig behinderten Menschen diagnostiziert, welche Schlußfolgerungen er ziehen kann und welche Konsequenzen sich dann ergeben. Bei der etwas ausführlicheren Darstellung einzelner Syndrome wird Wert auf Praxisbezug und pädagogische Relevanz gelegt, weniger auf genaue Erörterung pathogenetischer Mechanismen. Es soll die Vielschichtigkeit der Symptome und des Verhaltens deutlich werden, die bei Behandlung und Förderung zu berücksichtigen ist.

7.1 Allgemeiner Teil – Diagnose und Bedeutung von Syndromen

Als Syndrom wird eine mehr oder weniger regelhafte Kombination von Symptomen (»Zeichen«) bezeichnet; vielfach sind damit noch keine durch Ätiologie (Ursache) und Pathogenese (Entstehungsgeschichte) klar definierten Krankheiten oder Störungen gemeint.

In der Literatur wird der Begriff Syndrom nicht einheitlich gebraucht: Hippokrates verwandte die Bezeichnung (»Zusammenvorkommen«), um das Auftreten mehrerer Symptome bei einer krankhaften Störung anzudeuten. Heute beschreibt man damit eine regelhafte Kombination verschiedener Zeichen, die ursächlich oder entstehungsgeschichtlich verknüpft sind (»kausales Syndrom«); sie werden abgegrenzt vom zufälligen Zusammentreffen (»assoziative Syndrome«), das durch bestimmte Auslesefaktoren begünstigt ist. Syndrom wird gleichbedeutend mit Krankheit (Morbus), wenn die Ursache als eindeutig geklärt gelten kann.

Als Fehlbildungs-Retardierungs-Syndrome kennzeichnet der Arzt eine Kombination von körperlichen Symptomen bei Menschen mit geistiger Behinderung: Ist diese relativ charakteristisch, kann er sie möglicherweise einem bekannten Syndrom zuordnen und damit sofort die Diagnose stellen. Ob dies gelingt, wird natürlich davon bestimmt, wie häufig derartige Syndrome vorkommen, und über welche Erfahrung der Untersucher auf diesem Gebiet verfügt. Um bessere Orientierung zu ermöglichen, gibt es Atlanten und Syndromverzeichnisse, auch verschiedene Datenbanken; hier sind zahlreiche Symptomkombinationen aufgeführt und gespeichert, die das Erkennen von Syndromen erleichtern. Falls für eine bestimmte Kombination von Auffälligkeiten keine Parallele in der Literatur oder in Datenbanken zu finden ist, kann es sich um ein zufälliges Zusammentreffen handeln oder aber um ein neues, bis dahin nicht bekanntes Syndrom. Nun kommt es darauf an, weitere Beobachtungen zu sammeln, um diese Vermutung zu bestätigen. Die Familienangehörigen des Patienten sind genau zu untersuchen; bestimmte Eigenarten vererben sich ja, und bei dem geistig behinderten Menschen, der zur Untersuchung vorgestellt wurde, könnten sie (z. B. Kopfform, Nase, Mund, Ohren usw.) besonders deutlich ausgeprägt sein. Bei solchen »variablen familiären Entwicklungsmustern« würde dann zu Unrecht ein Syndrom diagnostiziert. Eindeutig definiert sind Fehlbildungs-Retardierungs-Syndrome erst, wenn Ätiologie und Pathogenese bekannt sind – jetzt wird es nämlich möglich, die Entstehungsgeschichte genau zu verfolgen, Muster der möglichen Symptome (phänotypisches Spektrum) zu bestimmen und deren Spielbreite (Variabilität) festzulegen. Nicht selten wird dann auch deutlich, daß die Beschreibung zunächst von Auslesefaktoren beeinflußt wurde, daß ein »schiefes Bild« entstanden ist. So wird beim Klinefelter-Syndrom, wenn man in Einrichtungen für geistig Behinderte danach sucht, Intelligenzminderung ein Hauptsymptom sein; wird die Diagnose aber wegen eines anderen Symptoms, der Infertilität, gestellt, handelt es sich überwiegend um Männer mit normaler oder überdurchschnittlicher Intelligenz.

Anomalien oder Fehlbildungen sind eine Folge von Entwicklungsstörungen. Sie entstehen hauptsächlich während der Embryogenese (erstes Drittel der Schwangerschaft) durch genetische, chromosomale, exogene oder multifaktorielle Ursachen. Als primäre Fehlbildungen bezeichnet man abnorme Anlagen von Organen oder Systemen; sie werden von Disruptionen (exogen bedingten morphologischen Defekten) und Deformationen (mechanisch entstandenen Verformungen oder Lageanomalien) unterschieden. Störungen der Histogenese (Gewebsdifferenzierung) führen zu Dysplasien, die demnach durch abnorme zelluläre Organisation bedingt sind (**Tab. 7.1**).

Eine bestimmte Kombination von Anomalien tritt bei Beeinträchtigung eines Entwicklungsfeldes auf, z. B. bei Störung der medianen Gesichtsstrukturen. Es kommt zu einer kraniofazialen Dysmorphie, aber auch zu einer Hirnfehlbildung (Holoprosenzephalie). Andere komplexe Entwicklungsstörungen sind sog. Sequenzen, bei denen eine bestimmte Ursache mehrere Abweichungen zur Folge hat (z. B. Potter-Sequenz bei Oligohydramnion, Robin-Sequenz). Schließlich kommt die Kombination verschiedener Anomalien bei echten Fehlbildungs-Syndromen vor, die wiederum mo-

Tab. 7.1: Pathogenetische Einteilung von morphologischen Defekten

Primäre Fehlbildungen	Folge endogener Entwicklungsstörungen (genetisch bedingt)
Sekundäre Fehlbildungen	nicht genetisch bedingt, evtl. Phänokopie genetischer Störungen
Disruptionen	exogene Störung einer bis dahin normalen Entwicklung
Deformationen	mechanisch bedingte Verformungen oder Lageanomalien von Körperteilen
Dysplasien	durch abnorme zelluläre Organisation bedingte Gewebs-Defekte
Mehrfachdefekte	1. Störung eines Entwicklungsfeldes
	(embryologisch erklärte Verknüpfung)
	2. Sequenz
	(Kaskade von Sekundär– und Tertiärwirkungen durch morphologische Defekte oder mechanische Einflüsse)
	3. Syndrom
	(pathogenetisch einheitlicher Symptomenkomplex, dessen Entstehungsmechanismus letztlich unbekannt ist)
	4. Assoziation

nogen bedingt sein können (pleiotrope Genwirkung), auf Chromosomenaberrationen zurückgehen oder exogene bzw. multifaktorielle Ursachen haben (vgl. **Abb. 6.4**).

Bei der Diagnose klinischer Syndrome sind molekulargenetische und embryologische Zusammenhänge zu berücksichtigen; ein Verständnis der Entstehungsgeschichte gibt Hinweise für möglicherweise zusätzlich vorhandene Störungen und läßt genauere Aussagen über die Prognose der Funktionsfähigkeit bzw. zum möglichen genetischen Wiederholungsrisiko zu.

Bei der Diagnose von Syndromen mit geistiger Behinderung kann der Arzt einem relativ einfachen Schema folgen (vgl. **Abb. 6.4**): Er stellt fest, ob Anomalien vorhanden sind oder nicht; findet er Anomalien, wird eine pränatale Entstehung wahrscheinlich sein. Hinweise sind dann den anamnestischen Angaben zu entnehmen (Familienanamnese, Schwangerschaftsanamnese); diagnostisch bedeutsam ist die spezifische Kombination der Anomalien, welche bei der körperlichen Untersuchung festgestellt und sorgfältig qualitativ wie quantitativ dokumentiert werden.

Findet man keine eindeutigen Anomalien, ist wieder die Anamnese wichtig, da eher eine postnatale Entstehungsgeschichte in Frage kommt: Es kann sich zwar auch jetzt um genetische Ursachen handeln, häufiger aber um exogene Faktoren, die behindernde Störungen verursachten. In schrittweisem Vorgehen wird so die Diagnose zunehmend genauer.

Im folgenden werden einzelne Syndrome geschildert, die man bei geistig behinderten Menschen beobachten kann. Dabei ist Vollständigkeit bewußt nicht angestrebt; die Zahl der bekannten Syndrombilder nimmt ja stetig zu, wobei manches Syndrom sich allerdings als nur zufällige Assoziation herausstellt. Gut bekannte Syndrome kommen in einer gewissen Häufigkeit vor und haben deshalb auch praktische Bedeutung, beispielsweise wegen bestimmter Verhaltensauffälligkeiten (»behavioural phenotype«).

Für die Diagnose von Syndromen sind neben der körperlichen Untersuchung (**Tab. 7.2**) nicht selten weitere Verfahren einzusetzen (vgl. **Abb. 6.3**): Sie dienen dazu, noch unentdeckte Anomalien nachzuweisen (z. B. an Nieren oder Gehirn) und die Ätiologie zu erschließen (Gendefekt, Chromosomenaberration, Stoffwechselstörung). Gelegentlich gibt schon die Anamnese den entscheidenden Hinweis, z. B. eine Rötelnerkrankung oder andere Virusinfektion in der Schwangerschaft, was dann durch serologisch-virologische Untersuchung bestätigt wird.

Wesentlich beim Identifizieren von Syndromen ist also ein schrittweises Vorgehen: Anamnese und klinischer Befund bestimmen, welche weiteren Untersuchungen sinnvoll und notwendig sind (vgl. **Abb. 6.3**). Damit werden unnötige Belastungen des Patienten vermieden und rationell die erforderlichen Informationen gesammelt (**Tab. 7.3**).

Tab. 7.2: Kleine Anomalien, die auf eine Entwicklungsstörung hindeuten können

Kopf	ungewöhnlich große Fontanellen ungewöhnliche Schädelform ungewöhnliches Haarmuster
Augen	Telekanthus (Hypertelorismus) Hypotelorismus Epikanthus abnorme Neigung der Lidachsen Brushfield-Flecken der Iris, Kolobom
Mund	Prominenz des Gaumenbogens hoher (gotischer) Gaumen zusätzliche Frenula Lippenfisteln Zahnanomalien
Ohren	Präaurikularanhängsel abnorme Form der Ohrmuschel Veränderung des Ohrläppchens abnorme Position bzw. Rotation der Ohrmuscheln
Hände	Veränderung der Handfurchen (Vierfingerfurche) Veränderung der Beugefalten (Kleinfinger) Klinodaktylie, Dubois–Zeichen Hypoplasie der Nägel angedeutete Syndaktylie ungleiche Größe der Finger bzw. Metacarpalia Hautleistenmuster (Dermatoglyphen)
Genitale	Veränderung des Skrotum (Schalskrotum) Hypoplasie der großen Labien
Haut	Skalpdefekte Grübchen an ungewöhnlicher Stelle

Nicht als Anomalien anzusehen sind (vor allem bei Neugeborenen):
Kapilläres Hämangion, unvollständige Faltung des Helixbogens, Darwinscher Höcker, Sattelnase, Verbiegung der Unterschenkel, Steißgrübchen, leichte Syndaktylie zwischen 2. und 3. Zehe, Hydrocele testis

Die Darstellung der bei Menschen mit geistiger Behinderung beobachteten Erscheinungsbilder und ihrer Besonderheiten soll sich hier an der Entstehungsgeschichte orientieren. Damit ist die alte Einteilung in »endogen« und »exogen« vermieden; denn zu jeder Zeit wirken sowohl biologisch-konstitutionelle (endogene) Faktoren wie schädigende bzw. störende oder aber günstige Einflüsse von außen (exogen) ein.

Unsere Sichtweise ist medizinisch: Deshalb wird hauptsächlich nach Ursache und Entstehungsgeschichte gefragt. Damit ist aber nicht verkannt, daß dies dem einzelnen Menschen mit einer Behinderung oft wenig nützt und lediglich zu einem »Etikettieren« führt. Es ist aber Voraussetzung dafür, die biologischen Grundlagen besser zu verstehen, ihre Interaktion mit den immer wirksamen Umwelteinflüssen genauer zu analysieren und durch geeignete präventive Maßnahmen eine wirksame Beeinflussung zu erreichen. Neben der ätiologisch orientierten Untersuchung interessieren den Arzt natürlich auch Ausmaß und Art einer geistigen Behinderung: Zusätzlich zu seinen Befunden braucht er psychologische und psychosoziale sowie pädagogische Informationen, um den behinderten Menschen recht zu verstehen. Der Arzt muß aber auch seine Sichtweise anderen Fachdisziplinen nahebringen können, da ein Vernachlässigen biologischer Grundlagen ungünstig, ja verhängnisvoll sein kann.

Tab. 7.3: Häufigkeit von größeren und kleineren Anomalien
(nach Marden et al. (1964) sowie Smith u. Bostian (1964))

Vorkommen kleiner Anomalien bei neugeborenen Kindern					
Zahl kleiner Anomalien	0	1	2	3	oder mehr
% der untersuchten Kinder	85	13,4	0,8	0,5	

Vorkommen kleiner Anomalien bei Neugeborenen mit einer oder mehreren großen Anomalien					
Zahl kleiner Anomalien	0	1	2	3	oder mehr
% der Neugeborenen mit großen Anomalien	1,4	3	11	90	

Vorkommen von drei und mehr kombinierten Anomalien	
bei gesunden Kindern	0
bei Kindern mit Lippen-Kiefer-Gaumenspalte	10 %
bei Kindern mit Ventrikelseptumdefekt	18 %
bei geistig behinderten Kindern (IQ unter 60) (dabei in 72 % kleine Anomalien)	42 %

Wichtig ist eine enge Kooperation mit (Eltern-) Selbsthilfegruppen, die es für die meisten Syndrome gibt; Auskünfte sind über Internet und beim Kindernetzwerk (Hanauerstraße 15, 63739 Aschaffenburg) zu erhalten (Schmid, 2000).

7.2 Spezieller Teil – Klinische Syndrome bei geistiger Behinderung

7.2.1 Pränatal entstandene Formen geistiger Behinderung

7.2.1.1 Zur Entwicklung des Nervensystems

Das Nervensystem entsteht aus dem äußeren Keimblatt (Ektoderm): In den ersten Wochen nach der Befruchtung bildet sich hier am Rücken des Embryo die Neuralplatte aus, eine Verdickung ektodermaler Zellschichten, die sich dann zur Neuralrinne einsenkt, um schließlich das Neuralrohr zu formen, das in die Tiefe verlagert wird; darüber schließt sich das Ektoderm. Später wird das Neuralrohr, der Vorläufer des Zentralnervensystems, von Bindegewebe aus dem Mesoderm umgeben, das Material für den Stützapparat liefert, für Wirbelsäule mit dem Rückenmarkskanal, Hirnhäute und

Schädelkapsel. Am vorderen Ende wächst das Neuralrohr besonders rasch. Es entstehen mehrere »Hirnbläschen«, aus denen dann die einzelnen Abschnitte des Gehirns hervorgehen: Mittelhirn, Zwischenhirn und Endhirn, die Verbindungen zwischen den Hemisphären (Kommissuren, vor allem Balken), schließlich auch Kleinhirn und Hirnstamm (Einzelheiten siehe Lehrbücher der Embryologie). Die Entwicklungsvorgänge laufen nach einem bestimmten Programm ab, das auch zeitlich relativ genau festgelegt ist (**Tab. 7.4**).

Bereits nach drei Monaten, mit Abschluß der sog. Embryogenese, ist die Form des Zentralnervensystems weitgehend gebildet. Es folgen dann aber noch wichtige Entwicklungsschritte, nämlich bei der Differenzierung und inneren Strukturierung. So müssen die Nervenzellen, die sich zunächst im »Keimlager« befinden (Nähe der Ventrikelwände) an ihren Bestimmungsort wandern (Kortex, Stammganglien); dabei werden sie von den Stützzellen der Glia gleichsam geleitet (Migration).

Erst gegen Ende der Schwangerschaft entstehen die Hirnwindungen (Gyrierung). Noch nach der Geburt werden einzelne Nervenzellen gebildet.

Im Verhältnis zum übrigen Körper wächst das Gehirn vor und nach der Geburt recht rasch (allometrisch); dies erklärt auch die besonderen Proportionen des Feten und des Säuglings mit dem prominenten Kopf. Das Hirngewicht be-

Tab. 7.4: Entwicklungsperioden des Zentralnervensystems und Gefährdung durch Fehlbildungen oder Differenzierungsstörungen

Normale Entwicklung	Zeitraum	Fehlbildung
Neuralplatte	17.–21. Tag	Araphie, Amyelie
Neuralrohr	19.–26. Tag	Akranie, Anenzephalie
Schluß des Neuroporus anterior	26. Tag	Enzephalocele, Kranioschisis
Schluß des Neuroporus posterior	27.–28. Tag	Myelozelen, Rachischisis
Bildung des Prosencephalon	29.–30. Tag	Holoprosenzephalie, Zyklopie
Bildung des Fünf-Bläschen-Stadiums	31.–32. Tag	Arrhinenzephalie
Bildung der Kleinhirnbläschen	33.–34. Tag	Kleinhirnaplasie oder -hypoplasie
Kleinhirnentwicklung	2.–5. Monat	Kleinhirndysgenesien
Bildung der Kommissurenplatte	2.–6. Monat	Balkenmangel
Dreischichtenbildung des Cortex	47. Tag	Agyrie, Pachygyrie, Lissencephalie
Erste Migrationswelle	2.–3. Monat	Mikropolygyrie
Zweite Migrationswelle	3.–4. Monat	
Bildung der Sechsschichtenrinde	Ende 7. Monat	Differenzierungsstörungen

trägt bei Geburt etwa 300 g und nimmt bis zum 2. Lebensjahr auf 900 g zu (Erwachsene 1300–1500 g). Dies hängt mit den Entwicklungsprozessen zusammen, die sich nach der Geburt abspielen: Aussprossen von Verzweigungen (Dendriten), Bildung von Synapsen mit Kontaktstellen zwischen den einzelnen Nervenzellen, Myelinisierung von Bahnen, womit deren Leitfähigkeit verbessert wird.

Bei der Entwicklung des Nervensystems und den sich dabei vollziehenden komplizierten Strukturierungsprozessen sind frühzeitig neben biologischen, genetisch festgelegten Programmen auch Umwelteinflüsse bedeutsam. Verschiedene Beobachtungen zeigen, daß für den Aufbau des Nervensystems, bei der Ausbildung von bestimmten Bahnverbindungen oder bei der Gestaltung spezieller »Module« (Zellgruppen zur Informationsverarbeitung) Umwelteinflüsse eine Rolle spielen.

Bereits während der intrauterinen Entwicklung kommt es auch zum Untergang von Nervenzellen (cell death). Dieses eigenartige Phänomen (Apoptose) kann damit erklärt werden, daß aufgrund der genetischen Programme, die nicht allzu spezifisch gestaltet sein können, zunächst eine Vielzahl von Nervenzellen gebildet wird. Diese erfahren dann in Auseinandersetzung mit

der gegebenen Umwelt, mit der »werdenden Funktion« ihre weitere Differenzierung und Ausgestaltung. Zellen, die dabei nicht benötigt werden, gehen zugrunde.

Für das Verständnis von den Grundlagen der geistigen Behinderung ist bedeutsam, daß Veränderungen in ganz verschiedenen Bereichen vorkommen können und trotzdem ganz ähnliche Auswirkungen haben. Anomalien der Form des Zentralnervensystems, sog. Hirnfehlbildungen, sind meistens, aber keineswegs immer mit einer Störung der Funktion verbunden. Entscheidend dafür sind vielmehr fehldifferenzierte Nervenzellen. Diese können auch isoliert (ohne grobe Anomalie) vorkommen; bei den komplizierten Prozessen der Migration, Dendriten- und Synapsenbildung ist dies gut verständlich, bei manchen Untersuchungen konnte es auch eindeutig nachgewiesen werden. So bieten die Magnetresonanz- und Positronenemissionstomographie mit der »funktionellen Bildgebung« eine Möglichkeit, solche Differenzierungsstörungen (Heterotopien, Dysgenesie, Migrationsstörungen usw.) mitunter direkt sichtbar zu machen. Morphologische Grundlage einer geistigen Behinderung sind aber auch Veränderungen im Bereich der Synapsen: Bei Chromosomenanomalien und bei anderen Formen fand man sehr viel weniger »spines« im Bereich der Axone, konnte mit einer speziellen Versilberungstechnik im Elektronenmikroskop zeigen, wie gering die Zahl der Synapsen war. Daß nicht immer auch bei schwer geistig behinderten Menschen neuropathologische Veränderungen zu finden sind, hängt mit den heute verfügbaren Untersuchungsmethoden zusammen: Spielen sich Veränderungen vorwiegend im molekularen, ultrastrukturellen Bereich ab, sind sie eben mit der bildgebenden Diagnostik (noch) nicht zu erfassen. Dies bedeutet, daß bei mangelndem Nachweis einer morphologischen Veränderung möglicherweise doch eine Strukturstörung vorhanden ist; es könnte aber auch sein, daß funktionelle Veränderungen, z. B. der Neurotransmitter oder Rezeptoren keine faßbaren Strukturen betreffen (siehe auch Kapitel 2).

7.2.1.2 Genmutationen als Ursache geistiger Behinderung

Eine Vielzahl von Entwicklungsschritten ist durch Erbanlagen (Gene) genau festgelegt (codiert), auch wenn die dabei sich abspielenden Vorgänge durch Umweltfaktoren in gewissen Grenzen beeinflußt und modifiziert werden können. Der genetische Code, in den Basensequenzen der Desoxyribonukleinsäure (DNS) angegeben, ist mit den heute verfügbaren molekularbiologischen Methoden weitgehend entschlüsselt; über verschiedene Zwischenstufen, an denen auch die Ribonukleinsäure (RNS) beteiligt ist, wird die Wirksamkeit von Enzymen bzw. die Bildung verschiedene Bausteine des Körpers reguliert. Man rechnet damit, daß der Mensch etwa 30–50 000 einzelne Gene hat, die auf den Chromosomen lokalisiert sind. Vielfach ist der Ort dieser Gene schon bekannt, auch wenn man sie noch nicht direkt auf den Chromosomen nachweisen kann (**Tab. 7.5 a**) oder ihr Wirkungsmechanismus noch zu entschlüsseln ist. Änderung von Genen durch Mutation infolge von Strahleneinwirkung oder durch Chemikalien, oft auch spontan entstehend, verursacht eine Veränderung von Entwicklungsabläufen: Dies kann sich positiv auswirken und dann für evolutionäre Vorgänge wichtig sein, kann aber auch eine Vielzahl von Störungen bedingen und damit zu Krankheiten und Entwicklungsabweichungen führen.

Tab. 7.5 a: Lokalisation von für neurologische Erkrankungen verantwortlichen Genen

Chromosom	Erkrankung
1	Charcot-Marie-Tooth-Syndrom
3	GM_1-Gangliosidose
	Morquio-Syndrom
4	Huntington-Chorea
5	Sandhoff-Syndrom
6	Spinozerebelläre Degeneration
11	Akute Prophyrie
13	Retinoblastom
15	Prader-Willi-Syndrom
	Tay-Sachs-Syndrom
17	Pompe-Syndrom
19	Myotone Dystrophie
22	Metachromatische Leukodystrophie
	Hurler-Scheie-Syndrom
X	Duchenne und Becker Muskeldystrophie
	Adrenoleukodystrophie
	Lesch-Nyhan-Syndrom
	Marker-X-Syndrom
	Retinitis pigmentosa
	Hunter-Syndrom

Genmutationen werden – wie die genetische Information – prinzipiell nach den von Gregor Mendel entdeckten Gesetzen vererbt, sie folgen also den Regeln der »formalen Genetik«. Entsprechend ihrer Durchsetzungskraft werden rezessive und dominante Gene unterschieden; bedeutsam ist ferner ihre Lokalisation auf Autosomen oder Gonosomen in homo- oder heterozygotem Zustand; der Mensch verfügt ja über 2 x 43 Chromosomen, jedes Merkmal ist deshalb durch 2 Allele (korrespondierende Orte an 2 Chromosomen) repräsentiert.

Genmutationen können Ursache verschiedener Syndrome mit geistiger Behinderung sein: Neben Fehlbildungs-Retardierungs-Syndromen gibt es idiopathische Formen oder solche, die mit Einzelfehlbildungen einhergehen. Wegen der genetischen Konsequenzen werden sie hier zusammengefaßt: Leitlinie für die Zuordnung ist die Genmutation als Ursache, die im allgemeinen durch Stammbaumanalysen mit dem Hinweis auf einen bestimmten Erbmodus ersichtlich ist, vielfach aber auch direkt (Genort) bzw. indirekt nachgewiesen werden kann (Restriktionsfragmentlängenpolymorphismus (RFLP) bzw. Fluoreszenz-in-situ-Hybridisierung (FISH) oder PCR). Oft sind dazu die Genprodukte bekannt, auch wenn nicht immer die Wirkungsweise der genetischen Information völlig geklärt ist.

Rezessive Genveränderungen machen sich im heterozygoten Zustand meist nicht bemerkbar, da sie durch normale Allele ausgeglichen werden. So bleiben sie zunächst unerkannt und vererben sich über Generationen hin weiter. Erst bei homozygotem Vorkommen verursachen sie die Störung: Wenn nämlich zwei Träger derselben rezessiven Anlage heiraten und ihr Kind mit einer Wahrscheinlichkeit von 25 % (1 : 4) die mutierte Anlage sowohl vom Vater wie von der Mutter erbt. Für Geschwister beträgt das Wiederholungsrisiko erneut 25 %. Da die Wahrscheinlichkeit, dieselbe Erbanlage zu besitzen, unter Verwandten größer ist, findet man bei rezessiv vererbten Störungen nicht selten Konsanguninität (Blutsverwandtschaft); dies ist aber auch davon abhängig, wie oft die Genmutation überhaupt in der Bevölkerung vorkommt (Genfrequenz).

Rezessiv vererbt sind vielfach Enzymdefekte: Da Gene über Enzyme ihre Wirkung entfalten, ist dies verständlich. Beim Stoffwechsel (Metabolismus) haben Enzyme als »Katalysatoren« wichtige Aufgaben, sowohl im Energiehaushalt wie auch zum Aufbau oder Abbau von Strukturen. Werden von Enzymdefekten Substanzen betroffen, die für das Gehirn wichtig sind, kommt es zu Hirnerkrankungen mit Ablagerung von Stoffwechselprodukten (wenn Abbauprozesse gestört sind) oder zu destruktiven Veränderungen (wenn Aufbau- und Umbauvorgänge beeinträchtigt werden). Geistige Behinderung kann somit Folge von unzureichenden Entwicklungsprozessen sein, oder aber die Endstufe von Abbauvorgängen (Degeneration) und Demenz (Verlust von bereits erworbenen Fähigkeiten). Unter den rezessiv vererbten Stoffwechselstörungen und Formen geistiger Behinderung müssen also stationäre (unveränderliche) von fortschreitenden (progredienten) unterschieden werden, die zu einem »Entwicklungsknick« führen.

1) Stoffwechselstörungen (inborn errors of metabolism)

Stoffwechselstörungen können all die verschiedenen chemischen Bausteine betreffen, die für den Körper und seine Funktionen wichtig sind: Aminosäuren und Proteine, organische Säuren, Kohlenhydrate (einschließlich komplexer Kohlenhydrate), Lipide und andere Fettstoffe, Purinkörper, Mineralien, Vitamine; auch Zellorganellen können beeinträchtigt sein.

Phenylketonurie (Phenylbrenztraubensäureschwachsinn, Fölling-Krankheit)

1934 entdeckte der Schwede Asbjörn Fölling bei geistig behinderten Patienten mit einem auffallenden Uringeruch, daß sie vermehrt Phenylbrenztraubensäure ausschieden. Weitere Analysen zeigten dann die eigentliche Ursache: Infolge Fehlens des Enzyms Phenylalanin-4-Monooxygenase (Phenylalanin-Hydroxylase) kann die essentielle Aminosäure Phenylalanin nicht zu Tyrosin abgebaut werden (**Abb. 7.1**), ihr Blutspiegel steigt (normal unter 1,65 mg/100 ml, bei PKU über 20 mg). Stoffwechselprodukte, die aus Tyrosin entstehen, z. B. auch Melanin oder Adrenalin, werden nicht ausreichend gebildet. Um das vermehrte Phenylalanin auszuscheiden, entstehen durch Transaminierung und Oxydierung Phenylmilchsäure, Phenylbrenztraubensäure sowie Phenylessigsäure; sie erscheinen im Urin und verursachen den eigenartigen Geruch (»Mäuseurin«, »muffelig«).

Die Stoffwechselstörung beeinträchtigt die Entwicklung des Gehirns entweder durch toxische Metaboliten oder durch eine Mangelsituation. Während bei Geburt des Kindes die Funktionen noch fast ungestört sind, lassen sie im Verlauf der Entwicklung rasch und fortschreitend nach, es entsteht eine schwere geistige Behinderung. Als weiteres Kennzeichen der Krankheit gilt, daß die Patienten meist blond und blauäugig sind (Fehlen von Pigmenten), nicht selten unter ekzematösen Hautveränderungen leiden und Anfälle (zuerst BNS-Krämpfe) bekommen (**Abb. 7.2**).

Eine Frühdiagnose der PKU ist durch Bestimmen des Phenylalaninblutspiegels möglich, der ja bereits kurz nach der Geburt ansteigt. Der Nachweis geschieht im »Screeningverfahren«

Tab. 7.5 b: Fehlbildungen des Zentralnervensystems, bei denen die verantwortlichen Genmutationen bekannt sind

Störung	Gen	Lokalisation
Holoprosenzephalie	PTCH	9q22.3
	SIX3	2p21
	SHH	7q36-qter
	TGIF	18p11.3
	ZIC2	13q32
Neurofibromatose Typ 1	NF 1	17q11.2
Neurofibromatose Typ 2	NF 2	22(D22S21/23)
Tuberöse Sklerose	TSC 1	9q34.3
	TSC 2	16q13.3
Lissencephalie Typ 1 (Miller-Dieker)	LIS 1	17p13.3
Lissencephalie Typ 2	POMGnT1	1p32
Zellweger-Syndrom	PEX	7q21-22
Fukuyama–Muskeldystrophie		9q31–32
Schizencephalie	EMX2	10q26.1
X-gebundener Hydrocephalus	L1-CAM	Xq28

mit dem Guthrie-Test, durch eine mikrobiologische Methode (Bacterium subtile wird in seinem Wachstum durch Phenylalanin gehemmt). Weniger verläßlich ist bei Neugeborenen ein »Windeltest«, der chemische Nachweis von Phenylbrenztraubensäure im Urin mit der Fölling-Probe (Eisen(III)chlorid), da er abhängig von der Nahrung erst nach 1 bis 2 Wochen positiv ausfällt.

Heute wird bei jedem Neugeborenen im Rahmen der gesetzlichen Vorsorgeuntersuchung ein Guthrie-Test durchgeführt: Eine Blutprobe aus der Ferse des Kindes wird auf Filterpapier aufgesogen, getrocknet und an ein Untersuchungsinstitut gesandt; Benachrichtigung erfolgt bei positivem Ergebnis.

Die Häufigkeit der Phenylketonurie beträgt 1 : 10 000 bei Neugeborenen. Nicht immer ist für eine Vermehrung des Phenylalaninblutspiegels (Hyperphenylalaninämie) auch eine Phenylketonurie verantwortlich: Passagere Stoffwechselveränderungen haben keine wesentliche Bedeutung, verschiedene Varianten aber erfordern gegebenenfalls eine besondere Behandlung. So muß bei positivem Guthrie-Test immer eine genaue Stoffwechselanalyse mit Bestimmen verschiedener Metaboliten und Belastungsproben durchgeführt werden. Der Nachweis eines Biopterinmangels hat wichtige therapeutische Konsequenzen.

Klinikaufnahme ist auch nötig, um die Therapie einzuleiten, die bei der klassischen PKU mit einer phenylalaninarmen Diät durchgeführt wird. Dabei sind Nahrungsmittel zu meiden, die Phenylalanin enthalten; um trotzdem ausreichend Eiweiß zuzuführen, werden bestimmte Aminosäurengemische gegeben, z. B. Albumaid–X® usw. Genaue Kontrollen stellen sicher, daß der Spiegel des Phenylalanin nicht zu hoch ansteigt. Er darf aber auch nicht zu niedrig sein, weil sonst Wachstumsstörungen und Mangelerscheinungen entstehen. Nach den Ergebnissen von Längsschnittstudien sollte die Diät mindestens bis zur Beendigung der Hirnentwicklung (Abschluß der Myelinisierung) fortgeführt werden; derzeit ist man der Meinung, sie sei bis zum 14. Lebensjahr erforderlich (bei früherem Absetzen der Diät waren die Ergebnisse der Intelligenzentwicklung in kontrollierten Vergleichen weniger günstig).

Heute gelingt also bei dieser Stoffwechselstörung eine zuverlässige Frühdiagnose und durch rechtzeitige Behandlung eine wirksame Prävention der geistigen Behinderung, auch wenn der verantwortliche Enzymdefekt selbst nicht behoben werden kann, der Stoffwechselblock nur umgangen wird. Pränatale Diagnose ist möglich; das Gen kann durch RFLP und andere Methoden lokalisiert werden; es sind verschiedene Genorte (Gen für Phenylalaninhy-

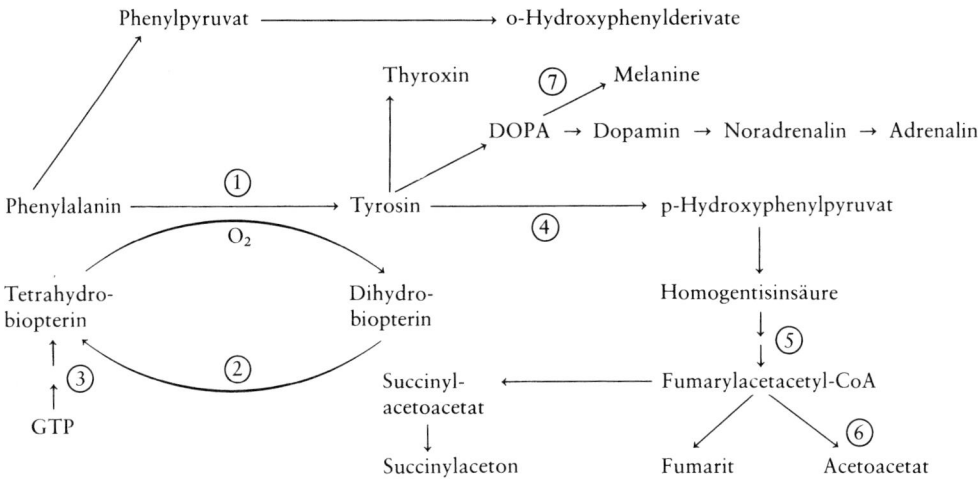

1. Phenylalaninhydroxylase-Mangel
2. Dihydrobiopterinreduktase-Mangel
3. Biopterinsynthesestörungen
4. Tyrosinaminotransferase-Mangel (Tyrosinämie II, Richner-Hanhart-Syndrom)
5. Alkaptonurie
6. Tyrosinämie I
7. Albinismusformen

Abb. 7.1: Schema der Störungen im Phenylalanin-Stoffwechsel als Beispiel für verschiedene Enzymdefekte

droxylase auf Chromosom 12q.23) bekannt, die in Frage kommen. Der Nachweis des heterozygoten Zustands gelingt auch, indem man Belastungsversuche durchführt; dann wird deutlich, daß die verminderte Menge des Enzyms nicht ganz ausreicht, um normale Stoffwechselwerte zu garantieren.

Wenn Menschen mit behandelter PKU Nachkommen haben wollen, gibt es kein vermehrtes genetisches Wiederholungsrisiko, sofern der Partner nicht zufällig selbst ein Träger des PKU–Gens ist, ihre Kinder werden aber wieder Träger der Anlage sein. Probleme ergeben sich allerdings bei Frauen dadurch, daß vermehrter Phenylalaninblutspiegel für das sich entwickelnde Kind teratogen wirksam sein kann. Es kommt zu pränataler Dystrophie (Wachstumsstörung) mit Mikrozephalie (Mangelentwicklung des Gehirns) und kleinen Anomalien. Deshalb muß bei einer Schwangerschaft wieder strenge Diät eingehalten werden. An eine müt-

terliche Hyperphenylalaninämie (die symptomarm sein kann) ist zu denken, wenn keine andere Ursache einer Mikrozephalie beim Kind gefunden werden kann.

Andere Störungen des Aminosäurenstoffwechsels und der organischen Säuren (**Tab. 7.6**) sind selten; die Genfrequenz kann allerdings in verschiedenen Populationen unterschiedlich hoch sein, damit auch das Auftreten der Erkrankung starken Schwankungen unterliegen.

Galaktosämie und Mukopolysaccharidosen

Unter den Störungen des Kohlenhydratstoffwechsels ist die Galaktosämie bedeutsam, da durch Frühdiagnose Schäden zu vermeiden sind. Infolge einer autosomal-rezessiven Genmutation fehlt das Enzym Galaktose-1-Phosphat-Uridyl-Transferase; es kommt zu Veränderungen in verschiedenen Stoffwechselbereichen,

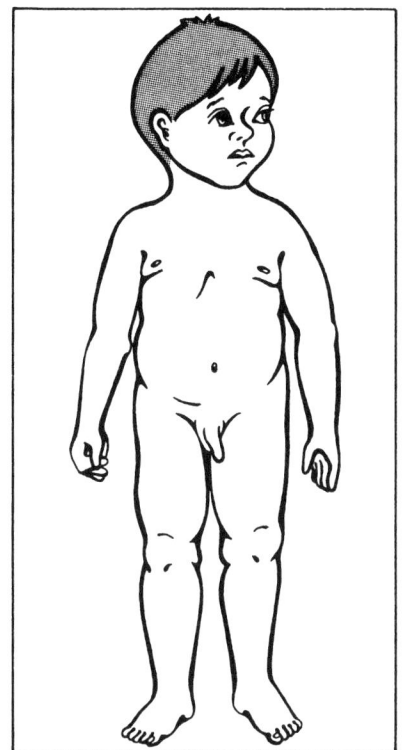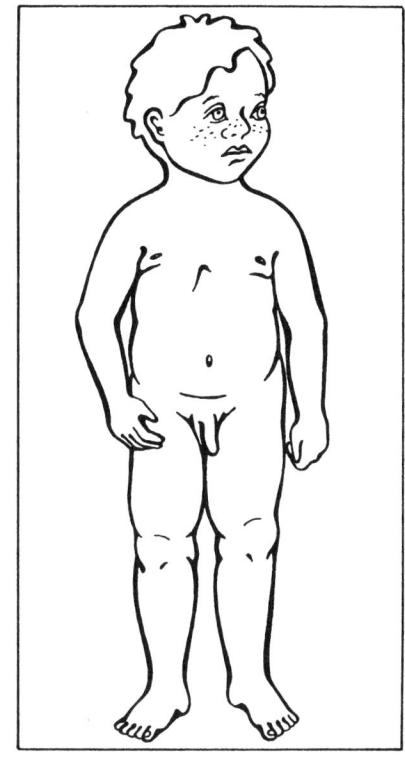

3 Jahre; normal

Abb. 7.2: Phenylketonurie – betroffener Knabe (blond, geistig behindert, schmächtig, mit Ekzem) im Vergleich zu Altersgenossen

damit auch zu unterschiedlichen Verlaufsformen. Bei akutem Beginn wird die Diagnose meist rasch gestellt; eine protrahierte Störung (**Abb. 7.3**) führt zu mangelndem Gedeihen, Vergrößerung der Leber mit Störung ihrer Funktion (später Leberzirrhose), Trübung der Augenlinse (Katarakt) sowie Beeinträchtigung der Hirnentwicklung (psychomotorische Retardierung, Anfälle).

Die Diagnose kann durch Nachweis des Enzymdefekts in Erythrozyten einfach gestellt werden (auch als Screeningmethode möglich). Die Behandlung erfolgt mit einer galaktose- und laktosefreien Diät.

Störungen im Stoffwechsel komplexer Kohlenhydrate (**Tab. 7.7**) führen zur Ablagerung entsprechender Substanzen; man unterscheidet Mukopolysaccharidosen, Mukolipidosen und Oligosaccharidosen, je nach den gespei-cherten Metaboliten. Folge sind verschiedene Funktionsstörungen; sie betreffen hauptsächlich das Knochenwachstum und die Skelettentwicklung, durch Speicherung aber auch Leber, Milz, Gehirn, Auge und Haut. Neben Skelettdysplasie mit dysproportionierter Wachstumsstörung findet man Veränderungen im Bindegewebe und Ausfallserscheinungen seitens des Nervensystems mit Retardierung, Bewegungsstörung, progredienter Demenz und Anfällen. Elektronenoptisch, histochemisch und biochemisch sind vermehrt teilgradierte komplexe Kohlenhydrate in den Lysosomen von Organen, Leukozyten oder Fibroblasten sowie in Körperflüssigkeiten nachzuweisen. Diagnostisch verwertbar ist die Ausscheidung von Mukopolysacchariden und/oder Oligosacchariden im Urin; zur endgültigen Klärung wird die Aktivität lysoso-

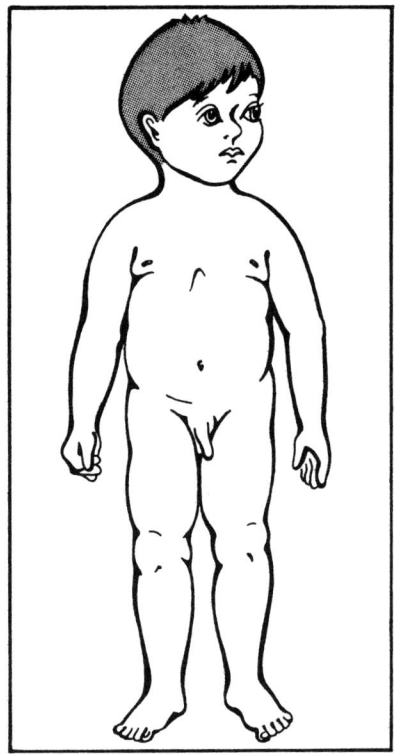 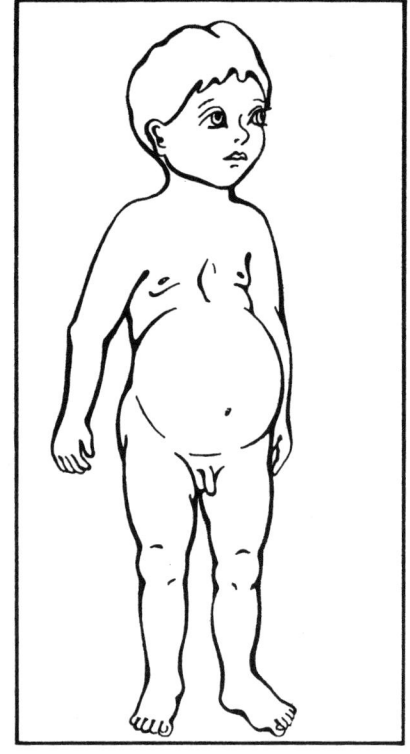

3 Jahre; normal

Abb. 7.3: Galaktosamie (Sehstörung, Lebervergrößerung, Retardierung)

Tab. 7.6: Geistige Behinderung bei Störungen des Aminosäurenstoffwechsels

Ahornsirupkrankheit (Leuzinose) mit Varianten
ß-Alaninämie
Cross-Syndrom (Albinismus)
Glutaracidurie
Hartnup-Syndrom
Histidinämie
Homozystinurie
Hyperammonämien
Hyperlysinämie
Hypervalinämie
Isovalerianacidämie
Methylmalonacidämie
Hyperglyzinämie
Phenylketonurie und Varianten
Kongenitale Laktacidose
Propionacidämie
Tyrosinämie

Tab. 7.7: Geistige Behinderung bei Störungen des Kohlenhydratstoffwechsels (einschließlich der komplexen Kohlenhydrate)

Galaktosämie
Hereditäre Fruktoseintoleranz

Fukosidose
Mannosidose
Mukolipidosen
Sialidose
Mukopolysaccharidosen
   Typ I–H (Pfaundler-Hurler)
   Typ I–S (Scheie)
   Typ I–H/S (Hurler-Scheie)
   Typ II A/B (Hunter)
   Typ III A/B/C (Sanfilippo)
   Typ VII A/B
Mukosulfatidose

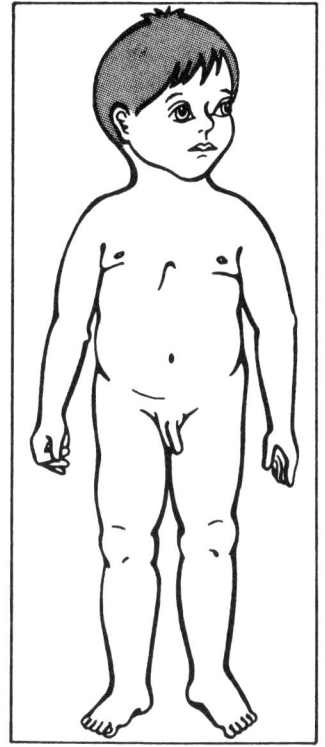
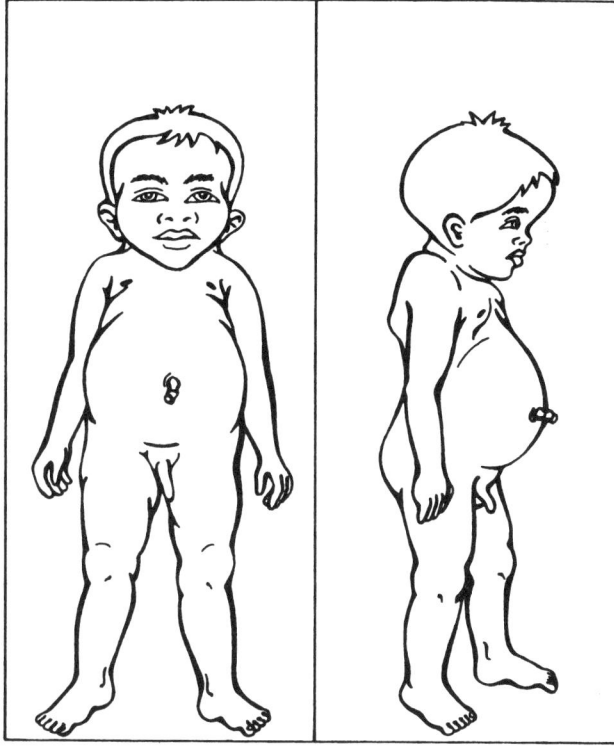

3 Jahre; normal

Abb. 7.4: Mukopolysaccharidose Typ I (Pfaundler-Hurler) mit Minderwuchs, Skelettdysplasie, auffallendem Gesichtsausdruck

maler Enzyme bestimmt, was mitunter auch eine Gewebsentnahme für Fibroblastenkulturen erfordert. Meist ist auch der verantwortliche Gendefekt nachzuweisen.

Nicht alle Mukopolysaccharidosen haben geistige Behinderung zur Folge, fast immer aber führen sie (**Abb. 7.4**) zu dysproportioniertem Minderwuchs (Dysostosis multiplex bei Pfaundler-Hurler-Syndrom – MPS I).

Geistige Behinderung findet man fast immer bei MPS II (Hunter-Syndrom), die mit Schwerhörigkeit einhergeht und geschlechtsgebunden rezessiv vererbt wird, sowie bei MPS III.

Sanfilippo-Syndrom (MPS III)

Symptome werden nach leicht verzögerter Entwicklung im 2. bzw. 3. Lebensjahr bemerkt: Es tritt eine zunehmend starke erethische Verhaltensänderung auf, die geistige Entwicklung

bleibt stehen, bereits erworbene Fähigkeiten gehen verloren.

Biochemische Untersuchungen haben gezeigt, daß beim Sanfilippo-Syndrom (Häufigkeit 1 : 500 000) mehrere Untertypen zu differenzieren sind, jeweils mit unterschiedlichem Enzymdefekt (Hexosamidase A, B, C usw.). Möglicherweise ist dies die Erklärung dafür, daß die Erscheinungen des Syndroms stark variieren; trotzdem gelingt es ohne den biochemischen Nachweis nicht, die einzelnen Formen voneinander zu trennen (Typ A soll den ungünstigsten Verlauf haben). Molekulargenetische Analysen ermöglichen die weitere Differenzierung.

Wegen der allmählich zunehmenden Speicherung machen sich Symptome nicht unmittelbar bei Geburt bemerkbar; die Entwicklung des Kindes kann zunächst völlig normal oder nur leicht verzögert sein. Die dann im 2. bis 3. Lebensjahr bemerkte Retardierung betrifft zuerst

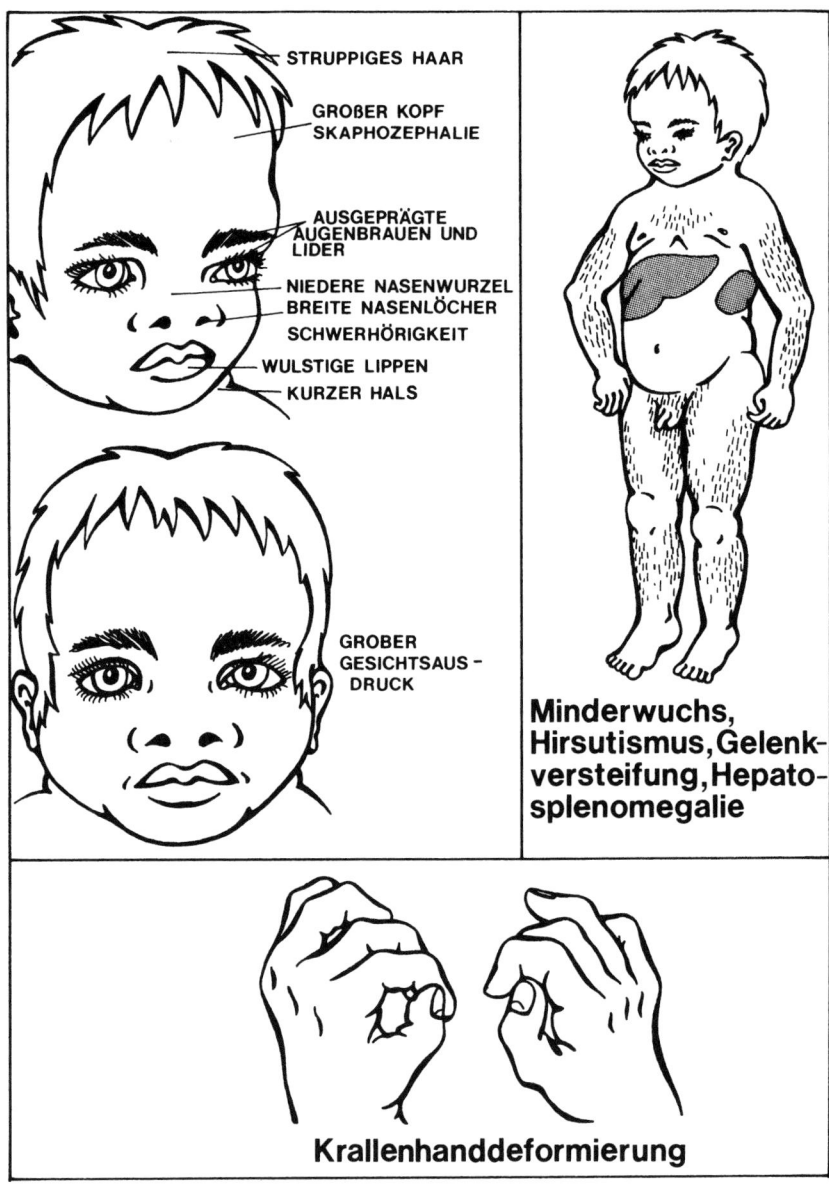

STRUPPIGES HAAR

GROßER KOPF
SKAPHOZEPHALIE

AUSGEPRÄGTE
AUGENBRAUEN UND
LIDER

NIEDERE NASENWURZEL
BREITE NASENLÖCHER

SCHWERHÖRIGKEIT

WULSTIGE LIPPEN

KURZER HALS

GROBER
GESICHTSAUS-
DRUCK

**Minderwuchs,
Hirsutismus, Gelenk-
versteifung, Hepato-
splenomegalie**

Krallenhanddeformierung

Abb. 7.5: Mukopolysaccharidose Typ III (Sanfilippo-Syndrom)

sprachliche Funktionen; nicht selten kommen aber auch Verhaltsauffälligkeiten vor, wie Schlafstörungen und allgemeine Unruhe. Körperliche Symptome (**Abb. 7.5**) werden später deutlich, mit etwa 4 bis 5 Jahren: Es entsteht ein »grober Gesichtsausdruck« mit flacher Nasenwurzel, vollen Lippen, breiter Zahnleiste, großer Zunge. Unterstrichen wird dies durch struppiges (oft blondes) Haar sowie buschige, dichte, ineinander übergehende Augenbrauen. Allgemein kann die Körperbehaarung vermehrt sein (Hirsutismus). Das Wachstum verläuft zunächst normal, erst nach dem 10. Lebensjahr langsam; der Kopfumfang ist nicht selten vermehrt (Speicherung). Bei der ärztlichen Untersuchung wird eine Vergrößerung von Leber und Milz festgestellt; Leistenbrüche kommen vor. Hilfreich für die Diagnose ist die Röntgenuntersuchung des Skeletts, obwohl im Gegensatz zu anderen Mukopolysaccharidosen (vor allem Typ I und IV) die Veränderungen an Schädel, Wirbelsäule, Becken, Händen und Füßen nur gering ausgeprägt sind: Dicke Schädelknochen, ovale Form der Wirbelkörper, breite Rippen, hypoplastisches Azetabulum, grobe Knochenstruktur. Die Gelenkbeweglichkeit wird mit fortschreitender Erkrankung zunehmend geringer, es kommt zur Ausbildung von Kontrakturen. Ausscheidung von Mukopolysaccharid-Spaltprodukten im Urin und Nachweis des Enzymdefektes in Körperzellen bestätigen die Diagnose.

Wegen der Ablagerung von Mukopolysacchariden im Nervensystem kommt es zum fortschreitenden Abbau geistiger und psychischer Funktionen, zur Demenz. Das Verhalten der Kinder ist durch allgemeine Unruhe und Erethie (dranghafte Reizbarkeit), durch aggressiv-impulsive Reaktionen, auch durch Ängstlichkeit und Kontaktstörung gekennzeichnet. Trotz allen pädagogischen Bemühens nehmen diese Schwierigkeiten zu, wenn auch in einer individuell sehr unterschiedlichen Weise. Vielfach ist nach dem 10. Lebensjahr eine echte Kontaktaufnahme nicht mehr möglich. Das Entstehen spastischer Bewegungsstörungen bedingt Bettlägrigkeit und Pflegebedürftigkeit; es kommt zum Auftreten zerebraler Anfälle, die nur schwer zu beeinflussen sind. Der Tod tritt meist vor Vollendung des 20. Lebensjahres wegen komplizierender Erkrankungen ein (Lungenentzündung, Herzversagen).

Eine Behandlung der Stoffwechselstörung ist bisher nicht möglich; trotz mancher Versuche gelang es nicht, den bekannten Stoffwechseldefekt zu beeinflussen. Es sind also nur Symptome zu behandeln, so die bestehende Infektneigung mit Antibiotika, die Verhaltensauffälligkeiten mit Psychopharmaka, die Anfälle mit Antikonvulsiva. Versuche mit Knochenmarktransplantation werden durchgeführt.

CDG-Syndrom

Mit dem Nachweis des Vorkommens von Störungen im Stoffwechsel der Glykoproteine (Glykanosen) konnte eine neue Gruppe von Ursachen identifiziert werden, die im Sinne einer »Multiorganerkrankung« durch veränderte Aufbauprozesse zu verschiedenen Funktionsstörungen, auch zu einer geistigen Behinderung führen. Dabei tritt oft eine Strukturveränderung von Kleinhirn und Hirnstamm (olivoponto-cerebelläre Hypoplasie) auf.

In den letzten Jahren sind zunehmend häufig entsprechende Beobachtungen mitgeteilt worden. Es gelang, den verantwortlichen Enzymdefekt nachzuweisen, auch mehrere Formen zu differenzieren (Typ Ia–e, IIa–b, III, IV, X von Glykosylierungsstörungen).

Beim Typ I des CDG-Syndroms (Carbohydrate-Deficient-Glykoprotein) kommt es bald nach der Geburt zu Gedeih- und Entwicklungsstörungen. Bestimmte Anomalien ermöglichen eine »Blickdiagnose«: Eigenartige Hautveränderungen mit Fettpolstern oberhalb des Gesäßes oder an anderen Stellen (Vermehrung oder Verminderung des Unterhautfettgewebes) sowie eingezogene Brustwarzen. Die Kinder schielen, haben abnorme Augenbewegungen, einen besonderen Gesichtsausdruck, relativ große Ohren. Leber und Milz können vergrößert sein, es gibt Hinweise auf Herz- und Nierenbeteiligung. Zustände von Bewußtlosigkeit und Anfällen können lebensbedrohlich werden (bei etwa 20 % Tod im ersten Lebensjahr). Untersuchung mit bildgebenden Verfahren zeigt die olivo-ponto-cerebelläre Hypoplasie, auch Veränderungen am Großhirn. Die Kinder sind schlaff und hypoton, Muskeleigenreflexe werden schwächer, fehlen schließlich, ataktische Symptome sind deutlich, Im Kleinkindalter (Stadium II) stehen Ataxie und geistige Behinderung im Vordergrund, gelegentlich treten Attacken von Bewußtlosigkeit mit schlaganfallähnlichen Lähmungen auf. Die geistige Behinderung ist mäßig ausgeprägt, Zeichen einer Beteiligung peripherer Nerven findet man an den Beinen. Eine Retinopathie kann zur Sehbehinderung führen. Das Stadium III (Jugendalter) wird von Schwäche und Atrophie der Beinmuskeln mit Ataxie und Gleichgewichtsstörung beherrscht. Sonst kommt es zu einer gewissen Konsolidierung. Die Patienten können sich im Telegrammstil verständigen, zeigen Fortschritte im sozialen Verhalten, sind zugewandt, extrovertiert, zufrieden und ausgeglichen. Bei Kleinwuchs kommt es zu Skelettdeformierung mit Verkrümmung der Wirbelsäule und Kielbrust; es treten osteoporotische Knochenveränderungen auf. Bei Erwachsenen (Stadium IV) werden besonders Hormonstörungen, auch vorzeitige Alterungsvorgänge beobachtet. Die anderen Typen (II–IV, X) sind offenbar seltener und in ihrer Symptomatik recht variabel.

Wie viele metabolische Störungen wird auch das CDG-Syndrom autosomal rezessiv vererbt, Bei den heterozygoten Eltern sind durch spezielle Untersuchungen Veränderungen der Glykan-Synthese nachzuweisen. Genomische Prägung dürfte eine Rolle spielen. Der Enzymdefekt betrifft die Phosphomannomutase (Chromosom 16p.13.3-13.2).

Die Diagnose wird durch biochemische Analyse gestellt: Mit spezieller Methodik ist die Verminderung des Transferrin nachzuweisen. Man findet auch eine Verminderung von verschiedenen Eiweißkörpern (Hypoalbuminämie, Hypobetalipoproteinämie, vermindertes thyroxinbindendes Globulin usw.) Der gestörte Einbau von Kohlenhydraten in Transferrin kann durch Analyse von Serum, Liquor und in Leberzellen erfaßt werden; bei elektronenoptischer Untersuchung sind Einschlüsse zu finden, die auf Defekte im makromolekularen Stoffwechsel hinweisen. Therapeutische Maßnahmen sind bisher nicht möglich. Es ist zu hoffen, daß die Klärung der pathogenetischen Zusammenhänge dazu führt, Veränderungen an Zellmembranen und Rezeptoren, bei Transportproteinen, Hormonen, Gerinnungsfaktoren oder Immunglobulinen zu verhindern.

Lipidosen

Fette (Lipide, Lipoide) spielen beim Aufbau von Strukturen des Nervensystems eine wichtige Rolle. Veränderungen in ihrem Stoffwechsel (**Tab. 7.8**) haben verschiedene Störungen zur Folge, die mit Ablagerung und Speicherung von Substanzen einhergehen, auch mit vorzeitigem Abbau oder mangelnder Strukturbildung. Je nach den verantwortlichen Enzymdefekten (lysosomale Störungen) sind die Symptome unterschiedlich; nicht bei allen Erkrankungen, die meist autosomal oder geschlechtsgebunden rezessiv vererbt werden, ist die Pathogenese geklärt. Genetische Heterogenie kommt vor, unterschiedlicher Verlauf bei derselben Störung wird durch Einfluß weiterer Gene (Regulationsgene) erklärt. Mitunter kann die Diagnose nur

durch ultrastrukturelle oder biochemische Untersuchungen gestellt werden, die an Körperzellen oder Biopsiematerial (Nerven, Gehirn) möglich sind; manchmal bringt erst die Autopsie letzte Klarheit. Neuerdings führen vielfach aber auch molekulargenetische Analysen weiter.

Lipidosen können hauptsächlich die Nervenzellen betreffen und führen dann zu einer Funktionstörung der Ganglienzellen (Gangliosidosen; **Tab. 7.8**). Die Symptome werden somit vom Ausfall neuronaler Funktionen geprägt: Meist beginnt die Erkrankung mit Verhaltensänderung, dementiellem Abbau und zerebralen Anfällen, bevor neurologisch faßbare Symptome auftreten (Dyskinesien usw.).

Tab. 7.8: Geistige Behinderung bei Störungen des Lipid- und Lipoidstoffwechsels

Globoidzellen-Leukodystrophie (Krabbe)
GM_1-Gangliosidose Typ I (Landing)
GM_1-Gangliosidose Typ II
GM_2-Gangliosidose Typ I (Tay-Sachs)
GM_2-Gangliosidose Typ II (Sandhoff)
GM_2-Gangliosidose Typ III
GM_3-Gangliosidose
Metachromatische Leukodystrophie
Morbus Gaucher
Morbus Niemann-Pick (Sphingolipidose)

Zentralnervöse Affektionen mit vermutetem
    Stoffwechseldefekt

Adrenoleukodystrophie (Peroxisomen)
Neuronale Zeroidlipofuszinose (Typ Jansky-Bielschowsky, Typ Spielmeyer-Vogt, Typ Batten)
Alpers-Syndrom (Mitochondrien)
Disseminierte Lipogranulomatose (Faber)
Morbus Pelizaeus-Merzbacher
Progressive Myoklonusepilepsie (Unverricht-Lundborg)
Morbus Alexander

Betrifft die Erkrankung hauptsächlich weiße Substanz, also die Bahnsysteme des Gehirns (Leukodystrophien; **Tab. 7.8)** stehen neurologische Symptome (Bewegungsstörungen usw.) im Vordergrund, während psychische Veränderungen und Demenz erst später hinzukommen.

Lipidosen verursachen also vorwiegend Demenzprozesse und Degeneration mit Abbau bereits erworbener Fähigkeiten. Sie haben recht unterschiedlichen Verlauf, kommen beim Säug-

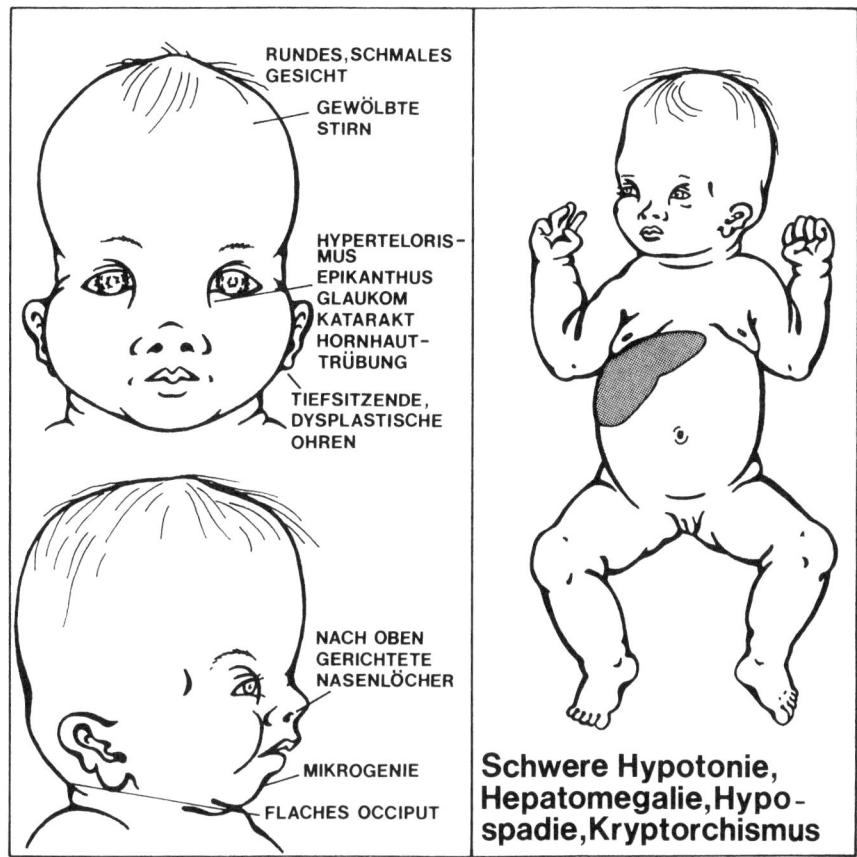

Abb. 7.6: Zellweger-Syndrom als Beispiel einer peroxisomalen Störung

ling (Globoidzellen-Leukodystrophie Krabbe), beim Kleinkind (metachromatische Leukodystrophie) oder später vor (neuronale Zeroidlipofuszinose).

Störung von Zellorganellen

Durch differenzierte Untersuchungen ist erkannt worden, daß auch eine Veränderung funktionell wichtiger Zellorganellen Ursache von Erkrankungen sein kann; damit sind neue Zusammenhänge aufgeklärt worden.

Mitochondriopathien

Stoffwechselveränderungen in den Mitochondrien (verantwortlich für zelluläre Atmungsvorgänge als »Kraftwerke« der Zellen) führen zu Stö-

rungen an Gehirn und Muskulatur (Enzephalomyopathie) mit meist progredientem Verlauf. Zu Beginn kann schon eine geistige Behinderung bestehen (z. B. Kearns-Sayre-Syndrom), später treten verschiedene Komplikationen auf (Lähmungen, Anfälle usw.). Es ist damit zu rechnen, daß in Zukunft mit noch besseren Untersuchungsmöglichkeiten weitere derartige Störungen nachgewiesen werden (**Tab. 7.9**).

Peroxisomale Störungen

Eine Erkrankung der Peroxisomen wurde beim Zellweger-Syndrom (Zerebro-hepato-renales Syndrom), auch bei der Adrenoleukodystrophie (in verschiedenen Varianten) gefunden; durch Nachweis spezieller Stoffwechselprodukte (Pipicolinsäure, überlangkettige Fettsäuren) und elektronenoptische Untersuchung (Zellorganellen) kann die Diagnose gestellt werden (**Abb. 7.6**).

Diese Beispiele zeigen, wie durch gezielte Forschung stetig weitere Fortschritte zu erzielen sind: Ist einmal der Schlüssel für eine bestimmte Tür gefunden, kann dies den Zugang für das Verständnis eines neuen pathogenetischen Mechanismus eröffnen. Dies haben die rasch zunehmenden Erkenntnisse der Molekulargenetik eindrucksvoll demonstriert.

Tab. 7.9: Vererbte mitochondriale Enzephalomyopathien

Alpers-Syndrom (zerebrale Poliodystrophie)

Morbus Canavan (spongiöse Dystrophie) (Asparaginsäure)

Carnitin-Mangel-Syndrom (Fehlen der Carnitinpalmityltransferase)

Kearns-Sayre-Syndrom (Ophthalmoplegia plus)

Leigh-Syndrom (subakute nekrotisierende Enzephalomyelopathie)

Melas-Syndrom (mitochondriale Enzephalomyopathie mit Laktazidose)

Merrf-(Fukuhara-)Syndrom (Myoklonus-Epilepsie mit ragged red fibers)

Menkes-Syndrom (Trichopoliodystrophie)

Refsum-Syndrom (Heredopathia atactica polyneuritiformis) (Peroxisomen)

Zellweger-Syndrom (Zerebro-hepato-renales Syndrom) (Peroxisomen)

Hormonelle Störungen

Für die Entwicklung des Gehirns ist das Hormon der Schilddrüse wichtig; dies ist längst durch die Beobachtung des Kretinismus wegen Jodmangels erwiesen (Minderwuchs, geistige Behinderung und Kropf infolge von Schilddrüsenunterfunktion), aber auch durch Tierversuche, bei denen ein vermindertes Dendritenwachstum demonstriert werden konnte.

Unterfunktion der Schilddrüse kann Folge mangelnder Anlage sein (Schilddrüsenhypoplasie oder -aplasie), aber auch von Enzymdefekten, welche die Bildung des Schilddrüsenhormons aus Eiweißstoffen und Jod stören (z. B. Pendred-Syndrom). Die Schilddrüse versucht, durch Größenzunahme zu kompensieren (Ent-

stehen eines Kropfes), was beispielsweise bei Jodmangel nicht ausreicht.

Unbehandelt führt die angeborene Hypothyreose (Myxödem) zu einer schweren Behinderung; als weitere Symptome findet man beim Säugling einen veränderten Gesichtsausdruck (grobe Züge, dicke Zunge), heiseres Schreien, trockene Haut, mangelndes Wachstum, Obstipation (**Abb. 7.7**). Letztlich sind alle Stoffwechselvorgänge verlangsamt.

Eine hypothyreote Stoffwechselsituation muß erkannt werden, bevor die Hirnentwicklung gestört werden kann. Bei der Screening-Untersuchung des Neugeborenen wird ein Hinweis durch Vermehrung des thyreotropen Hormons der Hypophyse (TSH) infolge Minderfunktion der Schilddrüse erhalten. Wenn die Diagnose sicher ist, wird das Hormon in ausreichender Menge substituiert. Dann ist eine weitgehend ungestörte Entwicklung zu erwarten; regelmäßige Kontrollen haben Überdosierung zu verhindern und ausgeglichene Stoffwechsellage zu sichern. Nicht immer ist die Entwicklung aber völlig normal, da eventuell schon pränatal zerebrale Veränderungen entstanden sein können.

Störungen des Kupferstoffwechsels

Bei der Wilsonschen Krankheit (hepatolentikuläre Degeneration) kommt es wegen eines Synthesedefektes von Coeruloplasmin (Eiweißkörper für den Kupfertransport) zur Kupferspeicherung in Leber und Stammganglien des Gehirns; eine Speicherung in der Cornea des Auges bedingt den Kayser-Fleischerschen Cornealring, was bei der Diagnose hilft.

Die Störung manifestiert sich selten vor dem 6. Lebensjahr; bei Kindern treten zuerst Fieberschübe mit Hämolyse (Ikterus) und kolikartigen Bauchschmerzen auf, später Leberfunktionsstörung, extrapyramidal-motorische Bewegungen (Choreoathetose, Dystonie, Tremor, Rigor) und psychopathologische Symptome (Verwirrtheit, Wesensänderung, Demenz), gelegentlich auch epileptische Anfälle.

Für die Diagnose sind neben dem Nachweis des Cornealrings (Spaltlampenuntersuchung) ein erniedrigtes Coeruloplasmin und Gesamtkupfer im Serum wichtig; freies ungebundenes Kupfer und Kupferausscheidung im Urin sind ver-

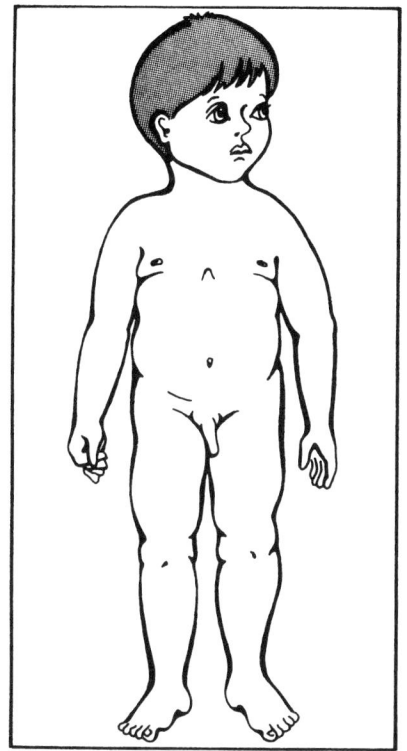 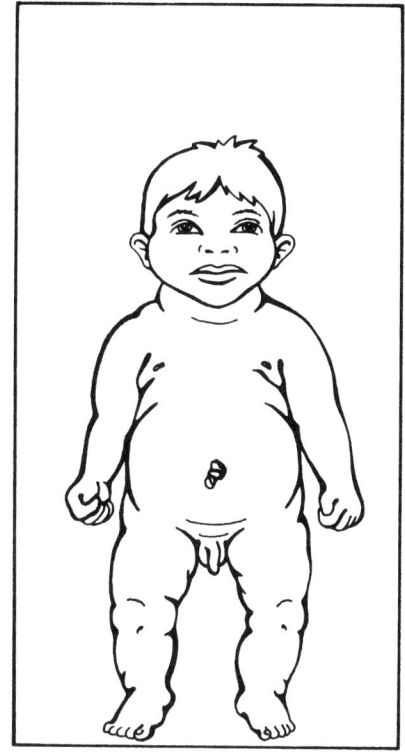

3 Jahre; normal

Abb. 7.7: Hypothyreose – Kretinismus mit Minderwuchs, dysproportioniertem Habitus, auffallender Gesichtsform und geistiger Behinderung

mehrt, besonders nach Gabe von Penicillamin. Als Beweis gilt ein hoher Kupfergehalt in der Leber. Beeinflußt wird die Störung durch kupferarme Diät sowie mit Gabe von Kaliumsulfid und D-Penicillamin. Die Vererbung ist autosomal-rezessiv (ATB7B-Gen auf Chromosom 13q14.3).

Menkes-Syndrom

Eine andere Störung des Kupferstoffwechsels wird geschlechtsgebunden rezessiv vererbt, tritt also nur bei Knaben auf (Genlokus MNK bei Xq12–13). Kennzeichnendes Symptom sind eigenartige, pigmentarme Haare (kinky-hair syndrome, Kräuselhaarkrankheit, Trichopoliodystrophie); sie haben das Aussehen von Stahlwolle, sind bei Vergrößerung korkenzieherartig gedreht. Ikterus, Störung der Temperaturregulation (Hypothermie), Entwicklungsverzö-

gerung und Krämpfe treten frühzeitig auf. Betroffene Knaben (**Abb. 7.8**) mit typischem Gesichtsausdruck (schmale Lidspalten, Karpfenmund usw.) sterben meist innerhalb des ersten Lebensjahres an Komplikationen (z. B. Subduralerguß). Infolge unzureichender Resorption im Darm sind der Kupfer-Spiegel des Blutes und das Coeruloplasmin vermindert. Das Syndrom wird auch zu den mitochondrialen Störungen gerechnet (neurodegenerative Veränderung durch Unterfunktion kupferhaltiger Enzyme) und kann durch Gabe von Kupferhistidin beeinflußt werden.

Störung des Purin- und Pyrimidinstoffwechsels

Purinkörper sind wichtige Bestandteile der Zelle, vor allem der DNS und RNS. Bei ihrem Abbau wird vermehrt Harnsäure ausgeschieden.

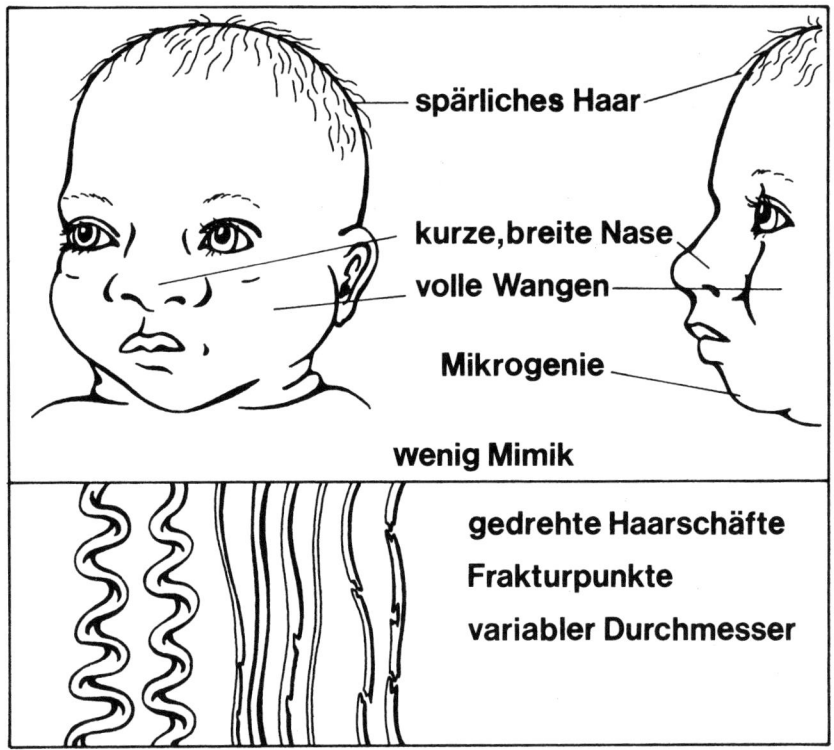

Abb. 7.8: Menkes-Syndrom als Beispiel einer Störung der Kupfer-Resorption (nachfolgend Mitochondriopathie)

Lesch-Nyhan-Syndrom

Die rezessiv geschlechtsgebunden vererbte Störung tritt nur bei Knaben auf, wird über deren Mütter weitergegeben (vgl. Hämophilie, Muskeldystrophie). Ursache der Veränderung im Stoffwechsel von Purin- und Pyrimidinkörpern ist das Fehlen des Enzyms Hypoxanthin-Guanin-Phosphoribosyltransferase (HGPRT); wie bei Gicht resultiert eine vermehrte Ausscheidung von Harnsäure (Hyperurikämie). Symptome sind geistige Behinderung unterschiedlichen Ausmaßes (IQ meist 35 bis 60), zerebrale Bewegungsstörungen (Spastik, Choreoathetose), Nierensteine (Nephrolithiasis) mit Hämaturie und Nierenfunktionsstörung; außerdem kommt es zu autoaggressiven Verhaltensweisen (**Abb. 7.9**) mit Selbstverstümmelung (Beißen in Lippen, Wangen, Hände und Finger). Nach normaler Schwangerschaft und komplikationsloser Geburt ist erstes Anzeichen des Syndroms die vermehrte Ausscheidung orangefarbener Harnsäurekristalle. Etwa im dritten Lebensmonat fällt vermehrte Irritabilität auf, mit dem 4. bis 6. Monat wird die Verzögerung der statomotorischen Entwicklung deutlich; bereits erlernte Fähigkeiten (Sitzen) können wieder verschwinden. Eine Verminderung des Muskeltonus (Hypotonie, Schlaffheit) wird allmählich von spastischer Tonussteigerung abgelöst; bald stellen sich auch unwillkürliche (extrapyramidal-motorische) Bewegungen ein mit Choreoathetose und Dystonie (allgemeine Bewegungsunruhe, ruckartige und drehende Bewegungen, Tonuswechsel). Die Neigung zu Automutilation (Selbstverletzung) wird im 2. Lebensjahr deutlich, gelegentlich auch erst später (8 bis 10 Jahre); nur selten fehlt sie. Es besteht ein zwanghafter Drang zum Beißen; die Kinder wünschen geradezu Maßnahmen, um dies zu verhindern (Restriktion).

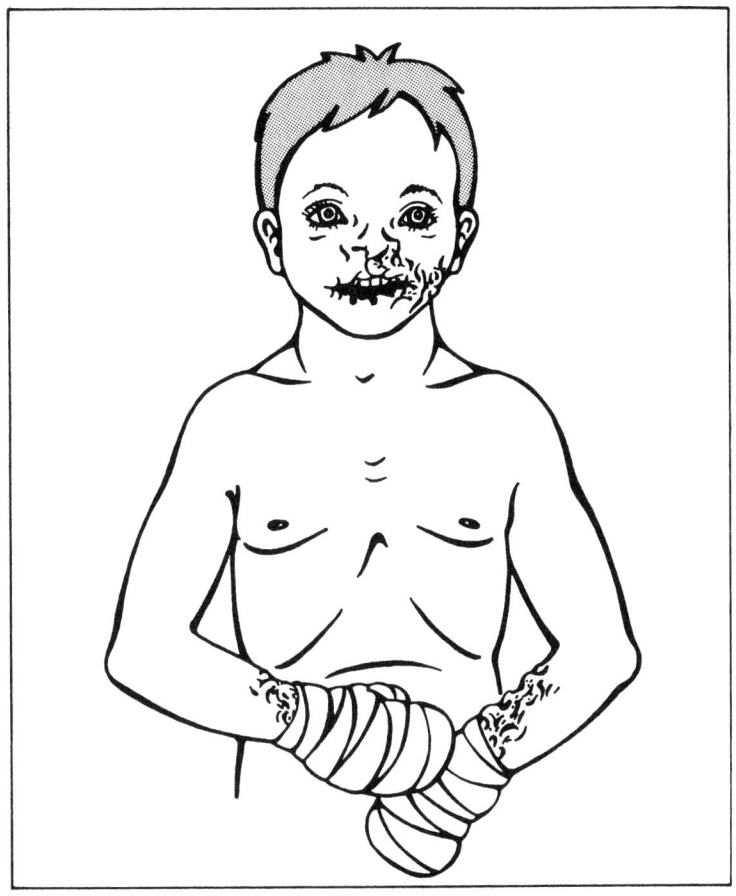

Abb. 7.9: Lesch-Nyhan-Syndrom als Folge einer Störung im Purinstoffwechsel mit Neigung zu Automutilationen (Gesicht, Hände)

Die Diagnose wird durch den Nachweis der vermehrten Harnsäureausscheidung (Verhältnis von Kreatinin und Harnsäure im Urin) bei Hyperurikämie gestellt; der eigentliche Enzymdefekt ist in Erythrocyten und Fibroblasten zu finden. Ablagerung von Harnsäurekristallen im Gewebe (Gicht-Tophi an den Ohrmuscheln, Arthritis urica mit Gelenkbeschwerden) kommt nach dem 10. Lebensjahr vor. Der Verlauf ist langsam progredient; die Lebenserwartung beträgt etwa 20 bis 30 Jahre (Komplikationen meist von Seiten der Nieren).

Krampfanfälle haben etwa die Hälfte der Patienten. Wie sie und die anderen zerebralen Symptome zustandekommen, ist noch weitgehend unklar. Nachgewiesen wurde, daß auch im Gehirn das Enzym HGPRT fehlt; im System der Neurotransmitter (Gamma-Amino-Buttersäure, Dopamin, Acetylcholin) treten Veränderungen auf, was die auffallenden Bewegungsstörungen erklären kann, weniger das autoaggressive Verhalten. Gegen eine biochemische Genese der Automutilationen spricht auch, daß Behandlungsversuche, z. B. die Gabe von L-5-Hydroxytryptophan in Kombination mit Carbidopa und Imipramin keine wesentliche Änderung bringen konnte; andererseits sind Restriktion und Maßnahmen der Verhaltenstherapie wirksam. Durch Mittel, die zur Behandlung der Gicht verwandt werden, ist die Vermehrung der

Harnsäure zu beeinflussen (Allopurinol, Probenecid), nicht aber der fortschreitende Verlauf mit den zerebralen Symptomen. Die Patienten können sich vielfach sprachlich soweit äußern, daß sie den zwanghaften Charakter ihrer aggressiv-autoaggressiven Handlungen zu erklären vermögen; sie erleben diese aber oft nicht als unangenehm. Die Schmerzempfindung ist jedenfalls normal, im Gegensatz zur kongenitalen Analgesie (angeborene Schmerzunempfindlichkeit). Eine megalozytäre Anämie entsteht durch Folsäuremangel wegen vermehrten Bedarfs bei exzessiver Harnsäuresynthese (Ausscheidung bis 195 mg/kg/Tag).

Die pränatale Diagnose des Syndroms (Häufigkeit 1 : 100 000 bis 1 : 380 000) erfolgt durch biochemische Untersuchung von Amnionflüssigkeit; bei heterozygoten Genträgerinnen ist die Enzymbestimmung hilfreich. Möglicherweise gibt es verschiedene biochemische Varianten, auch Schwachformen; deshalb ist nicht immer das Vollbild des Syndroms zu beobachten. Das HGPRT-Gen ($\sim$ 44 Kb; 9 Exons) wurde auf Xq26–27 lokalisiert.

2) Dominant vererbte Genmutationen

Dominante Mutationen sind selten für Stoffwechselstörungen verantwortlich. Sie betreffen vielmehr meist »Strukturgene«, die beispielsweise zur Gewebsdifferenzierung benötigt werden; deshalb führen sie zu Dysplasien (Veränderungen im histologischen Aufbau).

Die Vererbung erfolgt »vertikal«, da die Anlage mit einer Wahrscheinlichkeit von 50 % an Kinder weitergegeben wird und im heterozygoten Zustand Symptome verursacht. Neumutationen sind häufig; sie können ja auch sofort erkannt werden, während sie bei rezessiven Genen oft lange unbemerkt bleiben (Ausnahme: X-chromosomal gebundene Gene.)

Gemeinsam ist dominant vererbten Störungen eine wechselnde Penetranz (unterschiedliche Durchsetzungsfähigkeit) und variable Expressivität (unterschiedliche Ausprägung der möglichen klinischen Erscheinungen). Dies erklärt auch, daß es bei manchen Stammbäumen so aussieht, als seien Generationen »übersprungen« worden; gegebenenfalls sind heute molekulargenetische Methoden anzuwenden (RFLP, Trinucleotid-Repeats, FISH usw.), um die Situation zu klären.

Phakomatosen (neurokutane Syndrome)

Gewebsdysplasien des Ektoderms (äußeres Keimblatt) können wegen der gemeinsamen Herkunft sowohl Haut wie Nervensystem betreffen. Der Ausdruck Phakomatose weist auf das Vorkommen fleckförmiger Veränderungen an der Haut hin, diese sind häufig mit Störungen am Nervensystem kombiniert. Eine Dysplasie kann über Metaplasie zu Neoplasie der Zellen führen; dies erklärt, daß gut- und bösartige Geschwülste bei neurokutanen Syndromen relativ oft vorkommen.

Tuberöse Sklerose (Morbus Bourneville-Pringle; Epiloia)

Erstes Symptom der tuberösen Sklerose sind weiße (depigmentierte), blatt- oder lanzettförmige Hautflecken (white spots) an Rumpf und Extremitäten, die schon beim Neugeborenen und Säugling vorhanden sind (**Abb. 7.10**), manchmal aber bei blasser Haut nicht auffallen; man erkennt sie besser unter ultraviolettem Licht (Wood-Lampe). Im Verlauf der ersten Lebensmonate kommt es dann oft zum Auftreten von Anfällen, meist in Form von BNS-Krämpfen (infantile spasms) mit dem Bild der Hypsarrhythmie im EEG (West-Syndrom). Diese Anfälle sind nur schwer mit den üblichen Antikonvulsiva zu beeinflussen, vielfach ist Gabe von ACTH nötig, mit entsprechenden Vorsichtsmaßnahmen wegen der Komplikationsgefahren (alternativ Vigabatrin, allerdings mit dem Risiko von Gesichtsfeldveränderungen). Frühzeitig findet man bei der CT- oder MRT-Untersuchung des Gehirns, die bei BNS-Krämpfen immer indiziert ist, gliomatöse Knötchen an der Ventrikelwand oder im Hirngewebe; diese verkalken später und sind relativ charakteristisch für tuberöse Sklerose, da sie fast immer nachgewiesen werden können. Gelegentlich entwickeln sich später aus diesen Gliaknötchen Tumoren, die zu einer Raumforderung bzw. zum Entstehen eines epileptischen Herdes führen oder die Liquorpassage blockieren. Mit dem Auftreten von BNS-Krämpfen wird wegen der durch die tuberöse Sklerose bedingten zerebralen Veränderungen zunehmend eine statomotorische und psychische Retardierung deutlich; letztlich entsteht bei vielen Pati-

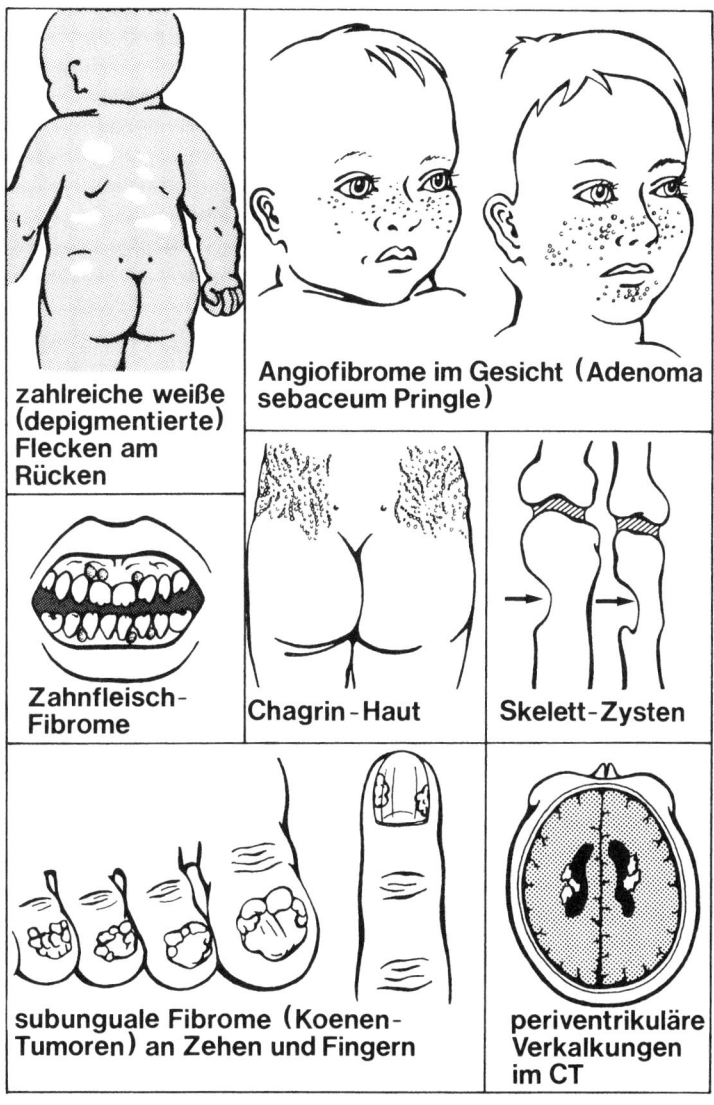

zahlreiche weiße (depigmentierte) Flecken am Rücken

Angiofibrome im Gesicht (Adenoma sebaceum Pringle)

Zahnfleisch-Fibrome

Chagrin-Haut

Skelett-Zysten

subunguale Fibrome (Koenen-Tumoren) an Zehen und Fingern

periventrikuläre Verkalkungen im CT

Abb. 7.10: Tuberöse Sklerose (Bourneville-Pringle), Beispiel einer Phakomatose mit Veränderungen an zahlreichen Organen

enten eine geistige Behinderung, nicht selten mit zerebraler Bewegungsstörung und Anfällen. Nach dem Kleinkindesalter erscheinen weitere Hautveränderungen: Im Gesicht bildet sich mit schmetterlingsförmiger Ausbreitung auf den Wangen das Adenoma sebaceum aus (Morbus Pringle) mit gelblich-roten Papeln und verhornenden Knötchen (Angiofibrome).

Dieser Hautauschlag ist recht typisch und ermöglicht eine »Blickdiagnose«. Besonders am Rücken entsteht die »Chagrin-Haut«; es bilden sich an den Händen und Füßen Fibroepitheliome und sub- oder periunguale Angiofibrome (Koenen-Tumoren). Am Augenhintergrund werden gliomatöse Knötchen (pilz- oder maulbeerartige Wucherungen) beobachtet; auch Lidtumoren und Konjunktivalknötchen sowie Zahnfleischwucherung kommen vor.

Gelegentlich sind mesenchymale Strukturen von der Dysplasie betroffen: So werden Tumoren (Rhabdomyome) des Herzens beobachtet (evtl. schon beim Neugeborenen), Geschwülste der Nieren (Zystennieren, Hamartome, Angiomyolipome) oder Veränderung der Lungen. Eine operative Behandlung kann nötig sein, auch bei Tumoren im Gehirn (Riesenzellastrozytom), die raumfordernd werden, den Liquorabfluß behindern oder als epileptogener Fokus wirken. Bösartiges Verhalten all dieser Tumoren ist möglich.

Die Ausprägung der tuberösen Sklerose kann sehr verschieden sein; manchmal treten nur Hautveränderungen auf bei sonst völlig ungestörten Funktionen, oft wird das »Vollbild« beobachtet, das zu einer schweren Mehrfachbehinderung mit langsamer Progredienz der Symptome führt. Welche Faktoren die unterschiedliche Expressivität bestimmen, ist unklar (Häufigkeit 1 : 20 000 bis 40 000); Gene (TSC1, Hamartin; TSC2, Tuberin) wurden auf den Chromosomen Nr. 9 (9q34.3) und Nr. 16 (16p13.3) lokalisiert.

Es ist nur eine Behandlung von Symptomen möglich, die Grundstörung, die ja letztlich unbekannt ist, kann noch nicht beeinflußt werden. Aktivitäten des Vereins »Tuberöse Sklerose Deutschland« zielen darauf ab, Forschung anzuregen und betroffenen Familien Informationen zu geben.

Neurofibromatose (NF 1, Morbus von Recklinghausen)

Erste Veränderungen sind ebenfalls schon beim Säugling vorhanden: Hellbraune Hautflecken unterschiedlicher Form und Größe, besonders am Rumpf, aber auch an den Extremitäten und im Gesicht (**Abb. 7.11**). Diese Café-au-lait-Flecken müssen, um die Diagnose zu rechtfertigen, mindestens 1,5 cm Durchmesser haben und eine Zahl von 5 bis 6 erreichen (Abgrenzung gegenüber anderen Pigmentflecken; Häufigkeit der Neurofibromatose 1 : 2500 bis 3300 Geburten).

Funktionsstörungen am Nervensystem treten vielfach erst im späteren Alter auf; Knötchen entstehen an den peripheren Nerven, fibröse Tumoren an der Hautoberfläche lassen sich leicht eindrücken. Gelegentlich wachsen Tumoren im Schädelinneren, bei Erwachsenen vor allem Neurinome im Kleinhirnbrückenwinkel (NF 2), bei Kindern Opticusgliome, auch Astrozytome im Kleinhirn und Hirnstamm. Selten werden diffuse Wucherungen beobachtet, die Stammganglien und basale Strukturen betreffen (Opticusgliom) und nicht operabel sind (evtl. spontane Rückbildung); neben geistiger Behinderung entstehen Blindheit und Anfälle. Veränderungen im MRT (»unidentified bright objects«) sind häufig, haben wohl keine Bedeutung und verschwinden allmählich. Makrozephalie wird oft beobachtet.

Umschriebener Riesenwuchs (z. B. im Gesicht oder an einer Extremität) kann beim Neugeborenen vorkommen oder sich als Rankenfibrom einer Gesichtshälfte später entwickeln. Auch mesenchymale Organe können betroffen sein, so bei abdomineller Manifestation von Leber oder Darm. Geistige Behinderung kommt bei Neurofibromatose zwar seltener vor als bei tuberöser Sklerose, wird aber beobachtet, auch ohne daß morphologische Veränderungen am Gehirn nachzuweisen sind (gelegentlich Signalunterschiede im MRT). Da die Ausprägung einer zerebralen Dysfunktion sehr unterschiedlich sein kann, ist bei Kleinkindern mit Hautveränderungen der Neurofibromatose die Entwicklungsprognose schwierig anzugeben.

In der Pathogenese verschiedener Symptome bei Neurofibromatose spielt offenbar der »nerve growth factor« eine Rolle, besonders beim Entstehen von Tumoren. Verschiedene Typen der Neurofibromatose haben unterschiedliche Genlokalisation (Chromosom Nr. 17 (17q11.2) bei NF1 (Neurofibromin), bzw. 22q11-13.1 (Merlin) bei NF2).

Andere Phakomatosen

Das *Syndrom des linearen Naevus sebaceus (Schimmelpenning-Feuerstein-Mims)* ist gekennzeichnet durch sklerodermie-ähnliche Hautveränderungen, die eine Gesichtshälfte erfassen und zu einer Wachstumsstörung führen, vielfach auch mit Veränderungen im Bereich entsprechender Hirnteile einhergehen. Dann kommt es zu geistiger Behinderung, zerebralen Anfällen und Bewegungsstörungen.

Bei der *enzephalotrigeminalen Angiomatose (Sturge-Weber)* tritt ein Naevus flammeus (Feuermal)

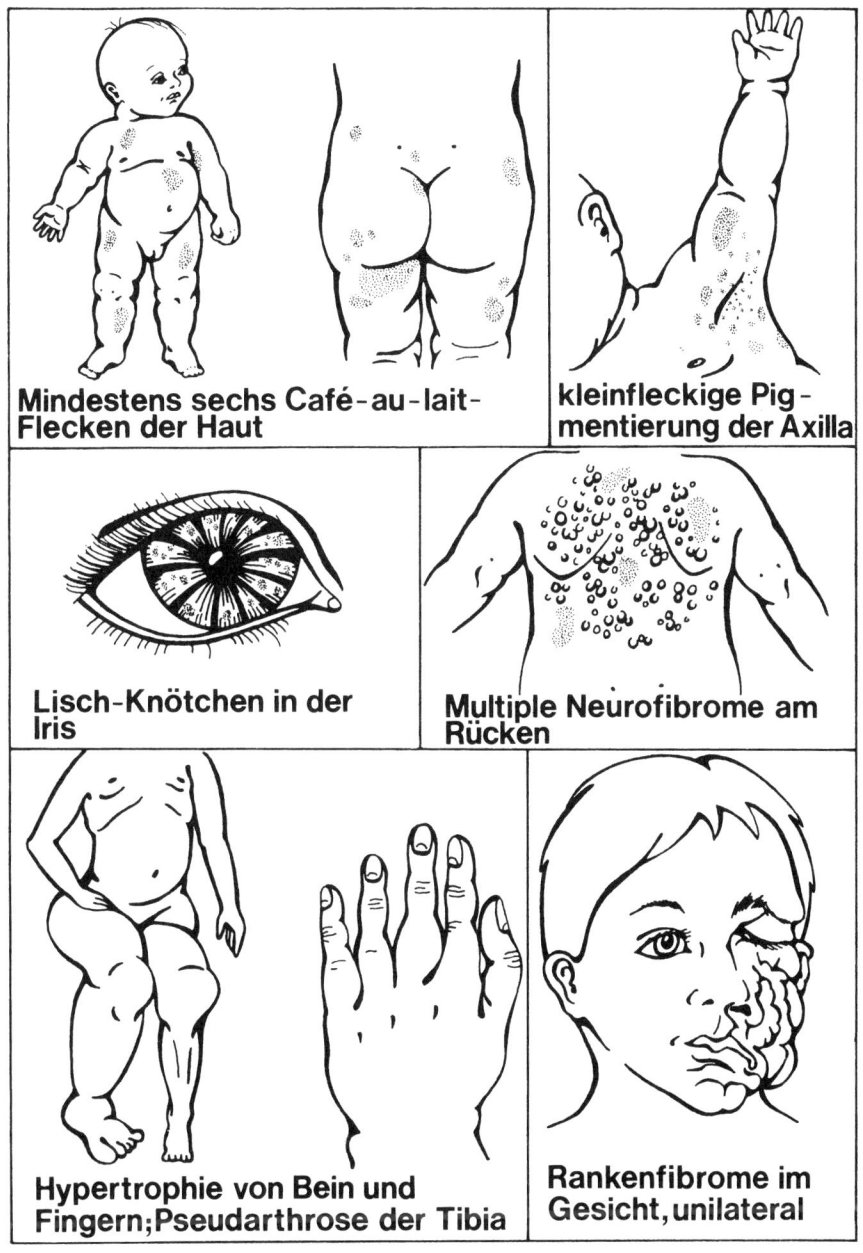

Mindestens sechs Café-au-lait-Flecken der Haut

kleinfleckige Pigmentierung der Axilla

Lisch-Knötchen in der Iris

Multiple Neurofibrome am Rücken

Hypertrophie von Bein und Fingern; Pseudarthrose der Tibia

Rankenfibrome im Gesicht, unilateral

Abb. 7.11: Neurofibromatose (von Recklinghausen) mit verschiedenen Hautveränderungen

im Bereich des Ausbreitungsgebietes eines Trigeminusastes auf, es werden halbseitige Bewegungsstörung, Anfälle und geistige Behinderung beobachtet (**Abb. 7.12**). Ein Glaukom entsteht, wenn auch das Auge erfaßt wird. Verantwortlich für die zerebralen Symptome sind proliferative Veränderungen im Bereich der Hirngefäße, die schließlich zu girlandenartigen Verkalkungen im Röntgenbild führen und wohl Durchblutungsstörungen bedingen. Ge-

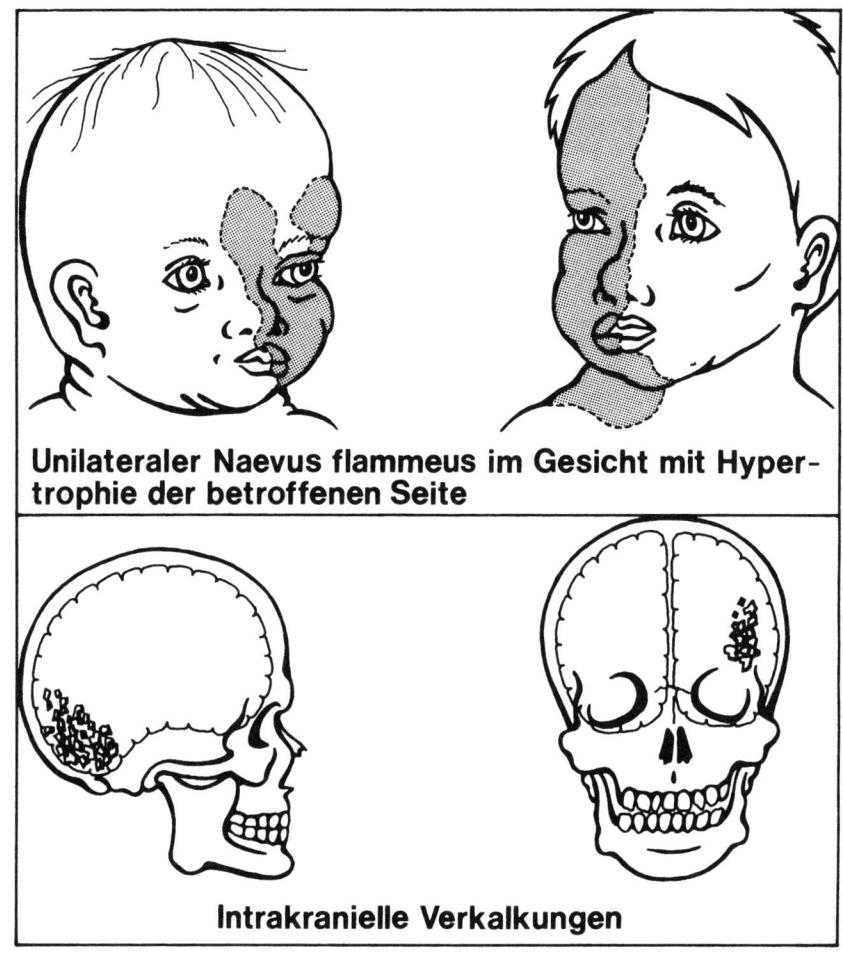

Unilateraler Naevus flammeus im Gesicht mit Hyper-trophie der betroffenen Seite

Intrakranielle Verkalkungen

Abb. 7.12: Enzephalotrigeminale Angiomatose (Sturge-Weber) mit Veränderungen im Gesicht und am Gehirn

gebenenfalls muß operative Entfernung (Hemi-sphärektomie) erwogen werden, wenn pro-grediente Symptome nicht zu beeinflussen sind. Beim *Hippel-Lindau-Syndrom* findet man eine Angiomatosis retinae mit Gefäßtumoren (Angi-om) im Kleinhirn. Geistige Behinderung kann eine Komplikation sein (HL-Gen auf Chromo-som 3p25).

Ataxia teleangiectatica (Louis Bar-Syndrom)

Die autosomal-rezessiv vererbte Differenzie-rungsstörung mit sehr unterschiedlicher Aus-wirkung führt zu einem Nebeneinander em-bryonaler Gewebsanteile (Vermehrung von Alpha-Fetoprotein) und vorzeitiger Alterungs-prozesse. Wie bei einigen anderen Störungen (Bloom-Syndrom, Fanconi-Anämie) ist die Chromosomenbrüchigkeit deutlich vermehrt, was mit einer Störung des DNS-Repair-Me-chanismus zusammenhängt. Damit wird auch erklärt, daß bösartige Tumoren, besonders Lymphome, bei diesem Syndrom nicht selten auftreten (**Abb. 7.13**).

Im Kleinkindesalter kommen zunächst häufig rezidivierende Infekte vor; dies hängt damit zu-sammen, daß Gammaglobuline, insbesondere

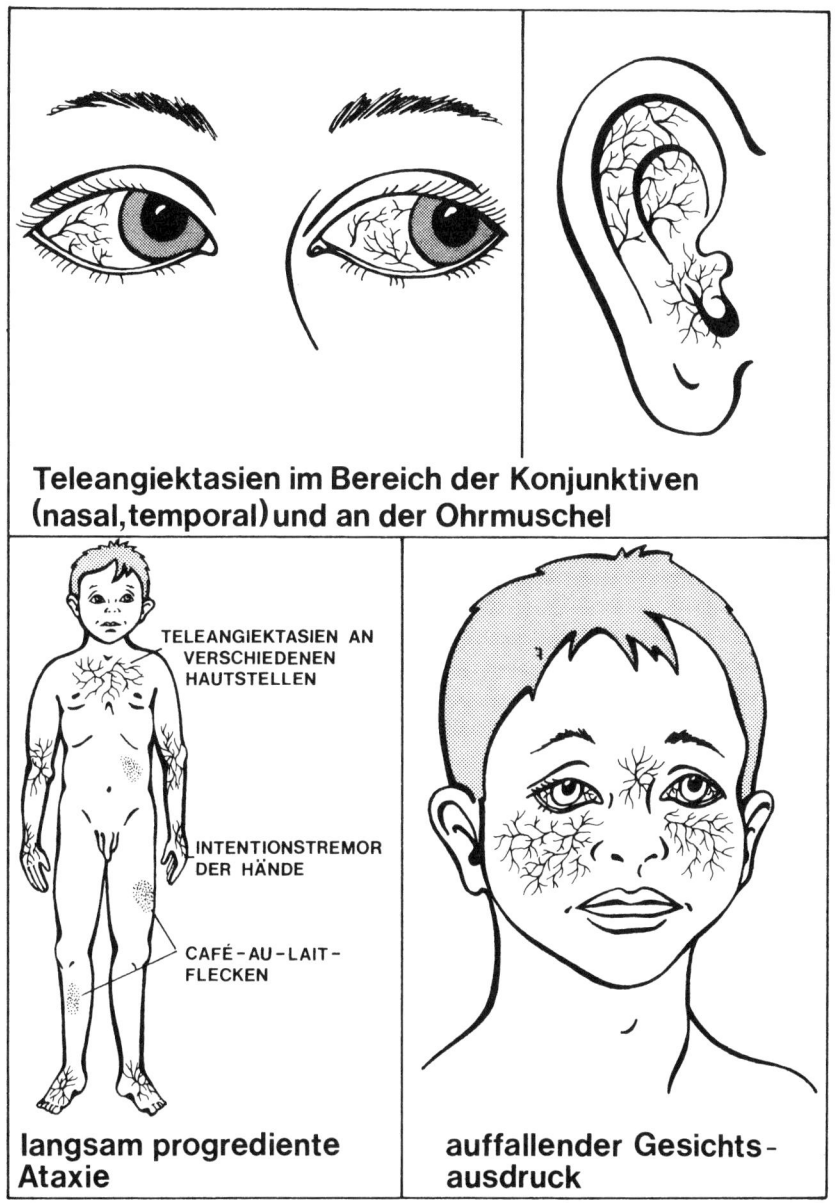

Abb. 7.13: Ataxia teleangiectatica (Louis Bar-Syndrom) mit Hautveränderungen und neurologischen Symptomen, zusätzlich Chromosomenbrüchigkeit

Immunglobulin A und E fehlen. Die Diagnose kann früh gestellt werden, wenn man dies berücksichtigt, Alpha-Fetoprotein bestimmt und eine Chromosomenanalyse veranlaßt.

Die Ataxie wird im Schulalter deutlich, vor allem als Rumpfataxie. Dann erscheinen die charakteristischen Teleangiektasien, Erweiterung kleiner Gefäße der Konjunktiven, auch an Ohrmuscheln oder anderen Hautbezirken. Schließlich kommen degenerative Veränderungen vor (Hautatrophie usw.). Die Ataxie ist langsam progredient, erfaßt die Extremitäten, führt

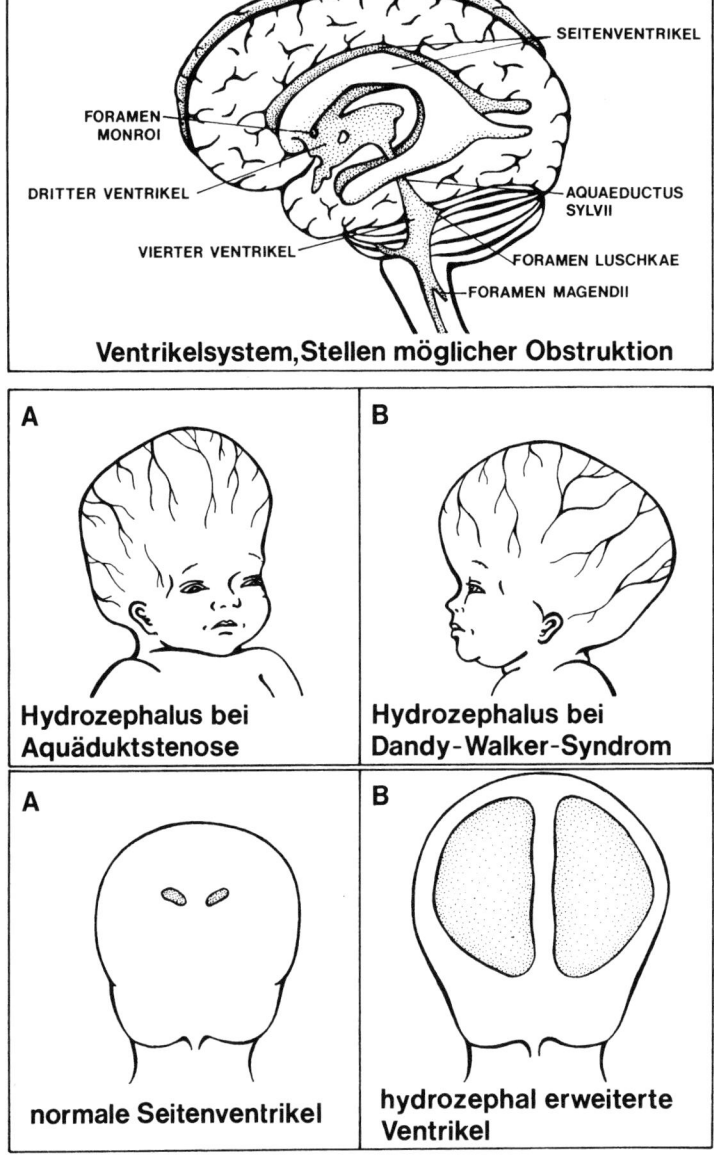

Abb. 7.14: Schema des Ventrikelsystems mit Lokalisation möglicher Obstruktion, klinisches und radiologisches Bild des Hydrozephalus

letztlich zur Astasie und Abasie, macht die Kinder voll pflegebedürftig. Es treten auch extrapyramidal-motorische Erscheinungen mit Choreoathetosen und Myoklonien auf. Die geistigen Fähigkeiten lassen progredient nach (Demenz). Der Tod tritt meist im Alter von 15 bis 20 Jahren ein, als Folge von Komplikationen. Bei der pathologischen Untersuchung sind zahlreiche Veränderungen am Gehirn und an anderen Organen zu finden. Eine Beeinflussung der fortschreitenden Störung ist nicht möglich. Obwohl Geschwistererkrankungen vorkommen und für eine autosomal-rezessiv vererbte Mutation sprechen, ist die Konsanguinitätsrate nicht vermehrt (Lokalisation des ATM-Gens auf Chromosom 11q22–23).

Auf andere autosomal-dominant vererbte Störungen, die mit geistiger Behinderung einhergehen können, wie *Dyskranien* (Apert-Syndrom, Crouzon-Syndrom) sei verwiesen. Fehlbildungs-Retardierungs-Syndrome, bei denen ein monogener Erbgang nicht gesichert ist, werden bei den multifaktoriell bedingten Störungen besprochen (Einzelbeobachtungen familiären Vorkommens sprechen nicht unbedingt für monogene Verursachung).

3) X-chromosomal gebundene Störungen mit geistiger Behinderung

Auf dem X-Chromosom gelegene Mutationen sind dadurch gekennzeichnet, daß bei der männlichen Konstitution XY jeweils ein Allel fehlt, somit rezessive Mutationen auch in diesem hemizygoten Zustand manifest werden; dagegen sind sie bei der Frau (XX), wenn sie heterozygot vorkommen, nicht oder nur unter bestimmten Bedingungen zu bemerken. Rezessive X-gebundene Mutationen können also von der Mutter auf ihre Söhne vererbt werden und führen nur bei diesen zu Symptomen, während die Töchter gesund, zum Teil aber wieder Überträgerin (Konduktorin) sind. Eine Vererbung vom Vater auf den Sohn ist nicht möglich. Vielfach ist die Fortpflanzungsfähigkeit bei X-chromosomal rezessiv vererbten Störungen gering; daß sie trotzdem nicht aussterben, liegt am Auftreten von Neumutationen, die bei Knaben dann sofort zu Symptomen führen. Für die Angabe des Wiederholungsrisikos in einer Familie ist bedeutsam, ob die Mutter eines betroffenen Jungen das Gen trägt bzw. dessen Wirkung nachzuweisen ist. Sofern nicht der Stammbaum mit Erkrankung bei männlichen Verwandten der Mutter darauf hinweist, werden Heterozygotentests oder molekulargenetische Untersuchungen nötig.

Dominante Mutationen auf dem X-Chromosom sind selten. Sie machen sich schon im heterozygoten Zustand bemerkbar, treten dann also bei Mädchen auf. Homozygot oder hemizygot wirken sie meist letal; deshalb kommen in betroffenen Familien häufig Fehlgeburten (Aborte) vor.

Aquäduktstenose

Der angeborene Hydrozephalus (**Abb. 7.14**) als Folge einer Aquäduktstenose (Verschluß oder Enge des Aquaeductus Sylvii zwischen dem dritten und vierten Ventrikel) kann durch eine X-gebundene Genmutation (Xq28) verursacht sein, wird dann bei Knaben beobachtet, die über ihre Mütter verwandt sind. Die Diagnose kann durch entsprechende Hinweise im Stammbaum bzw. mit molekulargenetischer Analyse (Gen L1 CAM) gestellt werden. Der Kopfumfang ist deutlich vergrößert, was durch Ultraschalluntersuchung oft schon vor der Geburt bemerkt wird. Kennzeichnende Anomalien sind beim Kind nicht zu finden; stark eingeschlagene Daumen weisen auf die zerebrale Läsion hin. Liquorableitende Maßnahmen sind erforderlich, da es sonst zu einem weiteren Wachstum des Kopfes kommt und die Hirnschädigung zunimmt.

X-chromosomal rezessiv vererbte Formen geistiger Behinderung.

Tab. 7.10: Syndrome mit X-chromosomal vererbter geistiger Behinderung

Allan-Herndon-Dudley-Syndrom
Renpenning-Syndrom
Martin-Bell-Syndrom (mit und ohne Marker X)
Juberg-Marsidi-Syndrom
Golabi-Ito-Hall-Syndrom
Holmes-Gang-Syndrom
MRSD-Syndrom (spastische Diplegie, geistige Behinderung)
MRGS-Syndrom (Hypotonie, Skelettanomalie, geistige Behinderung)
Atkin-Flaitz-Syndrom
Gareis-Mason-Syndrom
Schimke-Syndrom
Seemanová-Syndrom
Fitzsimmons-Syndrom
Wieacker-Wolf-Syndrom
Waisman-Laxová-Syndrom
Hockey-Syndrom

Seit jeher ist in größeren Statistiken aufgefallen, daß unter geistig behinderten Menschen das männliche Geschlecht überwiegt. Dies kann nicht allein durch soziale Umstände erklärt werden, vielmehr dürften auch genetische Faktoren dafür verantwortlich sein, d. h. auf dem X-Chromosom lokalisierte Gene, die bei Män-

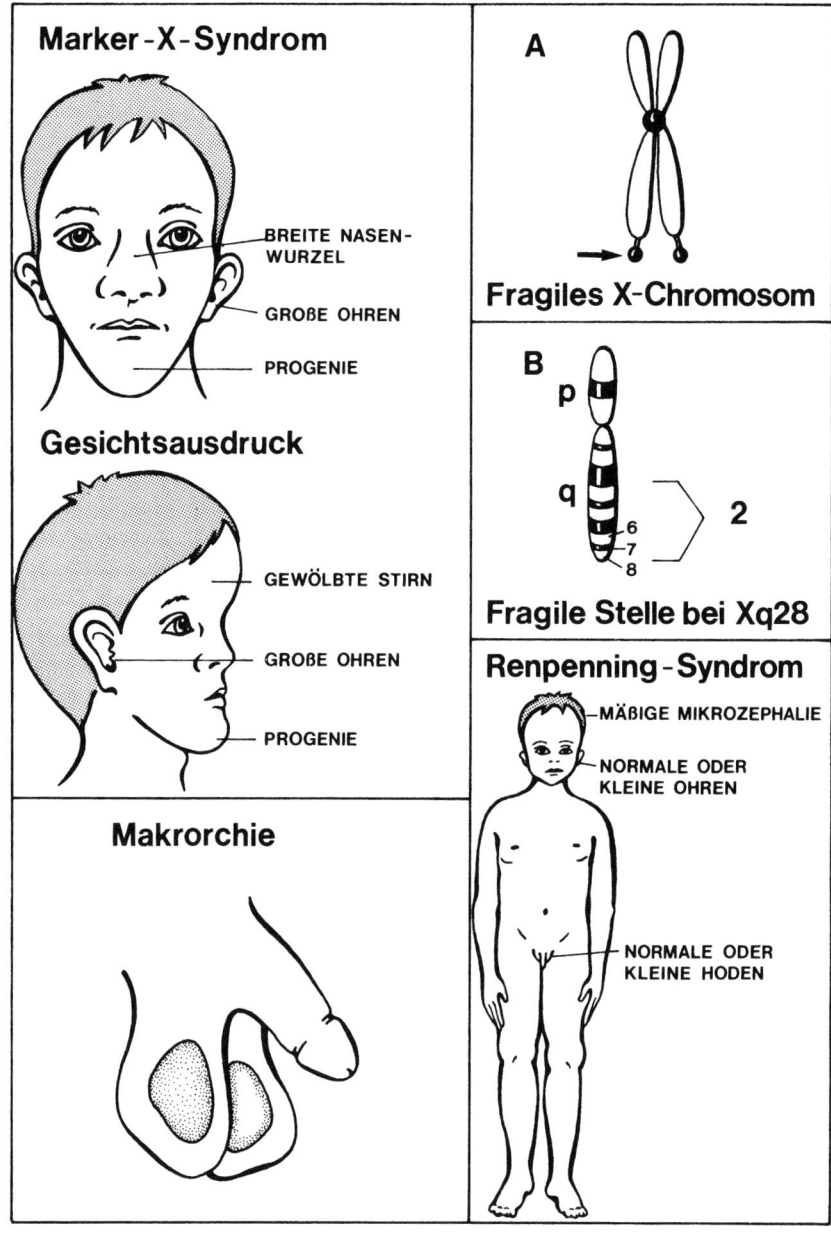

Abb. 7.15: Marker-X-Syndrom (auffallende Gesichtsform, Makrorchie, fragiles X-Chromosom) und Renpenning-Syndrom als X-gebunden vererbte Formen geistiger Behinderung

nern (hemizygot) eher zu einer Störung führen als bei Frauen (heterozygot). Diese Annahme hat sich auch bestätigt: Es sind zahlreiche Familien beobachtet worden, bei denen nur männliche Angehörige eine geistige Behinderung hatten. Bei genauer Analyse sind heute mehrere Formen der X-gebunden rezessiv vererbten geistigen Behinderung zu differenzieren (**Tab.**

7.10), die unterschiedlich häufig vorkommen. Vielfach ist die Lokalisation des verantwortlichen Gens auf dem X-Chromosom bekannt.

Syndrom des fragilen X (Marker-X-Syndrom)

Bei der erstmals 1943 von Martin und Bell beschriebenen Form geistiger Behinderung mit X-chromosomal rezessiver Vererbung wurde nach Anwendung spezieller zytogenetischer Methoden eine brüchige Stelle (Konstriktion) am langen Arm des X-Chromosoms nachgewiesen: Behandelt man die zur Chromosomenanalyse geeigneten Zellen (z. B. Lymphozyten des peripheren Blutes) in einem folsäurearmen Kulturmedium, ist ein fragiles X zu erkennen mit konstanter Bruchstelle im Bereich des Bandes 27/28. Seit dies 1969 von Lubs zufällig beobachtet, ab 1977 von Sutherland systematisch untersucht wurde, sind zahlreiche Publikationen über dieses Marker-X-Syndrom erschienen. Seine Häufigkeit ist mit 1,7 bis 6,2 % unter geistig behinderten Männern angegeben, die allgemeine Frequenz wird auf 1 : 1000 bis 1 : 10 000 geschätzt. Damit handelt es sich wohl um die nach dem Down-Syndrom häufigste Chromosomenanomalie bei geistiger Behinderung. Das verantwortliche Gen (FMR 1) ist bekannt und kann mit molekulargenetischen Methoden nachgewiesen werden.

Das körperliche Wachstum verläuft ungestört. Der Kopfumfang ist beim Säugling eher groß, später im Normbereich. Als diagnostisch hinweisend gelten eine längliche Gesichtsform mit ausgeprägtem periorbitalen Gewebe, dicken Nasenflügeln, breiter Nasenscheidewand, kräftigem Ober- und Unterkiefer, relativ großen, nicht selten abstehenden Ohren (Makrotie, Otapostaxis). Gelegentlich werden Ohrmuschelfehlbildungen und andere kleine Anomalien beobachtet. Ein konstant auftretendes Symptom ist die Vergrößerung der Hoden (Makrorchie), die oft schon vor der Pubertät auffällt (**Abb. 7.15**). Beim Erwachsenen beträgt das Hodenvolumen 30 ml (normal bis 25 ml). Die histologische Struktur des Hodengewebes ist nicht verändert, so daß unklar bleibt, warum die Fertilität meist deutlich vermindert ist; hormonelle Ursachen konnten nicht festgestellt werden. Verschiedene neurologische Symptome deuten auf eine Hirnfunktionsstörung hin; Krampfanfälle treten nicht selten auf. Systematische Untersuchungen des Gehirns mit modernen bildgebenden Verfahren und neuropathologische Befunde sind spärlich. Detaillierte neuropsychologische Studien verweisen auf Besonderheiten im »behavioural phenotype« (S. 32).

Geistige Behinderung ist beim Marker-X-Syndrom häufig, wenn auch nicht obligat (Ausleseproblem). Vielfach sind alle Intelligenzleistungen deutlich gemindert, allerdings in unterschiedlichem Ausmaß. Im frühen Kindesalter fällt zuerst eine verzögerte Bewegungsentwicklung mit Hypotonie und Verhaltensabweichungen auf, besonders stark ist die Retardierung sprachlicher Fähigkeiten. Autistische Symptome kommen nicht selten vor, mit mangelndem Blickkontakt, Neigung zu Bewegungsstereotypien, autoaggressiven Handlungen oder sprachlichen Perseverationen (möglicherweise handelt es sich dabei um eine Sonderform des Syndroms).

Hyperaktives Verhalten wird oft beschrieben, besonders bei jüngeren Kindern; es bringt große erzieherische Probleme mit sich, läßt aber im Verlauf der Entwicklung oft allmählich nach.

Bei nicht geistig behinderten Kindern mit Marker-X-Syndrom hat man Lernstörungen nachgewiesen mit Hyperaktivität, visuell-motorischer Dyskoordination, Sprachauffälligkeit und Rechenschwäche (Teilleistungsstörungen).

Das fragile X ist bei betroffenen Knaben und Männern keineswegs in allen Zellen zu beobachten; seine Häufigkeit wird mit 2 bis 50 % angegeben, wobei Rückschlüsse auf die Schwere der Störung oder das Ausmaß der Behinderung nicht möglich sind. Kompliziert werden die Zusammenhänge dadurch, daß ein fragiles X auch bei normaler Entwicklung vorkommen kann. Überträgerinnen sind durch Stammbaumanalyse ziemlich eindeutig zu identifizieren; auch dabei hat sich gezeigt, daß die Chromosomenanomalie mit Intelligenzminderung und auffallenden Gesichtszügen einhergehen kann, aber nicht immer Symptome verursacht. Die Vererbung des Syndroms entspricht zwar weitgehend den Mendelschen Regeln bei rezessiver Genmutation auf dem X-Chromosom, es gibt aber Ausnahmen, die durch unterschiedlich lange Trinucleotid-Repeats verursacht werden. So können von normal bis 50 Kopien mehr als 200 oder mehrere 1000 Kopien auftreten, was den Phänotyp dann zunehmend deutlich beeinflußt. Gesunde Männer können deshalb die Störung über ebenfalls gesunde Töchter an Enkel weitergeben.

Als Basisdefekt der verschiedenen Symptome und der Chromosomenanomalie ist die Genmutation anzusehen (FMR 1), die unterschiedliche Größe haben kann (S. 35). Welche Rolle die Folsäure spielt, mit deren Mangel in Kulturversuchen die brüchige Stelle zu provozieren ist, bleibt unklar. Bei manchen Patienten wurden günstige Wirkungen nach Gabe von Folsäure festgestellt, allerdings nicht regelmäßig. Folsäuremangel und andere davon abhängige Stoffwechselveränderungen konnten jedenfalls weder im Serum noch im Liquor von Patienten mit Marker-X-Syndrom nachgewiesen werden. Gegen eine Stoffwechselstörung spricht auch, daß die Symptome im Verlauf der Entwicklung nicht fortschreiten und eine gute soziale Integration erreicht werden kann.

Entscheidend bei der Behandlung sind sonderpädagogische Maßnahmen, unterstützt durch Mototherapie (psychomotorische Übungsbehandlung) und andere körperorientierte Verfahren. Bei starker Hyperaktivität müssen gelegentlich Medikamente (Psychopharmaka, auch Stimulantien) eingesetzt werden. Die genetische Beratung kann schwierig sein und setzt spezielle Erfahrungen voraus. Die pränatale Diagnose ist durch Einsatz molekulargenetischer Methoden sicherer geworden; prognostische Aussagen sind aber bei der unterschiedlichen Entwicklung nur mit großem Vorbehalt möglich, besonders für Mädchen.

X-chromosomal vererbte Syndrome mit Balkenmangel

Bei manchen auf das männliche Geschlecht beschränkten Formen geistiger Behinderung wird als wesentliches Symptom das Fehlen der großen Kommissur (Corpus callosum, Balken) festgestellt. In der Literatur sind mehrere Familien beobachtet worden, die gewisse Unterschiede zeigen. Beim *FG-Syndrom (Opitz und Kaveggia)* kommt eine kraniofaziale Dysmorphie mit relativ großem Kopf vor, werden neben schwerer geistiger Behinderung und zerebralen Anfällen auch Hypotonie und Analatresie beobachtet. Durch Anwendung bildgebender Verfahren ist das partielle oder vollständige Fehlen des Balkens leicht zu erkennen.

Andere X-chromosomal rezessiv vererbte Störungen

Bei der *Muskeldystrophie vom Typ Erb-Duchenne*, die im Schulalter relativ rasch progredient verläuft, wird gelegentlich Lernbehinderung oder geistige Behinderung beobachtet, ob als Folge der zunehmend begrenzten Bewegungsmöglichkeiten oder als kombiniertes Symptom, ist strittig. Für die Förderung jedenfalls sollte bedacht werden, daß körperliche und geistige Behinderung sich gegenseitig beeinflussen.

Bei *Hämophilie A (Bluterkrankheit)* können gelegentlich Hirnfunktionsstörungen auftreten, wenn es bei Komplikationen zu zerebralen Blutungen kommt. Auch ist an die Möglichkeit einer bei Transfusionen erworbenen HIV-Infektion zu denken, die zu dementieller Erkrankung führt.

X-chromosomal dominant vererbte Störungen mit geistiger Behinderung

Während die rezessiven Mutationen auf dem X-Chromosom (fast) nur beim männlichen Geschlecht Symptome verursachen, führen dominante Gene zur Erkrankung vorwiegend von Mädchen und Frauen, da sie homo- oder hemizygot meist letale Wirkung haben.

Incontinentia pigmenti (Bloch-Sulzberger-Syndrom)

Schon bei Neugeborenen und Säuglingen treten Hauterscheinungen auf: exanthemartige, entzündliche Hautveränderungen mit Blasenbildung, später streifen-, fleck- und spindelförmige, irreguläre graubraune Pigmentierungen, besonders am Rumpf und an den Extremitäten, auch mit Atrophie und warzenartigen Veränderungen sowie Haarausfall (Alopezie). Die Struktur der Zähne ist gestört, das Knochenwachstum gelegentlich beeinträchtigt (**Abb. 7.16**). Als weitere Symptome beobachtet man zerebrale Bewegungsstörungen und Anfälle (50 % der Fälle), auch Sehbehinderung durch Strabismus, Retinadysplasie, Uveitis, Keratitis, retrolentale Dysplasie. Noch ist nicht ganz sicher, ob ein autosomales oder X-gebundenes Gen (als Mosaik z. B. Xp11.21 oder Xq28) verantwortlich ist. Bei der Hypomelanosis (Ito-Syndrom) kommen bevorzugt Depigmentierungen vor.

Aicardi-Syndrom

Die bisher nur bei Mädchen beobachtete Störung führt im Säuglingsalter zum Auftreten von BNS-Krämpfen mit Hypsarrhythmie im EEG. Dabei findet man Veränderungen im Bereich der retinalen Chorioidea mit Lakunenbildung (»Löcher«), schwere geistige Behinderung und Balkenmangel sowie Skelettveränderungen (Wirbelanomalien).

Rett-Syndrom

Bereits 1966 beschrieb der Wiener Pädiater Andreas Rett ein »eigenartiges hirnatrophisches Syndrom bei Hyperammonämie im Kindesalter«. Dieses hat seit 1983 besonderes Interesse gefunden, nachdem Hagberg et al. über 35 Patienten aus verschiedenen Ländern berichteten und die Symptome nochmals klar definierten, auch darauf hinwiesen, daß bisher nur Mädchen betroffen seien. Die ursprünglich vermutete Stoffwechselstörung konnte nicht bestätigt werden; noch sind manche Fragen offen, obwohl allein diesem Syndrom in den letzten 20 Jahren mehrere Kongresse und Monographien gewidmet wurden.

Schwangerschaft und Geburt verlaufen im allgemeinen normal. Bei Neugeborenen entsprechen Gewicht und Kopfumfang den üblichen Werten. Die Entwicklungsstörung beginnt im zweiten Lebenshalbjahr: Bereits erreichte Bewegungsfertigkeiten verschwinden, z. B. der Handgebrauch; Kommunikation, Sprachverständnis und emotionaler Kontakt lassen stetig nach. Das Kopfwachstum bleibt zurück, so daß eine sekundäre Mikrozephalie entsteht. Frühzeitig treten stereotype Bewegungsphänomene auf, besonders eigenartige Handbewegungen mit Wringen, Klappen, Waschen. Auch Zähneknirschen, Jaktationen (Kopf- und Körperwackeln) sowie episodische Zustände von Hyperventilation (Mehratmung) werden beobachtet. Innerhalb von ein bis drei Jahren verschlechtert sich der Zustand mit Perioden sozialen Rückzugs, Nachlassen der geistigen Fähigkeiten (Demenz) und zunehmend stark ausgeprägtem autistischen Verhalten. Bei 75 bis 80 % der Patienten treten dann auch epileptische Anfälle auf. Meist wird eine ausgeprägte Gleichgewichtsstörung (Ataxie, Rumpf- und Gangapraxie) beschrieben; im Spätstadium sind die Patienten ganz an den Rollstuhl gebunden und pflegebedürftig, sie bekommen oft eine schwere Skoliose (Rückgratverkrümmung); die Pubertätsentwicklung verläuft normal.

Bei der neurologischen Untersuchung werden neben der Ataxie auch extrapyramidale Symptome (Dyskinesien) oder bilaterale Pyramidenbahnzeichen (Spastik) festgestellt. Genauere Analysen mit Vergleich des Verhaltens von Kindern mit frühkindlichem Autismus ließen erkennen, daß die bei Rett-Syndrom auftretenden Symptome ziemlich spezifisch sind, besonders die stereotypen Handbewegungen, die gezieltes Greifen fast ganz verhindern.

Trotz vieler Bemühungen ist es bisher nicht gelungen, die Pathogenese zu klären: Stoffwechseluntersuchungen brachten letztlich normale Werte; mit bildgebenden Verfahren (CT, MRT) waren keine besonderen Strukturveränderungen am Gehirn nachzuweisen. Das EEG zeigt vielfach neben einer Allgemeinstörung hypersynchrone Aktivität als Ausdruck des Vorliegens einer gesteigerten Anfallsbereitschaft. Trotz der bisher negativen Befunde darf man annehmen, daß eine Stoffwechselveränderung bedeutsam ist. So deuten Ergebnisse darauf hin, daß Neurotransmitter-Systeme betroffen sind, da einzelne Metaboliten (Abbauprodukte der Neurotransmitter Adrenalin und Dopamin, nicht des Serotonins) bei Patienten gegenüber Kontrollen vermehrt im Liquor gefunden wurden. Neurochemische Analysen einiger Gehirne zeigten niedrigen Melaningehalt in der Substantia nigra, was ebenfalls damit zu erklären ist, daß Stoffe verändert sind, die bei der Erregungsübertragung im Zentralnervensystem eine Rolle spielen.

Ob wirklich eine X-chromosomal gebundene dominante Mutation für das weitgehend auf Mädchen beschränkte Auftreten verantwortlich ist, bleibt noch unklar; Geschwistererkrankungen sprechen dafür, allerdings ist die Abortrate in Familien nicht vermehrt (evtl. Prämutation). Das neuerdings nachgewiesene MECP2-Gen ist oft, aber nicht immer zu finden; es kommt auch bei Knaben ohne die für Rett-Syndrom typischen Symptome vor (S. 35).

Nach epidemiologischen Untersuchungen in Schweden wird die Häufigkeit des Syndroms auf 1 : 15 000 geschätzt; es dürfte damit doppelt so oft vorkommen wie die Stoffwechselstörung PKU.

Möglichkeiten der Behandlung sind bisher nicht bekannt. Versucht wurden Medikamente,

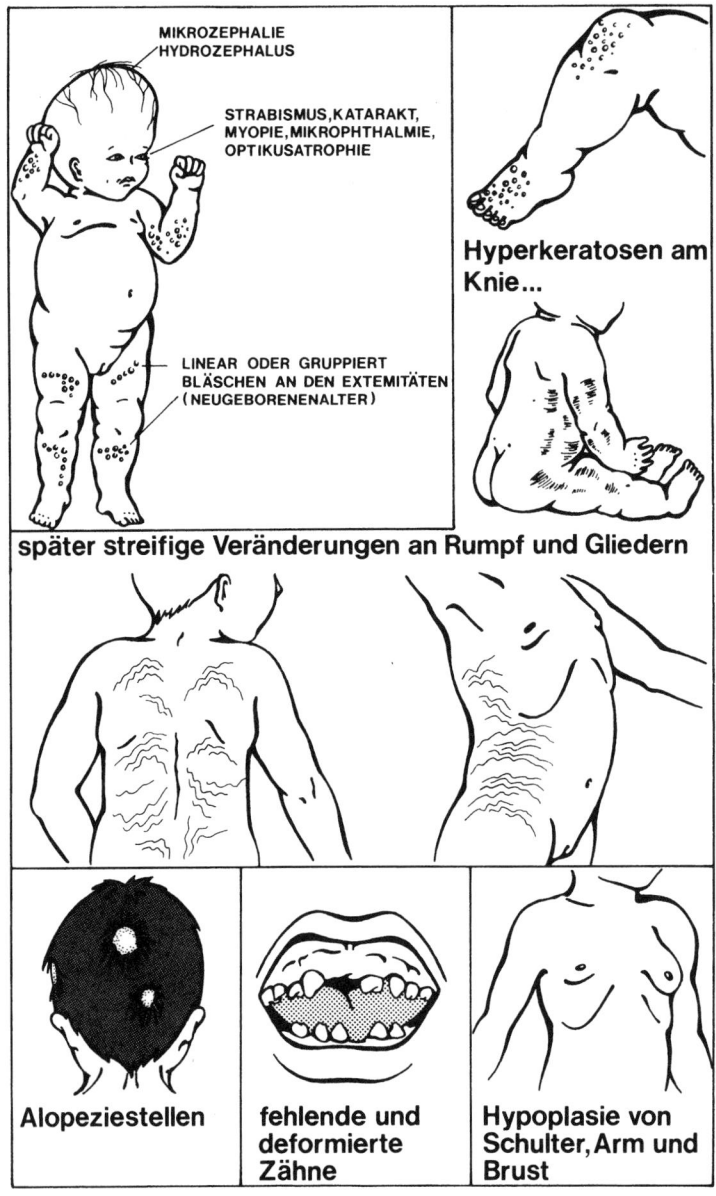

Abb. 7.16: Bloch-Sulzberger-Syndrom (Incontinentia pigmenti) mit Hautveränderungen

die in den Neurotransmitter-Stoffwechsel eingreifen (Dopamin usw.), allerdings ohne Erfolg.
Möglicherweise gibt es verschiedene Varianten
und auch Schwachformen, womit die Variabilität des Syndroms erklärt wäre. Musikpädago-
gische Maßnahmen sind bei der Förderung zu
empfehlen, Verhaltenstherapie ist meist wenig
wirksam.

7.2.1.3 Monogen und multifaktoriell bedingte Störungen als Ursache geistiger Behinderung (Fehlbildungs-Retardierungs-Syndrome)

Viele Eigenschaften des Menschen sind multifaktoriell bestimmt (Körperwachstum, Intelligenz usw.), auch viele der verbreiteten Krankheiten (Hypertonie, Diabetes usw.). So verwundert es nicht, daß die multifaktorielle Genese auch bei pränatal entstandenen Entwicklungsstörungen, bei Einzelfehlbildungen wie bei Syndromen, eine wichtige Rolle spielt.

Bei den im folgenden dargestellten Fehlbildungs-Retardierungs-Syndromen (in alphabetischer Reihenfolge) ist manchmal auch familiäres Vorkommen beschrieben worden, das für monogene Vererbung spricht; genetische Heterogenität trägt zu mannigfaltigen Erscheinungsformen bei. Bei einzelnen Syndromen sind molekulargenetisch Veränderungen nachgewiesen (»contiguous gene syndromes« mit kleinen, unterschiedlich ausgeprägten Deletionen usw.).

Angelman-Syndrom

Harry Angelman beschrieb 1965 drei Kinder, die er wegen ihrer eigenartigen, an Marionetten erinnernden Bewegungen als »puppet children« bezeichnete; 1967 berichteten Bower und Jeavons von zwei ganz ähnlichen Patienten, die zerebrale Anfälle hatten und immer wieder heftiges Lachen zeigten, weshalb man von »happy puppets« sprach. In den folgenden Jahren ist das Syndrom zunehmend oft beobachtet worden; es kommt meist sporadisch, manchmal bei Geschwistern vor. Als Ursache wurde molekulargenetisch eine Deletion am Chromosom Nr. 15 (15q11–13) nachgewiesen, ähnlich wie beim Prader-Willi-Syndrom.

Nach ungestörtem Schwangerschaftsverlauf werden die Kinder im allgemeinen normal geboren. Im Säuglingsalter fällt eine verzögerte statomotorische Entwicklung auf, auch sind verschiedene andere Symptome zunehmend deutlich, so daß die Diagnose meist zwischen dem zweiten und vierten Lebensjahr zu stellen ist: Brachymikrocephalie (runder Schädel mit vermindertem Umfang und okzipitaler Abflachung), hypoplastisches Mittelgesicht mit tiefliegenden Augen, relativ breiter Mund mit meist vorgestreckter Zunge, schmale Oberlippe, deutlich ausgebildeter Unterkiefer mit spitzem Kinn, auseinanderstehende Zähne. Das Sehen kann durch Veränderungen am Augenhintergrund (Opticusatrophie, Anomalie der Chorioidea) behindert sein. Zunehmend deutlich, allerdings nicht progredient, ist eine geistige Behinderung, wobei besonders die Entwicklung sprachlicher Fähigkeiten zurückbleibt; selten werden mehr als sechs Wörter gesprochen. Laufen gelingt mit zwei bis drei Jahren, die Bewegungen bleiben steif und ungelenk. Oft kommen Stereotypien vor (Händeschütteln usw.), auch autistische Verhaltensweisen werden beobachtet. Zerebrale Anfälle können schon beim Säugling auftreten, sie beginnen meist im zweiten oder dritten Lebensjahr und bleiben nur selten aus (10–15 %): Blitz-Nick-Salaam-Krämpfe, Absence-ähnliche Attacken oder generalisierte Anfälle. Im Verlauf nimmt die Anfallsneigung auch ohne Behandlung allmählich ab; als Medikamente werden Valproat und Benzodiazepine empfohlen. Ziemlich charakteristisch sind EEG-Veränderungen, die schon vor dem Auftreten von Anfällen registriert werden können: Rhythmische 4–6/Sekunden-Aktivität, generalisiert in längeren Folgen über den vorderen Hirnabschnitten, auch mit »spikes and sharpwaves«, ferner »spikes« mit 3–4/Sekunden-Wellen von hoher Amplitude über den hinteren Regionen, besonders nach Augenschluß. Bei bildgebender Diagnostik wird mitunter eine Hirnatrophie gesehen, spezifische Veränderung jedoch nicht. Die immer wieder auftretenden »Lachanfälle« sind in ihrer Genese unklar, es handelt sich jedenfalls nicht um epileptische Phänomene; sie treten unabhängig vom EEG-Befund auch ohne ersichtlichen Anlaß auf. Bei der neurologischen Untersuchung fallen besonders die erwähnten, ataktisch anmutenden Bewegungen auf, die als puppenhaft zu bezeichnen sind (allerdings sollte man Kinder mit Angelman-Syndrom nicht als »happy puppets« benennen). Es werden auch extrapyramidale Dyskinesien (Athetosen usw.) beobachtet. Die Kinder gehen breitbeinig und unsicher; ihr Muskeltonus wechselt stark, meist ist er vermindert; die Muskeleigenreflexe sind lebhaft oder gesteigert.

Dem »contiguous gene syndrome« liegt eine Veränderung am Chromosom Nr. 15 zugrunde. Biochemische Störungen konnten nicht nachgewiesen werden. Der Verlauf zeigt keine Progredienz, es wurde ein Patient im Alter von 75

Jahren beschrieben. Ähnlich wie beim Prader-Willi-Syndrom ist durch molekulargenetische Analyse oft (70 %) eine Deletion am langen Arm des Chromosoms Nr. 15 nachzuweisen (15q11–13), wobei die Genorte offenbar nicht identisch sind. Von der Deletion ist das maternale Chromosom betroffen; eine uniparentale (paternale) Disomie kann ebenfalls die Ursache des Syndroms sein (etwa 1 %), auch hier ist das »genomic imprinting« gestört; es kommen Imprinting-Defekte (4 %) oder Genmutationen (25 %) in Frage (UBE3A/E6-AP-Gen).

Cockayne-Syndrom

Das seltene Syndrom gehört zu Störungen, die mit vorzeitigen Alterungsvorgängen einhergehen (Progerie-Syndrome). Beim Säugling entsteht eine Wachstumsstörung mit Verlust des Unterhaut-Fettgewebes. Sie schreitet langsam fort, es entsteht auch eine geistige Behinderung. Der Gang wird unsicher wegen einer Schwäche der Muskeln, bedingt durch degenerative Veränderungen in peripheren Nerven. Manchmal entwickelt sich ein Tremor, häufig eine mäßige Innenohrschwerhörigkeit. Der Kopf erscheint relativ klein und hat dicke Knochen; bei Verlust des Fettgewebes im Gesicht tritt die Nase deutlich hervor, die Augen sind eingesunken. Hornhaut- und Linsentrübung beeinträchtigen das Sehvermögen; am Augenhintergrund findet man Pigmentveränderung und Optikusatrophie. Die Haut ist nicht selten lichtempfindlich, so daß leicht Ekzeme entstehen, Hände und Füße sind kühl und zyanotisch; die Gelenkbeweglichkeit wird leicht bis mäßig eingeschränkt. Der Rumpf erscheint kurz, da es zu Abflachung der Wirbel mit zunehmender Kyphose kommt. Die Zähne sind stark kariös. Veränderungen an den inneren Organen (Lebervergrößerung, Eiweißausscheidung durch die Nieren) kommen vor. Vorzeitige Verkalkung von Hirnstrukturen ist festgestellt worden. Im allgemeinen wird eine autosomal-rezessive Vererbung angenommen (Mutation auf langem Arm von Chromosom 10, auch 5). Die Lebenserwartung ist deutlich verkürzt.

Coffin-Lowry-Syndrom

Das Syndrom wurde bisher nur beim männlichen Geschlecht beobachtet, so daß auch eine X-chromosomal rezessive Vererbung in Frage kommt (Xp 22, Rsk2-Gen). Schon im ersten Lebensjahr fallen verzögerte körperliche und geistige Entwicklung auf. Kennzeichnend ist das Gesicht mit einem »groben« Ausdruck, nach unten-außen geneigten Lidspalten und Hypoplasie des Oberkiefers (auch von Nasennebenhöhlen und Mastoid). Die Augen stehen weit auseinander. Die Brauen sind stark ausgebildet; die Nase hat einen breiten Rücken, dicke Flügel und ein kräftiges Septum. Am Brustkorb beobachtet man kurzes Sternum oder Pectus carinatum (Hühnerbrust), an der Wirbelsäule Knochenanomalien und Skoliose. Die Hände sind groß, auffallend weich und haben trommelschlegelartige Finger, auch zusätzliche Hautfurchen. Bei allgemein schlaffen Gelenken treten Plattfüße auf. Zunehmend gebeugte Haltung und allgemeine Schwäche zeigen Veränderungen der Muskulatur an. Die geistige Behinderung ist meist so schwer, daß sprachliche Kommunikation nicht gelingt.

Coffin-Siris-Syndrom

Wesentliche Symptome sind neben Wachstumsverzögerung und geistiger Behinderung auffallend kurze oder fehlende Endglieder der Kleinfinger und der fünften Zehen mit unterentwickelten Nägeln, eine weniger ausgeprägte Hypoplasie der anderen Finger und Zehen bei relativ breiten Daumen und Großzehen, ein recht spärliches Kopfhaar, demgegenüber dichte, über der breiten Nasenwurzel zusammengewachsene Augenbrauen, schmale Lidspalten und Epikanthus, ziemlich »grobe« Gesichtszüge mit ausgeprägten Lippen und weitem Abstand zwischen Nase und Mund. Die Öffnungen der relativ kleinen Nase sind nach vorne gerichtet; dysplastische Ohren kommen vor, auch Schmelzdefekte an den oft kleinen Zähnen. Der Kopfumfang ist bei Brachycephalie und gewölbter Stirn oft vermindert. Vermehrte Behaarung am Rücken, an Oberarmen und Oberschenkeln wird beobachtet. Die Wachstumsverzögerung besteht schon vor der Geburt (Ultraschalluntersuchung), später liegen Größe und Gewicht deutlich unter dem Altersdurchschnitt, auch die Skelettentwicklung bleibt zurück. Eine geistige Behinderung wird nach Atemschwierigkeiten und Ernährungsproblemen sowie muskulärer Hypotonie in den ersten

Lebensjahren zunehmend deutlich; sie kann leicht oder mäßig ausgeprägt sein. Besonders beeinträchtigt ist die Sprachentwicklung, vor allem in den expressiven, weniger in rezeptiven Fähigkeiten. Als weitere Symptome wurden Lippen-Kiefer-Gaumenspalte, Herzfehler, Störungen des Magen-Darm-Systems (gastroösophagealer Reflux), Schielen, epileptische Anfälle, Hüftluxation und Gelenkschlaffheit, Fehlen oder Unterentwicklung der Kniescheiben beschrieben. Bei neuropathologischen Untersuchungen sind vor allem Veränderungen am Kleinhirn und Hirnstamm, mangelnde Furchenbildung des Großhirns und versprengte Nervenzellen (Heterotopien, Dystopien) nachgewiesen worden. Konstante Stoffwechselveränderungen oder Chromosomenanomalien waren nicht zu finden. Die Ursache des seltenen Syndroms ist noch unklar. Auffallenderweise sind mehr Mädchen als Jungen beschrieben worden. Geschwisterbeobachtungen und Konsanguinität der Eltern sprechen für eine autosomal rezessive Genmutation.

Cohen-Syndrom

Bei Kindern und Jugendlichen mit geistiger Behinderung wird nicht selten eine starke Gewichtszunahme beobachtet, diese kann Symptom eines Syndroms sein, so bei Prader-Willi-, Laurence-Moon/Bardet-Biedl-, Coffin-Lowry- oder Cohen-Syndrom. Bei diesem verläuft die statomotorische und geistige Entwicklung von Geburt an langsam, im Alter von vier bis sechs Jahren wird die Adipositas deutlich. Relativ charakteristisch ist das Gesicht mit schmalen, schräg nach außen-unten geneigten Lidspalten, ausgeprägtem Nasenrücken, kurzem Philtrum, breiter Oberlippe, meist offenem Mund, vorstehenden, relativ großen Schneidezähnen, schmalem Oberkiefer und zurückweichendem Kinn. Der Kopfumfang liegt unter der Norm, das Haar reicht tief in den Nacken. Veränderungen an den Augen umfassen Brechungsfehler, Schielen, Kolobom, Mikrophthalmie. Herzfehler und Skelettveränderungen (Hüftdysplasie, Kyphoskoliose), Kleinwuchs, Anomalien der ableitenden Harnwege, epileptische Anfälle und Verhaltensauffälligkeiten kommen vor. Kinder mit Cohen-Syndrom werden als freundlich und zugewandt beschrieben, die Intelligenzminderung ist mäßig stark ausgeprägt (IQ um 50).

Vereinzelt wurden Hirnanomalien beobachtet (Verkalkung im Bereich der Stammganglien, Kleinhirnhypoplasie). Vielfach fallen kleine Hände und Füße mit kurzen, konisch zulaufenden Fingern und Zehen auf, Vierfingerfurchen und häutige Syndaktylien. Mehrfach sind Infektneigung und verminderte Zahl der weißen Blutzellen erwähnt. Kleinkinder sind auffallend hypoton, die Pubertät setzt verzögert ein. Der Gewichtszunahme sollte man durch Diät frühzeitig begegnen.

Nachdem Geschwister betroffen sein können und Konsanguinität der Eltern beobachtet wurde, ist eine autosomal-recessive Genmutation als Ursache anzunehmen (Chromosom 8q22–23).

Cornelia de Lange-(Brachmann-de Lange)-Syndrom (Abb. 7.17)

Als »Typus degenerativus Amstelodamensis« beschrieb die holländische Kinderärztin Cornelia de Lange 1933 mehrere Patienten mit Kleinwuchs, geistiger Behinderung und auffallender Physiognomie sowie Veränderungen an den Gliedmaßen (Brachmann hatte 1916 eine ähnliche Beobachtung mitgeteilt). Die Häufigkeit soll etwa 1 : 50 000 betragen, Knaben und Mädchen sind gleich oft betroffen.

Auffallendes Symptom ist die kraniofaziale Dysmorphie: Buschige, sich über der Nasenwurzel treffende Augenbrauen (Synophrys), verbreiterter Augenabstand (Telekanthus), schräg nach außen-unten geneigte Lidachsen, lange Wimpern, breite flache Nase, nach vorne gerichtete Nasenlöcher, vergrößerter Abstand zwischen Nase und Mund (vorgewölbtes Philtrum), schmales Lippenrot, herabgezogene Mundwinkel, hoher Gaumen (gelegentlich mit Spaltbildung), kleiner Unterkiefer (Mikrogenie). Der Umfang des eher breiten Kopfes ist vermindert (Mikrobrachyzephalie); das lange, strähnige, wenig dichte Haar reicht tief in Stirn und Nacken; nicht selten ist die Körperbehaarung vermehrt (Hirsutismus), die Haut marmoriert. Schon bei Geburt sind Körperlänge und -gewicht vermindert; später wird der Kleinwuchs noch deutlicher. Die Kinder haben eine tiefe, rauhe, ausdruckslos wirkende Stimme.

Veränderungen an den Gliedmaßen sind weitere Symptome: Hände und Füße bleiben klein, die Daumen sind auffallend hoch angesetzt, oft eingeschlagen. Daumen- und Zeigefingerballen er-

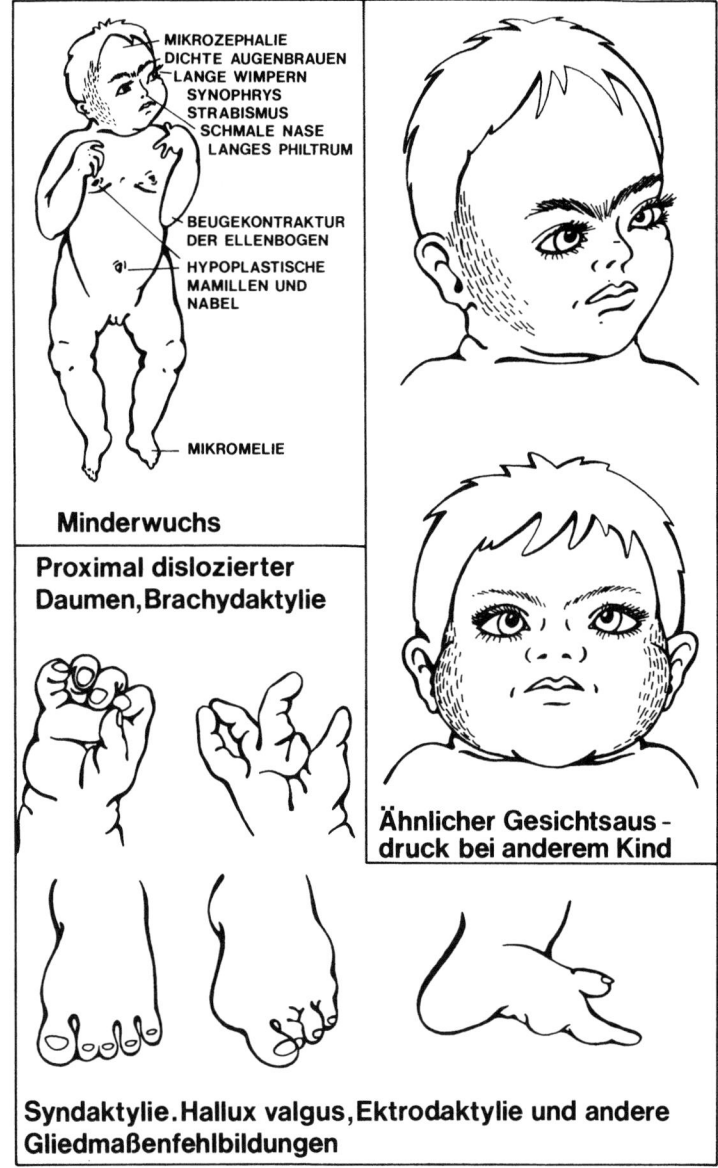

Abb. 7.17: Cornelia-de Lange-Syndrom mit Minderwuchs, auffallender Gesichtsform und Extremitätenanomalien

scheinen schmächtig; verkürzter 5. Finger und Vierfingerfurche kommen vor. Das Hautleistenmuster kann in ziemlich charakteristischer Weise verändert sein. Selten sind stärkere Fehlbildungen von unterentwickelten Mittelhandknochen bis hin zur Ausbildung von (dysmelen) Armstümpfen. Der Körper hat eine zylindrische Form; die Brustwarzen sind auffallend klein. Unterentwicklung der Genitalien und Hodenhochstand werden beobachtet.

Als Säuglinge sind betroffene Kinder wegen eines stark vermehrten Muskeltonus auffallend

146

steif (Hypertonie). Fütterungsprobleme und Ernährungsschwierigkeiten stehen auch damit in Zusammenhang. Nach verzögerter statomotorischer Entwicklung ist das Gangbild breitbeinig, sind bei hyperaktivem Verhalten die Bewegungen aber nicht ungeschickt. Beeinträchtigend wirken Augenfehler mit Kurzsichtigkeit, Strabismus, Nystagmus.

Unterschiedlich stark verzögert ist die geistige Entwicklung. Meist wurden Intelligenzquotienten zwischen 30 und 50 ermittelt; es gibt aber auch Beobachtungen von nur gering verminderten Leistungen bis hin zu normaler Intelligenz.

Frühzeitig werden autistische Verhaltensweisen beobachtet mit mangelnder Kontaktfähigkeit, Ablehnung auch vertrauter Personen, fehlenden Emotionen (maskenhaftes Gesicht), Veränderungsangst, Neigung zu Stereotypien und Aggressionen. Auch autoaggressives Verhalten (Selbstbeschädigung) ist immer wieder beschrieben worden; hierbei können allerdings Umwelteinflüsse eine Rolle spielen (z. B. Unterbringung in Institutionen), auch ein nicht selten vorkommender gastroösophagealer Reflux durch Schmerzen. Mitunter werden verhaltenstherapeutische Maßnahmen oder eine Operation nötig.

Das Syndrom tritt meist sporadisch auf. Vereinzelt sind Chromosomenanomalien gefunden worden (Überschneidung mit einem Fehlbildungssyndrom bei Duplikation des langen Arms von Chromosom Nr. 3). Geschwisterbeobachtungen legen die Möglichkeit einer autosomalrezessiven (ev. auch dominanten) Vererbung nahe. Das empirische Wiederholungsrisiko wird mit 2 bis 5% angegeben (bei Geschwistererkrankung muß 25% angenommen werden). Letztlich ist die Pathogenese des Syndroms unklar, vielleicht kommen verschiedene Ursachen in Frage. Nachgewiesene Stoffwechselveränderungen müssen als Begleitsymptome aufgefaßt werden. Möglicherweise gibt es »Schwachformen«. Die Lebenserwartung ist vermindert, auch wegen der Infektneigung. Bei pathoanatomischen Untersuchungen wurden spezifische Veränderungen nicht festgestellt.

Crash-Syndrom

Das Akronym wurde von Fransen et al. 1995 vorgeschlagen, um die Hauptsymptome des Syndroms zu kennzeichnen: corpus callosum

hypoplasia, retardation, adducted thumbs, spastie paraparesis, hydrocephalus. Als Ursache ist eine Veränderung des L1-Gens (L1CAM-Gen) nachgewiesen, das auf dem X-Chromosom lokalisiert ist (Xq28) und von dem inzwischen fast 100 Mutationen bekannt sind. Das »cerebral resp. cell adhesion molecule« (CAM) hat als Mitglied der »Immunglobulin-Superfamilie« wichtige Funktionen im Nervensystem und bei dessen Entwicklung.

Familiäres Vorkommen eines angeborenen Hydrocephalus mit geschlechtsgebundenem Erbgang ist meist durch Stenose des Aquaeductus Sylvii verursacht (S. 137). Betroffene Kinder haben eingeschlagene Daumen, die sie wegen einer Schwäche des Streckmuskels nicht recht bewegen können. Ihre Entwicklung ist unterschiedlich stark beeinträchtigt. Ein ähnliches Syndrom beschrieben Bianchine und Lewis 1974 und nannten es MASA: mental retardation, aphasia, spastic-paresis, adducted thumbs. Die Vererbung war bei variabler Ausprägung wiederum geschlechtsgebunden rezessiv. Schließlich sind Familien beobachtet worden, bei denen männliche Angehörige eine spastische Lähmung der Beine oder eine Störung des Corpus callosum aufweisen; wiederum ist die Entwicklung bezüglich körperlicher und geistiger Fähigkeiten recht unterschiedlich.

Die molekulargenetischen Analysen haben ergeben, daß in diesen Familien übereinstimmend Veränderungen des L1CAM-Gens nachzuweisen sind, weshalb gerechtfertigt ist, die verschiedenen Störungen als Crash-Syndrom zusammenzufassen.

Das Gen hat eine Größe von 200 kDa mit sechs Immunglobulin-Domänen, gefolgt von fünf Fibronectin-Domänen, einer transmembranösen und einer cytoplasmatischen Domäne. Veränderungen können unterschiedliche Abschnitte betreffen, es wurden missense- und nonsense-Mutationen, Punkt- und frame-shift-Mutationen beobachtet. Dies dürfte die unterschiedliche Ausprägung des Syndroms erklären. Die beträchtliche inter- und intrafamiliäre Variabilität hat Konsequenzen für die genetische Beratung.

De-Morsier-Syndrom

Bei der septo-optischen Dysplasie, 1956 von de Morsier beschrieben, wird in der 8. bis 10. Schwangerschaftswoche die Ausbildung von

Strukturen des Vorderhirns beeinträchtigt (Sequenz), es kommt zu Veränderungen am Sehnerven (Hypoplasie des Opticus), zum Fehlen des Septum pellucidum, zu verschiedenen hormonellen Abweichungen (Hypothalamus und Hypophyse) sowie zu Zerebralparese, Anfällen und geistiger Behinderung.

Nach ungestörter Schwangerschaft und Geburt sind meist Augenzittern (Nystagmus) und ausbleibendes Fixieren die ersten Symptome. Bei der Untersuchung des Augenhintergrundes werden Mikropapille und Opticushypoplasie festgestellt, einseitig oder beidseits. Dies sollte dann Anlaß für den Einsatz bildgebender Verfahren sein (Sonographie beim Säugling, Magnetresonanztomographie), um die Ausbildung des Septum pellucidum und des Vorderhirns zu beurteilen, auch Veränderungen im Bereich der Hirnrinde oder weißen Substanz sowie am Kleinhirn zu erfassen. Die hormonelle Dysfunktion wird allmählich bemerkbar: Vielfach liegt ein Mangel an Wachstumshormon vor, der zu Kleinwuchs führt (Hypopituitarismus); auch andere Hormone von Hypothalamus und Hypophyse werden gelegentlich unzureichend gebildet (TSH, ACTH), es kann zu Hypogonadismus und Diabetes insipidus centralis kommen. Funktionsteste und regelmäßige Kontrollen sind erforderlich, damit rechtzeitig die notwendige Hormonsubstitution erfolgt.

Das De-Morsier-Syndrom kann auch oligosymptomatisch auftreten, sich nur in Sehstörungen und Gesichtsfeldausfällen äußern. Nach den hormonellen Störungen und Veränderungen am Gehirn ist dann speziell zu suchen. Eine Kombination mit anderen Anomalien (Schädel, Hände und Füße) ist eher selten; häufig aber werden Zerebralparesen und cerebrale Anfälle beobachtet; geistige Behinderung kann unterschiedlich ausgeprägt sein. Beim Kleinkind vermag Taubheit ein mangelndes Verständnis vorzutäuschen.

Die Ursache des Syndroms ist unbekannt; Beobachtung familiären Vorkommens legt die Annahme einer autosomal dominanten oder rezessiven Vererbung nahe (Gen HESX1 und PAX3 auf Chromosom 3p21.1-21.2). Es gibt auch Hinweise auf Wirkung von Infektionen während der Schwangerschaft oder von teratogenen Noxen; auffallenderweise sind die Mütter betroffener Kinder oft sehr jung.

Dubowitz-Syndrom (Abb. 7.18)

Das wohl autosomal-rezessiv vererbte Syndrom führt zu einem schon pränatal beginnenden Wachstumsrückstand (Geburtsgewicht durchschnittlich 2,3 kg); die Knochenreifung ist verzögert. Man beobachtet leicht bis mäßig ausgeprägte geistige Behinderung mit Tendenz zu Hyperaktivität, kurzer Aufmerksamkeitsspanne, Dickköpfigkeit und Scheu; die hohe Stimme klingt oft rauh. Bei Mikrozephalie erscheint das schmale Gesicht relativ klein, mit flachen Supraorbitalwülsten und niederer Nasenwurzel zur Stirn übergehend. Die Lidspalten stehen weit auseinander (Telekanthus bzw. Hypertelorismus) und sind kurz bzw. schmal (Ptose bzw. Blepharophimose). Das Kinn weicht zurück (Mikrogenie). Ekzemartige Hautveränderungen werden besonders im Gesicht und in Beugefalten beobachtet, die Behaarung ist spärlich, auch die Augenbrauen sind schütter. Der Zahndurchbruch erfolgt verzögert, Karies tritt oft auf. Gelegentlich findet man submuköse Gaumenspalte, Plattfüße, Metatarsus adductus, Hypospadie, Kryptorchismus, Klinodaktylie V, Steißgrübchen. Im Säuglingsalter kommen Fütterungsschwierigkeiten und chronische Durchfälle vor. Rhinitis und Otitis sind häufige Probleme. Das Ekzem verschwindet meist im Verlauf der ersten Lebensjahre. Verhaltensauffälligkeiten mit Sprachverzögerung und Hyperaktivität können Probleme bereiten.

Fraser-Syndrom

Bei dem 1962 von Fraser und 1965 von Francois beschriebenen Kryptophthalmos-Syndrom sind meist beide Augen unterentwickelt und die Lider völlig verschlossen. Selten findet man enge Lidspalten. Die Augäpfel fehlen völlig (Anophthalmie) oder sind hypoplastisch (Mikrophthalmie), es entstehen Verwachsungen mit Verschluß der Tränengänge. Ferner beobachtet man eine craniofaciale Dysmorphie mit breiter Nasenwurzel bei weitem Augenabstand, Deformierung der Nase (mediane Furche, mitunter Doppelung oder Spalte), relativ kleinem Mund, deformierten Ohren. Schwerhörigkeit kann auftreten. Bei relativ breiter Stirn ist der Kopf eher klein. Die geistige Entwicklung muß nicht beeinträchtigt sein, es kann aber geistige Behinderung unterschiedlichen Ausmaßes vorkommen. Fehlbildungen betreffen auch den Kehlkopf (Larynxstenose). Die Lungen (Hypoplasie), das Herz und die Nieren., Häufig sind Syndaktylien mit Schwimmhautbildung an Händen und Füßen. Die Genitalien können unterentwickelt sein, Zwitterbildung wurde beobachtet. Selten kommen Lippen-Kiefer-Gaumenspalten oder Spina bifida vor.

Die Ausprägung des Syndroms ist recht variabel. Für die Diagnose sind vier Hauptkritierien (Kryptophthalmos, Syndaktylien, Genitalanomalien, betroffene Geschwister) und acht Nebenkriterien (Veränderungen an Nase, Ohren und Larynx, Spaltbildung, Nabelhernie, Nieren- und Skelettanomalien, geistige Behinderung) zu berücksichtigen. Ursache ist eine autosomal rezessive Gemutation; es wird vermehrt Konsanguinität bei den Eltern und häufigeres Vorkommen in bestimmten Volksgruppen beobachtet. Bei der vorgeburtlichen Diagnostik sind Nierenveränderungen, Syndaktylien, Genitalanomalien und geringe Fruchtwassermenge wichtige Hinweise. Isoliertes Auftreten von Kyptophthalmos mit Blindheit kann autosomal dominant vererbt werden. Wichtig bei der Förderung betroffener Kinder sind sinnesspezifische Maßnahmen. Mitunter können durch Operation die Lider geöffnet werden, um zumindest ein geringes Sehvermögen zu erreichen.

Freeman-Sheldon-Syndrom

Die 1938 von britischen Orthopäden beschriebene cranio-carpo-tarsale Dystrophie hat als wesentliche Symptome Veränderungen von Kopf und Gesicht, an Händen und Füßen. Der besondere Gesichtsausdruck wurde als »whistling face« benannt, er entsteht durch einen kleinen Mund mit Lippenfalten und langem Philtrum sowie H-förmigem Kinngrübchen. Bei hohem Gaumen mit wenig beweglichem Segel und relativ kleiner Zunge resultiert eine nasale Sprechweise. Das Gesicht wirkt ausdruckslos und wenig profiliert. Man beobachtet eine breite, eingesunkene Nasenwurzel, unterentwickelte, mitunter gekerbte Nasenflügel, schmale Lidspalten (Blepharophimose), tiefliegende Augen, Epikanthus und Strabismus sowie prominente Stirn. Veränderungen an den Gliedmaßen bestehen in Klumpfüßen und Flexion der Finger mit ulnarer Deviation (»Windmühlen-

stellung«) sowie eingeschlagenen Daumen; die Haut über der Beugeseite der Fingergelenke ist verdickt. Oft kommt Beckenendlage vor. Das Geburtsgewicht ist niedrig, später resultiert meist Kleinwuchs. Lebenserwartung und geistige Entwicklung sind normal, sofern nicht Komplikationen eintreten oder Hirnfehlbildungen vorkommen, die wohl auch für Atemstörungen und Schwerhörigkeit verantwortlich sind. Gelegentlich werden Kyphoskoliose, Spina bifida, Hüftluxation, Inquinalhernien und Kryptorchismus beobachtet. Die meisten Befunde weisen auf eine bereits vor der Geburt bestehende Muskelerkrankung hin. Da jedoch eindeutige Veränderungen zum Beispiel im Elektromyogramm nicht nachzuweisen sind, kommen auch zentrale Störungen als Ursache in Frage. Manche Symptome sind wohl sekundäre Folge verminderter Bewegungsmöglichkeit schon vor der Geburt. Im Säuglingsalter können Schluckschwierigkeiten und Atemstörungen zu gefährlichen Situationen führen. Falls Operationen nötig werden, ist das Risiko einer malignen Hyperthermie mit einer schwer zu beeinflussenden Temperatursteigerung zu beachten, ferner die Neigung zu Lungenkomplikationen.

Die Ursache des Syndroms ist wohl eine autosomal dominant vererbte Mutation. Bei einer nicht ganz typischen, milden Form wurde ein Gen auf Chromosom 11 lokalisiert (11p15.5). Da auch rezessiver Erbgang beobachtet wurde, ist von genetischer Heterogenität auszugehen.

Hallermann-Streiff-Syndrom (Abb. 7.19)

Kennzeichnend sind proportionierter Minderwuchs, Brachyzephalie mit frontaler und parietaler Vorwölbung, dünner Kalotte und verzögertem Nahtschluß, Hypoplasie der Zahnleiste und Mandibel mit Dislokation des Kiefergelenkes, bilaterale Mikrophthalmie, fast immer mit Katarakt (vollständig oder partiell mit Spontanheilungstendenz). Die dünne kleine Nase erscheint spitz, durch Hypoplasie der Knorpel papageienschnabelartig; der Mund ist klein, der Gaumen hoch und eng. Die Zähne sind hypoplastisch, manchmal schon bei Geburt vorhanden. Hautatrophie kommt vor allem im Bereich von Nase und Schädelnähten vor; das Haar ist dünn bei Hypotrichose v. a. von Skalp, Augenbrauen und Wimpern.

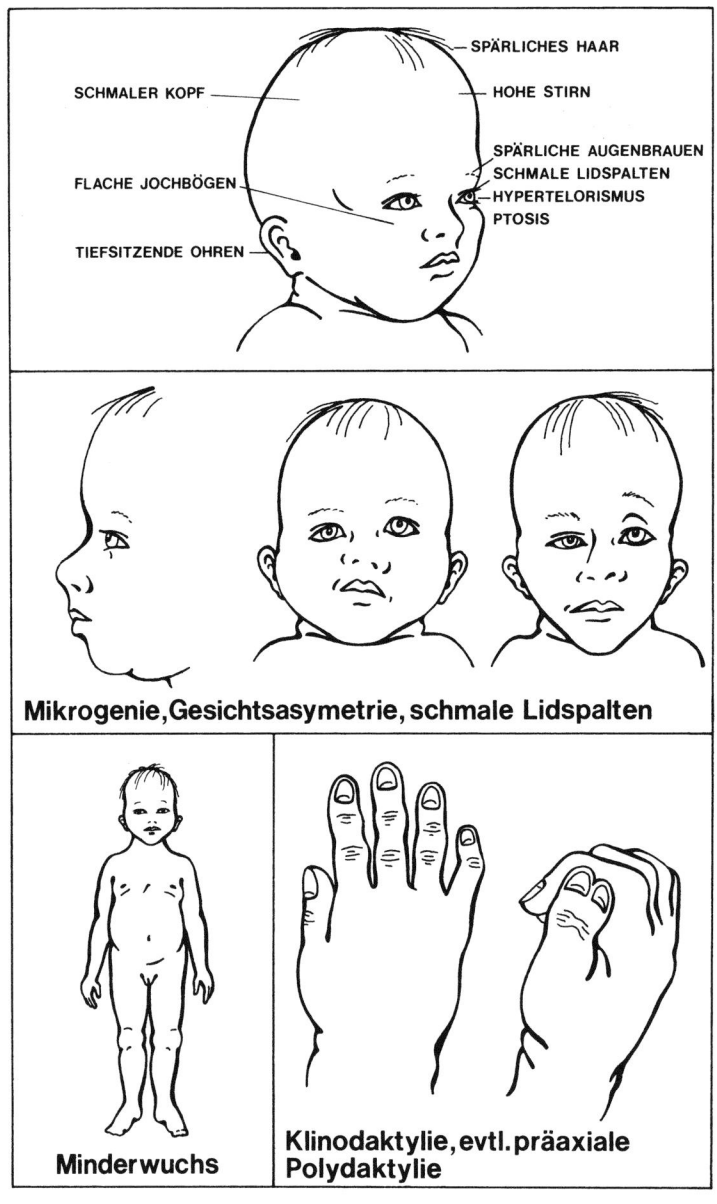

SPÄRLICHES HAAR

SCHMALER KOPF

HOHE STIRN

SPÄRLICHE AUGENBRAUEN
SCHMALE LIDSPALTEN
HYPERTELORISMUS
PTOSIS

FLACHE JOCHBÖGEN

TIEFSITZENDE OHREN

Mikrogenie, Gesichtsasymetrie, schmale Lidspalten

Minderwuchs

Klinodaktylie, evtl. präaxiale Polydaktylie

Abb. 7.18: Dubowitz-Syndrom mit Minderwuchs, kraniofazialer Dysmorphie und Handanomalien

Gelegentlich werden Skaphozephalie, Mikrozephalie, Platybasie, Fehlen der Mandibulacondylen, häutiges Doppelkinn, blaue Skleren, Nystagmus, Strabismus, schräg nach unten geneigte Lidachsen, Sehnervenkolobom, Glaukom, chorioretinale Pigmentveränderungen, Syndaktylie, Scapula alata, Lordose, Skoliose und Spina bifida beobachtet. Geistige Behinderung kommt in 15 % der Fälle vor; Hypogenitalismus und Kryptorchismus sind häufiger.

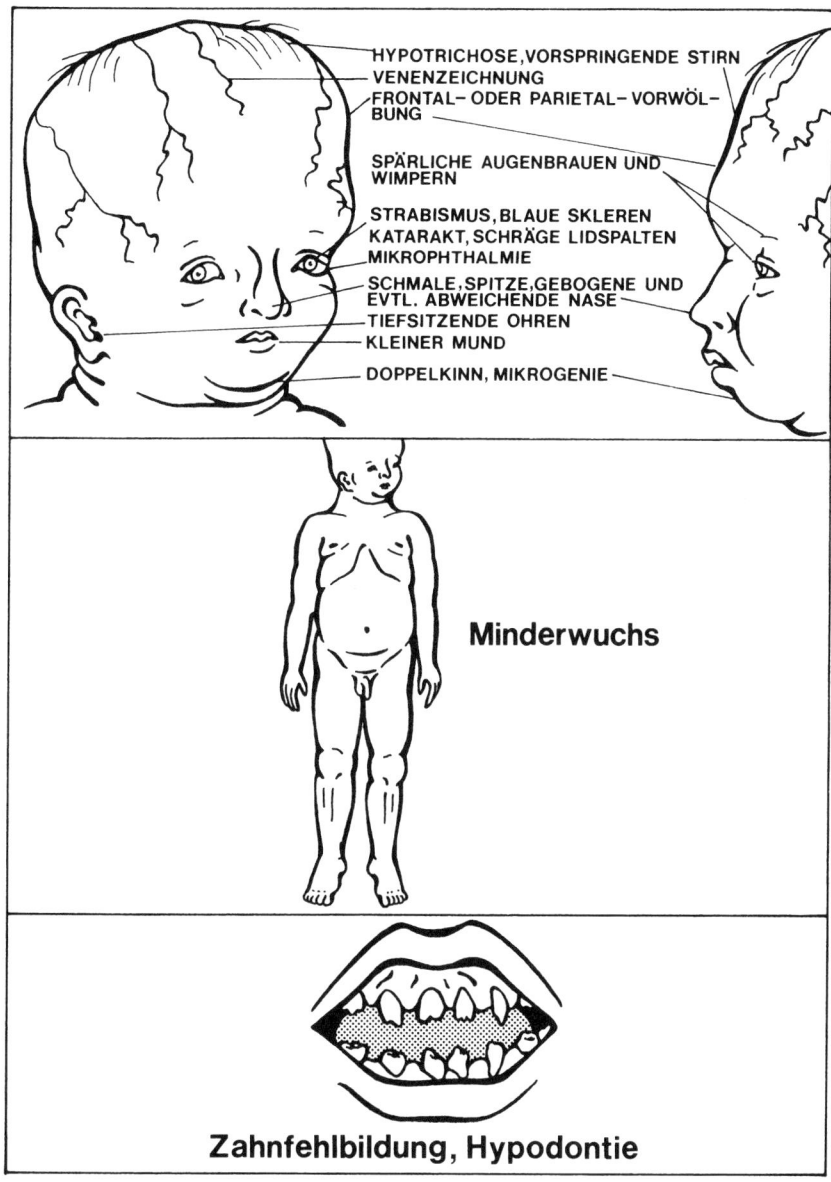

HYPOTRICHOSE,VORSPRINGENDE STIRN
VENENZEICHNUNG
FRONTAL- ODER PARIETAL-VORWÖL-
BUNG

SPÄRLICHE AUGENBRAUEN UND
WIMPERN

STRABISMUS,BLAUE SKLEREN
KATARAKT,SCHRÄGE LIDSPALTEN
MIKROPHTHALMIE
SCHMALE,SPITZE,GEBOGENE UND
EVTL. ABWEICHENDE NASE
TIEFSITZENDE OHREN
KLEINER MUND

DOPPELKINN, MIKROGENIE

Minderwuchs

Zahnfehlbildung, Hypodontie

Abb.: 7.19: Hallermann–Streiff-Syndrom mit kraniofazialer Dysmorphie, Wachstumsstörung und Zahnanomalien

Im Säuglingsalter bereiten Atmung und Fütte-
rung Probleme, später haben Betroffene
Schwierigkeiten wegen ihres Aussehens und
durch ihre Sehbehinderung.

Kabuki-Syndrom

Innerhalb von etwa 15 Jahren wurden auf den
japanischen Inseln Hokkaido und Kanagawa
mehrere leicht geistig behinderte Kinder mit ei-

nem besonderen Aussehen beobachtet, das dem »Make-up« traditioneller Schauspieler ähnelte. Inzwischen ist das Kabuki-Syndrom auch außerhalb Japans beobachtet worden, seine Häufigkeit wird auf 1 : 32 000 bei Neugeborenen geschätzt.

Wesentliche Symptome sind Wachstumsverzögerung nach normalem Geburtsgewicht, eine leicht bis mäßig ausgeprägte geistige Behinderung und der »orientalische« Gesichtsschnitt. Breite, mitunter schrägstehende Lidspalten werden durch gebogene Augenbrauen (mit spärlicher lateraler Hälfte) und lange, kräftige Wimpern akzentuiert. Das Unterlid weist ein Ektropium auf, Epikanthus ist häufig. Bei breiter, eingesunkener Nasenwurzel ist das Septum kurz. Die Ohren sind relativ groß, oft abstehend. Hoher Gaumen und Gaumenspalte kommen vor. Die Nackenhaargrenze ist tief. Häufig wird von Infektneigung berichtet, was zu Ohrenentzündung und Schwerhörigkeit führen kann. Das Gebiß ist vielfach kariös, die Zähne stehen weit auseinander. Skeletanomalien findet man an den Händen (Klinodaktylie, Brachymesophalangie) und an der Wirbelsäule (Anomalien der Wirbel, Skoliose). Die Hautleistenmuster zeigen bei Vergleich mit den Angehörigen verschiedene Abweichungen; ziemlich charakteristisch scheinen persistierende Fettpölsterchen auf den Fingerspitzen zu sein. Selten wurden Hüftdysplasie, Coxa valga, Patellahypoplasie und -dislokation beschrieben. Neurologische Störungen umfassen Muskelhypotonie, Überstreckbarkeit der Gelenke, Anfälle und Ernährungsschwierigkeiten. Herzfehler, besonders der Aorta, sind nicht selten. Ältere Kinder haben oft Übergewicht.

Die Ursache des Kabuki-Syndroms ist unbekannt. Gelegentlich ähnelt das Aussehen den Eltern, so daß dominante Vererbung in Betracht zu ziehen ist. Chromosomenanomalien waren nicht nachzuweisen, Hinweise auf exogene Noxen nicht zu bestätigen.

Laurence-Moon/Bardet-Biedl-Syndrom (Abb. 7.20)

Wegen des Vorkommens von Geschwistererkrankungen wird das Syndrom wohl autosomal-rezessiv vererbt, es ist aber auch irregulär-dominanter Erbgang oder polygen-multifaktorielle Verursachung möglich. Wesentliche Symptome sind Adipositas (Übergewicht bei 83 bis 91 % der Fälle), verzögerte geistige Entwicklung (80 bis 86 %), Poly- und Syndaktylie (überzählige Finger und Zehen; 75 %), Augenstörungen (vor allem Retinitis pigmentosa mit der Folge allmählicher Erblindung; 63 bis 93 %) sowie Hypogenitalismus und Hypogonadismus (60 bis 66 %). Die Adipositas wird beim Laurence-Moon-Syndrom schon im frühen Kleinkindesalter deutlich, betrifft vor allem Rumpf und rumpfnahe Extremitätenabschnitte. Durch die Pigmentveränderung der Netzhaut des Auges (tapetoretinale Degeneration im Elektroretinogramm) entstehen Nachtblindheit (mit etwa 3 Jahren), später Verlust des zentralen Sehens (5 bis 10 Jahre), dann völlige Blindheit (Amaurose; bei 73 % im 2. Lebensjahrzehnt, bei 80 % mit etwa 30 Jahren). Die geistige Behinderung ist meist mäßig, nur selten schwer ausgeprägt; ungestörte Intelligenzentwicklung kommt vor. Im Verhalten fallen besonders Verlangsamung und Antriebsarmut auf; genauere Untersuchungen zur Psychopathologie liegen allerdings nicht vor.

Zusätzliche Symptome sind Minderwuchs, Mikrozephalie und Veränderung der Kopfform (Turmschädel, Knochenverdickung), Augenanomalien (Mikrophthalmie, Katarakt, Iriskolobom, Myopie, Strabismus, Nystagmus, Optikusatrophie), Schwerhörigkeit, hormonelle Störungen (vor allem Diabetes insipidus), beim Bardet-Biedl-Syndrom Anomalien und Funktionsstörungen der Nieren (Urämie), Verbreiterung von Fingern und Zehen, Klinodaktylie. Als neurologische Symptome wurden Hirnnervenausfälle, spinozerebelläre und extrapyramidale Störungen mit beeinträchtigter Koordination und abnormen Bewegungen beschrieben, auch zerebrale Anfälle. Das Gehirn kann Strukturveränderungen aufweisen (u. a. Fehlen des Balkens), ohne daß histologische Abweichungen vorkommen. Im EEG werden unspezifische Veränderungen beobachtet. Über die Pathogenese gibt es nur Vermutungen; viele Befunde stützen die Annahme, daß hauptsächlich dienzephale Funktionen gestört sind (hormonell-vegetative Regulationszentren im Zwischenhirn). Die Ausprägung des Syndroms ist auch innerhalb von Familien variabel, so daß die Abgrenzung mitunter schwierig wird. Manche Symptome können durch geeignete Behandlungsmaßnahmen beeinflußt werden; spontane Veränderungen kommen in

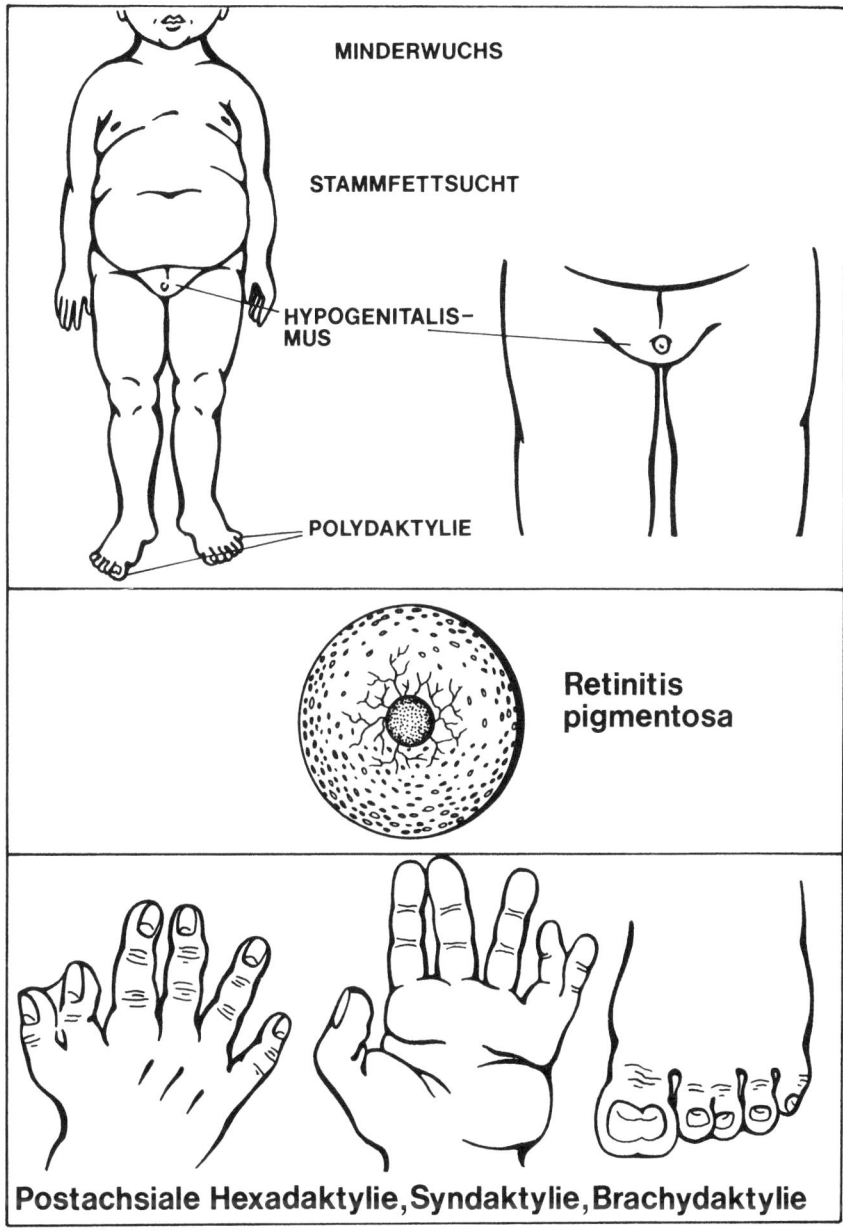

Abb.: 7.20: Laurence-Moon/Bardet-Biedl-Syndrom mit Minderwuchs, Adipositas, Sehstörung durch Retinitis pigmentosa, Hypogonadismus und Hexadaktylie

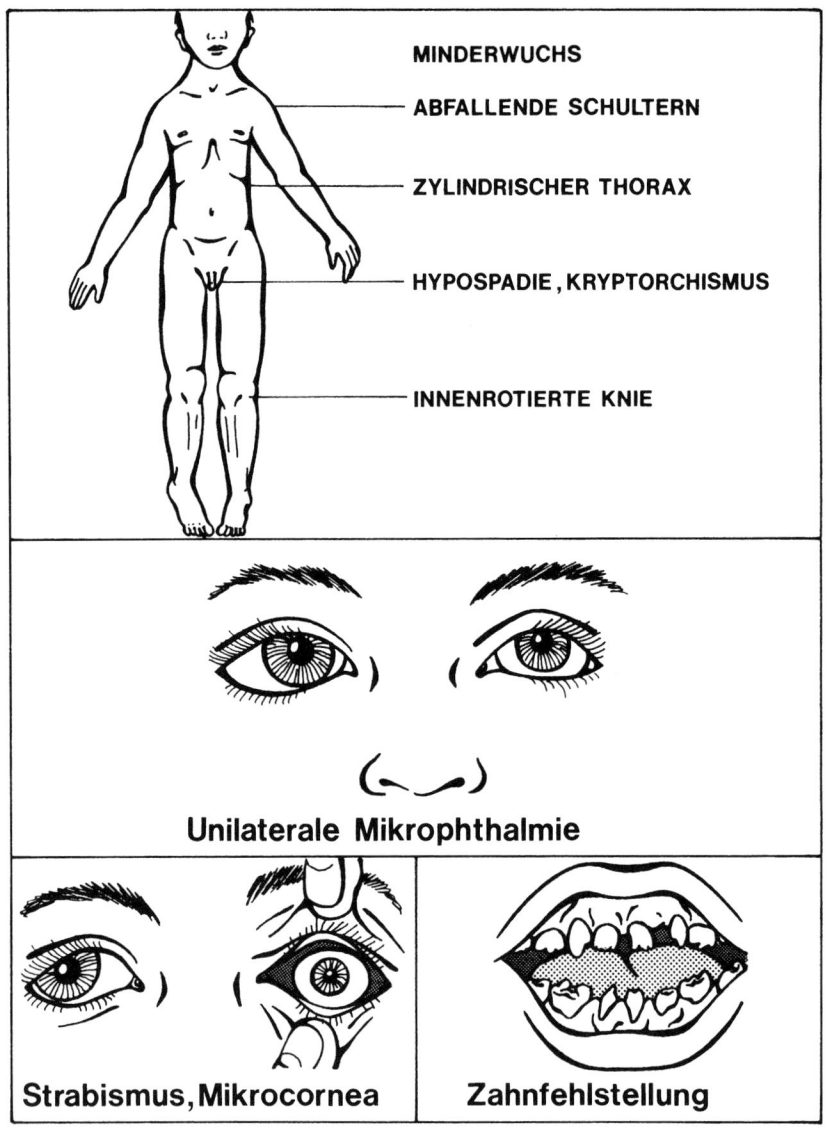

MINDERWUCHS

ABFALLENDE SCHULTERN

ZYLINDRISCHER THORAX

HYPOSPADIE, KRYPTORCHISMUS

INNENROTIERTE KNIE

Unilaterale Mikrophthalmie

Strabismus, Mikrocornea

Zahnfehlstellung

Abb. 7.21: Lenz-Mikrophthalmie-Syndrom

der Adoleszenz vor. Die Häufigkeit wird mit 1 : 160 000 bis 175 000 angegeben.

Lenz-Mikrophthalmie-Syndrom (Abb. 7.21)

Bei geschlechtsgebunden rezessiver Vererbung tritt Mikrophthalmie meist einseitig auf, zusätz- lich beobachtet man schmale Schultern, doppelte Daumen und andere Skelettanomalien (Lordose), Zahnfehlstellungen, kardiovaskuläre und urogenitale Veränderungen, Hypospadie und Kryptorchismus, Nierendysgenesie und Hydroureter. Geistige Behinderung ist mäßig bis leicht ausgeprägt.

Lowe-Syndrom (Okulo-zerebro-renales Syndrom) (Abb. 7.22)

Bei der X-chromosomal rezessiv vererbten Störung fallen im Säuglingsalter mangelndes Gedeihen, Hypotonie und Gelenksschlaffheit auf (Fehlen der Muskeleigenreflexe bei Muskelhypoplasie mit Fettinfiltration). Später kommt es zu Hyperaktivität und geistiger Behinderung (mäßig bis schwer); diffuse EEG-Veränderungen werden registriert. Weitere Symptome sind kortikale Katarakte mit oder ohne Glaukom sowie tubuläre Nierenfunktionsstörung mit begrenzter Ammoniakproduktion, hyperchlorämischer Azidose, Phosphaturie (Hypophosphatämie), allgemeiner Hyperaminoacidurie, Albuminurie, Organoacidurie. Stoffwechselveränderungen führen zu Rachitis und Osteoporose. Gelegentlich treten Anfälle auf, findet man Trichterbrust, Kraniostenose, Zahnzysten, Frakturen. Besserung ist bei entsprechender Stoffwechselbehandlung zu erreichen, allerdings bleibt die Prognose hinsichtlich der zerebralen Veränderungen ungünstig.

Marden-Walker-Syndrom

Die Symptomkombination besteht aus einem maskenhaft wirkenden Gesicht mit engen Lidspalten, hypoplastischem Oberkiefer, hohem Gaumen, Mikrogenie, tiefsitzenden Ohren, schlaffer Muskulatur, Gelenkkontrakturen, dünnen Fingern sowie verzögerter körperlicher und geistiger Entwicklung. Der Kopf ist relativ klein (Mikrozephalie), die Wirbelsäule gebogen (Kyphoskoliose infolge von Wirbelanomalien). Veränderungen anderer Organe betreffen mikrozystische Nierendegeneration, Pylorusstenose, Zollinger-Ellison-Syndrom, Lungenhypoplasie, Verlagerung des Kehlkopfes, hypertrophische Cardiomyopathie, Klumpfüße. Am Nervensystem werden Ventrikelerweiterung, Agenesie des Corpus callosum, Unterentwicklung von Kleinhirn und Hirnstamm, Dandy-Walker-Syndrom, Kolpocephalie sowie Differenzierungsstörungen beobachtet.

Die betroffenen Kinder haben bald nach der Geburt Atemprobleme und gedeihen schlecht. Sie können ihre Verhaltenszustände nur schlecht regulieren, schreien selten und reagieren wenig auf akustische Reize. Gelenkkontraturen sprechen für eine fetale Hypokinesie, manche Anomalien sind somit als sekundär bedingt anzusehen. Das Aussehen erinnert an Patienten mit Muskelerkrankungen; myopathische Veränderungen sind allerdings nicht nachzuweisen.

Das Syndrom ist bisher meist sporadisch aufgetreten, einzelne Familienbeobachtungen deuten auf eine autosomal rezessive Genmutation hin. Die Lebenserwartung ist begrenzt (ältester Patient nach der Literatur 19 Jahre).

Möbius-Syndrom

Es handelt sich um ein variables Syndrom mit angeborener Hirnnervenlähmung und weiteren Fehlbildungen, das offenbar unterschiedliche Ursachen hat. Bei 15 % der betroffenen Kinder ist mit geistiger Behinderung zu rechnen.

Erste Symptome fallen kurz nach der Geburt auf, da es zu Bewegungsstörung in den von Hirnnerven versorgten Muskeln kommt: Mimische Starre bei Lähmung des N. facialis, Schielen durch Parese des N. abducens, mangelnde Augenbeweglichkeit und Ptose bei Ausfall aller Augenmuskelnerven; Zungen- und Gaumensegellähmung beeinträchtigen Saugen und Schlucken. Das Gesicht erhält einen maskenhaften Ausdruck mit schmalen Lidspalten, hängenden Lidern, verstrichenen Hautfalten, offenem Mund. Man findet eine Aplasie der Tränenpünktchen und Ohranomalien. Später bildet sich eine Mikrogenie mit fliehendem Kinn aus. Aspirationsgefahr droht wegen der Schluckstörung. Im Säuglingsalter sind Fütterungsschwierigkeiten und Gedeihstörung häufig. Danach ist auch die Sprachentwicklung oft beeinträchtigt. Sie wird noch erschwert, wenn das Hörvermögen durch Befall des N. statoacusticus gemindert ist. Etwa ein Fünftel der Patienten haben Klumpfüße, wahrscheinlich wegen einer bereits pränatal vorhandenen Bewegungsstörung. Das Vorkommen von geistiger Behinderung und kindlicher Psychose zeigt, daß neben Hirnnerven noch andere zerebrale Strukturen betroffen sein können. Gelegentlich beobachtet man die Kombination mit Extremitätenfehlbildungen (Handanomalien, Synbrachydaktylie, Pectoralisaplasie); hier bestehen offenbar Beziehungen zu anderen Syndromen (Hanhart-Syndrom, Poland-Syndrom).

In der frühkindlichen Entwicklung hat die Veränderung der Mimik, eine Folge der Hirnnervenlähmungen, negative Auswirkung auf die psychosozialen Beziehungen: Interaktionen

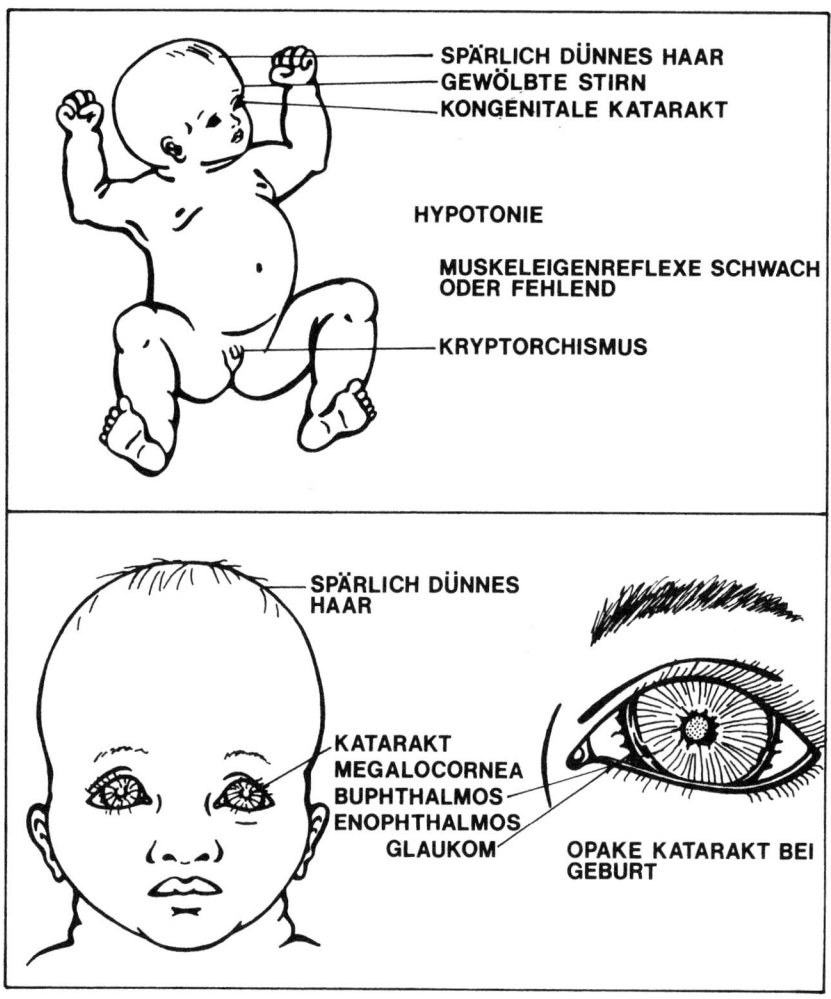

Abb. 7.22: Okulo-zerebro-renales Syndrom (Lowe)

zwischen Kind und Eltern beruhen ja wesentlich auch auf den durch die Mimik übermittelten Signalen. Somit kann die »Akzeptanz« beeinträchtigt sein. Später erschweren Sprach- bzw. Sprechschwierigkeiten den Kontakt mit Gleichaltrigen und können die Sozialentwicklung weiter gefährden.

Die Störung tritt im allgemeinen sporadisch auf. Es wurden aber einzelne Familien beobachtet, bei denen Eltern und Kinder (auch Zwillinge) betroffen waren, so daß ein autosomal-dominanter Erbgang in Frage kommt; einzelne Beobachtungen können aber ebenfalls für eine auto-

somal-rezessive Mutation sprechen (evtl. auch Chromosomenanomalie). Genetische Faktoren dürften allerdings keine große Rolle spielen. Daß exogene Noxen bedeutsam sein können, zeigt die Beobachtung von Hirnnervenlähmungen bei der Thalidomidembryopathie.

Neuropathologische Befunde lassen die unterschiedliche Pathogenese deutlich werden: Hypoplasie oder Aplasie von Hirnnervenkernen wurde beobachtet, es kommen aber auch destruktive Veränderungen in diesem Areal vor, mit anderen Funktionsstörungen verbunden. Mitunter sind nur periphere Hirnnerven betroffen, gelegentlich werden Veränderungen an den Muskeln (Myopathie) gefunden. Dies erklärt auch den unterschiedlichen Verlauf; nicht selten wird eine Besserungstendenz gesehen, es kann aber auch zum Fortschreiten der Ausfallserscheinungen mit Auftreten zusätzlicher Symptome kommen. Umfassende Förderungsmaßnahmen sind nötig; dabei ist auf die beeinträchtigten visuell-motorischen Funktionen besonders zu achten (veränderte Perzeption ist wegen der Augenmuskelparesen möglich).

Marinesco-Sjögren-Syndrom

Bei autosomal-rezessiver Vererbung ist die Konsanguinitätsrate groß. Man findet leichte bis mäßige Wachstumsverzögerung, mäßige bis schwere geistige Behinderung sowie eine zerebelläre Ataxie mit Muskelschwäche, Hypotonie, Nystagmus und Dysarthrie. Eine Katarakt besteht gewöhnlich vom frühen Säuglingsalter an, gelegentlich treten Strabismus und Kyphoskoliose auf. Möglicherweise handelt es sich um einen degenerativen Prozeß, der besonders die Rinde des Kleinhirns betrifft.

Noonan-Syndrom (Abb. 7.23)

Auffälligkeiten werden im Verlauf der ersten Lebensjahre deutlich mit proportioniertem Minderwuchs und meist leichter Verzögerung der statomotorischen und geistigen Entwicklung. Am Gesicht fallen weiter Augenabstand (Hypertelorismus, Telekanthus), schräg nach unten-außen geneigte Lidachsen, hängende Lider (Ptosis), zusätzliche Falte über dem inneren Lidwinkel (Epikanthus) auf. Kurzsichtigkeit (Myopie), abnorme Hornhautkrümmung (Keratokonus) und Schielen (Strabismus) werden beobachtet. Auffallend modellierte Ohrmuscheln (»Krempe«) sind eher tief angesetzt; gelegentlich kommt Schwerhörigkeit vor. Die Mundwinkel sind nach unten gezogen, der Kiefer ist relativ klein (Mikrogenie), der Gaumen hoch gewölbt. Zahnfehlstellungen sind nicht selten. Ein charakteristisches Symptom ist das Flügelfell (Pterygium), eine verbreiterte Nackenhaut mit zur Schulter ziehender Falte bei tiefer Haargrenze. Die Haare sind oft stark gelockt. Häufig findet man angeborene Herzfehler, besonders Pulmonalstenosen (Verengung der Lungenschlagader im Bereich ihres Ur-

sprungs, aber auch peripher) sowie Septumdefekte. Der breite, schildförmige Thorax kann im Sinn einer Hühner- oder Trichterbrust verändert sein. Die Brustwarzen erscheinen unterentwickelt und stehen weit auseinander. Anomalien der Wirbelsäule kommen vor (Kyphoskoliose mit Verkrümmung). Häufig sind Achsenabweichung der ausgestreckten Arme (Cubitus valgus), auch Klinodaktylie, Vierfingerfurche, kurze breite Fingernägel und veränderte Hautleistenmuster. Bei Knaben entwickeln sich die äußeren Genitalien unvollkommen, eine Verlagerung der Hoden ins Scrotum bleibt aus (Kryptorchismus). Im frühen Kindesalter können Hand- und Fußrücken durch Ödembildung verdickt sein; später treten Veränderungen an den Lymphgefäßen auf, eine Blutungsneigung kann vorkommen (verlängerte aktivierte Thromboplastinzeit). Hautnaevi, Keloide und hyperelastische Hautbezirke werden beobachtet. Geistige Behinderung, die fast immer vorkommt, ist im allgemeinen gering ausgeprägt. Abnorme neurologische Zeichen, auch Veränderungen am Gehirn werden gefunden. Die sozialen Fähigkeiten sind besonders gut entwickelt. Sprachschwierigkeiten werden durch entsprechende Behandlung gebessert.

Eine Kombination des Noonan-Syndroms mit der Neurofibromatose ist offenbar nicht zufällig, sondern beruht auf einer besonderen genetischen Situation, die möglicherweise auch das Vorkommen von bösartigen Geschwülsten bei manchen Patienten begünstigt. Die Entwicklungsperspektive ist beim Noonan-Syndrom hauptsächlich durch den Herzfehler bestimmt; welche körperliche Belastung möglich ist, muß der (Kinder-)Kardiologe entscheiden. Differentialdiagnostisch abzugrenzen ist vor allem das Ullrich-Turner-Syndrom, das nur Mädchen betrifft und meist nicht zu einer geistigen Behinderung, sondern nur zu Teilleistungsschwächen führt; die Chromosomenanalyse erlaubt eine sichere Diagnose (XO-Konstitution mit Varianten). Das Noonan-Syndrom wird autosom dominant mit variabler Penetranz vererbt; der betroffene Genlokus liegt auf Chromosom 12q.

Prader-Willi-Syndrom (Abb. 7.24)

Das »Syndrom von Adipositas, Kleinwuchs, Kryptorchismus und Oligophrenie nach myatonieartigem Zustand im Neugeborenenalter« ist

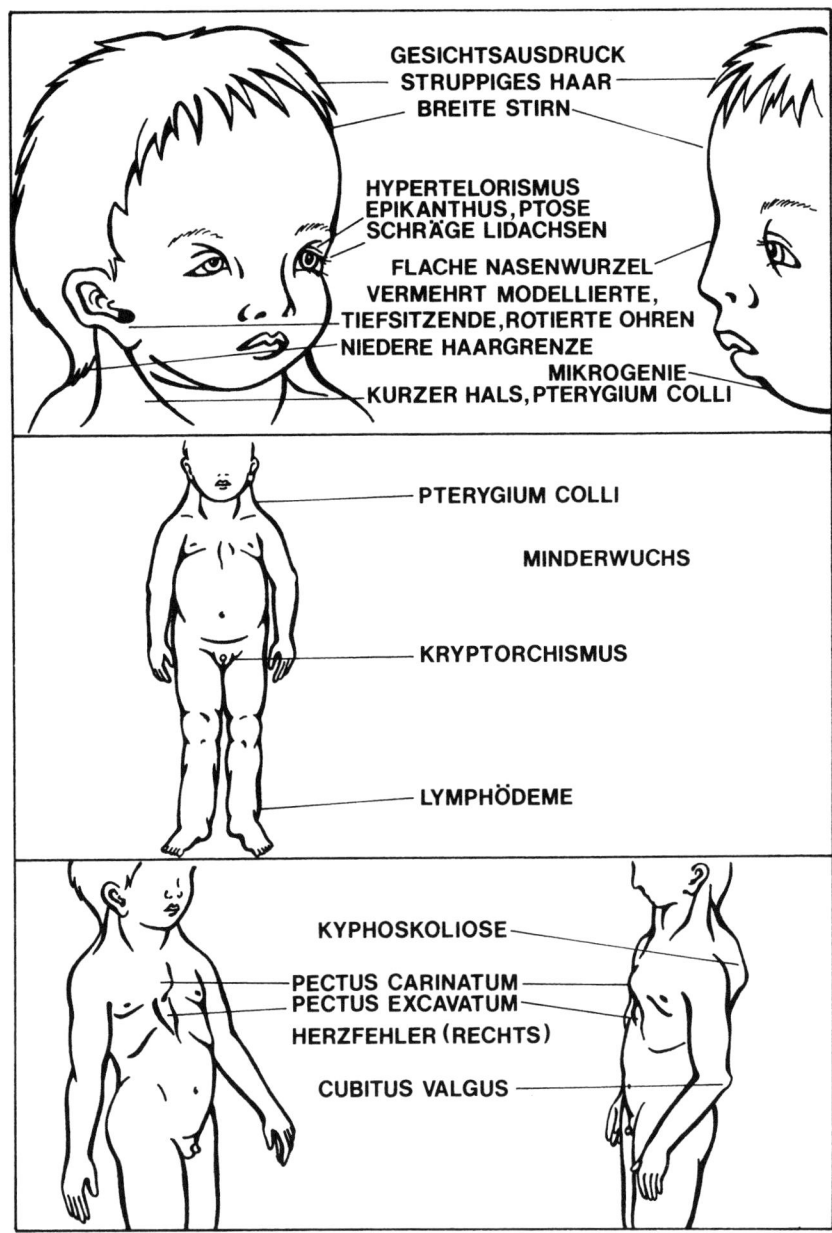

Abb. 7.23: Noonan-Syndrom mit einem dem Ullrich-Turner-Syndrom ähnlichen Habitus, Skelett- und Herzfehlbildungen

durch zahlreiche Beobachtungen aus verschiedenen Ländern dokumentiert; die Häufigkeit wird mit 1 : 10 000 bis 1 : 24 000 angegeben. Bei einem vielfältigen Symptomspektrum ist geistige Behinderung nicht obligat.

Im Entwicklungsverlauf sind zwei Phasen zu unterscheiden: Beim Neugeborenen kommen Schluck- und Trinkschwierigkeiten sowie Temperaturregulationsstörungen vor; im Säuglingsalter, etwa bis zum 2. Lebensjahr, besteht eine ausgeprägte Muskelhypotonie mit über-streckbaren Gelenken und abgeschwächten bzw. fehlenden Muskeleigenreflexen; die stato-motorische und geistige Entwicklung des »floppy infant« verläuft langsam, nicht selten wird zunächst eine Muskel- oder Nervenerkrankung vermutet. Mit dem 2. Lebensjahr werden dann geistige Behinderung und Fettleibigkeit zunehmend deutlich. Die Gewichtszunahme kann trotz geringer Kalorienzufuhr extrem stark sein; sie ist meist auf gesteigerten Appetit, aber auch auf abnorm gute Verwertung der Nahrung zu-rückzuführen. Manchmal ist sie später mit Atemstörungen kombiniert (Pickwick-Syn-drom). Die Kinder bleiben im Längenwachs-tum zunehmend zurück.

Verschiedene äußere Merkmale helfen bei der Diagnose: Relativ schmale Stirn, mandel-förmige Lidspalten, Schrägstellung der Augen, dreiecksförmiger, meist offener Mund, unvoll-kommene Zahnschmelzentwicklung, Karies-neigung, kleine Hände und Füße (Mikromelie); später entwickelt sich nicht selten eine Ver-krümmung der Wirbelsäule (Kyphose). Die hypothalamische Störung bedingt Unterentwick-lung der Genitalien: Bei Jungen findet man kleinen Penis, wenig entwickeltes Scrotum, bei Mädchen Fehlen der kleinen, Unterentwick-lung der großen Schamlippen. Eine diabetische Stoffwechsellage stellt sich allmählich ein, es kommt auch zu manifestem Diabetes mellitus (Typ 2). Gelegentlich werden Faktor IX-Man-gel und verschiedene vegetative Symptome be-obachtet; frühzeitig können Anzeichen einer Arteriosklerose auftreten.

In ihrem Verhalten sind Kinder mit Prader-Willi-Syndrom einander recht ähnlich: Als junge Säuglinge bereiten sie Ernährungs-schwierigkeiten mit Schluckstörungen, häufi-gem Spucken und allgemeiner Unruhe. Dann setzt die Appetitsteigerung mit mangelndem Sättigungsgefühl ein; der »Hungertrieb« kann so stark sein, daß es zum Stehlen, auch zur Ein-nahme wenig genießbarer Nahrung kommt. Das Wesen der Kinder wird als gutmütig-freundlich beschrieben; sie haben eine heitere, zum Teil euphorisch anmutende Grundstim-mung, können aber auch eigenwillig und ver-stimmt sein, schwere affektive Erregungspha-sen mit Wutausbrüchen und Angstzuständen bekommen, gelegentlich sogar psychotische Zustände mit paranoid-halluzinatorischen Re-aktionen. Bei kleinkindhaftem Verhalten und mangelnder Einsicht sind sie meist gut kon-taktfähig. Die Antriebslage ist vermindert bei geringer Eigeninitiative, Bequemlichkeit und Interessenarmut; die Hypoaktivität ist jedoch nur teilweise für das Übergewicht verantwort-lich. Nach den vorliegenden testpsycho-logischen Untersuchungen schwankt der In-telligenzquotient zwischen 20 und 100; etwa 80 % der Kinder mit Prader-Willi-Syndrom sind geistig behindert, sie haben besondere Funktionsschwächen im Bereich des rechneri-schen Denkens und bei visuomotorischen Fer-tigkeiten. Ihre Aussprache ist oft undeutlich, näselnd, schlecht artikuliert.

Pädagogische Probleme ergeben sich bei star-ken Stimmungsschwankungen, mangelnder Einsichtsfähigkeit und großer Impulsivität, besonders wegen der »Triebenthemmung« durch gesteigerten Appetit, der unbedingt nach Sättigung drängt. Verschiedene Untersu-chungen zeigen, daß mit einer strengen, kalo-rienarmen, dabei eiweißreichen Diät eine deutliche Gewichtsabnahme zu erzielen ist, wenn früh damit begonnen wird. Gleichzeitig müssen allerdings auch verhaltenstherapeu-tisch orientierte Maßnahmen erfolgen, sollte die gesamte Familie unterstützend beraten werden. Dabei ist darauf hinzuweisen, daß die Ernährungsprobleme letztlich eine Folge der Grundstörung des Syndroms sind, also nicht primär auf fehlerhaftes oder ungeschicktes er-zieherisches Verhalten zurückgeführt werden können.

Meist tritt das Syndrom sporadisch auf; wegen des Vorkommens bei Geschwistern und Zwillingen ist autosomal-rezessive oder dominante Vererbung möglich. Bei etwa 10 bis 15 % entsprechend un-tersuchter Patienten ist eine strukturelle Aberra-tion am Chromosom Nr. 15 festgestellt worden (Robertsonsche oder reziproke Translokation, Extrachromosom, meist interstitielle Deletion 15q11–15q13), bei 40 % kann durch DNS-Analy-se die kleine, vom Vater vererbte Deletion nachge-wiesen werden. Bei uniparentaler (maternaler) Di-somie spielt genomische Prägung eine Rolle (Ver-erbung der Deletion vom Vater, bei 60–70 % werden nur die mütterlichen Chromosomen 15 weitergegeben). Selten kommt eine Punktmuta-tion vor. In der Pathogenese ist wohl eine hypo-thalamische Störung bedeutsam; Einzelheiten sind allerdings nicht bekannt.

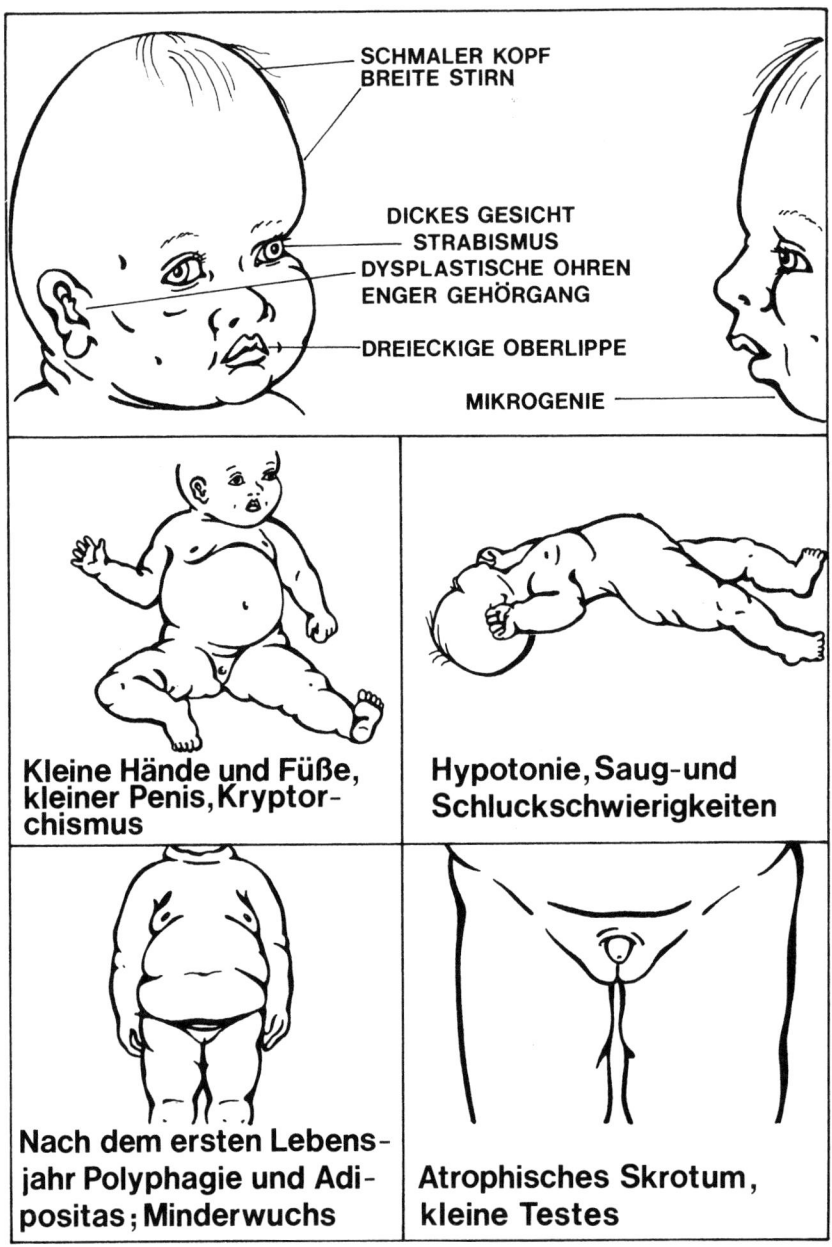

SCHMALER KOPF
BREITE STIRN

DICKES GESICHT
STRABISMUS
DYSPLASTISCHE OHREN
ENGER GEHÖRGANG

DREIECKIGE OBERLIPPE

MIKROGENIE

Kleine Hände und Füße, kleiner Penis, Kryptorchismus

Hypotonie, Saug- und Schluckschwierigkeiten

Nach dem ersten Lebensjahr Polyphagie und Adipositas; Minderwuchs

Atrophisches Skrotum, kleine Testes

Abb. 7.24: Prader-(Labhart)-Willi-Syndrom mit Hypotonie beim Säugling, Adipositas, kraniofazialer Dysmorphie und Hypogonadismus

Rubinstein-Taybi-Syndrom (Abb. 7.25)

Die Häufigkeit unter geistig Behinderten wird auf 1 : 500 geschätzt, Berichte aus fast allen Ländern liegen vor. Neben einer unterschiedlich stark ausgeprägten Intelligenzminderung (IQ meist weniger als 50, nach verschiedenen Angaben zwischen 17 und 86) findet man Kleinwuchs (Länge im Bereich oder unter der 3. Perzentile), auffallend breite, nicht selten abgeknickte Daumen und Großzehen sowie einen ziemlich typischen Gesichtsausdruck. Der Kopf ist relativ klein, die Stirn prominent; bei ausgeprägten Brauen und Wimpern sowie einem breiten Augenabstand sind die Lidspalten schräggestellt (nach außen-unten), Schielen und Brechungsfehler werden beobachtet. Die Nase erscheint akzentuiert, oft papageienschnabelartig gebogen, der Nasensteg ist nach unten verlängert, der Gaumen schmal und hoch. Durch zurückweichenden Unterkiefer entsteht ein fliehendes Kinn. Die tief angesetzten Ohren können abnorm modelliert sein. Zusätzlich beobachtet man Feuermale (Naevus flammeus), vermehrte Körperbehaarung (Hirsutismus), Verbiegung der Wirbelsäule (Kyphoskoliose); Herzfehler (offener Ductus Botalli, Septumdefekt), Nierenanomalien (Hydronephrose), Kryptorchismus. Abweichungen der Hautleistenmuster sind häufig, besonders auf den breiten Daumen und Großzehen. Mit Röntgenuntersuchungen sind Knochenveränderungen zu erkennen; Klinodaktylie und überlappende Zehen kommen vor. Das EEG ist unspezifisch verändert, bei Untersuchung des Gehirns werden nicht selten Anomalien gefunden (z. B. Balkenmangel).

In ihrem Bewegungsverhalten fallen die Kinder durch einen steifen, unsicheren Gang auf; feinmotorische Funktionen sind weniger stark beeinträchtigt, wenn auch die Daumen nur schwer zu differenzierter Hantierung eingesetzt werden können.

Obwohl man die körperlichen Symptome aus zahlreichen Beschreibungen gut kennt, gibt es nur wenig detaillierte Angaben über Verhalten und Persönlichkeitsentwicklung bei Rubinstein-Taybi-Syndrom. Vielfach wird berichtet, die Kinder seien im Säuglingsalter recht unruhig, bereiteten Fütterungsschwierigkeiten und neigten zu Erkältungen. Die Sprachentwicklung verläuft sehr langsam und ist deutlich gestört, während sich das Sprachverständnis relativ gut ausbildet. Oft sind die Kinder ängstlich, umtriebig und schwer auf eine Beschäftigung zu fixieren; andererseits wirken sie kontaktfreudig, freundlich und zugewandt, imitieren gerne und können dadurch lernen. Bei ihrer Förderung ist darauf zu achten, Reizüberflutung zu meiden, eindeutige Situationen zu schaffen, emotionale Bedürfnisse ausreichend zu befriedigen. Wichtig sind vertraute Beziehungen und Einsatz »sozialer Verstärker«. Motorische Aktivitäten sollten nach Kräften unterstützt und durch geeignete Maßnahmen verbessert werden. Bei Neigung zu Selbstbeschädigung und Aggressivität sind gut überlegte Therapieprogramme nötig. Wegen der starken Unruhe müssen gelegentlich Medikamente eingesetzt werden.

Als Ursache des Syndroms kommen Chromosomenveränderungen (Deletion oder Mutation auf Chromosom Nr. 16 (16p13.3) im Bereich des CPB-Gens) in Frage. Es ist mit einem gering vermehrten Wiederholungsrisiko zu rechnen (etwa 1 %). Besondere Stoffwechselveränderungen treten nicht auf; gelegentlich wird die Kombination mit anderen Krankheiten beobachtet (z. B. Nephrose), wodurch die Lebenserwartung möglicherweise vermindert wird.

Smith-Lemli-Opitz-Syndrom (Abb. 7.26)

Das Syndrom ist durch zahlreiche Beobachtungen gut dokumentiert, seine Häufigkeit wird auf 1 : 40 000 geschätzt. Eine charakteristische Kombination der Symptome kann zur Diagnose führen, dabei sind Überschneidungen mit anderen Syndromen möglich (z. B. Meckel-Syndrom, Joubert-Syndrom); evtl. ist ein Typ abzugrenzen, der immer einen ungünstigen Verlauf hat. Nach Familienbeobachtungen kann eine autosomal-rezessiv vererbte Mutation verantwortlich sein, es wurden Stoffwechselveränderungen nachgewiesen (Plasmacholesterin erniedrigt, 7-Dehydrocholestrin vermehrt), die mit Diät behandelt werden können (7-Dehydrocholesterin-Reduktase-Defizienz). Knaben sind häufiger betroffen als Mädchen.

Kinder mit dem Syndrom kommen meist aus Steißlage mit einem niedrigen Geburtsgewicht zur Welt. Sie gedeihen schlecht, sind anfällig für Infektionen und erbrechen häufig. Bald wird eine Verzögerung der motorischen und geistigen Entwicklung deutlich; der Muskeltonus ist zunächst schlaff, später vermehrt. Eine geistige Behinderung erreicht schwere bis mäßige Ausprägung. Auffallend ist die kraniofaziale Dysmorphie mit Anomalien von Schädel und Gesicht: Bei vermindertem Kopfumfang (Mikrozephalie) erscheint die Stirn schmal und hat in der Mitte eine Leiste; die Haare sind oft blond. Neben breiter Nasenwurzel findet man enge Lidspalten (Ptosis) mit zusätzlicher innerer

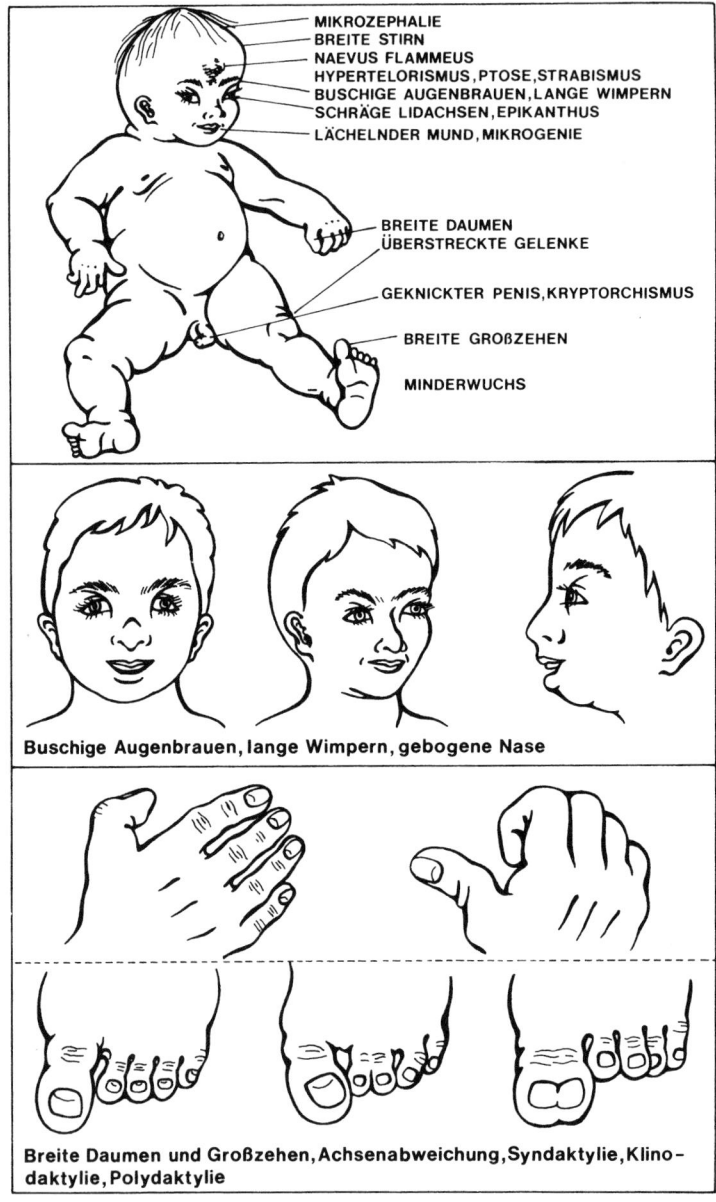

Abb. 7.25: Rubinstein-Taybi-Syndrom mit kraniofazialer Dysmorphie und Anomalien an Händen und Füßen

Falte (Epikanthus); oft kommt Strabismus, aber auch Katarakt vor und behindert das Sehvermögen. Die Ohren sind nach hinten rotiert und tief angesetzt, dabei normal geformt. Die Nase hat eine relativ breite Spitze, ihre Öffnungen sind nach vorne gerichtet (antevertierte Nares).

Der Oberkiefer hat einen breiten Alveolarfortsatz, der harte Gaumen ist nicht selten gespalten, die Zunge bleibt klein. Häufig kommt Mikrogenie vor, das Kinn weicht dadurch deutlich zurück. Als Anomalien der Gliedmaßen werden Vierfingerfurche, Veränderungen der Hautlei-

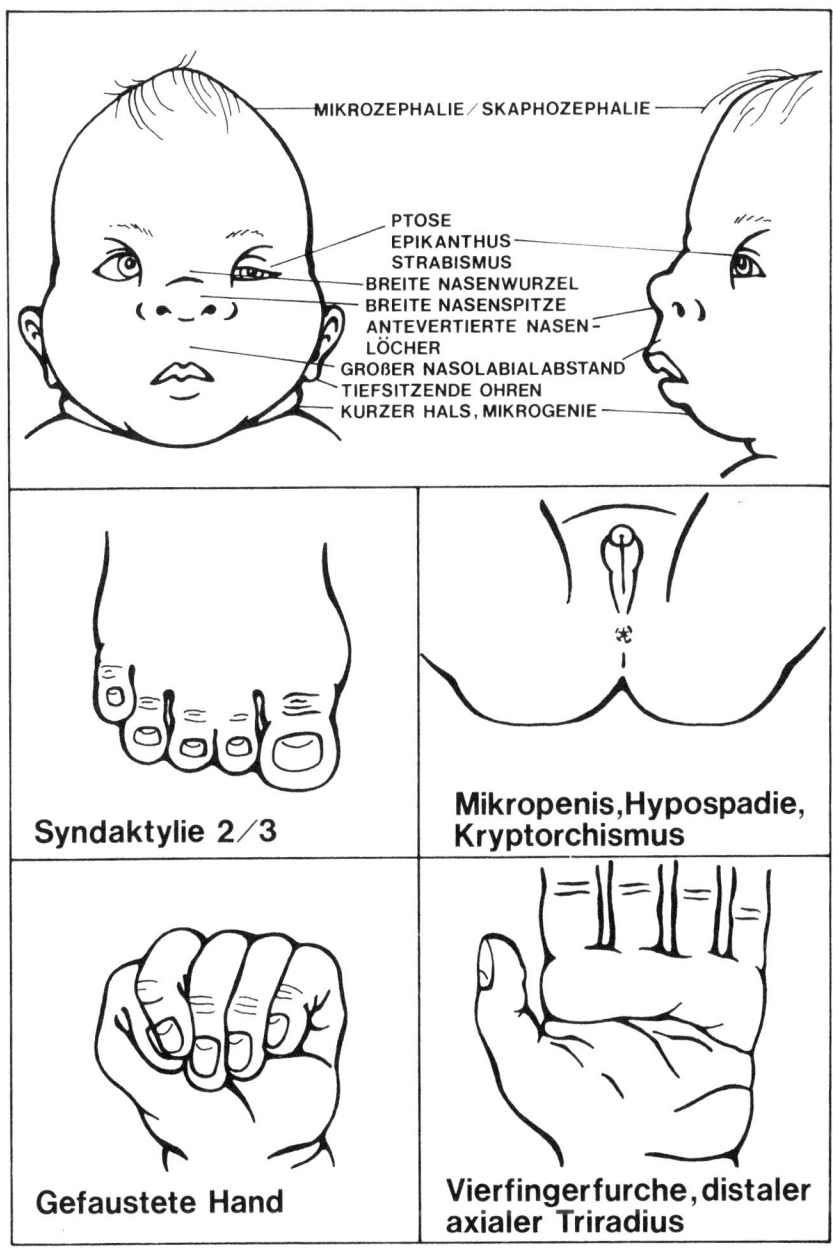

Abb. 7.26: Smith-Lemli-Opitz (RSH)-Syndrom mit kraniofazialer Dysmorphie sowie Anomalien an den Extremitäten und am Genitale

stenmuster auf den Fingerbeeren (häufiges Vorkommen von Wirbeln) und eine häutige Verbindung zwischen der 2. und 3. Zehe beobachtet (V-förmige Syndaktylie), seltener Beuge-kontrakturen, Asymmetrie und Verkürzung der Finger, Polydaktylie, Fußdeformitäten und Hüftdysplasie. Bei betroffenen Knaben sind die Hoden oft nicht ins Scrotum verlagert, findet man eine Hypospadie; gelegentlich ist das Genitale nicht eindeutig als männlich oder weiblich zu identifizieren. Zusätzliche Fehlbildungen können Herzfehler, Nierenanomalien, Thymushypoplasie, Grübchen im Bereich von Steiß und Anus sein.

Im Säuglingsalter gibt es meist erhebliche Ernährungsprobleme, auch wegen häufigem Erbrechen (verursacht durch Pylorospasmus). Etwa 20 % der Kinder sterben vor Vollendung des ersten Lebensjahres, meist an Infektionen (Pneumonie). Die überlebenden Patienten sind schwer bis mäßig geistig behindert; irritierbar und unruhig neigen sie zu autoaggressivem Verhalten (evtl. auch durch die Sehbehinderung bedingt). Einzelne Erwachsene mit dem Syndrom sind bekannt, ihr IQ wird mit etwa 20 angegeben. Hier ist allerdings anzumerken, daß Auslesefaktoren (Patienten aus Anstalten) bedeutsam sind; es gibt auch eine Mitteilung, wonach eine fast normale geistige Entwicklung vorkommen könne. Als Symptome seitens des Zentralnervensystems treten neben der Intelligenzstörung auch Anfälle (sowie EEG-Veränderungen) auf. Sie haben ihre Grundlage in Strukturveränderungen: Verminderung des Hirnvolumens, Fehlen von Hirnteilen (Frontallappenhypoplasie, Balkenmangel, Hypoplasie von Kleinhirn und Hirnstamm), unregelmäßige Ausbildung von Hirnfurchen, zahlreiche Veränderungen im mikroskopischen Aufbau der Hirnschichten.

Smith-Magenis-Syndrom

Die äußeren Erscheinungen des 1971 beschriebenen Syndroms sind nur wenig auffällig: Bei ausgeprägter geistiger Behinderung findet man Kleinwuchs und Mikrozephalie; die Stirn ist prominent, das Kinn vorspringend; bei schrägstehenden Lidachsen kommen Epikanthus und Telekanthus vor. Der Abstand zwischen Nase und prominenter Oberlippe ist kurz, die Mundwinkel sind etwas nach unten gezogen, das Mittelgesicht erscheint hypoplastisch. Die Ohrmuscheln können abnorm geformt sein. Relativ plumpe Hände, kurze Finger, Klinodaktylie des Kleinfingers, Vierfingerfurche, flaches Fußgewölbe und Syndaktylie zwischen 2. und 3. Zehe werden beobachtet, gelegentlich auch Zeichen einer peripheren Neuropathie. Selten kommen Mikrophthalmie, Herzfehler, Lippen-

Kiefer-Gaumenspalte, Nierenagenesie, Doppeldaumen, Skoliose vor. Epileptische Anfälle treten häufig auf. Durch rezidivierende Infektionen kann es zu Mittelohrschwerhörigkeit kommen. Die Stimme ist oft auffallend tief und rauh; sprachliche Fähigkeiten werden nur selten erworben.

Besonders auffällig ist das Verhalten von Menschen mit Smith-Magenis-Syndrom (»behavioural phenotype«). Als Kinder sind sie meist hyperaktiv, neigen zu impulsiven, auch aggressiv getönten Reaktionen sowie zu Selbstverletzung. Ihre Frustrationstoleranz ist gering, die Stimmung wechselt rasch, impulsiv können vor allem aggressive Ausbrüche auftreten. Autistische Verhaltensweisen werden beobachtet. Als autoaggressive Tendenzen sind Abbeißen von Fingern- und Fußnägeln sowie Haarausreißen (Onycho- bzw. Trichotillomanie) und die Neigung zu werten, Gegenstände in Körperöffnungen zu stecken (Polyembolokoilomanie). Schwere Schlafstörungen sind für die Familie außerordentlich belastend, auch heftiges Anschlagen von Kopf und Körper (Jaktationen). Vielfach treten eigenartige Stereotypien mit Armen und Händen auf, besonders bei Freude oder Erregung: Die Hände werden gegeneinander gepreßt, die Arme an den Körper gedrückt, als wolle man sich selbst umarmen; dabei sind die Hände oft in die Kleidung verwickelt. Diese stereotypen Handbewegungen unterscheiden sich von denen, die bei Rett-Syndrom vorkommen, auch bezüglich der Auswirkungen auf den Handgebrauch.

Das Syndrom tritt offenbar sporadisch auf, häufiger beim männlichen als beim weiblichen Geschlecht. Als Ursache wurde eine Deletion am Chromosom Nr. 17 (17p11.2) nachgewiesen (contiguous gene syndrome). Weitere Untersuchungen sind nötig, um die verantwortlichen Gene genauer zu bestimmen. Da ein Gen für die Charcot-Marie-Tooth-Erkrankung (hereditäre Neuropathie) in der Nähe liegt, wären gelegentlich auftretende Lähmungen an Unterschenkeln und Füßen zu erklären.

Sjögren-Larsson-Syndrom

Das Syndrom mit Hautveränderungen in Form einer Ichthyosis congenita (Fischschuppenhaut), spastischer Bewegungsstörung (Zerebralparese) und geistiger Behinderung ist vor allem in

Schweden beobachtet worden, kommt aber auch in anderen Ländern vor. Es wird autosomal-rezessiv vererbt. Hautveränderungen der Ichthyosis werden bald nach der Geburt bemerkt. Sie äußern sich durch Rötung und vermehrte Hornbildung, vor allem am Hals und in den Gelenkbeugen. Zur diagnostischen Klärung ist die histologische Untersuchung eines Hautstückchens nötig; nur so kann eine zuverlässige Differenzierung von anderen Formen der Ichthyosis erfolgen. Haare und Nägel sind im allgemeinen normal entwickelt, das Schwitzen ist selten beeinträchtigt. Eine Störung im Zink- oder Kupferstoffwechsel als Ursache der Hauterscheinungen konnte nicht nachgewiesen werden, wohl aber eine Veränderung der Fettalkohole und -aldehyde (verminderte Aktivität der Fettalkohol-NADT-Oxydoreduktase mit Genlokalisation auf dem langen Arm des Chromosoms 17). Die zerebrale Bewegungsstörung wird gegen Ende des ersten oder zu Beginn des zweiten Lebensjahres deutlich. Sie ist meist als spastische Diplegie (beinbetonte Spastik), selten als spastische Tetraplegie (Arme stärker betroffen als Beine) zu klassifizieren. Die Symptome verstärken sich oft im Verlauf des Kindesalters, bleiben dann aber unverändert bestehen. Es kann zu Gelenkkontrakturen, Deformierungen und zu Wachstumsstörungen kommen. Bei neuropathologischen Untersuchungen wurden Veränderungen an den langen Rückenmarksbahnen gefunden (De- und Dysmyelinisierung).

Auch die geistige Behinderung, die ein obligates Symptom ist, wird erst im Kleinkindesalter deutlich. Die Sprachentwicklung verläuft stark verzögert, ist meist unvollkommen oder fehlt ganz. Die nach Literaturangaben ermittelten Intelligenzquotienten betragen 30 bis 79; differenzierte Untersuchungen liegen allerdings nicht vor. Wesen und Verhalten werden als freundlich und zugewandt, umgänglich oder sozial angepaßt beschrieben. Ein wichtiges diagnostisches Kennzeichen des Syndroms sind Veränderungen am Augenhintergrund, glitzernde Tüpfel im Bereich der Macula, die schon frühzeitig auffallen. Sie erleichtern die Diagnose bei einem Säugling mit Ichthyosis, wenn noch nicht entschieden werden kann, ob es sich um eine isolierte Hauterkrankung oder um das Syndrom handelt.

In welcher Weise die verantwortliche autosomal-rezessive Mutation zu den Symptomen führt, ist nicht bekannt. Wenn eine Veränderung essentieller Fettsäuren von Bedeutung ist, würde sich möglicherweise ein therapeutischer Ansatz abzeichnen, der zumindest die Hauterscheinungen beeinflussen ließe. Derzeit kann nur mit Salben versucht werden, die Verhornung zu bessern. Wegen der zerebralen Bewegungsstörung und geistigen Behinderung sind Krankengymnastik und Frühförderung nötig. Die Häufigkeit beträgt in Schweden 0,6 auf 100 000 Einwohner, ist je nach Genfrequenz verschieden. Die Lebenserwartung wird mit etwa 50 Jahren angegeben.

Sotos-Syndrom (Abb. 7.27)

Bei dem auch als »zerebraler Gigantismus« bezeichneten Syndrom verläuft schon das pränatale Wachstum beschleunigt: Die durchschnittliche Länge bei Geburt beträgt 55,2 cm (Gewicht 3,9 kg); Arme, Hände und Füße sind auffallend groß. Ein besonders starkes Wachstum beobachtet man in den ersten 2 bis 3 Jahren; mit 10 Jahren sind Größe und Gewicht von etwa 14 bis 15 Jahren erreicht; auch die Knochenentwicklung ist akzeleriert (phalangeale Zentren wachsen rascher als karpale Kerne). Die statomotorische und sprachliche Entwicklung verläuft demgegenüber langsam (Sitzen mit 9 Monaten, Gehen mit durchschnittlich 17 Monaten, Sprechen einzelner Wörter mit 25 Monaten), es entsteht eine unterschiedlich stark ausgeprägte geistige Behinderung (IQ nach Angaben der Literatur zwischen 18 und 119, Mittel etwa 72). Oft werden Koordinationsschwächen beobachtet. Somatische Symptome sind Makrozephalie mit prominenter Stirn (Dolichozephalie), nach außen-unten geneigte Lidspalten, Hypertelorismus, Prognathie mit schmalem Unterkieferwinkel, hoher gotischer Gaumen, allgemein »grobe« Gesichtszüge; der Zahndurchbruch erfolgt vorzeitig. Gelegentlich treten Anfälle und EEG-Veränderungen auf, auch Strabismus, Plethora des Gesichts, Kyphoskoliose, abnormer Glukose-Toleranz-Test. Im Neugeborenenalter gibt es Fütterungs- und Atemprobleme, später relativ wenig gesundheitliche Komplikationen. Wegen der Größe, der geistigen Behinderung und gestörten Koordinationsleistungen entstehen Schwierigkeiten bei der sozialen Anpassung, gelegentlich auch aggressives Verhalten. Die Ursache des Syn-

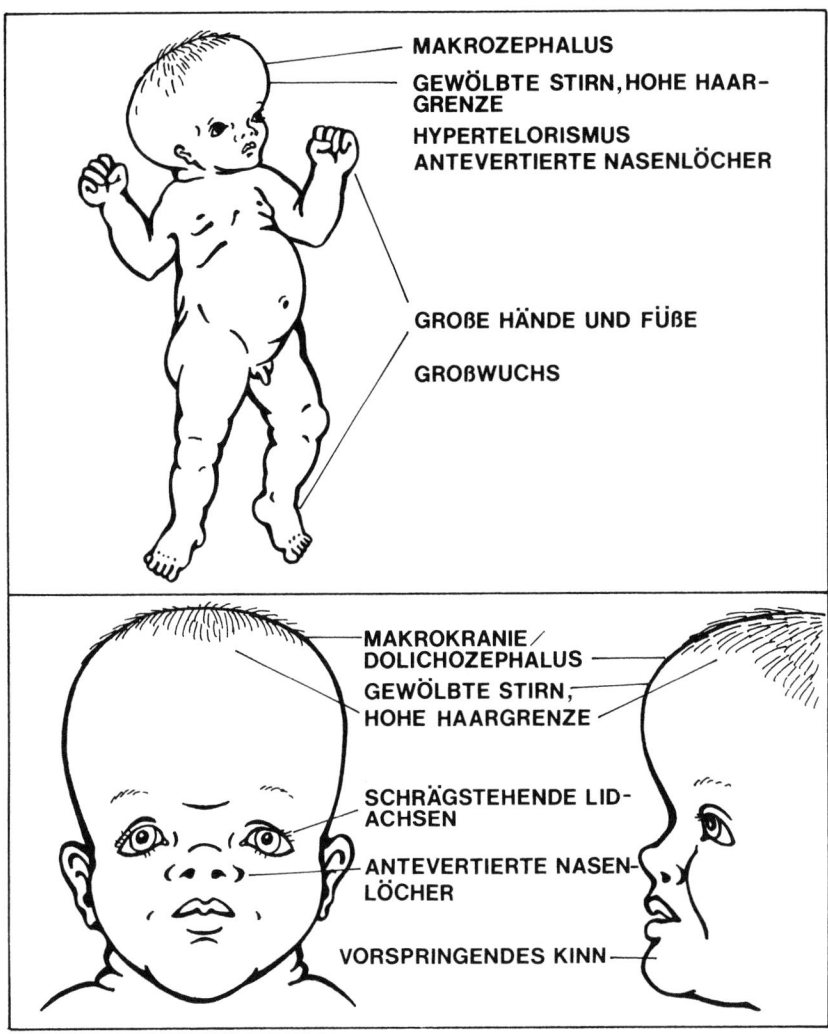

Abb. 7.27: Zerebraler Gigantismus (Sotos-Syndrom) mit kraniofazialer Dysmorphie

droms ist letztlich unbekannt; einheitliche endokrine oder metabolische Anomalien konnten bisher nicht nachgewiesen werden. Knaben sind häufiger als Mädchen betroffen (57 %), in einigen Familien kommt möglicherweise autosomal-dominante Vererbung vor; Neumutationen sind aber offenbar häufig.

Wiedemann-Beckwith-Syndrom

Verstärktes prä- und postnatales Wachstum führt zu Makrosomie mit ausgeprägter Muskulatur,

dickem subkutanen Gewebe, beschleunigter Knochenreifung. Geistige Behinderung kann mäßig bis leicht ausgeprägt sein, wird nur selten beobachtet. Typische Symptome sind Makroglossie, Anomalien der Nabelgegend und Organvergrößerung (Exomphalos-Makroglossie-Gigantismus-Syndrom). Man findet auffallend große Fontanellen, prominentes Occiput, vorspringende metopische Leiste über der Stirn, große Augen, kapilläre Hämangiome, Progenie, Malocclusion, ungewöhnliche Furchen und Fisteln an den Ohren (Kerbenohr). Hyper- und

Dysplasien betreffen Nieren, Nebennieren, Pankreas, Gonaden und Hypophyse (Entwicklung von Tumoren). Es kommt bei Neugeborenen zu Polyzythämie, im frühen Kindesalter zu Hypoglykämie. Omphalozele oder andere Nabelanomalien können gelegentlich fehlen; Rektusdiastase, Zwergfellhernien und Kryptorchismus werden oft beobachtet. Ferner sind Hepatomegalie, Mikrozephalie, Hemihypertrophie, Nebennierenkarzinom, Wilms-Tumor, Gonadoblastom, große Ovarien, hyperplastischer Uterus und große Blase, Uterus bicornis, Hypospadie und Immundefizienzen beschrieben worden.

Die Störung tritt gewöhnlich sporadisch auf, betrifft in 60 % der Fälle Mädchen, wird selten bei Geschwistern beobachtet. Es ist eine sog. Prämutation verantwortlich (Disomie des Segmentes 11p15.5 mit dem JGF2-Gen).

Williams-Beuren-Syndrom (Abb. 7.28)

Die Entwicklungsstörung, durch eine Veränderung auf dem Chromosom 7q11.23 (Elastingen) verursacht, geht mit Wachstumsrückstand, geistiger Behinderung, auffallendem Gesichtsausdruck und Herzfehler einher. Sie tritt meist sporadisch, gelegentlich bei Geschwistern auf, so daß eine autosomal-rezessive Vererbung angenommen wird. Kombination mit Hyperkalzämie im Säuglingsalter ist möglich, was auf eine Störung im Mineralstoffwechsel hinweist.

Wesentliche Symptome sind Minderwuchs, Mikrozephalie und »Elfengesicht«: Flaches Mittelgesicht, kurze Lidspalten, sternförmiges Muster der Regenbogenhaut, Schielen, schmale, oft niedrige Nasenwurzel, Stupsnase, volle Wangen, relativ großer Abstand zwischen Nase und Mund, ziemlich dicke Lippen, Zahnanomalien (Fehlen von Zähnen, vergrößerter Abstand). Gelegentlich kommen Veränderungen am Skelett vor (frühzeitige Verknöcherung der Schädelnähte, Thoraxdeformierung, Verbiegung des Kleinfingers).

Geistige Behinderung ist wechselnd stark ausgeprägt, nach verschiedenen Untersuchungen beträgt der IQ 40 bis 80 (Durchschnitt etwa 56). Im Säuglingsalter bereiten die Kinder häufig Ernährungsschwierigkeiten und sind recht unruhig. Später haben sie ein eher freundliches, zugewandt-lustiges Wesen. Durch leichte Koordinationsstörungen erscheinen sie ungeschickt in Fein- und Grobmotorik. Ihre Stimme hat meist einen rauhen Klang. Auffallend ist nicht selten eine große Gesprächigkeit, mitunter Hyperaktivität. Als Herzfehler kommen hauptsächlich Verengungen im Bereich der großen Schlagadern vor (supravalvuläre Aortenstenose, periphere Pulmonalstenosen, gelegentlich auch Defekte der Herzscheidewand); ferner wurden Veränderungen an Nieren und Darmgefäßen beobachtet.

Die Hyperkalzämie führt beim Säugling zu Appetitlosigkeit, Erbrechen, evtl. sogar zu Nierenversagen wegen Verkalkung; klinische Behandlung ist meist erforderlich. Später wird die operative Therapie der Herzfehler nötig, welche die körperliche Leistung einschränken. Die Lebensaussichten werden wesentlich von diesen Komplikationen bestimmt.

CHARGE-Assoziation

Ein überzufälliges Auftreten mehrerer kongenitaler Anomalien, die nicht polytoper Defekt, Syndrom oder Sequenz sind, wird als Assoziation bezeichnet; neuerdings versteht man Fehlbildungskomplexe darunter, die durch (noch) unbekannte Ursachen bald nach der Befruchtung (während der Blastogenese) entstehen. Hierzu gehört die Kombination von »Coloboma, Heart Anomaly, Choanal Atresia, Retardation, Genital and Ear Anomalies«.

Erste Symptome entstehen wegen der Choanalatresie (bei 100 %) kurz nach der Geburt. Meist ist eine operative Maßnahme akut notwendig, um Atmen zu ermöglichen. Augenveränderungen (bei 80 %) zeigen sich in Spaltbildung von Regenbogen- und Netzhaut sowie Sehnerv (Iris-, Retina- und/oder Opticuskolobom), selten mit zu kleinem oder fehlendem Augapfel (Mikro- oder Anophthalmie), es resultieren Sehbehinderung bzw. Blindheit. Angeborene Herzfehler (bei 60 %) betreffen Aorta oder Septum (Fallot-Tetralogie, Truncus arteriosus, Ventrikel- oder Vorhofseptumdefekt, AV-Kanal). Operative Korrektur ist vielfach erfolgreich. Verzögerte körperliche und geistige Entwicklung (bei 90 %) führt zu einem bleibenden Rückstand, nicht selten zu Kleinwuchs und geistiger Behinderung. Nach neuroradiologischen und neuropathologischen Untersuchungen sind Hirnfehlbildungen relativ häufig (etwa

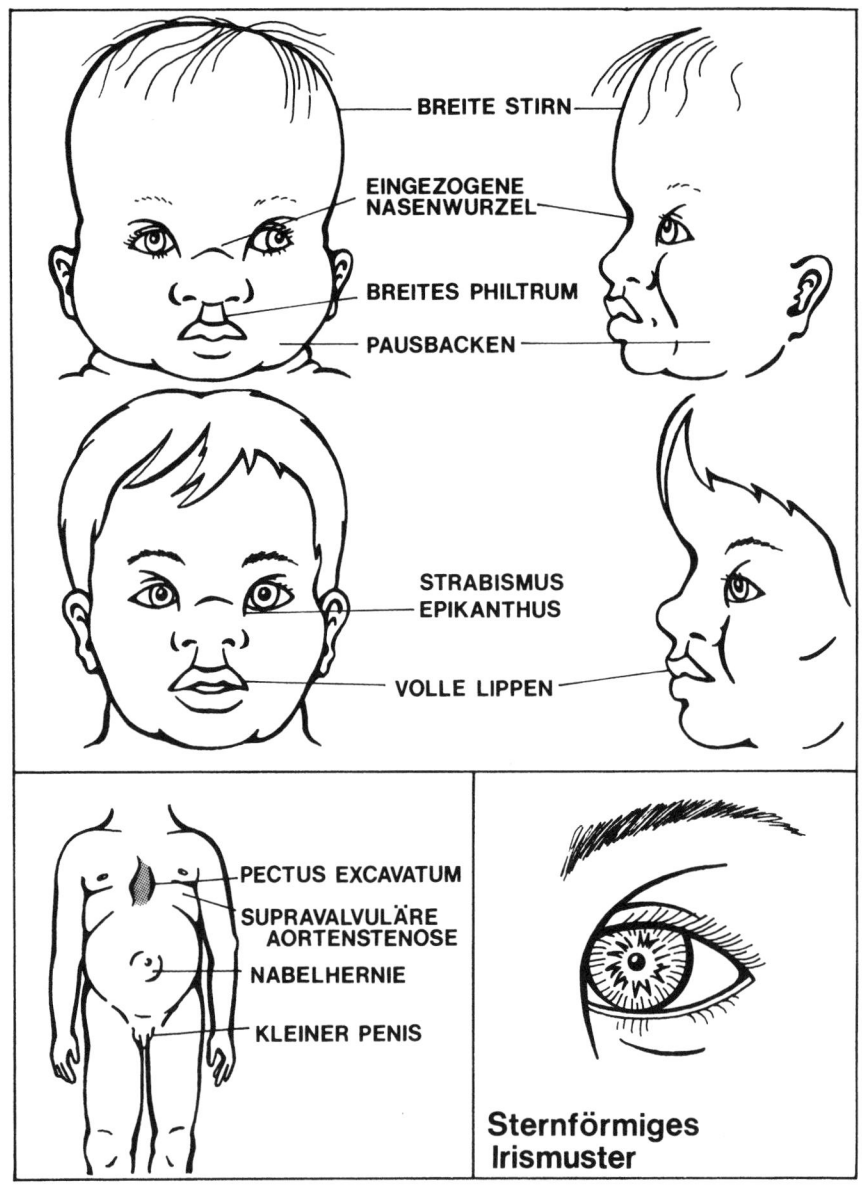

Abb. 7.28: Williams–Beuren-Syndrom mit »Elfengesicht«, verschiedenen anderen Anomalien und Herzfehler

55 %), besonders am Vorderhirn (Holoprosenzephalie, Arrhinenzephalie) und im Bereich der Mittellinienstrukturen (Septum pellucidum, Corpus callosum). Auch Differenzierungsstörungen wurden gefunden (Migrationsstörung mit Lissenzephalie, Heterotopien usw.). Fazialisparese oder Störungen des Schluckens durch velopharyngeale Dysfunktion sowie Anosmie sind auf Anlagedefekte von Hirnnerven zu beziehen. Eine Unterentwicklung der Genitalien kommt vor (bei 74 %). Frauen können fertil sein, während bei Männern ein hypogonadotroper Hypogonadismus (verbunden mit Kryptorchismus und Hypospadie) Unfruchtbarkeit zur Folge hat.

Ziemlich charakteristisch sind Veränderungen an den Ohrmuscheln mit umgebogenem (»snipped-off«) Helix, fehlenden Ohrläppchen, vergrößerter Ohrbreite, prominentem Anthelix und dreieckförmiger Concha. Schallleitungs- oder Schallempfindungsstörungen sind durch ein Audiogramm nachzuweisen. Selten beobachtet werden Spaltbildungen des Kiefers, hoher Gaumen, Ösophagusatresie und ösophagotracheale Fisteln, Nierenanomalien und Fehlbildungen der Extremitäten. Thymushypoplasie kann Immunstörungen zur Folge haben, Anlagefehler der Nebenschilddrüsen führen zu Calziumstoffwechselstörung. Zur Entwicklung betroffener Kinder gibt es nur wenig genauere Untersuchungen. Frühzeitig ist darauf zu achten, ob eine Hörminderung vorliegt, damit Hilfen gegeben werden können, auch durch Maßnahmen der Frühförderung.

Da die CHARGE-Assoziation im allgemeinen sporadisch auftritt, besteht kein Wiederholungsrisiko. Verantwortliche Teratogene konnten bisher nicht gefunden werden, vereinzelt gibt es Hinweis auf autosomal-rezessive bzw. dominante Vererbung und auf Chromosomenanomalien. Âufgrund des Fehlbildungsmusters wird die embryologische Differenzierung zwischen dem 35. und 38. Tag nach der Befruchtung gestört.

VATER- oder VACTERL-Assoziation

Das gemeinsame Vorkommen von »*V*ertebral Defects, *A*nal Atresia, *T*rachoesophageal Fistula/*e*sophageal atresia, *R*enal and Radial Defects« wird überzufällig oft beobachtet, auch mit *C*ardiac Defects und *L*imb Anomalies. Die Assoziation kommt bei 1 bis 2 von 10 000 lebendgeborenen Kindern vor und kann recht variabel sein. Drei Hauptsymptome reichen für die Diagnose aus: Wirbelanomalien (60 %) in verschiedener Ausprägung mit Veränderungen an den Rippen, Analatresie (60 %), Ösophagusatresie oder -stenose, oft mit Ösophagotrachealfistel (60 %), Radiusdysplasie oder -aplasie mit Veränderungen an den Fingern (44 %), Nierenfehlbildungen (74 %), Herzfehler (73 %), Fehlbildungen der Beine (43 %), Fehlen der Nabelarterie (33 %), Ohranomalien (39 %). Weitere Symptome können Kleinwuchs, Darmstenosen, Genitalanomalien, Hernien,

Spina bifida, Lippen-Kiefer-Gaumenspalte, Larynx- und Lungenanomalien sein. Die Intelligenzentwicklung ist nur selten beeinträchtigt.

Da die Assoziation meist sporadisch auftritt und nur selten Chromosomenanomalien nachgewiesen wurden, sind exogene Faktoren als Ursache anzunehmen; die Vermutung, zu Beginn der Schwangerschaft eingenommene Antikonzeptiva könnten verantwortlich sein, war nicht zu bestätigen. Aus noch unklarer Ursache kommt es vor dem 33. bis 35. Schwangerschaftstag zu einer mesenchymalen Differenzierungsstörung (axiale mesodermale Dysplasie als Entwicklungsfelddefekt).

Die Kombination der Vacterl-Assoziation mit Hirnfehlbildungen, vor allem mit Hydrozephalus, ist mehrfach beschrieben worden und wohl Folge einer autosomal oder geschlechtsgebunden rezessiv vererbten Mutation. Da verschiedene Anomalien bei der Hirnentwicklung auftreten (Hydranenzephalie, Aquaeductstenose, Enzephalo- oder Meningozelen, zerebelläre Agenesie, Mikrozephalie usw.) ist die Entwicklung betroffener Kinder meist stark beeinträchtigt.

ADAM-Komplex

Mechanische Faktoren können während der Schwangerschaft zu Veränderungen bei der Bildung bestimmter Strukturen führen, es entstehen Disruptionen bzw. eine Sequenz von Abweichungen. So kommen Abschnürungsfurchen an den Gliedmaßen, auch die Amputation von Fingern oder Zehen durch Stränge der Eihäute zustande. Diese amniotischen Abschnürungen (auch »Streeter bands« genannt) können bei Tieren experimentell erzeugt werden. In Verbindung damit treten mitunter komplexe Deformierungen auf, die besonders Kopf und Gesicht sowie Bauchwand betreffen; sie werden als ADAM-Komplex (*a*mniotie *d*eformity, *a*dhesions and *m*utilations) bezeichnet. Die Ausprägung kann sehr verschieden sein, je nach dem Entstehungszeitpunkt. Meist tritt die Sequenz sporadisch auf, vereinzelt wurde familiäres Vorkommen beschrieben. Bei Ultraschalluntersuchung können schon pränatal Formveränderungen am Kopf, im Bereich des Rumpfes und an den Gliedmaßen nachgewiesen werden. Man findet beim Neugeborenen zirkuläre Einschnürungen der Weichteile, oft auch des dar-

169

unterliegenden Knochens (bis zur Amputation) an Fingern, Zehen und anderen Gliedmaßenabschnitten. Seltener sind Schnürfurchen an Brust, Bauch und Kopf. Wenn die Entwicklung der Schädeldecke gestört ist, kann Gehirn austreten (Exencephalie). An abgeschnürten Fingern entstehen nicht selten Verwachsungen (Syndaktylie). Klumpfußbildung wird durch Stränge begünstigt. Meist sind mehrere Furchen bei einem Kind zu beobachten, das sonst keine Fehlbildungen aufweist (am häufigsten noch Lippen-Kiefer-Gaumenspalte). Je nach der Lokalisation ergibt sich eine schwere oder keine Behinderung. Die geistige Entwicklung verläuft im allgemeinen normal. Bei einem anderen Typ des ADAM-Komplexes kommt es zu Anomalien durch Adhäsionen an der Amnionwand mit nachfolgender Disruptionssequenz. Dann entstehen ausgeprägte Defekte am Kopf und im Gesicht, zum Beispiel quer verlaufende Gesichtsspalten, Lippen-Kiefer-Gaumenspalten und Encephalocelen mit einer Beeinträchtigung der Hirnentwicklung sowie dem Entstehen eines Hydrocephalus.

Die Pathogenese des ADAM-Komplexes ist noch nicht völlig geklärt. Neben der Strangbildung dürfte eine Ruptur des Amnionsackes bedeutsam sein, auch die Anheftung von Teilen des Feten an der Amnionwand. Genetische Faktoren könnten insofern eine Rolle spielen, als sie verminderte Festigkeit des Amnions bedingen. Bei der genetischen Beratung ist zu berücksichtigen, daß es Syndrome anderer Ursache gibt, die mit Schnürfurchenbildung einhergehen.

7.2.1.4 Fehlbildungen des Nervensystems

Hier sind Einzelfehlbildungen besprochen, die natürlich auch im Rahmen von Syndromen auftreten können. Als Ursache werden Genmutationen, Chromosomenanomalien oder exogene Faktoren gefunden, häufig auch eine multifaktorielle Genese. Einem festgelegten Zeitplan (**Tab. 7.4**) ist zu entnehmen, wann bestimmte Strukturen jeweils entstehen. Dies ist bedeutsam, wenn bei Nachweis gewisser Fehlbildungen deren mögliche Ursache angegeben werden soll; nicht selten sind unberechtigte Schuldzuweisungen bzw. Schuldgefühle dann objektiv zu widerlegen.

Dysraphische Fehlbildungen

Bei den komplexen Faltungs- und Abschnürungsvorgängen während der Frühentwicklung sind dysraphische Störungen nicht selten: sie sind Folge eines mangelhaften Verschlusses bzw. einer unvollkommenen Versenkung von Hirn- und Rückenmarksteilen, wenn sich das Neuralrohr ausbildet. Neuralrohrdefekte können an jeder Stelle des primitiven Nervensystems entstehen; die Störung ist immer dorsal in der Mittellinie des Körpers gelegen. Da es sich um Entwicklungsfelddefekte handelt, sind verschiedene Strukturen betroffen (Nervensystem, Bindegewebe usw.).

Die Ausprägung der *Neuralrohrdefekte* ist unterschiedlich: Bei völlig fehlendem Verschluß resultieren Anenzephalie und Rachischisis totalis; diese schweren Anomalien sind nicht mit Leben und Funktionsfähigkeit vereinbar. Leichteste Formen sind Skalpdefekte oder Knochenlücken bzw. Spina bifida occulta; sie haben keine funktionellen Folgen. Bei Enzephalozelen (oder Meningoenzephalozelen) kommen oft Dysgenesien betroffener Hirnteile vor, kann geistige Behinderung entstehen. Bei spinalen Meningozelen oder Myelo-(meningo)-zelen kommt es wegen der assoziierten Arnold-Chiari-(II)-Anomalie meist zur Ausbildung eines Hydrozephalus (gelegentlich schon pränatal); eine geistige Behinderung kann die Folge sein, wenn bei Progredienz der Ventrikelerweiterung zerebrale Funktionen in Mitleidenschaft gezogen werden.

Geistige Behinderung wird auch beobachtet bei *Fehlbildungen im Bereich der Medianstrukturen* des Gehirns: Agenesie des Corpus callosum (Balkenmangel) oder des Septum pellucidum, Zystenbildung im Bereich dieser Strukturen (Cavum septi pellucidi, Cavum Vergae). Die Bedeutung dieser Anomalien ist im Einzelfall vielfach unklar; sie können aber als Hinweis dafür angesehen werden, daß auch im Bereich anderer Strukturen des Gehirns Entwicklungsstörungen entstanden und für Symptome (Anfälle, geistige Behinderung) verantwortlich sind.

Ein *Hydrozephalus* (Wasserkopf) kann unterschiedliche Ursachen haben. Er entsteht bei Blockade der ableitenden Liquorwege (vgl. **Abb. 7.14**), gelegentlich auch durch Überproduktion oder wegen mangelnder Resorption des Liquors; so unterscheidet man den kommunizierenden vom Verschlußhydrozephalus, den Hydrocephalus internus und externus. Beim »Hydrocephalus e vacuo« kommt es durch »Schwinden« (Atrophie) des Gehirns zu einer (relativen) Erweiterung der Ventrikel. Bereits erwähnt wurde der X-chromosomal rezessiv vererbte Hydrozephalus, der durch Atresie oder Stenose des Aquaeductus Sylvii entsteht (S. 137). Entwicklungsstörungen manifestieren sich leicht an dieser engsten Stelle des liquorableitenden Systems, aber auch Entzündungen oder Blutungen bedingen hier einen Verschluß. Entzündungen der basalen Meningen können zu Membranbildung im Bereich der Öffnungen führen, die den 4. Ventrikel drainieren. Eine Beeinträchtigung der Resorption droht nach Haubenmeningitiden oder bei subduralem Hygrom. Tumoren können in jedem Lebensalter durch Verschluß der Liquorwege zum Auftreten eines Hydrozephalus führen.

Beim Säugling macht sich die Vergrößerung der Ventrikel durch eine rasch wachsende Zunahme des Kopfumfanges bemerkbar, oft noch bevor Beschwerden auftreten. Sind die Schädelknochen bereits miteinander verwachsen, entstehen bei Drucksteigerung Kopfschmerzen und Erbrechen, Stauungspapille, auch Sehstörungen, Augenmuskellähmungen und Ataxie.

Die zunehmende Erweiterung des Ventrikelsystems geht auf Kosten der Hirnsubstanz; dies kann bis zu einem gewissen Ausmaß toleriert werden, dann ist mit Funktionseinbußen zu rechnen. Allerdings sind die Korrelationen zwischen Dicke des Gehirns und geistiger Leistungsfähigkeit nicht besonders eng; es kommt sehr darauf an, zu welcher Zeit der Hydrozephalus entstand und welche Ursache dazu geführt hat. Durch liquorableitende Operation, mit Einsetzen eines Ventilsystems, das den Liquor vom Ventrikel in den rechten Vorhof des Herzens, damit in die Blutbahn, oder aber in die Bauchhöhle (peritoneale Resorption) ableitet, hat man eine gute Möglichkeit, geistige Behinderung weitgehend zu vermeiden. Bei geistig behinderten Kindern mit Hydrozephalus sind mitunter schon wegen des großen, schweren Kopfes auch die Bewegungsfunktionen eingeschränkt; eine Zerebralparese kann hinzukommen. Von einer geistigen Leistungsminderung ist vor allem das logisch-abstrahierende Denken betroffen, während verbale und soziale Fähigkeiten vielfach gut entwickelt sind.

Fehlbildungen der Holoprosenzephalie-Arrhinenzephalie-Gruppe (Abb. 7.29)

Die Entwicklung der Strukturen des Vorderhirns geschieht in enger Verbindung mit den in ihrer Umgebung gelegenen mesodermalen Geweben, die sich an der Gestaltung des Gesichts beteiligen. So können bei bestimmten Gesichtsanomalien mit einer gewissen Regelmäßigkeit Veränderungen am Gehirn beobachtet werden. Dies verdeutlicht eine sog. teratologische Reihe: Schwerste Fehlbildung des Vorderhirns ist die Zyklopie, bei der die Augenhöhlen verschmolzen sind und ein in der Mitte gelegenes Hautanhängsel (Proboscis) an die mythische Gestalt des Zyklopen erinnert. Bei der Zebo- und Ethmozephalie stehen die Augen sehr eng nebeneinander (Hypotelorismus), die Nase kann fehlgebildet sein, beispielsweise nur ein Nasenloch haben, es kommen Lippen-Kiefer-Gaumenspalten (meist doppelseitig mit vorspringendem Zwischenkiefer) vor. Bei der Arrhinenzephalie entstehen im Gesicht nur wenig Veränderungen, gelegentlich unpaare Schneidezähne oder Spaltbildungen. Am Gehirn sind bei schweren Störungen die Frontallappen miteinander verschmolzen, die sonst getrennten Ventrikel zu einer Höhle vereinigt; bei leichteren Anomalien fehlen lediglich rhinenzephale Strukturen (Riechhirn); es entsteht dann eine Anosmie (beispielsweise beim Kallmann-Syndrom mit Hypogonadismus). Fehlbildungen der Holoprosenzephalie-Gruppe (Sequenz) können durch Genmutationen (siehe S. 117) entstehen (autosomal-rezessiv oder -dominant), von Chromosomenaberrationen verursacht sein (z. B. Trisomie 13, Deletion 18p- usw.), aber auch als Folge exogener Einwirkungen beobachtet werden (teratogene Wirkung von Veratrum californicum bei Schafen). Die Ausprägung funktioneller Störungen ist unterschiedlich; vielfach resultiert eine schwere Behinderung, die wegen schlecht beeinflußbarer Anfälle und vegetativer Regulationsstörungen die Lebensfähigkeit stark begrenzt.

Fehlbildungen der Rindenentwicklung des Gehirns

Die Hirnrinde hat wegen ihrer Windungen und Furchen eine besonders große Oberfläche; da-

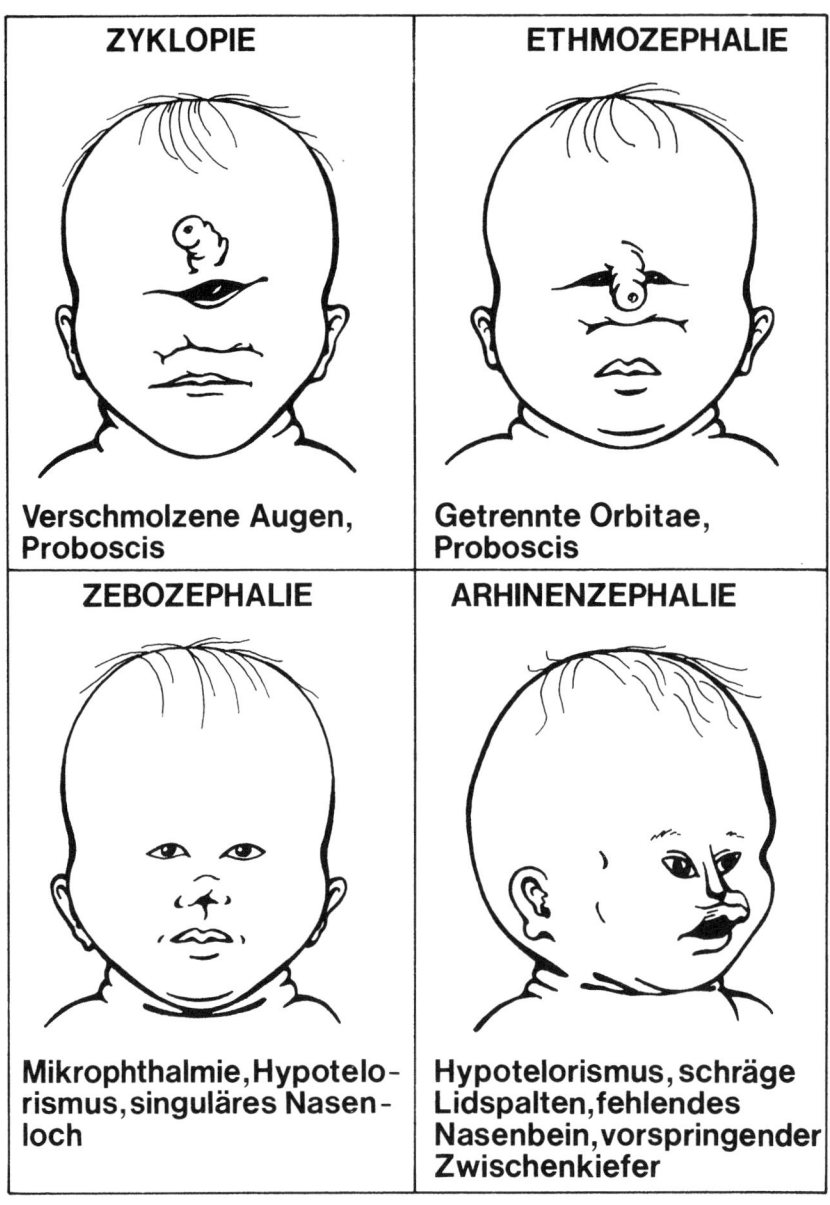

Abb. 7.29: Verschiedene Gesichtsfehlbildungen bei Holoprosenzephalie

mit ist ausreichend Platz für kortikale Zellschichten, die für die Funktion des Großhirns von wesentlicher Bedeutung sind. Die Zellen der Hirnrinde stammen ursprünglich aus einer Keimlagerzone in Bereichen um die Ventrikelwände. Sie wandern im Verlauf der Entwicklung (Migration), von Fasern des Stützgewebes (Gliazellen) geleitet, an ihren Bestimmungsort. Damit vollzieht sich auch die sog. Gyrierung (Ausbildung von Windungen), die erst gegen Ende der Schwangerschaft ihren Abschluß erreicht. Störungen der Rindenbildung sind oft mit Differenzierungsstörungen im Aufbau der Zellschichten verbunden, So beim Lissenzephalie-(Agyrie)-Syndrom: Es kann Folge einer rezessiv vererbten Genmutation (Miller-Dieker-Syndrom), aber auch einer Chromosomenaberration sein (Deletion des Chromosoms Nr. 17; 17p13.3 mit LIS1-Gen). Man unterscheidet deshalb mehrere Lissenzephalie-Syndrome, die alle mit meist schwerer geistiger Behinderung einhergehen und zu verschiedenen weiteren Funktionsstörungen (zerebrale Anfälle) und Anomalien führen. Die Fehlbildung kann durch MRT-Untersuchung sichtbar gemacht werden: man erkennt nicht nur die unzureichende Furchung des Gehirns, sondern auch den veränderten Schichtenaufbau der Rinde.

Aufgrund der Beobachtungen bei Migrationsstörungen und Dysgenesien muß man annehmen, daß für manche der bisher nicht eindeutig geklärten Formen geistiger Behinderung derartige Entwicklungsstörungen des Kortex verantwortlich sind; nicht immer gelingt es, sie mit den verfügbaren Methoden auch nachzuweisen. Dafür sprechen Untersuchungsbefunde mit der »Versilberungstechnik«, bei denen an den dargestellten Nervenzellen nur gering ausgebildete dendritische »spines«, die in etwa den Synapsen entsprechen, nachzuweisen waren, beispielsweise bei Chromosomenaberrationen (z. B. Trisomie 13, 18, 21) oder bei geistiger Behinderung ohne sonstige Anomalien.

Zerebelläre Fehlbildungen

Die Entwicklung des Kleinhirns verläuft in verschiedenen Phasen, die enge Beziehung zur Bildung des Großhirns haben. Deshalb sind auch Anomalien von Strukturen der hinteren Schädelgrube (Kleinhirn, Hirnstamm, Hirnnerven) nicht selten mit zerebralen Funktionsstörungen kombiniert: Man findet geistige Behinderung bei der Arnold-Chiari-Anomalie (s. dysraphische Störungen), beim Dandy-Walker-Syndrom (Zystenbildung im Bereich des 4. Ventrikels bei Fehlbildung des Kleinhirns; Hydrozephalus wegen Abflußbehinderung) oder beim Joubert-Syndrom (Hypoplasie oder Aplasie des Kleinhirnwurms mit Atemstörungen).

Porenzephalie

Das Entstehen umschriebener Strukturveränderungen, wie sie bei der isolierten Porus- oder Zystenbildung vorkommen, ist mit Durchblutungsstörungen zu erklären: Bei einem Gefäßverschluß, der sich auch schon pränatal ereignen kann (»Fruchtwasserembolie«), resultiert Sauerstoffminderversorgung des entsprechenden Gebietes. Es werden Enzyme aktiviert, was den Untergang betroffener Hirnabschnitte und das Entstehen eines Hohlraumes zur Folge hat; der Porus wird dann mit Flüssigkeit gefüllt und hat häufig Anschluß an das Ventrikelsystem. Als Symptome findet man umschriebene Funktionsstörungen und begrenzte Ausfälle (z. B. Halbseitenlähmung); geistige Behinderung kommt eher selten vor, kann aber entstehen, wenn Pori und Zysten Folge einer hypoxisch-ischämischen Enzephalopathie sind (multizystische Leukenzephalopathie). Bei der Schizenzephalie werden u. a. symmetrische Defekte gefunden, die mit dem Ventrikelsystem kommunizieren.

Megalenzephalie (Makrozephalie)

Vergrößerung des Kopfumfangs beim Säugling läßt zunächst eine hydrozephale Erweiterung der Ventrikel vermuten, auch Tumorwachstum oder intrakranielle Flüssigkeitsansammlung (Subduralerguß). Sie kann aber Ausdruck vermehrten Hirnwachstums bei der Megalenzephalie sein oder durch Speicherung abnormer Substanzen (z. B. bei Stoffwechselstörungen) verursacht werden. Eine Megalenzephalie tritt isoliert auf, häufig aber wird sie vererbt (autosomal-dominant oder X-chromosomal rezessiv). Die Funktionsfähigkeit des Gehirns kann, muß aber nicht beeinträchtigt sein; Intelligenzleistungen sind ja weniger von der Hirnmasse, sondern vielmehr von der Differenzierung des Zentralnervensystems bestimmt. Ist nur eine Seite von der vermehrten Größenentwicklung betroffen, spricht man von Hemimegalenzephalie; diese führt fast immer zu Strukturveränderungen, evtl. im Rahmen von Syndromen.

Mikrenzephalie (Mikrozephalie)

Verminderung des Kopfumfanges (fronto-occipitaler Wert unterhalb der 2. bzw. 3. Perzentile altersentsprechender Norm) zeigt eine Verkleinerung des Gehirns an (Mikrenzephalie); diese kann mit einer Erweiterung der Ventrikel einhergehen (Mikrohydrozephalie). Ursachen verminderten Gehirnwachstums sind genetische Einflüsse (autosomal-dominante Mikrozephalie mit oft normalen Intelligenzfunktionen; autosomal-rezessiv; geschlechtsgebunden) oder aber Schäden, die das Gehirn zu einem bestimmten Zeitpunkt seiner Entwicklung betroffen haben; geschah dies pränatal, ist der Kopfumfang bereits bei der Geburt vermindert (primäre Mikrozephalie), ereignete es sich zur Zeit der Geburt oder später, entsteht eine sekundäre Mikrozephalie nach bis dahin normalem Hirnwachstum. Mikrozephalie führt zu einem Mißverhältnis zwischen Hirn- und Gesichtsschädel (**Abb. 7.30**), weitere Anomalien kommen bei Fehlbildungs-Retardierungs-Syndromen vor.

Die Mikrocephalia vera wird autosomal-rezessiv (Genlokalisation auf Chromosom 1q25, 8p22, 9q34, 15q15,19q13), seltener autosomal-dominant oder geschlechtsgebunden rezessiv vererbt. Das Gehirn wächst bereits pränatal langsam, was auch bei Ultraschalluntersuchungen zu bemerken ist; bei Geburt liegt der Wert des Kopfumfanges unter der Norm (34 bis 36 cm). Das Ausmaß einer später deutlichen geistigen Behinderung ist unterschiedlich; mitunter wird auch (fast) normale Intelligenz beobachtet. Besondere Strukturveränderungen am Gehirn fehlen.

Bei pränatalen Infektionen oder Einwirkung chemischer Substanzen resultiert ebenfalls nicht selten eine Mikrozephalie; diese ist allerdings mit weiteren Anomalien verbunden, da bei Störung der Embryogenese auch andere Organe betroffen sind. Serologisch-immunologische Veränderungen weisen auf die durchgemachte Infektion hin, und anamnestische Angaben können dabei helfen, exogene Faktoren zu erkennen. Wichtig ist dies zur Abgrenzung des Wiederholungsrisikos, das bei autosomal-rezessiver Vererbung 25 % beträgt; als teratogene Noxe kommt auch die Hyperphenylalaninämie der Mutter in Frage (s. S. 118), was ggf. ein Wiederholungsrisiko bedingt. Chromosomenanomalien (Down-Syndrom, andere Trisomien usw.) führen vielfach zu einer Mikrozephalie, aber auch zu weiteren Anomalien und zu Fehlbildungs-Retardierungs-Syndromen. Zytogenetische Untersuchung bringt dann diagnosti-

sche Klärung. Ursachen sekundärer Mikrozephalie sind im allgemeinen zerebrale Läsionen der Peri- und Neonatalzeit, beispielsweise hypoxisch-ischämische Enzephalopathie (evtl. mit nachfolgender multizystischer Leukenzephalopathie) oder Infektionen (Meningoenzephalitis). Auch Traumen, die sich im frühen Kindesalter ereignen und leicht zum Hirnödem führen, können bleibende Schäden hinterlassen. Anamnese und genaue Beobachtung des Kopfwachstums (Wachstumskurve) geben dann wichtige Hinweise.

Bei der einfachen (primären) Mikrozephalie verläuft die Entwicklung des Kindes in der ersten Zeit oft weitgehend normal, der Erwerb statomotorischer Funktionen ist also wenig gestört. Auffälligkeiten stellen sich aber meist mit der Sprachentwicklung ein, die verzögert abläuft oder gestört ist. Bald wird dann auch die Minderung von Intelligenz und Denkleistungen deutlich; im Verhalten fallen oft Hyperaktivität und Impulsivität auf. Am Beispiel der Mikrozephalie wird in älteren Studien vielfach zwischen endogener und exogener geistiger Behinderung differenziert; viele Unterschiede sind aber zweifelhaft, denn oft ist die Ätiologie nicht ausreichend zu erklären, um wirklich genetische von exogenen Faktoren sicher trennen zu können.

7.2.1.5 Chromosomenanomalien und geistige Behinderung

Veränderung von Zahl, Form und Struktur der Chromosomen beeinträchtigen viele genetische Informationen, haben deshalb meist tiefgreifende Entwicklungsstörungen zur Folge. Dies kommt auch darin zum Ausdruck, daß Ursache von sog. Frühaborten häufig Chromosomenanomalien sind; bei vielen derartigen Störungen kann also offensichtlich die Entwicklung nicht fortgesetzt werden (**Tab. 7.11**), die Natur selbst »eliminiert« Zygoten, die lebensunfähig sind (50 %).

Wie Chromosomenanomalien wirken, auf welche Weise die veränderte oder gestörte genetische Information zu Entwicklungsabweichungen führt bzw. die Funktionsfähigkeit des Organismus verändert, ist vielfach noch nicht bekannt; um isolierte Genwirkungen jedenfalls kann es sich meist nicht handeln, auch wenn Enzymveränderungen gelegentlich dafür sprechen, besonders bei Deletionen.

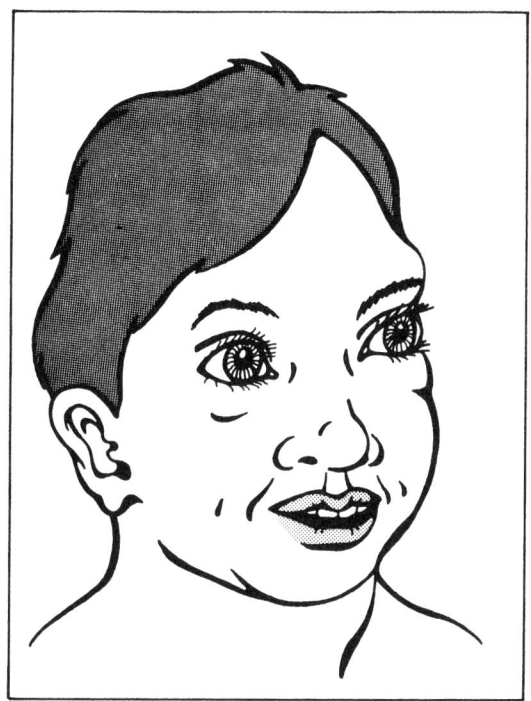

Abb. 7.30: Mikrozephalie – Mißverhältnis zwischen Hirn- und Gesichtsschädel

Offenbar wirkt die Störung des »genetischen Gleichgewichts« ungünstig; ein Zuviel oder Zuwenig an chromosomaler Substanz hat Anomalien und Strukturveränderungen zur Folge. Die Anwendung molekulargenetischer Verfahren, auch bei sog. Tiermodellen (z. B. Trisomie 16 der Maus, die dem Down-Syndrom ähnelt), dürfte bald zu besseren, erweiterten Kenntnissen führen.

Wesentliche Symptome von Chromosomenanomalien sind Wachstumsstörung, größere und kleinere Anomalien sowie eine zerebrale Dysfunktion mit geistiger Behinderung. Oft kann bei einer bestimmten Anomalie-Kombination (Syndrom), besonders wegen kraniofazialer Dysmorphie oder wegen Veränderungen an den Extremitäten (bes. Hautleistenmuster), also schon nach klinischer Untersuchung, eine Diagnose gestellt werden; größere Fehlbildungen (Herzvitien, Nierenanomalien usw.) geben entsprechende Hinweise, wenn sie mit bestimmten kleineren Auffälligkeiten kombiniert sind. Auch Syndrome haben aber eine individuelle Variabilität und werden von Familieneigenschaften mitgeprägt, so daß die »Blickdiagnose« nicht immer einfach ist. Bei Chromosomenanomalien wird jedoch durch zytogenetische Untersuchung die Si-

tuation dann eindeutig geklärt. Anwendung moderner Verfahren, von Bandentechnik nach verschiedener Färbung, Geschwisterstrangaustausch, Restriktionsfragmentlängenpolymorphismen, Polymerase-Kettenreaktion usw., ermöglicht es, einzelne Chromosomen, bestimmte Abschnitte oder gar Genorte zuverlässig zu identifizieren. Im Einzelfall muß allerdings manchmal überlegt werden, ob die festgestellte Chromosomenanomalie (z. B. Translokation) alle Symptome wirklich erklären kann; gelegentlich werden zytogenetische Veränderungen ja auch zufällig gefunden und verursachen offensichtlich keine Symptome.

Das phänotypische Spektrum auch von Chromosomenanomalien ist immer erst dann zu bestimmen, wenn ausreichend viele Beobachtungen verfügbar sind. So ist man über die Variationsbreite des Down-Syndrom gut orientiert und weiß, daß es recht unterschiedlich ausgeprägt sein kann, nicht nur in seinem körperlichen Erscheinungsbild, sondern auch hinsichtlich der geistigen Leistungsfähigkeit und des Verhaltens (behavioural phenotype). Demgegenüber ist bei selten vorkommenden Deletions- oder Duplikationssyndromen die Entwicklungsprognose nur schwer zu bestimmen; man versucht, weitere Informationen einzuholen, z. B.

Tab. 7.11: Häufigkeit von Chromosomenaberrationen

bei neugeborenen Kindern (nach Jacobs et al.) alle Chromosomenanomalien	5,6 auf 1000
autosomale Aberrationen	1,7 auf 1000
balanzierte Strukturveränderung	1,9 auf 1000
andere autosomale Störungen	0,4 auf 1000
gonosomale Anomalien bei phänotypisch männlichem Geschlecht	3,0 auf 1000
weiblichem Geschlecht	1,8 auf 1000
in der Gesamtbevölkerung (nach Harper)	
Trisomie 21	1,5 auf 1000
Trisomie 18	0,12 auf 1000
Trisomie 13	0,07 auf 1000
XXY-Konstitution	2,0 auf 1000
XO-Konstitution	0,4 auf 1000
XYY-Konstitution	1,5 auf 1000
XXX-Konstitution	0,65 auf 1000

bei Spontanaborten (nach Carr und Gedeon)

insgesamt	50 %	davon Trisomien	52 %
bis 12 Wochen	60 %	XO-Konstitution	18 %
12 bis 20 Wochen	20 %	Triploidie	17 %
Totgeburten	5 %	Translokation	2–4 %

durch Vergleich mit entsprechenden Beobachtungen, die in Katalogen verzeichnet sind, oder durch Auskunft von Fachleuten und Datenbanken.

Autosomale Aberrationen betreffen die Chromosomen Nr. 1–22. Ihre Häufigkeit ist unterschiedlich; nach Reihenuntersuchungen bei Neugeborenen ist davon auszugehen, daß bei einem von 200 Kindern eine Chromosomenanomalie vorkommt, etwa zur Hälfte als autosomale Aberration. Hier können nur die wichtigsten Syndrome erwähnt werden.

1) Trisomien

Bei der Trisomie ist ein Chromosom dreifach (statt doppelt) vorhanden, als Folge einer gestörten Zellteilung, weil ein Chromosomenpaar nicht getrennt wurde.

Down-Syndrom

Das Down-Syndrom ist die häufigste Chromosomenanomalie und kommt bei einem von 600 bis 900 neugeborenen Kindern vor. Wie Bilder und Beschreibungen zeigen, ist es seit Jahrhunderten bekannt; die erste genaue Darstellung der Symptome aber gab John Haydon Langdon Down im Jahre 1866. Er prägte auch die Bezeichnung »Mongolismus«, die man heute aus gutem Grund verlassen hat. Über die Ursache des Down-Syndroms gab es wegen verschiedener Besonderheiten dieser einheitlichsten Form geistiger Behinderung (10 bis 15 %) viele Spekulationen, bis 1959 Lejeune und Mitarbeiter die Trisomie 21 als konstantes Merkmal nachwiesen; erst 1956 waren ja neue zytogenetische Methoden bekannt geworden (Tjio und Levan), die eine genaue Darstellung der menschlichen Chromosomen ermöglichten. Die Trisomie 21 ist immer wieder bestätigt worden, so daß man sie heute nicht nur als ein Symptom, sondern als wesentlich für die Pathogenese des Syndroms ansieht.

Bei 90 % der Kinder mit Down-Syndrom wird eine »freie« Trisomie 21 festgestellt; Ursache ist eine Non-Disjunktion bei der Entstehung mütterlicher bzw. väterlicher Keimzellen (Gameten) oder bei den ersten Teilungen nach der Befruchtung (Chromosomenpaar 21 wird nicht getrennt). Das Wiederholungsrisiko ist gering

Tab. 7.12: Risiko des Auftretens von Down-Syndrom in Abhängigkeit vom Alter der Mutter (nach Harper)

Alter der Mutter bei der Geburt des Kindes	Häufigkeit auf 1000 Geb.	Risikozahl
Jedes Alter	1,5	1 auf 650
30 Jahre	1,4	1 auf 700
34 Jahre	2,0	1 auf 500
35 Jahre	2,2	1 auf 450
36 Jahre	2,5	1 auf 400
37 Jahre	4,0	1 auf 250
38 Jahre	5,0	1 auf 200
39 Jahre	6,5	1 auf 150
40 Jahre	10,0	1 auf 100
41 Jahre	12,5	1 auf 80
42 Jahre	16,5	1 auf 60
43 Jahre	20,0	1 auf 50
44 Jahre	25,0	1 auf 40

Vorkommen von Chromosomenanomalien bei zytogenetischer Untersuchung nach Amnionmozentese (nach Harper)

35 Jahre	4,5	7,5
36 Jahre	4,9	9,8
37 Jahre	7,7	13,4
38 Jahre	9,1	14,6
39 Jahre	13,2	18,6
40 Jahre	12,0	23,3
41 Jahre	23,4	30,6
42 Jahre	33,3	61,0
43 Jahre	17,8	40,6
44 Jahre	55,9	76,9
45 Jahre	35,5	50,3
46 Jahre	81,0	135,1

vermehrt (1–2 %), weil einzelne Familien bekannt sind, bei denen sich die Non-Disjunktion (evtl. wegen eines genetischen Faktors) öfter ereignet hat; wesentlich ist das Alter der Mutter (**Tab. 7.12**), die Häufigkeit der Geburt von Kindern mit Down-Syndrom ist nach dem 40. Lebensjahr der Mutter mehr als 50mal größer; allerdings kommt die Trisomie 21 auch bei Kindern sehr junger Mütter vor. Welche Faktoren sonst noch verantwortlich sind, ist unklar; der Einfluß von Röntgenstrahlen, Virusinfektionen, Hormonen, Schadstoffen wird diskutiert. Auffallend ist jedenfalls, daß nach Statistiken aus Dänemark trotz deutlich geringerem Gebäralter die Häufigkeit des Down-Syndroms nicht abgenommen hat. Ob das Alter des Vaters auch eine Rolle spielt, ist strittig. Wie nachgewiesen wurde, stammt das überzählige Chromosom manchmal vom Vater, häufiger jedoch von der Mutter.

Bei etwa 8 bis 10 % der Kinder mit Down-Syndrom findet man eine Translokation; das Chromosom 21 ist dann mit einem anderen akrozentrischen Chromosom (meist Nr. 13 bis 15, seltener Nr. 21 oder 22) verbunden. Diese Robertsonsche Translokation kann beim Kind neu entstanden sein (dann ist das Wiederholungsrisiko nicht vermehrt), sie kann aber auch von einem Elternteil ererbt sein; dieser Translokationsträger ist erscheinungsfrei, da ja nur die Zahl, nicht die Substanz der Chromosomen verändert ist. Das Wiederholungsrisiko steigt, allerdings nicht so stark wie theoretisch zu erwarten (33 %); es beträgt etwa 8 bis 10 %, offenbar wegen einer verminderten Erfolgsquote von Keimzellen, die das Translokationschromosom beinhalten. Wird beim Kind mit Down-Syndrom eine Translokation festgestellt, müssen die Eltern (evtl. auch deren Eltern und Geschwister) untersucht werden; sind sie Träger der Translokation, gilt das angeführte Risiko. Bei Trisomie 21 ist eine Untersuchung von Eltern und Geschwistern des Kindes mit Down-Syndrom nicht nötig, da keine Veränderung ihres Chromosomensatzes zu erwarten ist.

Bei etwa 1 bis 2 % der Menschen mit Down-Syndrom kommt ein Mosaik vor: neben der Zellinie mit dem überzähligen Chromosom Nr. 21 gibt es Zellen mit normalem Chromosomensatz. Ursache ist eine Non-Disjunktion während der ersten Zellteilungen nach der Befruchtung, so daß unterschiedliche Zellinien entstehen konnten. Die Merkmale des Down-Syndroms sind bei solchen Mosaiken besonders variabel. Auch wenn es keine eindeutige Beziehung zwischen dem Anteil normaler oder trisomer Zellen am Mosaik und der Ausprägung von Symptomen gibt, kann doch das Aussehen weniger »typisch« oder die geistige Behinderung weniger deutlich sein.

Chromosomenanomalien sind bereits vor der Geburt zu diagnostizieren, da sie ja mit Entstehung der Gameten von Beginn an bei dem neuen Lebewesen vorhanden sind. Aus Zellen im durch Amniozentese gewonnen Fruchtwasser (12. bis 16. Schwangerschaftswoche) oder nach Chorionzottenbiopsie (6. bis 9. Woche) sind Chromosomenanalysen möglich (einen Hinweis gibt auch die Verminderung des Alphafetoproteins, evtl. ein sog. Tripeltest). Die pränatale Diagnose der Trisomie 21 oder anderer Aberrationen gilt als medizinische Indikation im Sinn des § 218 a StGB (ethisch-moralische Probleme können hier nicht erörtert werden, sind aber unbedingt zu berücksichtigen und intensiv zu diskutieren).

Bei Down-Syndrom ist die Entwicklung des gesamten Organismus von Beginn an verändert; bereits pränatal laufen Wachstums- und Differenzierungsprozesse in einer bestimmten Weise ab; über das spezifische Verhalten von Feten mit Chromosomenanomalien ist allerdings aus Ultraschalluntersuchungen noch wenig bekannt.

Die Schwangerschaft verläuft meist normal; nicht selten erfolgt die Geburt etwas zu früh. Bezogen auf die Gestationsdauer sind die Neugeborenen leicht untergewichtig (pränatal dystroph) und haben einen etwas verminderten Kopfumfang. Die Diagnose wird wegen der Kombination kleiner Anomalien (**Abb. 7.31**) frühzeitig gestellt, kann allerdings gelegentlich auch für den Erfahrenen schwierig sein. Im Gesicht fallen schrägstehende Lidachsen, weiter Augenabstand, flache Nasenwurzel, große, furchige, oft etwas vorgestreckte Zunge und Wangenrötung auf; in der Iris sieht man weiße »Brushfield-Flecken«, die Ohren sind relativ klein und deutlich modelliert; die Nackenhaut ist leicht abzuheben und locker. Der meist brachyzephale Kopf erscheint eher rund als länglich. Weitere Anomalien findet man an den Extremitäten: Relativ kurze und plumpe Finger und Hände, Klinodaktylie des 5. Fingers, Vierfingerfurche, Veränderung der Hautleistenmuster (distaler axialer Triradius usw.), Sandalenlücke zwischen der 1. und 2. Zehe. Als große Fehlbildungen kommen hauptsächlich Herzfehler (besonders AV-Kanal bzw. isolierte Septumdefekte) und Darmatresien (Ösophagusatresie, Duodenalstenose, Analatresie) vor. Bei der neurologischen Untersuchung fällt eine Muskelhypotonie mit überstreckbaren Gelenken bei allgemein verzögerter Entwicklung auf.

Sobald die Diagnose feststeht, muß sie in angemessener Form mit den Eltern besprochen werden; falls die klinische Untersuchung kein klares Ergebnis bringt, ist so rasch als möglich die zytogenetische Analyse durchzuführen. Es hat sich gezeigt, daß ein Verzögern oder gar Verschweigen der Diagnose für die Eltern neue Probleme bringt; sie müssen Gelegenheit haben, sich möglichst bald mit der gegebenen Situation auseinanderzusetzen; dabei können ihnen durch Gespräche und Erklärungen manche Hilfen gegeben werden.

Der Entwicklungsverlauf von Kindern mit Down-Syndrom hat gewisse besondere Merkmale, wie die Kinder sich ja überhaupt recht ähnlich sind, ohne daß individuelle Züge fehlen. Im frühen Säuglingsalter können Ernährungsschwierigkeiten auftreten; die Entwicklung weicht aber zunächst kaum von der sog. Norm ab. Erst gegen Ende des 1. Lebensjahres wird eine Verzögerung beim Erwerb statomotorischer Funktionen zunehmend deutlich; die Kinder lernen etwa mit 9 bis 12 Monaten sitzen, mit 18 bis 25 Monaten laufen, gelegentlich auch später; sie beginnen mit etwa 2 bis 3 Jahren erste Wörter zu sprechen, verharren lange auf dieser Stufe. Sowohl fein- wie grobmotorische Bewegungen sind ungeschickt und dyskoordiniert; die Sprachfähigkeit bleibt vielfach unvollkommen. Auch körperliche Merkmale verändern sich im Entwicklungsverlauf, werden deutlicher (Minderwuchs) oder treten weniger stark in Erscheinung (Epikanthus).

Die geistige Entwicklung ist fast immer verzögert; die meisten Kinder mit Down-Syndrom sind geistig behindert (IQ nach Statistiken zwischen 30 und 70, wobei allerdings Auslesefaktoren zu beachten sind), wenige können aber in Schulen für Lernbehinderte, selten auch in Regelklassen gut gefördert werden. Die Ausprägung der geistigen Behinderung weist Besonderheiten auf; so sind Imitationsvermögen und soziale Fertigkeiten oft recht gut entwickelt, während das logisch-abstrahierende Denken eher schwach ausgebildet ist. Auch durch (heil)pädagogische Fördermaßnahmen, die besonders bei frühzeitigem Beginn guten Erfolg versprechen, können meist eine erfreuliche soziale Integration und Selbständigkeit erreicht werden. Manche Jugendliche mit Down-Syndrom sind bei nur geringer Hilfe allein in der Lage, ihr Leben zu gestalten, wenn eine be-

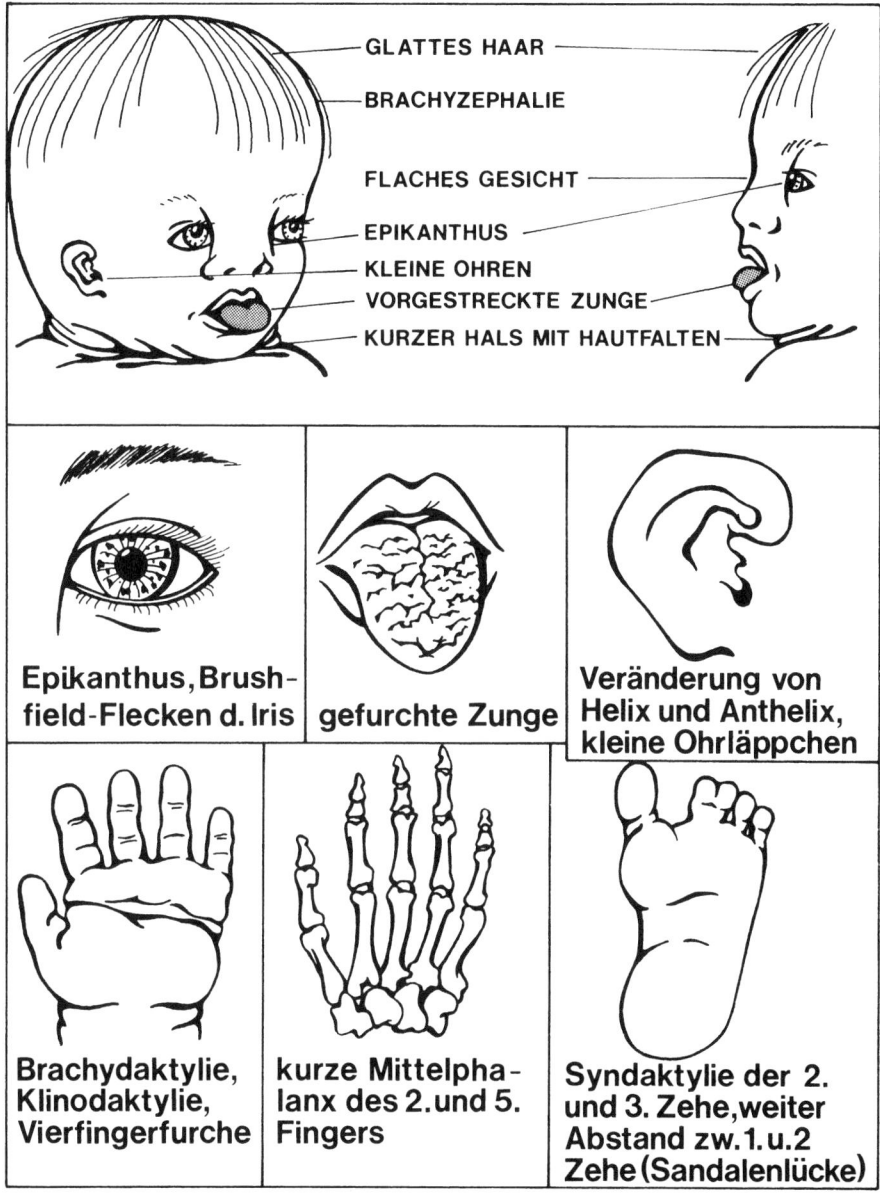

Abb. 7.31: Verschiedene Symptome bei Down-Syndrom (Trisomie 21) am Gesicht, an Augen, Ohren, Zunge, Händen und Füßen

schützende Umgebung dies ermöglicht. Sie haben eine liebenswert-freundliche Wesensart, sind musisch ansprechbar, meist fröhlich und ausgeglichen; manchmal bereiten Hyperaktivität (besonders beim konstitutionell schlanken »Typ«), Bockigkeit und Trotz oder starke Antriebsminderung Probleme (beim eher pyknisch-adipösen »Typ«).

Da die Chromosomenanomalie in allen Zellen und Organen vorkommt, ist es nicht verwunderlich, daß recht zahlreiche Veränderungen auftreten. So findet man auch Abweichungen von Enzymmustern und im Immunsystem (verminderte humorale und zelluläre Abwehr). Das Risiko des Entstehens einer Leukämie ist deutlich vermehrt (20fach), für die Hepatitis B besteht größere Empfänglichkeit. Wegen einer Instabilität der oberen Halswirbelsäule (Gelenk zwischen Atlas und Axis) ist bei bestimmten Bewegungen die Gefahr einer Luxation gegeben. Bei älteren Menschen mit Down-Syndrom werden gelegentlich vorzeitige Alterungserscheinungen beobachtet; neuropathologische Veränderungen im Gehirn entsprechen denen, die bei Alzheimerscher Krankheit (Demenzprozeß) vorkommen; es sind gemeinsame Beziehungen über das Chromosom 21 nachgewiesen, ohne daß damit ein deutlich häufigeres Vorkommen von Demenz bei Down-Syndrom zu erwarten ist.

Von den neurobiologischen Grundlagen des Down-Syndroms weiß man schon manche Einzelheit: Verantwortlich ist der distale Anteil des Chromosoms 21 (Fragment q21–22), die Zahl der synaptischen Verbindungen ist verringert, bestimmte Enzyme sind verändert (z. B. Superoxiddismutase und andere, deren Gene auf dem Chromosom 21 lokalisiert sind), manche Regulationssysteme gestört. Behandlungsmaßnahmen können auch deshalb nur symptomatisch sein, weil die Chromosomenanomalie selbst nicht zu beeinflussen ist; sie bestehen in Substitution von Hormonen oder Enzymen, wenn wirklich ein Mangel nachgewiesen wurde (z. B. Schilddrüsenhormon, bestimmte Verdauungsfermente). Eine »Therapie« mit Frischzellen ist auf Spekulationen gegründet; es soll »Ausgleich« fehlender Substanzen erreicht werden, wobei man eine Organspezifität unterstellt, die keine erwiesene Grundlage hat. Frischzellen können sogar gefährlich sein: Anaphylaktische (allergische) Reaktionen sind beobachtet worden, auch mit tödlichem Ausgang. Es ist keinesfalls sicher, daß Zellen oder Zellsubstanzen an jene Orte transportiert werden, wo sie dann wirken sollten (Blut-Hirn-Schranke). Es kann nicht ausgeschlossen werden, daß mit tierischen Zellen »langsame Viren« oder »Prionen« übertragen werden, die nach langer Inkubationszeit zu Infektionskrankheiten am Nervensystem (z. B. Scrapie, Jakob-Creutzfeld) führen. Schließlich sind chronische Erkrankungen des Nervensystems (ähnlich der Multiplen Sklerose) nach Zellimplantation beschrieben worden. So kann die Frischzellenbehandlung, für deren Wirksamkeit es keinen wissenschaftlich anerkannten Beweis gibt (alle entsprechenden Versuche sind methodisch zu kritisieren), keinesfalls empfohlen werden. Wenn sie trotzdem durchgeführt wird, muß das Risiko bekannt sein und getragen werden. Sind zudem finanzielle Opfer erforderlich, sollte man besonders mißtrauisch sein.

Wie die Erfahrungen gerade der letzten Jahre gezeigt haben, sind Maßnahmen der Frühförderung entscheidend wichtig: Von Beginn an verfolgt man das Ziel, eine bestmögliche Integration des Kindes mit Down-Syndrom im Rahmen seiner Fähigkeiten zu erreichen; dies entspricht den Bemühungen der Lebenshilfe für geistig Behinderte oder des Arbeitskreises Down-Syndrom (Sitz in Bielefeld) und anderer Elterninitiativen.

Andere Trisomien

Autosomale Trisomien führen zu ausgeprägten Fehlbildungs-Retardierungs-Syndromen; eine schwere geistige Behinderung findet man bei Trisomie 13 (*Pätau-Syndrom*) oder *Trisomie 18 (Edwards-Syndrom)*. Betroffene Kinder leben nur selten länger als einige Monate.

Beim Pätau-Syndrom kommen Hirnfehlbildungen mit Holoprosenzephalie (s. S. 171) vor; das Gesicht ist entsprechend verändert (**Abb. 7.32**), Hypotelorismus, Spaltbildung und andere Anomalien treten auf (Herzfehler, Hexadaktylie).

Beim Edwards-Syndrom (**Abb. 7.33**) sind Kinder beobachtet, die mehr als zehn Jahre alt wurden, sie hatten einen starken Minderwuchs und eine ausgeprägte geistige Behinderung, waren voll pflegebedürftig.

Eine partielle Trisomie von Chromosomen der *C-Gruppe* (8, 9, 10, 12) ist mit dem Leben vereinbar (**Abb. 7.34**), während offenbar das überzählige Vorkommen eines vollständigen Chromosoms zum Absterben des Keimlings mit Abort in der Frühschwangerschaft führt. Neben verschiedenen Dysplasien und Veränderungen im Gesicht, an Händen und Füßen wird fast immer geistige Behinderung beobachtet.

Die Störung des genetischen Gleichgewichts bei Vermehrung von Autosomen hängt offenbar nicht nur von den betroffenen Chromoso-

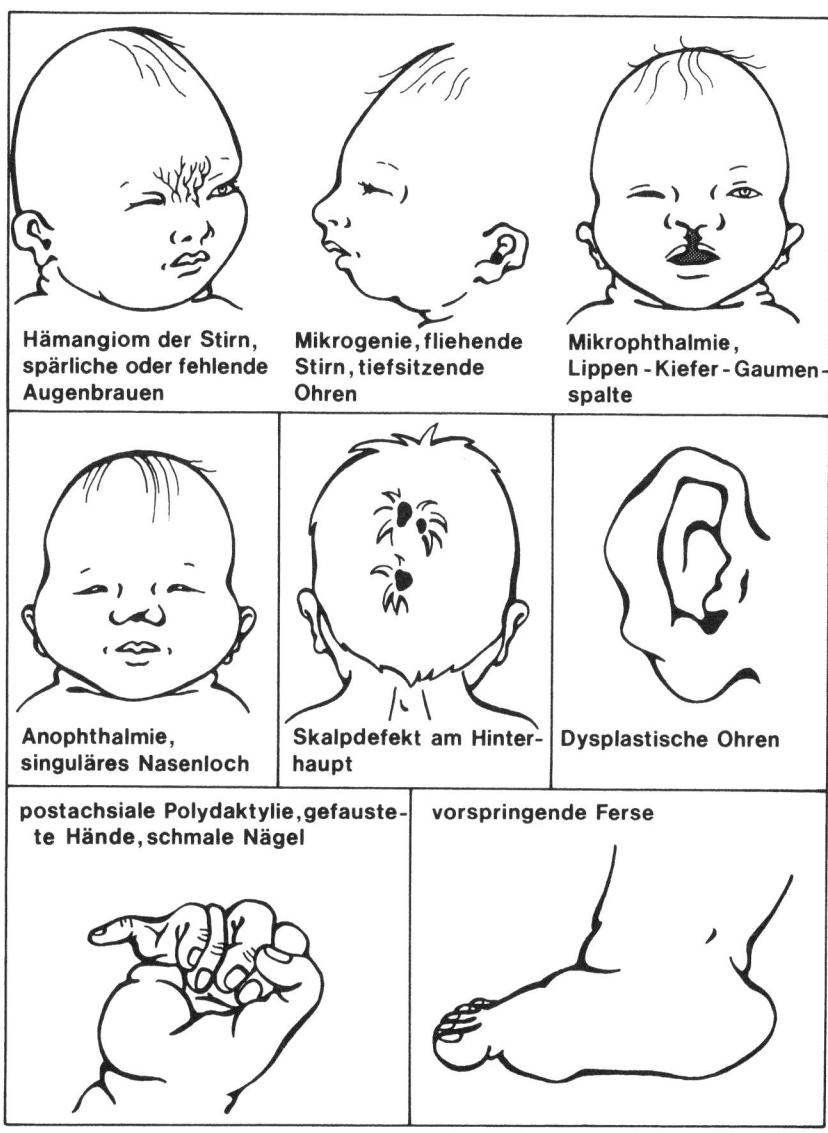

Hämangiom der Stirn, spärliche oder fehlende Augenbrauen

Mikrogenie, fliehende Stirn, tiefsitzende Ohren

Mikrophthalmie, Lippen - Kiefer - Gaumen-spalte

Anophthalmie, singuläres Nasenloch

Skalpdefekt am Hinter-haupt

Dysplastische Ohren

postachsiale Polydaktylie, gefauste-te Hände, schmale Nägel

vorspringende Ferse

Abb. 7.32: Kraniofaziale Dysmorphie und Extremitätenanomalien bei Pätau-Syndrom (Trisomie 13)

men bzw. von den auf ihnen lokalisierten Genen ab, sondern auch von Ausmaß und Positionseffekt des überschüssigen Chromosomenanteils; dies zeigen Duplikationen bestimmter Abschnitte, die bei Translokationen vorkommen. Derartige Beobachtungen können etwas über Genwirkungen aussagen, wenn nämlich bestimmte Eigenschaften verändert sind, z. B. Enzymaktivitäten oder Stoffwechselprodukte. Genaueren Aufschluß geben molekulargenetische Analysen, die zu immer neuen Erkenntnissen über die Genwirkung führen und gewisse Hoffnung auf gezielte therapeutische Maßnahmen wecken.

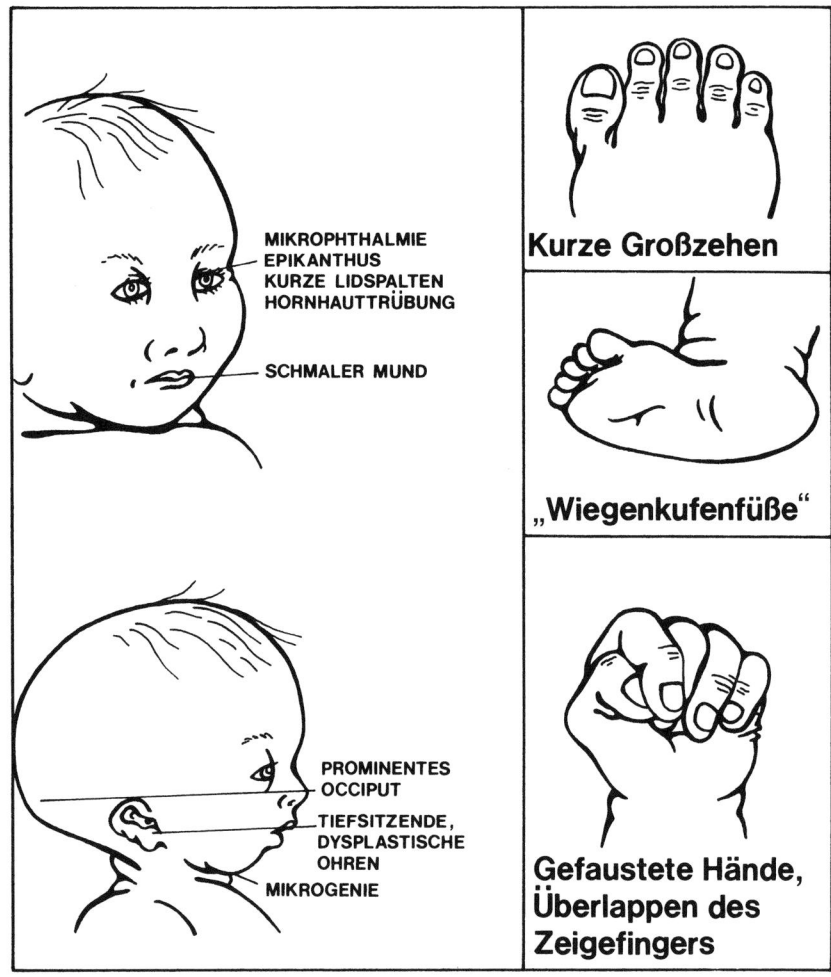

Abb. 7.33: Kraniofaziale Dysmorphie und Extremitätenanomalien bei Edwards-Syndrom (Trisomie 18)

2) Deletionen

Gehen Chromosomenabschnitte zu Verlust, spricht man von Deletionen; sie sind Folge von Brüchen, die sich während der Zellteilung ereignen, bei denen auch Translokationen mit Stückaustausch oder Ringchromosomen entstehen können. Welche Symptome die Folge sind, wird vom jeweils betroffenen Chromosom, aber auch vom Ausmaß der Deletion bzw. von den auf diesem Stück lokalisierten Genen bestimmt.

Katzenschrei-Syndrom (5p-Syndrom; Deletion am Chromosom Nr. 5) (Abb. 7.35)

Die »Maladie de cri du chat« wurde 1963 von Lejeune et al. beschrieben, 1978 konnte Niebur die Daten von 331 Patienten auswerten und damit das Spektrum des Syndroms aufzeigen, das in einer Häufigkeit von 1 : 50 000 vorkommt, bei geistig Behinderten mit IQ von weniger als 50 in einer Prävalenz von 1 : 350. Als kenn-

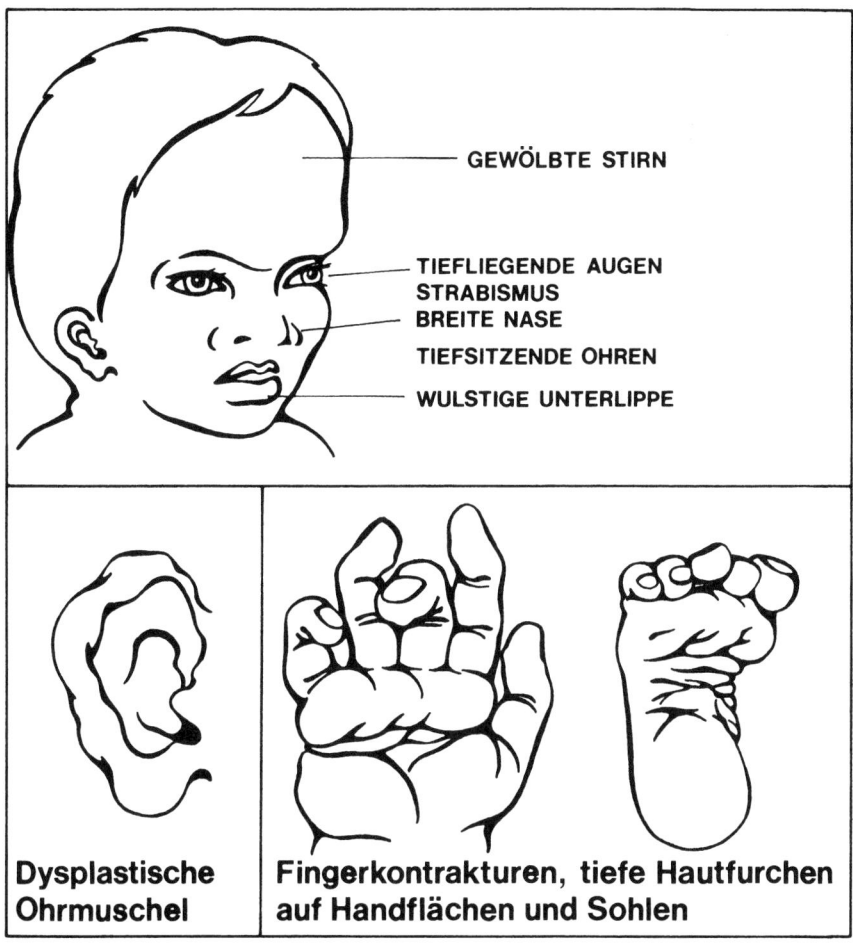

GEWÖLBTE STIRN

**TIEFLIEGENDE AUGEN
STRABISMUS
BREITE NASE**

TIEFSITZENDE OHREN

WULSTIGE UNTERLIPPE

**Dysplastische
Ohrmuschel**

**Fingerkontrakturen, tiefe Hautfurchen
auf Handflächen und Sohlen**

Abb. 7.34: Gesichtsform, Ohranomalie und Hautfurchenveränderungen bei Trisomie 8 (meist partielle Trisomie)

zeichnend gilt das eigenartige Schreien, das besonders beim Neugeborenen und Säugling dem Miauen einer Katze täuschend ähnlich ist.

Nach meist ungestörter Schwangerschaft kommen betroffene Kinder mit vermindertem Gewicht zur Welt, sie haben nicht selten Anpassungsschwierigkeiten wie Atemstörungen, Trinkschwäche, Erbrechen, mangelndes Gedeihen. Auffallend ist eine kraniofaziale Dysmorphie mit Veränderungen von Kopf und Gesicht: Der mikrozephale Schädel hat meist längliche Form, das Gesicht erscheint rund; die bei flacher Nasenwurzel ziemlich weit auseinanderstehenden Lidspalten sind leicht nach

außen-unten geneigt, oft besteht ein Epikanthus. Die Ohrmuscheln sind gelegentlich leicht dysplastisch (Veränderung am Helixbogen) und tief angesetzt. Der Mund ist groß, der Gaumen hoch gewölbt, der Unterkiefer relativ klein; Zahnstellungsanomalien sind häufig; Lippen-Kiefer-Gaumenspalte, ebenso Myopie, Optikusatrophie, Präaurikularanhängsel, Uvula bifida. Gesichtsasymmetrie, kurzer Hals und Herzfehler, besonders Septumdefekte kommen vor, auch Anomalien der Nieren, Kryptorchismus und Hypoplasie des äußeren Genitale. Die Hände weisen oft eine Vierfingerfurche auf, auch findet man Verän-

183

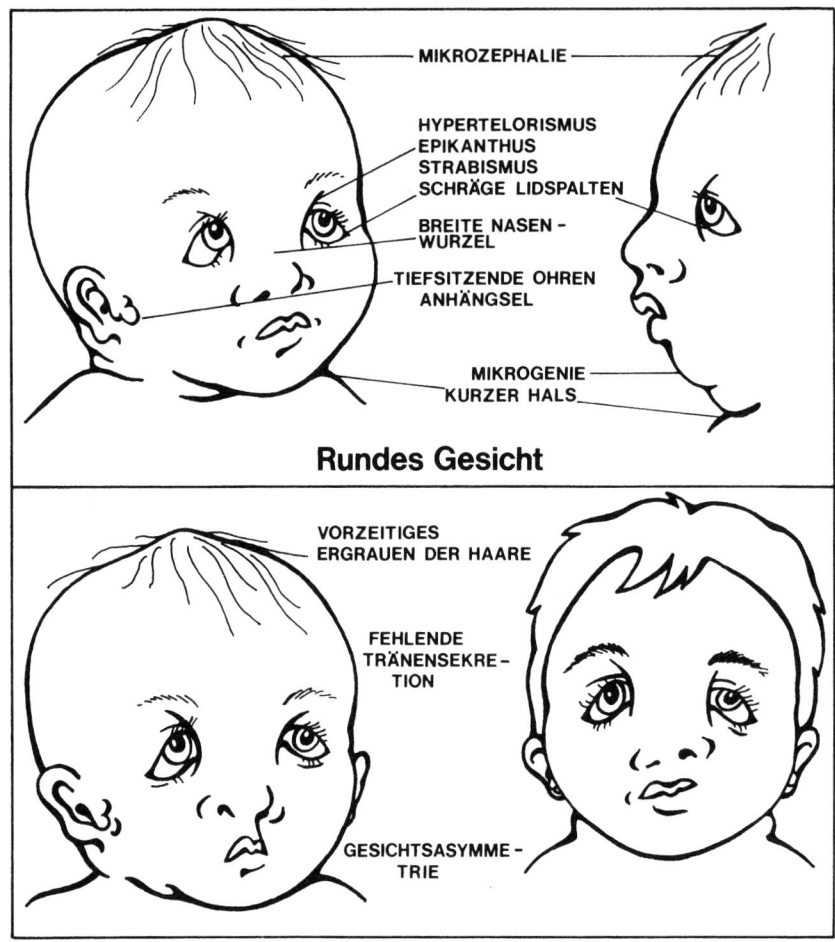

Abb. 7.35: Kraniofaziale Dysmorphie bei Katzenschrei-Syndrom (Deletion 5p)

derungen der Hautleisten, Skoliose, Klump- und Plattfüße.

Einfach wird die Diagnose des Syndroms durch das typische Schreien: Die Stimme des Kindes ist hoch, klingt gepreßt und monoton; die Ausatmung ist verlängert und unterbrochen, die Einatmung behindert. Selbst im spektrographischen Bild wird die Ähnlichkeit mit dem Miauen von Katzen deutlich. Die Ursache dafür ist letztlich unklar; eine Hypoplasie des Kehlkopfes ist nicht immer vorhanden, so daß auch funktionelle Störungen in Betracht gezogen werden müssen.

Als Säuglinge sind betroffene Kinder meist hypoton und schlaff, vermehrt unruhig. Körperliche und statomotorische Entwicklung verlaufen langsam. Die Kopfkontrolle wird etwa mit einem Jahr, das selbständige Sitzen mit zwei Jahren erreicht; wenn Laufen überhaupt gelingt, dann nicht vor dem vierten Lebensjahr. Eine sprachliche Entwicklung erfolgt selten; begrenzten Wortschatz haben nur wenige Kinder. Mit geeigneten Tests wurden IQ-Werte zwischen 20 und 50 ermittelt, ausnahmsweise mehr als 50. In ihrem Wesen werden die Kinder als liebenswert und freundlich beschrieben; gelegentlich sind aber auch destruktive und autoaggressive Neigungen sowie Reizbarkeit zu beobachten. Selbständigkeit in lebenspraktischen Belangen wird kaum erreicht. Die Bewegungen sind ungelenk, das Gangbild ist unsicher, breit-beinig, mit gebückter Haltung bei leicht ge-beugten Knien. Bei manchen Patienten treten Anfälle auf, die behandelt werden müssen. Mit zunehmendem Alter verändert sich die Stimme, verliert meist den Katzenschrei, bleibt aber wei-ter auffallend hoch und gepreßt.

Die Chromosomenanomalie tritt überwiegend sporadisch auf, nur in 15 % der beschriebenen Fälle wurde familiäres Vorkommen beobachtet, meist als Folge von Translokationen. Immer ist ein bestimmtes Segment des Bandes 5p15.2 auf dem kurzen Arm des Chromosoms Nr. 5 zu Verlust gegangen. Ohne ersichtlichen Grund sind Mädchen häufiger betroffen als Knaben. Die Lebenserwartung ist begrenzt; viele Kinder mit Katzenschrei-Syndrom werden nur wenige Jahre alt. Bei Untersuchungen des Gehirns konnten bisher keine spezifischen Veränderun-gen beobachtet werden.

Wolf-Hirschhorn-Syndrom (4p-Syndrom; Deletion am Chromosom Nr. 4)

Auch dieses Deletionssyndrom führt zu einer deutlichen kraniofazialen Dysmorphie und zu ausgeprägter Behinderung. Die Häufigkeit ist geringer als die des 5p-Syndroms. Eine Wachs-tumsstörung setzt schon pränatal ein, auch die Mikrozephalie besteht bereits bei der Geburt. Man findet Strabismus, Deformierung der Iris, Hypertelorismus, Epikanthus, vorspringende Stirn, Lippen-Kiefer-Gaumenspalten, nach un-ten gezogene Mundwinkel mit fischartigem Mund, kurze Oberlippe und schmales Phil-trum, Mikrogenie. Skalpdefekte in der Me-dianlinie kommen am Hinterhaupt vor, der Kopf kann asymmetrisch sein; präaurikulare Anhängsel sind häufig. Handfurchen und Haut-leistenmuster sind hypoplastisch, Vierfingerfur-che tritt auf. Gelegentlich werden Exoph-thalmus, Fehlen des medialen Anteils der Augenbrauen, Herzfehler, Fußdeformitäten, Fehlen von Schambeinteilen, verzögertes Kno-chenalter oder Pubertas praecox beobachtet.

Die Kinder sind hypoton und schwer geistig be-hindert. Häufig haben sie Anfälle von unter-schiedlicher Ausprägung. Wird das Kleinkin-desalter überlebt, ist weiter mit verzögertem Wachstum und mit häufigem Auftreten von Atemwegsinfektionen zu rechnen.

Die Deletion des kurzen Arms von Chromo-som Nr. 4 (Band 4p16) tritt meist sporadisch auf; sie kann sehr klein sein. Gelegentlich ist sie Folge einer Translokation, die bei den Eltern in balanciertem Zustand gefunden wird.

Eine Trisomie des kurzen Arms von Chromo-som 4 oder 5 wurde bei verschiedenen Kindern beobachtet, gewissermaßen als Gegenstück zur Deletion, weshalb auch andersartige Symptome auftreten.

Jacobsen-Syndrom (11q-Syndrom)

Die Deletion am langen Arm des Chromosoms 11 (11q23.3 bis 11q23.4) hat ein variabel ausge-prägtes Fehlbildungssyndrom zur Folge, von dem bisher etwa 100 Beispiele dokumentiert sind.

Das körperliche Wachstum ist oft schon vor der Geburt beeinträchtigt; als Säuglinge sind be-troffene Kinder hypoton, haben einen kleinen, dreieckförmigen Kopf (Trigonocephalie) mit vorspringender Stim sowie eine kraniofaziale Dysmorphie mit schrägstehenden Lidachsen, weitem Augenabstand, Epikanthus und Ptose, relativ kleiner, eingesunkener Nase, tief ange-setzten Ohren, »Karpfenmund« mit nach unten gezogenen Winkeln, kleinem Kinn und kurzem Hals. Als Anomalien an den Augen werden Strabismus, Iriskolobom, Katarakt, Glaukom, Peters'sche Anomalie oder Opticusatrophie be-obachtet. Häufig treten Herzfehler auf, vor al-lem Linksherzhypoplasie, Ventrikelseptum-defekt und Anomalien des Truncus; sie be-grenzen die Lebenserwartung oft deutlich. An den Extremitäten beobachtet man konisch zu-laufende Finger, Syndaktylien, Hexadaktylie, Knick-Senk-Füße, Hammerzehe und Ge-lenkkontrakturen. Selten kommen Pylorusste-nose, Inquinalhernien oder endokrine Störun-gen vor, häufiger Thrombocytopenie bzw. Pan-cytopenie (Beziehung zum Hermansky-Pudlak-Syndrom). Geistige Behinderung ist unterschiedlich ausgeprägt, meist als mäßig oder schwer einzustufen; betroffen sind neben ko-gnitiven vor allem sprachliche Fähigkeiten. Psy-chotische Erkrankungen kommen vor. Detail-lierte Untersuchungen, auch zu strukturellen Veränderungen am Gehirn, sind allerdings noch selten; Ventrikelerweiterung und Hydroce-phalus wurden beschrieben.

Das Syndrom tritt meist sporadisch auf, gelegentlich bei Translokationen, Inversionen oder Ringchromosombildung. Im Bereich der Deletion befindet sich eine folatsensitive fragile Stelle (FRA11B), die Beziehung zum Protooncogen CBL2 mit Repeatexpansion hat. Obwohl Symptome bestimmten Genen zugeordnet werden können, die auf diesem Chromsomenabschnitt bereits bekannt sind, ist ein sicheres Kandidatengen bisher nicht nachgewiesen.

18p-Syndrom

Die Deletion am kurzen Arm des Chromosoms Nr. 18 wurde 1963 von de Grouchy et al. beschrieben und ist durch mehr als 100 Fälle dokumentiert; dabei wird die Variabilität des Phänotyps deutlich.

Hauptsymptome sind leichter bis mäßiger Wachstumsrückstand, Hypotonie, geistige Behinderung und Mikrozephalie. Im runden Gesicht fallen Ptose, Epikanthus, niedrige Nasenwurzel, Hypertelorismus, großer Mund mit abwärts gezogenen Mundwinkeln und Mikrogenie auf; die Ohren sind groß und zeigen Strukturanomalien. Gelegentlich werden beobachtet: Fehlen oder Verminderung von Immunglobulin A, Fehlbildung des Gehirns (Holoprosenzephalie), Alopezie, verminderte Pigmentation der Haut, Katarakt, Strabismus, Pterygium, breiter Brustkorb, Pectus excavatum, Kyphoskoliose, Klinodaktylie V, Vierfingerfurche, Cubitus valgus, Leistenhernie, Hüftluxation, Klumpfuß, rheumatische Beschwerden. IQ-Werte sind mit 25 bis 75 (Mittel 45 bis 50) angegeben; man findet eine deutliche Diskrepanz zwischen sprachlichen Fähigkeiten und motorischen Funktionen; viele Kinder sprechen vor dem Alter von neun Jahren kaum einige Sätze. Unruhe, Konzentrationsschwäche, emotionale Labilität, und Furcht vor Fremden verursachen häufig Verhaltensprobleme. Einzelförderung bzw. Erziehung in kleinen Gruppen wird nötig. Die Lebenserwartung ist offenbar nur bei den Kindern beeinträchtigt, die eine Hirnfehlbildung haben; vielfach kann eine relativ gute soziale Integration erreicht werden.

Das Syndrom kommt auch mit Ringchromosom 18 vor, gelegentlich als Folge von Translokationen (bei den Eltern dann in balancierter Form). Mädchen sind häufiger betroffen als Knaben (60 : 40); das mittlere Alter der Väter und Mütter ist vermehrt. Einmal wurde Nachkommenschaft eines Symptomträgers beobachtet mit Betroffensein des Kindes (Risiko 50 %).

18q-Syndrom

Dieses 1964 von de Grouchy et al. erstmals beschriebene Syndrom ist seltener als die Deletion des kurzen Arms von Chromosom Nr. 18. Man beobachtet Minderwuchs, geistige Behinderung, Hypotonie mit Koordinationsstörung, Nystagmus und Schalleitungsschwerhörigkeit. Die kraniofaziale Dysmorphie ist gekennzeichnet durch Mikrozephalie, Hypoplasie des Mittelgesichts, tiefsitzende Ohren, Karpfenmund und schmalen Gaumen; die Ohren haben prominenten Anthelix und Antitragus, enge oder atretische Gehörgänge. Ferner kommen lange Hände mit schlanken Fingern, kurzer Metacarpus I mit proximal disloziertem Daumen, Hautleistenveränderungen, Dislokation von Zehen und Klumpfuß vor. Über Akromion und Knöchel findet man deutliche Hautgrübchen. Neben Herzfehlern treten manchmal Anomalien an Augen und Ohren, auch Lippen-Kiefer-Gaumenspalten, zusätzliche Rippen, Nierenanomalien, Ekzem und Immunveränderungen auf (Fehlen von IgA).

Die geistige Behinderung ist mäßig (IQ zwischen 40 und 85); zusammen mit Wachstumsrückstand, Seh- und Hörbehinderung entsteht aber meist eine schwere Beeinträchtigung. Verhaltensauffälligkeiten äußern sich in aggressivreizbarem und autistischem Wesen. Einige Patienten aber sind relativ wenig behindert.

Syndrome des Chromosoms Nr. 9

Das Chromosom Nr. 9 gehört zu den größeren Chromosomen, verschiedene Genorte sind bereits lokalisiert. Eine Trisomie ist offensichtlich nur dann mit Lebensfähigkeit vereinbar, wenn sie als Mosaik mit normalen Zellen auftritt; daneben sind Duplikationen des kurzen Armes (partielle Trisomie) und Deletionen (Stückverlust) beschrieben. Sie führen zu Wachstumsverzögerung, geistiger Behinderung und craniofazialer Dysmorphie, oft auch zu Skelettveränderungen.

Beim *Trisomie 9-Mosaik* beginnt die Wachstumsretardierung schon pränatal, die Lebenserwartung ist deutlich vermindert. Man beobachtet flache, schmale Stirn, kurze, schrägstehende Lidachsen, tiefliegende Augen, dysplastische Ohren, vorspringende Nasenwurzel, betonte Nasenspitze, schlitzförmige Nasenlöcher, ausgeprägte Oberlippe, kleinen Unterkiefer. Ziemlich charakteristisch sind Gelenkveränderungen mit Kontrakturen in Ellenbogen, Fingern, Hüften, Knien und Füßen, Verbiegung der Wirbelsäule und schmaler Brustkorb, Unterentwicklung von Kreuzbein, Darmbein und Schambein sowie verkürzte Zehen. Häufig sind Herzfehler, Nieren- und Genitalanomalien. Störungen der Hirnentwicklung äußern sich in Mikrozephalie, Ventrikelerweiterung, Balkenagenesie, Agyrie, Dandy-Walker-Syndrom, Opticusaplasie und Mikrophthalmie. Lippen-Kiefer-Gaumenspalte, Lungensegmentierungsstörungen, Proliferation von Gallengängen und Darm-Fehlrotation wurden beobachtet, auch punktförmige Verkalkungen im Knorpel. Vom Anteil trisomer Zellen am Mosaik hängt es ab, wie schwer ausgeprägt das Syndrom ist.

Bei der *Trisomie 9p* ist meist der gesamte kurze Arm dupliziert (9pter/p12 bis 9p13). Wird auch der lange Arm einbezogen (bis 9q31 oder 32) ähnelt das Erscheinungsbild dem Trisomie 9-Mosaik. Ist nur die distale Hälfte des kurzen Arms verdoppelt, kann die Prognose günstiger sein. Eine Wachstumsretardierung wird allmählich bemerkt, die sprachliche und geistige Entwicklung verläuft langsam. Ausdruck der craniofazialen Dysmorphie sind Mikrozephalie, nach unten geneigte Lidachsen, breite Nasenwurzel, dysplastische Ohren, prominente Nasenwurzel, nach unten gezogene Mundwinkel. Knochenveränderungen treten häufig auf mit kurzen Fingern und Zehen, gering ausgebildeten Nägeln bei kurzen Endgliedern, Klindaktylie. Eine Kyphoskoliose entsteht im zweiten Lebensjahrzehnt. Die Schultermuskeln sind unterentwickelt, Hautgrübchen über dem Schulterblatt deutlich ausgeprägt. Im Röntgenbild beobachtet man fehlende Verknöcherung des Schambeins und Pseudoepiphysen an den Mittelhandknochen, verzögerten Naht- und Fontanellenschluß des Schädels. Gelegentlich finden sich Mikrogenie, Syndaktylien, Herzfehler, Lippen-Kiefer-Gaumenspalte, Hydrocephalus, Nieren- und Genitalanomalien.

Beim *9p-Syndrom* ist der terminale Abschnitt zu Verlust gegangen (p22 oder p21), meist als Neu-

mutation. Bei Trigono-Brachycephalie beobachtet man schmale Stirn, Synophrys, schräge Lidspalten, Telekanthus, Exophthalmus, Epikanthus, breite, eingesunkene Nasenwurzel, nach oben stehende Nasenlöcher, langes Philtrum, hohen Gaumen, kleines Kinn sowie dysplastische Ohren. Ferner sind weiter Mamillenabstand, Hernien und Skoliose, hypoplastische Labien, Klitorishypertrophie, Kryptorchismus und Hypospadie zu finden. Das Wachstum ist normal, mitunter leicht verzögert. Störung der Hirnentwicklung führt zu Muskelhypotonie, Anfällen und geistiger Behinderung. Gelegentlich treten Lippen-Kiefer-Gaumenspalte, Zwerchfellhernie, Hydronephrose und weitere Nierenanomalien, Wirbelfehlbildungen, Hexadaktylie und andere Extremitätenveränderungen auf. Wieder hängt es vom Ausmaß der Deletion ab, welche Entwicklungsmöglichkeiten bestehen.

Syndrome des Chromosoms Nr. 22

Die kleinen akrozentrischen Chromosomen Nr. 21 und 22 tragen eine Reihe wichtiger Gene. Trisomie 22 wird mit einer Häufigkeit von 8 bis 12 % bei Spontanaborten gefunden; bei überlebenden Kindern ist sie selten und führt zu schweren Fehlbildungen. Ihr Vorkommen als Mosaik, in Translokationen oder bei partieller Tetrasomie kann zu einem variablen Fehlbildungssyndrom führen.

Das Katzenaugensyndrom, 1965 von Schmid und Fraccaro beschrieben, ist Folge einer partiellen Tetrasomie 22 (pter-q11) bzw. eines überzähligen isodizentrischen Chromosoms 22. Bei unterschiedlich stark ausgeprägter Verzögerung der psychomotorischen und geistigen Entwicklung wird ein recht variables Erscheinungsbild beobachtet. Charakteristisch sind Iriskolobom (Spaltbildung der Regenbogenhaut das Auges), Analatresie, Herzfehler, Nierenanomalien sowie kraniofaziale Dysmorphie mit nach unten geneigten Lidachsen, breitem Augenabstand, gelegentlich Mikrophthalmie und Strabismus, Ohrfehlbildungen. Oft ist die körperliche Entwicklung verzögert. Neben sporadischem Vorkommen kann das Chromosom von leicht betroffenen Eltern weitergegeben sein.

In den letzten Jahren sind die Deletionen am Chromosom 22 intensiv untersucht worden, auch mit molekulargenetischen Methoden. Seit längerem ist bekannt, daß bestimmte Abschnitte eine wichtige Rolle beim Entstehen von Leukämien und Tumoren spielen, andererseits hat sich gezeigt, daß eine Deletion im Bereich von 22q11.2 zu verschiedenen Fehlbildungssyndromen führt. Diese werden nach dem Vorschlag von Burn et al. (1993) als CATCH 22 zusammengefaßt (*c*ardiac, *a*bnormal facies, *t*hymic hypoplasia, *c*left palate, *h*ypocalcemia). Der Phänotyp ist variabel, was mit der unterschiedlichen Ausdehnung der Deletion bzw. mit Punktmutationen im Bereich der dort lokalisierten Gene zusammenhängt. Das DiGeorge-Syndrom wurde 1965 beschrieben, eine Deletion am Chromosom 22 von de la Chapelle (1981) nachgewiesen. Hauptsymptom ist die Thymushypoplasie bzw. -agenesie, was einen Immundefekt mit Fehlen der dort gebildeten T-Zellen zur Folge hat (Störung der Infektabwehr). Zusätzlich sind die Nebenschilddrüsen betroffen, wird die Regulation des Calciumstoffwechsels beeinträchtigt. Da es sich um einen Entwicklungsfelddefekt handelt, werden auch andere Organe, die aus der 3. und 4. Schlundtasche bzw. dem 4. Kiemenbogen gebildet sind, in Mitleidenschaft gezogen. So kommen nicht selten Herzfehler (unterbrochener Aortenbogen, hypoplastische Aorta, Truncus arteriosus communis u. a.) sowie eine kraniofaziale Dysmorphie vor (kurze Lidspalten, Hypertelorismus, breite Nasenwurzel, kurzes Philtrum, schmaler Mund, tiefsitzende Ohren, unterentwickeltes Kinn). Wegen Herzfehlern, Infektionsneigung und Calciumstoffwechselstörung kommt es oft frühzeitig zum Tod. Die Deletion kann dominant weitergegeben sein, wobei dann bei Eltern gering ausgeprägte Symptome vorkommen. Das männliche Geschlecht ist häufiger betroffen, ohne daß bisher »genetische Prägung« nachgewiesen wurde. Ein DiGeorge-Syndrom kann auch durch exogene Faktoren verursacht sein (Diabetes, Alkohol, Vitamin A), was Tierexperimente zeigen. Andererseits spielt das Gen HOX-1.5 eine wichtige Rolle, wohl wegen einer Störung der Funktion in der Nervenleiste und im Zusammenhang mit der Ausbildung von Strukturen der Schlundtaschen.

Das Velokardiofaziale Syndrom wurde 1978 von Shprintzen et al. beschrieben. Als Ursache ist eine Deletion am Chromosom Nr. 22 nach-

gewiesen, wiederum mit einer großen Variabilität im Erscheinungsbild. Lernbehinderung wird oft, geistige Behinderung selten beobachtet. Leitsymptom ist eine Gaumenspalte (auch submukös), allerdings nicht konstant.

Herzfehler umfassen Septumdefekte, Fallotsche Tetralogie, rechts deszendierende Aorta. Bei verringertem Geburtsgewicht resultieren oft Kleinwuchs und Mikrozephalie. Die Gesichtsdysmorphie äußert sich in einer langen, schmalen Konfiguration mit kleinem Kinn, Zahnfehlstellungen, prominenter Nase mit breiter Wurzel und schmaler Spitze sowie unterentwickelten Flügeln, durch hypoplastischen Oberkiefer, Hypertelorismus, enge Lidspalten, schräge Lidachsen, dysmorphe Ohren. Ferner werden schmale Hände und Füße, dichtes Haar, hypotone Muskeln festgestellt, gelegentlich Leisten- und Nabelbrüche, Kryptorchismus. Bei schwankender Expressivität ist die Vererbung autosomal dominant. Nach genaueren Analysen von Intelligenz und Verhalten sind neben Lernbehinderung (bei 45 % IQ unter dem Durchschnitt) Teilleistungsstörungen nachzuweisen: Schwäche in Perzeption und Planen, bei Aufmerksamkeit, Sozialverhalten und Kommunikation. Im Rahmen des Catch 22 kann ein Herzfehler ganz im Vordergrund stehen (conotruncal-face-syndrome); unterschiedliche Ausprägung ist mit Punktmutationen im Bereich der Gene, die auf 22q11.2 lokalisiert sind, zu erklären. Von molekulargenetischen Untersuchungen sind weitere Ergebnisse zu erwarten, möglicherweise auch Ansätze zu therapeutischer Beeinflussung. Eine aktive Selbsthilfegruppe bietet Informationen an.

Ringchromosomen

Kommt es nach Brüchen und Deletionen zur Vereinigung von Bruchenden, können Ringchromosomen entstehen. Ihre Symptome ähneln denen von Deletions- oder Translokations-Syndromen. Die Identifizierung des betroffenen Chromosoms erfolgt durch Bandentechnik und molekulargenetische Verfahren.

3) Translokationen

Austausch von Chromosomenmaterial ereignet sich bei reziproken Translokationen oder führt zu Vereinigung von akrozentrischen Chromosomen (Robertsonsche Translokation), wobei kleine Stücke der kurzen Arme zu Verlust gehen. An komplexen Austauschvorgängen können mehrere Chromosomen beteiligt sein; immer müssen dann auch mehrere Bruchereignisse auftreten. Durch Bandenfärbung und andere Methoden ist zu erkennen, welche Anteile verschoben wurden. Bei solchen Translokationen können Stückverluste eintreten oder Duplikationen entstehen. Im allgemeinen ist dies bei balancierten Translokationen nicht der Fall, sie haben auch keine Auswirkung im Phänotyp. Nicht-balancierte Translokationen aber, vor allem nach entsprechender Segregation mit Deletionen oder Duplikationen, haben vielfältige Symptome zur Folge. Diese entsprechen dann mitunter partiellen Trisomien oder Deletionen, gelegentlich machen sich auch Positionseffekte (Einfluß auf benachbarte Gene) bemerkbar (z. B. bei Inversionen). Im Einzelfall ist schwer zu bestimmen, welche Auswirkungen eine Translokation hat, sofern die beteiligten Chromosomenabschnitte nicht genau bekannt sind. Der Vergleich mit ähnlichen Beobachtungen gibt nur gewisse Hinweise, da selten wirklich identische Verhältnisse vorliegen. Im Einzelfall ist auch immer zu prüfen, ob die Translokation bei einem Kind mit Fehlbildungs-Retardierungs-Syndrom wirklich Ursache des Phänotyps ist; dies wird unwahrscheinlich, wenn dieselbe balancierte Translokation bei einem Elternteil nachgewiesen wird, der keine Symptome hat.

Bei Inversionen wird ein bestimmter Chromosomenabschnitt nach mehreren Bruchereignissen umgedreht; es kommt zu einer Änderung in der Reihenfolge von Genen, was dann vor allem durch Positionseffekte Auswirkungen hat.

Neue zytogenetische und molekulargenetische Methoden (FISH, PCR usw.) gestatten es, auch die auf den Chromosomen lokalisierten Gene direkt oder indirekt darzustellen.

Beispielsweise umfaßt die Erbsubstanz (DNS) des Chromosoms Nr. 21 »nur« 45 Millionen Basenpaare, 1,5 % der insgesamt 3 Milliarden Basenpaare im einfachen Chromosomensatz einer menschlichen Zelle. Ein Mensch besitzt schätzungsweise 30–50 000 funktionsfähige Gene mit grob gerechnet durchschnittlich je 3000 codierenden Basenpaaren; damit ist nur 10 % der DNS für genetische Information vorgegeben, der Rest hat keine erkennbare Funktion. Nimmt man an,

daß auf eine bestimmte DNS-Menge ungefähr dieselbe Zahl von Genen kommt, dürften auf dem Chromosom 21 rund 1000 Gene liegen – davon sind noch nicht einmal knapp 30 identifiziert. Mit Hilfe der Restriktionsfragmentlängenpolymorphismen (RFLP), d. h. durch DNS-Stücke, die nach Spaltung mit speziellen Enzymen (Restriktionsendonukleasen) entstehen, können bestimmte Gene lokalisiert und somit zumindest indirekt nachgewiesen werden. Hilfreich sind auch somatische Hybridisierung und in-situ-Hybridisierung zur Lokalisation von DNS-Fragmenten (FISH); auch mit der Polymerase-Kettenreaktion (PCR) gelingt es, bei einigen monogen vererbten Störungen und Krankheiten die Genträger zuverlässig zu identifizieren (Chorea Huntington, Duchenne-Muskeldystrophie usw.). Vielfach fehlen aber noch Informationen über die Genprodukte bzw. über die Wirkungsweise von Genen bei der Gestaltung des Phänotyps in Auseinandersetzung mit Umwelteinflüssen.

4) Gonosomale Aberrationen

Anomalien von Zahl und Struktur der Geschlechtschromosomen (beim Mann XY, bei der Frau XX) führen zu Störungen bei der Entwicklung innerer und äußerer Geschlechtsorgane, haben aber auch Auswirkungen auf die Gesamtentwicklung, auf Wachstum und geistige Funktionen, können schließlich Anomalien entstehen lassen, die allerdings meist weniger ausgeprägt sind als bei autosomalen Aberrationen.

XO-Konstitution (Ullrich-Turner-Syndrom und Varianten) (Abb. 7.36)

Gonosomale Monosomie führt dazu, daß die undifferenzierten Gonaden sich zu Eierstöcken entwickeln und es zur Ausbildung weiblicher äußerer Geschlechtsmerkmale kommt; vielfach sind allerdings die Ovarien unvollkommen, nur als »streaks« vorhanden, die zu maligner Entartung neigen. Folge der gestörten Sexualentwicklung sind später Amenorrhoe und Infertilität. Das Körperwachstum ist deutlich verzögert; es resultiert Kleinwuchs bei kräftig-athletischer Konstitution, mit auffälligem Pterygium colli, Schildthorax bei weitem Mamillenabstand, Cubitus valgus. Herzfehler (vor allem Aorten-

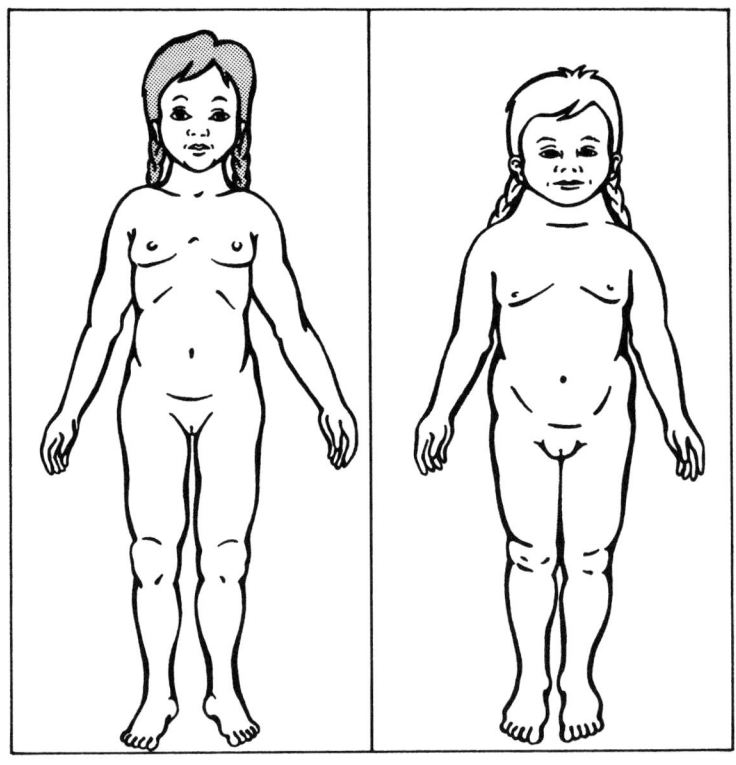

normal

Abb. 7.36: Habitus bei Ullrich-Turner-Syndrom (XO-Konstitution) im Vergleich zur Entwicklung bei normalem Chromosomensatz

isthmusstenose) und Nierenfehlbildungen kommen vor. Geistige Behinderung ist eher die Ausnahme, allerdings treten oft Lernschwierigkeiten auf wegen Wahrnehmungsstörungen und Problemen bei der visuell-motorischen Koordination (Teilleistungsschwächen). Psychosomatische und neurotische Beschwerden entstehen als Reaktion auf die körperlichen Veränderungen. Häufig findet man Varianten des XO-Karyotyps, beispielsweise Mosaike (XO/XX usw.), X-Isochromosom oder Fragmente des X-Chromosoms; gelegentlich wird auch normale Sexualentwicklung beobachtet.

XXY-Konstitution (Klinefelter-Syndrom und Varianten)

Das vorhandene Y-Chromosom bewirkt bei Entwicklung der undifferenzierten Gonade die Ausbildung von Hodengewebe; allerdings ist

später die Hormonproduktion der Keimdrüse unzureichend (hypergonadotroper Hypogonadismus). Die männlichen Geschlechtsorgane sind normal angelegt, wegen einer Tubulussklerose kommt es aber nicht zum Pubertätswachstum der Hoden, die Fertilität bleibt aus. Als somatische Merkmale beobachtet man Hochwuchs und eunuchoiden Habitus mit weiblicher Fettverteilung, mangelnder Behaarung und Gynäkomastie. Gelegentlich kommen auch Anomalien vor; wie bei Turner-Syndrom sind Veränderungen der Hautleistenmuster häufig. Die Intelligenzentwicklung ist im allgemeinen ungestört, wenn auch geistige Behinderung häufiger vorkommt als bei normalem Karyotyp. Je nach Auslese wird man andere Relationen finden: Sucht man das Klinefelter-Syndrom unter geistig Behinderten, wird dieses Merkmal bestimmend sein; wird es bei Patienten einer Infertilitätssprechstunde festgestellt, kommt Intelligenzminderung selten vor. Als psychopathologische Auffälligkeiten werden vor allem Antriebsstörungen und Zeichen der zerebralen Dysfunktion beobachtet (endokrines Psychosyndrom).

XYY-Konstitution

Männer mit einem überzähligen Y-Chromosom können in ihrem Phänotyp völlig unauffällig sein. Häufig ist lediglich das Wachstum beschleunigt. Die Vermutung, daß öfter auch Delikte und Kriminalität vorkämen, war auf einen Ausleseeffekt zurückzuführen, weil nämlich zuerst XYY-Männer in Strafanstalten beobachtet wurden, in denen Reihenuntersuchungen erfolgten. Nach Erhebungen bei Neugeborenen ist das Syndrom »normalerweise« so häufig, daß die Annahme eines »Verbrecher-Chromosoms« nicht gerechtfertigt ist.

XXX-Konstitution

Kommen bei Frauen überzählige X-Chromosomen vor, werden diese zwar entsprechend der Lyon-Hypothese inaktiviert, haben aber doch wegen der Störung des genetischen Gleichgewichts gewisse Wirkungen. Es treten verschiedene uncharakteristische Anomalien auf, ferner eine mehr oder weniger stark ausgeprägte geistige Behinderung. Fertilität kann gegeben sein, dementsprechend ist das Risiko von Chromosomenanomalien bei den Nachkommen vermehrt. Neben der XXX-Konstitution gibt es noch weitere X-Polysomien, bei denen dann die Ausprägung von Anomalien und geistiger Behinderung zunehmen. Dies gilt auch für Varianten des Klinefelter-Syndroms (XXXY, XXXXY, XXYY usw.). Häufig sind auch hier Mosaike, die eine weitere Variation des klinischen Bildes verursachen.

Eine einfache Untersuchungsmethode bei gonosomalen Aberrationen ist der Nachweis des »Barr-body« oder »F-body«: In Zellkernen (Haarwurzel, Schleimhaut) kann das (kondensiert-inaktive) X-Chromosom oder das Y-Chromosom sichtbar sein und eine gonosomale Anomalie anzeigen. So sind auch Reihenuntersuchungen ohne aufwendige zytogenetische Verfahren möglich.

Bei den meisten gonosomalen Aberrationen sind psychopathologische Symptome zu beobachten, die mit hormonellen Veränderungen als Folge der genetischen Fehlinformation, aber auch direkt mit der Chromosomenanomalie zu erklären sind: Antriebsminderung, Veränderungen im affektiv-emotionalen Verhalten, Teilleistungsstörungen und Intelligenzminderung. Das Risiko, psychiatrisch zu erkranken, ist vermehrt (Psychosen usw.).

7.2.1.6 Exogen verursachte pränatale Entwicklungsstörungen und geistige Behinderung

Verschiedene von außen einwirkende ungünstige Faktoren können trotz des Schutzes, den Gebärmutter, Plazenta, Eihäute und Amnionflüssigkeit dem sich entwickelnden Kind bieten (wobei vor allem die sog. Plazentaschranke gewissermaßen als Filter wirkt), zu einer bleibenden Schädigung und einer Entwicklungsstörung führen. In den ersten drei Monaten der Schwangerschaft, wenn sich während der Embryogenese die Organsysteme ausbilden, entstehen dann Fehlbildungen und Anomalien (Embryopathien); später im Verlauf der Gravidität, wenn die Organdifferenzierung erfolgt, kommt es zu spezifischen Organerkrankungen (Fetopathien), die wegen der anderen Abwehrlage und Reaktionsweise verschiedene tiefgreifende Störungen nach sich ziehen. Nicht selten beeinträchtigen diese pränatalen exogenen Noxen die Gesamtentwicklung und führen zur Wachstumsverzögerung (pränatale Dystrophie), so daß ein untergewichtiges Kind »small for date« geboren wird.

1) Infektionen als exogene Ursache pränataler Schädigung

Rötelnembryopathie

Die Beobachtung, daß Kinder mit angeborener Linsentrübung (Katarakt; grauer Star) in zeitlichem Zusammenhang mit einer Rötelnepidemie häufig vorgestellt wurden, verhalf dem australischen Augenarzt Gregg (1941) zur Einsicht, daß ein Zusammenhang bestehen müsse; dies ist später eindeutig bewiesen worden. Bei einer Rötelnerkrankung der Mutter kann das Virus durch die Plazenta aufs Kind übergehen, hat eine Embryopathie bzw. Fetopathie zur Folge und verursacht Störungen an mehreren Organen. Diese Entdeckung hat neue Perspektiven in der pränatalen Pathologie eröffnet; sie zeigte, welch große Bedeutung die besondere Reaktionsweise des noch ungeborenen Organismus hat. Durch zahlreiche Beobachtungen ist gesichert, daß die Infektion in der Frühschwangerschaft zu sehr viel schwereren Störungen führt, als in der Fetalzeit durchgemachte Erkrankungen, die nicht mehr Fehlbildungen, sondern Differenzierungsstörungen zur Folge haben (Enzephalitis, Hepatitis, Blut- und Knochenveränderungen usw.). Es konnte verfolgt werden, wie die Rötelnviren von der Mutter in den kindlichen Kreislauf gelangen und durch Interferenz mit Wachstumsvorgängen ihre ungünstige Wirkung entfalten, wobei die Entwicklung der Augenlinse, des Innenohrs, von Herz und Gehirn sich als besonders störbar erweist. So wird verständlich, daß bei der Rötelnembryopathie neben Linsentrübung (Sehbehinderung) auch Schwerhörigkeit bzw. Taubheit, Mikrozephalie mit geistiger Behinderung und Herzfehler (vor allem Septumdefekte) beobachtet werden (**Abb. 7.37**). Beim »erweiterten Rötelnsyndrom« (Infektion in der Fetalzeit) treten kurz nach der Geburt Hautblutungen auf (Thrombopenie), werden Leber-Milzvergrößerung und Knochenveränderungen festgestellt; durch enzephalitische Erscheinungen kommt es zu Störung von Hirnfunktionen. Kinder mit Rötelnembryopathie sind vielfach schwer mehrfachbehindert. Das Rötelnvirus hat auch die Eigenschaft, relativ lange im Organismus zu persistieren; von pränatal infizierten Kindern kann es mehrere Jahre lang ausgeschieden werden (Infektionsgefahr).

Durch rechtzeitige Impfung ist die Rötelnerkrankung der Mutter zu verhindern: Alle Mädchen, die Röteln noch nicht durchgemacht haben, sollten vor Erreichen der Geschlechtsreife geimpft werden; später ist die Impfung natürlich auch noch möglich, allerdings darf keine Schwangerschaft bestehen. Durch serologische Untersuchungen kann nachgewiesen werden, ob eine Infektion möglicherweise unbemerkt erfolgt ist; dann sind Antikörper vorhanden. Auch bei der Frage nach pränatalen Infektionen helfen serologische Untersuchungen; die medizinische Indikation für einen Schwangerschaftsabbruch nach § 218 a ist gegeben, wenn die Rötelninfektion der Mutter in der Frühschwangerschaft gesichert werden kann. Allerdings muß

auch bedacht werden, daß manchmal selbst intrauterine Erkrankungen folgenlos heilen.

Cytomegalie (CMV-Infektion)

Das Cytomegalovirus (CMV), ein zur Herpesgruppe gehörender Erreger, ist relativ weit verbreitet. Bei Erwachsenen verursacht es uncharakteristische, grippeähnliche Krankheitserscheinungen (Durchseuchungsrate 20 bis 100 %). Bei pränataler Primärinfektion (etwa 3 % der Schwangerschaften) kann es im ersten und zweiten Drittel der Gravidität beim Kind zu Enzephalitis, Hepatitis und Entzündung anderer Organe kommen, was dann bleibende Folgen hinterläßt. Es entstehen intrazerebrale Verkalkungen, Mikrozephalie und schwere geistige Behinderung. Beim Neugeborenen ist die Diagnose zu stellen, wenn bei Mikrozephalie im Röntgenbild Verkalkungsherde zu sehen sind, serologische Reaktionen (IgM) und Virusausscheidung nachgewiesen werden (auch bei CMV oft lange Zeit positiv). Blutbildveränderungen können Blutungsneigung mit intrazerebraler Hämorrhagie erklären. Später werden nicht selten auch zerebrale Anfälle beobachtet. Die Lebenserwartung ist bei schwer behinderten Kindern gering, gelegentlich dürfte eine fortschreitende Infektion die Ursache sein.

Ob CMV-Infektionen beim Entstehen geistiger Behinderung zahlenmäßig eine große Rolle spielen, ist unklar; manche Studien deuten darauf hin, allerdings ist nicht immer sicher zu unterscheiden, ob es sich um pränatale oder um postnatal erworbene Infektionen handelte; auch Zweiterkrankungen kommen vor.

HIV-Infektion

HIV-infizierte oder AIDS-kranke Mütter können das Retrovirus pränatal auf ihre Kinder übertragen. Dabei ist die Infektion von der manifesten Erkrankung nicht sicher zu unterscheiden. Später kommt es zu Störungen am Nervensystem, wo das HI-Virus offenbar spezifische Veränderungen bedingt, die Entwicklungsstörungen zur Folge haben. Daneben kommen durch opportunistische Erreger (CMV, Toxoplasmose) verursachte Krankheitssymptome vor. Seropositive Kinder können lange Zeit symptomfrei sein; sie müssen auch

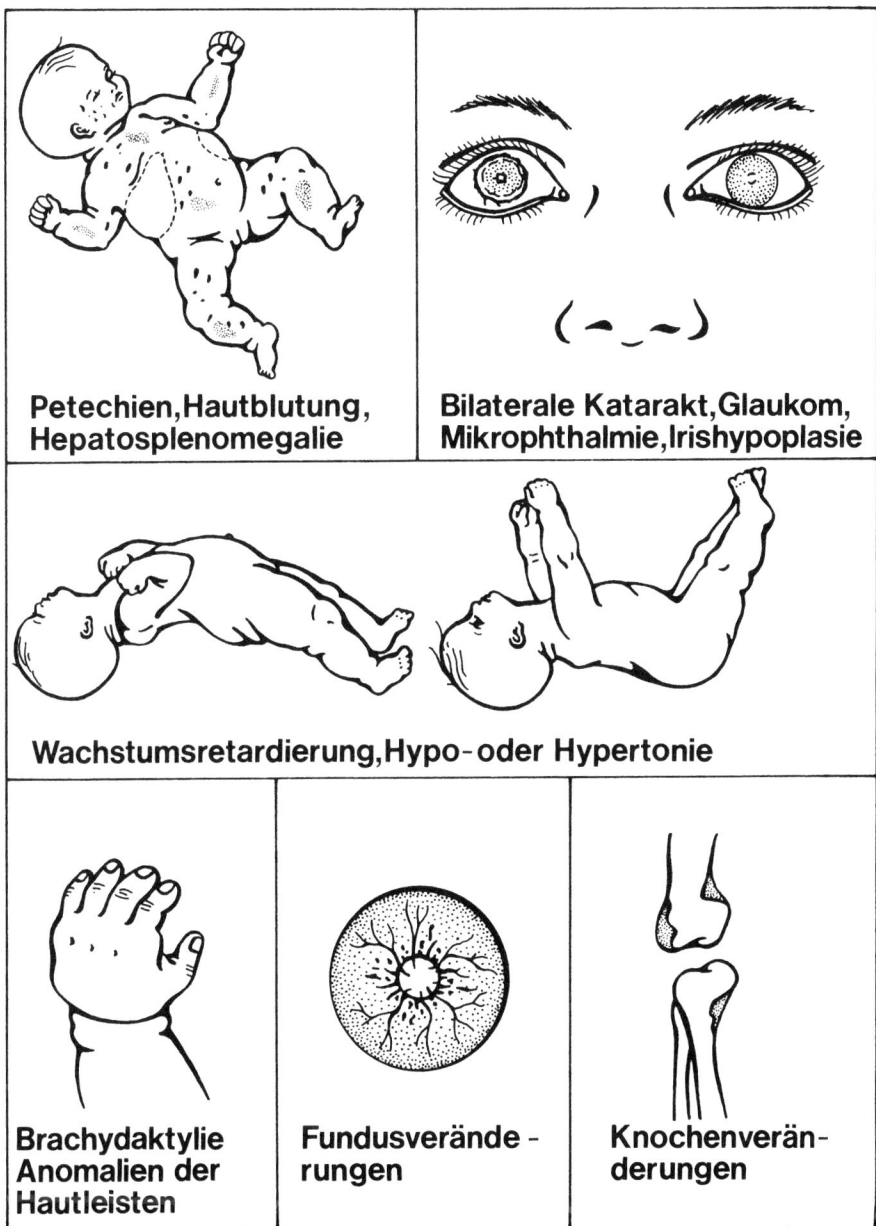

Abb. 7.37: Verschiedene Anomalien bei Rubeolen-Embryopathie (Gregg-Syndrom). Hauterscheinungen beim Neugeborenen, neurologische Symptome, Veränderungen
an den Augen und am Skelett.

nicht in besonderer Weise behandelt werden und sind unbedingt vor Diskriminierung zu schützen. Die zerebrale Erkrankung führt nach einer Inkubationszeit von zwei Monaten bis zu fünf Jahren (Mittel 18 Monate) zum Verlust bereits erworbener Fähigkeiten und Funktionen, Intelligenzminderung und fortschreitenden Bewegungsstörungen; CT-Bilder zeigen symmetrische Verkalkung der Basalganglien. Der progrediente, schicksalhafte Verlauf mit fatalem Ausgang ist bisher kaum zu beeinflussen, neue Medikamente können aber wirksam sein.

Andere Virusinfektionen

Pränatale Infektionen mit Masern, Varizellen, Mumps, Herpes simplex, Parvovirus oder Hepatitis kommen vor und können spezifische Probleme aufweisen. Im allgemeinen ist aber nicht mit einer Störung der Entwicklung des Nervensystems zu rechnen. Sicher sind jedoch heute noch nicht alle Virusinfektionen bekannt, die durch intrauterine Erkrankungen eine exogene Schädigung des Gehirns verursachen können.

Konnatale Toxoplasmose

Der Erreger Toxoplasma gondii wird von Nagetieren, auch durch Haustiere und den Genuß rohen Fleisches auf den Menschen übertragen. Beim Erwachsenen kommt es zu uncharakteristischen Krankheitserscheinungen mit Fieber und Lymphknotenschwellungen. Die Erkrankung ist offenbar relativ weit verbreitet (Durchseuchungsgrad der Bevölkerung entspricht etwa dem Lebensalter). Bei Erkrankung der Mutter während der zweiten Schwangerschaftshälfte kann der Erreger auf das Kind übergehen. Er führt zu Krankheitserscheinungen besonders am Gehirn und an den Augen (Enzephalitis, vor allem Ependymitis; Chorioretinitis), aber auch an anderen Organen.

Wegen eines entzündlich bedingten Verschlusses der Liquorwege kann schon pränatal ein Hydrozephalus entstehen. Die Entzündung schreitet nach der Geburt fort, wenn keine Behandlung erfolgt. Durch Befall des Auges kommt es zu Blindheit oder Sehbehinderung (**Abb. 7.38**); oft wird später eine Mikrophthalmie (Phthisis bulbi) beobachtet.

Die Diagnose einer konnatalen Toxoplasmose ist zu vermuten, wenn Hydrozephalus und Chorioretinitis vorkommen, im Röntgenbild und Computertomogramm intrazerebrale und subependymale Verkalkungen nachgewiesen werden. Serologische Reaktionen (Sabin-Feldmann-Test) und der spezifische Nachweis von IgM-Antikörpern bestätigen den Verdacht. Behandlung mit Chemotherapeutika und Antibiotika ist nötig, das Ausmaß geistiger Behinderung wird hauptsächlich durch die Schwere der pränatalen Erkrankung bestimmt. Die Therapie von Schwangeren, bei denen eine frische Toxoplasmose nachgewiesen wird, kann Schädigung beim Kind verhindern. Für ein weiteres Kind besteht kein Wiederholungsrisiko (Immunität).

Lues (Syphilis)

Die konnatale Infektion mit der Spirochaeta palida, dem Erreger der Lues, ist heute selten, da die Penicillinbehandlung der Mutter während der Schwangerschaft verhindert, daß virulente Erreger im letzten Trimenon auf das Kind übertreten können. Bei Neugeborenen mit angeborener Lues fallen Hautveränderungen (Pemphigus) mit Blasen und Pusteln sowie grob-lamellöser Schuppung an Hand- und Fußflächen auf (infektiös); Leber und Milz sind stark vergrößert; blutiger Schnupfen und Knochenveränderungen werden beobachtet. Alle serologischen Luesreaktionen sind positiv. Durch Penicillinbehandlung ist weiteren Folgen wirksam vorzubeugen, die früher zur Hutchinson-Trias (Schwerhörigkeit, Keratitis parenchymatosa, Zahnveränderung) bzw. auch zu tertiär-syphilitischen Veränderungen am Nervensystem führten. Durch regelmäßige Schwangerenvorsorge muß dafür gesorgt werden, daß eine luetische Infektion der Mutter frühzeitig erkannt und unverzüglich behandelt wird.

2) Chemische Einflüsse auf die Entwicklung

Die Wirkung chemischer Substanzen auf Embryo und Fetus wird von verschiedenen Faktoren bestimmt: Es ist eine semipermeable Membran, die Plazentaschranke, zu überwinden; die Substanz muß in gewisser Konzentration ankommen und mit den im pränatalen Organismus ablaufenden Wachstums- und Entwicklungsvorgängen interagieren. Je nach der Empfindlichkeit bestimmter Körperregionen in

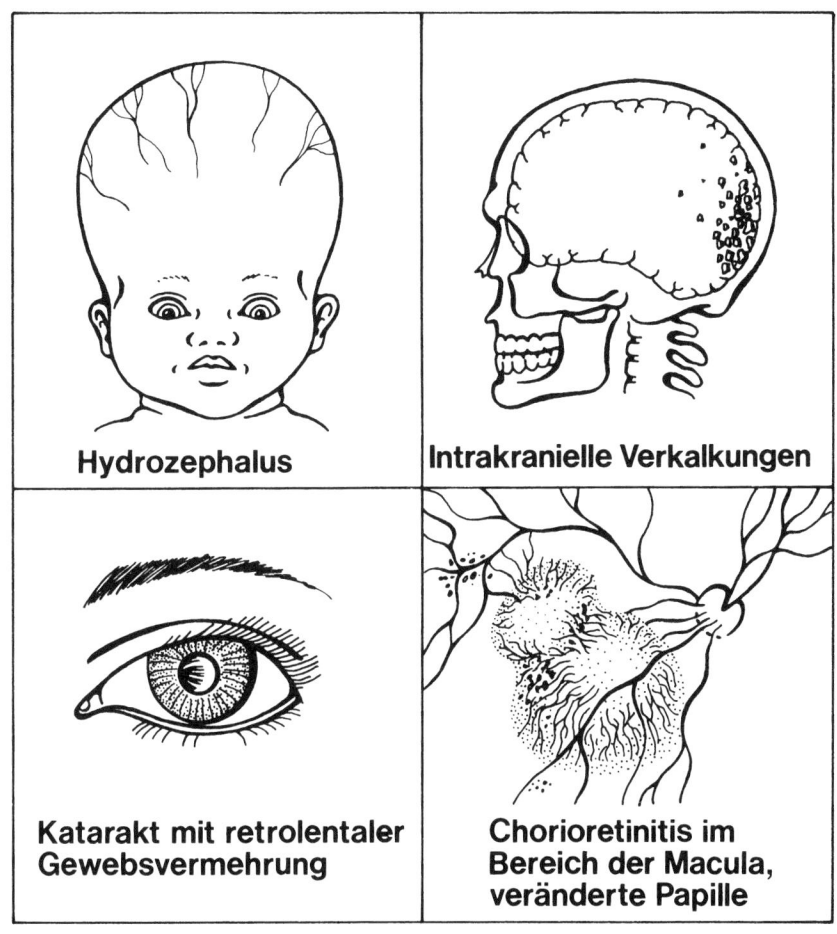

Abb. 7.38: Hydrozephalus und Augenveränderungen bei pränataler Toxoplasmose-Infektion

einer gewissen Entwicklungsphase entstehen damit recht unterschiedliche Schädigungsmuster; Regionen mit großer Wachstumstendenz sind im allgemeinen besonders anfällig für teratogene Wirkungen.

Alkohol (C₂H₅OH)

Nachdem schon im vorigen Jahrhundert immer wieder auf die nachteiligen Wirkungen des Alkohols für die Nachkommenschaft hingewiesen und das Laster der Trunksucht als Ursache von Entwicklungsstörungen bei Kindern angeschuldigt wurde, haben Beobachtungen aus Frankreich, den USA und vielen anderen Ländern bestätigt, daß Alkohol teratogen wirksam ist.

Demgegenüber ist ein mutagener Effekt nicht erwiesen; somit müssen auch weiterhin soziale Faktoren die Beobachtung erklären, daß Kinder aus Alkoholikerfamilien eine ungünstige Entwicklungsprognose haben.

Das Genuß- und Suchtmittel Alkohol kann wegen seiner Fettlöslichkeit gut von der Mutter auf das Kind übergehen; die Alkoholwerte steigen im kindlichen Organismus relativ rasch an, da es pränatal noch keine ausreichende Enzymaktivität für den Abbau gibt. Somit werden Blutspiegelwerte erreicht, die über denen der Mutter liegen und zu einer Beeinträchtigung von Wachstums- bzw. Entwicklungsvorgängen führen. Die Menge des Alkohols spielt eine gewisse Rolle; vielfach liegt eine Alkoholkrankheit bei

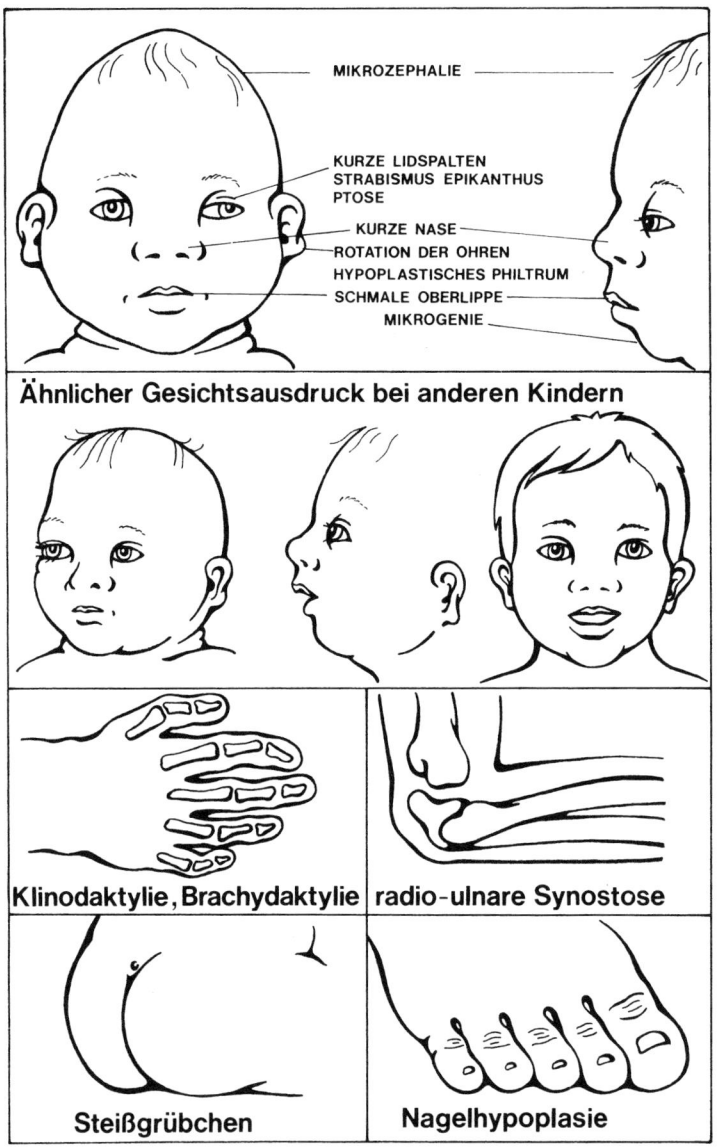

Abb: 7.39: Kraniofaziale Dysmorphie und Anomalien an den Extremitäten bei Alkoholembryopathie

der Mutter vor. Geringe Konzentrationen sind wohl unschädlich.

Betroffene Kinder kommen pränatal dystroph, für ihre Gestationsdauer zu klein und zu leicht auf die Welt; sie haben eine Mikrozephalie und verschiedene Anomalien, deren Nachweis zur klinischen Diagnose führt (**Abb. 7.39**): Kraniofaziale Dysmorphie mit schmalen, schrägste-henden Lidachsen, weitem Augenabstand, schmaler Oberlippe, fehlendem Philtrum, tief-sitzenden Ohren, radioulnarer Synostose, Ver-änderungen an den Händen (Handfurchen) und Füßen, oft auch Herzfehler. Die statomoto-rische und geistige Entwicklung verläuft lang-sam, es kommt zu Lernbehinderung und geisti-ger Behinderung, wenn auch die Prognose

nicht immer ungünstig sein muß. Verhaltensauffälligkeiten mit Hyperaktivität und Teilleistungsstörungen können allerdings Probleme
bringen. Grundlage der Funktionsminderung
sind Veränderungen am Gehirn, als Folge der
teratogenen Einwirkung des Alkohols: Manchmal wird ein Hydrozephalus beobachtet, es
können aber auch »nur« Dysgenesien entstanden sein; so wurden im Experiment vor allem Differenzierungsstörungen an Strukturen
und Zellen des Kleinhirns nachgewiesen. Das
Wachstum aller Organe ist schon pränatal langsam, so daß Minderwuchs resultiert.
Nach der klinischen Ausprägung sind verschiedene Schweregrade zu unterscheiden
(**Tab. 7.13**); dabei korrelieren die somatischen
Befunde in gewisser Weise mit der geistigen
Entwicklung. Längsschnittuntersuchungen betroffener Kinder haben gezeigt, daß bei günstigen Förderungsbedingungen gute Fortschritte
zu erzielen sind; allerdings wird meist eine normale Schullaufbahn nicht möglich sein. – Es ist

Tab. 7.13: Unterschiedliche Ausprägung der Alkoholembryopathie (nach Majewski)

Schwere Manifestation (AE III) fast alle von 28
Symptomen

Hauptsymptome
  intrauteriner und postnataler Minderwuchs
  Untergewicht
  Mikrozephalie
  geistige Behinderung
  Muskelhypotonie, Hyperexzitabilität
  kraniofaziale Dysmorphie
  innere Fehlbildungen
  weitere Anomalien

Mittlere Ausprägung (AE II)
  Gesicht leicht auffällig
  Minderwuchs, Untergewicht
  Mikrozephalie
  leichte neurologische Auffälligkeiten
  Minderbegabung
  selten innere Fehlbildungen

Milde Symptomatik (AE I)
  Fazies normal oder uncharakteristisch
  Minderwuchs, Untergewicht
  Mikrozephalie
  Teilleistungsstörungen
  (Diagnose nur bei Kenntnis der mütterlichen
  Alkoholanamnese möglich)

schwierig, genau anzugeben, welchen Anteil
die Alkohol-Embryopathie unter den Ursachen
der geistigen Behinderung hat; Schätzungen
sprechen von 10 bis 15 %. Zweifellos stellt die
Zunahme der Alkoholkrankheit bei Frauen ein
aktuelles Problem dar und macht präventive
Maßnahmen dringend erforderlich.

Teratogene Wirkung von Medikamenten

Bei kritischer Betrachtung, die für teratologische Forschung Voraussetzung sein muß,
gibt es nur wenige Medikamente, von denen
eine ungünstige Wirkung auf pränatale Entwicklungsvorgänge wirklich erwiesen ist (**Tab.
7.14**). Werden mögliche Zusammenhänge neu
vermutet, muß immer genau analysiert werden; der Wirkungsmechanismus ist vielfach
nicht einfach zu durchschauen, so daß Fehl-
schlüsse leicht möglich sind. Deshalb ist eine
ständige Kontrolle der Wirkung von Medikamenten erforderlich.
Daß Thalidomid (Contergan) teratogen ist und
besonders die Entwicklung der Extremitäten
(Dysmelie) beeinträchtigt, haben 1961 Lenz
und Wiedemann erkannt. Damit war auf eine
neue Möglichkeit vorgeburtlicher Schädigung
eindrücklich hingewiesen, wurden auch zeitliche Zusammenhänge deutlich mit »sensiblen
Perioden«.
Thalidoid führte gelegentlich auch zu Veränderungen am Nervensystem (Schwerhörigkeit,
Hirnnervenausfälle).
Als mögliche Ursache einer geistigen Behinderung kommen vor allem teratogen wirksame
Antiepileptika in Frage. Muß eine Schwangere
wegen zerebraler Anfälle behandelt werden, hat
das Kind ein vermehrtes Risiko für Fehlbildungen. Ein Verzicht auf Medikamente ist allerdings nicht möglich, da dies die Gefahr vermehrt auftretender Anfälle bedeutet, deren
Auswirkungen das Kind schädigen können.
Nach Einnahme von Phenytoin beobachtet
man Veränderungen, die der Alkoholembryopathie ähnlich sind; die Häufigkeit von Lippen-
Kiefer-Gaumenspalten ist vermehrt. Valproat-
Behandlung läßt das Risiko für Spina bifida im
Vergleich zur Normalpopulation steigen, kann
auch ein Fehlbildungssyndrom verursachen.
Wie Beobachtungen der letzten Jahre zeigen, ist
fast bei jedem der antiepileptisch wirksamen

Tab. 7.14: Teratogen wirksame Arzneimittel

Sicher teratogen	Androgene (männliche Sexualhormone)
	Antiandrogene
	Synthetische Progestagene (Vorstufen weibl. Sexualhormone)
	Stilboestrol
	Zytotoxische Substanzen
	Folsäure-Antagonisten
	Thalidomid (Contergan)
	Quecksilberverbindungen
	Alkohol
Wahrscheinlich teratogen	Antiepileptica
	Tuberculostatica
	Anti-Tumormittel
	Antikoagulantien
	Mittel gegen Malaria
	Mittel gegen Schilddrüsenüberfunktion
	Mittel zur Blutdrucksenkung
	Kortikosteroide
	Salizylate
	Cholesterin-Senker

Medikamente mit teratogener Wirkung zu rechnen, wenn auch unterschiedlich stark. Nach Möglichkeit wird deshalb die Behandlung anfallskranker Frauen so geplant, daß vor Eintritt einer Schwangerschaft am wenigsten teratogen wirksame Mittel gegeben werden.

Cumarin – ein gerinnungshemmendes Mittel zur Langzeitbehandlung – kann zu einem schweren Fehlbildungssyndrom führen. Hormone greifen in Entwicklungsvorgänge ein und haben Differenzierungsstörungen vor allem der Genitalorgane zur Folge.

Daß Rauschdrogen und Psychopharmaka auf das Kind übergehen, zeigt die klinische Beobachtung von Entzugserscheinungen bei Neugeborenen mit Übererregbarkeit oder Bewegungsstörungen, die lange Zeit anhalten können. Teratogene Organveränderungen sind selten. Sicher werden noch manche Zusammenhänge aufgedeckt; das Gebiet der »Verhaltensteratologie« wird gegenwärtig intensiv bearbeitet. Durch Einwirkung auf Neurotransmitter und ihre Rezeptoren kann es zu weitreichenden Folgen kommen, die sich allmählich bemerkbar machen.

Letzlich bleibt als präventive Konsequenz, auf Chemikalien bzw. Medikamente während der Schwangerschaft nach Möglichkeit völlig zu verzichten. Falls eine Behandlung nötig ist, um Gefahr für Mutter und Kind abzuwenden, müssen Mittel Verwendung finden, die ein möglichst geringes teratogenes Potential haben; entsprechende Prüfungen (Tierversuche) sind deshalb unumgänglich. In diesem Zusammenhang sind natürlich alle »Umweltgifte« zu berücksichtigen; viele mögliche Einflüsse dürften noch unbekannt sein, zumal vielfach mehrere Substanzen unübersichtlich zusammenwirken. Gesichert sind Hinweise auf ungünstige Wirkungen von Blei für die Hirnentwicklung (Entstehen von Verhaltensauffälligkeiten). Es besteht auch die Gefahr von Kumulation und Potenzierung: Durch gegenseitige Beeinflussung werden dann bestimmte Faktoren erst wirksam. So ist vorstellbar, daß manche Formen geistiger Behinderung, deren Ursache heute noch nicht zureichend erklärt werden kann, auf solche exogenen Faktoren zurückgeführt werden müssen. Allerdings haben verschiedene Studien, bei denen möglichst viele Einflüsse genau kontrolliert wurden, keine überzeugenden Ergebnisse bringen können, wohl auch wegen der komplexen Wechselwirkungen.

3) Strahlen, Umweltbelastung und geistige Behinderung

Bald nach Entdeckung der Röntgenstrahlen (1895) wurde beobachtet, daß diese energiereichen Wellen Wachstumsvorgänge beeinflussen.

Mutagene Wirkungen kommen durch Genänderungen zustande und zeigen sich ggf. erst nach Generationen (rezessive Mutationen); Strahlen führen zu einer Vermehrung der Spontanmutationen (normalerweise bedingt durch kosmische Strahlen), die Mutationsrate nimmt mit der Strahlenbelastung zu. Eine teratogene Wirkung von Strahlen erfordert demgegenüber deutlich höhere Dosen; dann werden Wachstumsvorgänge gestört (Zellteilung und -differenzierung), auch bei der Hirnentwicklung. Mehrfach ist Mikrozephalie nach Strahleneinwirkung dokumentiert worden, beispielsweise nach Behandlung eines Karzinoms der Mutter mit Radiumeinlagen, aber auch bei den Opfern der Atombombenkatastrophe von Hiroshima und Nagasaki, wo die Folgen in Abhängigkeit vom Explosionszentrum genau registriert sind. Immer wirkten dabei höhere Strahlendosen ein, als sie beispielsweise für eine Röntgenuntersuchung erforderlich sind (auch bei Röntgenaufnahmen der Bauchorgane).

Zusammenhänge zwischen *Umweltbelastung* und geistiger Behinderung sind, wie erwähnt, erst zu sichern, wenn genaue Zahlenangaben nach sorgfältiger Dokumentation möglichst vieler Daten über einen längeren Zeitraum statistisch analysiert werden. Es geht darum, nicht nur unmittelbare, sondern auch verzögerte Effekte zu erfassen. Voreilige Meldungen sind meist gefährlich: Eine Häufung bestimmter Anomalien kann nämlich zufällig sein; einen Zusammenhang wirklich zu sichern, ist meist recht schwierig. Beispielsweise wurde in Ungarn, wo man eine genaue Dokumentation vornehmen kann, nach der Reaktorkatastrophe von Tschernobyl keine Zunahme von Fehlbildungen oder Chromosomenaberrationen beobachtet, lediglich ein Anstieg von Frühgeburten, was mit vermehrter »Streßsituation« bei den Müttern zu erklären ist. Demgegenüber ist in Berlin eine Zunahme der Geburt von Kindern mit Down-Syndrom registriert worden. Natürlich muß wegen der möglichen Kombination und Kumulation von Schadstoffen, Strahlen, organischen und anorganischen Verbindungen oder anderen Noxen jedes Risiko soweit als möglich ausgeschaltet werden; es sind aber auf diesem Gebiet auch noch viele Untersuchungen notwendig, damit die Grundkenntnisse verbessert werden, Zusammenhänge klarer sichtbar und notwendige Konsequenzen abzuleiten sind.

7.2.1.7 Idiopathische geistige Behinderung

Bei allem Bemühen, Menschen mit geistiger Behinderung sorgfältig zu untersuchen und eine Ursache für die bei ihnen festgestellten Funktionsstörungen zu finden, gelingt es nicht immer, Ätiologie und Pathogenese zu klären. Neben noch unbekannten Fehlbildungs-Retardierungs-Syndromen, die pränatal entstanden sein müssen, gibt es offenbar manche Abweichung auf zellulärer oder molekularer Ebene, die mit den heute verfügbaren Untersuchungsmethoden nicht nachzuweisen ist. Bei der »symptomlosen«, idiopathischen geistigen Behinderung stützt sich die Diagnose auf den Nachweis der zerebralen Funktionsstörung, die zur Minderung der Intelligenzleistungen und sozialen Anpassungsfähigkeit führt. Bestimmte körperliche Symptome fehlen oder sind als sekundär entstanden zu erklären. Es dürfte sich nicht um ein einheitliches klinisches Syndrom handeln, vielmehr müssen unterschiedlichste Ursachen verantwortlich sein: Manchmal spielen genetische Faktoren eine wichtige Rolle, manchmal kommen auch psychosoziale Einflüsse in Frage, häufig werden komplexe Bedingungen gefunden. Mit verbesserten Methoden sind beispielsweise Mikrodeletionen und bisher unentdeckte Strukturveränderungen nachzuweisen, die als Ursache für die idiopathische geistige Behinderung in Frage kommen (S. 33). Es muß wieder erwähnt werden, daß noch viele Einflüsse unbekannt sind, die allein, häufiger aber wohl in Kombination, geistige Behinderung verursachen können: Varianten bestimmter Syndrome unterscheiden sich manchmal kaum von »normalen« Auffälligkeiten, es gibt Überschneidungen zwischen monogen und multifaktoriell verursachten Störungen; im Sinn der »Noxenkette« kann die Kombination (mit Addition oder Potenzierung) mehrerer ungünstiger Bedingungen erst zu einer Schädigung führen, die sonst nicht eingetreten wäre. Gerade diese Kombination von Ereignissen oder Faktoren ist nur schwer bei analysierender Betrachtung zu erkennen; Studien mit Hilfe des Optimalitätsprinzips (Prechtl) geben dafür wichtige Hinweise.

Letzlich ist zu bedenken, daß geistige Behinderung nicht immer ein »pathologischer Zustand« sein muß, daß sie vielmehr auch als »Extremvariante« auftreten kann, vergleichbar der besonders hohen Intelligenz.

7.2.2 Perinatale Komplikationen als Ursache geistiger Behinderung

Es gibt viel Spekulation über die Geburt als »gefährlichsten Lebensabschnitt«. Zweifellos ist beim Menschen wegen des relativ engen Gebärkanals mit durch die Aufrichtung des Körpers bedingten Biegungen und Krümmungen eine ungünstige Voraussetzung für den infolge der Entwicklung des Großhirns relativ dicken Kopf gegeben. Schädel und Gehirn müssen sich beim Geburtsvorgang verformen, dem Gebärkanal anpassen. Damit steigt die Gefahr von Komplikationen und Verletzungen an. Dies gilt um so mehr, wenn die Lage des Kindes von der günstigsten Position (II. Hinterhauptslage) abweicht (Lage- und Haltungsanomalien), oder andere Schwierigkeiten während der Geburt auftreten. Durch die wehenbedingte Kontraktion des Uterus kann die Blutzirkulation von Plazenta und Kind beeinträchtigt werden, besonders bei vorzeitiger Ablösung der Plazenta mit Blutungen oder bei Kompression bzw. Abknicken der Nabelschnur. Folge ist eine pränatale bzw. perinatale Asphyxie mit mangelnder Sauerstoffversorgung des Feten. Diese Hypoxie führt zu Stoffwechselveränderungen (Azidose, freie Radikale, exzitatorische Neurotransmitter usw.), Blutdruck- und Kreislaufstörung sowie Gerinnungsabweichungen, was weitere Komplikationen nach sich zieht. Die Geburt muß rasch beendet werden, weil die »Reserven« des neugeborenen Kindes begrenzt sind. Lageanomalien wie Beckenendlage oder Querlage bieten demnach von vornherein ungünstige Voraussetzungen; es ist die Durchführung einer Schnittentbindung (Sectio caesarea) zu erwägen, die auch immer in Frage kommt, wenn ein deutliches Mißverhältnis zwischen kindlichem Kopf und mütterlichem Becken gegeben ist. Die Sectio kann aber keinesfalls eine normal ablaufende Geburt ersetzen, da sie als operativer Eingriff mit einer gewissen Komplikationsrate (auch für die Mutter) verbunden ist. Für die kindliche Prognose muß unterschieden werden zwischen einer primären, d. h. von vornherein geplanten,

und einer sekundären Sectio, bei der man zunächst eine Spontangeburt erhoffte, dann aber eingreifen muß.

Durch Fortschritte bei der geburtshilflichen Überwachung von Mutter und Kind – Ultraschalluntersuchung, Kardiotokographie (CTG, Wehenschreibung und Aufzeichnen der Herzaktion des Kindes), Blutgasanalyse nach Entnahme von Blut aus der Kopfschwarte usw. – ist heute der Geburtsverlauf sehr genau zu verfolgen und zu dokumentieren. Damit sind auch Indikationen für bestimmte geburtshilfliche Maßnahmen meist eindeutig zu bestimmen. Es stehen Medikamente zur Verfügung, den Geburtsverlauf so zu beeinflussen (»programmierte Geburt«), daß möglichst günstige Voraussetzungen gegeben sind. Falls im Ablauf der Geburt Komplikationen auftreten, müssen alle Möglichkeiten der modernen Geburtshilfe verfügbar sein. Durch eine sorgfältige Schwangerschaftsüberwachung sollen alle Mütter erkannt werden, bei denen wegen bestimmter Schwierigkeiten eine besonders intensive Überwachung notwendig ist. So sind manche in einer Noxenkette evtl. wirksamen Faktoren zu vermeiden.

»Risikoschwangerschaften« werden am besten in bestimmten geburtshilflichen Zentren betreut, die über alle modernen Möglichkeiten zur Überwachung von Mutter und Kind verfügen, rasch eingreifen können und gute Verbindung mit einer neonatologischen Intensivabteilung haben (Perinatalzentrum). Ein Kinderarzt (Neonatologe) ist bei der Geburt anwesend und kann sofort die notwendige Behandlung beginnen, noch bevor das Kind auf die Intensivstation verlegt wird.

Während früher geistige Behinderung und andere zerebrale Funktionsstörungen relativ oft auf Geburtskomplikationen bezogen werden mußten (vgl. Little), haben diese Ursachen heute an Bedeutung verloren. Dies zeigen unter anderem gut belegte Statistiken aus Schweden (**Tab. 7.15**). Es gibt viele Hinweise dafür, daß mit Geburtskomplikationen eher zu rechnen ist, wenn bereits während der pränatalen Entwicklung des Kindes irgendwelche Störungen vorkamen. Im Sinn der »Noxenkette« können sich ja verschiedene nachteilige Faktoren kombinieren. Somit ist es retrospektiv oft außerordentlich schwierig, das komplexe Geschehen befriedigend zu analysieren und die Bedeutung

Tab. 7.15: Geburtstrauma und geistige Behinderung

Ursachen und Ausprägung der geistigen Behinderung (nach Hagberg et al. 1981)

Entstehungszeit	IQ 50	50–70	71–75
Pränatal	55 %	23 %	26 %
Perinatal	15 %	18 %	3 %
Postnatal	11 %	2 %	0
Psychose	1 %	2 %	0
Unbekannt	18 %	55 %	71 %

Pränatale Mortalität (1), Säuglingssterblichkeit (2), Totgeburten (3) und Vorkommen zerebraler Bewegungsstörungen (4) (nach Hagberg 1979) (Zahl pro 1000)

	1951–55	56–60	61–65	66–70	71–75
1	30,1	26,7	22,2	17,7	13,8
2	19,3	16,9	14,8	12,3	10,0
3	17,7	15,1	11,5	8,9	6,9
4	2,3	1,9	1,8	1,4	1,5

einzelner Ereignisse genau zu bestimmen. Diese Probleme werden offenkundig, wenn Haftpflichtansprüche wegen eines »Kunstfehlers in der Geburtshilfe« gestellt werden. Für die erforderlichen Maßnahmen gibt es streng gefaßte Regeln (Indikationen), die zu beachten sind; damit werden auch Kunstfehler, d. h. Verstöße gegen allgemein anerkannte Grundsätze der ärztlichen Wissenschaft, meist eindeutig definiert. Falls entsprechende Zusammenhänge vermutet werden, können Schlichtungsstellen der Landesärztekammern angerufen werden (Fachgutachten), sofern nicht sofort der Rechtsweg beschritten wird. Im Einzelfall mag eine wissenschaftlich stichhaltige Klärung überaus schwierig, ja unmöglich sein (Noxenkette).

Strukturelle Veränderungen am Gehirn, die zu Funktionsstörungen führen, können bei der Geburt durch direkte oder indirekte Gewalteinwirkung entstehen, aber auch durch Sauerstoffmangelversorgung (Hypoxie) bzw. durch metabolische Veränderungen (Enzephalopathie). Die Symptome sind beim Neugeborenen unspezifisch: Apathie, Koma, Krämpfe, Bewegungsauffälligkeiten, Atemstörungen, eine meist schwere Beeinträchtigung der Vitalfunktionen.

7.2.2.1 Das sog. Geburtstrauma

Verletzungen des Gehirns und seiner Häute – vor allem der harten Hirnhaut, selten des Schädelknochens – können entstehen, wenn es während der Geburt zu einer starken Verformung des Kopfes kommt, auch durch Zange (Forceps) oder bei Vakuumextraktion. Neben Kompression von Hirnteilen sind vor allem Blutungen zu erwarten, die sich allmählich entwickeln, besonders im empfindlichen Areal des subependymalen »Keimlagers«, subarachnoidal, epidural oder subdural im Bereich der Hirnhäute. Bei Beckenendlage oder ähnlichen Komplikationen drohen auch Verletzungen der Wirbelsäule mit geburtstraumatisch bedingtem Querschnittsyndrom. Ohne Bedeutung sind die »Geburtsgeschwulst«, das Caput succedaneum, und das Kephalhämatom, die spontan entstehen oder durch Vakuumglocke begünstigt werden; hier entsteht die Blutung außerhalb des Schädelknochens unter der Haut bzw. dem Periost. Anwendung der Sonographie zur Diagnose intrakranieller Veränderungen beim Neugeborenen und Säugling ist bei der noch offenen Fontanelle gut möglich; sie hat gezeigt, daß Blutungen relativ oft auftreten, vor allem bei Frühgeborenen im subependymalen Keimlager;

offenbar werden sie durch besondere anatomische Gegebenheiten begünstigt. Man unterscheidet verschiedene Ausprägungsgrade (I bis IV), je nach Ausdehnung und Ventrikeleinbruch. Die spätere Entwicklung der Kinder ist bei Blutungen vom Grad I und II meist nicht beeinträchtigt; treten Hämorrhagien vom Grad III und IV auf (Ventrikeleinbruch), ist häufig mit Folgen zu rechnen. Dies gilt besonders für frühgeborene Kinder, deren Gefäße recht vulnerabel sind, bei denen auch im Verlauf von Geburt bzw. Intensivbehandlung starke Blutdruckveränderungen auftreten, so daß Gefäßläsionen entstehen.

7.2.2.2 Hypoxisch-ischämische Enzephalopathie

Sauerstoffmangelsituationen können bereits vor der Geburt entstehen (s. o.); sie ereignen sich während der Geburt z. B. durch Kompression der Nabelschnur bei Beckenendlage, oder unmittelbar danach, so wegen unzureichender Atmung bei Aspiration von Fruchtwasser. Pränatal äußert sich die Hypoxie hauptsächlich in einer Veränderung der kindlichen Herzaktion, was durch Analyse des CTG zu erkennen ist (Deceleration usw.), sie führt aber auch zu Stoffwechselveränderungen, zum Auftreten einer Azidose. Mit Blutgasanalyse sind Sauerstoffspannung und CO_2-Gehalt zu bestimmen, ist auf die Stoffwechselsituation und ihre weitreichenden Folgen im Organismus zu schließen.
Eine hypoxisch-ischämische Enzephalopathie durch Sauerstoffmangelversorgung des Gehirns führt zum Untergang (Nekrosen) von Nervenzellen, letztlich sogar zum »Einschmelzen« schwer betroffener Hirnabschnitte, so daß eine multizystische Leukenzephalopathie entsteht. Ödembildung hat einen Anstieg des intrakraniellen Drucks zur Folge, was wiederum die Durchblutung beeinträchtigt und mit neuen Zirkulationsstörungen einen »Teufelskreis« einleitet. Auch eine »Kaskade« von Stoffwechselveränderungen wird durch die Hypoxie in Gang gesetzt, u. a. durch Freisetzen des exzitatiorischen Neurotransmitters Glutamin mit Calciumeinstrom in die Zelle.
Asphyktisch geborene Kinder sind blau oder extrem blaß; sie atmen nicht spontan, bewegen sich kaum und befinden sich im Kreislaufschock. Die Bewertung mit dem Apgar-Score

(**Tab. 6.2**) ist extrem niedrig (0–4). Erforderlich sind rasche Reanimationsmaßnahmen: Freimachen der Atemwege, Intubation, künstliche Beatmung, Ausgleich der Azidose, Infektionsprophylaxe usw. Die Kinder bleiben zunächst komatös und schlaff, nicht selten treten auch zerebrale Anfälle auf. Eine Hypoxie ist durch Beatmung meist rasch zu bessern; das dann trotzdem mögliche Hirnödem (bretthartе Fontanelle) bedeutet aber meist eine ungünstige Prognose und erfordert drucksenkende Maßnahmen.
Mit der Sonographie sind hypoxisch bedingte Läsionen nach einer gewissen Zeit gut zu erkennen; gelegentlich sind sie mit Blutungen kombiniert. Zuerst beobachtet man Nekrosen und Ödem, später Zysten, erweitertes Ventrikelsystem und grobe Hirnfurchen als Ausdruck der »Ödematrophie«.
Dank der Intensivbehandlungsmaßnahmen kann es auch zu einer völligen Erholung kommen. Die moderne Neonatologie hat hier große Fortschritte erzielen können; nicht nur die Mortalität, sondern auch die Morbidität wurde deutlich gesenkt. Der neurologische Befund des Neugeborenen gestattet prognostische Aussagen, auch wenn die individuelle Beurteilung schwierig ist: Beim Normalbefund sind die Aussichten eher günstig; abnorme Befunde bei »Risikokindern« werden entweder normal oder bleiben pathologisch. Ist die Behinderung eines Kindes auf hypoxisch-ischämische Enzephalopathie zurückzuführen, beobachtet man meist zerebrale Anfälle neben geistiger Behinderung; körperliche Anomalien fehlen, es kann aber sekundär zu Deformierung oder Kontrakturen kommen. Oft entsteht auch eine sekundäre Mikrozephalie. Im Sonogramm und bei der Computer- oder Magnetresonanz-Tomographie ist der Befund einer multizystischen bzw. periventrikulären Leukenzephalopathie hinweisend.

7.2.2.3 Frühgeburt

Wird ein Kind vor Ende der normalen Gestationsdauer von 40 (± 4) Schwangerschaftswochen geboren, bedeutet dies ein Risiko, da verschiedene Organe noch unreif sind. Dies gilt besonders für »untergewichtige« Frühgeborene, die sich bereits pränatal verzögert entwickelt haben (Wachstumskurven nach Lubchenko u. a.).

Dank der modernen neonatalen Intensivbehandlung ist es möglich, recht unreife Frühgeborene (Geburtsgewicht bis unter 500 g) nicht nur am Leben zu erhalten, sondern bei ihnen auch Folgeschäden zu vermeiden. Beatmung mit geeigneten Apparaten, parenterale Ernährung, Infektionsschutz und viele andere Maßnahmen sind dazu erforderlich. Während noch vor 20 Jahren die Mortalität von Kindern unter 1500 g Geburtsgewicht etwa 50% betrug, ist sie heute auf weniger als 10 bis 15% gesunken; die Morbidität hat sich dabei ebenfalls verringert, d. h. durch Intensivmaßnahmen werden keine neuen Behinderungen erzeugt. Entscheidend ist allerdings, daß die Möglichkeiten der modernen Geburtshilfe und Intensivbehandlung ausgeschöpft werden. Eine Selektion ist unmöglich und ethisch nicht zu vertreten, zumal die Prognose am Beginn nicht mit zureichender Sicherheit bestimmt werden kann. Gelegentlich treten aber im Verlauf der Intensivbehandlung Situationen auf, bei denen nach reiflicher Überlegung und Diskussion unter allen Beteiligten der Entschluß gefaßt werden kann, auf Maßnahmen zu verzichten, die nur eine begrenzte Lebensverlängerung erreichen, schwere bleibende Behinderung aber nicht vermeiden würden. – Man darf in Zukunft mit weiteren Verbesserungen rechnen, auch wenn gewisse Grenzen erreicht scheinen. So hat sich die Schnittentbindung bei sehr unreifen Frühgeborenen als günstig erwiesen, können manche Komplikationen wegen der Unreife des Kindes vermieden werden, z. B. Lungenprobleme durch Substitution von Surfactant oder Einsatz von ECMO (Extracorporale Membranoxygenierung), Kreislaufschwierigkeiten durch Prostaglandine, Niereninsuffizienz durch Dialyse usw. Besonders gefährdet sind Frühgeborene durch Hirnblutungen im Bereich des subependymalen Marklagers, die offenbar durch Blutdruckschwankungen und Kreislaufveränderungen begünstigt werden. Mit sonographischer Untersuchung sind derartige Komplikationen rasch zu erkennen und in ihren Auswirkungen zu verfolgen: Eine Ventrikelerweiterung entsteht nach Zerstörung weißer Substanz in diesem Bereich (Ausbildung einer spastischen Diplegie), ein Verschlußhydrozephalus nach Verlegung des Aquädukts.

Da bei frühgeborenen Kindern häufiger Anomalien vorkommen als bei Reifgeborenen, müssen pränatale Entwicklungsstörungen zur Frühgeburt disponieren; auch deshalb dürften die Entwicklungschancen nach Frühgeburt etwas ungünstiger sein, besonders bei intrauteriner Wachstumsstörung (SGA), die ja ihrerseits unterschiedliche Ursachen hat (Infektionen, Plazentainsuffizienz usw.). Die Prävention von Frühgeburten muß weiter verbessert werden (Behandlung von Infektionen bei der Mutter, regelmäßige Kontrollen).

7.2.2.4 Erkrankungen des Neugeborenen

Nach der Geburt muß sich das Kind an neue Lebensumstände anpassen. In verschiedenen Organen kommt es zu tiefgreifenden Umstellungen, teilweise ganz plötzlich (Lunge), teilweise auch allmählich (Enzymsysteme, »werdende Funktionen«). Besonders bei frühgeborenen oder schon intrauterin beeinträchtigten Kindern ist auf Atmung, Temperaturregulation, Infektanfälligkeit, Nahrungsverträglichkeit, Ausscheidungsfunktionen zu achten. »Sanfte Pflege« und ausreichend Kontakt zu den Eltern sind wichtig. Alle Erkrankungen haben in dieser Zeit mehr als später Auswirkungen auf den Gesamtorganismus, somit auch für das Nervensystem. Infektionen mit verschiedenen Erregern (Bakterien, Viren) können rasch zu einer Sepsis führen; dabei sind nicht selten die Hirnhäute einbezogen, entsteht eine neonatale Meningitis oder Meningoenzephalitis. Bei Atemstörungen nach Aspiration von Fruchtwasser, durch Pneumonie oder Membransyndrom (ANS) droht eine zerebrale Hypoxie und damit die hypoxisch-ischämische Enzephalopathie. Kongenitale Herzfehler können zerebrale Zirkulationsstörungen verursachen.

Die Blutgruppenunverträglichkeit, bei unterschiedlichen Blutgruppen von Mutter und Kind auftretend, kann zum Morbus haemolyticus neonatorum führen, wenn nämlich die Mutter Antikörper bildet, die auf das Kind übergehen und zum Blutzerfall (Hämolyse) führen. Der Bilirubinwert im Serum (indirekt) steigt an, es kann zum Icterus gravis (schwere Hyperbilirubinämie) kommen. Anstieg über einen Wert von 20 mg% signalisiert die Gefahr des Kernikterus, einer Schädigung von Nervenzellen im Bereich der Stammganglien, was später eine dyskinetische Bewegungsstörung zu Folge hat. Die Unverträglichkeit von Rhesus-Blutgruppen ist am häufigsten Ursache der Inkompatibilität (besonders Gruppe D); selten sind Unverträglichkeiten bei »großen« Blutgruppen (ABO-System) oder anderen Eigenschaften. Besonders gefährdet sind Kinder mit zusätzlichen Komplikationen, wie Atemstörungen oder Frühgeburt. Bedeutsam für die Pathogenese zerebraler Läsionen ist auch die Anämie, eine Folge der Hämolyse.

Berichten Eltern eines geistig behinderten Kindes von verstärkter Gelbsucht nach der Geburt als möglicher Ursache, ist immer genau zu prüfen, ob wirklich eine Blutgruppenunverträglichkeit vorlag. Auch bei unterschiedlichen Blutgruppen von Eltern und Kind kommt es nur selten (10 bis 15 %) zu einer echten Inkompatibilität. Zerebrale Schäden sind nur zu erwarten, wenn Bilirubin über die kritische Grenze ansteigt bzw. eine Kombination mit anderen Schwierigkeiten dokumentiert ist.

Bei der Rhesus-(D)-Unverträglichkeit ist durch frühzeitige Gabe eines Anti-D-Immunglobulins wirksame Vorbeugung möglich, wenn nach der Geburt eines ersten Kindes bei Rh-negativer Mutter Antikörper gebildet wurden. Beim Icterus gravis ist die Austauschtransfusion eine wirksame Behandlung. Sie bedarf aber einer strengen Indikation, da Komplikationen nicht auszuschließen sind (Kreislaufbelastung, Venenthrombosen, Infektion). Durch Phototherapie und andere konservative Maßnahmen ist vielfach schonender die Gefahr der Hyperbilirubinämie zu bannen. Das seltene Vorkommen dyskinetischer Bewegungsstörungen seit konsequenter Behandlung und Vorbeugung von Blutgruppenunverträglichkeiten hat gezeigt, daß die Maßnahmen erfolgreich waren.

Mechanisch, hypoxisch, entzündlich oder metabolisch bedingte Läsionen von zerebralen Strukturen, die bei perinatalen Komplikationen entstehen, haben eine Störung verschiedener Hirnfunktionen zur Folge, meist eine komplexe Beeinträchtigung mit bestimmten Schwerpunkten, abhängig vom »Schädigungsmuster«, das wiederum von der Ätiologie mitbestimmt wird. Wichtigen Hinweis gibt die Anamnese (Schwangerschaft, Geburt); bei der neurologischen Untersuchung sind keine somatischen Anomalien zu finden, wohl aber Zeichen der zerebralen Dysfunktion; Ausbildung einer sekundären Mikrozephalie ist häufig; Residualsyndrome sind Bewegungsstörungen, zerebrale Anfälle und geistige Behinderung. Bei der Magnetresonanztomographie werden Strukturveränderungen nachgewiesen (»Glianarben« usw.). Eine spezifische Psychopathologie ist dabei nicht zu beobachten. Sinnesstörungen, z. B. Sehbehinderung durch retrolentale Fibroplasie (Retinopathia praematurorum) oder Hörbehinderung, auch Perzeptionsstörungen oder Störungen der sensorischen Integration bringen zusätzliche Schwierigkeiten. Eine Rolle spielen schließlich psychoreaktive Auswirkungen, die durch »Risikogeburt«, veränderte Familiensituation oder gestörte Interaktionsmuster entstehen können; auch Deprivationsfolgen wegen der notwendigen Intensivbehandlung sind in diesem Zusammenhang zu bedenken.

Immer sind zahlreiche Faktoren bedeutsam, gibt es keine einfachen Zusammenhänge. Deshalb ist es auch schwierig, eindeutige Kausalbeziehungen festzustellen. Beim Bemühen um Prävention sollte man versuchen, nach genauer Analyse verantwortliche Faktoren möglichst gut zu definieren, um sie wirksam zu beeinflussen. Frühförderung eines »Risikokindes« muß unverzüglich eingeleitet werden, wenn eine Behinderung feststeht oder zu vermuten ist. Dabei sind Hilfen nicht nur fürs Kind, sondern für die gesamte Familie erforderlich.

Die Entwicklung betroffener Kinder kann sehr unterschiedlich sein: Schwere Folgen führen zu Mehrfachbehinderung mit Mikrozephalie, zerebralen Anfällen, Bewegungsstörung, geistiger Behinderung und allgemeiner Wachstumsretardierung, nicht selten auch zu verschiedenen somatischen Problemen (Hydrozephalus, bronchopulmonale Dysplasie). Leichte Folgen äußern sich möglicherweise »nur« in Teilleistungsschwächen und Verhaltensauffälligkeiten, wie sie bei zerebraler Dysfunktion beobachtet werden. Auch hier sind psychosoziale Faktoren bedeutsam: Ungünstige Bedingungen können leichte Störungen verstärken; günstige Voraussetzungen erleichtern es dem Kind, mit seinen Schwächen umzugehen, sie gewissermaßen zu kompensieren.

7.2.3 Postnatale Ursachen geistiger Behinderung

Geistige Behinderung kann Folge jeder Hirnschädigung sein, die sich im Verlauf des Lebens ereignet und die zu einer bleibenden, nicht fortschreitenden Störung zerebraler Funktionen führt. Im Verlauf der Entwicklung werden aber auch manche prä- oder perinatal entstandenen Läsionen erst deutlich, wenn nämlich Funktionen gebraucht werden, dann aber ausbleiben oder sich nur unzureichend ausbilden. Durch Vorgeschichte, Entwicklungsanamnese, Befund und Beobachtung ist zu klären, welche Ursachenkette im Einzelfall in Frage kommt.

7.2.3.1 Entzündliche Erkrankungen des Zentralnervensystems

Bei entzündlichen Erkrankungen der Hirnhäute (Meningitis), die durch Viren, Bakterien, Pilze oder andere Erreger hervorgerufen werden, kann es zu einem Übergreifen auf das Hirngewebe kommen (Meningoenzephalitis); manche Erreger befallen auch sofort das Gehirn (Enzephalitis), ohne wesentliche Entzündungsvorgänge an den Meningen zu verursachen. Das klinische Bild der akuten Erkrankung kennzeichnen Bewußtseinsstörung (Somnolenz, Koma, mitunter vorwiegend psychische/psychopathologische Symptome), Fieber, Krämpfe und Lähmungen. Liquor- und EEG-Veränderungen kommen häufig, jedoch nicht immer vor. CT und MRT lassen Ödembildung, Demyelinisierung oder Veränderungen der Blut-Hirn-Schranke erkennen. Die verantwortlichen Erreger bedingen mitunter gewisse Besonderheiten; so kommt es zu temporal lokalisierten Läsionen bei der Herpes-Enzephalitis oder zu Verkalkung der Basalganglien bei der HIV-Infektion. Immer muß versucht werden, nach Liquorpunktion durch bakteriologische, virologische und serologische Untersuchungen den Erreger zu identifizieren, damit eine gezielte Behandlung durchgeführt werden kann. Leider gelingt dies nicht immer.

Die Enzephalitis kann folgenlos heilen; dies hängt auch von der Art des Erregers und den Möglichkeiten der Behandlung ab. Mitunter entsteht ein Defektsyndrom, das von schwerer Beeinträchtigung mit geistiger Behinderung, zerebralen Bewegungsstörungen und Anfällen bis hin zu leichter Funktionseinbuße durch Lern- und Verhaltensstörungen (Teilleistungsschwächen) reicht. Eine spezifische Psychopathologie gibt es offenbar nicht, obwohl gewisse Besonderheiten in Abhängigkeit von der Lokalisation des Krankheitsprozesses vorkommen (z. B. Erethie, Dyskinesien). Ähnliche Folgen haben Enzephalopathien, die als »neuro-allergisches« Geschehen bei Infektionskrankheiten (Masern, Varizellen, Mumps usw.) oder nach Impfungen (Pertussis- oder Pockenschutzimpfung usw.) vorkommen: Entzündliche Infiltrate im Gehirn haben bleibende Läsionen zur Folge. Um einen Zusammenhang zwischen Enzephalitis bzw. Enzephalopathie und Defektsyndrom wirklich nachzuweisen, müssen die Erscheinungen der akuten Erkrankung genau analysiert werden. Durch eine gewisse Inkubationszeit muß ein zeitlicher Zusammenhang gegeben sein; die Erkrankung macht sich mit bestimmten Symptomen bemerkbar. Allein die Angabe, es sei nach einer Impfung mit fieberhafter Reaktion (normale Impfreaktion) später allmählich eine geistige Behinderung deutlich geworden, reicht nicht aus, um einen Zusammenhang zu sichern, wenn »Brückensymptome« im zeitlichen Zusammenhang fehlen.

Man muß davon ausgehen, daß Folgen einer enzephalitischen Erkrankung oder Enzephalopathie besonders schwer sind, wenn Säuglinge und Kleinkinder von der Erkrankung betroffen wurden (Ödemneigung des Gehirns, Schädigung von Entwicklungspotenzen usw.); natürlich spielen auch Ätiologie, Ausdehnung und Lokalisation des Krankheitsprozesses für die entstehenden Folgen eine wichtige Rolle, der Zeitfaktor ist aber bestimmend. Bei Infektionen mit »langsamen Viren« (SSPE, subakute Rötelnenzephalitis) bzw. mit Prionen ist ein fortschreitender Krankheitsverlauf zu beobachten.

7.2.3.2 Schädel-Hirn-Trauma

Hirnverletzungen werden durch Unfälle verursacht; am häufigsten sind heute Verkehrsunfälle, aber auch häusliche Unfallereignisse, z. B. durch Sturz, spielen gerade bei Kleinkindern eine wichtige Rolle; mitunter kommt eine Kindesmißhandlung in Frage (Schleudertrauma). Die Gewalteinwirkung auf den Schädel führt nicht nur zu umschriebenen Hirnverletzungen, sondern durch Ausbildung eines Hirnödems, das bei Kindern oft besonders rasch eintritt, zu intrakranieller Drucksteigerung mit der Gefahr von Zirkulationsstörungen, Einklemmungserscheinungen und sekundären Läsionen vor allem im Bereich des Hirnstamms (Gefahr des apallischen Syndroms).

Je nach der Lokalisation einer Verletzung sind entweder umschriebene Ausfälle zu erwarten (Lähmungen, Sprachstörung usw.) oder aber eine globale Funktionsstörung, beispielsweise auch eine geistige Behinderung. Wiederum umfassen die Ausfallserscheinungen einerseits diffuse schwere Defizite, andererseits umschriebene Werkzeugstörungen (Apraxie, Agnosie, Aphasie) und Teilleistungsschwächen bzw. Perzeptionsstörungen, Symptome des psychoorganischen Syndroms oder der zerebralen Dysfunktion.

Der Zusammenhang zwischen geistiger Behinderung und Schädel-Hirn-Verletzung wird hauptsächlich durch die Anamnese gestützt; auch ein bestimmtes Schädigungsmuster (CT- und MRT-Befund) kann dafür sprechen. Zu berücksichtigen ist, daß jene Kinder häufiger Unfälle haben, die bereits leichte Funktionsstörungen und Verhaltensauffälligkeiten zeigen; damit kann es zur Kombination kausaler Faktoren kommen.

7.2.3.3 Hirntumoren

Geschwülste des Gehirns und seiner Hüllen haben im allgemeinen umschriebene Funktionsstörungen zur Folge. Liegen sie im Bereich »stummer Regionen«, entstehen oft erst dann Symptome, wenn durch Verschluß der Liquorpassage oder wegen Ödembildung der intrakranielle Druck ansteigt (Raumforderung); durch »Massenverlagerung« kann es zu diffuser kortikaler Schädigung bzw. zu Zirkulationsstörungen in basalen Regionen kommen. Dadurch entstehen gegebenenfalls bleibende Funktionsstörungen, die später eine geistige Behinderung zur Folge haben, auch wenn der Tumor erfolgreich entfernt werden konnte. Anamnese und spezifische Ausfallserscheinungen sichern den Zusammenhang.

7.2.3.4 Hirnschädigung durch Intoxikation, Hypoxie, Stoffwechselkrisen

Nach einem Ertrinkungsunfall oder bei anderen Sauerstoffmangelzuständen entsteht eine hypoxisch-ischämische Enzephalopathie (s. o.); besonders das sich danach entwickelnde Hirn-

ödem führt zu bleibenden Folgen, sofern nicht kortikale Zellen schon durch die Sauerstoffminderversorgung geschädigt sind. Intoxikationen haben mitunter ähnliche Auswirkungen; bei der Verbrennungskrankheit können entstehende toxische Substanzen zu zerebralen Schäden führen; im Rahmen verschiedener Stoffwechselkrisen (Hypoglykämie, Ketoazidose, Hypertensionsenzephalopathie usw.) droht die Gefahr einer bleibenden Hirnschädigung, einer geistigen Behinderung als Defektsyndrom.

7.3 Geistige Behinderung und zusätzliche Störungen

7.3.1 Zerebrale Anfälle

Zerebrale Anfälle treten bei geistig behinderten Menschen häufiger auf als in der Allgemeinbevölkerung (20 bis 30 % gegenüber 0,3 bis 0,4 %). Dies hängt mit der zerebralen Läsion als gemeinsamer Ursache zusammen. Die Ausprägung epileptischer Anfälle kann wegen der geistigen Behinderung verändert sein; mitunter sind anfallsartige Symptome auch nur schwer von reaktiven oder stereotypen Verhaltensweisen abzugrenzen, vor allem psychomotorische (komplex-partielle) Anfälle. Es ist dann eine genaue Verhaltensbeobachtung, ggf. mit EEG-Langzeitableitung bzw. Doppelbildaufzeichnung erforderlich, sofern nicht schon das Routine-EEG entsprechende Hinweise gibt.

Die bei zerebralen Anfällen notwendige Diagnostik entspricht den allgemein gültigen Richtlinien. Dies gilt auch für die erforderliche Therapie mit Antikonvulsiva. Mitunter wird man allerdings bei schwer behinderten Patienten mit Anfällen, die sich nur unzureichend beeinflussen lassen, gewissermaßen einen Kompromiß schließen müssen: Besser einzelne Anfälle tolerieren, als zu starke Nebenwirkungen von Medikamenten in Kauf nehmen. Gelegentlich wird auch eine probatorische Therapie gerechtfertigt sein, wenn nicht eindeutig zu unterscheiden ist, ob bestimmte Symptome wirklich durch Anfälle bedingt sind.

Bei jeder antikonvulsiven Therapie ist eine genaue Kontrolle erforderlich; geistig behinderte Menschen können möglicherweise Nebenwirkungen nicht genau angeben, manchmal reagieren sie aber auch besonders empfindlich.

7.3.2 Zerebrale Bewegungsstörungen

Wegen der gemeinsamen Ursache (zerebrale Läsion) ist die Kombination geistiger Behinderung mit unterschiedlich ausgeprägten zerebralen Bewegungsstörungen nicht selten. Auch wenn die motorische Entwicklung bei geistiger Behinderung zunächst völlig normal verläuft, kann später deutlich werden, daß in bestimmten Situationen die Anpassungsfähigkeit begrenzt ist und Zeichen einer Dyskoordination auftreten (unzureichende Variabilität und Bewegungsökonomie). Bei zerebralen Bewegungsstörungen (Zerebralparesen, Little-Krankheit) beobachtet man aber keineswegs immer eine Beeinträchtigung auch von geistigen Fähigkeiten, besonders bei spastischer Hemiplegie oder bei dyskinetischen Störungen. Lokalisation und Ausmaß der Läsion spielen eine Rolle, aber auch die Beurteilung von Intelligenzfunktionen, wenn notwendige motorische Fähigkeiten fehlen; es sind dann spezielle Tests erforderlich, um die Leistungen wirklich zu erfassen. Die Förderung von Bewegungsfunktionen spielt wegen der engen Verbindungen zwischen Wahrnehmen, Bewegung und Persönlichkeitsentwicklung (Psychomotorik) auch bei geistig behinderten Menschen eine ganz besonders wichtige Rolle.

7.3.3 Perzeptionsstörungen

Störungen der Wahrnehmung können auf Sinnesorgane beschränkt sein (modale Perzeption); man beobachtet dann gewisse Kompensationsvorgänge, die bei einem geistig behinderten Menschen nur unzureichend gelingen. Auch deshalb stellen Mehrfachbehinderungen besondere Probleme für Therapie und Förderung. Wahrnehmungsstörungen kommen auch dadurch zustande, daß integrative Funktionen des Nervensystems beeinträchtigt sind, die für eine Verknüpfung der einzelnen Sinnesinformationen sorgen (intermodale Perzeption) bzw. für deren seriale Organisation erforderlich sind. Bei

geistiger Behinderung werden auch in diesem Bereich mehr oder weniger spezifische »Ausfälle« zu erwarten sein. Die von F. Affolter oder von J. Ayres geäußerten Vorstellungen haben großes Interesse gefunden; sie sind Ausdruck einer speziell differenzierten Sichtweise, die eine Beeinträchtigung von Wahrnehmungsfunktionen als Ursache der Behinderung ganz in den Mittelpunkt stellt. Sicher können damit auch manche Aspekte des Syndroms »geistige Behinderung« besser erklärt und geeignete Maßnahmen zur Beeinflussung bestimmter Symptome entwickelt werden. Es darf aber die umfassende Förderung des Kindes, die Bildung seiner Persönlichkeit, gegenüber einem »Funktionstraining« nicht vernachlässigt werden.

7.3.4 Demenz

Geistige Behinderung ist ein »statischer« Zustand, auch wenn sich im Verlauf der Entwicklung bestimmte Veränderungen ergeben: Besserung bei guten Förderungsmöglichkeiten und gelungener sozialer Integration, Verschlechterung bei Auftreten von Komplikationen und vorzeitigen Abbauerscheinungen. Demgegenüber führen Demenzprozesse nach einer zunächst ungestörten Entwicklung in einem bestimmten Lebensabschnitt, z. B. im Kindesalter bei der Hellerschen Demenz oder im Erwachsenenalter bei präseniler Demenz (Pick, Alzheimer), zum fortschreitenden Verlust geistiger Fähigkeiten; nicht immer wird auch hier ein morphologisches Korrelat gefunden. Endzustand kann letztlich eine geistige Behinderung sein.

7.4 Schlußbemerkung

Betrachtet man geistige Behinderung aus ätiologisch-pathogenetischer Sicht, ist das zweifellos einseitig; es sind nur bestimmte Aspekte zu beleuchten. Die Kenntnis der Ursachen ist aber wichtig, um Zusammenhänge zu verstehen, wirksame Hilfen und präventive Maßnahmen zu planen bzw. durchzuführen. Bei der Förderung des einzelnen geistig behinderten Kindes, Jugendlichen und Erwachsenen, für alle Maßnahmen der Hilfe im Rahmen von Integrations- und Normalisierungsbemühungen oder für die Selbstbestimmung spielen die Ursachen der Behinderung oft eine nur untergeordnete Rolle. Biologische Voraussetzungen dürfen aber trotzdem nicht vernachlässigt werden: Sie lassen Möglichkeiten und Grenzen erkennen, sind wichtig für eine realistische Beurteilung von Entwicklungsmöglichkeiten und Zukunftsperspektiven. Die Bemühungen, Zusammenhänge zwischen Genotyp und Phänotyp besser zu erfassen (»behavioural phenotype«) lassen in der nächsten Zeit neue Erkenntnisse erwarten (S. 35–37) und dürften praktische Auswirkungen haben, auch für die stets notwendige interdisziplinäre Kooperation.

Literatur

Aase JM (1990) Diagnostie dysmorphology. Plenum, New York

Aicardi J (1998) Diseases of the nervous system in childhood. 2nd ed. MacKeith-Press, London

Adler G, Burg G, Kunze J, Pogratz D, Schinzel A, Spranger J (Hrsg) (1996) Leiber, Die klinischen Syndrome. Syndrome, Sequenzen und Symptomenkomplexe, 8. Auflage. Urban & Schwarzenberg, München-Wien

Arima M, Suzuki Y, Yabuuchi H (ed) (1985) The developing brain and its disorders, Karger, Basel-München-Paris-London-New York-Tokyo-Sydney

Baraitser M (1982) The genetics of neurological disorders. Oxford Univ. Press, Oxford-New York-Toronto

Baraitser M, Winter RM (2001) Fehlbildungssyndrome, 2. Aufl. Huber, Bern-Göttingen

Barkovich AJ (1999) Pediatric neuroimaging, 3rd ed. Raven, New York

Baroff GS (1986) Mental retardation: Nature, cause and management, 2nd ed. Wiley & Sons, New York-London Sydney-Toronto

Batshaw ML (Hrsg) (1998) Children with disabilities. P.H. Brookes, Baltimore-London Toronto-Sydney

Benda CE (1952) Developmental disorders of mentation and cerebral palsies. Grune & Stratton, New York

Boltshauser E (1983) Degenerative Erkrankungen des Zentralnervensystems im Kindesalter. Huber, Bern-Stuttgart-Wien

Borgaonkar DS (1989) Chromosomal variation in man. A catalog of chromosomal variants and anomalies. 5th ed. Liss, New York

Bundey S (1985) Genetics and neurology. Churchill Livingstone, Edinburgh-London-Melbourne-New York

Buyse ML (Hrsg) (1990) Birth Defects Encyclopedia. Blackwell, Cambridge-Oxford

Carter CH (Hrsg) (1978) Medical aspects of mental retardation, 2nd ed. C.C. Thomas, Springfield

Cohen MM jr (1982) The child with multiple birth defects. Raven, New York

Crome L, Stern J (1972) Pathology of mental retardation. 2nd ed. Churchill Livingstone, Edinburgh-London

De Grouchy J, Turleau C (1977) Atlas des maladies chromosomiques. Expansion Scient., Paris

Drillien CM, Drummond MB (Hrsg) (1977) Neurodevelopmental problems in early childhood. Blackwell, Oxford-London-Edinburgh-Melbourne

Dupont A (1971) Mental retardation; in Kisker-Meyer-Müller (Hrsg), Psychiatrie der Gegenwart, Bd. II/2, Klinische Psychiatrie II. Springer, Berlin-Heidelberg-New York, 799–893

Dupont A (1988) Oligophrenien; in: Kisker-Lauter-Meyer-Müller-Strömgren (Hrsg), Psychiatrie der Gegenwart, 3. Auflage, Bd. 7. Springer, Berlin - Heidelberg - New York -London-Paris -Tokyo, 147–195

Dupont A, Rasmussen K (1988) Genopathien, in: Kisker-Lauter-Meyer-Müller-Strömgren (Hrsg), Psychiatrie der Gegenwart, 3. Auflage, Bd. 7. Springer, Berlin-Heidelberg-New York-London-Paris-Tokyo, 187–213

Dykens EM, Hodapp RM, Finucane BM (2000) Genetics and mental retardation syndromes. A new look at behavior and interventions. P.H. Brookes, Baltimore-London-Toronto-Sydney

Eggers Ch, Bilke O (1995) Oligophrenien und Demenzprozesse im Kindes- und Jugendalter. Thieme, Stuttgart-New York

Eggers Ch, Lempp R, Nissen G, Strunk P (1999) Kinder- und Jugendpsychiatrie, 8. Auflage. Springer, Berlin-Heidelberg-New York

Emery AEH, Rimoin DL (Hrsg) (1983) Principles and practice of medical genetics, Vol. 1 and 2. Churchill Livingstone, Edinburgh-London-Melbourne-New York

Epstein ChJ (Hrsg) (1986) The neurobiology of Down syndrome. Raven, New York

Fernandes J, Saudubray JM, Van den Berghe G (Hrsg) (2000) Inborn metabolic diseases. Springer, Berlin-Heidelberg-New York

Friede RL (1988) Developmental neuropathology, 2nd ed. Springer, Wien-New York

Galaburda MW, Christen Y (Hrsg) (1997) Normal and abnormal devolopment of the cortex. Springer, Berlin-Heidelberg-New York

Gilbert PC (1999) A–Z of syndromes and inherited disorders. Staudy Thorne, Cheltenham

Gillberg C, O'Brien G (Hrsg) (2000) Developmental disability and behaviour. Clin. Dev. Med. No. 149. MacKeith-Press, London

Gomez MR (Hrsg) (1987) Neurocutaneous diseases. Butterworths, Boston

Goodman RM, Gorlin RJ (1977) Atlas of the face in genetic disorders, 2nd ed. Mosby, St. Louis

Goodman RM, Gorlin RJ (1983) The malformed infant and child. An illustrated guide. Oxford Univ.-Press, Oxford-New York

Gordon N, McKinley I (Hrsg) (1986) Children with neurological disorders. Book 1: Neurologically handicapped children. Treatment and management. Blackwell, Oxford-London-Edinburgh-Boston-Palo Alto-Melbourne

Gorlin RJ, Hennekam RCM, Cohen MM jr (2001) Syndromes of the head and neck, 4rd ed. Oxford Univ.-Press, Oxford-New York

Graham P, Turk J, Verhulst F (1999) Child psychiatry. A developmental approach. 3rd ed. Blackwell, Oxford-New York-Tokyo

Hagberg B (1993) Rett syndrome. Clinical and biological aspects. Clinics in Developmental Medicine No. 127. MacKeith-Press, London

Hagerman RJ, Cronister A (1996) Fragile X syndrome: diagnosis, treatment and research. Johns Hopkins Univ. Press, Baltimore

Harper PS (1981) Practical genetic counselling. Wright, Bristol

Harris JC (1995) Devolopmental neuropsychiatry. Vol. I: Fundamentals; Vol. II: Assessment, diagnosis, and treatment of developmental disorders. Oxford Univ. Press, New York-Oxford

Hemmer R (1986) Der frühkindliche Hydrocephalus. Hippokrates, Stuttgart

Hensle U, Vernooij MA (2000) Einführung in die Arbeit mit Behinderten I, 3. Auflage. Quelle & Meyer, Wiebelsheim

Hoffman HJ, Epstein F (Hrsg) (1986) Disorders of the developing nervous system. Blackwell, Oxford-Edinburgh-London-Boston-Palo Alto-Melbourne

Hoffmann GF, Nyhan WL, Kahler S, Mayapatek E, Zschocke J (2001) Handbook of inherited metabolic diseases. Williams & Wilkins, Philadelphia

Holmes LB, Moser HW, Halldorsson S, Mack C, Pant SS, Matzilevich B (1972) Mental retardation. An atlas of diseases with associated physical abnormalities. MacMillan, New York-London

Iivanainen M (1985) Brain developmental disorders leading to mental retardation. Modern principles of diagnosis. C.C. Thomas, Springfield

Jacobs J (Hrsg) (1980) Mental retardation. A phenomenological approach. C.C. Thomas, Springfield

Jakab I (Hrsg) (1982) Mental retardation. Karger, Basel-München-Paris-London-New York-Sydney

Lemire RJ, Loeser JD, Leech RW, Alvord EC jr (1975) Normal and abnormal development of the human nervous system. Harper, Hagerstown

Levine MD, Carey WB, Crooker AC, Gross RT (Hrsg) (1983) Developmental-behavioral pediatrics. Saunders, Philadelphia-London-Toronto-Mexico City-Rio de Janeiro-Sydney-Tokyo

Liepmann MC (1979) Geistig behinderte Kinder und Jugendliche. Huber, Bern-Stuttgart-Wien

Löser H (1995) Alkoholembryopathie und Alkoholeffekte. Fischer, Stuttgart-New York

Majewski F (Hrsg) (1987) Die Alkohol-Embryopathie. Umwelt & Medizin, Frankfurt

Marden PM, Smith DW, McDonald MJ (1964) Congenital anomalies in the newborn infant, including minor variations. J. Pediat. 64: 357–371

Matson L, Barrett RP (Hrsg) (1982) Psychopathology in the mentally retarded. Grune & Stratton, Orlando

McHugh PR, McKusick VA (Hrsg) (1991) Genes, brain, and behavior. Raven, New York

McKusick VA (1992) Mendelian inheritance in man, 10th ed. Johns Hopkins Univ. Press, Baltimore

Menkes JH, Samat HB (Hrsg) (2000) Child Neurology, 6th ed. Lippincott Williams & Wilkins, Philadelphia - Baltimore - New York - London-Buenos Aires-Hong Kong-Sydney-Tokyo

Menolascino FJ, Egger ML (1978) Medical dimensions of mental retardation. Univ. of Nebraska Press, Lincoln-London

Menolascino FJ, Neman R, Stark JA (Hrsg) (1983) Curative aspects of mental retardation. P.H. Brookes, Baltimore-London

Michaelis R, Niemann G (2000) Entwicklungsneurologie und Neuropädiatrie. Grundlagen und diagnostische Strategien, 2. Auflage. Thieme, Stuttgart

Moore BC, Haynes JD, Laing CR (1978) Introduction to mental retardation syndromes and terminology. C.C. Thomas, Springfield

Murken JD, Stengel-Rutkowski S (Hrsg) (1987) Pränatale Diagnostik. 2. Auflage. Enke, Stuttgart

Neuhäuser G (1982) Genetische Aspekte der Behinderung. Marhold, Berlin

Neuhäuser G (Hrsg) (1986) Entwicklungsstörungen des Zentralnervensystems. Kohlhammer, Stuttgart-Berlin-Köln-Mainz

Niemitz C (Hrsg) (1987) Erbe und Umwelt. Zur Natur von Anlage und Selbstbestimmung des Menschen. Suhrkamp, Frankfurt

Norman MG, McGillivray BC, Kalousek dK, Hill A, Poskitt KJ (1995) Congenital malformations of the brain. Pathologic, embryologic, clinical, radiologic, and genetic aspects. Oxford Univ. Press, New York-Oxford

Nyhan WL, Sakati NA (1987) Diagnostic recognition of genetic disease. Philadelphia

O'Brien G (Hrsg) (2002) Behavioural Phenotypes in Clinical Practice. Clin. Dev. Med. No. 157. MacKeith-Press, London

O'Brien G, Yule W (1996) Behavioural phenotypes. Clin. Dev. Med. No. 138. MacKeith-Press, London

Opitz JM (Hrsg) (1986) The developmental field concept. Liss, New York

Opitz JM, Neri G, Reynolds JF, Spano LM (Hrsg) (1988) X-linked mental retardation 3. Liss, New York

Peiffer J (1984) Neuropathologie; in: Remmele W (Hrsg), Pathologie, Bd. 4. Springer, Berlin-Heidelberg-New York-Tokyo

Penrose LS (1963) The biology of mental defect, 3rd ed. Sidwick & Jackson, London

Pratt RTC (1967) The genetics of neurological disorders. Oxford Univ.-Press, Oxford-New York-Toronto

Propping P (1989) Psychiatrische Genetik. Springer, Berlin-Heidelberg-New York

Pueschel SM, Canning CD, Murphy A, Zausmer E (1978) Down syndrome. Growing and learning. Andrews & McMeel, Kansas City-New York-Washington

Pueschel SM, Tingey C, Rynders JE, Crooker AC, Crutcher DM (Hrsg) (1987) New perspectives on Down syndrome. P.H. Brookes, Baltimore-London

Rett A (1977) Mongolismus. Biologische, erzieherische und soziale Aspekte. Huber, Bern-Stuttgart-Wien

Rieß O, Schöls L (Hrsg) (2002) Neurogenetik. Molekulargenetische Diagnostik neurologischer und psychiatrischer Erkrankungen. 2. Auflage. Kohlhammer, Stuttgart

Rondal JA, Perera J, Nadel L (Hrsg) (1999) Down's syndrome: A review of current knowledge. Whurr, London

Rosenberg RN (1986) Neurogenetics. Principles and practice. Raven, New York

Ross AO (1967) Das Sonderkind. Problemkinder in ihrer Umgebung. Hippokrates, Stuttgart

Rutter M (Hrsg) (1984) Developmental neuropsychiatry. Heinemann, Edinburgh-London-Melbourne-New York

Salmon MA (1978) Developmental defects and syndromes. HM + TA Publ., Aylesbury

Sarimski K (2003) Entwicklungspsychologie genetischer Syndrome, 3. Aufl. Hogrefe, Göttingen

Sarimski K (2001) Kinder und Jugendliche mit geistiger Behinderung. Hogrefe, Göttingen-Bern-Toronto-Seattle

Sarnat HB (1992) Cerebral dysgenesis. Embryology and clinical expression. Oxford Univ.-Press, New York-Oxford

Schaumann B, Alter M (1976) Dermatoglyphics in medical disorders. Springer, New York-Heidelberg-Berlin

Schlack HG (Hrsg) (2000) Sozialpädiatrie. Gesundheit, Krankheit, Lebenswelten, 2. Aufl. Urban & Fischer, Stuttgart-New York

Schmid F (1987) Das Down-Syndrom. Hansen & Hansen, Münsterdorf

Schmid R (2000) Kindernetzwerk. Elternselbsthilfegruppen. Wer hilft weiter? Schmidt-Römhild, Lübeck

Schmidt MH, Voll R (1985) Intelligenzminderungen und andere Varianten der Intelligenz; in Remschmidt-Schmidt (Hrsg), Kinder- und Jugendpsychiatrie in Klinik und Praxis, Bd. II. Thieme, Stuttgart-New York 29–140

Schumacher H.-G, Fanghänel J, Persaud TV (1992) Teratologie. Fischer, Stuttgart-New York

Scriver CR, Beaudet AL, Sly WJ, Vafle D (Hrsg) (2001) The metabolic and molecular basis of inherited diseases, 8th ed. McGraw-Hill, New York

Smith DW (1981) Recognizable patterns of human deformation. Saunders, Philadelphia-London-Toronto–Mexico City-Rio de Janeiro-Sydney-Tokyo

Smith DW (1982) Recognizable patterns of human malformation, 3rd ed. Saunders, Philadelphia-London-Toronto-Mexico City-Rio de Janeiro-Sydney-Tokyo

Smith DW, Bostian KD (1964) Congenital anomalies associated with idiopathic mental retardation. J. Pediat. 65: 189–196

Smith GF, Berg JM (1976) Down's anomaly, 2nd ed. Churchill Livingstone, Edinburgh-London-New York

Spreen O (1978) Geistige Behinderung. Springer, Berlin-Heidelberg-New York

Spreen O, Tupper D, Risser A, Ruokko H, Edgell D (1984) Human developmental neuropsychology Oxford Univ.-Press, Oxford-New York

Stark JA, Menolascino FJ, Albareili M, Gray V. (Hrsg) (1987) Mental retardation and mental health. Classification, diagnosis, treatment, services. Springer, Berlin-Heidelberg-New York-London-Paris-Tokyo

Steinhausen H.-Chr (2002) Psychische Störungen bei Kindern und Jugendlichen. Lehrbuch der Kinder- und Jugendpsychiatrie, 5. Auflage. Urban & Fischer, München

Stengel-Rutkowski S, Schimanek P (1985) Chromosomale und nicht-chromosomale Dysmorphiesyndrome. Enke, Stuttgart

Storm W (1995) Das Down-Syndrom. Wiss. Verlagsges., Stuttgart

Straßburg HM, Dacheneder W, Kreß W (2002) Entwicklungsstörungen bei Kindern. Grundlagen der interdisziplinären Betreuung. 3. Auflage. Urban & Fischer, München-Jena

Swann JW, Messer A (Hrsg) (1988) Disorders of the developing nervous system. Liss, New York

Tager-Flusberg H (Hrsg) (1999) Neurodevelopmental disorders. MIT Press, Cambridge MA

Taybi H (1982) Radiologie der Syndrome. Thieme, Stuttgart-New York

Therman E (1980) Human chromosomes. Structure, behavior, effects. Springer, New York-Heidelberg-Berlin

Thom H (Hrsg) (1982) Die infantilen Zerebralparesen. Diagnose, Therapie, Rehabilitation, Prophylaxe, 2. Auflage. Thieme, Stuttgart-New York

Vinken PJ, Bruyn GW, Myrianthopoulos NC (Hrsg) (1977) Congenital malformations of the brain and skull, part I and II; in Handbook of Clinical Neurology, Vol. 30 and 31. Elsevier, Amsterdam-New York-Oxford

Vogel F, Motulsky AG (1996) Human genetics. Problems and approaches, 3rd ed. Springer, Berlin-Heidelberg-New York-London-Paris-Tokyo

Voth D, Gutjahr P, Gless P (Hrsg) (1983) Hydrocephalus im frühen Kindesalter. Enke, Stuttgart

Warkany J (1971) Congenital malformations, notes and comments. Year Book Med. Publ., Chicago

Warkany J, Lemire RJ, Cohen MM jr (1981) Mental retardation and congenital malformations of the central nervous system. Year Book Med. Publ., Chicago-London

Wiedemann HR, Kunze J (2001) Das charakteristische Syndrom. Blickdiagnose von Syndromen, 5. Auflage. Schattauer, Stuttgart-New York

Witkowski R, Prokop O, Ullrich E (1999) Lexikon der Syndrome und Fehlbildungen. Ursachen, Genetik und Risiken, 6. Auflage. Springer, Berlin

Zellweger H, Ionasescu V (1983) Genetics in neurology. Raven, New York

Aktuelle Informationen geben die Berichte über den Kongreß der International Association for the Scientific Study of Mental Deficiency bzw. Intellectual Disability (IASSMD bzw. IASSID): First Congress Montpellier 1967, Second Congress Warsaw 1970, Third Congress The Hague 1973, Fourth Congress Washington 1976, Fifth Congress Jerusalem 1979, Sixth Congress Toronto 1982, Seventh Congress New Dehli 1985, Eigth Congress Dublin 1988, Ninth Congress Brisbane 1992, Tenth Congress Helsinki 1996, Eleventh Congress Seattle 2000 (verschiedene Verlage)

Von der Bundesvereinigung Lebenshilfe für Menschen mit geistiger Behinderung wird eine Schriftenreihe herausgegeben, die verschiedene Aspekte behandelt; Einzelarbeiten findet man in in der Fachzeitschrift »Geistige Behinderung«; auch eine aktuelle Bibliographie zur geistigen Behinderung ist im Lebenshilfe-Verlag, Marburg zu erhalten

Englische Zeitschrift: Journal of Mental Deficieney Research, jetzt Intellectual Disability Research

Amerikanische Zeitschrift: American Journal on Mental Retardation

Seit 1995 werden vierteljährlich Übersichtsartikel in der Zeitschrift Mental Retardation and Developmental Disabilities Research Reviews veröffentlicht.

Als neue interdisziplinäre Gesellschaften wurden in der Bundesrepublik Deutschland gegründet:

Deutsche interdisziplinäre Gesellschaft zur Förderung der Forschung für Menschen mit geistiger Behinderung e. V. (DIFGB)

Deutsche Gesellschaft für seelische Gesundheit bei Menschen mit geistiger Behinderung e. V. (DGSGB)

C Behandlung und Rehabilitation
8. Medizinische Maßnahmen

Gerhard Neuhäuser und Hans-Christoph Steinhausen

8.1 Vorbemerkung

Eine im medizinischen Verständnis kausale Behandlung geistiger Behinderung ist nicht möglich. Trotzdem spielen ärztliche Bemühungen bei den fördernden Maßnahmen, zur Therapie spezifischer Beschwerden oder bei der Prävention und Gesundheitsfürsorge für Menschen mit geistiger Behinderung eine wichtige Rolle.

Dies ergibt sich nicht zuletzt aufgrund der jeweils gestellten Diagnose, durch Kenntnisse von der Ursache und Entstehungsgeschichte (Ätiologie und Pathogenese) der Behinderung, bei der vielfach in komplexer Weise verschiedene Funktionsstörungen miteinander verknüpft

sind (Mehrfachbehinderung). Für eine sinnvoll organisierte interdisziplinäre Betreuung kommen dem ärztlichen Bereich also wichtige Aufgaben zu. Medizinische Maßnahmen sind aber auch bei Menschen mit geistiger Behinderung nicht allein symptomatisch, an den Symptomen orientiert, sie haben vielmehr immer die besondere Situation im gegebenen Umfeld zu berücksichtigen. Dies gilt für Diagnostik wie für Therapie, die wegen der geistigen Behinderung und den damit verbundenen Änderungen im Verhalten oft von anderen Voraussetzungen ausgehen müssen. Leitlinie muß aber sein, Menschen mit geistiger Behinderung in gleicher Weise ärztlich zu betreuen, wie dies dem modernen Standard unseres Gesundheitssystems entspricht – »Normalisierung« und Selbstbestimmung im Rahmen der Integration sind als wegweisend anzusehen.

8.1.1 Gesundheit, Krankheit, Behinderung

Die von der Weltgesundheitsorganisation (WHO) gegebene Definition für Gesundheit, nämlich Freisein von körperlichen, geistigen und sozialen Beschwerden, muß als illusionär angesehen werden, läßt aber auch die Schwierigkeit erkennen, eine umfassende, allseits befriedigende Beschreibung zu erreichen. Das gilt in ähnlicher Weise für »Krankheit«, wobei vom Bundessozialgericht festgelegt wurde: »Krankheit ist ein regelwidriger Körper- oder Geisteszustand, der ärztlicher Behandlung bedarf oder zugleich oder ausschließlich Arbeitsunfähigkeit zur Folge hat«. Diese Formulierung bestimmt die Leistungsverpflichtung der Krankenkassen, die medizinisch notwendige Maßnahmen für Diagnose und Therapie zu gewährleisten haben, auch für Menschen mit geistiger Behinderung, wenn sie erkrankt sind. Die Zuständigkeit der Leistungsträger erstreckt sich ebenso auf Maßnahmen der medizinischen Rehabilitation, zu denen Physiotherapie (Krankengymnastik), Ergotherapie (Beschäftigungstherapie), Mototherapie, Logopädie, Psychotherapie und sozialpsychiatrische Maßnahmen gehören. Bei Mehrfachbehinderung besteht versicherungsrechtlich die Verpflichtung zur Kostenübernahme bezüglich aller diagnostischen, therapeutischen und rehabilitativen Maßnahmen (s. auch SGB IX).

Geistige Behinderung ist keine Krankheit. Dies zu bedenken, wird für die Planung von Interventionen wichtig: Eine an »Organdefekten« orientierte Betrachtung verhindert das rechte Verstehen der Situation des behinderten Menschen (defektologisch-reduktionistisches Modell), und eine »Medikalisierung« der Probleme kann die erforderliche, mehrdimensional orientierte Lebensperspektive bei den Hilfen erschweren oder gar verhindern. Geistige Behinderung muß als eine besondere Situation von Gesundheit angesehen werden. Treten Krankheiten auf, sind spezielle Maßnahmen erforderlich.

8.1.2 Therapeutische Aspekte

Behandlungsmaßnahmen im eigentlichen Sinn, die bestimmte Funktionsstörungen bessern oder beseitigen sollen, müssen in das Gesamtkonzept der Förderung des einzelnen Menschen mit geistiger Behinderung eingefügt sein. Ziele sind die Integration innerhalb des sozialen Systems, die Normalisierung der Lebensbedingungen und die Selbstbestimmung bezüglich der Lebensgestaltung. Um sich diesen Zielen anzunähern, ist eine vertrauensvolle Kooperation mit sachlicher Abstimmung der interdisziplinären Maßnahmen unabdingbar, orientiert an den Zielen der ICF (International Classification of Functions): Partizipation und Teilhabe.

Für alles therapeutische Handeln muß eine möglichst präzise, umfassende Diagnose die Grundlage sein. Dies wird bei Menschen mit geistiger Behinderung nicht immer gelingen. Trotzdem sollte versucht werden, die Zusammenhänge, soweit sie erkennbar sind, mit den verfügbaren diagnostischen Methoden zu klären. Die Ziele der Behandlung und Förderung sind realistisch zu formulieren; alle Maßnahmen müssen fachlich vertretbar und für den Menschen mit geistiger Behinderung sowie für seine Angehörigen zumutbar sein.

Nicht selten beobachtet man bei Eltern oder Therapeuten eine »Flucht« in verschiedene Therapieverfahren (Polypragmasie), die immer wieder angeboten werden und oft unbegründete Hoffnungen wecken. Dies ist im Prozess der Bewältigung des durch die Behinderung eines Kindes gegebenen Schicksals verständlich, zeigt aber auch, daß Aufwand und vertretbare Belastbarkeit bei Verordnungen nur unzureichend beachtet werden. Eine therapiebedingte Überbeanspruchung von Kind und Familie ist die Folge, letztlich resultiert ein eher negatives Ergebnis. Bei der Beratung muß immer sorgfältig erörtert werden, welche Maßnahmen aufgrund der gegebenen Situation, ausgehend von der Diagnose, angezeigt sind. Beim Versuch, Begründungen zu geben, sollten Spekulationen vermieden werden, wie sie leider bei manchen »alternativen« Therapieverfahren im Vordergrund stehen.

So verständlich die Suche nach immer wieder neuen Möglichkeiten einer Beeinflussung der geistigen Behinderung oder begleitender Störungen ist, so notwendig sind bei der ärztlichen Beratung und bei der Verordnung von Maßnahmen kritische Fragen nach Effizienz bzw. Effektivität. Es müssen nicht selten Prioritäten gesetzt werden, ein Förderplan sollte zunächst von »Nahzielen« ausgehen, um bei realitätsbezogener Sichtweise Überforderung und vermeidbare Belastung von Kind und Familie fernzuhalten.

Um die Wirksamkeit von Behandlungsmaßnahmen zu erfassen, ist eine sorgfältige Dokumentation der Befunde und des Verlaufs notwendig. Dann erst können kritische Analysen durchgeführt werden, die heute im Rahmen der Qualitätssicherung zunehmend gefordert werden. Dabei sind im Sinne einer »Evidence-based Medicine« viele Variablen zu berücksichtigen; denn Veränderungen im Entwicklungsverlauf entstehen nicht nur als Folge einer therapeutischen Intervention. Vielfach ist zudem zu berücksichtigen, daß Behandlungsmaßnahmen zeitlich begrenzt sein sollten und daß sie die pädagogische Förderung oder psychologische Betreuung von Kindern mit geistiger Behinderung nicht ersetzen können. Eine Rolle spielt auch die Einbeziehung von Eltern und Erziehern. Sie als »Co-Therapeuten« einzusetzen, hat sich bisweilen als problematisch erwiesen, wenn sie sich einem Erfolgszwang ausgesetzt erleben, dem sie oft nicht entsprechen können und der sich nachteilig auswirken kann. In jedem Fall sind sie gleichberechtigte Partner und damit wichtige »Spezialisten« bei der Erziehung und Förderung ihres Kindes.

8.2 Prävention

Primäre Prävention (Prophylaxe) beinhaltet die Bemühungen um Schutz vor allen Gesundheitsrisiken. Dazu gehört die humangenetische Beratung mit Abschätzen eines (Wiederholungs-)Risikos bei erblichen Krankheiten oder Störungen, bei Chromosomenanomalien oder möglichen exogenen Schädigungen (Embryopathie). Auf das Problem der Konsequenz bei eingetretener Schwangerschaft mit den ethischen Implikationen kann hier nicht eingegangen werden. Zur primären Prävention gehören auch Schutzimpfungen, die bei Kindern mit geistiger Behinderung im allgemeinen ohne

Bedenken durchgeführt werden können, sowie alle Maßnahmen der Unfallverhütung.

Eine sekundäre Prävention ist dann möglich, wenn krankhafte bzw. krankheitsfördernde Bedingungen auftreten, bei feststellbaren Risikosituationen oder ersten nachweisbaren Krankheitszeichen. Hierzu gehören alle Vorsorgeuntersuchungen, auch solche im Erwachsenenalter (Krebsvorsorge), die bei Menschen mit geistiger Behinderung keinesfalls vernachlässigt werden dürfen.

Die tertiäre Prävention hat zur Aufgabe, jene Folgen bei oder nach einer Krankheit vermeiden zu helfen, die erneutes Auftreten (Rezidiv), Verschlimmerung, Chronifizierung, auch Verlangsamung progredienter Krankheitsverläufe betreffen. Zur tertiären Prävention gehören also die Maßnahmen der Nachsorge und insbesondere der Rehabilitation.

Von den vier Fachverbänden (Bundesverband Evangelische Behindertenhilfe e. V., Bundesvereinigung Lebenshilfe für Menschen mit geistiger Behinderung e. V., Verband Katholischer Einrichtungen für lern- und geistigbehinderte Menschen e. V., Verband für Anthropologische Heilpädagogik, Sozialtherapie und Spiel e. V.) wurde 2001 eine Expertise zu bedarfsgerechten Leistungen für Menschen mit geistiger und mehrfacher Behinderung als notwendiger Beitrag zur Verbesserung ihrer Lebensqualität und zur Förderung ihrer Partizipationschancen erarbeitet. Hier sind die speziellen Bedürfnisse detailliert aufgeführt und Wege zur Verbesserung der gegenwärtigen Angebote aufgezeigt. Unter Berücksichtigung der International Classification of Functions (ICF) wird unter anderem auf die Ziele verwiesen, die anzustreben sind, um eine echte »Partizipation« für Menschen mit geistiger Behinderung zu erreichen.

8.3 Medizinische Behandlung bei speziellen Problemen

8.3.1 Geistige Behinderung und Epilepsie

Bei etwa 20–30 % der Menschen mit geistiger Behinderung kommt es zum Auftreten von cerebralen (epileptischen) Anfällen, bedingt durch die meist vorliegende Hirnfunktionsstörung, die unterschiedliche Ursachen hat. Eine gewisse Korrelation besteht zwischen dem Schweregrad der Behinderung (insbesondere bei einer Mehrfachbehinderung) und der Häufigkeit bzw. der Art von epileptischen Anfällen; die Ätiologie der Behinderung spielt ebenfalls eine Rolle (z. B. häufig Anfälle bei tuberöser Sklerose). Bei der Diagnose hilft die Ableitung eines EEG, was wegen der oft vorhandenen Unruhe schwierig sein kann. An das Auftreten von Anfällen im Schlaf bzw. eine Verstärkung vorhandener Anfallsbereitschaft beim Schlafen ist zu denken. Wichtig ist es, anfallsbedingte (iktogene) Schäden nach Möglichkeit zu verhindern und auch unbemerkt auftretende Anfälle zu verringern, da so seelisch-geistige Funktionen günstig beeinflußt werden können. Andererseits wirkt sich eine Verschlimmerung der Epilepsie nachteilig auf Verhalten und Befinden aus, kann sogar eine Zunahme der geistigen Behinderung zur Folge haben (Demenz).

Die Grundsätze der antikonvulsiven Therapie (**Tab. 8.1**) gelten auch für Menschen mit geistiger Behinderung. Man versucht, nach Möglichkeit mit einem einzigen Medikament auszukommen, dessen Dosis langsam ermittelt wird. Auf Nebenwirkungen und Begleiterscheinungen ist besonders zu achten, da diese von Menschen mit geistiger Behinderung oft nicht angegeben werden können; durch Beobachtung des Verhaltens und der Reaktionen sind sie aber meist ausreichend zu erschließen. Trotzdem kann es nicht einfach sein, genau zu differenzieren, ob bestimmte Verhaltensäußerungen anfallsbedingt, durch das Medikament verursacht oder Ausdruck einer reaktiven Störung sind. Neben der medikamentösen Therapie sollen immer auch allgemeine Maßnahmen dafür sorgen, daß eine Epilepsie bei Menschen mit gei-

Tab. 8.1: Grundsätze der Epilepsiebehandlung

Differenzierte Diagnose des Epilepsie-Syndroms nach Anfallsablauf, EEG-Befund, Verlauf und ätiologisch bedeutsamen Faktoren

Wahl des geeigneten Medikaments, erforderliche Voruntersuchungen

Langsames Ermitteln der erforderlichen Dosis (einschleichende Dosierung), regelmäßige Kontrolle der Verträglichkeit

Bei unzureichendem Erfolg Kombination von Medikamenten; dabei sind Wechselwirkungen zu beachten, auch mit anderen Pharmaka

Anfallsfreiheit ist vor allem bei Menschen mit schwerer Behinderung nicht immer zu erreichen; es sollte dann kompromißhaft eine Medikation gewählt werden, bei der das Verhalten möglichst wenig beeinflußt wird

Genaue Beobachtung des Verlaufs; Führen eines Anfallskalenders

Hinweise zur Lebensführung; gegebenenfalls verhaltentherapeutisch orientierte Maßnahmen

Beachten der psychosozialen Situation; Beratung von Angehörigen, Erziehern und Betreuern

stiger Behinderung möglichst gut kontrolliert werden kann: Gleichmäßiger Tagesablauf, ausreichender und geregelter Schlaf, Vorsicht bei ungewohnten, plötzlichen körperlichen oder seelischen Belastungen sowie Vermeiden von Alkoholkonsum, Flickerlichtexposition und intensiver Sonneneinstrahlung. Die Beratung durch einen in der Epilepsiebehandlung erfahrenen Arzt ist bedeutsam, vor allem wenn häufige Anfälle auftreten.

Der Ausschluß von sportlich angemessenen Betätigungen oder anderen Aktivitäten ist bei Menschen mit geistiger Behinderung und Epilepsie nicht grundsätzlich erforderlich. Besondere Vorsicht ist allerdings bei Geräteturnen, starker körperlicher Anstrengung und beim Schwimmen geboten. Die Anordung, nicht ohne Begleitung schwimmen zu dürfen, genügt nicht: Die Begleitperson muß über die Anfallsgefährdung informiert und als Rettungsschwimmer ausgebildet sein. Diesbezüglich sollten auch schulische Richtlinien dahingehend erweitert werden, daß beispielsweise beim Schwimmen Westen zu tragen sind, die den Kopf aus dem Wasser halten.

Menschen mit geistiger Behinderung sollten immer eine sogenannte Rettungskapsel bei sich haben, in der Informationen über zusätzliche Erkrankungen und deren Behandlung, also auch über Epilepsie und antikonvulsive Medikation vermerkt sind.

8.3.2 Down-Syndrom und Therapiemaßnahmen

Obwohl das Erscheinungsbild von Menschen mit Down-Syndrom recht gleichartig wirkt, zeigt sich bei näherem Kennenlernen doch bald, wie verschieden die Persönlichkeiten sind und wie unterschiedlich ihre Entwicklung verlaufen kann. Auch differenzierte Studien zur Ausbildung von Fähigkeiten und Fertigkeiten weisen darauf hin, daß es keinesfalls einheitliche Stärken und Schwächen bei Kindern und Jugendlichen mit Down-Syndrom gibt, sondern daß mit einer ausgeprägten Variation zu rechnen ist. Der Verhaltensphänotyp weist zwar gewisse Eigenheiten auf, überwiegend sind jedoch die Unterschiede nicht »syndromspezifisch«, was auf die Bedeutung von Umweltfaktoren, aber auch einer unterschiedlichen genetischen Konstitution verweist.

Die Erfahrungen der Praxis zeigen, daß bei Kindern und Jugendlichen mit Down-Syndrom besondere Maßnahmen hinsichtlich Beratung, Therapie, Erziehung, Ausbildung im allgemeinen nicht nötig sind, von bestimmten Ausnahmen abgesehen. Diese hängen vor allem mit möglichen Komplikationen zusammen, die sich aufgrund der bei Down-Syndrom vorkommenden Mehrfachbehinderung ergeben (**Tab. 8.2**).

Eine besondere Gefährdung ist durch die überzufällig häufige Korrelation mit angeborenen Herzfehlbildungen gegeben. Erfolgt keine frühzeitige Operation (vor allem bei Vorliegen eines pulmonalen Hochdrucks), steigt das Risiko des Herzversagens erheblich. Kinder mit Down-Syndrom werden heute in den Herzzentren entsprechend ihrer Bedürfnisse betreut, was sich auch günstig auf ihre Gesamtentwicklung und Aktivität auswirkt.

Manche der anderen bei Down-Syndrom vorkommenden Fehlbildungen (**Tab. 8.2**) bedürfen ebenfalls operativer Korrektur (z. B. Weghindernisse im Darm). Problematisch bezüglich der Indikationsstellung sind aber Maßnahmen der plastischen und kosmetischen Chirurgie, die etwa Mitte der 1970er Jahre propagiert wurden: Eine angeblich zu große Zunge (Makro-

glossie) begünstige die Infektanfälligkeit und erschwere die Sprachentwicklung; der »unästhetische« Anblick sei wegen der ständig heraushängenden Zunge und des damit oft verbundenen Speichelflusses abstoßend; andererseits sei es auch für die soziale Akzeptanz günstig, die »mongoloide Fazies« mit den Anomalien des Gesichts durch einen chirurgischen Eingriff zu »normalisieren«. Eine intensive Diskussion von Möglichkeiten und Ergebnissen hat dann gezeigt, wie notwendig eine differenzierte Sichtweise ist. Die Makroglossie erweist sich vor allem bei Kindern mit Down-Syndrom oft nicht als echte Vergrößerung des Zungenmuskels, sondern als Folge einer Funktionsstörung mit Muskelschlaffheit. Sie kann durch konservative Maßnahmen, zum Beispiel durch Einsetzen einer Gaumenplatte nach Castillo-Morales und verschiedene Maßnahmen der »Mundgymnastik« (orofaziale Therapie) gebessert werden. An der verzögerten Sprachentwicklung kann eine operative Maßnahme nichts ändern, es sind vielmehr geeignete logopädische Maßnahmen erforderlich. Bei kosmetisch-operativen Korrekturen im Gesicht ist ebenso Zurückhaltung geboten: Das Gesicht verändert sich im Entwicklungsverlauf, Auffälligkeiten werden oft mit dem Alter geringer. An der Gesamtsituation ist nichts zu ändern, der Gesichtsausdruck gehört auch bei Menschen mit Down-Syndrom zur Persönlichkeit. Gewisse Korrekturen sind schon auf konservativ-kosmetischem Wege möglich, zum Beispiel durch geeignete Frisur, Brille, Kleidung usw.

Verschiedene Ansätze einer vermeintlich spezifischen Therapie bei Down-Syndrom, insbesondere mit Zelltherapie, Megavitaminen oder verwandten Verfahren, haben nicht zu nachweisbaren Erfolgen geführt. Dabei bleibt unbestritten, daß in einzelnen Situationen Veränderungen beobachtet wurden. Für den wissenschaftlich begründeten Nachweis müssen jedoch bestimmte Voraussetzungen erfüllt sein. Bewertet man die vorliegenden Therapiestudien kritisch, ist kein Effekt nachzuweisen, wenn es um »spezifische Therapien« (Frischzellen, Megavitamine usw.) geht, wohl aber dann, wenn Maßnahmen der pädagogischen Frühförderung erfolgten. Diese haben insbesondere eine positive Wirkung auf die Entwicklung des Sozialverhaltens, verschiedener Fähigkeiten und Fertigkeiten.

Tab. 8.2: Bei Kindern mit Down-Syndrom häufig vorkommende Organkomplikationen und Krankheiten

Kardiale Komplikationen	*Störungen der Schilddrüsenfunktion*
A. Angeborene Herzfehler: – Endokardkissendefekt (kompletter/partieller atrioventrikulärer Kanal) – Ventrikelseptumdefekt/Atriumseptumdefekt – Ductus arteriosus apertus – Fallotsche Tetralogie	Struma Chronische lymphozytäre Thyreoiditis Hypothyreose – angeborene Hypothyreose – Wachstumsstörung der Schilddrüse im Zusammenhang mit einer generalisierten Wachstumsverzögerung
B. Pulmonalarterienhypertonie: bei Links-Rechts-Shunt sekundär durch: Chronische Atemwegsobstruktion durch hyperplastische Tonsillen und Adenoide Laryngomalazie Obstruktive Schlaf-Apnoen Vergrößerte Zunge/Hypoplasie des Mittelgesichtes Häufige Infektionen der oberen Luftwege Lungenhypoplasie Abnorme Lungengefäßmorphologie Gastro-ösophagealer Reflux	– immunpathologische Form mit Nachweis von Autoantikörpern gegen Schilddrüsengewebe – Resistenz der Trisomie-21-Zellen gegen Schilddrüsenhormone

Infektionen	*Gastrointestinale Komplikationen*	*Orthopädische Komplikationen*	*Augenärztliche Komplikationen*	*Hämatologische Komplikationen*	*Neurologisch-psychiatrische Komplikationen*
Otitis media mit Erguß Sinusitis Bronchitis Bronchopneumonie Pneumonie	Duodenalstenose/-atresie Aganglionose (Hirschsprungsche Erkrankung) Reflux-Ösophagitis/Hiatushernie Malabsorption (u. a. Vitamin A) Zöliakie	Atlanto-axiale Instabilität Hüftluxation Metatarsus primus varus mit Hallux valgus oder varus Pes planus Patella-Instabilität Skoliose Epiphyseolysis	Strabismus Nystgmus Keratoconus Katarakte Brechungsfehler Blepharitis	»Leukämoide« Reaktionen des Neugeborenen Leukämie Myelofibrose Vitamin-B$_{12}$-Malabsorption	Infantile Spasmen (BNS-Krämpfe) Alzheimersche Erkrankung Autismus Depression Anorexie

Bei Therapieempfehlungen sind immer mögliche Nebenwirkungen zu berücksichtigen. So können Frisch-, aber auch Trockenzellinjektionen zu schweren allergischen Reaktionen und Schockzuständen führen, sie bergen zudem das Risiko der Übertragung von Viren oder Prionen. Zu recht sind sie deshalb vom Bundesgesundheitsamt verboten worden. Abgesehen von den Belastungen durch Injektionen und den finanziellen Aufwendungen, die Familien gefährden können, sind derartige Behandlungsverfahren wegen der Risiken nicht zu empfehlen. Auch Bemühungen, aufgrund neuer molekulargenetischer Erkenntnisse spezifische Enzyme anzuwenden, konnten bisher nicht überzeugen (z. B. Superoxiddesmutase). Letztlich muß bedacht werden, daß die genetische Information bei Down-Syndrom von Beginn an verändert ist und es nur schwer, wenn überhaupt gelingen dürfte, durch Beeinflussung bestimmter Teilaspekte eine Veränderung zu erreichen, zumal das Syndrom nicht auf die Wirkung einzelner Gene zurückgeführt werden kann.

Bei sportlichen Aktivitäten sollte darauf geachtet werden, daß bei Menschen mit Down-Syndrom eine Bänderschwäche vorliegt, die – verbunden mit der der muskulären Hypotonie (Muskelschlaffheit) – Gelenkverrenkungen begünstigt. Besonders ist die Halswirbelsäule gefährdet, wenn eine atlanto-axiale Instabilität vorliegt; bei starker Beugung kann es zu einer Schädigung des Rückenmarks kommen, weil der »Zahn« des zweiten Halswirbels abnorm beweglich ist. Die Instabilität, die bei 12–15 % der Menschen mit Down-Syndrom vorkommen soll, kann mit einer speziellen Röntgenaufnahme nachgewiesen werden. Wenn sportliche Aktivitäten vorgesehen sind, bei denen der Hals vermehrt beansprucht wird, sollte eine derartige Untersuchung vorausgehen. Auch bei Teilnahme am Leistungssport (»special olympics«) ist es für Menschen mit Down-Syndrom wichtig, sich einer speziellen sportmedizinischen Untersuchung zu unterziehen. Dabei sollte natürlich der untersuchende Arzt mit den Besonderheiten des Organismus bei Down-Syndrom vertraut sein.

8.3.3 Gesundheitliche Vorsorge und geistige Behinderung

Menschen mit geistiger Behinderung sind im Vergleich zur Gesamtbevölkerung häufiger mit gesundheitlichen Problemen belastet; dies zeigt auch ihre verkürzte Lebenserwartung. Nicht selten liegen mehrere gesundheitliche Probleme gleichzeitig vor; deren Erkennung kann durch vielfältige Umstände erschwert sein.

Oft sind Krankheitssymptome uncharakteristisch und haben einen atypischen Verlauf. Wahrnehmung und Verarbeitung können bei Menschen mit geistiger Behinderung anders ablaufen, auch wegen der begrenzten oder fehlenden sprachlichen Möglichkeiten, Beschwerden zu äußern und zu beschreiben. Nahrungsverweigerung, Antriebsverlust, vermehrtes Stürzen, allgemeine Schwäche, Rückzugstendenz, Einnässen und Einkoten, Verhaltensauffälligkeiten und psychische Störungen können auf eine körperliche Erkrankung hinweisen. Für die Diagnose sind dann eine sorgfältige Anamnese und eine gründliche körperliche Untersuchung wichtig, um auch gegebenenfalls gezielt apparative oder laborchemische Maßnahmen zu veranlassen. Dabei wird mitunter Sedierung erforderlich, sofern der behinderte Mensch nicht bereits mit ärztlichen Interventionen vertraut gemacht werden konnte.

Wegen der besonderen Anfälligkeit für körperliche Störungen dürfen Maßnahmen der Gesundheitsfürsorge bei Menschen mit geistiger Behinderung keinesfalls vernachlässigt werden

(sekundäre und tertiäre Prävention). Arztbesuch und Untersuchung müssen vorbereitet und gewissermaßen erlernt werden, weil dann die notwendigen Maßnahmen in der Akutsituation einfacher durchzuführen sind. Hilfreich ist hier ein »Ambulanz-Training«, das nach Möglichkeit schon im Kindergarten und in der Schule begonnen werden sollte. Kontinuität, Verständnis und Einfühlungsvermögen sind wichtige Voraussetzungen, um eine Vertrauensbasis zu schaffen. Bedeutsam ist auch, die jeweils erhobenen Befunde genau festzuhalten, damit die Kommunikation zwischen Arzt, Eltern bzw. Betreuern und Patienten rasch und reibungslos gelingt. Dies kann besonders bei einem unklaren Beschwerdebild dazu beitragen, die Situation schnell zu klären und die erforderlichen Schritte bei der Diagnostik und Therapie einzuleiten.

Bei Menschen mit geistiger Behinderung sollten die Gesundheitsuntersuchungen, die allen Versicherten ab dem 35. Lebensjahr angeboten werden, und die Krebsvorsorgeuntersuchungen (Frauen ab 20., Männer ab 40. Lebensjahr) besonders gründlich sein: Speziell ist auf die Funktion von Herz und Kreislauf sowie auf die sensorischen Funktionen (Sehen, Hören) zu achten; es sind aber auch besondere Risiken zu berücksichtigen, die mit der Ätiologie der Behinderung zusammenhängen.

Psychosomatische Störungen kommen bei Menschen mit geistiger Behinderung wahrscheinlich häufiger, als vermutet, vor. Wiederum muß berücksichtigt werden, daß sowohl die Empfindung körperlicher Beschwerden wie auch das Äußern und Mitteilen von Unwohlsein oder bestimmten Symptomen verändert sein können. Jede Verhaltensänderung, die zu beobachten und nicht sofort zu erklären ist, sollte deshalb Veranlassung geben, an die Möglichkeit einer psychosomatischen Störung zu denken. Dabei kann es schwierig sein, die Beschwerden genau zu differenzieren, auch bezüglich einer zusätzlich auftretenden psychiatrischen Erkrankung (»dual diagnosis«).

8.3.4 Geriatrische Probleme bei geistiger Behinderung

Die Lebenserwartung ist auch bei Menschen mit geistiger Behinderung deutlich gestiegen.

Dies hat zu neuen Aufgaben bei der Betreuung und zu entsprechenden sozialpolitischen Aktivitäten geführt. Dabei sind die Fragen nach einer angemessenen Unterbringung und Versorgung von alten Menschen mit geistiger Behinderung noch keineswegs befriedigend gelöst.

Probleme des Alterns bei Menschen mit geistiger Behinderung unterscheiden sich – besonders auch unter medizinischen Gesichtspunkten – nicht wesentlich von denen nicht-behinderter Senioren, Somit sind geriatrische bzw. gerontopsychiatrische Maßnahmen vergleichbar, zum Beispiel die Versorgung mit Zahnprothesen, Brillen, Hörgeräten, orthopädischem Schuhwerk, Rollstühlen, Staroperation, Hüftendoprothesen, Psychopharmkotherapie usw.

Bei der Untersuchung ist ganz besonders zu beachten, daß alte Menschen mit geistiger Behinderung sich oft nur wenig äußern, Schmerzen nicht angeben oder nur ungenau zu lokalisieren vermögen. Unruhe, auch aggressive Erregung, Apathie und Rückzugstendenzen können auf eine körperliche Störung zurückzuführen sein. Es bedarf einer besonderen Sensibilität, um vermeidbares Leid nicht durch mangelnde Beachtung oder fehlerhafte Vermutungen bei auffälligem Verhalten zu »übersehen«.

Auch bei Menschen mit geistiger Behinderung kann es zu einer altersbedingten Demenz kommen. Die Alzheimersche Erkrankung ist in diesem Zusammenhang zu beachten, vor allem bei Menschen mit Down-Syndrom. Bei diesen besteht wegen der Veränderung am Chromosom Nr. 21 ein vermehrtes Risiko für Morbus Alzheimer. Die Frühdiagnose ist schwierig, da es zunächst nur zu nachlassenden lebenspraktischen Fähigkeiten, Rückzugstendenzen, Apathie und Schläfrigkeit kommt. Bei schwer behinderten Menschen werden Gangstörungen, epileptische Anfälle und Muskelzuckungen, meist morgens, beobachtet. Später wird dann die Demenz zunehmend deutlich. Auch wenn es heute noch keine wirksame Behandlung bei der Alzheimerschen Erkrankung gibt, ist doch die Differentialdiagnose gegenüber einer »Multiinfarkt-Demenz« wichtig, weil die in diesem Fall zugrundeliegende Durchblutungsstörung des Gehirns möglicherweise wirksam beeinflußt werden kann.

8.3.5 Morbidität und Letalität

Die allgemein deutlich gestiegene Lebenserwartung beruht im wesentlichen auf einer erheblich verbesserten gesundheitlichen Gesamtsituation. Dies kommt natürlich auch Menschen mit einer Behinderung zugute. Verantwortlich sind nicht allein medizinische Interventionen, vielmehr haben die multidisziplinär ausgerichteten Förderkonzepte mit dem Ziel der Integration und »Normalisierung« entscheidenden Einfluß gehabt.

Die früher relativ hohe Frühsterblichkeit zum Beispiel infolge bestimmter Fehlbildungen oder bei Down-Syndrom ist gesunken; nach Frühgeburt haben sich bezüglich Letalität und Morbidität deutliche Veränderungen ergeben. Todesfälle nach Status epilepticus sind selten geworden. Als Todesursache stehen bei Menschen mit geistiger Behinderung, vor allem wenn eine schwere Mehrfachbehinderung vorliegt, Atemwegserkrankungen (Lungenentzündungen) und Darmerkrankungen (Darmverschluß) im Vordergrund (**Tab. 8.3**).

Insgesamt unterscheiden sich Art und Häufigkeit der Erkrankungen bei Menschen mit geistiger Behinderung nicht von denen der Gesamtbevölkerung, wenn man von besonderen Risiken absieht, die durch die Behinderung, vielfach auch durch die Lebenssituation gegeben sind. Deshalb ist nicht nur eine individuelle Behandlung (kurative Intervention) erforderlich, es müssen außerdem präventive Maßnahmen vermehrt angeboten werden. Dazu gehören neben den Vorsorgeuntersuchungen kontinuierliche Beratungen und Hilfen bezüglich der Risikofaktoren wie Übergewichtigkeit, Bewegungsarmut, Ernährung, Rauchen, Alkohol usw. Spezielle Ambulanzen für Menschen mit geistiger Behinderung sind in diesem Zusammenhang wichtig.

8.3.6 Psychiatrische Erkrankungen bei geistiger Behinderung

Wie in Kapitel 5 gezeigt wurde, können auch bei Menschen mit geistiger Behinderung viele psychiatrische Störungen auftreten. Verhaltensauffälligkeiten im Zusammenhang mit der gei-

Tab. 8.3: Spezifizierte Todesursachen nach Autopsie-Befunden (Angaben der Literatur)

Klinische Kriterien	Schwer geistig Behinderte IQ = 0–19 n = 600	Übrige Schweregrade IQ = 20–84 n = 405
	(Angaben in %)	
Epilepsie	65	38
Fortgeschrittener schlechter Ernährungszustand	vermehrt	nicht vermehrt
Aktivitätsniveau	vermindert	nicht vermindert
Altersgruppe 0–4 Jh. bei Infektionen	vermehrt betroffen	vermehrt betroffen
Todesfälle an Atemwegsinfektionen		
Bronchopneumonie (1944–1975)	75,3 (n = 400)	77,3 (n = 203)
Todesfälle durch nicht-infektiöse Lungenkomplikationen		
	(n = 48)	(n = 33)
Fremdkörper–Aspiration	47,9	51,5
Aspirations-Pneumonie	20	12
Lungenödem	27,1	33,3
Sonstige	25	15,2

stigen Behinderung erfordern zudem nicht selten eine psychiatrische Behandlung. Die differentialdiagnostische Klärung ist dabei meist schwierig, da die Symptome psychischer Erkrankungen häufig verändert sind bzw. sich anders ausprägen. Besonders depressive Erkrankungen werden vielfach nicht rechtzeitig erkannt, wenn sie zu uncharakteristischen Symptomen mit Antriebsmangel, Rückzugstendenzen, körperlichen Beschwerden oder allgemeinen Verhaltensauffälligkeiten führen. Es sind gute Kenntnisse der speziellen Reaktionsweise bei Menschen mit geistiger Behinderung nötig, damit wirksam Hilfe gegeben werden kann. Mitunter bedeuten derartige Erkrankungen die Indikation für eine stationäre Behandlung im psychiatrischen Krankenhaus, die sonst bei einem Menschen mit geistiger Behinderung prinzipiell nicht notwendig ist. Allerdings ist auch eine psychotische Störung nicht unbedingt mit einer Dauerunterbringung verbunden, da es wirksame Möglichkeiten der ambulanten Behandlung gibt. Menschen mit geistiger Behinderung sollten einen ihnen entsprechenden Ort zum Leben haben; dies ist nur selten eine Krankenstation.

In letzter Zeit sind die Bemühungen intensiviert worden, nicht nur die körperliche Situation von Menschen mit geistiger Behinderung zu verbessern, sondern ebenso ihre seelischen Bedürfnisse angemessen zu berücksichtigen. Als »seelische Gesundheit« wird die Verwirklichung der persönlichkeitsabhängigen Bedürfnisse bei angemessener Selbstbestimmung gesehen, was die Prävention und Behandlung von seelischen Störungen, auch Verhaltensauffälligkeiten einschließt. Die europäische Vereinigung »Mental Health in Mental Retardation« (MHMR) und die »Deutsche Gesellschaft für seelische Gesundheit bei Menschen mit geistiger Behinderung« (DGSGB) verfolgen dieses Ziel durch Fort- und Weiterbildung in der interdisziplinären Kooperation sowie mit sozialpolitischen und wissenschaftlichen Aktivitäten.

8.3.7 Psychiatrische Behandlung

Geistig Behinderte bedürfen während der verschiedenen Lebensabschnitte einer kontinuierlichen medizinischen Betreuung. Im Kindes- und Jugendalter sind Kinderärzte (Neuropädiater) sowie Kinder- und Jugendpsychiater die wichtigsten ärztlichen Bezugspersonen. Die in diesem Lebensabschnitt noch relativ dichte ärztliche Betreuung nimmt mit Erreichen des Erwachsenenalters deutlich ab. Das bei geistig Behinderten ungenügend entwickelte Hilfe-Suchverhalten führt aber zusammen mit einer oft undifferenzierten Sicht psychischer Probleme und Störungen in der betreuenden Umwelt spätestens ab dem Erwachsenenalter oft zu einer ungenügenden Nutzung der Möglichkeiten psychiatrischer Behandlung.

Insbesondere im Kindes- und Jugendalter ist die *Beratung* ein wesentliches Mittel der psychiatrischen Begleitung der Patienten wie auch ihrer Familien. Die Behinderung schafft insbesondere für die Eltern Probleme der Bewältigung eines oft als Belastung erlebten Lebensschicksals, der alltäglichen Betreuung des Behinderten, der Tragfähigkeit der Familie und einzelner ihrer Mitglieder sowie der Vorsorge für die Zukunft. Die Geschwister geistig Behinderter brauchen für diesen Prozeß der Bewältigung, der zwischenzeitlich krisenhaft verlaufen kann, vielfach die kontinuierliche beraterische Begleitung durch kompetente Ärzte, Pädagogen und Psychologen. In diesem Bereich liegt daher ein wichtiges Betätigungsfeld auch für Kinder- und Jugendpsychiater. Neben der Einzelberatung kann die Begleitung von Elterngruppen, einschließlich Selbsthilfegruppen, durch einen Kinder- und Jugendpsychiater von großem Wert für beide Seiten sein.

Zu den stärker indikationsbezogenen Behandlungsmethoden, die von Kinder- und Jugendpsychiatern eingesetzt werden können, zählt unter anderem auch die *Verhaltenstherapie* einschließlich eines darauf aufbauenden »Elterntrainings« (siehe Kapitel 9 und 14). Häufig wird der Kinder- und Jugendpsychiater aufgrund einer differenzierten Untersuchung des geistig behinderten Kindes verschiedene fördertherapeutische Maßnahmen, wie z. B. Logopädie (vgl. Kapitel 11), psychomotorische Übungsbehandlung (vgl. Kapitel 12) oder Ergotherapie veranlassen. Schließlich stehen dem Psychiater sowohl für das Kindes- und Jugendalter wie auch für das Erwachsenenalter Methoden der Psychotherapie und Psychopharmakotherapie zur Verfügung.

8.3.7.1 Psychotherapie

Das häufige Vorkommen psychopathologischer Auffälligkeiten (vgl. Kap. 5) macht ebenso wie das Mißverhältnis von Bewältigungsfertigkeiten und Belastungen in der Entwicklung des geistig behinderten Menschen oft den Einsatz von Psychotherapie erforderlich. Verlusterlebnisse, soziale Isolation, Abhängigkeit und familiäre Krisen können wie bei jedem Menschen zu Symptombildungen – Angst, Trauer oder Ärger – führen, aus denen sich anhaltende psychiatrische Störungen entwickeln. *Einzel-, Gruppen- oder Familientherapie* sind mit spezifischen Modifikationen auch bei Patienten mit geistiger Behinderung einzusetzen, wobei stärker verbal orientierte Verfahren eher auf den Bereich der leichten geistigen Behinderung beschränkt sind. Vor Durchführung einer Psychotherapie ist in jedem Fall eine sorgfältige Analyse der sprachlichen und allgemeinen Kommunikationsfähigkeit, der Persönlichkeit und belastender Erlebnisse oder Erfahrungen erforderlich.

Die *Ziele* der Psychotherapie mit geistig behinderten Menschen bestehen zunächst darin, eine Kommunikationsebene für die verschiedensten Gefühle, wie Ärger, Trauer und Wut, zu schaffen, die aus den spezifischen Erfahrungen der Isolation und Randständigkeit resultieren mögen. Ferner soll Psychotherapie dazu verhelfen, die Kompetenz und das Selbstwertgefühl zu stärken sowie Konflikte und Probleme angemessen zu lösen. Schließlich will Psychotherapie zu einem höheren Grad von Autonomie und Selbstbestimmung im Sinne eines weniger sozial abhängigen Alltagslebens beitragen und damit eine erfolgreiche Integration in soziale Gruppen unterstützen. Eine an diesen Zielen orientierte Psychotherapie ist zugleich ein sozialer Lernprozeß mit den Therapeuten als neuen, noch unbekannten Bezugspersonen eines häufig sehr begrenzten sozialen Erfahrungsraumes.

Die *Einzelpsychotherapie* mit geistig Behinderten erfordert eine Reihe von spezifischen Modifikationen gegenüber dem Standardvorgehen. Hierzu zählen direktere und stärker strukturierte Methoden, die sich z. B. vermehrtem Einsatz von Bestätigung und Feedback, aktiver Problemlösung, direktiver Beratung und Unterstützung bedienen. Dabei stehen die Realität und die aktuelle Situation im Vordergrund. Ebenso müssen die Stärken und Erfolge des Patienten sorgfältig herausgearbeitet werden. Die Durchführung der Psychotherapie kann von einem flexiblen Vorgehen mit kürzeren und häufigeren Sitzungen profitieren. Non-verbale Mittel des Spiels und der Gestaltung helfen bei begrenzten sprachlichen Ausdrucksmöglichkeiten selbst noch jenseits des Kindesalters, das Therapie-Setting in besonderer Weise zu prägen. Gegebenenfalls muß die Psychotherapie im natürlichen Umfeld des Patienten und nicht im Behandlungsraum des Therapeuten durchgeführt werden. Auch für die Psychotherapie geistig behinderter Menschen gilt, daß sie sich dem jeweiligen Entwicklungsniveau anzupassen hat. Eine Kombination von Einzelpsychotherapie – und dabei speziell einer klientenzentrierten Vorgehensweise – und Verhaltenstherapie (vgl. Kap. 5) ist in vielen Fällen nicht nur indiziert, sondern auch erfolgversprechend.

In der *Gruppenpsychotherapie* ist ebenfalls ein hoher Grad an Aktivität und Strukturierung durch den Therapeuten erforderlich. Ziele sind die Verbesserung der Kommunikation und Interaktionen des geistig behinderten Menschen im jeweiligen Bezugsrahmen. Gruppentherapie ist zugleich eine kostengünstige Form der Psychotherapie, die in ihrer Fokusierung auf psychische Prozesse und persönliche Probleme von anderen Gruppenaktivitäten im Rahmen der Pädagogik und Rehabilitation abgegrenzt werden sollte. Schließlich kann die *Familientherapie* eine wirksame Form der Unterstützung von Eltern und Geschwistern darstellen und eine positive Bewältigung der spezifischen Lebenssituation fördern. Dabei werden Gefühle, Einstellungen und Interaktionen zum Gegenstand der Therapie, um beispielsweise das behinderte Kind aus einer Rolle als Sündenbock zu lösen, überprotektive Erziehungshaltungen abzubauen, Schuldgefühle zu klären oder die Bedürfnisse aller Familienmitglieder in einen Ausgleich mit den spezifischen Versorgungsnotwendigkeiten des behinderten Kindes zu bringen.

Die verschiedenen Methoden der Psychotherapie sind auch bei Menschen mit geistiger Behinderung wirksam. Sie können dazu beitragen, die Lasten für die Beteiligten und die soziale Gemeinschaft abzubauen und sollten daher in sehr viel größerem Umfang als in der gegenwärtigen Versorgungsrealität eingesetzt werden. Gerade in den letzten Jahren sind erfolgversprechende Ansätze in verschiedenen Einrichtungen realisiert worden (s. Schriften der Deut-

schen Gesellschaft für seelische Gesundheit bei Menschen mit geistiger Behinderung).

8.3.7.2 Psychopharmakotherapie

Die Rehabilitation von geistig behinderten Menschen wird vielfach noch von einem zu breiten und leider oft unkritischen Einsatz der Psychopharmaka bestimmt (Singh et al., 1997). Dieser nährt Vorurteile in der Laienöffentlichkeit gegenüber Psychopharmaka und überschattet die zweifellos beträchtlichen Erfolge einer indikationsbezogenen und kompetent realisierten Medikation. Die Gründe für eine indizierte Psychopharmakotherapie liegen in zusätzlichen psychischen Störungen bzw. sehr spezifischen Symptomen, die gehäuft bei geistiger Behinderung zu beobachten sind, nicht aber in der Diagnose einer geistigen Behinderung als solcher. Paradoxerweise ist das Ausmaß der Behandlungsbedürftigkeit größer als das der tatsächlich realisierten Indikationen, zumal ein großer Teil psychiatrischer Störungen bei geistiger Behinderung unerkannt bleibt, weil sie undifferenziert der Grundstörung zugeschrieben werden.

Für die Anwendung von Psychopharmaka bei geistiger Behinderung gilt neben dem Kriterium der streng gestellten Indikation eine Reihe von *Grundregeln*. Diese sind in Form von Leitlinien in **Tab. 8.4** zusammengestellt.

8.3.7.2.1 Neuroleptika

Die zentrale *Wirkung* der Neuroleptika besteht in der Blockade von Rezeptoren für Dopamin im Gehirn. Dopamin ist eine chemische Substanz, die der Reizübertragung zwischen den Nervenzellen dient. Derartige Stoffe werden als Neurotransmitter oder Botenübertragungsstoffe bezeichnet. Ausgewählte Substanzen und Dosierungen sind in **Tab. 8.5** angegeben.

Die zentrale Indikation der Neuroleptika sind wegen deren antipsychotischer Wirkung die schizophrenen Psychosen. Bei Kindern und Jugendlichen können weitere Zielsymptome in das Indikationsspektrum eingeschlossen werden. Hierzu zählen agitierte Symptome – z. B. im Rahmen der seltenen Manien –, autistische

Symptome, Ticstörungen, schwere Zwangsstörungen, Automutilationen sowie ausgeprägte aggressiv-antisoziale Symptome als eine eher randständige Indikation. Die bei geistig Behinderten häufig praktizierte längerfristige Gabe von Neuroleptika ist schon deswegen abzulehnen, weil mit der Dauer der Medikation für viele Substanzen das Risiko von Nebenwirkungen in Form der sogenannten Spätdyskinesien, d. h. charakteristischer Bewegungsstörungen erheblich ansteigt. Neuroleptika sollten daher nach Möglichkeit nur kurzfristig verordnet werden.

Tab. 8.4: Leitlinien für den Einsatz von Psychopharmaka bei geistiger Behinderung (nach Kalachnik et al. 1998)

1. Definition einer Psychopharmakatherapie (Substanzen und Effekte)
2. Verhinderung von Mißbrauch
3. Multidisziplinärer Versorgungsplan
4. Diagnostische und funktionale Abklärung
5. Aufklärung und Zustimmung
6. Bestimmung von Zielverhalten/-symptomen und Evaluation
7. Kontrolle von Nebenwirkungen
8. Registrierung von Spätdyskinesien
9. Regelmäßige und systematische Überwachung
10. Niedrigste optimal wirksame Dosis
11. Vermeidung von häufigem Wechsel der Substanz und Dosis
12. Vermeidung von langfristigem Einsatz von Sedativa/Hypnotika, Benzodiazepinen, hohen Neuroleptikadosen, Anticholinergica, Reservemedikation
13. Externe Qualitätskontrolle

Dem in der Versorgungspraxis oft unkritisch vorgenommenen Einsatz von Neuroleptika in der Behandlung geistig Behinderter steht ein Mangel an wissenschaftlichen gut kontrollierten Studien über die Wirksamkeit und Indikation dieser Substanzen bei dieser Klientel gegenber. Für die in jüngster Zeit wegen ihres geringeren Nebenwirkungspotentials geschätzten Neuroleptika (speziell Clozapin und Risperidon) konnte sowohl bei erwachsenen geistig Behinderten mit psychischen Störungen oder nicht-syndromalen Verhaltensproblemen als auch bei Kindern und Erwachsenen mit Störungen des autistischen Formenkreises eine Rückbildung der Symptome nachgewiesen werden. Dabei sind aber eine Reihe von Fragen offen. Diese betreffen therapeutische Unterschiede zwischen verschiedenen Substanzen, Differenzen zwischen kontrollierten und unkontrollierten Studien, die adquate Dosierung und den Vergleich von atypischen und traditionellen Neuroleptika (Aman und Madrid, 1999).

8.3.7.2.2 Antidepressiva

Die Klasse der Trizyklika sowie der selektiven Serotonin-Wiederaufnahmehemmer (SSRI) werden unter den Antidepressiva im Kindes- und Jugendalter am ehesten verordnet. Die für die Praxis wichtigsten Substanzen sind in **Tab. 8.6** und **8.7** aufgeführt. Im Vergleich zu den Neuroleptika spielen sie in der Versorgungspraxis bei geistig Behinderten eine deutlich untergeordnete Rolle.

Der *Wirkmechanismus* der Antidepressiva besteht schwerpunktmäßig in der Hemmung der Aufnahme der Neurotransmitter Serotonin und Noradrenalin im synaptischen Spalt zwischen den Nervenzellen. Die symptomatische Wirkung der Antidepressiva ist bei der Depression des Kindes- und Jugendalters nicht vergleichbar gut wie bei der des Erwachsenenalters. Eher randständige *Indikationen* sind die Enuresis nocturna, bei der Imipramin eine symptomatische Wirksamkeit entfaltet, die Eßstörungen Anorexia und Bulimia nervosa mit begleitender Depression und die Schlafstörungen Somnabulismus und Pavor nocturnus.

Serotonerge Substanzen sind wissenschaftlich bei perseverativem Verhalten in Verbindung mit Autismus und geistiger Behinderung überprüft worden. Gleichwohl handelt es sich mehrheitlich um Fallberichte und unkontrollierte Studien, in denen überwiegend von günstigen Auswirkungen auf das perseverative Verhalten berichtet wird. Dennoch sind zahlreiche Fragen offen. Diese betreffen die objektive klinische Wirksamkeit, Patientenmerkmale wie Alter, Diagnose und Art des perseverativen Verhaltens in Verbindung mit der Substanz, den differentiellen Einsatz der verschiedenen Substanzen, das Dosis-Wirkungsverhältnis, den Einfluß der variierenden Intelligenzminderung sowie die Beziehung von Basis-Serotonin-Profilen und Therapieergebnissen (Aman et al., 1999).

Tab. 8.5: Substanzen und Dosierungen von Neuroleptika (nach Fritze, in Nissen, Fritze und Trott 1998)

Arzneistoff	Dosis p. o. < 3 Jahre mg/Tag	Dosis p. o. 3–12 Jahre mg/Tag	Dosis p. o. > 12 Jahre mg/Tag	Präparat
A Schwach- bis mittelpotente Neuroleptikal				
Levomepromazin	keine Daten	★1(1–4) mg/kg	50–300 (–600)	Neurocil®
Perazin	keine Daten		50–300 (–1000)	Taxilan®
Promethazin	< 2 mg/kg	★< 2 (–4) mg/kg	25–150	Atosil®, Generika
Triflupromazin	keine Daten	0,2–2 mg/kg	10–100 (–150)	Psyquil®
Chlorprothixen	keine Daten	0,5–1 mg/kg	30–200 (–500)	Truxal®
Pipamperon	keine Daten	1–2–6 mg/kg	40–360	Dipiperon®
B Hochpotente Neuroleptika				
Benperidol	keine Daten		10–40	Glianimon®; Generika
Haloperidol	keine Daten	0,025–0,2 mg/kg	3–15 (–60)	Haldol®; Generika
Pimozid	keine Daten	★ 0,003–0,1 mg/kg	2–8 (–16)	Orap®
Fluphenazin	keine Daten	★ 0,025–0,3 mg/kg	2,5–15	Dapotum®; Lyogen®; Generika
Flupentixol (oral = Razemat!)	keine Daten		3–60	Fluanxol®
C Atypische Neuroleptika				
Sulpirid	keine Daten	5–10 mg/kg	200–1600	Dogmatil®; Generika
Risperidon	keine Daten	keine Daten	3–16	Risperdal®
Melperon	keine Daten	keine Daten	25–300 (–600)	Eunerpan®
Clozapin	keine Daten	keine Daten	100–600	Leponex®
Olanzapin	keine Daten	keine Daten	5–10 (–20)	Zyprexa®
Zotepin	keine Daten	keine Daten	75–150 (–450)	Nipolept®
Sertindol	keine Daten	keine Daten	12–24	Serdolect®

★ nicht vom BfArM anerkannt

8.3.7.2.3 Lithium

Dieses Metall wirkt in Salzverbindungen wahrscheinlich ebenfalls auf die Konzentration der Neurotransmitter Dopamin und Noradrenalin. Lithium hat sich als ein außerordentlich wirksames Mittel bei der Rezidivprophylaxe von affektiven (manischen und bipolaren) Psychosen sowie schizoaffektiven Störungen bewährt und in dieser Indikation auch einen Platz in der Behandlung von geistig behinderten Patienten. Eine weitere Indikation kann in hochgradig aggressiven und automutilativen Symptomen gesehen werden.

8.3.7.2.4 Tranquilizer

Diese Klasse von Psychopharmaka hat ihre *Wirkung* in der Lösung von Angst- und Spannungszuständen. Sie werden deswegen auch *Anxiolytika* genannt und wirken ebenfalls über eine Beeinflußung des Neurotransmitter-Stoffwechsels. Das bei Erwachsenen gegebene schmale Indikationsspektrum der Angst- und Schlafstörungen ist bei Kindern und Jugendlichen wegen geringerer Wirksamkeit noch stärker eingeschränkt. Diese Feststellung gilt gleichermaßen für geistig Behinderte. Ausgewählte Substanzen sind in **Tab. 8.8** zusammengestellt.

Tab. 8.6: Dosierungshinweise für unselektive Antidepressiva. Bei der angegebenen Dosierung handelt es sich um die Erhaltungsdosis. Die Initialdosis sollte wegen der Unvorhersehbarkeit der individuellen Reaktion 30 % der Erhaltungsdosis nicht überschreiten (nach Fritze, in Nissen, Fritze und Trott 1998)

Arzneistoff	Dosis p. o. < 3 Jahre mg/Tag	Dosis p. o. 3–12 Jahre mg/Tag	Dosis p. o. < 12 Jahre mg/Tag	Präparat
Amitriptylin	keine Daten	4–5 mg/kg	75–150 (–300)	Saroten®; Generika
Clomipramin	keine Daten	10–50	50–150 (–300)	Anafranil®
Doxepin	keine Daten für Kinder		50–300	Aponal®; Generika
Imipramin	keine Daten	10–50	100–300	Tofranil®
Desipramin	keine Daten für Kinder		100–300	Pertofran®
Nortriptylin	keine Daten für Kinder		20–150	Nortrilen®
Opipramol	keine Daten	50–100	50–300	Insidon®
Dibenzepin	keine Daten für Kinder		80–720	Noveril®
Trimipramin	keine Daten für Kinder		80–150 (–400)	Stangyl®
Maprotilin	keine Daten	30–75	75–150 (–225)	Ludiomil®; Generika
Mianserin	keine Daten für Kinder		60–200	Tolvin®; Generika
Mirtazapin	keine Daten für Kinder		20–60	Remergil®
Trazadon	keine Daten für Kinder		300–600	Thombran®
Nefazodon	keine Daten für Kinder		400–600	Nefador®

Tab. 8.7: Dosierungshinweise für selektive Antidepressiva. Angegeben ist die Erhaltungsdosis (nach Fritze, in Nissen, Fritze und Trott 1998)

Arzneistoff	Dosis p. o. < 3–12 Jahre mg/Tag	Dosis p. o. < 12 Jahre mg/Tag	Präparat
Citalopram	keine Daten für Kinder	20–60	Cipramil®
Fluvoxamin	keine Daten für Kinder	100–300	Fevarin®
Fluoxetin	keine Daten für Kinder	5–80	Fluctin®
Paroxetin	keine Daten für Kinder	20–50	Seroxat®, Tagonis®
Sertralin	keine Daten für Kinder	50 (–200)	Gladem®; Zoloft®
Venlafaxin	keine Daten für Kinder	75–375	Trevilor®

Die Initialdosis serotonerger Antidepressiva und des sich klinisch analog verhaltenden Venlafaxin sollte zur Vermeidung von Übelkeit und Benommenheit (Schwindel) die minimale Erhaltungsdosis nicht überschreiten. Die Therapie der Zwangsstörung mit serotonergen Antidepressiva (keine Daten für Citalopram und Venlafaxin) bedarf hoher Dosierungen (mit Ausnahme vielleicht von Sertralin).

8.3.7.2.5 Stimulantien

Vertreter dieser Klasse von Medikamenten sind das Methylphenidat und die Amphetamine, welche über eine vermehrte Freisetzung der Neurotransmitter Noradrenalin und Dopamin im Gehirn wirken. Die Indikation ist im wesentlichen auf die hyperkinetischen Störungen beschränkt. Diese Indikation wurde ursprünglich auch bei der Behandlung von geistig behinderten Kindern entdeckt.

Prinzipiell sind die Wirkungen der Stimulantien bei allen Menschen gleich und allenfalls bei geistig Behinderten mit schwerer organischer

Tab. 8.8: Dosierung (mg, p. o.) von Anxiolytika und Hypnotika (nach Fritze, in Nissen, Fritze und Trott 1998)

Arzneistoff INN	Kleinkinder und Kinder	Jugendliche und Erwachsene			Präparat
		Dosierung in der Titrationsphase	Regel-dosis	Max. Dosis	
Anxiolytika					
Bromazepam		3–6	3–18	36	Lexotanil®
Lorazepam		1–2	1–3	7,5	Tavor®; Generika
Oxazepam	0,5–1 mg/kg	10–20	20–30	200	Adumbran®; Praxiten®; Generika
Clobazam	5–10	20	20–30	60	Frisium®
Chlordiazepoxid		10	10–30	100	Librium®
Diazepam	2–4	2–4	5–10	60	Valium®; Generika
Hypnotika					
Flurazepam		15–30	30	60	Dalmadorm®; Generika
Midazolam (nur Op)			7,5–15	15	Dormicum®
Nitrazepam		2,5	2,5–5	10	Mogadan®; Generika
Flunitrazepam		0,5	0,5–1	4	Rohypnol®; Generika
Lormetazepam		0,5	1	2	Loream®; Noctamid®
Triazolam		0,125	0,125–0,25	0,25	Halcion®
Lorazepam		0,5	1	4	Tavor®; Pro Dorm®; Punktyl®

Tab. 8.9: Stimulantientherapie bei hyperkinetischen Störungen (HKS)

Arzneistoff	Präparat	Tagesdosis (mg)	mg/kg Körpergewicht
Methyl-phenidat	Ritalin, Medikinet, Equasym	15–60	0,30–1,0
Amphe-tamin	Deanol	10–40	0,15–0,50
Pemolin	Tradon	20–120	0,50–2,0

Schädigung und entsprechender Erethie (motorische Unruhe) etwas variabler. Sie bestehen in Steigerung der Aufmerksamkeit, Abnahme der ziellosen motorischen Unruhe und Zunahme eines stärker regelgeleiteten Verhaltens, das sich positiv auf die sozialen Beziehungen auswirkt. Stimulantien sind relativ nebenwirkungsarm und eignen sich deswegen auch für eine längerfristige symptomatische Behandlung hyperkinetischer Störungen. Substanzen und Dosierung werden in **Tab. 8.9** angegeben.

8.4 Partnerschaft, Sexualität, Kontrazeption

Das Grundverständnis, geistige Behinderung als eine zwar besondere, jedoch insgesamt gesunde menschliche Seinsweise zu akzeptieren, hat auch zur Einsicht geführt, daß Menschen mit dieser Behinderung zu ihrer Persönlichkeitsentwicklung das Recht auf Partnerschaft und Sexualität zusteht. Sexualität ist nach Sporken et al. (1980) »die Möglichkeit zur Verwirklichung als Mann oder Frau und zugleich die Möglichkeit zu und der Ausdruck von Kontakt, Beziehung und Liebe«. Zärtlichkeit, Sensualität und Erotik werden als »Mittelbereich von Sexualität« verstanden. Es geht um die Verwirklichung des Mann- oder Frauseins als »wesentlichem Bestandteil des ganzen Menschwerdungsprozesses in Selbstentfaltung und in mitmenschlicher Beziehung«. Ob jedoch Nachkommenschaft erwünscht sein kann, ist eine umstrittene Frage. Manche Aspekte aus medizinischer (genetischer bzw. konstitutions- und funktionspathologischer) Sicht wie auch bezüglich psychosozialer Bedingungen müssen zu kritischen Überlegungen anregen und führen bei individueller Prüfung oft zu nicht unerheblichen Bedenken. Dabei sind auch die geltenden rechtlichen Bestimmungen (Betreuungsgesetz) zu berücksichtigen. Die Zulässigkeit der Anwendung antikonzeptioneller Mittel, insbesondere aber einer Sterilisation bei nicht gegebener Einsichts- und damit Einwilligungsfähigkeit, ist umstritten. Letztlich wird eine vormundschaftgerichtliche Entscheidung erforderlich. Hilfreich bei der Entscheidungsfindung können dann folgende Fragen sein (Positionspapier der Bundesvereinigung Lebenshilfe).

(1) Vorfragen in Bezug auf die betroffene Person:
  – Empfängnis- bzw. Zeugungsfähigkeit muß vorhanden sein;
  – bestehende oder erwartbare heterosexuelle Kontakte müssen eine Schwangerschaft wahrscheinlich erscheinen lassen;
  – dauerhafte Kinderlosigkeit muß sich als die notwendige, der Persönlichkeitsentwicklung entsprechende Lebensperspektive darstellen, andernfalls muß die Sterilisation unterbleiben;
  – Sterilisation kann nur letztes Mittel sein, nachdem die Möglichkeiten reversibler Verhütungsmethoden ausgeschöpft worden sind.

(2) Vorfragen für die Durchführung einer Sterilisation:
  – die betreffende Person ist im Rahmen ihrer geistigen Fähigkeiten an der Entscheidungsfindung zu beteiligen; für das konkrete Verfahren sind Beratungskriterien zu entwickeln;
  – aus pädagogischer und juristischer Sicht müssen in interdisziplinärer Zuständigkeit und Zusammenarbeit Kriterien für die Feststellung der Einsichtsfähigkeit bzw. -unfähigkeit als Voraussetzung für die Prüfung der Einwilligungsfähigkeit aufgestellt werden;

  – solange Zweifel an der Einwilligungsfähigkeit der betreffenden Person bestehen, darf keine Sterilisation mit Einwilligung von Dritten durchgeführt werden;
  – Sterilisation kann nur bei genau festliegender Indikation im Einzelfall zulässig sein;
  – bringt die betreffende Person Ablehnung oder Gegenwehr zum Ausdruck, so ist eine Sterilisation nicht erlaubt, denn diese Abwehr ist als Ausdruck des Selbstbestimmungsrechts zu werten. Eine Ausnahme kann nur gelten, wenn Gefahr für Leib und Leben vorliegt;
  – Minderjährige dürfen nicht sterilisiert werden.

Bei jeder in Richtung einer Sterilisation angestrebten Entscheidung ist also zu berücksichtigen, daß die in der Verfassung geschützten Grundrechte – Wahrung der Menschenwürde, Recht auf freie Entfaltung der Persönlichkeit und auf körperliche Unversehrtheit – vorrangige Geltung haben. Es besteht deshalb kein generelles Recht auf stellvertretende Entscheidungsbefugnis Dritter; Ausnahmen sind im Betreuungsgesetz geregelt. Angestrebte Entscheidungen müssen dem Grundsatz der Sittlichkeit entsprechen. Eine Indikation allein auf Verdacht kann es nicht geben; vielmehr muß der »Erforderlichkeitsgrundsatz« beachtet werden. Indikations-Analogien zum Schwangerschaftsabbruch nach § 218 sind umstritten.

Auffälliges Sexualverhalten ist auch bei Menschen mit geistiger Behinderung kaum einmal behinderungsspezifisch. In der Regel ist die Annahme nicht gerechtfertigt, exzessive sexuelle Aktivitäten, insbesondere Selbstbefriedigung (Onanie, Masturbation), beruhten auf einer gesteigerten Triebhaftigkeit; dies gilt genauso für exhibitionistische Tendenzen. Die Beratungserfahrung zeigt vielmehr, daß situative Bedingungen meist die ausschlaggebenden Faktoren für ein derartiges Verhalten sind, zum Beispiel Ablösungsprobleme, geringes Selbstwertgefühl, Isolation. Kriminelle sexuelle Handlungen sind bei Menschen mit geistiger Behinderung nur ausnahmsweise beobachtet worden, auch hier spielt die Umweltsituation ganz entscheidend mit. Vor einer zu raschen Verordnung von Sedativa oder Psychopharmaka ist zu warnen; vielmehr müssen die psychosozialen Bedingungen verändert werden. Die Gabe von Cyproteronacetat (Androcur) zur Triebdämpfung bei Männern mit geistiger Behinderung kann indiziert sein, bedarf aber einer kritischen Betrachtung und sorgfältigen Kontrolle.

In den letzten Jahren sind Fragen im Zusammenhang mit der Sexualität bei Kindern und Jugendlichen mit geistiger Behinderung vermehrt diskutiert worden; es gibt entsprechende Literatur, auch Fortbildungsangebote für Erzieherinnen und Erzieher. Damit konnte manche Unsicherheit durch angemessene Aufklärung beseitigt werden. Ein »natürlicher Umgang« mit den auftretenden Fragen setzt voraus, daß eigene Probleme erkannt und bearbeitet wurden. Nicht selten sind dann die erwarteten Schwierigkeiten nur gering oder bleiben ganz aus. Sexualerziehung beginnt schon in der Familie; sie ist dann erfolgreich, wenn sie nicht nur Detailwissen vermittelt, sondern die Bedeutung der Sexualität im zwischenmenschlichen Kontakt herausstellen kann, was immer auch die Achtung des Partners und seiner Selbstbestimmung einschließt.

Das Recht auf Sexualität bedeutet Partnerschaft auch für Menschen mit geistiger Behinderung. Dabei muß es akzeptiert werden, wenn ein Paar Kinder bekommt. In dieser Situation ist eine umfassende Betreuung erforderlich, die Unterstützung gewährleistet und dem Kind die notwendigen Voraussetzungen für eine möglichst ungestörte Entwicklung verschafft. Erfahrungen haben gezeigt, daß dies nicht immer gelingt und wesentlich von der Persönlichkeit und den sozialen Fähigkeiten der Eltern abhängt. Gegebenenfalls muß eine Fremdplazierung des Kindes in Betracht gezogen werden.

8.5 Schwere geistige Behinderung

Menschen mit einer schweren geistigen Behinderung (»Schwerstbehinderte«) stellen bei Förderung, Behandlung und Betreuung oder Pflege nicht selten besondere Aufgaben; dabei unterscheiden sie sich nicht prinzipiell, sondern »lediglich graduell« von einer weniger schweren Beeinträchtigung. In jedem Fall steht ihnen die auch sonst übliche Therapie zu, besonders bei

den nicht seltenen Komplikationen durch Atemwegserkrankungen oder Darmverschluß. Die ärztliche Aufgabe, kranke Menschen zu behandeln, ist durch die jeweilige Erkrankung und ihre Behandlungsmöglichkeiten definiert, sie kann und darf sich nicht an der gleichzeitig bestehenden Behinderung orientieren. Dies schließt nicht aus, daß in der Einzelsituation Entscheidungen notwendig werden, wenn es zum Beispiel um Intensivtherapie geht, die lediglich eine gewisse Lebensverlängerung bedeutet. Dann ist ein ethischer Diskurs gefordert, der Eltern, Erzieher und Betreuer einbezieht und nach einer Lösung sucht, die dem Interesse des behinderten Menschen am besten entspricht.

Entscheidende Entwicklungsanregungen können auch schwer behinderten Menschen vermittelt werden, zum Beispiel durch »Basale Stimulation« (Fröhlich, 1985) oder andere Möglichkeiten der Sinnesanregung (z. B. Snoezelen). So wird auch »basale Kommunikation« (Mall, 1984) möglich, die positive Rückwirkungen auf verschiedene körperliche und geistige Funktionen hat. Kontakt und Interaktion werden auf einer dem behinderten Menschen entsprechenden Ebene erreicht. In diesem Zusammenhang sind auch pflegerische Maßnahmen nicht nur Versorgung, sondern auch förderndes pädagogisches Tun, also Eingliederungshilfe; dieser Aspekt wird bei der Diskussion um die Pflegeversicherung gegenüber den Maßnahmen des BSHG (SGB IX) vielfach falsch gesehen und muß eingefordert werden.

Bei Menschen mit schwerer geistiger Behinderung kann die Ernährung recht schwierig sein, wenn es zu Schluckbeschwerden und häufiger Aspiration (mit nachfolgender Lungenentzündung) kommt. Dann ist die Anlage einer PEG-Sonde (Perkutane endoskopische Gastrostomie) hilfreich und hat sich seit einigen Jahren sehr bewährt. Kommt es zum Auftreten eines gastroösophagealen Refluxes, wobei Speisebrei aus dem Magen in die Speiseröhre zurückläuft, deren Schleimhaut schädigt, Beschwerden verursacht und zur Ausbildung von Geschwüren führt, muß meist operiert werden. Die bei schwer behinderten Menschen mitunter auftretende Rumination (Hochwürgen von Nahrung) begünstigt diese Komplikation.

Die Zahnbehandlung muß bei Kindern und Erwachsenen mit geistiger Behinderung kontinuierlich erfolgen. Wichtig ist die frühzeitige Prophylaxe durch entsprechende Zahnpflege, die schon im Kindergarten und in der Schule geübt werden sollte. Die Behandlung von schwer behinderten Menschen setzt beim Zahnarzt Erfahrung und Geschick voraus. Auch hier hat sich gezeigt, daß durch entsprechendes Training der Situation und durch einfühlsames Vorgehen die Häufigkeit einer Narkosebehandlung abgenommen hat. Mitunter wird sich diese allerdings nicht umgehen lassen.

Literatur

Aman M, Madrid A (1999) Atypical antipsychotics in persons with developmental disabilities. Mental Retardation and Developmental Disabilities Research Reviews 5: 253–263

Aman M, Arnold LE, Amstrong SC (1999) Review of serotonergie agents and perseverative behavior in patients with developmental disabilities. Mental Retardation and Developmental Disabilities Research Reviews 5: 279–289

Brucker KP (1998) Gesundheitliche Vorsorge für Menschen mit geistiger Behinderung. Geistige Behinderung 37: 66–76

Castillo-Morales R et al. (1982) Orofaziale Regulation bei Down-Syndrom durch Gaumenplatte. Sozialpädiatrie 4: 14–17

Curry CJ et al. (1997) Evaluation of mental retardation: Recommentations of a consensus conference. Amer. J. Med. Genet. 12: 468–477

Doose H (1998) Epilepsien im Kindes- und Jugendalter, 11. Auflage. Desitin, Hamburg

Došen A (1999) Psychische Störungen bei geistig behinderten Menschen. Fischer, Stuttgart

Eggers Ch, Bilke O (1995) Oligophrenien und Demenzprozesse im Kindes- und Jugendalter. Thieme, Stuttgart-New York

Einfeld SL, Tonge BJ (1995) Population prevalence of psychopathology in children and adolescents with intellectual disabiltity. I. Rationale and methods. II. Epidemiological findings. J. Intell. Dis. Res. 40: 91–98; 99–109

Fachverbände (2001) Gesundheit und Behinderung. Diakonie-Verlag, Reutlingen

Fletcher RJ, Došen A (Hrsg) (1995) Mental health aspects of mental retardation. Progress in assessment and treatment. Lexington, New York

Häßler F, Fegert JM (Hrsg) (2000) Moderne Behandlungskonzepte für Menschen mit geistiger Behinderung. Schattauer, Stuttgart-New York

Kalachnik JE, Leventhal BL, Janes DH, Sorner R, Kastner TA, Walsh K, Weissblatt SA, Klitzke MG (1998) Guidelines for the use of psychotropic medication, in S Reiss, MG Aman (Hrsg) Psychopharmacologic medications and developmental disabilities: The international consensus handbook, Columbus OH

Mall W (1984) Basale Kommunikation – Ein Weg zum andern. Geistige Behinderung 23, Praxisteil 1–6

Matthes A, Kruse R (1989) Der Epilepsiekranke. Ratgeber für den Kranken, seine Familie, für Lehrer, Erzieher und Sozialarbeiter. Thieme, Stuttgart

Matthes A, Schneble H (1999) Epilepsien. Diagnostik und Therapie für Klinik und Praxis, 6. Auflage. Thieme, Stuttgart

Matson JC (Hrsg) (1988) Handbook of treatment approaches in childhood psychopathology. Grune & Stratton, New York

Meins W (1996) Wie werden geistig behinderte Erwachsene mit depressiven Störungen psychopharmakologisch behandelt? Nervenarzt 67: 216–218

Moss S et al. (1997) Mental disorders and problematic behaviours in people with intellectual disability: Future directions for research. J. Intell. Dis. Res. 41: 440–447

Neuhäuser G (1982) Anfallsleiden bei geistig Behinderten. Geistige Behinderung 21: 17–30

Neuhäuser G (1995) Geistige Behinderung; in G. Faust (Hrsg), Psychiatrie. Fischer, Stuttgart

O'Brien (2001) Adult outcome of childhood learning disability. Dev. Med. Child Neurol. 43: 634–638

O'Brien (Hrsg) (2002) Behavioural phenotypes in clinical practice. Clin. Dev Med. No. 157. MacKeith-Press, London

Peters H (2001) Psychotherapeutische Zugänge zu Menschen mit geistiger Behinderung. Klett-Cotta, Stuttgart

Rauh H (1994) Geistige Behinderung; in: Oerter R u. Montada L (Hrsg), Entwicklungspsychologie, 3. Auflage. Urban & Schwarzenberg, München

Rusch AJ, Frances A (2000) Treatment of psychiatric and behavioral problems in mental retardation. Amer. J. Ment. Ret. 105: 159–228

Rutter M, Taylor E (Hrsg) (2002) Child and adolescent psychiatry-modern approaches. 4rd edition. Blackwell, Oxford

Singh HH, Ellis CR, Wechsler H (1997) Psychopharmacoepidemiology of mental retardation: 1966 to 1995. Journal of Child and Adolescent Psychopharmacology 7: 255–266

Speck O (1999) Menschen mit geistiger Behinderung und ihre Erziehung, 9. Auflage. Reinhardt, München-Basel

Sporken P (1974) Geistig Behinderte, Erotik und Sexualität. Patmos, Düsseldorf

Sporken P, Jacobi V, Arend A van der (1980) Die Sexualität im Leben geistig Behinderter. Patmos, Düsseldorf

Steinhausen H-C (2002) Psychische Störungen bei Kindern und Jugendlichen. Lehrbuch der Kinder-und Jugendpsychiatrie, 5. Auflage. Urban & Fischer, München

Steffenburg S, Gillberg U, Steffenburg U (1996) Psychiatric disorders in children and adolescents with mental retardation and active epilepsy, Arch.Neurol. 53:, 904–912

Steffenburg U et al. (1995) Active epilepsy in mentally retarded children. I. Prevalence and additional neuroimpairments. II. Etiology and reduced pre- and perinatal optimality. Acta Paediat. 84: 1147–1152; 1153–1159

Stores G, Wiggs L (2001) Sleep disturbances in children with disorders of development. Clin. Dev. Med. No. 155. MacKeith-Press, London

Storm W (1995) Das Down-Syndrom. Medizinische Betreuung vom Kindes- bis zum Erwachsenenalter. Wissensch. Verlagsges., Stuttgart

Walter J (Hrsg) (1986) Sexualität und geistige Behinderung, 2. Auflage. Schindele, Heidelberg

Yeargin-Allsopp M et al. (1997) Reported biomedical causes and associated medical conditions for mental retardation among 10-year-old children, metropolitan Atlanta, 1985 to 1987. Develop. Med. Child Neurol. 39: 142–149

Weitere Literatur:

Schriftenreihe der deutschen Gesellschaft für seelische Gesundheit bei Menschen mit geistiger Behinderung (SGSGB)

Veröffentlichungen der Bundesvereinigung Lebenshilfe, Lebenshilfe-Verlag Marburg

9. Psychologische Maßnahmen

Stefan Meir-Korell

9.1 Einleitung

Der Bezug auf die Theorien und Methoden der Psychologie geschieht in der Übertragung der aus der Arbeit mit nicht intellektuell behinderten Menschen entwickelten Theorien und Methoden auf behinderte Menschen. Der behinderte Mensch wird in seiner Besonderheit als Variante des nicht-behindert entwickelten Menschen begriffen. Diese Sichtweise wird in ihrer Konsequenz als reduktionistisch verstanden. Die Anwendung psychologischer Methoden darf nicht zum Ziel eine Änderung des »Behinderten« zu einem »Normalen« haben. Behindertsein muß auch als eine Qualität an sich mit eigenen Merkmalen, Bedürfnissen und Problemen verstanden werden. Siehe dazu das Kapitel »psychologische Theorien der geistigen Behinderung« von Sarimski in diesem Buch.

Die Beiträge der Psychologie sollen helfen, den Menschen in seiner Besonderheit besser erfassen und verstehen zu können. Daraus müssen Handlungsmöglichkeiten ableitbar sein. Darüber hinaus sollen sie die Interaktionspartner in die Lage versetzen helfen, ihre Arbeit und die damit verbundenen Schwierigkeiten reflektieren und Veränderungen auf solider theoretischer Grundlage durchführen zu können. Von herausragender Bedeutung ist dabei, daß die psychologischen Beiträge nicht isoliert angewendet, sondern in die vielseitige Sicht eines multiprofessionellen Teams eingebettet werden. Durch diese Einbettung können die Beschränkungen, die in der begrenzten Übertragbarkeit der Theorien liegen, wenigstens zum Teil aufgehoben werden. Diese Konsequenz hilft auch das Problem zu lindern, daß der Einsatz psychologischer Maßnahmen häufig nicht von den behinderten Menschen selbst gefordert wird, sondern in der Konsequenz eines Entscheidungsprozesses der sozialen Umwelt geschieht. Eine Beurteilung und Entscheidung durch verschiedene Professionen kann hier eine Differenzierung der Problemsicht und so eine qualifiziertere Behandlungsplanung bringen.

9.2 Entwicklungspsychologie als Beitrag zur Förderung

Die Entwicklungspsychologie hat wesentliche Beiträge zum besseren Verständnis der meist retardierten Entwicklung von Menschen mit einer geistigen Behinderung geliefert. Dabei wurde primär die Entwicklung Nichtbehinderter erforscht, vor allem im Säuglings-, Kindes- und Jugendalter. In der Kontrastierung damit konnten viele Erkenntnisse über die Entwicklung der Menschen mit einer geistigen Behinderung gewonnen werden. Die Annahme, daß behinderte Menschen in ihrer Entwicklung zwar retardiert sind, daß sie jedoch in gleicher oder zumindest ähnlicher Weise wie Nichtbehinderte die verschiedenen Entwicklungsstufen durchlaufen, war dafür grundlegend.

Die Theorie, daß Entwicklung nicht kontinuierlich, sondern in aufeinander abfolgenden *Stufen* verläuft, stammt von Piaget (1969). Grundannahme war dabei, daß eine neue Stufe erst gelernt werden kann, wenn die vorhergehende Stufe vollständig absolviert wurde. Andere Theorien beschreiben die Entwicklung in wellenförmiger, kontinuierlicher Form. Zur Entwicklungsdiagnostik und Förderungsplanung haben sich jedoch die Theorie der stufenförmigen Entwicklung und die darauf basierenden Diagnoseinstrumente und Förderprogramme durchgesetzt.

Menschen mit einer geistigen Behinderung entwickeln sich nicht in gleicher Form wie Nichtbehinderte. Der Ablauf der einzelnen Entwicklungsstufen wie auch die Abfolge der Stufen kann erheblich retardiert sein, es sind aber immer wieder auch Entwicklungssprünge zu beobachten. Die Entwicklung in den verschiedenen Teilbereichen wie der statomotorischen, der sprachlichen, der kognitiven oder der sozialen Entwicklung kann sehr unterschiedlich verlaufen. Daraus kann sich dann ein

sehr heterogenes Entwicklungsbild ergeben. Dieses Bild darf in der Diagnostik und Förderplanung nicht nur als Normvariante, die es zu ändern gilt, begriffen werden. Es ist zuerst einmal das Abbild der individuellen Persönlichkeit des behinderten Menschen. Diese Persönlichkeit in ihrer Besonderheit zu akzeptieren und zu fördern, muß Ziel der Planung bleiben.

In der Diagnostik und Förderungsplanung werden *Entwicklungsgitter* angewandt, die den Entwicklungsstand anhand der Entwicklung nichtbehinderter Menschen messen. Indem man die Fähigkeiten in verschiedenen Bereichen prüft, wird es möglich, ein differenziertes Bild des Entwicklungsstandes zu gewinnen. Mit Hilfe dieser Veranschaulichung kann dann sowohl der Entwicklungsstand in Teilbereichen wie auch im Blick auf die gesamte Person dargestellt werden. Anhand der aus der Entwicklungsforschung beschriebenen Entwicklungsabläufe kann dann eine *Entwicklungsförderung* geplant werden. Die Veranschaulichung des Entwicklungsstandes hat sich auch in der Arbeit mit den Angehörigen und betreuenden Personen als hilfreich erwiesen. Somit kann z. B. veranschaulicht werden, daß ein körperlich voll entwickelter junger Erwachsener sich noch auf dem Entwicklungsstand eines Kindes befindet, daher noch nicht über ein abstraktes Denkvermögen verfügt, was sich auf das soziale Lernen auswirkt. So kann ein neuer Zugang zur Person gefunden werden.

In der Förderungs- und Therapieplanung kann jedoch nicht aus dieser Status-Diagnostik eine Planung analog derer für einen nichtbehinderten Menschen erfolgen. Hier muß vielmehr Rücksicht auf die diskontinuierliche und heterogene Entwicklung des behinderten Menschen genommen werden. Förderung muß auf diesen Sachverhalt bezogen werden, da sie sonst nicht greifen kann und die Bemühungen sonst zu Frustrationen führen würden.

Die Planung muß auf das *Gesamtbild* des Menschen mit Orientierung auf ein sinnerfülltes Leben und Integration in eine soziale Gemeinschaft bezogen sein. Hier kann die Orientierung an Diagnoseschemata wie dem multiaxialen Klassifikationsschema nach ICD-10 (Remschmidt und Schmidt, 1994) hilfreich sein. Mit dieser Orientierung soll verhindert werden, daß Leistungsinseln gefördert oder ausgebaut werden, die nicht in einem Gesamtförderplan integriert sind. Dabei kann auch der Rückgriff auf die Entwicklungspsychologie helfen, die ja beschreibt, wie sich Gesamtentwicklungen aufgliedern lassen, und in welchen Schritten sie erfolgen.

Neben der Beschreibung des Entwicklungsablaufes wird in der Entwicklungspsychologie auch die Wirkung und die Interaktion verschiedener *Einflußgrößen* auf die verschiedenen Teilbereiche der Entwicklung untersucht. Dabei hat sich z. B. gezeigt, daß bereits der Fötus während der Schwangerschaft sensibel auf seine Umwelt reagiert und Signale wie die Stimme seiner Mutter erkennt. Die Entwicklung nach der Geburt ist in vielen Formen von den Einflüssen der Umwelt abhängig. Grundlage für die Entwicklung ist eine positive Beziehung zwischen Kind und Eltern. Eine positive *Bindung* fördert einmal das Kontaktverhalten des Kindes, somit auch die soziale Entwicklung. Zum anderen ist sie Grundlage für die kommunikative Entwicklung. Bindung beeinflußt aber auch das Interesseverhalten des Kindes gegenüber der Sachwelt, das für die kognitive Entwicklung entscheidend ist.

Die soziale Entwicklung kann durch Eigenschaften des Säuglings beeinflußt werden. So hat man u. a. gefunden, daß Kinder mit einer Trisomie 21 häufig passiver, schlaffer und langsamer sind als andere Kinder. Die Möglichkeiten der Eltern zur Interaktion sind dann eingeschränkt. Sie kann aber auch durch Schwierigkeiten der Eltern im Umgang mit ihrem behinderten Kind beeinträchtigt werden. So sind Eltern behinderter Kinder oft rat- und hilflos im Verständnis wie auch im Umgang mit den Besonderheiten ihres Kindes. Eine typische Dynamik wäre, daß das Kind langsamere und geringere Entwicklungsfortschritte macht, die Eltern dadurch verunsichert und demotiviert werden. Das kann sich dann wieder negativ auf den Kontakt zum Kind auswirken. Dadurch kann der Aufbau einer positiven Beziehung und einer sicheren Bindung, die für die soziale Entwicklung grundlegend ist, gehemmt werden.

Forschungsergebnisse dieser Art haben die Entwicklung von Interventionsmaßnahmen gefördert, die die Eltern-Kind-Beziehung verbessern helfen sollen (Sarimski, 1986; Papousek, 1998). Auch die Entwicklung der Frühförderung und der stationären Therapie von Kindern in Eltern-Kind-Stationen wurde durch derartige Er-

kenntnisse maßgeblich beeinflusst. In diesen Eltern-Kind-Stationen können Kinder mit ihren Eltern aufgenommen und behandelt werden. Dabei stellen die Diagnostik der Kinder und die Beratung und Anleitung der Eltern die Schwerpunkte der Behandlung dar (Christ und Kessler, 1996).

9.3 Psychotherapie

9.3.1 Die aktuelle Situation der psychotherapeutischen Versorgung für Menschen mit einer geistigen Behinderung

Die Psychotherapie für Menschen mit geistiger Behinderung findet sowohl in der ambulanten Versorgung wie auch im stationären Rahmen statt. In den meisten Fällen wird sie von Therapeuten im stationären Setting von Institutionen der Behindertenhilfe angeboten.

In einer Befragung psychologischer Psychotherapeuten, die im stationären Rahmen psychotherapeutische Versorgung für Menschen mit einer geistigen Behinderung leisten, fanden Sander und Endermann (1997), daß diese Angebote primär Menschen mit einer Lern-, einer leichten oder einer mittelgradigen geistigen Behinderung zu Gute kommen. Menschen mit einer schweren oder einer schwerstgradigen geistigen Behinderung erhalten entsprechend selten eine psychotherapeutische Hilfe. In der Studie der Autoren ist nicht erwähnt, ob und in welcher Form für diesen benachteiligten Personenkreis andere, alternative Angebote z. B. durch heil- oder sonderpädagogische Behandlungen bestehen. Dass gerade für schwerer geistig behinderte Menschen solche Angebote eine Alternative zur Psychotherapie darstellen, steht außer Zweifel.

In der ambulanten Versorgung besteht nach wie vor das Problem, daß viele Therapeuten sich aufgrund mangelnder Praxis als nicht kompetent in der therapeutischen Arbeit mit Menschen mit einer geistigen Behinderung erleben und daher meist nur in Einzelfällen ein Behandlungsangebot machen. Hinzu kommt, daß einige der Punkte, die sich in der Therapie von

Menschen mit einer geistigen Behinderung als notwendig erweisen, nicht in kostendeckendem Rahmen mit den Kostenträgern abgerechnet werden können. Die steigenden Kosten im Gesundheitswesen und die immer knapperen Sozialkassen erhöhen den Druck auf die psychosozialen Angebote für Menschen mit einer geistigen Behinderung. Die Auswirkungen werden von Klauß beschrieben (Klauß, 1996).

Schon heute wird ein Teil des Aufwands über die bisherigen *Entgeltsysteme* nur unzureichend abgegolten. Daher ist es bisher oft nicht in ausreichendem Maß möglich, den notwendigen Aufwand zu erbringen. Dies gilt vor allem für die Arbeit mit schwer und schwerst geistig behinderten Menschen.

In diesem Zusammenhang muß gefragt werden, ob nicht gerade die Vernetzung therapeutischer Hilfen untereinander und ihre Verbindung mit anderen Hilfen die Wirkung verstärkt, und ob diese Vernetzung – mittelfristig und budgetübergreifend gerechnet – nicht hilft, Kosten zu sparen.

Die *stationäre therapeutische Versorgung* für Menschen mit einer geistigen Behinderung muß daher als nicht ausreichend bezeichnet werden. Dies gilt insbesondere dann, wenn die betroffene Person schwer- oder schwerstgradig geistig behindert ist. Über die ambulante Versorgung bestehen keine sicheren Daten. Es ist zu vermuten, daß die Versorgung hier noch schlechter ist.

9.3.2 Zielsetzung der Therapie

Die Ziele der Psychotherapie bei Menschen mit einer geistigen Behinderung sind analog zur Therapie nichtbehinderter Menschen zu fassen. Auch sind die therapeutischen Angebote analog derer für Nichtbehinderte anwendbar. Elbing drückt dies mit der Feststellung aus, daß es »keine besondere Therapie für geistig behinderte Menschen« gebe. Es komme vielmehr darauf an, »sie auf bestimmte Behinderungen zuzuschneiden« (Elbing, 1996).

Bereits eingangs wurde erwähnt, daß die betreuenden Personen in die Behandlung mit einbezogen werden müssen, da ein Behandlungsbedarf oft aufgrund der Belastung des Systems begründet wird.

Da immer auch das *soziale Umfeld* mit betroffen ist, müssen zuallererst Entstehungshintergrund und Verhalten des Betroffenen verstanden werden, um die Interventionen für die Beteiligten verständlich machen zu können. Dies ist oft nur eingeschränkt mit dem behinderten Menschen möglich, geschieht oft auch völlig ohne ihn. Es gilt daher, eine Interaktions- und Kommunikationsebene für die therapeutische Arbeit zu finden. Diese wird entweder direkt mit dem Klienten gesucht, wie dies z. B. bei Dosen (1993) oder Hartman und Jakobs (1993) beschrieben ist oder eher indirekt, anleitend und beratend, wie z. B. bei Elbing (2002) oder Heinrich (1998).

Allen therapeutischen Modellen gemein ist die Erkenntnis, daß sich therapeutisches Arbeiten nicht auf die Arbeit mit dem Klienten allein beschränken darf. In die therapeutische Arbeit müssen die direkten Interaktionspartner aus dem Alltag einbezogen werden. Zum einen können sie wichtige Beobachtungen und Informationen sowohl zur Problemgeschichte wie auch zum Verlauf geben. Sie können aber zum anderen auch als Co-Therapeuten sehr alltagsnah und kontinuierlich in die Therapie mit einbezogen werden (Jansen und Streit, 1992).

Die psychische Dekompensation eines Menschen wird heute als Wirkungsresultat der Interaktion seines sozialen Systems verstanden. Daher müssen die Zusammenhänge in diesem System mit in die *Problemanalyse* einbezogen werden. Veränderungen wirken nicht nur direkt auf dieses Mitglied, sondern auch auf das ganze System (McDaniel, 1997). Für eine nachhaltige Wirkung der Therapie muß also das Umfeld in die Behandlung integriert werden (Awiszus-Schneider, 1996). Eine Behandlung, die nur auf die Symptomträger zielt, würde zu kurz greifen. Die Zielsetzung der Therapie ist daher auch auf eine *Veränderung des Systems* gerichtet.

Diese Erkenntnis findet ihren Niederschlag heute z. B. darin, daß in der Behandlung auf Eltern-Kind-Stationen die Aufnahme und Behandlung ganzer Familiensysteme ermöglicht wird, oder daß nicht nur Elterngespräche, sondern auch Fallkonferenzen und Hospitationen mit zum Behandlungskanon gehören.

9.3.3 Kombination verschiedener Maßnahmen

In der Praxis ist die Psychotherapie von Menschen mit geistiger Behinderung nur eine der drei Säulen entwicklungsfördernder, milieutherapeutischer Arbeit. Die pädagogische Verhaltensmodifikation und die medikamentöse Therapie sind die anderen wesentlichen Faktoren.

Allen gemeinsam ist das Ziel, dem Einzelnen ein sinnerfülltes Leben integriert in eine soziale Gemeinschaft zu ermöglichen.

- Die *pädagogische Verhaltensmodifikation* zielt auf das Lernen von Sachverhalten und das Erlernen von Verhaltensweisen, die für die Entwicklung wesentlich sind.
- Die *medikamentöse Therapie* ist auf die Behandlung klinischer Symptome oder psychischer Erkrankungen gerichtet, die einen Menschen belasten und seine Entwicklung und soziale Integration beeinträchtigen (Meins, 1993).
- In den letzten Jahren konnte sich hier noch die *Verhaltensmedizin* (vgl. Steinhausen und von Aster, 1999) etablieren, die auf das subjektive, im Krankheitsprozess vom Klient erworbene Wissen im Zusammenhang mit einer Erkrankung und auf das Erlernen von Verhaltensweisen im Umgang mit der Erkrankung zielt. Ansätze dazu sind z. B. ein psychoedukatives Programm für Epilepsiepatienten mit intellektueller Behinderung PEPE (Huber und Seidel, 2001) oder Verhaltenstrainings für ADHS-Patienten (Döpfner, 1998).

Bei der Problemanalyse im praktischen Fall findet sich meist eine Überschneidung aller vier Bereiche. In der Bemühung, für den behinderten Menschen eine passende Lebensumwelt zu schaffen, und ihn mit Hilfe pädagogischer Maßnahmen in ein normales Lebensumfeld zu integrieren, werden vielfältige Anstrengungen unternommen. Krisen sind in solchen Bemühungen alltäglich. Leider werden psychologische und medizinische Hilfen oft erst dann gesucht, wenn die Möglichkeiten des Verstehens und der Intervention des Umfeldes erschöpft sind. Hilfen dieser Seiten werden dann meist zuerst einmal auf die klassisch verteilten Aufgaben reduziert gefordert. Eine multifaktorielle Betrachtungsweise und eine interdisziplinäre Zusammenarbeit ist in solchen Situationen erheblich erschwert. Beratung und Supervision können hier hilfreich sein. Sie können sowohl zur akuten Problemlösung beitragen wie auch durch eine fortlaufende Begleitung Zuspitzungen, wie oben skizziert, verhindern.

9.3.4 Die Besonderheit der Psychotherapie geistig behinderter Menschen

Es existieren bisher kaum empirisch gesicherte Studien über die Besonderheiten und die Praxis der Psychotherapie für Menschen mit einer geistigen Behinderung. Als Besonderheit des Personenkreises ist bekannt, daß bei ihnen Beeinträchtigungen in der Entwicklung und Reifung vorliegen. Befunde zur kognitiven Entwicklung sind von Sarimski im Kapitel »Psychologische Theorien geistiger Behinderung« dargestellt.

Die Besonderheit der Lebenssituation in institutioneller Betreuung und ihre Auswirkungen sind vielfach beschrieben (Lingg und Theunissen, 1993). Diese Faktoren wirken sich bei jedem Menschen unterschiedlich aus und begründen so seine »Besonderheit«.

Es existieren einige Erfahrungsberichte im Sinne von Fallstudien oder auch explizite Fachliteratur zum Thema (Becker und Niedecken, 1999; Braun, 1992; Heinemann und Groef, 1997; Heinrich, 1998; Senckel, 1994; Elbing, 1996) von Vertretern verschiedener Schulen. Meist sind die Berichte durch die Arbeitsschwerpunkte geprägt, in denen die Autoren arbeiten. Diese sind hauptsächlich die klientenorientierte, einzeltherapeutische oder die supervisorisch-beratende Arbeit. In der therapeutischen Praxis zeichnet sich ein deutlicher Trend zur systemischen Sicht und zur *fallorientierten Kombination* verschiedener therapeutischer Techniken ab. Einen Schwerpunkt bilden hier die verhaltenstherapeutischen Techniken.

Kresse (1995) fordert, daß die drei Dimensionen jeder psychotherapeutischen Intervention aus der Psychotherapieforschung von Grawe (Grawe et al., 1994) auch in der Therapie geistig behinderter Menschen berücksichtigt werden müssen. Die Dimension der *Problembewältigungsperspektive* faßt die Fähigkeit einer therapeutischen Vorgehensweise, dem Betroffenen ganz direkt bei der Bewältigung eines ihn drückenden Problems helfen zu können. Dies gelingt dann, wenn die Maßnahmen passend auf dieses Problem zugeschnitten sind.

Die Dimension der *Beziehungsperspektive* meint, daß psychische Störungen häufig als Beziehungsstörungen verstanden werden können, da sie aus zwischenmenschlichen Beziehungen entstehen und diese wiederum beeinträchtigen. Dies muß bei der Problemanalyse und der Methodenauswahl berücksichtigt werden.

Unter der Dimension der *Klärungsperspektive* wird gefaßt, daß die Interventionen dem Klienten, oder in der Arbeit mit Menschen mit einer geistigen Behinderung auch dem Umfeld helfen sollen, Klarheit darüber zu gewinnen, warum sie sich wie verhalten. Dies dient zur Bedürfnisklärung und kann die Akzeptanz der eigenen Person wie auch der anderen fördern.

Es ist allgemein anerkannt, daß es zur verantwortungsvollen und effektiven therapeutischen Arbeit einer Integration verschiedener Hilfsanbieter und verschiedener Professionen bedarf. Damit verbunden ist die Forderung, die Psychotherapie bei Menschen mit einer geistigen Behinderung nicht isoliert anzuwenden. Vielmehr müssen *Modelle* entwickelt werden, die die Therapie und andere Hilfsangebote in ein auf die Bedürfnisse und Möglichkeiten des Einzelnen ausgerichtetes Netz von Hilfen integriert.

Gerade in der Arbeit mit behinderten Menschen fehlt häufig die Erfahrung in der Abwägung von Bedürfnissen des Einzelnen und der Möglichkeiten zur Hilfe. Die Situation wird vor allem dann schwierig, wenn mehrere Einzelbefunde existieren. Dann ist ein Austausch untereinander und eine sinnvolle Kombination der Hilfen nötig, damit diese nicht nur inselhaft wirken können.

Mittlerweile weiß man, daß die Verschiedenheit zwischen Menschen mit einer geistigen Behinderung und nichtbehinderten Menschen nicht nur als Abweichung ihres Fühlens, Denkens und Erlebens von dem, was wir über Nichtbehinderte wissen, verstanden werden kann. Diese Erkenntnis fordert zur Vorsicht in der Interpretation auf und betont die Notwendigkeit der Erforschung der *Erlebniswelt* von Menschen mit geistiger Behinderung.

Die Sicht von außen begrenzt das Verständnis für das, was in einem Menschen vor sich geht. Das Verständnis dafür, was in einem Menschen mit geistiger Behinderung vor sich geht, ist umso beschränkter. Da Verhaltensauffälligkeiten meist einen – häufig schmerzhaften – Erfahrungshintergrund haben, muß damit gerechnet werden, daß eine therapeutische Intervention Gefühle auslöst. Das Erleben dieser Gefühle kann eine erhebliche Belastung bedeuten. Daraus resultieren dann erneut »Verhaltensauffälligkeiten«. Dieser Prozeß kann dazu führen, daß eine Therapie von außen betrachtet als negativ wirksam oder als erfolglos bewertet wird. Die Therapie wird dann beendet. Dass dahinter eine Entwicklung steht, wird meist übersehen. Dies hat zur Konsequenz, daß den Betroffenen häufig dringend notwendige therapeutische Begleitung versagt bleibt.

Auch können Menschen mit geistiger Behinderung z. B. unterschiedlich sensibel für bestimmte Reize sein und entsprechend auch anders reagieren. Bestimmte Verhaltensweisen können auch Symptome eines Verhaltensphänotyps sein und daher nicht den gleichen Entstehungshintergrund haben, wie er z. B. über die Lerntheorie angenommen werden kann.

Bei Menschen mit Prader-Willi-Syndrom ist ein häufig zu beobachtendes Symptom eine leichte emotionale Erregbarkeit mit zum Teil länger andauernden Wutanfällen, währenddessen sie oft multiple aggressive Verhaltensweisen zeigen können. Dieses Symptom ist syndromspezifisch. In der verhaltenstherapeutischen Arbeit damit zeigt sich, daß eine wirkungsvolle Behandlung nicht nur auf den Umgang z. B. mit Frustrationen oder aggressivem Verhalten zielen darf, sondern daß auch der Umgang der betroffenen Person mit ihren Erregungszuständen gezielt angegangen werden muß (Andrzejewski und Castrogiovanni, 1996).

Allgemein gilt, daß die *Methoden* der Therapie in direkterer und stärker strukturierter Form als bei Nichtbehinderten angewendet werden müssen. Dazu bieten sich insbesondere die Methoden der Verhaltenstherapie mit der Möglichkeit zu direkter Rückmeldung, aktiver Unterstützung beim Problemlösen und Beratung an.

Als Beispiel eines Lern- und Verhaltensprogramms, das diesen speziellen Problemen

Rechnung trägt, sei auf das TEACCH-Programm (**T**reatment and **E**ducation of **A**utistic and Related **C**ommunication-Handicapped **Ch**ildren) verwiesen (Schopler et al., 1984).

9.3.5 Beschreiben und Einfühlen

Die Psychotherapie mit Menschen mit einer geistigen Behinderung muß bisher mit der *Einschränkung* angewandt werden, daß vor allem in der Therapie mittel- bis schwergradig geistig behinderter Menschen keine Vorstellung der innerpsychischen Vorgänge des Subjektes besteht. Dies gilt in besonderem Maße für die Therapie nicht verbal kommunikativer Menschen. In der Arbeit mit leicht behinderten Menschen kann eher noch auf die Theorien und Techniken, die aus der Arbeit mit Nichtbehinderten bekannt sind, zurückgegriffen werden.

In der Arbeit mit mittel- bis schwergradig geistig behinderten Menschen ist dies meist nicht direkt möglich.

Bisher ist der Therapeut hier darauf angewiesen, das Fehlen sprachlicher Verständigungsmöglichkeit zu kompensieren. Er kann dies tun, indem er versucht, sich verstehend in den Anderen einzufühlen, oder indem er sich auf das Erfassen, Beschreiben und Interpretieren beobachtbaren Verhaltens beschränkt. Zusätzlich kann noch versucht werden, über das Erfassen und Beschreiben anderer Parameter Indikatoren für das Erleben, Befinden und Denken des Klienten zu finden.

Erstere Ansätze werden von Vertretern der *körperorientierten Therapie* verfolgt. Sie versuchen »die Körpersprache des behinderten Menschen zu verstehen und ihm körperliche Erfahrungen zu ermöglichen, die einen eindeutigen emotionalen Hintergrund und entsprechende Auswirkungen haben« (Besems und van Vugt, 1988). Mall (1984) beschreibt einen Ansatz, selbst mit schwerstbehinderten Menschen in Kontakt zu kommen. Dies geschieht in einem ersten Schritt über das Erfassen der Atmung des Klienten und die Anpassung an dem Atemrhythmus durch den Therapeuten. Der Rhythmus, die Tiefe und der Fluß der Atmung kann dann ein erster Indikator für die Befindlichkeit des Klienten sein. Über die Anpassung der Atmung kann eine Annäherung und später durch eine Variation der Atmung eine basale Kommunikation entstehen. Der Zugang kann dann über Berührung, Bewegung und Lautierungen schrittweise erweitert werden.

Dosen (1993) fordert, daß der Therapeut in der Behandlung »positiv auf alle Verhaltensaspekte des Kindes« reagiert. Dies erfordert natürlich ein geschultes Einfühlungsvermögen in das geistig behinderte Kind. Er nimmt Probleme in der sozialen Beziehungsbildung als Entstehungshintergrund für psychische Störungen bei geistig behinderten Kindern an. Die Therapie zielt auf »die Kompensation der biologischen und physiologischen Unzulänglichkeiten des Kindes« und auf eine Verbesserung der Interaktion mit der Umgebung, um so die sozio-emotionale Entwicklung des Kindes zu fördern.

Das Erfassen und Beschreiben des beobachtbaren Verhaltens beschränkt den Bezug auf das direkt Beobachtbare. Verhalten muß dabei als eine subjektiv sinnhafte Reaktion auf die konkrete Lebenssituation und als Ausdruck persönlicher Lebenserfahrungen gesehen werden (Lotz, Stahl und Irblich, 1996). Auch die Beobachtungen nicht therapeutisch ausgebildeter Menschen können hier mit einbezogen werden. Dies erweist sich in der Arbeit mit Menschen mit einer geistigen Behinderung als ein wesentlicher Vorteil sowohl für den behinderten Menschen als auch für den Therapeuten, da das Verhalten eines Menschen mit einer geistigen Behinderung häufig wesentlich von seiner Umgebung abhängig ist. Dies gilt besonders dann, wenn der behinderte Mensch sich sprachlich nicht mitteilen kann. Die Beobachtungen der Kontaktpersonen im Alltag sind als eine Informationsquelle für die Beschreibung und das Verständnis eines Menschen mit einer geistigen Behinderung wichtig.

9.3.6 Verhaltenstherapie

Das Erfassen und Beschreiben des beobachtbaren Verhaltens ist grundlegender Teil der Verhaltenstherapie, die in der Praxis der am meisten verbreitete und angewandte Ansatz therapeutischer Arbeit mit Menschen mit geistiger Behinderung ist. Als therapiebedürftig wird Verhalten gewertet, das als Ausdruck eines Leides verstanden oder als problematisches Verhalten gesehen wird. Problemverhalten und die oft problemverstärkenden Bewältigungsversuche der Umgebung werden heute als Problemlöseversuch verstanden. In der Analyse muß erhoben werden, welche Faktoren zu dieser Problemlösung beitragen (Heijkop, 1998).

Das Erfassen anderer Parameter als des direkt beobachtbaren Verhaltens zur Diagnostik, Problemerfassung, zur Behandlungsplanung und Verlaufskontrolle gehört heute zum Standard der Verhaltenstherapie. Dies ist z. B. auch Standard in der Kinder- und Jugendpsychiatrie mit der Abbildung der *multiaxialen Diagnostik* eines Klienten auf sechs verschiedenen Ebenen (vgl. das Kapitel über allgemeine und spezielle Psychopathologie von Steinhausen in diesem Buch). Eine ähnlich differenzierte Untersuchung und Diagnostik hat sich auch in der Behindertenarbeit als notwendig erwiesen. Es besteht eine gute Passung zwischen der oben skizzierten, mehrdimensionalen Diagnostik als Standard in der Kinder- und Jugendpsychiatrie und der Diagnostik und Verhaltensanalyse in der Verhaltenstherapie. Durch die Berücksichtigung dieser Faktoren kann die verhaltenstherapeutische Intervention sehr gut den Bedingungen des behinderten Klienten angepaßt werden. Der *Verhaltensbegriff* bezieht sich in der Verhaltenstherapie heute nicht mehr nur auf von außen beobachtbares Verhalten. Er wird weiter gefaßt und bezieht physiologische, emotional-subjektive, motivationale, kognitive und verbal-kognitive Manifestationen mit ein. Äußere Lebensbedingungen werden als für die Entstehung und das Aufrechterhalten psychischer Störungen konstitutionell angesehen. Soziale und kulturelle Faktoren werden in die Analyse und die Intervention mit einbezogen (Beerlage, Caspar, Elke, Fliegel, Franke und Jost, 1986). Ein solches Vorgehen verhindert, daß der Einsatz verhaltenstherapeutischer Techniken in der Behindertenarbeit auf Lob und Strafe für erwünschtes oder unerwünschtes Verhalten reduziert wird.

Der Einsatz verhaltenstherapeutischer Maßnahmen zielt auf die Veränderung von Verhalten. Dabei werden grundsätzlich zwei *Prinzipien* unterschieden:

– Der Einsatz verhaltenstherapeutischer Techniken zum Erwerb und der Erweiterung von Verhaltensweisen und Fertigkeiten oder zur Kompensation von Entwicklungsdefiziten

findet in der pädagogischen Praxis eine breite Anwendung. Hierbei zielt die Arbeit auf *strukturiertes Neulernen*.

– Die therapeutische Arbeit im engeren Sinne zielt auf die Veränderung von Problemverhalten als Symptom einer zugrundeliegenden psychischen Erkrankung. Verhaltenstherapeutische Techniken werden hier zum *Verlernen* bzw. *Umlernen* dieses Verhaltens eingesetzt (von Aster, 1999).

9.3.6.1 Therapieplanung in der Verhaltenstherapie

In der Therapieplanung müssen drei Schritte unterschieden werden:

– Die *Zielbestimmung*. Hier wird gefragt, welche spezifischen Verhaltensweisen verändert werden sollen. Auch soll unterschieden werden, ob die Veränderung die Häufigkeit, die Intensität, die Dauer oder die auslösenden Bedingungen betreffen soll.

– Die *Bedingungsanalyse*: Hier wird analysiert, unter welchen Bedingungen das Verhalten erworben wurde und welche Faktoren dieses Verhalten momentan aufrecht erhalten.

– Die *Behandlungsauswahl:* Hier soll die geeignetste Intervention gesucht werden.

Die *Verhaltensanalyse* stellt den wichtigsten Grundstein der Verhaltenstherapie dar. Sie soll eine funktionale und eine strukturell-topografische Beschreibung des Verhaltens leisten. Dazu werden anhand eines Schemas alle Informationen zum Verhalten des Klienten in konkreten (Problem-) Situationen erhoben. Grundannahme dazu ist, daß jedes menschliche Verhalten durch die soziale Lerngeschichte, die situativen Bedingungen und die positiven wie negativen Konsequenzen bedingt ist. Die Erkenntnisse der Lerntheorie finden hier eine praktische Anwendung.

Als Modell der Analyse gilt das in **Abb. 9.1** dargestellte Schema: S steht dabei für Stimulus und Situation, O für Organisches, R für Reaktionen und Verhalten, K für Muster von Konsequenzen und C für die Konsequenzen des Verhaltens. Auch ein Punkt WP kann eingefügt werden, der für automatisierte und bedürfnisbezogene Prozesse in der Wahrnehmungsverarbeitung steht (Hautzinger, 1993).

Das Erfassen der verschiedenen *Komponenten*, die an der Entstehung und der Aufrechterhal-

S	E	O	R	K	C
Stimuli	Erwartungen Einstellungen	Organisches	Reaktionen Verhalten	Muster von Konsequenzen	Konsequenzen

Abb. 9.1: Das SEORKC-Schema der Verhaltensanalyse (Schulte, 1974).

tung des Verhaltens beteiligt sind, ist ein aufwendiger und dynamischer Prozeß. Leider wird deshalb in der Praxis die Verhaltensanalyse immer wieder nur grob und damit lückenhaft durchgeführt. Daraus resultieren dann Maßnahmen, die weder genügend wirksam noch den Bedingungen und Bedürfnissen der Klienten angepaßt sind. Entsprechend werden verhaltenstherapeutische Maßnahmen dann als unwirksam und unmenschlich erlebt.

Die *Zielsetzung* wie auch der gesamte therapeutische Prozeß sind darauf ausgerichtet, das Verständnis der Störung, das therapeutische Vorgehen und die möglichen Auswirkungen der Intervention dem Klienten und seinen Bezugspersonen zu vermitteln. Die Techniken zielen darauf, dem Klienten einen selbständigen und eigenverantwortlichen Umgang mit sich und seinem Verhalten zu ermöglichen. Die verhaltenstherapeutische Arbeit ist daher gut in die Arbeit mit geistig behinderten Menschen unter der Empowerment-Perspektive zu integrieren. Hier wird gefordert, den behinderten Menschen nicht nur als defizitäres Mangelwesen zu begreifen, sondern ihn dazu zu befähigen, möglichst selbstbestimmt zu leben (Theunissen und Plauthe, 1995).

9.3.6.2 Besonderheiten der Verhaltenstherapie mit geistig behinderter Menschen

Wie oben erwähnt, existiert bisher keine behindertenspezifische Lerntheorie. Es gibt aber ein paar Befunde, die aus der Forschung zu Lernverhalten und Lernvermögen bekannt sind und die in der Therapie von Menschen mit geistiger Behinderung zu beachten sind. Die meisten Erkenntnisse beziehen sich dabei auf Kinder und Erwachsene mit leichter intellektueller Behinderung. Sie können jedoch auch in der Behandlungsplanung für schwer geistig Behinderte mit einbezogen werden.

– Die *Aufmerksamkeit* und Konzentrationsfähigkeit von geistig behinderten Menschen sind reduziert. Sie können nicht auf alle relevanten Informationen achten und können sich schlecht auf Veränderungen einstellen.

– Sie benötigen bis zur Reaktion eine wesentlich längere *Verarbeitungszeit* und haben mehr Schwierigkeiten, ihre Reaktionen auf unwichtige Reize zu hemmen. Diese Schwierigkeiten kumulieren mit zunehmender Komplexität des Reizes.

– Wenn sie eine *Strategie* für ein Problem lernen, kann diese nicht so leicht auf eine neue Aufgabe übertragen werden.

– Menschen mit geistiger Behinderung können in der *Reizwahrnehmung*, der Identifikation des Reizes, der Interpretation und dem Verstehen des Reizes vor einem sinngebenden Hintergrund beeinträchtigt sein oder z. B. auf andere Details fokussieren.

– In ihrem Verhaltensrepertoire verfügen sie häufig über einfachere und meist über weniger *Reaktionsmöglichkeiten* auf einen Reiz. Darüber hinaus können sie auch bei der Auswahl der passenden Reaktion eingeschränkt sein. Dies kann so weit gehen, daß sie ein anderes Verhalten als richtig betrachten als dies von der Umgebung erwartet wird.

– Auch in der *Verarbeitungsgeschwindigkeit*, der *Speicherkapazität* und der Zugriffsmöglichkeit auf diese Speicher können sie eingeschränkt sein oder z. B. andere Auswahlmuster als die Umwelt für richtig halten. (Siehe hierzu auch das Kapitel über psychologische Theorien der geistigen Behinderung von Sarimski in diesem Buch).

In der Verhaltenstherapie mit Menschen mit geistiger Behinderung müssen diese Besonderheiten berücksichtigt werden, wenn man dem Anderssein des geistig behinderten Klienten Rechnung tragen und die Therapie möglichst passend und wirksam gestalten will. Insofern sind mit Bezug auf das dargestellte Schema der Verhaltensanalyse die folgenden Aspekte zu berücksichtigen.

Auf der Ebene des *Reizes* (**S**) muß darauf geachtet werden, die Situation so zu gestalten, daß der Klient die relevanten Reize überhaupt erkennen und diskriminieren kann. Mögliche Sinnesbehinderungen oder Wahrnehmungsstörungen müssen hierbei berücksichtigt werden.

Es kann notwendig sein, die Reizsituation erheblich einzugrenzen, um so z. B. eine reduzierte Erfassungsfähigkeit oder -kapazität auszugleichen. Hier sind die Hinweise aus der Therapie von ADHS zur Anleitung (Döpfner et al., 1998) besonders hilfreich. Auch die Reizintensität muß unter Umständen variiert werden. Hinweisreize müssen klar erkennbar sein, was häufig eine deutliche Vereinfachung der Reize und eine erhebliche Steigerung der Reizintensität notwendig macht.

In der *Interaktion* zeigt sich, daß gerade in der Arbeit mit aggressiven oder anderen herausfordernden Verhaltensweisen die Interaktionspartner infolge der starken emotionalen Belastung dazu neigen, in kurzer Zeit eine Vielzahl unterschiedlicher Reize auszusenden, die es dem Gegenüber schwer machen, die relevanten Reize zu erkennen. Hierbei erweist es sich als notwendig, die Problemsituation mit den Beteiligten im Vorfeld sorgfältig zu besprechen und zu analysieren sowie das geplante Vorgehen zu üben, damit in der konkreten Situation Handlungssicherheit besteht, die ein geplantes Vorgehen oft erst überhaupt möglich macht (vgl. hierzu z. B. Elbing, 2002).

Die Komponente **E**, die für *Erwartungen*, Überzeugungen und Kognitionen steht, ist besonders schwer zu erfassen, da ja von außen oft nur wenig Einsicht in das Fühlen, Denken und Erleben des Menschen mit geistiger Behinderung besteht. Hier gilt es einmal, fremdanamnestisch und durch eine sorgfältige Verhaltensbeobachtung eine Einschätzung der Kognitionen zu erlangen. Dazu müssen der Entwicklungsstand des Betreffenden und die soziale Situation mit erfaßt und mit eingeschlossen werden. Hierzu haben sich aus der Heilpädagogik entwickelte Instrumente wie das Entwicklungsgitter von Kiphard (1975) oder Diagnoseinstrumente wie das DISYPS-KJ (Döpfner und Lehmkuhl, 1998) bewährt.

Bei allem Aufwand wird es im Einzelfall jedoch nur in begrenztem Maß gelingen, sich dem Denken und Erleben des Menschen mit geistiger Behinderung anzunähern. Umso wichtiger ist es daher, auf Seiten der Interaktionspartner Klarheit über die verhaltens- und erlebensrelevanten Erwartungen und Einstellungen der Einzelnen zu dem Indexverhalten zu gewinnen,

um zu einer klaren Haltung gegenüber dem Klienten zu kommen. Die so gewonnene Sicherheit kann dazu beitragen, den jeweiligen Akteuren in der konkreten Situation eine Handlungsanleitung zu geben. Vor allem kann sie dem Klienten eine eindeutige Lernerfahrung ermöglichen.

Der Anteil *organischer Faktoren* (**O**) an auffälligem Verhalten erweist sich immer wieder als wesentlich. Menschen mit geistiger Behinderung sind in ihrer Selbstwahrnehmung, im Verständnis der Vorgänge in ihrem Körper, vor allem aber in ihrer Ausdrucksmöglichkeit von körperlichem Unwohlsein oder gar von Schmerzen oft und zum Teil erheblich beeinträchtigt.

Die Äußerung der Befindlichkeit, insbesondere die von Schmerzen, geschieht häufig in einer für die Umwelt nur schwer verständlichen, unter Umständen aber sehr belastenden Weise. Daher erfordert eine sorgfältige Therapieplanung auch das Prüfen möglicher körperlicher Belastungen oder Erkrankungen. Es bestehen Ansätze vor allem aus der Verhaltensmedizin, Menschen mit geistiger Behinderung über Information und Training ein besseres Verständnis der Vorgänge im eigenen Körper zu geben. Solche Ansätze des Empowerment sind auch Teil des verhaltenstherapeutischen Vorgehens, das dem Klienten ja das Problemverständnis im lerntheoretischen Ansatz und das daraus abgeleitete therapeutische Vorgehen erläutern soll.

Die *Reaktionen* (**R**) von Menschen mit geistiger Behinderung auf Reize unterscheiden sich häufig deutlich von den Erwartungen ihrer Mitmenschen. Menschen mit geistiger Behinderung können bei allen Schritten der sozialen Informationsverarbeitung, dem Enkodieren, dem Interpretieren, der Reaktionssuche und -auswahl wie auch im Handeln und bei der Bewertung beeinträchtigt sein.

Die *Konsequenzen* (**K**) stellen in zweifacher Sicht eine Herausforderung dar: Einmal zeigt sich hier das Problem, daß Menschen mit einer geistigen Behinderung in ihrer Wahrnehmungsfähigkeit deutlich eingeschränkt oder anders sensibel als Nichtbehinderte sein können, was wiederum dazu führt, daß Reize entweder weniger oder intensiver wahrgenommen werden können. Konsequenzen werden dann nicht oder in einer für uns nicht erfahrbaren Weise wahrgenommen. Zum anderen müssen die

Konsequenzen für den Klienten in einer sinnhaften Weise erfolgen und erlebbar sein. Dies erfordert eine Überprüfung der Konsequenzen des Verhaltens unter den individuellen Bedingungen des Einzelfalles. Dazu ist ein zusätzlicher Aufwand notwendig, weshalb dieser wichtige Schritt in der Praxis leicht ausgelassen wird. Der Blick auf die *Kontingenzen* erweist sich in der Arbeit mit Menschen mit geistiger Behinderung als wichtig, da die Wahrnehmung nichtbehinderter Menschen sich hierzu häufig als unzureichend und zu sehr von den eigenen Erwartungen und Vorstellungen getragen erweist. Tatsächlich können Kontingenzen auftreten, die sich unserer Wahrnehmungsfähigkeit entziehen. Daher ist hier ebenfalls eine sorgfältige Verhaltensbeobachtung notwendig, vor allem dann, wenn die Behandlung nicht die erwartete Wirkung zeigen sollte.

9.3.6.3 Neulernen und Umlernen in der Praxis

Eingangs des Absatzes wurde die Bandbreite im Einsatz verhaltenstherapeutischer Techniken von der pädagogischen Arbeit beim Erlernen alltagspraktischer Fähigkeiten bis hin zur Psychotherapie unter den Begriffen Neulernen und Umlernen erwähnt. Anhand zweier Beispiele aus je einem der Bereiche sollen Inhalte der Verhaltenstherapie veranschaulicht werden.
Lebenspraktische Fähigkeiten werden als Verhalten neu gelernt.
Das Neulernen von Verhalten bedingt eine sorgfältige Verhaltensanalyse sowie einen Verhaltensplan, in dem die relevanten Verhaltensweisen aufgegliedert werden. Die Verhaltensweisen, die nach dem Verhaltensplan richtige Schritte in Richtung des gewünschten Verhaltens sind, werden dann systematisch verstärkt. Dies erfordert differenzierte Verstärkerpläne, um die meist komplexen Handlungen in für den Einzelnen unterscheidbare Schritte zu untergliedern und eine für alle Anwender gültige Belohnungsstruktur festzulegen. Bekannte Techniken der Verhaltenstherapie hierzu sind die *Verhaltensverstärkung* und die Verhaltensverkettung.
Die Verstärkung von Verhalten basiert auf der Erkenntnis, daß eine Verhaltensweise dann gelernt wird, wenn das Ausführen einer Verhaltensweise konsequent mit einem für die Person

positiv erlebten Reiz kombiniert wird. Das erwünschte Verhalten wird also durch den positiven Reiz belohnt. Es hat sich gezeigt, daß bei Menschen mit geistiger Behinderung ein enger zeitlicher Zusammenhang (Kontingenz) zwischen Verhalten und dessen Verstärkung notwendig ist, damit zwischen beidem ein Zusammenhang erlebt werden kann. Neben dem zeitlichen Zusammenhang sind häufig *kausale Verbindungen* (Konsequenz) wichtig. Diese sind für Menschen mit geistiger Behinderung nicht unbedingt nachvollziehbar. Daher müssen solche Verbindungen unter Umständen durch besondere Hinweisreize betont werden.
Bei der *Verhaltensverkettung* werden komplexe Handlungen in einzelne Schritte so zerlegt, daß diese Schritte aufeinander aufbauen und zusammen die komplexe Handlung ermöglichen. Dann werden die einzelnen Schritte, die bereits gelernt wurden, durch das systematische Weglassen der Belohnung der einzelnen Schritte und die konsequente Verstärkung kombinierter Verhaltensschritte miteinander verbunden. So kann die Komplexität der Verhaltensweisen schrittweise erhöht werden.
Eine alltagsbezogene *Anwendung* des hier beschriebenen Ansatzes ist schon bei Kane und Kane (1976) zu finden. Hier werden z. B. sorgfältig die einzelnen Punkte aufgeführt, die z. B. beim Essenlernen wichtig sind. Angefangen bei der Analyse, welche Speisen von dem Klienten bevorzugt werden, um so eine optimale Motivation zu erreichen, bis hin zur Gliederung des Trainings in ein Vortraining, das Lernen des Essens mit der Hand, dem Löffel und mit der Gabel. Beim Training können dann die komplexen Handlungen in Einzelschritte zerlegt und konsequent verstärkt werden.
Betont wird die Berücksichtigung von Besonderheiten wie die Suche nach Möglichkeiten, die einzelnen Schritte besonders häufig zu üben, das Essen mit jedem Besteckteil besonders zu lernen oder die Notwendigkeit, die Griffe des Bestecks den besonderen Bedürfnissen der behinderten Menschen anzupassen.
In der Arbeit mit lern- und leicht geistig behinderten Kindern und Jugendlichen ist *aggressives Verhalten* häufig die Problemsymptomatik. Für die Therapie existieren ausgefeilte und praxisorientierte Programme unter anderem von Petermann und Petermann (1991) oder von Cierpka (2001).

In der Arbeit auf unseren akutpsychiatrischen Stationen der Kinder- und jugendpsychiatrischen Abteilung haben wir versucht, diese Programme auf die Arbeit mit intellektuell behinderten Kindern und Jugendlichen zu adaptieren. Dabei zeigte sich, daß diese Klientel zwar in bunter Form über Emotionen und soziale Konflikte berichtet, daß aber erhebliche Defizite im emotionalen Erleben und Verstehen wie auch in der sozialen Kompetenz bestehen. Dies bedeutet, daß ein wesentlicher Schwerpunkt auf die *Förderung* dieser emotionalen und sozialen *Kompetenzen* gesetzt werden muss. Ein guter Teil der Programme, vor allem die weiterführenden und vertiefenden Teile, sind daher in unserer Arbeit nicht oder nur in wesentlich geringerer Tiefe anwendbar.

Über das Vorspielen, Aufarbeiten und Nachspielen typischer Problemsituationen oder die Erarbeitung eigener Erlebnisse der Klienten zu Basisemotionen kann ein Verständnis für das eigene Befinden und Erleben erreicht werden. Dies bildet dann die Grundlage für das Erarbeiten von *Handlungsmöglichkeiten* und *-alternativen* in für die Klienten häufigen Konfliktsituationen. Auf diese Erfahrungen kann dann in der weiteren therapeutischen Arbeit Bezug genommen werden. Damit ist eine gemeinsame Kommunikations- und Erlebnisbasis geschaffen, die im Alltag in der milieutherapeutischen Arbeit durch Übung vertieft werden kann. In der Konsequenz resultiert daraus eine Änderungsmotivation in diesem emotional sehr belastenden Feld und eine deutliche Reduktion aggressiver Handlungen im Alltag.

9.3.6.4 Gezielte Therapie belastender Verhaltensweisen

Stereotype, excessive und vor allem *selbstverletzende Handlungen* stellen häufig in der Praxis eine besondere Belastung dar. Daher ist eine Änderung dieser Verhaltensweisen möglichst rasch und effektiv erwünscht. Dies vor allem dann, wenn das Verhalten die Gesundheit des Klienten oder anderer gefährdet. Gerade diese Verhaltensweisen sind aber auch häufig schwer zu therapieren. In der Verhaltensanalyse fehlen für das Verstehen der Verhaltensgenese häufig wichtige Komponenten. Dies einmal, weil die Zusammenhänge nicht aus dem Erleben der an der Therapie Beteiligten im Rückschluß erklärbar sind, zum anderen aber auch, weil diese Verhaltensweisen gehäuft bei Menschen auftreten, die aufgrund ihres Behinderungsgrades in ihrer Kommunikation erheblich eingeschränkt sind. Daher ist ein verstehender Zugang häufig nicht möglich.

Für die Therapie solcher Verhaltensweisen werden in der Literatur sorgfältige und dann auch aufwendige Programme beschrieben (Elbing, 2001; Mühl et al., 1996). Diese beinhalten eine sorgfältige Problemanalyse, Schulung und Beratung der Kontaktpersonen, eine fortdauernde Therapiebegleitung und -reflexion sowie den Einsatz verschiedener therapeutischer Techniken. Der Einsatz solcher differenzierten Programme ist gerade bei schweren selbst- und fremdverletzenden Verhaltensweisen wirksam. Leider sind solche Programme in der Praxis aufgrund mangelnder Ressourcen oder Mittel häufig nicht realisierbar.

Hier wird dann der Einsatz *aversiver Verfahren*, idealerweise in Kombination mit einer *medikamentösen Therapie* versucht.

Aversive Verfahren gründen auf der Erkenntnis, daß die Häufigkeit eines Verhaltens dann reduziert wird, wenn dieses Verhalten mit als unangenehm erlebten, sogenannten negativen Konsequenzen kombiniert wird.

Negative Konsequenzen können sowohl durch das direkte Setzen eines unangenehmen Reizes wie auch durch das Verhindern jeglicher Möglichkeit zur Verstärkung des Verhaltens erzeugt werden. Letztere Vorgehensweise kann nur in begrenztem Maße erfolgreich eingesetzt werden, da sie einen hohen personalen Aufwand erfordert. Auch müssen alle relevanten Reize kontrolliert werden können. Dies schließt das Verhalten z. B. von Mitbewohnern mit ein. Zudem sind diese Verhaltensweisen oft so problematisch, daß eine Nichtverstärkung zur Löschung des Verhaltens nicht konsequent genug durchgehalten werden kann. Die daraus resultierende sog. intermittierende Verstärkung führt zu einer deutlichen Stabilisierung dieses Verhaltens, oft auch zur Zunahme der Häufigkeit.

Während der Entwicklungsphase der aversiven Verfahren in den 1970er Jahren wurde versucht, besonders belastende Verhaltensweisen durch das Setzen von elektrischen Schmerzreizen oder die Darbietung unangenehmer Gerüche zu bestrafen, und so diese Verhaltensweisen zu reduzieren. Der Einsatz solcher Mittel ist ethisch und moralisch sehr *problematisch* zu beurteilen. Mittlerweile hat sich auch gezeigt, daß bei manchen Erkrankungen der Einsatz der hochaversiven Reize keine Reduktion, sondern eher eine Zunahme der Verhaltensweisen oder eine Symptomverschiebung bewirkt hat. Daher werden diese Verfahren kaum noch eingesetzt. Heutzutage ist es möglich, unter dem Einsatz verschiedener Techniken, einer breiter angelegten Diagnostik und Intervention, sowie begünstigt durch die Erfahrungen in der Therapieanwendung auch hochschwierige Verhaltensweisen ohne Einsatz hochaversiver Verfahren zu behandeln.

9.4 Beratung und Supervision

Beratung und Supervision haben in der Behindertenarbeit Eingang gefunden, seit der Blick nicht mehr nur auf den behinderten Menschen als Symptomträger gerichtet wird. Behinderte Menschen sind meist in irgendeiner Form auch auf die Betreuung durch professionelle Helfer oder Angehörige angewiesen. Das Erleben dieser kann als Indikator für die Befindlichkeit des Einzelnen aber auch für den Zustand des Gesamtsystems gesehen werden. Daher muß das Erleben, das Handeln und die Handlungsfähigkeit des Umfeldes mit in die Arbeit einbezogen werden. Diese Sichtweise stammt aus der *Systemtheorie*. Systemtheoretisches Verständnis bildet eine Basis im Zugang zur Dynamik zwischen Betreuer und Betreutem. Eine Verhaltensstörung und die Bewältigungsversuche der Umgebung werden heute als Problemlöseversuch verstanden. Damit steht auch hier nicht mehr das Problemverhalten, sondern die Interaktion zwischen Betreuergruppe und dem Betroffenen im Zentrum der Aufmerksamkeit (Heijkop, 1998). Menschen, die in sozialen Institutionen arbeiten, müssen sich heute mit ihrem Denken und Handeln auseinandersetzen, es prüfen und reflektieren (Pörtner, 2001). Beratung und Supervision fußen nicht nur auf psychologischen Theorien. Auch *Pädagogik* und *Soziologie* haben hier wesentliche Beiträge gebracht. Psychologen in der praktischen Arbeit mit Menschen mit einer geistigen Behinderung sind häufig beratend und supervisorisch tätig (Klauß, 1993). *Beratung* erfolgt dabei in verschiedenen *Formen*: Als langfristige Fachberatung, als Krisenintervention, als Supervision oder als Selbsterfahrung und Peer-counseling. Die fortlaufende fachliche Beratung in der Arbeit mit geistig behinderten Menschen ist als notwendig anerkannt. In der Praxis wird diese Maßnahme leider für den Alltag nicht bewilligt. Begründet wird dies meist mit Kostengründen.

In *Krisensituationen* wird Beratung als eine mögliche Intervention gesehen. Zur Bewältigung der Krise leistet Beratung einen wichtigen Beitrag. Leider wird die Notwendigkeit der fortlaufenden Begleitung zur Stabilisierung und Entwicklung nicht gesehen. Immer wieder wird »das Problem« auch allein den Betroffenen zugeschrieben. Eine Behandlung ihrer Person soll dann die einzig notwendige Hilfe darstellen. Diese Sichtweise hilft dann meist nur, kurzfristig Kosten zu sparen und hemmt eine Gesamtbetrachtung mit der Chance zur Veränderung. Selbsterfahrung und Peer-Counseling werden meist im Rahmen von Betroffenenorganisationen angeboten.

In der *Supervision* steht das Erleben und Verstehen des behinderten Menschen im Vordergrund. Durch ein besseres Verständnis der Person des Betreuten entsteht neue Kompetenz bei den Betreuern im Umgang mit ihm (Meyer, 2000). Dabei muß eine fortlaufende Begleitung erfolgen, um Prozesse entstehen zu lassen und diese zu begleiten.

Dabei muß sowohl Wissen über Vorgänge in wie auch zwischen Menschen vermittelt werden. Die Kenntnis diagnostischer Möglichkeiten und der Psychopathologie, nicht zuletzt aber auch Erfahrung über die Therapierbarkeit psychischer Störungen und Auffälligkeiten sind notwendig.

In der Beratung steht die *Dynamik im Team* und die Interaktion im Verbund zwischen Team und Klient im Vordergrund. Die meisten Autoren beziehen eine sorgfältige Analyse der Umwelt, in der die Interaktion stattfindet, mit ein. Die Interaktionen in einer Institution, die situativen Bedingungen, aber auch allgemeine Zielsetzungen in einer Einrichtung und ideologische Orientierungen können einen wesentlichen, wenn auch vielleicht nur indirekt erlebbaren Einfluß auf die konkrete Situation haben (Lingg und Theunissen, 1993).

Heijkop (1998) formuliert als zentrales Problem der Arbeit mit Menschen mit herausforderndem Verhalten eine festgefahrene Situation, in der die bisherigen Maßnahmen nicht mehr greifen und keine Bewegung mehr möglich scheint. Behandlung wird dann als ein Veränderungsprozeß eines sozialen Bezugssystems gesehen. Die Entwicklung des Problems soll als gemeinsamer Prozeß verstanden werden. Daher setzt Veränderung die Zusammenarbeit aller an dem Prozeß voraus. Als Forderung gilt, eine tragfähige soziale und emotionale Basis zu schaffen (Heinrich, 1998).

Dazu ist auch eine Analyse der Teamsituation und der persönlichen Situation aller Beteiligten notwendig.

Dazu betont Bosch (2002) die Bedeutung dreier Faktoren: Der Ansichten, der Grundhaltung und der kritischen Selbstreflexion innerhalb eines Teams in der Begegnung. *Ansichten* sind dabei ein sehr dynamisches Konstrukt. Sie machen eine fortlaufende Diskussion innerhalb des Teams notwendig. So dynamisch Ansichten sind; klare und allgemeine Ansichten sind wichtig, da sie identitätsstiftend sind. Die *Grundhaltungen* spiegeln die Haltung zu sich selbst, zu anderen und in Beziehungen wider. Bosch (ebd.) führt als Aspekte der Grundhaltung unter anderem Offenheit, Interesse, Bereitschaft zur kritischen Zusammenarbeit, Distanzierung und Empathie, Sorge für sich selbst und den anderen an. Die Beschäftigung mit diesen Aspekten zielt auf persönliche Reifung und Teamfähigkeit. *Kritische Selbstreflexion* dient als Basis für eine Haltungs- und Ansichtsveränderung.

Bosch zeigt mit dieser Auflistung, wie weitreichend die Ansatzpunkte einer fundierten supervisorischen Arbeit in das Selbsterleben des einzelnen Beteiligten reichen. Die Wechselwirkungen der einzelnen Komponenten wird durch den Zirkel Ansicht-Haltung-Reflexion-Ansicht deutlich. Beratung zielt also auf den Prozeß, nicht auf das Endziel. Der Analyse der persönlichen Situation des einzelnen Betreuers sind schnell Grenzen gesetzt. Hierzu muß eine Vertrauensbasis in der Gruppe, aber auch zwischen Supervisor und Gruppe geschaffen werden. Dies setzt die Unabhängigkeit des Supervisors vom System voraus. Daher muß der Supervisor von außen dazukommen.

Supervision und Beratung wird heute nicht mehr als Anleitung und Beratung einer Gruppe durch einen Fachmann verstanden. Sie findet heute als ein gemeinsamer Prozeß der Entwicklung statt. Dies fördert die Entscheidungsfähigkeit und die Eigenverantwortlichkeit der Teilnehmer. Die gemeinsame Verantwortung für den Prozeß trägt dazu bei, daß die Inhalte der Beratung auf die tatsächliche Situation bezogen bleiben und das Erarbeitete auch im Alltag Anwendung findet.

Literatur

Andrzejewski M, Castrogiovanni A (1996) Einsatz von verhaltensanalytischen Vorgehensweisen bei einer genetischen Entwicklungsstörung (Prader-Willi-Syndrom). Prader-Willi-Perspectives. Übersetzung: K Sarimski in PWS-Info, 1996

Von Aster M (1999) Geistige Behinderung, in: HC Steinhausen, M von Aster (Hrsg) Verhaltenstherapie und Verhaltensmedizin bei Kindern und Jugendlichen. Weinheim, PVU

Awiszus-Schneider H (1996) Psychotherapie und Lebensumfeldgestaltung bei Menschen mit geistiger Behinderung, in: W Lotz, B Stahl, D Irblich (Hrsg) Wege zur seelischen Gesundheit für Menschen mit geistiger Behinderung, 141–153. Bern, Huber

Becker M, Niedecken D (1999) Psychotherapie für Menschen mit einer geistigen Behinderung. Eine verzögerte Annäherung. In: Bundesvereinigung Lebenshilfe e.V. (Hrsg) Geistige Behinderung, 1/99, 85–90

Beerlage I, Caspar F, Elke G, Fliegel S, Franke A, Jost I (Hrsg) (1986) Verhaltenstherapie, Theorien und Methoden, in: Dt. Ges. Für Verhaltenstherapie. Tübingen, dgvt-Verlag

Besems T, van Vugt G (1988) Gestalttherapie mit geistig behinderten Menschen, in: Bundesvereinigung Lebenshilfe e.V. (Hrsg) Geistige Behinderung, 4/88

Bosch E (2002) »Wir wollen nur euer Bestes.« Die Bedeutung der kritischen Selbstreflexion im Umgang mit Menschen mit einer geistigen Behinderung. Verhaltenstherapie & Psychosoziale Praxis, 1/2002; 7–22. Tübingen, dgvt-Verlag

Braun R (1992) Klassische Verhaltenstherapie bei schwer geistig behinderten Menschen. Materialien 25. Tübingen, dgvt-Verlag

Christ M, Kessler E (1996) Stationäre Eltern-Kind-Therapie und Heilpädagogik. extracta psychiatrica 5/96, 22–37. Wiesbaden, Selecta Verlagsgesellschaft.

Cierpka M (Hrsg) (2001) FAUSTLOS. Ein Curriculum zur Prävention von aggressivem und gewaltbereitem Verhalten bei Kindern der Klasse 1 bis 3. Göttingen, Hogrefe

Döpfner M, Lehmkuhl G (1998) Diagnostik-System für psychische Störungen im Kindes- und Jugendalter nach ICD 10 und DSM IV. Bern, Huber

Döpfner M, Schürmann S, Frölich J (1998) Therapieprogramm für Kinder mit hyperkinetischem und oppositionellem Problemverhalten. Weinheim, PVU

Dosen A (1993) Entwicklungsdynamische Beziehungstherapie in: K Hennicke, W Rotthaus (Hrsg) Psychotherapie und Geistige Behinderung, 16–23. Dortmund, Verlag modernes lernen

Elbing U (1996) Nichts passiert aus heiterem Himmel (...) Transaktionsanalyse, Geistige Behinderung und sogenannte Verhaltensstörungen. Dortmund, Verlag modernes lernen

Elbing U (2002) Massive Selbst- und Fremdgefährdung: Gestaltungsschwerpunkte und Prozeßmerkmale nachhaltiger Veränderung, in: Bundesvereinigung Lebenshilfe e.V. (Hrsg) Geistige Behinderung, 1/02, 46–59

Grawe K et al. (1994) Psychotherapie im Wandel. Von der Konfession zur Profession. Göttingen, Hogrefe

Hartman H, Jakobs G (1993) Das »Dialogische Prinzip« bei der Behandlung von Aggression, Autoaggression und Autismus, in: K Hennicke, W Rotthaus (Hrsg) Psychotherapie und Geistige Behinderung, 3–50. Dortmund, Verlag modernes lernen.

Hautzinger M (1993) Verhaltens- und Problemanalyse in: M Linden, M Hautzinger (Hrsg) Verhaltenstherapie: Techniken und Einzelverfahren, 2. überarb. und erw. Auflage, 27–32, Berlin, Springer

Heijkop J (1998) Herausforderndes Verhalten von Menschen mit geistiger Behinderung. Neue Wege der Begleitung und Förderung. Weinheim, Beltz

Heinemann E, de Groef J (1997) Psychoanalyse und geistige Behinderung. Mainz, Matthias-Grünewald-Verlag

Heinrich J (1998) Therapie massiver Aggressionen: ein systemisch-verhaltensntherapeutischer Ansatz. In: Bundesvereinigung Lebenshilfe e.V. (Hrsg) Geistige Behinderung, 2/98, 160–177

Hesse W (2001) Hilfeangebote zur Krisenintervention. Eine Studie zum Bedarf und zur Versorgung geistig behinderter Menschen in Köln, in: Bundesvereinigung Lebenshilfe e.V. (Hrsg) Geistige Behinderung, 1/01, 14–22

Huber B, Seidel M (2001) PEPE-a psychoeducative programme for people with epilepsy and learning disabilities, in: M Pfäfflin, RT Fraser, R Thorbecke, U Specht, P Wolf (Hrsg): Comprehensive Care for People with Epilepsy, 155–61, John Libbey & Company Ltd

Huber B, Seidel M (2003) PEPE – Lernen mit Epilepsie zu leben, in: Bundesvereinigung Lebenshilfe e.V. (Hrsg.) Geistige Behinderung 1/83, 58–71

Hurrelmann K (1991) Gesundheitswissenschaftliche Ansätze in der Sozialsisationsforschung, in K Hurellmann, D Ulich (Hrsg) Handbuch der Sozialisationsforschung, 189–213. Weinheim, Beltz

Jansen F, Streit U (1992) Eltern als Therapeuten. Ein Leitfaden zum Umgang mit Schul- und Lernproblemen. Berlin, Springer

Kane JF, Kane G (1976) Geistig schwer Behinderte lernen lebenspraktische Fertigkeiten. Bern, Huber

Kehrer HE (1997) Praktische Verhaltesntherapie bei geistige Behinderten. Ein Leitfaden für Betreuer. Dortmund, Verlag modernes lernen.

Klauß T (1993) Teamsupervision und psychologische Therapie in Heimen, in: K Hennicke, W Rotthaus (Hrsg) Psychotherapie und Geistige Behinderung, 161–174. Dortmund, Verlag modernes lernen.

Klauß T (1996) Auswirkungen knapper werdender Ressourcen auf die psychotherapeutische Versorgung geistig behinderter Menschen, in: W Lotz, B Stahl, D Irblich (Hrsg) Wege zur seelischen Gesundheit für Menschen mit geistiger Behinderung. Bern, Huber

Kresse KH (1995) Zur Notwendigkeit einer allgemeinen Psychotherapie. Interventionen bei psychischen Störungen geistig behinderter Menschen, in: Bundesvereinigung Lebenshilfe e.V. (Hrsg) Geistige Behinderung, 3/95

Lingg A, Theunissen G (1993) Psychische Störungen bei geistig Behinderten. Freiburg, Lambertus

Lotz W, Stahl B, Irblich D (Hrsg) (1996) Wege zur seelischen Gesundheit für Menschen mit geistiger Behinderung. Bern, Huber

Mall W (1984) Basale Kommunikation – ein Weg zum anderen, in: Bundesvereinigung Lebenshilfe e.V. (Hrsg) Geistige Behinderung, 23/1

Mc Daniel SH (1997) Familientherapie in der Medizin: ein biopsychosoziales Behandlungskonzept mit körperlich Kranken. Heidelberg, Carl-Auer Systeme

Meins W (1993) Psychotherapie und Psychopharmakotherapie – Probleme der gemeinsamen Anwendung hei geistiger Behinderung, in: K Hennicke, W Rotthaus (Hrsg) Psychotherapie und Geistige Behinderung, 127–132. Dortmund, Verlag modernes lernen.

Meyer D (2000) »Geistige Behinderung« und Dissoziation. Aspekte einer Rehistorisierung. In: Bundesvereinigung Lebenshilfe e.V. (Hrsg) Geistige Behinderung, 1/00, 20–30

Mühl H, Neukäter H, Schultz K (1996) Selbstverletzendes Verhalten bei Menschen mit geistiger Behinderung. Bern, Verlag Paul Haupt

Papousek M (1998) Das Münchner Modell einer interaktionszentrierten Säuglings-Eltern-Beratung und Psychotherapie, in: Kv Klitzing (Hrsg) Psychotherapie in der frühen Kindheit. Göttingen, Hogrefe.

Petermann F, Petermann U (1991) Training mit aggressiven Kindern. Einzeltraining, Kindergruppe, Elternberatung. 5. überarb. Auflage. Weinheim, PVU

Piaget J (1969) Das Erwachen der Intelligenz beim Kinde. Stuttgart, Klett

Pörtner M (2001) Ernstnehmen, zutrauen, verstehen. Personenzentrierte Haltung im Umgang mit geistig behinderten und pflegebedürftigen Menschen. Stuttgart, Klett-Cotta

Remschmidt H, Schmidt MH (1993) Multiaxiales Klassifikationsschema für psychische Störungen des Kindes- und Jugendalters nach ICD 10 der WHO. Bern, Huber

Sander J, Endermann M (1997) Psychotherapie bei Menschen mit geistiger Behinderung im institutionellen Rahmen: Merkmale von Therapeuten und ihren Klienten. Report Psychologie, 22, 493–499

Sarimski K (1986) Interaktion mit behinderten Kindern, München.

Schopler E, Mesibov GB, Shingley RH, Bashford A (1984) Helping autistic children through their parents: The TEACCH program, in: E Schopler, GB Mesibov (Hrsg) The effects of autism on the family, 65–81. New York, Plenum Press

Schulte D (1974) Diagnostik in der Verhaltenstherapie. München, Urban & Schwarzenberg

Steinhausen HC, von Aster M (Hrsg) (1999) Verhaltenstherapie und Verhaltensmedizin bei Kindern und Jugendlichen. 2. Auflage, Weinheim, Beltz PVU

Theunissen G Plauthe W (1995) Empowerment und Heilpädagogik. Ein Lehrbuch. Freiburg, Lambertus

10. Sonderpädagogische Maßnahmen

Heinz Mühl

10.1 Grundlagen der Erziehung bei geistiger Behinderung

10.1.1 Grundsätzliche Erziehbarkeit bei geistiger Behinderung

Die Erschwerung der Erziehung insbesondere bei schwerer geistiger Behinderung lassen immer wieder die Frage nach den Voraussetzungen und Möglichkeiten der Erziehung entstehen. Die Geschichte der Förderung und Versorgung von Menschen mit geistiger Behinderung in den letzten zweihundert Jahren ist ein stetiger Kampf um deren Erziehbarkeit, um wirksame Methoden der Förderung wie um eine Aufhebung der isolierenden gesellschaftlichen Bedingungen (Mühl, 1991; Möckel et al., 1997). Noch nicht abgetan sind die rassehygienischen Vorstellungen, Nützlichkeitserwägungen und die katastrophalen Auswirkungen der Gleichsetzung erschwerter Erziehbarkeit mit dem Urteil »lebensunwertes Leben« wie im Nationalsozialismus (Klee, 1983) durch die Diskussion um eine utilitaristische Ethik und die Erwartungen an die Gentechnologie (Dederich, 2000).

Der Begriff der Bildungs- oder Erziehungsunfähigkeit sollte aufgrund seiner historischen Belastung und seiner etikettierenden Wirkung nicht mehr benutzt werden. Auch bei schwerer geistiger Behinderung ist grundsätzlich Erziehbarkeit anzunehmen, die sich aus der Lernfähigkeit ergibt (Speck, 1999, 162ff). Sie zeigt sich vor allem in der Möglichkeit, auf soziale Angebote eines Partners einzugehen, sie aufzunehmen, zu verstehen und durch motorisch-affektive Äußerungen zu reagieren. Spätestens dann, wenn sich ein Kind in Interaktion mit einem Partner begibt, hat es sich als erziehbar erwiesen; es hat ein »Mindestmaß sozialer Kontakt- und Anpassungsfähigkeit« (Feuser 1981, 21) offenbart. Diesen ersten sichtbaren Anzeichen von Erziehbarkeit sind jedoch Lernprozesse vorausgegangen, die kaum zu beobachten sind, es sei denn, man könnte Hirnstrombilder ableiten, die im Sinne des Lernens interpretierbar sind.

Das Ausmaß dieser Lernfähigkeit kann nicht über Vorannahmen zur Lernpotentialität des Individuums erfaßt, sondern nur durch qualifizierte erzieherische Bemühungen angemessen beurteilt werden. Erst der Erziehungsversuch als verantwortliches erzieherisches Handeln auf der Suche nach Lernmöglichkeiten kann das Ausmaß der Lernfähigkeit eines Kindes ermitteln (Antor und Bleidick, 1995; Antor und Bleidick, 2000).

10.1.2 Lernen bei geistiger Behinderung

Kinder und Jugendliche mit geistiger Behinderung sind durch mangelnde Lernerfahrungen sowie durch Besonderheiten ihres Lernverhaltens gekennzeichnet. Eine Vielfalt von Hypothesen wird dabei diskutiert: mangelnde Umstellungsfähigkeit, Situationsverhaftetheit, Verlangsamung und Abweichungen des Entwicklungsverlaufs, Mißerfolgserwartung, Außengerichtetheit der Motivation, mangelnde Merkfähigkeit und Organisation von Lernmaterial, mangelnde sprachliche Steuerung und Begriffsbildung, Aufmerksamkeitsdefizite, Transferinsuffizienz, mangelnde Nachahmung und Kreativität u. a. (Wendeler, 1976; Meyer, 1977; Rauh, 1979). Gegenüber allgemeinen Aussagen zum Lernverhalten sind grundsätzliche Vorbehalte anzumelden und in ihrem Anspruch auf Ausdehnung auf die Gesamtgruppe nicht haltbar.

Dennoch ist nicht zu leugnen, daß Kinder und Jugendliche mit geistiger Behinderung in ihrem Lernen stark beeinträchtigt sind. Dies hat Auswirkungen auf all jene Fähigkeiten, die sich nicht spontan entwickeln, sondern an deren Entstehung Lernprozesse beteiligt sind. Dadurch sind das Erlernen und die Entwicklung der Wahrnehmung und anderer kognitiver Fähigkeiten, der sozialen Handlungsfähigkeit, vor allem der vorsprachlichen und sprachlichen Verständigung, komplexerer Gefühle und psychomotorischer Fertigkeiten retardiert. Je nach Ausmaß der Hirnfunktionsstörungen (Sarimski, 1997) und den zusätzlichen erschwerenden Bedingungen entstehen unterschiedli-

che Grade der Lernbeeinträchtigung, die es verbieten, verallgemeinernd von *dem* Kind oder Jugendlichen mit geistiger Behinderung zu sprechen; geistige Behinderung ist eine Sammelbezeichnung für eine große Breite von Lernstufen und Lernniveaus. Dies sollte jedoch nicht Anlaß sein, voreilig weitere Unterteilungen vorzunehmen, die eher eine Festschreibung auf einem Niveau als Hilfe bei der Förderung zur Folge haben können.

Ein für die Förderung von Kindern und Jugendlichen mit geistiger Behinderung vielversprechendes Konzept ist die Betrachtung des Lernens unter dem Aspekt des Handelns, wonach zur Bewältigung der Alltagsanforderungen vor allem die Vermittlung von Handlungsmustern bedeutsam ist und psychische Strukturen durch die Verinnerlichung von Handlungsabläufen entstehen (Bach, 1997; Speck, 1999, 195ff). Vor allem die kognitivistische Entwicklungstheorie von Piaget sowie die Aneignungstheorie haben die These favorisiert, daß das Denken zunächst aus dem Handeln hervorgeht; Denken ist danach geronnenes Handeln. Psychoanalytisch orientierte Handlungskonzepte rücken motivationale und emotionale Komponenten, Bedürfnisse und Erwartungen in den Vordergrund. Allen Handlungskonzepten liegt die Vorstellung zugrunde, daß Handlungen nicht aus der Addition psychischer Funktionen entstehen, sondern sich aus Handlungsansätzen differenzieren. Psychische Funktionen wie Wahrnehmen, Denken, Sensomotorik und Aufmerksamkeit werden in der Handlung, im motivgesteuerten, gezielten Verhalten gebündelt und zur Zielerreichung eingesetzt; jene erhalten dabei ihren Stellenwert im Ablauf der Handlung zugemessen.

Kinder und Jugendliche mit geistiger Behinderung unterliegen in unterschiedlicher Ausprägung Einschränkungen ihrer Handlungsmöglichkeiten, die den Erwerb von Handlungsmustern beeinträchtigen:

– Fixierung an automatisierte Handlungsschemata durch mangelnde Erfahrung oder ständige Wiederholung von Handlungen in der gleichen Situation,
– Impulsivität und Affektivität durch mangelnde Übersicht und Kontrolle oder Blockaden durch Angst und Unsicherheit,
– Schwierigkeit, eine realistische Lebensperspektive zu entwerfen,

– Stereotypien, die handelndes Lernen nicht zulassen,
– unreflektierte Übernahme von Handlungsweisen anderer,
– geschlechtsspezifisch bedingte Vorurteile (Friske, 1995, Czarski et al., 1997),
– Vorurteile bei Bezugspersonen hinsichtlich der möglichen Selbständigkeit und Selbstbestimmung sowie
– Vorurteile in der Gesellschaft über die Fähigkeiten von Personen mit geistiger Behinderung zur Teilhabe am gesellschaftlichen Leben.

Angesichts dieser einschränkenden Bedingungen wird zuweilen die Auffassung vertreten, Kinder mit geistiger Behinderung oder selbst Erwachsene mit schwerer geistiger Behinderung könnten noch nicht handeln, und daher sei das Konzept des handlungsbezogenen Lernens bei ihnen nicht anwendbar. Dieses Mißverständnis beruht auf der Annahme, handlungsbezogenes Lernen setze Handeln voraus. Kinder können jedoch zunächst noch nicht handeln, aber man geht mit ihnen um, als könnten sie handeln, und man ist darauf aus, ihre Handlungsmöglichkeiten herauszufordern und zu entwickeln. Hat das Kind beispielsweise gelernt, die Verständigung mit anderen anzuregen, so sind Anzeichen des Handelns vorhanden: Kontaktversuche sind zielgerichtet, antizipieren eine Reaktion des Partners und werden kontrolliert, so daß bei Nichtgelingen ein neuer Versuch gestartet wird.

Handelndes Lernen ist nicht die einzige Lernweise bei geistiger Behinderung, aber sie ist die vorherrschende; je jünger ein Kind und je schwerer die Behinderung ist, um so mehr ereignet sich Lernen beim Handeln, je älter und je weniger schwer behindert ein Kind oder Jugendlicher ist, um so eher treten andere Lernarten hinzu. (Mühl, 1997a, 86ff)

10.1.3 Allgemeine Ziele der Erziehung

Das Prinzip der Normalisierung (Thimm, 1984) war ursprünglich als sozialpolitische Maxime zur Versorgung von Erwachsenen mit geistiger Behinderung zuerst in Skandinavien formuliert worden, hat jedoch auch in angel-

sächsischen Ländern und in Deutschland Anerkennung gefunden. Es wurde inzwischen auch auf Erziehungsbemühungen bei Kindern und Jugendlichen ausgedehnt und fordert eine möglichst gemeindenahe Erziehung in allgemeinen Erziehungseinrichtungen oder in enger Anbindung an diese.

Der für die schulische Erziehung konzipierte pädagogische Auftrag »Selbstverwirklichung in sozialer Integration« (Sekretariat der Ständigen Konferenz der Kultusminister der Länder in der BRD, 1980) läßt sich auch als »Handlungs- und Erlebnisfähigkeit« umschreiben. Handeln umfaßt neben affektiven und motivationalen Aspekten Qualifikationen wie Ziele setzen, planen, entscheiden, Pläne in die Tat umsetzen, kontrollieren. Im Laufe des Erziehungsprozesses werden zunächst einfachste Handlungen erlernt, die sich zu komplexeren Handlungen bündeln. Der komplexeste Handlungsentwurf ist die Lebensperspektive, die viele Handlungen eines Menschen bestimmt, eine Stufe, die auch viele Erwachsene mit geistiger Behinderung erreichen, wenngleich ihre Lebenspläne oft unrealistisch, weil zu »normal« erscheinen.

In den letzten Jahren wird der Aspekt der Selbstverwirklichung durch die Forderung nach Selbstbestimmung besonders hervorgehoben (Bundesvereinigung Lebenshilfe, 1996c). Zunächst bedeutet Selbstbestimmung die Möglichkeit des Individuums, Entscheidungen zu treffen, die den eigenen Wünschen, Bedürfnissen, Interessen oder Wertvorstellungen entsprechen, und dem gemäß zu handeln. Der Gegenbegriff »Fremdbestimmung« meint, tatsächlich oder zumindest nach eigener Befindlichkeit von anderen bestimmt zu werden. Als übereinstimmende Auffassung kann angenommen werden, daß Fremdbestimmung nicht das Ziel der Erziehung sein soll, weil es dann eine Minderheit von Menschen geben würde, die Selbstbestimmung übten, indem sie andere fremdbestimmten und damit über sie verfügten. Grenzen der Selbstbestimmung liegen allerdings da, wo die Selbstbestimmung der eigenen Person die Selbstbestimmung anderer in Frage stellt.

Kindheit und Jugend sind dadurch gekennzeichnet, daß ihnen nicht das Ausmaß von Selbstbestimmung wie dem Erwachsenenstatus zukommt, nicht, um an Kindern und Jugendlichen Macht auszuüben, sondern weil sie noch nicht die Kompetenzen zur umfassenden

Selbstbestimmung erreicht haben. Kinder und Jugendliche als zu Erziehende befinden sich in der Situation, zumindest in Teilbereichen fremdbestimmt zu werden. Diese Zumutung kann allerdings nur dann abgefordert werden, wenn die Fremdbestimmung zur Selbstbestimmung hinführt und sich an dieser Zielsetzung orientiert.

Kinder, Jugendliche und selbst noch Erwachsene mit geistiger Behinderung gehörten bis auf den heutigen Tag zu den gesellschaftlichen Gruppen, die in hohem Maße und häufig lebenslang Fremdbestimmung erfuhren und teilweise noch erfahren. Hahn (1981) hat in seiner Studie zur sozialen Abhängigkeit bei behinderten Menschen aufgezeigt, daß dieses höhere Maß an Fremdbestimmung bei einer schweren Behinderung noch zunimmt, gemäß der These: Je schwerer die Behinderung, umso größer die Fremdbestimmung. Dies bedeutet für die Erziehung bei Menschen mit schweren Behinderungen, daß sie ihnen gegenüber in besonderer Weise darauf zu achten hat, »Selbstbestimmung in sozialer Integration« zu vermitteln.

10.2 Sonderpädagogische Erziehungsfelder

10.2.1 Frühe Hilfen

Frühe Hilfen umfassen zwei Komponenten: Hilfen für die Familie und Förderung des Kindes. Die Familie mit einem Kind mit geistiger Behinderung ist auf kompetente und einfühlsame Begleitung angewiesen. Diese kann am ehesten von familiennahen Frühfördereinrichtungen geleistet werden, die neben größeren Zentren den Kontakt zur Familie aufnehmen und im häuslichen Umfeld tätig werden. Für das entwicklungsverzögerte Kind selbst sollten schon in den ersten Lebensjahren Lernerfahrungen vermittelt werden; dafür sprechen entwicklungspsychologische, verhaltensbiologische, psychoanalytische, lernpsychologische, neurophysiologische und soziologische Forschungsergebnisse.

Seit den »Empfehlungen zur Frühförderung geistig behinderter Kinder« der Bundesvereinigung Lebenshilfe von 1969 sind zahlreiche Konzepte zur pädagogischen Frühförderung

mit unterschiedlichen Inhalten entwickelt worden. Die Konzepte reichen von programmartig angelegten Sequenzen und funktionsbezogenen Therapien bis hin zu alltags- und handlungsbezogenen, funktionsübergreifenden Anregungen bzw. Übungen, die auf das tägliche Leben und Spielen zurückgreifen.

Fördermaßnahmen sollten folgende Prinzipien berücksichtigen:

- *Individualisierung:* Anpassung der Förderung an die Möglichkeiten des Kindes und die Sozialisationsbedingungen in seiner Familie.
- *Handlungsbezogenheit:* Fördermaßnahmen sollten eher Handlungen als einzelne psychische Funktionen anstreben.
- *Alltagsbezogenheit:* Die vorgenannten Prinzipien lassen sich am ehesten in alltäglichen Lebensvollzügen der Familie realisieren.
- *Gesamtplan:* Da Maßnahmen von Mitarbeitern unterschiedlicher Kompetenz einzubringen sind, müssen diese in ein gemeinsames Konzept integriert werden.

Die Zusammenarbeit mit institutionellen Tagesangeboten für behinderte Kinder unter drei Jahren (Bundesvereinigung Lebenshilfe, 1997c) und mit Einrichtungen im Kindergartenalter ergänzt und optimiert die Bemühungen der Frühförderung (Weiß, 1989; Speck, Thurmair, 1989; Der Bundesminister für Arbeit und Sozialordnung, 1999; Bundesvereinigung Lebenshilfe, 1998a; Sohns, 2000; Wilken, 2000).

10.2.2 Pädagogische Förderung im Kindergartenalter

Einrichtungen zur Förderung von stark entwicklungsverzögerten Kindern im Kindergartenalter sollen die Früherziehung und institutionelle Tagesangebote fortsetzen, die Eltern entlasten, ihnen Beratung und Anleitung bereithalten sowie die häusliche Erziehung durch sonderpädagogische Förderung unterstützen und ergänzen. Die Bindung an neue Bezugspersonen soll ohne Bruch zu den bisherigen Bezugspersonen entstehen. Erziehung im Elternhaus und in der Einrichtung müssen sich daher durch gegenseitiges Informieren über Verhaltensweisen, Interessen und Erfahrungen des Kindes sowie durch Beteiligung der Eltern an Planung und Durchführung von Fördermaßnahmen abstimmen.

Die Lernsituationen ergeben sich aus den Aufgabenstellungen des häuslichen Lebens, aus dem Leben in der Einrichtung und aus den Aufgaben der künftigen Lebensgestaltung. Geplante Förderung und freie Betätigung, insbesondere im Spiel, sollen in einem ausgewogenen Verhältnis stehen. Dafür bieten sich eine Reihe von Lernfeldern an, vor allem Spielsituationen, lebenspraktische Tätigkeiten, Singen, Musizieren, rhythmisches Tun, Bewegungserziehung, Gestalten mit Materialien, Feiern, Umwelterkundung. In allen Lernfeldern soll die Förderung des sozialen Verhaltens einschließlich der Verständigung mit vorsymbolischen und symbolischen Mitteln berücksichtigt werden. Für eine sorgfältige Planung, die sich für die Lernbedürfnisse des einzelnen Kindes offen hält, muß man die individuellen Voraussetzungen kennen. Die Lernziele sollen möglichst in einen Gruppenplan integriert werden. Didaktische Medien sind vor allem Spielmaterialien, Gebrauchsgegenstände des Alltags, Geräte für die Bewegungs- und rhythmische Erziehung, Musikinstrumente, Gestaltungsmaterialien und selbst hergestellte Medien.

Die Eingewöhnung in den Kindergarten kann zeitlich gestuft und unter Umständen zunächst im Beisein der elterlichen Bezugsperson erfolgen. Nach der Eingewöhnung bildet die Stammgruppe den sozialen Rahmen für das Kind; sie sollte möglichst nicht mehr als vier bis sechs Kinder umfassen. Gruppen für schwerer behinderte oder mehrfach funktionsbeeinträchtigte Kinder sollten nicht gebildet werden.

Die Erziehung von Kindern mit geistiger Behinderung im Kindergartenalter stellt an die Mitarbeiter hohe Anforderungen. Mitarbeiter mit breit angelegter Ausbildung sollten Spezialisten vorgezogen werden, um den Kreis der Bezugspersonen klein zu halten und um eine ganzheitliche Förderung zu sichern. Zur Sicherstellung der Familiennähe und kurzer Fahrzeiten sowie unter Berücksichtigung der geringen Zahl behinderter Kinder dieses Alters sind dezentralisierte und integrative Lösungen vorzuziehen (Klein, 1974; Mühl, 1987; 8ff; Bundesvereinigung Lebenshilfe, 1992; Kaplan et al., 1993; Heimlich, 1995).

10.2.3 Schule für geistig Behinderte

10.2.3.1 Organisation

Die Organisation der Schule für geistig Behinderte ist dadurch geprägt, daß alle Schulpflichtigen mit geistiger Behinderung unabhängig von der Schwere der Behinderung in schulische Bildungsmaßnahmen einbezogen werden. Sie kann demgemäß als pädagogische Einrichtung zur planmäßigen Förderung der Lernfähigkeit unabhängig zunächst von den Lerninhalten bezeichnet werden.

Die äußere Differenzierung erfolgt nach Klassen und Stufen – Grund- oder Unterstufe, Mittel-, Ober- oder Hauptstufe und Werk- oder Abschlußstufe mit jeweils drei Schuljahren, so daß in der Regel eine zwölfjährige Schulzeit mit der Möglichkeit der Verlängerung um bis zu drei Jahren vorgehalten wird. Die Abschlußstufe setzt die pädagogischen Bemühungen der vorausgegangenen Stufen in allen Lernbereichen fort, gruppiert ihre Inhalte jedoch nach erwachsenenpädagogischen Aspekten mit Lernbereichen wie Ich-Erfahrung, Wohnen, Freizeit, Arbeit und Beruf, Öffentlichkeit sowie Umwelt und Umweltschutz (Der Niedersächsische Kultusminister, 1994). Die Zuordnung der Schüler zu Klassen und Stufen wird nach dem Lebensalter vorgenommen, um altersgemäße Ansprüche, auch in der körperlichen Entwicklung, berücksichtigen zu können sowie um die Zusammenfassung von schwerbehinderten Schülern in den unteren oder in eigenen Klassen zu vermeiden. Den Lernerfordernissen insbesondere auch der schwerer behinderten Schüler kommt eine Ganztagsbeschulung entgegen. Das Lehrpersonal muß im Hinblick auf die Breite und Vielfalt der unterrichtlichen und außerunterrichtlichen Aufgaben möglichst umfassend qualifiziert sein. Neben Sonderschullehrkräften sind weitere Fachkräfte erforderlich (Mühl, 1997a, 38ff).

Die Beschulung mehrfach funktionsbeeinträchtigter, also zusätzlich sinnesgeschädigter oder körperbehinderter Schüler ist noch nicht zufriedenstellend gelöst; vorzuziehen ist eine familiennahe Versorgung bei Sicherstellung des spezifischen Förderungsbedarfs (Fischer, 2000).

In den letzten Jahren wurden Schüler mit geistiger Behinderung zunehmend – und in fast allen

Bundesländern – auch in integrativen Klassen unterrichtet (Frühauf, 1996). Die dabei gewonnenen Erfahrungen reichen jedoch noch nicht für verbindliche Schlußfolgerungen für alle Schüler mit geistiger Behinderung aus. Jetzt schon realisierbar ist die räumliche Zuordnung von Klassen der Schule für geistig Behinderte an allgemeinen Schulen mit der Möglichkeit von Kontakten zu nichtbehinderten Schülern im außerunterrichtlichen Leben der Schule sowie zu Phasen gemeinsamen Unterrichts, wie dies in Bremen mittlerweile zur Regelform geworden ist (Mühl et al., 1997).

10.2.3.2 Didaktik

Die bisherigen Lehrplankonzepte zeichnen sich aus durch die Suche nach einer eigenständigen Didaktik für Schüler mit geistiger Behinderung unter Berücksichtigung ihrer Lern- und Entwicklungsretardierung und der Handlungsfähigkeit als allgemeiner Zielsetzung durch

- die Reduzierung des Fächerkanons und der üblichen Inhalte der Fächer,
- die Hinwendung zu einem fächerübergreifenden Unterricht, insbesondere zum projektorientierten Unterricht,
- die starke Gewichtung von Lernzielen, die der vorschulischen Entwicklung nichtbehinderter Kinder entsprechen und
- die zeitliche Ausdehnung von Inhalten der Grundschule, z. B. Sachunterricht, Kulturtechniken (Mühl, 1997a, 77ff).

Die These der handlungsbezogenen Erziehung und Unterrichtung lautet, daß das Ziel »Handlungsfähigkeit« durch Lernprozesse erreicht werden kann, die als handelndes Lernen zu kennzeichnen sind. Dazu gehört, daß die Schule als Erfahrungs- und Handlungsraum konzipiert wird, in dem die Schüler vielfältige Möglichkeiten des Handelns erfahren und erproben, daß sie auch außerhalb der Schulmauern handeln und dabei soziale Integration erleben können. Projektorientierter Unterricht als Teilmenge handlungsbezogenen Unterrichts ist bestrebt, ein Handlungsziel dadurch zu erreichen, daß die Phasen des Unterrichts ähnlich wie ein Handlungsablauf strukturiert werden; der Zielsetzung folgt die Phase der Planung, dieser die Durchführungsphase und schließlich die Kontrolle und Bewertung des Ergebnisses. Besondere Schwierigkeiten bereitet Schülern

mit geistiger Behinderung die Planung aufgrund der oft unzureichenden sprachlichen Fähigkeiten und der Schwierigkeit, Handlungsschritte in der Vorstellung zu antizipieren; insbesondere bei jüngeren und schwerer behinderten Kindern ist es notwendig, häufiger zwischen Planungs- und Durchführungsphase zu wechseln, um die noch mangelhafte Handlungskapazität anzuregen (Mühl, 1986; Fischer, 1995). Für einige Lernziele ist eine fachorientierte Ausrichtung und zum Teil auch ein vom Fach her bestimmtes Vorgehen angebracht. Diese sollen jedoch möglichst innerhalb des projektorientierten Unterrichts angestrebt und nicht auf eigene, vom übrigen Unterricht isolierte Unterrichtsphasen verlegt werden (vgl. auch Fröhlich, 1991; Fornefeld, 1995; Klöpfer, 1997; Straßmeier, 1997; Pitsch, 1999).

10.2.4 Berufsbildung und Pädagogik in der Werkstatt für behinderte Menschen

Die Vorbereitung von Jugendlichen und jungen Erwachsenen mit geistiger Behinderung auf eine berufliche Tätigkeit in der Werkstatt für behinderte Menschen oder auf dem allgemeinen Arbeitsmarkt verläuft in Etappen: als berufliche Grundbildung in der Abschlußstufe der Schule für geistig Behinderte vor allem im Fach »Arbeitslehre«, als berufliche Ausbildung im Berufsbildungsbereich und als berufliche Weiterbildung im Arbeitsbereich der Werkstatt für behinderte Menschen.

Für die meisten Abgänger der Schule für geistig Behinderte ist der zentrale Ort der beruflichen (Aus-)Bildung der Berufsbildungsbereich der Werkstatt für behinderte Menschen. Grundsätzlich besteht für Jugendliche und junge Erwachsene mit geistiger Behinderung eine rechtliche Grundlage der beruflichen (Aus-)Bildung in Anlehnung an die §§ 44, 48 des Berufsbildungsgesetzes (BBiG) und die §§ 41, 42b der Handwerksordnung (HwO), die jedoch nur unzureichend genutzt wird. Hierbei sollte vor allem die Ausbildung zum Werker oder Helfer vorgesehen werden.

Die Werkstätten für behinderte Menschen bemühen sich in den letzten Jahren zusammen mit den Arbeitsämtern verstärkt darum, Arbeitsstellen auf dem allgemeinen Arbeitsmarkt zu finden und Übergänge zu ermöglichen. Soweit vorhanden können Formen der Arbeitsassistenz, »Integrationsfachdienste für die Eingliederung schwerbehinderter Menschen in das Arbeitsleben« und psychosoziale Dienste die Vorbereitung und Begleitung auf dem allgemeinen Arbeitsmarkt wirksam unterstützen. Es ist deren mittlerweile gesetzliche verankerte Aufgabe, im Rahmen der beruflichen Rehabilitation dafür zu sorgen, daß die behinderten Menschen direkt oder im Berufsbildungs- und im Arbeitsbereich der Werkstatt für behinderte Menschen für eine Vermittlung auf dem allgemeinen Arbeitsmarkt vorbereitet sowie in der schwierigen Übergangs- und der nachfolgenden Konsolidierungsphase begleitet werden.

Konkrete Vorstellungen über Berufsbilder für Menschen mit geistiger Behinderung sind seit Mitte der 1970er Jahre entwickelt worden. Nach dem Konzept einer Ausbildung zum Serienfertiger sollte die Qualifikation darin bestehen, bestimmte serielle Tätigkeiten in einem oder mehreren Tätigkeitsfeldern ausüben zu können. Für Arbeitsplätze inner- und außerhalb der Werkstatt für behinderte Menschen sind inzwischen vielfältige potentielle Arbeitsfelder hinzu gekommen, zum Beispiel im Garten- und Landschaftsbau, im Hoch- und Tiefbau, in Wäschereien sowie im Hol- und Bringdienst von Altenheimen und Krankenhäusern, in Großdruckereien, in Sägewerken, in der Gastronomie als Küchengehilfin, in Bäckereien, in der Lagerhaltung, Anlerntätigkeiten in metallverarbeitenden Handwerks- und Industriebetrieben, in Transport und Entsorgung im Industriebetrieb, Legearbeiten im Textilbereich, Tätigkeit als Hausmeistergehilfe sowie einfache Verwaltungsarbeiten bei Behörden. Die Bundesvereinigung Lebenshilfe für Menschen mit geistiger Behinderung e.V. (Frühauf et al., 1997) hat beispielhaft detaillierte Ausbildungsrahmenpläne, die Modulqualifikationen enthalten, für folgende Berufe erarbeitet:

– Fertigungshelfer/Fertigungshelferin,
– Helfer/Helferin im Gartenbau,
– Helfer/Helferin im Haus- und Pflegedienst,
– Teile- oder Lötfüger/Teile- oder Lötfügerin im Metallbau,
– Kunststoffverarbeiter/Kunststoffverarbeiterin in einer Tischlerei.

Die Werkstatt für behinderte Menschen hat neben der beruflichen Rehabilitation einen weiter gehenden Auftrag im Sinne sozialer Rehabilitation zu erfüllen. Unter der Bezeichnung »begleitende Dienste« sind entsprechende Angebote wie Sport, Ausflüge, Besuch von Veranstaltungen, Spaziergänge, Feste, Freizeiten und musisches Tun verankert. Für die pädagogische und soziale Betreuung von je 120 behinderten Beschäftigten ist eine sozialpädagogische Fachkraft vorgesehen (Verband ev. Einrichtungen, 1996; Duschek, 1997; Mühl, 2002; Bundesvereinigung Lebenshilfe, 1996a, 1998b, 2000).

10.2.5 Wohnen unter pädagogischem Aspekt

Die Vorbereitung auf eine möglichst selbständige Lebensführung im Bereich Wohnen ist eines der zentralen Ziele der Schule für geistig Behinderte (Wohntraining, 1996). Aus den verschiedensten Gründen kann die Schule dieser Zielsetzung jedoch nicht endgültig nachkommen, so daß im Erwachsenenalter die Bemühungen um Verselbständigung fortgesetzt werden müssen.

Voraussetzung effektiven Förderns beim Wohntraining ist die Kenntnis des erreichten Lernstandes in der Verselbständigung. Geeignete diagnostische Verfahren werden von Bollinger-Hellingrath (1981) vorgestellt und diskutiert. Die Inhalte des Wohntrainings decken sich weitgehend mit den Lernzielen der Abschlußstufe. Wesentlich für den Erfolg des Wohntrainings ist die methodische Organisation; als notwendig erwiesen haben sich eigene Vorbereitungskurse, die einen oder mehrere Tage in der Woche ausfüllen. Mitentscheidend für den Erfolg ist auch die Motivation der Teilnehmenden sowie die Einbeziehung der Eltern. Das Wohntraining sollte in einer eigens hergerichteten Wohnung oder bezogen auf den einzelnen in seiner eigenen Wohnung erfolgen. Lernfelder sind Verpflegung, Raumpflege, Abfallbeseitigung, Waschen, Wäsche-, Kleiderpflege, Ordnung, Einrichten der Wohnung, Reparaturen, Pflanzen und Kleintiere, Kommunikationstechniken, Erholung und Freizeit, Kulturtechniken, Umgang mit Geld, Sport, Verkehrserziehung und Sozialkunde (Bollinger-Hellingrath,

1982; Bollinger et al., 1984; Lebenshilfe Bremen, 1995; Thesing, 1998, 186ff). – Eine mediale Hilfe zur Ermittlung von Wohnbedürfnissen ist die Broschüre von Göbel (1998).

Die Wohnformen des betreuten Wohnens außerhalb von Großheimen und Heimen umfassen betreute Wohngruppen, betreutes Einzel- und Paarwohnen, Außenwohngruppen, Trainingsgruppen, ambulant betreutes Wohnen bei relativ selbständiger Lebensführung. Thesing (1998, 120ff) hat das Konzept eines entwicklungsfördernden Milieus mit den Komponenten Berücksichtigung der Bedürfnisse der Bewohnenden, Erschließung von Lernmöglichkeiten im Alltag (z. B. Kochen, Reinigung), Nutzung von Kultivierungsmöglichkeiten des Alltags (z. B. Umgang, Eßkultur, Wohnungsschmuck), Pflege von Traditionen in der Gruppe (z. B. Geburtstage, Feste), Streben nach Erfolgserlebnissen im Alltag sowie Förderung von Nachahmung und Modell-Lernen (z. B. Betreuerverhalten als Modell für Konfliktlösung) entworfen. Der Gefahr einer »Pädagogisierung« des Alltags kann begegnet werden, wenn Primärgruppeneffekte aus der Sicht der Bewohnenden gegenüber der Sicht des Personals, für die eine solche Gruppe eine Sekundärgruppe darstellt, verstärkt werden, beispielsweise durch die Bildung möglichst kleiner Gruppen, die freiwillige Zuordnung zu Gruppen, Vertrautheit der Beziehungen der Bewohnenden und eine gemeinsam erarbeitete Hausordnung (Bundesvereinigung Lebenshilfe, 1995a; Fischer et al., 1995).

So lange noch Menschen mit geistiger Behinderung in Großheimen wohnen, sollten dabei auch pädagogische Aspekte der Begleitung beachtet werden. Die pädagogische Aktivierung und Förderung muß im Sinne einer systemischen Strukturierung den gesamten Alltag umfassen und in ein ganzheitliches, individuumzentriertes und bezugspersonenorientiertes Konzept eingebettet sein, das personennahe Lösungen zuläßt. Die zur Versorgung einer Gruppe erforderlichen Tätigkeiten des Einkaufens, der Nahrungszubereitung, der Wohnungspflege und der Wäschepflege sollten gemeinsam mit den Bewohnenden erledigt und dabei deren Selbständigkeit gefördert werden. In der freien Zeit sollten genügend Betätigungs- und Spielmöglichkeiten neben Snoezelenangeboten ermöglicht werden. Ein großer Stellenwert sollte dabei der Bewegung des ganzen Körpers wie beim Joggen, Spazierengehen oder Ballspielen eingeräumt werden. Die inhaltliche und methodische Arbeit ist an erwachsenenpädagogischen Maßgaben zu orientieren (Bundesvereinigung Lebenshilfe, 1996a, 1999a).

Alte Menschen mit geistiger Behinderung sind erst in den letzten Jahren zunehmend in den Mittelpunkt von Überlegungen und Bemühungen gerückt. Die pädagogische Begleitung verlangt nach einem institutionellen Rahmen, der eine Befriedigung ihrer Bedürfnisse zuläßt, Isolierung und Langeweile im Tagesablauf möglichst vermeidet und eine altersgemischte Gruppenbildung ermöglicht. Dies erfordert ein aktivierendes Angebot zur Tagesstrukturierung, das jedoch auch Freiräume läßt, vielleicht auch zumutbare Arbeiten und Beschäftigungen, lebenspraktisches Training enthält, soziale Kontakte unterstützt sowie auf körperliche Gesundheit und Bewegung achtet (Ern, 1994; Bundesvereinigung Lebenshilfe, 1997a, 1999b).

Nach Auffassung von Thimm und Wachtel (2002) sollte es nach dem Normalisierungsprinzip für Kinder und Jugendliche mit geistiger Behinderung keine vollstationären Einrichtungen geben. Dennoch sind offensichtlich relativ viele von ihnen in Heimen untergebracht. Die Abgabe eines Kindes in ein Heim geschieht offensichtlich aus einer Notsituation heraus ohne Alternative. Die Autoren fordern daher, daß diese Heime aus ihrer gesellschaftlichen Randlage herausgeholt, Vernetzungen mit anderen Angeboten oder Einrichtungen hergestellt und zu überregionalen Familienzentren ausgebaut werden sollten (vgl. auch Klauß, 1993).

Für das alltägliche Dokumentationswesen in Wohneinrichtungen, das bisher vor allem medizinisch-pflegerisch ausgerichtet war, hat die Bundesvereinigung Lebenshilfe (1999a) vor allem aus pädagogischer und pflegerischer Perspektive Empfehlungen und Beispiele zusammengestellt. Die Dokumentation soll prozesshaft fortgeschrieben werden unter Beteiligung der Bewohnenden, vor allem wenn es um Zielsetzungen der pädagogischen Begleitung geht. Für die genannten Zwecke eignet sich vor allem das LEWO-Konzept (Schwarte und Oberste-Ufer, 1997), das von einem Forschungsteam von der Universität-Gesamthochschule Siegen in Kooperation mit der Bundesvereinigung Lebenshilfe entwickelt worden ist.

Es ist auf alle Wohnformen für Menschen mit geistiger Behinderung bezogen, die mit professionellen Dienstleistungen verbunden sind, erfordert die Festlegung inhaltlicher Maßstäbe und Ziele und soll angebots- und nutzerbezogen erfolgen.

10.2.6 Freizeitpädagogik

Für Menschen mit geistiger Behinderung hat die Freizeit einen hohen Stellenwert, aber sie sind dabei auf Förderung und Begleitung angewiesen. Aus mehreren Untersuchungen ergab sich für das Freizeitverhalten und die Freizeitmöglichkeiten bei Personen mit geistiger Behinderung keine positive Bilanz (Kerkhoff, 1982):
– Im Vordergrund der Freizeitbeschäftigungen standen eher passive Tätigkeiten.
– Diese konzentrierten sich in hohem Maße auf den häuslichen Bereich.
– Damit verbunden war eine starke Bindung an die Familienmitglieder, vor allem an die Mutter.
– Außerfamiliäre Kontakte, insbesondere Freundschaften mit Nichtbehinderten waren selten.
– Häufig wurde Langeweile erlebt.
– Bei pflegebedürftigen und/oder aufsichtsbedürftigen Personen traten die genannten Merkmale verstärkt auf.
Diese Aussagen kennzeichnen das Ausmaß sozialer Isolation in diesem Bereich und geben zugleich Hinweise für Zielsetzungen einer außerschulischen Freizeitpädagogik:
– Hinführung zur Teilnahme an Freizeitaktivitäten mit nicht behinderten Menschen als Teil der gesellschaftlichen Integration und als Erweiterung sozialer Erfahrungen und des Erlebnishorizontes,
– Vermittlung spezifischer Freizeittechniken, z. B. Spielen, Basteln/Werken, Musizieren, Lesen bzw. Bücher betrachten, sportliche Betätigungen, Hobbies,
– Erholung, Entspannung und Kompensation angesichts eintöniger oder anstrengender Arbeit (Zielniok, Schmidt-Thimme, 1983; Bundesvereinigung Lebenshilfe, 1990a, 1997b, 1998c).

In der nachschulischen Zeit tragen auch Wohnheime und Werkstätten für behinderte Menschen zur Freizeitgestaltung bei. Eine große Hilfe können auch Freizeitclubs sein (Frohnhöfer und Schmidt, 1981) oder Freizeitläden mit Büchern, Bildbänden, Spielen, Schallplatten u. a. (Kerkhoff, 1982). Sport in der Freizeit gewinnt zunehmend an Bedeutung (Kapustin, 1983; Bundesvereinigung Lebenshilfe, 1990b, 1999c).

10.2.7 Erwachsenenbildung

In den letzten Jahren hat sich die Erwachsenenbildung als weiteres pädagogisches Tätigkeitsfeld für Erwachsene mit geistiger Behinderung etabliert, unterstützt durch die »Gesellschaft zur Förderung der Erwachsenenbildung für Menschen mit geistiger Behinderung« mit zahlreichen Tagungen und einer eigenen Zeitschrift. Die Argumente für ein solches pädagogisches Feld sind ähnliche wie für nicht behinderte Erwachsene. Erwachsene mit geistiger Behinderung sind auch über die Schulzeit hinaus lern- und entwicklungsfähig und bedürfen in noch höherem Maße als nicht behinderte Erwachsene Anregung und Hilfe, um das in der Schule Erlernte zu erhalten sowie angesichts der sich ständig wandelnden Anforderungen in unterschiedlichen Lebensbereichen zu ergänzen und zu erweitern. Angesichts einer latenten Gefahr zur Fixierung der Kindrolle benötigen sie zudem kompetente Begleitung in der Übernahme und Festigung der Erwachsenenrolle, die schon in der Schule vorbereitet werden muss, aber dort nicht zum Abschluß gelangen kann.
Die Inhalte der Erwachsenenbildung sind im wesentlichen eine Fortsetzung der Lerninhalte der Abschlußstufe unter den besonderen Ansprüchen des Lebens als Erwachsene. Meyer-Jungclaussen (1985) unterscheidet sozialbezogene (Umweltorientierung, zwischenmenschliche Beziehungen, Basisfertigkeiten und Kulturtechniken) sowie freizeit-, wohn- und arbeitsbezogene Inhalte. – Die methodischen Prinzipien sind teilweise ähnlich wie in der Schule – Differenzierung und Individualisierung, handlungsbezogenes Lernen, Bedürfnisorientierung – tragen aber auch dem Erwachsenenstatus Rechnung durch Aspekte wie

Freiwilligkeit, Wahlmöglichkeit und partnerschaftliche Beziehung (vgl. auch Carroll, 1998). Derzeit konkurrieren oder ergänzen sich unterschiedliche Organisationsformen der Erwachsenenbildung für diesen Personenkreis. Dem Normalisierungsprinzip entsprechen am ehesten Modelle, die unter Begleitung durch einen Helfer den Besuch allgemeiner Kurse an Volkshochschulen vorsehen, aber nur selten in Anspruch genommen werden können. Einen größeren Personenkreis erschließen eigene Kurse für behinderte Erwachsene an allgemeinen Volkshochschulen, die zeitlich ähnlich wie Kurse für Menschen ohne Behinderung organisiert werden, damit aber den Regelungen und gleichzeitig Begrenzungen der jeweiligen Erwachsenenbildungsgesetze unterliegen. Probleme entstehen vor allem hinsichtlich der Finanzierung und der Teilnahme von schwerer behinderten Erwachsenen, die zusätzliche Begleitung und Betreuung erfordern. Alle Erwachsenen mit geistiger Behinderung können an eigenständigen Einrichtungen zur Erwachsenenbildung teilnehmen, die über einen längeren Zeitraum von mehreren Monaten bis zu einem Jahr dauernd besucht werden können. Diese Organisationsform ist in Dänemark üblich; in Deutschland ist das Theodor-Heckel-Werk in München nach diesem Modell organisiert. Die intensiven Bemühungen der Großeinrichtungen um die Erwachsenenbildung ihrer Bewohner sind teils den schon genannten Organisationsformen zuzuordnen, haben jedoch teilweise auch eigene Formen entwickelt, die dem besonderen Lebensort entsprechen (Bundesvereinigung Lebenshilfe, 1991; Josek und Rotter, 1995; Baumgart und Büchler, 1998).

Ein wichtiger Bereich der Erwachsenenbildung sind sexualpädagogische Hilfen und Begleitung, und zwar nicht nur wegen des sexuellen Mißbrauchs (Sexueller Mißbrauch bei Geistigbehinderten, 1994) oder im Hinblick auf die Möglichkeit von Nachkommenschaft (Pixa-Kettner u. a. 1996), sondern weil auch hier die schulische Arbeit in allen Bereichen geschlechtlichen Lebens fortgesetzt und ergänzt werden muß (Dittli und Furrer, 1994; Bundesvereinigung Lebenshilfe, 1995b; Römer, 1995; Walter 1996).

10.2.8 Zusammenarbeit mit den Familien

Die geistige Behinderung eines Kindes betrifft die ganze Familie, so daß nicht nur Maßnahmen zur Förderung des Kindes, sondern auch Angebote der Zusammenarbeit mit der Familie bereitgestellt werden müssen. Die Zusammenarbeit mit den Eltern sollte beachten, daß diese ihre ursprüngliche, umfassendere Elternrolle unvoreingenommen wahrnehmen können. Wenn Fachleute diese Erkenntnis akzeptieren, wird aus dem hierarchischen Verhältnis ein partnerschaftliches, in dem Eltern wie Fachleute ihre eigentliche Rolle behalten, aus der heraus sie eine fruchtbare Zusammenarbeit und Ergänzung suchen können.

Ziel dieser Zusammenarbeit ist Hilfe zur Selbsthilfe, um Probleme möglichst selbständig und realistisch zu lösen. Die Zusammenarbeit mit der einzelnen Familie ist schon zur Stabilisierung in der Anfangsphase der Auseinandersetzung mit der Schädigung des Kindes geboten (Jonas, 1990; Hinze, 1993). Darüber hinaus sollten Informationen geliefert und Aufgaben für die unmittelbare Zukunft gemeinsam geplant werden. Familien brauchen Informationen über medizinische, soziale, pädagogische, steuer- und versicherungsrechtliche Aspekte, über Fragen des Elternrechts und allgemeine Rechtsansprüche. Sie fragen auch nach der Ursache, nach Art und Grad der Schädigung, nach deren Vererbbarkeit, nach der Zukunft des Kindes, wie ihm geholfen werden kann. Die Familie sollte auch in ihrem Bemühen unterstützt werden, eine eingetretene Isolierung zu überwinden, aber auch selbst zum Abbau von Vorurteilen und der Diskriminierung in der Gesellschaft beizutragen. Um Verständnis für die Vorurteile der Umwelt zu wecken und angemessene eigene Reaktionen zu erlernen, sind zunächst eigene Vorurteile über Umweltreaktionen aufzuarbeiten; hier helfen auch Kontakte mit anderen Familien, die mit ähnlichen Problemen zu kämpfen haben (Miller, 1997).

In den – unterschiedlichsten Intentionen dienenden – Gesprächen mit den Eltern sollten diese als Gesprächspartner akzeptiert werden, indem man auf vorgebrachte Fragen und Probleme eingeht, ihnen bei der Artikulation ihrer Gefühle hilft, Einsichten und Deutungen erst dann übermittelt, wenn sie von den Eltern mitvollzogen werden können, und bei Entscheidungen allenfalls Hilfestellung anbietet. Bei sozial benachteiligten Familien bestehen zuweilen Probleme darin, daß sie Beratungsangebote sozialer oder anderer Dienste kaum wahrnehmen, so daß Beratung nicht nur bereit gehalten, sondern durch leicht erreichbare Dienste angetragen werden muss. Im übrigen hat sich die Beratung in der Gruppe als nützlich erwiesen, da sich die Eltern durch den Erfahrungsaustausch ihrer Isolierung enthoben fühlen und eine bessere Einstellung zu ihrem Kind gewinnen können. Diese Form wurde auch von sozial benachteiligten Eltern akzeptiert. Gesprächskreise von Eltern, Eltern-Kind-Gruppen, Gruppen aus Eltern von behinderten und nicht-behinderten Kindern, Elternselbsthilfegruppen u. a. vermitteln Gruppenbewußtsein, Solidarität, Hilfen zur Überwindung von Ängsten und Möglichkeiten gemeinsamen Handelns vor allem in der Gemeinde.

Als wirksame Hilfe für die Familien haben sich in den letzten Jahren »Familienentlastende Dienste« (FED) entwickelt. Sie unterstützen durch flexible und bedürfnisorientierte kurzzeitige Angebote in der Familie und durch die Vermittlung von Hilfen die Angehörigen bei alltäglichen, oft jahrelangen häuslichen Belastungen und bieten zuweilen eine Alternative zur Heimunterbringung (Kaiser und Thimm, 1996; Bundesvereinigung Lebenshilfe, 1996d).

Literatur

Antor G, Bleidick U (1995) Recht auf Leben – Recht auf Bildung. Aktuelle Fragen der Behindertenpädagogik. Heidelberg, Edition Schindele, Winter

Antor G, Bleidick U (2000) Behindertenpädagogik als angewandte Ethik. Stuttgart-Berlin-Köln, Kohlhammer

Bach H (1995[15]) Geistigbehindertenpädagogik. Berlin, Marhold

Bach H (1997) Geistige Behinderung unter pädagogischem Aspekt – Begriff, theoretische Grundlegung, praktische Konsequenzen. Doppelkurseinheit der Fernuniversität Hagen, Hagen

Baumgart E, Bücheler H (Bearb.) (1998) Lexikon. Wissenswertes zur Erwachsenenbildung: fragen – nachschlagen – anwenden. 750 Definitionen zur Erwachsenenbildung unter besonderer Berücksichtigung von geistiger Behinderung. Hrsg: Gesellschaft für Erwachsenenbildung und Behinderung Deutschland. Neuwied, Kriftel, Berlin, Luchterhand

Bollinger-Hellingrath Ch (1981) Diagnose- und Beobachtungsbögen für das Selbständigkeitstraining in Wohnstätten für geistig Behinderte. Geistige Behinderung 20: 171–187

Bollinger-Hellingrath Ch (1982) Selbständigkeits- und Wohntraining für geistig Behinderte, in: Bundesvereinigung Lebenshilfe (Hrsg) Humanes Wohnen – seine Bedeutung für das Leben geistig behinderter Erwachsener. Marburg, Lebenshilfe-Verlag, 43–57

Bollinger Ch, Kühnemund V, Radmacher F, Semler M (1984) Ein Weg zu einem selbständigen Leben. Die Wohnschule Bad Dürkheim. Geistige Behinderung 23, Einhefter, 1–24

Der Bundesminister für Arbeit und Sozialordnung (Hrsg) (1999) Einrichtungen und Stellen der Frühförderung in der Bundesrepublik Deutschland – Ein Wegweiser. 4. überarbeitete Auflage. Bonn

Bundesvereinigung Lebenshilfe (Hrsg) (1990a) Freizeit geistig Behinderter. Handbuch. 2. vollst. überarb. u. erw. Aufl. Marburg, Lebenshilfe-Verlag

Bundesvereinigung Lebenshilfe (Hrsg) (1990b) Sport geistig Behinderter. Handbuch. Marburg, Lebenshilfe-Verlag

Bundesvereinigung Lebenshilfe (Hrsg) (1991) Erwachsenenbildung für Menschen mit geistiger Behinderung. Referate und Praxisberichte. Marburg, Lebenshilfe-Verlag

Bundesvereinigung Lebenshilfe (1992[3]) Gemeinsam Leben und Lernen im Kindergarten. Eine Empfehlung der Bdvgg. Lebenshilfe. Marburg, Lebenshilfe-Verlag

Bundesvereinigung Lebenshilfe (Hrsg) (1995a) Wohnen heißt zu Hause sein. Handbuch für die Praxis gemeindenahen Wohnens von Menschen mit geistiger Behinderung. Marburg, Lebenshilfe-Verlag

Bundesvereinigung Lebenshilfe (Hrsg) (1995b) Sexualpädagogische Materialien für die Arbeit mit geistig behinderten Menschen. Weinheim-Basel, Beltz

Bundesvereinigung Lebenshilfe (Hrsg) (1996a) Wege zum allgemeinen Arbeitsmarkt. Ergebnisbericht und Empfehlungen der Projektgruppe. Marburg, Lebenshilfe-Verlag

Bundesvereinigung Lebenshilfe (Hrsg) (1996b) Qualität und Wohnen. Ein Reader der Bundesvereinigung Lebenshilfe. Marburg, Lebenshilfe-Verlag

Bundesvereinigung Lebenshilfe (Hrsg) (1996c) Selbstbestimmung: Kongreßbeiträge. Dokumentation des Kongresses »Ich weiss doch selbst, was ich will!« Menschen mit geistiger Behinderung auf dem Weg zu mehr Selbstbestimmung vom 27. Sept. bis 1. Okt. 1994 in Duisburg. Marburg, Lebenshilfe-Verlag

Bundesvereinigung Lebenshilfe (Hrsg) (1996d) Familienentlastende Dienste. Selbstverständnis und Konzeption, Finanzierung und Organisationsentwicklung. 2. neubearb. u. aktual. Auflage. Marburg, Lebenshilfe-Verlag

Bundesvereinigung Lebenshilfe (Hrsg) (1997a) Altwerden mit geistiger Behinderung. Marburg, Lebenshilfe-Verlag

Bundesvereinigung Lebenshilfe (Hrsg) (1997b) Freizeit – ein Reader. Marburg, Lebenshilfe-Verlag

Bundesvereinigung Lebenshilfe (1997c) Institutionelle Tagesangebote für behinderte und von Behinderung bedrohten Kindern unter drei Jahren. Marburg, Lebenshilfe-Verlag

Bundesvereinigung Lebenshilfe (1998a) Frühe Hilfen. Frühförderung aus der Sicht der Lebenshilfe. Marburg, Lebenshilfe-Verlag

Bundesvereinigung Lebenshilfe (Hrsg) (1998b) Ein Beruf für mich. Berufliche Ausbildung für Menschen mit geistiger Behinderung. Grundlagen und Konzeptionen für Modellversuche. Marburg, Lebenshilfe-Verlag

Bundesvereinigung Lebenshilfe (Hrsg) (1998c) »Wir wollen überall dabei sein!« Menschen mit geistiger Behinderung in ihrer Freizeit. Marburg, Lebenshilfe-Verlag

Bundesvereinigung Lebenshilfe (Hrsg) (1999a) Dokumentation im Bereich Wohnen. Beispiele aus der Praxis. Marburg, Lebenshilfe-Verlag

Bundesvereinigung Lebenshilfe (Hrsg) (1999b) Persönlichkeit und Hilfe im Alter. Zum Alterungsprozess bei Menschen mit geistiger Behinderung. Marburg, Lebenshilfe-Verlag

Bundesvereinigung Lebenshilfe (Hrsg) (1999c) Bewegung, Spiel und Sport im Leben von Menschen mit geistiger Behinderung. Marburg, Lebenshilfe-Verlag

Bundesvereinigung Lebenshilfe (Hrsg) (2000) WfB-Handbuch. Ergänzbares Handbuch Werkstatt für Behinderte. Band 1 u. 2. Red. Bearb. R. Böhm. 6. Ergänzungslieferung. Marburg, Lebenshilfe-Verlag

Carroll V (1998) Bildungsangebote für Erwachsene mit geistiger Behinderung, in: H Jakobs, A König, G Theunissen (Hrsg): Lebensräume – Lebensperspektiven. Ausgewählte Beiträge zur Situation Erwachsener mit geistiger Behinderung. 2. völlig neubearb. Auflage. Butzbach-Griedel, 290–316

Czarski R, Granrath I, Karches Ch, Kniel-Jorka Ch (1999) So seh' ich meine Welt. Frauen mit gei-

stiger Behinderung tauschen sich aus. Marburg, Lebenshilfe-Verlag

Dederich M (2000) Behinderung – Medizin – Ethik. Behindertenpädagogische Reflexionen zu Grenzsituationen am Anfang und Ende des Lebens. Bad Heilbrunn/Obb, Klinkhardt

Dittli D, Furrer H (1994) Freundschaft – Liebe – Sexualität. Grundlagen und Praxisbeispiele für die Arbeit mit geistig behinderten Männern und Frauen. Luzern, Ed. Schweiz. Zentralstelle für Heilpädagogik

Duschek I (1997) Behinderte Lebensbewältigung. Berufsbildung und Erwerbstätigkeit behinderter – insbesondere geistig behinderter – Mädchen und Frauen. Aachen, Fischer

Ern M (1994) Behinderung und Alter, erfülltes Leben oder . . .? Begleitung älter werdender Menschen mit Behinderungen. Geistige Behinderung 33: 331–345

Feuser G (1981) Beiträge zur Geistigbehindertenpädagogik. Solms-Oberbiel, Jarick

Fischer E (1995) Vorhaben und Unterrichtseinheiten in der Schule für Geistigbehinderte. Dortmund, modernes lernen

Fischer E (Hrsg) (2000) Pädagogik für Kinder mit mehrfachen Behinderungen. Lernverhalten, Diagnostik, Erziehungsbedürfnisse und Fördermaßnahmen. Dortmund, modernes lernen

Fischer U, Hahn M, Klingmüller B, Seifert M (Hrsg) (1996) Urbanes Wohnen für Erwachsene mit schwerer geistiger Behinderung. Herausforderung – Realität – Perspektiven. Reutlingen, Diakonie-Verlag

Fornefeld B (1995) Das schwerstbehinderte Kind und seine Erziehung. Beiträge zu einer Theorie der Erziehung. Heidelberg, Ed. Schindele, Winter

Fröhlich A (Hrsg) (1991) Pädagogik bei schwerster Behinderung. Berlin, Marhold

Friske A (1995) Als Frau geistig behindert sein. Ansätze zu frauenorientiertem heilpädagogischem Handeln. München, Basel, Reinhardt

Frohnhöfer H, Schmid I (1981) Club 86. Sonderschüler, Eltern und Freunde. Rheinstetten, Schindele

Frühauf T (1996) Gemeinsamer Unterricht behinderter und nichtbehinderter Schüler. Eine Bestandsaufnahme der aktuellen Situation in den Bundesländern unter besonderer Berücksichtigung lernzieldifferenzierter Angebote. Fachdienst der Lebenshilfe Nr. 4, 3–18

Frühauf T, Grampp G, Schmitz G (1997) Berufliche Bildung in Werkstätten für Behinderte. Hrsg: BAG WfB e.V. Frankfurt/M

Göbel S (1998) So möchte ich wohnen! Wie ich selbst bestimmen kann, daß ich mich in meinen

Vier Wänden wohlfühle. Ed: Bundesvereinigung Lebenshilfe. Marburg, Lebenshilfe-Verlag

Hahn M (1981) Behinderung als soziale Abhängigkeit. Zur Situation schwerbehinderter Menschen. München, Reinhardt

Heimlich U (1995) Behinderte und nichtbehinderte Kinder spielen gemeinsam. Konzept und Praxis integrativer Spielförderung. Bad Heilbrunn, Klinkhardt

Hinze D (1993[2]) Väter und Mütter behinderter Kinder. Der Prozeß der Auseinandersetzung im Vergleich. Heidelberg, HVA, Edition Schindele

Jonas M (1990) Trauer und Autonomie bei Müttern schwerstbehinderter Kinder. Ein feministischer Beitrag. Mainz, Matthias-Grünewald-Verlag

Josek S-M, Rotter, B (1995) Erwachsenenbildung für Menschen mit geistiger Behinderung. Ein Forschungsbericht. Marburg, Lebenshilfe-Verlag

Kaiser A, Thimm W (1996) Familienentlastende Dienste in Deutschland. Oldenburger Projekt abgeschlossen. Geistige Behinderung 35: 254–257

Kaplan K et al. (1993) Gemeinsame Förderung behinderter und nichtbehinderter Kinder. Handbuch für den Kindergarten. Weinheim, Basel, Beltz

Kapustin P (1983) Sport mit geistig behinderten Kindern, Jugendlichen und Erwachsenen. Zur Begründung und Entwicklung. Geistige Behinderung 22: 97–107

Kerkhoff W (1982) Außerschulische Erziehung. Kurseinheit der Fernuniversität Hagen. Hagen 1982

Klauß Th (1993) Trennung auf Zeit: Die Bedeutung eines Kurzzeitheimes und anderer Institutionen für Familien mit geistig behinderten Kindern. Heidelberg, Edition Schindele

Klee E (1983) Euthanasie im NS-Staat. Die Vernichtung lebensunwerten Lebens. Frankfurt/M, Fischer

Klein F (1974) Zur Erziehung geistigbehinderter Kinder im Sonderkindergarten. Zeitschrift für Heilpädagogik 25: 109–115

Klöpfer S (Hrsg) (1997) Sonderpädagogik praktisch. Beiträge zur Erziehung und zum Unterricht von Schülerinnen und Schülern mit Behinderungen. Reutlingen, Diakonie-Verlag

Lebenshilfe Bremen (1995) Konzeption »Wohnstätten der Lebenshilfe für Menschen mit geistiger Behinderung e.V.«, in: Bundesvereinigung Lebenshilfe (Hrsg): Wohnen heißt zu Hause sein. Marburg, Lebenshilfe-Verlag, 29–35

Meyer H (1977) Zur Psychologie der Geistigbehinderten. Berlin, Marhold

Meyer-Jungclaussen V (1985) Geistige Behinderung und Erwachsenenbildung. Aspekte zur Theorie und Praxis. Berlin, Marhold

Miller NB (1997) Mein Kind ist fast ganz normal. Leben mit einem behinderten oder verhaltensauffälligen Kind: Wie Familien gemeinsam den Alltag meistern lernen. Stuttgart, TRIAS

Möckel A, Adam H, Adam G (Hrsg) (1997) Quellen zur Erziehung von Kindern mit geistiger Behinderung. Band 1: 19. Jahrhundert. Würzburg, Ed. Bentheim

Mühl H (1986[7]) Handlungsbezogener Unterricht mit Geistigbehinderten. Materialien zur Planung und Organisation des Unterrichts. Bonn-Bad Godesberg, Dürr

Mühl H (1987) Integration von Kindern und Jugendlichen mit geistiger Behinderung. Gemeinsame Erziehung mit Nichtbehinderten in Kindergarten und Schule. Berlin, Marhold

Mühl H (1991) Zur geschichtlichen Entwicklung der Förderung schwerstbehinderter Menschen. In: A.Fröhlich (Hrsg): Pädagogik bei schwerster Behinderung. Berlin, 126–138

Mühl H (1997a) Einführung in die Schulpädagogik bei geistiger Behinderung. Mit einem Beitrag von Arend Lüschen. Oldenburg, Zentrum für pädagogische Berufspraxis der Universität Oldenburg

Mühl H (2002) Geistige Behinderung, in: Bundesanstalt für Arbeit (Ed): Teilhabe durch berufliche Rehabilitation. Handbuch für Beratung, Förderung, Aus- und Weiterbildung. Nürnberg, Bildung u. Wissen Verlag und Software GmbH

Mühl H et al., (1997) Lernen unter einem Dach. Schulische Integration durch Kooperation. Marburg, Lebenshilfe-Verlag

Mühl H (1999) Lehrpläne und Lehrplanung für die Schule für Geistigbehinderte. Kurseinheit der Fernuniversität Gesamthochschule Hagen, Hagen

Mühl H (1999) Integrative Pädagogik bei Kindern und Jugendlichen mit geistiger Behinderung, in: N Myschker, M Ortmann (Hrsg): Integrative Schulpädagogik. Grundlagen, Theorie und Praxis. Stuttgart-Berlin-Köln, Kohlhammer, 150–181

Mühl H (2000) Einführung in Geistigbehindertenpädagogik. 4. überarb. Aufl. Stuttgart-Berlin-Köln-Mainz, Kohlhammer

Der Niedersächsische Kultusminister (1994) Rahmenrichtlinien für den Unterricht in der Schule für Geistigbehinderte. Abschlußstufe. Hannover, Schroedel

Pitsch H-J (1999) Zur Didaktik und Methodik des Unterrichts mit Geistigbehinderten. 2. überarbeitete Auflage. Oberhausen, Athena

Pixa-Kettner U, Bargfrede St, Blanken I (1996) »Dann waren sie sauer auf mich, daß ich das Kind haben wollte . . .« Eine Untersuchung zur Lebenssituation geistigbehinderter Menschen mit Kindern in der BRD. Hrsg: Der Bundesminister für Gesundheit. Baden-Baden, Nomos Verlags-Gesellschaft

Rauh H (1979) Lernpsychologie, in: H Bach (Hrsg): Pädagogik der Geistigbehinderten. Handbuch Sonderpädagogik, Bd. 5. Berlin, Marhold, 354–391

Römer B (1995) Streicheln ist schön. Sexuelle Erziehung von geistig behinderten Menschen. Mainz, Matthias-Grünewald-Verlag

Sarimski K (1997) Entwicklungspsychologie genetischer Syndrome. Göttingen-Bern-Toronto-Seattle, Hogrefe

Schmitz G, Deutsch K-H (1983) Arbeitsplatzanalysen in der Werkstatt für Behinderte. Theoretische Grundlagen und praktische Anwendungen. Geistige Behinderung 22, Einhefter, Heft 2

Schwarte N, Oberste-Ufer R (1997) LEWO. Lebensqualität in Wohnstätten für Menschen mit geistiger Behinderung. Ein Instrument zur Qualitätsentwicklung. Marburg, Lebenshilfe-Verlag

Sekretariat der Ständigen Konferenz der Kultusminister der Länder in der BRD (Hrsg) (1980) Empfehlungen für den Unterricht in der Schule für Geistigbehinderte. Neuwied, Luchterhand

Sexueller Mißbrauch bei Geistigbehinderten – Möglichkeiten der Prävention im Unterricht (1994) Lernen konkret 13, H 2

Sohns A (2000) Frühförderung entwicklungsauffälliger Kinder in Deutschland. Weinheim-Basel, Beltz

Speck O (1999) Menschen mit geistiger Behinderung und ihre Erziehung. Ein heilpädagogisches Lehrbuch. 9. überarbeitete Auflage. München-Basel, Reinhardt

Speck O, Thurmair M (Hrsg) (1989) Fortschritte der Frühförderung entwicklungsgefährdeter Kinder. München-Basel, Reinhardt

Straßmeier W (1997) Didaktik für den Unterricht mit geistigbehinderten Schülern. München-Basel, Reinhardt

Thesing Th (1998) Betreute Wohngruppen und Wohngemeinschaften für Menschen mit geistiger Behinderung. 3. neubearb. und ergänzte Auflage. Freiburg/B, Lambertus

Thimm W (1984) Das Normalisierungsprinzip. Eine Einführung. Marburg, Lebenshilfe-Verlag

Thimm W, Wachtel G (2002) Familien mit behinderten Kindern. Wege der Unterstützung und Impulse zur Weiterentwicklung regionaler Hilfesysteme. Weinheim-München, Juventa

Verband ev. Einrichtungen für geistig und seelisch Behinderte und Verband ev. Einrichtungen für die Rehabilitation Behinderter (Hrsg) (1996) »Keiner will mich haben«. Menschen mit schwersten Behinderungen als Herausforderung für Werkstätten der Diakonie. Dok. der 6. Werkstätten-Tagung der Diakonie 1994, Bad Oeynhausen. Stuttgart, Diakonie-Verlag

Walter J (Hrsg) (1996) Sexualität und geistige Behinderung. 4. erw. Auflage. Heidelberg, Ed. Schindele, Winter

Weiß, H (1989) Familie und Frühförderung. Analysen und Perspektiven der Zusammenarbeit mit Eltern entwicklungsgefährdeter Kinder. München-Basel, Reinhardt

Wendeler J (1976) Psychologische Analysen geistiger Behinderung. Weinheim-Basel, Reinhardt

Wilken E (Hrsg) (2000) Frühförderung von Kindern mit Behinderung. Eine Einführung von Theorie und Praxis. Stuttgart-Berlin-Köln, Kohlhammer

Wohntraining (1996) Lernen konkret H 3

Zielniok WJ, Schmidt-Thimme D (1983) Gestaltete Freizeit mit geistig Behinderten. 3. Auflage Heidelberg, Schindele

11. Kommunikationsförderung

Heinz Mühl

11.1 Einleitung

Ein wichtiger Bereich der für Menschen mit geistiger Behinderung anzustrebenden Handlungsfähigkeit ist die Kommunikationsfähigkeit als Fähigkeit zum kommunikativen Handeln, zur intentionalen Kommunikation. Diese sei hier definiert als soziales Handeln mit Hilfe von Signalen, Zeichen oder Symbolen. Sprache sei verstanden als ein System von Zeichen oder Symbolen; sie umfaßt die Lautsprache, aber auch unterstützende Kommunikationssysteme, die andere Symbole als die Lautsprache verwenden. In der Folge wird überwiegend die umfassendere Vokabel »Symbol« an Stelle von »Sprache« benutzt, um deutlich zu machen, daß viele Aspekte nicht nur für die Lautsprache, sondern auch für Symbole grundsätzlich gelten.

Aus der Sicht der Förderung ist es hilfreich, auch Verhaltensweisen, die zunächst nicht als Verständigung gedacht sind, mit in den Blick zu nehmen; diese können als funktionale Kommunikation interpretiert werden. Es sind Verhaltensweisen, wie sie von Neugeborenen in den ersten Tagen und Wochen ohne Intention geäußert werden, die aber von Personen der Umgebung als kommunikative Äußerungen gedeutet und entsprechend beantwortet werden; dies kann dazu führen, daß die anfangs nicht als kommunikative Äußerungen gedachten Verhaltensweisen dadurch als intentionale kommunikative Äußerungen erlernt werden. Die Ausdehnung des Verständigungsbegriffs auf solche Verhaltensweisen, aus denen intentionale Verständigungsweisen entstehen können, ist vor allem für Fördermaßnahmen im vorsymbolischen Bereich von Bedeutung.

Wenn geistige Behinderung eine Entwicklungsverzögerung als Folge der Verlangsamung oder Einschränkung von Lernerfahrungen beschreibt, dann ist hiermit auch die kommunikative einschließlich der Symbolentwicklung einbezogen, soweit sie von Lernerfahrungen abhängig ist. Retardierungen in der kommunikativen Entwicklung sind somit ein konstitutiver Bestandteil der geistigen Behinderung und rechtfertigen es nicht, von einer mehrfachen Funktionsbeeinträchtigung zu sprechen. Diese allgemeine These von der kommunikativ-sprachlichen Retardierung soll nur skizziert werden, da die dazu vorliegenden Studien Durchschnittsaussagen treffen, die vom Einzelfall stark abweichen können; vor der Förderung ist daher der jeweils individuell erreichte Stand der kommunikativen Kompetenz zu ermitteln.

Der interaktive Austausch zwischen Kind und Bezugsperson verlangt ein hohes Maß an wechselseitiger Abstimmung und ist daher äußerst störanfällig. Auf Seiten der elterlichen Bezugspersonen kann allein schon das Bewußtsein einer Schädigung des Kindes die Interaktion mit dem Kind und in der Folge die Bindung an das Kind beeinträchtigen. Kinder mit einer Hirnschädigung, die später als stark entwicklungsverzögert auffallen, neigen in der frühen Interaktion zu Hypoaktivität, z. B. durch ein weniger ausgeprägtes affektives Verhalten oder durch ein später auftretendes und seltener gezeigtes Lächeln. Sie können später auch referenziellen Blickkontakt herstellen, aber sie setzen ihn seltener ein. Diesen Kindern stehen grundsätzlich die gleichen kommunikativen Verhaltensweisen zur Verfügung, aber sie setzen sie seltener und weniger effektiv ein, um eine Interaktion einzuleiten oder mitzugestalten. Die jeweilige Bezugsperson wird daher weniger stimuliert und reagiert in der Regel mit vermehrter und verstärkter Aktivität, so daß die Initiative zur Interaktion mehr und mehr von ihr ausgeht. Dies zeigt sich auch im »baby-talk«. Die Fragen, welche die Bezugsperson an das Kind richtet, sind von einfacherer Syntax und können häufig mit einem Laut beantwortet werden; oft gibt sie auch selber die Antwort. Sie bestimmt auch die Themen der Orientierung. Die Bezugsperson wird dadurch immer dominierender und direktiver, was sich auch an der hohen Zahl von Aufforderungen zeigt (Sarimski, 1986; Kane, 1992; Schnoor, 1995; Krause, 1997).

Im Bereich der Sprachentwicklung ist davon auszugehen, daß etwa ein Drittel der Menschen mit geistiger Behinderung die Stufe des Spracheintritts nicht erreicht oder auf der Stufe der Einwortäußerungen stehen bleibt. Sofern die Voraussetzungen für den Spracherwerb vorliegen, tritt dieser in der Regel einige Jahre später auf, und die Stufen des Spracherwerbs sind zerdehnt, so daß die Entwicklungsstufen der einzelnen Dimensionen der Sprache – Semantik, Phonologie, Syntax und Pragmatik – ebenfalls später erreicht werden. Die Verzögerung der Entwicklung der sprachlichen Kompetenzen verläuft im allgemeinen parallel zur allgemeinen Entwicklungsverzögerung.

Diese Aussagen gelten im großen und ganzen auch für Menschen mit autistischem Verhalten. Ihre Auffälligkeiten im kommunikativen einschließlich sprachlichen Verhalten sind offensichtlich ebenfalls als Verzögerungen zu interpretieren, wenngleich die einzelnen Dimensionen sprachlicher Äußerungen unterschiedlich

retardiert sind. So lassen sich in der semantischen Dimension wie in der pragmatischen Funktion von Sprechäußerungen deutlichere Retardierungen beobachten als in der syntaktischen Struktur (Fay und Mermelstein, 1982; Büttner, 1995).

11.2 Allgemeine Aspekte der Förderung

Kommunikationsförderung ist Teil des pädagogischen Handelns und hat zum Ziel, die zu Erziehenden in ihrer Kommunikationsfähigkeit zu fördern. Auch hier ist zu bedenken, daß das Gelingen pädagogischen Handelns in die Hand der Erziehenden gelegt ist; die zu Erziehenden müssen in basalen pädagogischen Prozessen keine speziellen Voraussetzungen einbringen.

Die Kommunikationsförderung läßt sich in vier Lernfelder aufteilen:

– Förderung des Erwerbs vorsymbolischer Verständigung,
– Förderung des Symbolerwerbs,
– Förderung der Gesprächsfähigkeit und
– Lesen und Schreibenlernen.

Das letztgenannte Lernfeld ist hier nur der Vollständigkeit halber aufgeführt.

Kommunikationsförderung wird ergänzt durch Sprachtherapie und Logopädie, denen es vorrangig um die Reduzierung von Sprech- und Redestörungen geht, sowie durch Konzepte gemeinsamer Lebensgestaltung (Kobi, 1988), Bemühungen um gemeinsame Kommunikation (Kleinbach, 1994) oder gemeinsame Begegnung (Mall, 1990), denen es primär um Verständigung geht. Diese Ansätze sind nützliche Ergänzungen zur Kommunikationsförderung und bieten wertvolle Hinweise zum gemeinsamen Leben vor allem für das Zusammenleben mit Menschen mit schwerer geistiger Behinderung.

Gegenüber früheren Konzepten weisen neuere bedeutsame Akzentverschiebungen auf, die man mit folgenden Prinzipien charakterisieren kann:

– Individuumsorientierung: Im Vordergrund stehen nicht Regeln der allgemeinen Entwicklung, sondern die jeweilige Situation der Lernenden und das, was für sie bedeutsam und von Interesse ist.

– Berücksichtigung der sozialen Umgebung: Die Bezugspersonen aus dem sozialen Umfeld der Lernenden sind als Kommunikationspartner und als Modelle in die Förderung eingebunden.
– Alltagsorientierung: Förderung soll im Rahmen des täglichen Lebens angesiedelt werden und weniger in der Eins-zu-Eins-Situation und in abgeschirmter Umgebung. Damit wird die strukturierte Einzelförderung nicht völlig abgelehnt, aber sie soll auf ein notwendiges Minimum beschränkt bleiben, da sie eher reaktives als spontanes Verhalten herausfordert. Bildmaterial als Grundlage für die Förderung soll gegenüber realen Dingen und Situationen nachrangig eingesetzt werden.
– Orientierung an einem umfassenden Konzept: Kommunikationsförderung soll kein isolierter Lernbereich sein, sondern in allen anderen Lernbereichen und im Alltag eingebunden werden.
– Handlungsorientierung: Dieses Prinzip ergibt sich aus der Zugehörigkeit der Kommunikationsfähigkeit zur Handlungsfähigkeit und der Forderung nach Alltagsorientierung. Das erhöht die Funktionalität kommunikativer Äußerungen und erspart zusätzliche Übungen zur Generalisierung auf andere Situationen und Personen.

Im Rahmen von solchen Akzentverschiebungen wird eine Diagnose mit Hilfe standardisierter Verfahren wenig weiterhelfen. Vielmehr sollte eine in den Alltag integrierte Beobachtungsdiagnostik praktiziert werden, welche die Bedürfnisse, Neigungen und Interessen der Lernenden erfaßt. Dabei sollte die schon erworbene kommunikative Kompetenz ermittelt werden, an welchen Orten, gegenüber welchen Personen, zu welchen Zeiten und in welchen Umgebungen und Situationen schon kommuniziert wird und inwieweit die soziale Umgebung der Lernenden diese zur Kommunikation anregt.

Aus der Forderung nach der Verlagerung von Lernsituationen aus eher künstlich angelegter Einzelförderung in natürliche und alltägliche Lernumgebungen den Schluß zu ziehen, man könne auf jegliche Systematik und Planung verzichten, verkennt die Ansprüche eines solchen Vorgehens. Die Einbindung der Förderung in alltägliche Kommunikationssituationen erfordert vielmehr ein hohes Maß an Planung und Dokumentation, um nicht der Zufälligkeit und damit der Ineffektivität zu verfallen.

11.3 Förderung vorsymbolischer Verständigung

Nichtgeschädigte Kleinkinder sind offensichtlich direkt nach der Geburt noch nicht kommunikationsfähig; gleichwohl beherrschen sie eine Reihe von wirkungsvollen Verhaltensweisen, um den Kontakt mit Bezugspersonen herzustellen, indem diese den geäußerten angeborenen Verhaltensweisen Intentionalität unterstellen. Im Laufe der Zeit bis zum Beginn des Erwerbs eines Symbolsystems lernen sie so, bestimmte angeborene Verhaltensweisen intentional – nicht immer bewusst – einzusetzen. Zu den Kommunikationsmitteln, die von Kindern in der vorsymbolischen Phase eingesetzt werden, gehören vor allem Vokalisationen jeglicher Art einschließlich des Lachens, mimische Äußerungen einschließlich des Lächelns, gestische Äußerungen mit Händen und Armen bis hin zu Ganzkörperbewegungen und Körperhaltung, Blickverhalten, körperlichem Kontakt, körperlicher Distanz und gegenseitige körperliche Zuordnung.

Untersuchungen zum Gebrauch vorsymbolischer Verständigungsmittel bei Kindern mit geistiger Behinderung liegen im deutschsprachigen Raum allenfalls als Pilotstudien vor. Die Beobachtungen Klöpfers (1978) im Unterricht der Schule für geistig Behinderte zeigten, daß Schülerinnen und Schüler sowie Lehrpersonen nichtsprachliche Verständigungsmittel in erheblichem Maße einsetzten. Fröhlich (1979, 107ff) berichtete über vorsymbolische Verständigungsäußerungen bei schwerst körperbehinderten Kindern. Zur vorsymbolischen Verständigung gehören auch Signalverhaltensweisen, die sich in Verhaltensstörungen ausdrücken, so weit damit kommunikative Zwecke verfolgt werden. Es ist daher sinnvoll, bei Verhaltensauffälligkeiten mit kommunikativer Funktion für die jeweiligen pragmatischen Ziele tolerierbare kommunikative Verhaltensweisen zu vermitteln (Mühl et al. 1996b, 45ff).

Hinsichtlich der Förderung vorsymbolischer Kommunikation kann man zunächst mit Fröhlich (1979, 110f) empfehlen, eine Praxis zu pflegen, die sich weitgehend an die gegenüber dem Neugeborenen und Kleinstkind gehandhabte Zuwendung anlehnt, jedoch in reflektierter und kontrollierter Weise. Kommunikationsförderung darf dabei nicht die Kontaktfähigkeit des Kindes voraussetzen; sie muß gegebenenfalls dafür sorgen, daß das Kind erst kontakt- und verständigungsfähig wird. Dies bedeutet, sich dem Kind auf vielfältige Weise anzubieten und damit zu versuchen, Kontakt aufzunehmen und eine Beziehung aufzubauen. Wichtig sind hier der Körperkontakt (Mall, 1990), die Orientierung von Gesicht zu Gesicht mit den mimischen Äußerungen sowie das Ansprechen; gegenüber Kindern wird dieses Ansprechen in der Art des baby-talk praktiziert werden, bei Jugendlichen und Erwachsenen sollte man eine eher altersgemäße Ansprache wählen. Dabei können Interaktionsspiele mit wechselnden Rollen hilfreich sein, z. B. Kuckuck-Spiele, Spiele des Gebens und Nehmens sowie Ballspiele. Man sollte jedoch nicht in den Fehler verfallen, die kaum oder verspätet eintretenden Reaktionen der Lernenden durch eine Überstimulation herausfordern zu wollen; dies irritiert eher als daß es stimuliert. Es ist vielmehr notwendig, Zeit zu lassen und geduldig abzuwarten. Eine gezielte und systematisch kontrollierte Zeitverzögerung als Warten auf eine Reaktion nach einem Interaktionsangebot ist auch auf späteren Stufen des Erwerbs der kommunikativen Kompetenz eine wirksame Methode. Nach dem Aufbau einer basalen Kontaktfähigkeit mit Hilfe vorsymbolischer Kommunikationsmittel sollten vor allem Äußerungen des Wunsches nach Bedürfnisbefriedigung unterstützt werden, auch wenn sie nicht an ein Gegenüber gerichtet sind und nicht genau auszumachen ist, was die Lernenden wünschen. Dabei sollen sie sensorisch übermittelte Informationen mit bestimmten Situationen und Ereignissen koppeln und damit Bedeutungen erlernen. Dies wird dadurch unterstützt, daß Erziehungspersonen auf solche Äußerungen reagieren, die sie später als Verständigungsmittel einsetzen sollen. Dies hilft den Lernenden zu erfahren, daß sie ihre Umgebung beeinflussen können und ihr nicht hilflos ausgesetzt sind.

Als weiterer Schritt kann mit Hilfe von Diskriminationslernen das gezielte Äußern geübt werden. Dazu wird eine begrenzte Anzahl von vertrauten und bedeutsamen Gegenständen vor den Lernenden aufgebaut, und sie sollen die herausnehmen, die ihnen gezeigt werden. Dazu müssen sie den gezeigten Gegenstand mit den vor ihnen aufgebauten vergleichen und den gleich aussehenden heraussuchen. Dabei sollten die Schwierigkeiten langsam gesteigert werden. Am Anfang sollten es reale Dinge sein, später können es Bilder dieser Dinge sein, dann sollten Dinge mit Bildern verglichen werden, bis eine Stufe erreicht ist, bei welcher der gemeinte Gegenstand mit dem gezeigten Bild nur noch zentrale Merkmale gemeinsam hat. Der dabei erlernte Abstraktionsprozeß ermöglicht es den Lernenden, beispielsweise mit Hilfe eines Bildes einen bestimmten Gegenstand zu wünschen. Das kann dadurch geschehen, daß den Lernenden mehrere Bilder zur Verfügung stehen, deren Zuordnung zu realen Dingen sie erlernt haben, so daß sie dann ein Bild auswählen können, um etwas zu wünschen. Dies ist deshalb wichtig, weil sie dabei den Schritt von einer reaktiven Verhaltensweise zu einer spontan geäußerten erlernt haben, was ein zentrales Ziel der Kommunikationsförderung ist. – Dieser Schritt bildet zugleich den Übergang zum Symbolerwerb.

11.4 Förderung des Symbolerwerbs

Konzepte zur Förderung des Symbolerwerbs bei Menschen mit geistiger Behinderung (Josef und Böckmann, 1971; Schulze, 1972; Atzesberger, 1978; Oberacker, 1981; Bondzio und Vater, 1981; Nöther, 1981; Kochs, 1981; Baun, 1981; Wohlfarth, 1985; Wachsmuth, 1986; Wilken, 2000) waren zunächst auf den Erwerb der Lautsprache gerichtet und haben mit der Zeit einen Wandel von einer Vorrangstellung der phonologischen, lexikalischen und syntaktisch-grammatischen Dimensionen lautsprachlicher Äußerungen hin zur pragmatischen Dimension, zur Sprachverwendung, erfahren. Einige Ansätze waren primär auf das Erlernen des Hörens und des Lautierens ausgerichtet; dabei wurde die Sprachentstehung als lautlicher

Entwicklungsprozeß, angefangen vom Schreien über das Lallen hin zur Babysprache und zum Wortgebrauch dargestellt. Im Zusammenhang mit dem Lautieren wurde auch die Nachahmung für wichtig erachtet und geübt. Zu diesen Konzepten sind auch verhaltensmodifikatorische Programme zu zählen, die in den Mittelpunkt ihrer Bemühungen das Üben des Hörens, Lautierens und Nachahmens von Lauten und Wortmustern rückten. Solche Ansätze übten einige wichtige Voraussetzungen des Spracherwerbs, aber sie reichten nicht aus. Im Gegensatz zur Annahme solcher Hör- und Lautierprogramme sind es nicht so sehr Vokalisationen, sondern eher Gesten, insbesondere die Zeigegeste, denen man eine Überleitungsfunktion vom vorsymbolischen zum symbolischen Handeln zuschreibt. Die Zeigegeste verkörpert den später in der Sprache charakteristischen Referenzakt, die Herstellung eines Bezuges zwischen Zeichen und Bezeichnetem (Bruner, 1979).

Dieser Wandel steht in Übereinstimmung mit Theorien der Spracherwerbsforschung (Szagun, 2000), in der die bisherigen Dimensionen der Sprache um die Pragmatik, die Sprachverwendung erweitert wurden; Sprachpragmatik untersucht die Regeln des Gebrauchs von Sprache in sozialen Kontexten. Aus entwicklungspsychologischer Sicht wird das Sprechen aus dem gemeinsamen vorsymbolischen und außersprachlichen Handeln heraus abgeleitet. Nach diesem Interaktionsansatz beruht Sprechen auf einer Vielzahl sozialer und kognitiver Fähigkeiten, wobei aus dem Zusammenspiel dieser Fähigkeiten in der Interaktion mit der Bezugsperson zu den vorsymbolischen Verständigungsmitteln jetzt das Verständigungsmittel »Sprache« hinzutritt, das als ein Symbolsystem auch abwesende Dinge und Sachverhalte zu repräsentieren vermag.

Hierbei soll gelernt werden, symbolische und insbesondere sprachliche Äußerungen von Partnern zu verstehen und deren Absichten zu erfassen, was bis zu einem gewissen Grade schon vor dem eigenen Sprechen gelingt. Unter Berücksichtigung des Zieles »Handlungsfähigkeit« ist Sprechen als soziales Handeln einzuüben und zunächst als Instrument zur Bedürfnisbefriedigung einzusetzen. Symbolische Äußerungen müssen daher positive Konsequenzen haben, in der gegebenen Situation, späterhin auch über sie hinaus im Planen und Absprechen. Die För-

derung des Symbolerwerbs kann nur auf der Basis schon erreichter sozialer und kognitiver Handlungsfähigkeit mit Hilfe vorsymbolischer Verständigungsmittel erfolgreich sein.

Im kognitiven Bereich wird Nachdruck gelegt auf das Erlernen der Wahrnehmung und der Bildung von Begriffen oder Konzepten, d. h. auf den Erwerb von Wissen und Vorstellungen über Dinge, Zustände, Ereignisse u. a. Ein weiterer kognitiver Entwicklungsstrang auf diesem Wege ist der von Piaget beschriebene Erwerb der Symbolfunktion auf der Basis der sensomotorischen Intelligenz. Symbole treten dann zu diesen Begriffen oder Konzepten als deren Repräsentanten hinzu. Auf der Basis von Konzeptbildung kann also Repräsentationsfähigkeit entstehen, um das Stadium des Symbolgebrauchs erreichen zu können. Diesem Ziel können der gesamte Tagesablauf mit seinen immer wiederkehrenden Vollzügen und Ereignissen, aber auch affektiv ansprechende Erfahrungen und Erlebnisse dienen. Das Anschauen von Bildern und Bildkarten als Medium in diesem Prozeß kann dabei das eigene Erfahren und Handeln nur unzureichend ersetzen.

Im Rahmen der Spracherwerbsforschung wurde beobachtet, daß das Sprechen der Mutter zum Kind in seinen verschiedenen Dimensionen während des Spracherwerbs charakteristische Veränderungen im Vergleich zum Sprechen mit älteren Kindern oder Erwachsenen aufweist. Das Sprechen ist so geartet, daß dem Kind möglichst auffällige, deutlich unterscheidbare, einprägsame, korrekte und seiner Verständnisfähigkeit angepaßte Modelle dargeboten werden. Daraus ergeben sich Konsequenzen für die Modelle sprachlicher Äußerungen, die Erziehungspersonen an die Lernenden richten sollten.

Für die professionelle Symbolerwerbsförderung empfiehlt sich ein System, welches die Vorteile einer natürlichen Umgebung und einer systematischen Einzelfördersituation in sich vereinigt. Die natürliche Umgebung bietet eine Vielfalt von Erfahrungen und Sprechanlässen, die ob ihrer Fülle verwirren oder wegen ihrer Unkontrollierbarkeit in ihrer Wirksamkeit versanden können. Eine durchstrukturierte Förderumgebung sollte die wirksamen Sprechanlässe einer natürlichen Umgebung aufgreifen, aber in kontrollierter Weise, wie dies in der Einzelförderung geschieht.

Für Menschen mit geistiger Behinderung, die nur unzureichend oder überhaupt nicht die Lautsprache erlernen können, werden zunehmend unterstützende Symbolsysteme eingesetzt, entweder als eigenständiges Symbolsystem oder als Übergangshilfe zum Erwerb des Sprechens (Adam, 1993; Bundesvereinigung Lebenshilfe, 1998; Tetzchner und Martinsen, 2000; Boenisch und Bünk 2001; Wilken 2002). Sie werden als »Unterstützte Kommunikation« in Anlehnung an die englischsprachige Formel »augmentative and alternative communication« (AAC) bezeichnet. Sie haben gegenüber der Lautsprache den Vorzug, daß sie zunächst den Gebrauch des auditiv-vokalen Bereichs aussparen und die Handmotorik und/oder die visuelle Wahrnehmung einsetzen. Handzeichen (Duker, 1991; Mühl, 1996a) haben gegenüber optischen Symbolen wie beispielsweise dem Bliss-Symbolsystem den Vorteil, daß sie jeder Zeit »zur Hand« sind und nicht mit sich herumgetragen werden müssen; sie sind jedoch für den nicht Eingeweihten häufig nicht ohne weiteres zu verstehen. Demgegenüber sind optische Symbole durch zusätzlich angebrachte Wortbilder für den Außenstehenden leicht verstehbar und besonders für Menschen mit Beeinträchtigungen der Arm- und Handbewegungen besser geeignet; sie können jedoch den Verständigungsprozeß erheblich verlangsamen.

Unabhängig von der Art des Kommunikationssystems sollte für die Auswahl der ersten Zeichen oder Symbole das Kriterium der Funktionalität den Vorrang vor anderen Kriterien haben. Das bedeutet, es sollte immer zunächst gefragt werden: Kann der/die Lernende die Zeichen oder Symbole in bedeutsamer Weise einsetzen, um ein gewisses Maß an Bedürfnisäußerung und Kontrolle über sich und seine Umgebung ausüben zu können? Andere Kriterien wie Entwicklungsgemäßheit oder Schwierigkeit der Artikulation eines Lautwortes oder der Ausführung eines Handzeichens sind zweitrangig und sollten erst dann zur Geltung kommen, wenn der Aspekt der Funktionalität keine Entscheidungshilfe mehr bietet.

11.5 Gesprächsförderung

Im Vergleich zur Schriftsprache weist das Gespräch spezifische Merkmale auf. Äußerungen im Gespräch sind gegenüber der ausgefeilten Form der schriftlichen Äußerung weniger inhaltsreich, da sich eine Vielzahl von Informationen aus der gegebenen Situation, aus vorausgegangenen Gesprächen oder gemeinsamen Erfahrungen sowie aus den nichtsymbolischen und parasymbolischen Verständigungsmitteln entnehmen läßt. Letztere begleiten, unterstützen, illustrieren oder ersetzen sprachliche Äußerungen und regeln wesentlich den Gesprächsablauf. Gesprächsäußerungen enthalten mehr Verben als andere Wortarten, sind oft reduziert und weniger gut syntaktisch organisiert; sie enthalten Korrekturen, Satzbrüche, unvollständige oder verkürzte Formen. Die Forderung, in »ganzen Sätzen« zu sprechen, geht daher häufig an den Anforderungen eines Gesprächs vorbei.

Ziel der Gesprächsförderung ist die Fähigkeit, in alltäglichen Lebenssituationen Gespräche führen zu können. Dies setzt voraus, daß Kenntnisse und Fertigkeiten aus der Verwendung vorsymbolischer Mittel und der Sprache beherrscht werden. Wichtig sind zudem die Beherrschung der prosodischen Merkmale lautsprachlicher Äußerungen – Melodieführung, Rhythmus, Lautstärke u. a. – sowie allgemeine Regeln des sozialen Austausches. Gesprächsförderung beginnt daher früher als das Auftreten von Gesprächen. Im einzelnen beruht die Gesprächsfähigkeit mindestens auf folgenden weiteren Fähigkeiten und Voraussetzungen: Kontaktfähigkeit, Bereitschaft zum Gespräch, Anwenden von Strategien der Gesprächseröffnung, des Gesprächsabschlusses, des Sprecherwechsels, Fähigkeit zu verständlichem, artikuliertem Sprechen, Anwenden von Regeln der Wortfügung, einem bestimmten Bestand an Worten, Bestand an Wissen und Erfahrungen über ein Gesprächsthema (Szagun, 2000, 240ff). Versteht man Unterricht als eine auf Verständigung angewiesene Situation, so ergibt sich die Möglichkeit einer ständigen Gesprächsförderung im Unterricht. Ergebnisse zur sprachlichen Verständigung im Unterricht lassen jedoch vermuten, daß Gespräche im Unterricht die Gesprächsfähigkeit der Schülerinnen und

Schüler nicht immer nachhaltig fördern. Heinemann (1975) beobachtete elf und zwölfjährige Kinder einer Schule für geistig Behinderte in gelenkten und freien Situationen. Die lehrergelenkten Unterrichtsgespräche zeigten eine starke Lehrerdominanz, liefen als Frage-Antwort-Folgen ab und verleiteten die Kinder zur Passivität; freie Spielsituationen hingegen ließen mehr Aktivität der Kinder erkennen, führten zu einer breiteren Streuung sozialer Handlungen und im sprachlichen Bereich zu längeren Äußerungen und häufigen Fragen der Kinder.

Dennoch sollten diese Ergebnisse nicht zu der Folgerung führen, erziehergeleitete Gespräche auf ein Minimum zu reduzieren. Erziehungskräfte haben im Gespräch wichtige Funktionen zu erfüllen, da sie mit Lerndefiziten im Führen von Gesprächen rechnen müssen. Solche Beeinträchtigungen können u. a. sein: Schwierigkeiten der Kontaktaufnahme bei Distanzlosigkeit oder Blockierungen, unterschiedliche Beteiligung am Gesprächsgeschehen durch vorlautes Dazwischenrufen oder Schweigen, unzureichender Einsatz nichtsprachlicher Verständigungsmittel vor allem bei Menschen mit autistischem Verhalten, Gehemmtheit in realen Situationen, unzureichende Berücksichtigung der Erwartungen und Äußerungen des Gegenüber, Stammel- und Redefehler sowie Schwierigkeiten in der Wortfindung und Satzfügung.

Das Verhalten der Erziehungspersonen im Gespräch sollte vor allem hinsichtlich der Verstehbarkeit der Äußerungen und des Ausmaßes der sprachlichen Äußerungen modellhaft sein. Sie sollten versuchen, eher Impulse zu geben als enge Fragen zu stellen. Damit soll die Frage nicht abgewertet werden; sie spielt für den Spracherwerb eine wichtige Rolle, muß jedoch dosiert eingesetzt werden. – In einer auf Vorhaben hin orientierten Planung und Organisation des Unterrichts, die Schule als Erfahrungsraum mit hohem Realitätscharakter strukturiert, bieten sich vielfältige Gelegenheiten, Meinungen und Erfahrungen auszutauschen, gemeinsam Unternehmungen zu planen, vorzubereiten und Entscheidungen zu treffen (Mühl, 1986; Köhnen und Roos 2002).

Auch Spiele, soweit sie zu ihrer Durchführung Gespräche erfordern oder solche anregen, können zur Gesprächsförderung genutzt werden, wobei hier die Motivation weniger von der Ernstfallsituation als von Spielmotiven geprägt wird. Neben sozialen Regelspielen, angefangen vom einfachen »Kuckuck«-Spiel über Regelspiele bis hin zu Gesellschaftsspielen, sind es szenische Spiele mit freier Sprachgestaltung, denen eine gesprächsfördernde Wirkung zukommt. Das Rollenspiel läßt sich in mehreren didaktischen Funktionen einsetzen, wobei die Gesprächsförderung jeweils andere Akzente erhält: zur Kontrolle des Gelernten, indem man die Struktur des Spiels zu Beginn und am Ende einer Lehreinheit vergleicht – in diesem Falle hinsichtlich der sprachlichen Äußerungsfähigkeit, zur Vorbereitung des Handelns in der Realität, zur Reflexion über das Handeln in der Realität und zur Konfliktlösung, wobei häufig vorkommende Konflikte ohne Bezug auf einen konkreten Fall durchgespielt werden können. Die sprachliche Förderung im Rollenspiel erfolgt auch dadurch, daß gemeinsam die Vorbereitungen zum Spielen getroffen und nach dem Spielen Bewertungen und mögliche Änderungen besprochen werden (vgl. Mühl, 2000).

11.6 Logopädische Maßnahmen

Wie unter 11.1 schon ausgeführt ist bei Menschen mit geistiger Behinderung immer schon mit einer Verzögerung des Erwerbs der kommunikativen und insbesondere der sprachlichen Kompetenzen zu rechnen. Darüber hinaus ist bei ihnen vor allem in der Kindheit und der Jugend, aber auch noch im Erwachsenenalter mit einem gegenüber nicht behinderten Menschen erhöhten Ausmaß an Sprachstörungen zu rechnen, welche viele der möglichen Störungsbilder, wie sie u. a. bei Braun (1999) vorgestellt werden, betreffen (Baun, 1978; Dodd und Leahy, 1989; Barrett und Diniz, 1989; Kumin, 1996). Dies hat nach dem Entstehen vor allem von pädagogischen Einrichtungen dazu geführt, daß dort auch logopädische Maßnahmen angeboten wurden und werden. So sind in Einrichtungen für Menschen mit geistiger Behinderung ähnlich wie in Einrichtungen für Menschen mit einer Körperbehinderung neben anderen therapeutischen Fachkräften auch Logopädinnen tätig.

Wie für den Einsatz anderer therapeutischer Fachkräfte sind auch für die Tätigkeit von Logopädinnen einige Grundsätze zu beachten. So sollten die Zielsetzungen ihrer Tätigkeit mit dem pädagogischen Förderplan oder Förderprogramm für einen Menschen mit geistiger Behinderung abgestimmt bzw. in diesen integriert werden. Die Ergebnisse der logopädischen Maßnahmen, die in der Regel in der Einzelförderung erzielt werden, sollten auch im Alltag der Einrichtung erprobt werden, da Menschen mit geistiger Behinderung oft große Schwierigkeiten haben, das bei einer Person in einer bestimmten Situation Gelernte gegenüber anderen Personen und in anderen Situationen zu reproduzieren. Dies erfordert regelmäßige Absprachen mit dem pädagogischen Personal, zuweilen auch die Einweisung des pädagogischen Personals von Seiten der Logopädinnen in bestimmte Maßnahmen, die in Alltagssituationen weitergeführt werden sollten.

Logopädinnen werden in der Ausbildung vorrangig in diagnostische und therapeutische Verfahren eingewiesen, die bei Menschen mit geistiger Behinderung nicht immer oder durchgängig eingesetzt werden können bzw. nicht zu den gewünschten Ergebnissen führen. Diese Verfahren sollten dann den Erfordernissen der jeweiligen individuellen Fördersituation angepaßt oder entsprechend verändert werden. Hierauf sollte zumindest exemplarisch in der Ausbildung vorbereitet werden. Ein weiteres Desiderat an die Ausbildung von Logopädinnen wäre die Einweisung in die Möglichkeiten der Unterstützten Kommunikation, die ähnlich wie in Einrichtungen für Menschen mit Körperbehinderungen zunehmend auch in Einrichtungen für Menschen mit geistiger Behinderung eingesetzt werden. Die Logopädinnen könnten dann in den Einrichtungen eine Multiplikatorfunktion übernehmen, die sich noch davor scheuen, unterstützende Kommunikationssysteme einzuführen.

Literatur

Adam H (1993) Mit Gebärden und Bildsymbolen kommunizieren. Voraussetzungen und Möglichkeiten der Kommunikation von Menschen mit geistiger Behinderung. Ed. Bentheim, Würzburg

Barrett MD, Diniz FA (1989) Lexical Development in Mentally Handicapped Children, in: M Beveridge, G Conto-Ramsden, I Leudar (Hrsg) Language and Communication in Mentally Handicapped People. 3–32, Chapman and Hall, London-New York

Baun M (1978) Beeinträchtigungen der Sprache bei Geistigbehinderten. Sonderpädagogik 8: 15–23

Baun M (1981) Förderung sprachlicher Kommunikation bei Geistigbehinderten. Marhold, Berlin

Biermann A (1999) Gestützte Kommunikation im Widerstreit. Empirische Aufarbeitung eines umstrittenen Ansatzes. Berlin, Ed. Marhold im Wiss.-Verl. Spiess

Boenisch J, Bünk Ch (Ed) (2001) Forschung und Praxis der Unterstützten Kommunikation. Karlsruhe, von Loeper

Bondzio M, Vater W (1981) Vom ersten Laut zum ersten Wort. Reha-Verlag, Bonn

Braun O (1999) Sprachstörungen bei Kindern und Jugendlichen. Kohlhammer, Stuttgart

Bruner JS (1979) Von der Kommunikation zur Sprache. Überlegungen aus psychologischer Sicht, in: K Martens (Hrsg): Kindliche Kommunikation. 9–60, Suhrkamp, Frankfurt/M

Büttner C (1995) Autistische Sprachstörungen. Hürth: Gabel

Bundesvereinigung Lebenshilfe (Hrsg) (1998) Unterstützte Kommunikation für Menschen mit geistiger Behinderung. Eine Empfehlung. Lebenshilfe-Verlag, Marburg

Dodd B, Leahy J (1989) Phonological Disorders and Mental Handicap, in: M Beveridge, G Conto-Ramsden, I Leudar (Hrsg): Language and Communication in Mentally Handicapped People. 33–56, Chapman and Hall, London-New York

Duker PC (1991) Gebärdensprache mit autistischen und geistig behinderten Menschen. Ein Handbuch der Gebärden. modernes lernen, Dortmund

Fay D, Mermelstein R (1982) Language in Infantile Autism, in: S Rosenberg (Hrsg) Handbook of Applied Psycholinguistics. Major Thrusts of Research and Theory. 393–428, Erlbaum, Hillsdale, NJ

Fröhlich A (1979) Die Förderung schwerst(-körper-)behinderter Kinder. Aspekte einer Kommunikationsförderung, in: W Dittmann, S Klöpfer, E Ruoff (Hrsg): Zum Problem der pädagogischen Förderung schwerbehinderter Kinder und Jugendlicher. 99–119, Schindele, Rheinstetten

Fröhlich, A (1981) Curriculum, in: A Fröhlich (Hrsg) Die Förderung Schwerstbehinderter. Erfahrungen aus sieben Ländern. 49–76, Ed. Schweiz. Zentralstelle für Heilpädagogik, Luzern

Heinemann H (1975) Ausmaß, Struktur und sozialer Bezug von Gesprächen in der Mittelstufe geistig behinderter Kinder. Sonderpädagogik 6: 84–91

Josef K, Böckmann G (1971²) Spracherziehungshilfen bei geistig behinderten und sprachentwicklungsgestörten Kindern. Marhold, Berlin

Kane G (1992) Entwicklung früher Kommunikation und Beginn des Sprechens. Geistige Behinderung 31: 303–319

Kleinbach K (1994) Zur ethischen Begründung einer Praxis der Geistigbehindertenpädagogik. Klinkhardt, Bad Heilbrunn

Klöpfer S (1978) Kommunikation im Unterricht geistig behinderter Schüler. Aspekte eines Problems. Surbir, Bielefeld

Kobi E (1988) Heilpädagogische Daseinsgestaltung. Ed. Schweiz. Zentralstelle für Heilpädagogik, Luzern

Kochs P (1981) Grundlagen für die Förderung der Sprache bei geistig behinderten Kindern, in: G Heese, A Reinartz (Hrsg): Aktuelle Beiträge zur Sprachbehindertenpädagogik. 138–167, Marhold, Berlin

Köhnen M, Roos E (2002) Nichtsprechende Kinder reden mit. Unterstützte Kommunikation im Unterricht. Dortmund, modernes lernen

Krause MP (1979) Elterliche Bewältigung und Entwicklung des behinderten Kindes. Lang, Frankfurt/M

Kumin L (1996) Speech and Language Skills in Children with Down Syndrome. Mental Retardation & Developmental Disabilities Research Reviews 2: 109–113

Mall W (1990) Kommunikation mit schwer geistig behinderten Menschen. Ein Werkheft. HVA, Ed. Schindele, Heidelberg

Mühl H (1986⁷) Handlungsbezogener Unterricht mit Geistigbehinderten. Materialien zur Planung und Organisation des Unterrichts. Dürr, Bonn-Bad Godesberg

Mühl H, Neukäter, H, Schulz, K (1996a) Selbstverletzendes Verhalten bei geistiger Behinderung. Haupt, Bern-Stuttgart-Wien

Mühl H (1996b) Mit nichtsprechenden Menschen kommunizieren. Der Erwerb von Handzeichen bei nichtsprechenden Menschen mit geistiger Behinderung und mit autistischem Verhalten.

Eine Literaturanalyse. Mit Beiträgen von S Maaß und P Lammers. Zentrum für pädagogische Berufspraxis der Universität Oldenburg, Oldenburg

Mühl H (2000) Kommunikationsförderung, in: H Mühl. Einführung in die Geistigbehindertenpädagogik. 4. überarbeitete Auflage. Kohlhammer, Stuttgart-Berlin-Köln, 170–178

Nöther W (1981) Interaktiver Spracherwerb bei Down-Syndrom. Hochschulverlag, Freiburg/B

Oberacker P (1981) Sprechen, Lesen und Schreiben mit geistig Behinderten. Neckar-Verlag, Villingen-Schwenningen

Sarimski K (1986) Interaktion mit behinderten Kleinkindern. Entwicklung und Störung früher Interaktionsprozesse. Reinhardt, München-Basel

Schnoor H (1995) Dimensionen und Ebenen des Dialogs. Grundlegung und Anwendung auf zentrale Fragen der Geistigbehindertenopädagogik. Habilitationsschrift, Universität Oldenburg

Schulze A (1972) Sprachausbildung und Hörsprecherziehung bei Geistigbehinderten. Dürr, Bonn-Bad Godesberg

Schwager M (1990) Verständigung mit geistigbehinderten Menschen. Zur (sonder-)pädagogischen Relevanz transzendental-pragmatischer Reflexionen. Lang, Frankfurt/M-Bern-New York-Paris

Szagun G (2000) Sprachentwicklung beim Kind. Eine Einführung. 8. überarb. Auflage. Psychologie-Verlags-Union, München

von Tetzchner S, Martinsen H (2000) Einführung in Unterstützte Kommunikation. Edition Schindele, Heidelberg

Wachsmuth S (1986) Mehrdimensionaler Ansatz zur Förderung kommunikativer Fähigkeiten Geistigbehinderter. Institut für Heil- und Sonderpädagogik, Gießen

Wilken E (2000⁶) Sprachförderung bei Kindern mit Down-Syndrom. Mit ausführlicher Darstellung der GuK-Methode. 8. völlig neubearbeitete Auflage. Ed. Marhold im Wiss.-Verl. Spiess, Berlin

Wilken E (2002) Unterstützte Kommunikation. Eine Einführung in Theorie und Praxis. Stuttgart-Berlin-Köln, Kohlhammer

12. Bewegung, Spiel und Sport für geistig Behinderte

Klaus Fischer

12.1 Einleitung : Bewegung als Beitrag einer interdisziplinären speziellen Erziehung von Menschen mit einer geistigen Behinderung

»Es gibt Menschen, die *wir* aufgrund *unserer* Wahrnehmung ihrer menschlichen Tätigkeit, im Spiegel der Normen, in dem *wir* sie sehen einem Personenkreis zuordnen, den *wir* als »geistigbehindert« bezeichnen« (Feuser, 1996, 18). Eine genaue Beschreibung dessen, was als »geistige Behinderung« zu bezeichnen ist, gestaltet sich als schwierig (vgl. Speck, 1999, 38). Eine Definition sieht sich immer in der Problematik der Festschreibung und Stigmatisierung. Dies ist in diesem Fall um so bedenkenswerter, da das, was unter geistiger Behinderung zu verstehen

ist, viele Dimensionen aufweist und individuellen Entwicklungen unterliegt. Deshalb ist die Beschreibung »Mensch mit einer geistigen Behinderung« auch der Bezeichnung »Geistigbehinderter« vorzuziehen.

Geistige Behinderung ist kein Zustand, sondern gestaltet sich als Prozeß (vgl. Speck, 1999, 38). Dieser ist prinzipiell offen, und kann durch Erziehung positiv beeinflusst werden. Er wird durch verschiedene Faktoren bestimmt: durch den Grad der physischen Schädigung, durch Persönlichkeitsmerkmale und durch soziale Bedingungen. Für ein pädagogisches Verständnis von geistiger Behinderung ist somit eine interdisziplinäre Betrachtungsweise (Perspektive) unerlässlich.

Medizinisch gesehen hat jede geistige Behinderung eine organische (körperliche) Grundlage. Allerdings ist die Anzahl der möglichen zu Grunde liegenden Faktoren für eine geistige Behinderung sehr groß. Eine zentrale Bedeutung nehmen hier die Schädigungen des Gehirns ein, die sich auf weitere Körperfunktionen auswirken. Entscheidend bei der medizinischen Erklärungsweise ist die heutige Distanz von einer ursprünglich linear-kausalen Modellvorstellung. Die vielfältigen Erscheinungsbilder einer geistigen Behinderung lassen sich nicht unbedingt spezifischen Ursachen zuordnen: „Wichtig erscheint uns auch die Einsicht, daß nicht die organisch-genetische Schädigung selber bereits die geistige Behinderung darstellt, sondern daß diese psycho-physische Abweichung lediglich den Auslöser eines personal-sozialen Prozesses darstellt, der zur geistigen Behinderung in ihrer Komplexität führt" (Speck, 1999, 62).

In der *psychologischen* Perspektive geistiger Behinderung findet sich eine Hervorhebung der Beeinträchtigung der kognitiven Entwicklung verbunden mit einer mangelnden sozialen Anpassungsfähigkeit (vgl. Mühl, 1998, 21). Hier bildet der IQ einen wichtigen (wenn auch nicht ausschließlichen) Indikator für eine geistige Behinderung. Dieser beinhaltet allerdings wenig Aussagekraft für eine pädagogische Förderung.

Die *soziologische* Perspektive betont »die hohe Bedeutung sozialer Komponenten für das Zustandekommen einer geistigen Behinderung bzw. für die Erklärung dessen, was komplex darunter zu verstehen ist« (Speck, 1999, 53). Die soziale Situation prägt maßgeblich das Bild einer Behinderung durch die zur Verfügung stehenden Hilfen, das soziale System, die familiäre Situation oder die Einstellung der personalen Umwelt.

Das Thema einer bewegungs- bzw. körpergebundenen Entwicklungsförderung von Menschen mit einer geistigen Behinderung hat in der jüngeren Geschichte eine zunehmende Bedeutung erlangt und sich in der Fachwelt als psychomotorischer Zugang etabliert. Der Ansatz versucht, den Betroffenen über ein interessantes Bewegungs-, Material- und Spielangebot vielfältige sinnliche und motorische Erfahrungen zu ermöglichen. Das Konzept ist darauf ausgerichtet, die Handlungsfähigkeit in alltäglichen Lebenssituationen zu fördern und Spaß an der Bewegung zu vermitteln; es unterstützt den Aufbau und die Stabilisierung der Persönlichkeit.

12.2. Schlüsselbegriffe

12.2.1 Bewegung und Wahrnehmung als Grundkategorien

Die beiden zentralen Kategorien eines entwicklungsorientierten Förderansatzes von Menschen mit einer geistigen Behinderung sind Bewegung und Wahrnehmung. *Bewegung* – hier immer verstanden im Handlungskontext – ist zunächst einmal Ausdrucksmittel zur Entfaltung der Sinne (Kükelhaus/zur Lippe, 1982), zum anderen Medium der Erkenntnisgewinnung (des Kindes). Über die grundlegenden Tätigkeiten des Schaukelns, Rutschens, Balancierens, Rollens, Kletterns etc. erwirbt das Kind eine Vorstellung von Schwung, Gleichgewicht, Schwerkraft, Reibung und entwickelt sein Verständnis für die Realität. Die Bewegung ist als erste und wichtigste Kommunikationsform des Kindes vor allem *das* entscheidende Mittel, um im vorsprachlichen Entwicklungsalter den Dialog zwischen dem Kind und seinen Bezugspersonen in Gang zu setzen. Die Bewegung erweist sich als Schlüssel zum Kind, da in Handlungssituationen ein freudvoller Zugang zum Kind gefunden werden kann.

Üblicherweise stehen diese explorativen und kommunikativen Funktionen der Bewegung im Vordergrund. Zunehmend werden auch weitere Sinngebungen menschlicher Bewegungshandlungen für die Persönlichkeitsentwicklung thematisiert und in bewegungsbezogene Förderkonzepte integriert. Es ist für das behinderte Kind wichtig, den Umgang mit vielfältigem Spielmaterial zu erlernen, was den Erwerb von Kulturtechniken wie Schreiben, Malen, Konstruieren (funktioneller Aspekt) vorbereitet. Es müssen aber auch Freiräume gegeben werden, intensive psychische Zustände wie Neugier und Spannung, Aufregung, Anstrengung, Ärger, Wut, Freude und Spaß zu erleben (Kretschmer, 1981, 25) und diese natürlichen Gefühlszustände in Bewegungshandlungen zum Ausdruck zu bringen (impressive und expressive Aspekte).

Betrachten wir die Welt aus der Perspektive der Person, so geschieht die Welterschließung über den Körper und die Bewegung. Bewegungserfahrungen sind immer unmittelbar auf den Körper bezogen; als Bewegungserlebnisse sind sie von der Persönlichkeit des Menschen nicht zu trennen. Sie sind geradezu identitätsbildend. Bewegungen sind immer auch Welterfahrungen in ihrer unmittelbaren Qualität. Bewegungserfahrungen eröffnen dem Menschen die Welt räumlich-dinglich und in ihren personalen Bezügen. Ein derart verstandener Bewegungsbegriff ist immer ganzheitlich ausgerichtet und ist somit als Mensch-Welt-Beziehung im Sinn einer Dialoggestaltung aufzufassen.

12.2.1.1 Entwicklung durch Handeln

Für die bewegungsorientierte Erziehung von Menschen mit einer geistigen Behinderung bedeutsam ist ein Konzept, das Lerner (1988) als kontextualistischen Zugang in der Handlungsdiskussion bezeichnet. Kontextualismus bezieht sich auf die Wechselwirkungen des handelnden Subjekts mit seinen personalen sowie dinglichen Umweltbedingungen. Die Perspektive ist insofern interessant, als sie dem Individuum – dem handelnden Subjekt – die *Rolle des Produzenten der eigenen Entwicklung* zuschreibt. Diese aktive Einflussnahme auf die Gestaltung der eigenen Entwicklung ist inzwischen als eine übergeordnete Kategorie anerkannt und wird auch *aktionale Entwicklungsperspektive* (Brandtstätter, 1986), also als Perspektive der Entwicklung durch Handeln bezeichnet. Für das Menschenbild bedeutet dieses: Die Person ist nicht passives Produkt ihrer Umwelt, sondern nimmt aktiv Einfluß auf deren Veränderung, wird allerdings auch durch Umwelteinflüsse verändert. Diese Sicht ist mit Kautter et al. (1988) zum festen Bestandteil von Frühförderung und Behindertenpädagogik avanciert.

Einigkeit besteht heute auch darin, Person-Kontext-Interaktionen als lebenslangen Prozeß zu begreifen. Eine ebensolche Übereinstimmung existiert in der Einschätzung, den frühen Lebensabschnitten eine besondere Bedeutung für die Ausbildung der Grundstrukturen oder basalen Kompetenzen menschlicher Personenese beizumessen. Dazu zählen *sensorische* (z. B. Sehen), *motorische* (z. B. körperliche Beweglichkeit), *interaktive* (z. B. Fähigkeit zur Perspektivenübernahme, Kontaktbereitschaft), *intellektuelle* (z. B. Fähigkeit zur Informationsverarbeitung und Wissensspeicherung) und *affektive*

(z. B. Bindungsfähigkeit, Empathie) Qualifikationen. Entscheidend ist aber, daß diese Entwicklungsbereiche sich nicht isoliert, sondern *im Handeln* konstituieren, das somit eine intrapersonale Vernetzung von Persönlichkeitsdimensionen ermöglicht.

12.2.1.2 Wahrnehmung als Sinnestätigkeit

Die andere wesentliche Kategorie des entwicklungsorientierten Theoriekonzeptes, die *Wahrnehmung*, ist eng mit der Kategorie der Bewegung verbunden: Bewegung und Wahrnehmung werden als Einheit verstanden (vgl. Weizsäcker, 1947). Leider hat die *Förderpraxis* geistig behinderter Kinder diese untrennbare Einheit nicht immer realisiert. Es wurden Wahrnehmungsprogramme entwickelt in der Annahme, über ein gezieltes *Sinnestraining* die Wahrnehmungsfähigkeit des Kindes zu fördern und somit »Grundfunktionen kindlicher Persönlichkeit zu entwickeln« (Kiphard, 1979, Ohlmeier, 1979). Wahrnehmung ist *nicht* die Verarbeitung visueller, akustischer, taktiler, vestibulärer, propriozeptiver, olfaktorischer und gustatorischer Reize. Und Wahrnehmungsförderung ist schon gar nicht die additive Förderung (Stimulation) der genannten Sinnesfunktionen. Die Kritik an dieser Praxis betrifft das Menschenbild, das den Menschen auf seine funktionierenden Nervenzellen und Synapsen reduziert und die intentionale Seite des Menschen mit seinen Ängsten, Hoffnungen und Wünschen nur peripher berücksichtigt. Aus diesem Grund ist der Anspruch auf *Ganzheitlichkeit* in Frage zu stellen.

Die Hauptkritik betrifft den *Wahrnehmungsbegriff* des Ansatzes. Die beschriebene Praxis ist aus wahrnehmungspsychologischer wie aus handlungstheoretischer Sicht zu kritisieren. Vor allem seitens der ökologisch orientierten Wahrnehmungspsychologie wird schlüssig nachgewiesen, daß Wahrnehmung nicht ein Abbild funktionierender Sinnestüchtigkeit ist, die sich quasi automatisch aus einem gezielten Sinnestraining ergibt. Wahrnehmung ist immer eine komplexe, intermodale Leistung des Subjekts (der Person) auf der Basis bedeutungsgebundener Bewegungshandlungen. Wahrnehmung geschieht in der Aktivität, deshalb bezeichne ich

273

sie in Anlehnung an E. Gibson (1992) als Erkundungsaktivität.

12.2.1.3 Wahrnehmung als Erkundungsaktivität

Entscheidend für einen entwicklungsorientierten
Ansatz ist die ökologische Ausrichtung des
Wahrnehmungsprozesses, d. h. Wahrnehmung
als Phänomen ist ohne seine Einbettung in Umweltbezüge gar kein Untersuchungsgegenstand.
Umweltbezüge herstellen und Umwelt verändern kann der Mensch nur über seine Handlung.
Folglich ist Wahrnehmung immer auf die Erfassung handlungsrelevanter Informationen ausgerichtet. Für Gibson ist Wahrnehmung ein Prozeß
der Differenzierung eines aktiv handelnden Kindes und niemals das Resultat eines Anreiche-
rungsprozesses von Informationen (Pick, 1992).
Damit setzt sie sich von anderen Ansätzen ihrer
Zeit ab, die Wahrnehmung als Abbildungsprozeß
im (klassischen) psychophysischen Sinne konzi-
pieren. Ihre Theorie hat einen hohen Aussa-
gewert für die gesamte Entwicklung, stellt sie
doch „stärker als die meisten anderen Wahr-
nehmungstheorien das natürliche Verhalten in
einer spezifischen Umgebung heraus. Der
Mensch muß Objekte, räumliche Anordnungen
und zeitliche Ereignisse wahrnehmen, um sich
an die Welt anpassen zu können — um sich darin
zu bewegen, Dinge zu finden, zu spielen und
sogar, um darin zu überleben. Bei diesen Reizen
handelt es sich um komplexe relationale Einheiten und nicht einfach um visuelle oder akustische
Reize" (Miller, 1993, 322).
Durch den Wahrnehmungsakt tritt das Individuum in Beziehung zu seiner Umwelt, es entdeckt, was die Umwelt *anzubieten* hat, was wiederum eine erhöhte Aufmerksamkeitszentrie-
rung zur Folge hat. Wahrnehmungen sind nicht
Selbstzweck, sondern erhalten Sinn und Bedeutung durch die Ausrichtung auf Handlungsziele,
die uns die eigenen Erkundungsaktivitäten ins
Blickfeld setzen.
Auf die Wahrnehmung bezogen fordert das
Konzept nun, daß die Umwelt einem Individuum jede Art von Angeboten macht: »Ein Angebot ist eine Leistung, die eine bestimmte Umwelt einem Organismus gewährt oder zur Verfügung stellt; es handelt sich um *Gelegenheiten
zum Handeln*. Die Umwelt des Menschen bietet
ihm stabile Oberflächen, Gegenstände, die er

ergreifen kann, Wege, auf denen er sich bewegen kann und Barrieren, die ihn daran hindern.
Mensch und Umwelt bilden also ein Ganzes, in
dem die Aktivitäten des Menschen und die Angebote der Umwelt ineinandergreifen« (Miller,
1993, 322).
Von der sich entwickelnden Person aus betrachtet sind diese Angebote als *Handlungsmöglichkeiten*, die es im Wahrnehmungsprozeß erkennen
lassen, was es mit dem Objekt tun kann: »Ein
Stuhl bietet uns an, darauf zu sitzen, eine Tür
bietet uns an hindurchzugehen, ein Mensch
bietet uns an, sozialen Kontakt herzustellen«
(Kaufmann-Hayoz, 1989, 415). Die Qualität
der Wahrnehmungsfähigkeit hängt also ab von
der Variationsbreite der Erkundungsaktivität
und der Angebotsqualität der Lebenswelt.
Was ist das Besondere an diesem Ansatz? Mit Hilfe
des zugrundegelegten Wahrnehmungskon-
strukts läßt sich erklären, wie das geistig behinderte Kind durch Erkundungs- und Hand-
lungsprozesse Wissen über die Welt erwirbt und
sein Wissen in Veränderungsstrategien umsetzt.
Die Wahrnehmungs-Psychologin Kaufmann-
Hayoz (1988, 417) weist mit Recht daraufhin,
daß bis heute in Lehrbüchern der Psychologie
die Themen *motorische Entwicklung* und *Wahr-
nehmungsentwicklung* üblicherweise in verschiedenen Kapiteln und durch verschiedene Spezialisten »abgehandelt« werden, obwohl in der
Entwicklung des Menschen die Differenzierung
der Wahrnehmung und der Handlungsmöglichkeiten Hand in Hand gehen. Mit der hier
vorgestellten *ökologischen Wahrnehmungstheorie*
ist es möglich, ein integriertes, entwicklungs-
orientiertes Verständnis zugrunde zu legen.
Dabei lassen sich Wahrnehmung und Handlungen als komplementäre Aspekte eines Ganzen
auf einer Ebene abstrakter Strukturen zusam-
menführen, die Piaget üblicherweise mit Schemata bezeichnet. Handlungsschemata und
Wahrnehmungsschemata *(affordances)* sind bei-
des Begriffe, »die eine Kategorie oder Klasse bezeichnen: Schemata sind Klassen von Handlungen, die gleichsam die invarianten Merkmale
einer Menge von aktuellen Handlungen (z. B.
Hineintun) bezeichnen. Schemata wandeln und
differenzieren sich durch Akkommodationsvor-
gänge und werden miteinander integriert zu
übergeordneten Strukturen. Demgegenüber
sind *affordances* Klassen von wahrgenommenen
Gegebenheiten, nämlich die über viele Erschei-

nungsweisen invarianten Merkmale einer Menge von Gegenständen oder Geschehnissen (z. B. Behälter« (Kaufmann-Hayoz, 1989, 416). Entscheidend nun für den Prozeß der Schemabildung und damit für die Erkenntnisbildung des Kindes ist, daß die Klassenbildung nicht durch eine kognitive Regel, sondern durch eine Bewegungshandlung erfolgt (im gegebenen Beispiel eines Behälters durch die Möglichkeit des Hineintuns).

12.2.1.4 Implikationen für die Förderpraxis

Ein derartiger Wahrnehmungsbegriff erfordert eine veränderte *Förderpraxis* geistig behinderter Kinder. *Erstens* ist die Förderung basismotorischer Handlungsfähigkeit und die allgemeine Wahrnehmungsförderung immer im Sinne Gibsons als mehrdimensionale (= multimodale) Erkundungstätigkeit zu verstehen und in ganzheitlichen Handlungssituationen zu vermitteln. Die Förderpraxis ist dabei nach übergeordneten Wahrnehmungsfunktionen auszurichten, die für jedes Alter und jede Bezugsgruppe – jeweils bezogen auf die adäquaten Realisierungsmöglichkeiten – relevant sind. Nach den aktuellen Erkenntnissen der ökologischen Wahrnehmungspsychologie sind dies vor allem folgende Aufgabenbereiche:
– die räumliche Orientierung und die zielgerechte Steuerung der eigenen Bewegung, anfangs auch der Fortbewegungsmöglichkeiten (Körperraum und außerkörperlicher Raum, Körpererfahrung);
– das Erkennen der gegenständlichen Welt und von Ereignissen in ihrer Bedeutung für das Handeln (materiale Erfahrung);
– die Steuerung der sozialen Kommunikation (vgl. Ritter, 1987, 12) (Sozialerfahrung).
Zweitens sind Handlungssituationen immer als *Problemlösesituationen* zu gestalten, die Personen vor die Aufgabe stellen, Planungsaktivität und Handlungsausführung gemeinsam abzustimmen. Dem Pädagogen kommt dabei die wesentliche Aufgabe zu, den Schwierigkeitsgrad der Aufgabenstellung so zu gestalten, daß durch gemeinsame Aktivität und den Handlungserfolg, Erfahrungen, bestenfalls Einsichten in die Handlungsbedingungen resultieren. Es liegt ein wesentliches professionelles Moment darin, eine vom kindlichen Standpunkt aus wirklich

lohnende und von der Aufgabenstellung optimal passende Thematik zu finden und in der Fördersituation auszugestalten. Bewegungstätigkeit als motivierende Erkundungsaktivität zum Gegenstand von Fördersituationen zu machen, ist in dieser Perspektive ein ausgewiesen kindgerechtes und höchst effektives Mittel.

12.2.2 Körper-/Leiberfahrung und Selbstkonzept

Aus der Entwicklungsperspektive betrachtet, stellen Erfahrungsdaten vom eigenen Körper grundlegende Elemente der personalen Identität dar (Paulus, 1986). Aufgrund der Verwurzelung des Menschen in den eigenen Körper ist dieser Ausgangspunkt für inneres und äußeres Erleben. Die Gesamtheit menschlichen Erlebens umschließt gewissermaßen zwei Seins-Weisen des Körpers: *Im-Körper-Sein* (Körpererfahrung) und *Außerhalb-des-Körpers-Sein* (soziale und materiale Erfahrung); sie beinhaltet Selbst- und Umwelterfahrung.
In der handelnden, interaktiven Auseinandersetzung des Individuums mit der Welt wird die Motorik als bewußtes und unbewußtes Bewegungsgesamt des Menschen zur wichtigen Grundlage der Handlungs- und Kommunikationsfähigkeit. Genau dieses ist der Akzent der bewegungsorientierten Entwicklungsförderung geistig behinderter Menschen innerhalb eines prinzipiell ganzheitlichen und mehrdimensionalen Erziehungs- und Förderkonzepts. Da dem Handeln in allen Fällen der Körper als Fundament zugrunde liegt, basiert menschliches Handeln überwiegend auf (Bewegungs-) Erfahrungen, die in einer ständigen Wechselbeziehung zu sinnlichem Wahrnehmen, Bewegen, Erleben und Verarbeiten gewonnen und ständig differenziert und erweitert werden.
»In diesem Sinne ist Identität das Ergebnis eines Prozesses der Selbstidentifizierung anhand des Wissens und der Erfahrungen über sich selbst, d. h. das Kind (Subjekt) macht sich selbst (sein Selbst) zum Gegenstand (Objekt) seiner Bewußtseinsprozesse« (Neubauer, 1993, 303). Auf dem Wege der sich ständig wandelnden Bewußtwerdungs- und Bewußtseinsprozesse stellt die Körpererfahrung eine wesentliche Prozeßvariable dar. Die wichtigsten Aspekte dieses

Konstrukts sollen im folgenden spezifiziert werden. Dabei orientiert sich die Darstellung generell am Strukturmodell Bielefelds (1986, 17), der den Gesamtkomplex Körpererfahrung als Oberbegriff für die »Gesamtheit aller im Verlaufe der individuellen wie gesellschaftlichen Entwicklung erworbenen Erfahrungen mit dem eigenen Körper, die sowohl kognitiv wie affektiv, bewußt wie unbewußt sein können«, ansieht.

Die kognitive Komponente: das Körperschema

Der Begriff des *Körperschemas* erfährt einen kognitions- bzw. wahrnehmungspsychologischen Zugang, beschreibt er doch den Prozeß der Gewahr- und der Bewußtwerdung der eigenen Körperlichkeit und damit auch eine Instrumentalisierung (Wahrnehmung des Körpers als Objekt). Ein Schema stellt das wesentliche, gemeinsame Charakteristikum einer Klasse von Elementen dar, dessen Funktion es ist, Neues in Bekanntes, Bestehendes zu integrieren und gegebenenfalls zu differenzieren. In diesem Sinn hat ein Körperschema die Funktion der Verarbeitung aktueller Afferenzen aus dem Körper auf dem Hintergrund vorhandener, gespeicherter Bewegungserfahrungen. Ohne dieses In-Beziehung-Setzen ist das Erkennen der Körperposition nicht möglich. Das Körperschema kann als eine Art verinnerlichtes Koordinatensystem angesehen werden, in dem die Hauptachsen der Glieder (vorne/hinten; oben/unten; rechts/links) als Ganzes räumlich vertreten sind, während die Lokalisation einzelner Körperorte daraus sekundär abgeleitet wird (vgl. Joraschky, 1983). Die Hauptkoordinaten entsprechen somit den horizontalen und vertikalen Raumdimensionen. Als Verarbeitungsmechanismus afferenter Informationen kommt dem Körperschema für die Wahrnehmung von Positionen und Bewegungsrichtungen im Raum sowie für die Bewegungskoordination eine besondere Bedeutung zu.

Das entwicklungsorientierte Konzept nimmt Bezug auf diese Zusammenhänge zwischen Wahrnehmung und Kognition und spezifiziert handlungsgebundene Förderangebote, die geistig behinderte Kinder spielerisch und beispielhaft die Entwicklungsschritte von der Erfahrung des eigenen Körperraumes zur Erfahrung des außerkörperlichen Raumes (nach-)vollziehen lassen (Vortisch und Wendler, 1993). Es sind dies handlungsgebundene Körpererfahrungen, die nicht allein (spätere) komplexe sportmotorische Handlungen vorbereiten, sondern das Fundament für alle Orientierungsleistungen in Zeit und Raum darstellen: Also dafür, sich in einem unbekannten Gelände zurechtzufinden, eine Zeichnung, einen Stadtplan oder eine Karte lesen zu können, dafür, Größen, Höhen, Tiefen, Abstände, Winkel, auch Geschwindigkeiten einschätzen zu können, die Schreib- und Leserichtung einzuhalten und das Symbolsystem der Schriftsprache und des Zahlenraumes zu verstehen. Es sind dies auch Anforderungen, die sich als Basisvoraussetzungen für den Erwerb komplexerer Leistungen (etwa den Erwerb von Kulturtechniken: Rechnen, Schreiben, Lesen) in allen Richtlinien und Bildungsplänen der Sonderschule für Geistigbehinderte wieder finden lassen.

Die emotionale Komponente: das Körperbild

Während der Begriff Körperschema eher die Struktur und den Prozeß der Wahrnehmung des eigenen Körpers erfaßt, spiegelt der Begriff *Körperbild* in erster Linie die subjektiv-erlebnismäßige Einordnung und Bewertung eben dieser Wahrnehmung wider. Es ist das unmittelbar erkannte, erlebte und bewertete Bild des eigenen Körpers, bei dem kognitive und affektiv-emotionale Faktoren gleichermaßen eine Rolle spielen. Der Forschungszugang zum Begriff des Körperbildes erfolgt primär von Seiten der Phänomenologie; diese bevorzugt die subjektbezogene Terminologie der *Leiblichkeit* als Bestandteil des Selbst (Körper-Sein) gegenüber dem Körper als Objektbezug (Körper-Haben) (Joraschky, 1986, 35). Im Gegensatz zum Körperschema entwickelt sich das Körperbild – quasi als emotionales Selbstbewertungssystem – aus der Vielfalt der (Bewegungs-)Erlebnisse. Bei der Wahrnehmung des eigenen Körpers spielen Erinnerungen, Erfahrungen, vorangegangene Erlebnisse sowie der aktuelle psychische Zustand des Menschen eine entscheidende Rolle. Körpererleben wird zum wichtigen Bestandteil des Selbsterlebens. Aus der positiv erlebten Bewegungshandlung erwächst dem Kind ein gestärktes Selbstwertgefühl, das die Bewertung der eigenen Person umfaßt. Entwicklungsfördernde

Bewegungserziehung setzt geradezu auf Situationen, die dem geistig behinderten Kind durch Erfahrungen positiv bewältigter Aufgabenstellungen ein Gefühl der Zufriedenheit mit den eigenen Fähigkeiten vermittelt.

Das *Selbstkonzept* ist somit als generalisierte Selbstwahrnehmung zu verstehen und hier leisten motorische Erfahrungen entscheidende Einwicklungshilfe. Gerade das psychomotorische Förderkonzept mit seinem reichhaltigen Bewegungs- und Spielrepertoire und seinem didaktisch-methodischen Inventar steuert einen wichtigen Beitrag zur Identitätsbildung von Menschen mit geistiger Behinderung bei. Dabei sind folgende Grunderkenntnisse zu berücksichtigen (in Anlehnung an Zimmer, 1999, 70ff.):

- *Förderung von Eigenaktivität und Selbsttätigkeit*
Bewegungstätigkeit soll zunächst einmal Freude an der Bewegung vermitteln. Der Handelnde soll sich als (Mit-)Gestalter der Spielsituation und als Verursacher seiner Handlungen verstehen.
- *Gestaltung von Situationen zur Erfahrung der Selbstwirksamkeit*
Bewegungs- und Spielsituationen sind dann am wirksamsten, wenn der Erfolg der Handlung für das Kind mit einer geistigen Behinderung selbst wahrnehmbar ist, etwa bei einer gemeinsamen Baukonstruktion oder das Überbrücken einer Distanz mit dem Rollbrett oder einem Fahrgerät.
- *Vermeidung vorschneller Hilfeleistung*
Zur Vermeidung *gelernter Hilflosigkeit* sollen eigene Problemlösungen in den Vordergrund gestellt werden. Wichtig ist das Gefühl, eine Aufgabe selbst bewältigt zu haben. Hilfestellung und begleitendes Lob sollten angemessen und handlungsbezogen sein.
- *Wertschätzung des Kindes unabhängig von seiner Person*
Gemäß dem humanistischen Menschenbild ist es bedeutsam, das Kind in seinem So-Sein, mit seinen Eigenarten, Stärken und Schwächen zu akzeptieren und Wertschätzung nicht von der Höhe objektiver Leistungen abhängig zu machen.
- *Vermeidung konkurrierender Leistungsstandards*
Erfolgsmeldungen sollten weniger über den Vergleich mit anderen gegeben, sondern eher als individueller Leistungsfortschritt interpretiert werden.

12.2.3 Handlungsspielräume sind Freiheitsräume

Behinderte Kinder brauchen Handlungsspielraum im doppelten Sinne. Nach dem Modell der Ökologie der menschlichen Entwicklung Bronfenbrenners (s. Fischer, 1996) sind vor allem die unmittelbaren Lebensbereiche des Kindes entwicklungswirksam. Die Entwicklung des Kindes erfolgt durch die Beziehungsgestaltung mit relevanten Personen und zeigt sich in einer Differenzierung der Rollenidentität. Das Erkenntnisinteresse des Kindes ist auch auf die materialen Objekte der Umgebung gerichtet und erfolgt raumgezogen.

Der Begriff der sozialräumlichen Umwelt impliziert Beziehungsmuster zwischen den räumlichen Gegebenheiten und den Menschen, die diese für sich nutzen und darin ihre gemeinsames Leben gestalten. Physikalisch gesehen ist die Welt in ihren materialen Beschaffenheiten als objektiv anzusehen, zur Umwelt wird sie erst in der Bezugnahme durch den Menschen. Umwelt ist somit ein ökopsychologisches Konstrukt, das sich erst durch die Existenz und die Tätigkeit des Menschen konstituiert.

Kinder erleben ihre Umwelt über Bewegung und Spiel. Aus der Perspektive des Kindes gewinnt die Umwelt die Bedeutung des *Erfahrungs- und Erprobungsraumes.* Die gegenständliche Welt und die räumliche Umgebung werden nicht in ihren physikalischen Dimensionen, sondern in ihren subjektiven Sinngebungen erfahren. Lewin spricht in diesem Zusammenhang von dem Aufforderungscharakter bzw. der Valenz räumlicher Gegebenheiten. Die Aneignung der Umwelt spielt in der Entwicklung des Kindes aber eine entscheidende Rolle: Kinder eignen sich ihre Umwelt über Bewegung und Spiel an. Sie bauen so eine Beziehung zu ihr auf und verleihen ihr eine eigene Bedeutung. Durch die selbständige Bearbeitung und Nutzung werden Spielräume zu etwas Eigenem, einem Raum, der die Aktivitäten des Kindes widerspiegelt. In diesem Prozeß verändert sich nicht nur die Umwelt, sondern auch das Kind, das aktiv seine Fähigkeiten und sein Können erweitert und damit in seiner Entwicklung voranschreitet.

Phantasie, Neugier und Kreativität erfordern geeignete Räume. Umweltaneignung durch Kinder ist immer verbunden mit der Möglichkeit, etwas zu verändern oder umzufunktionieren, um spielerisch neue Bedeutungszusammenhänge zu entdecken. Dafür sind Räume notwendig, die zweckentfremdet werden können, Material zur Umgestaltung enthalten; Räume in denen Kinder ihre Spuren hinterlassen, sich der Dinge bemächtigen und selbst tätig werden können. Phantasie, Neugier und Kreativität bleiben nur dann erhalten, wenn die Kinder die Räume nach ihrem Muster entdecken und erkunden und ihnen einen neuen Sinn, unabhängig von den bisherigen Funktionszuschreibungen, geben können. Das Kind eignet sich seine Umwelt mit Hilfe seiner Wahrnehmung und seines Körpers an, quasi Schritt für Schritt ergreift es Besitz von der Welt, und indem es voranschreitet und seine Welt erkundet, erwirbt es eine Repräsentation seiner Welt. Diese Entwicklungsprozesse sind von Orten abhängig, die dem Kind vielfältige Möglichkeiten bieten, multimodale Erkundungserfahrungen zu machen und seinen Handlungsspielraum zu erweitern.

Handlungsspielräume als Freiheitsräume ermöglichen Selbstbestimmung. Nach Hahn (1990) ist Selbstbestimmung ein Bedürfnis aller Menschen und bedeutet »Mensch-Sein«. Menschliche Entwicklung zielt darauf ab, den Weg aus der Unmündigkeit zur Mündigkeit zu beschreiten, d. h. von der Abhängigkeit zu Freiheit und Autonomie, um eine eigene Identität zu entwickeln. Jede Erziehung sollte auf eine möglichst autonome und selbstbestimmte Lebensform abzielen. Selbstbestimmt zu leben bedeutet, eigene Entscheidungen zu treffen, um Bedürfnisse realisieren zu können und bildet so die Basis für Wohlbefinden. Voraussetzung dafür sind Handlungs- und Entscheidungsmöglichkeiten, die nicht von anderen beeinflußt werden .

»Der Mensch ist während seines ganzen Lebens ständig bestrebt, Zustände des eigenen Wohlbefindens selbstbestimmt zu erreichen und zu erhalten. Selbstbestimmung ist deshalb das Wesensmerkmal seiner Existenzverwirklichung« (Hahn, 1990, 23). Hahn sieht zwar bei Menschen mit geistiger Behinderung ein »lebenslanges Mehr an sozialer Abhängigkeit« (1994, 87), d. h. Selbstständigkeit und Unabhängigkeit sind für diese Personengruppe schwerer zu realisieren. Dennoch weist er für alle einen universellen Weg zur Selbstbestimmung und zum Wohlbefinden: Für ihn ist die *Bewegung* das Mittel zur Realisierung des menschlichen Freiheitspotentials. Sich in Bewegung – zumal in sozialer Gemeinschaft (Inklusion) – selbst zu erleben und Bewegungsfreiräume zu erfahren, ist unmittelbar realisierte Freiheit (vgl. Hahn, 1990, 14).

12.3 Spiel und Kritik an einer defizitorientierten Spielförderung

Grundlage der heilpädagogischen Spielförderung bildet die Annahme, daß Spiel für die kindliche Entwicklung von elementarer Bedeutung ist. Obwohl die empirische Forschung nur zum Teil kausale Einflüsse des Spiels auf Entwicklungsprozesse nachweisen kann (vgl. Einsiedler, 1994, 45), ist sich die Fachwelt einig, einen Zentrierungswechsel vorzunehmen. Danach erscheint und konstituiert sich kindliche Entwicklung im Spiel und nicht unbedingt allein durch Spiel. Oerter (1997) bestimmt das Spiel aus handlungstheoretischer Sicht anhand von drei Wesensmerkmalen:

– *Selbstzweck des Spiels:* Im Spiel ist vor allem die Spieltätigkeit selbst entscheidend; es wird um seiner selbst betrieben. Allenfalls das Ergebnis (Gewinn oder Verlust) spielt gelegentlich eine Rolle, jedoch werden die Folgen des Spiels, im Gegensatz zu anderen Handlungen (etwa dem Sportspiel), nicht berücksichtigt. Das Spiel ist also intrinsisch motiviert, d. h., es verstärkt und belohnt sich selbst und verfolgt keinen äußeren Zweck. Die hohe Spielmotivation erklärt Oerter vor allem durch das häufig im Spiel entstehende Flußerlebnis (»Flow«) des Spielers. Es wird als ein Aufgehen in der Spieltätigkeit oder ein Verschmelzen mit dieser beschrieben.

– *Realitätskonstruktion im Spiel:* Das Kind erschafft sich im Spiel eine neue Realität, in der Tätigkeiten aus der realen Lebenswelt nachgespielt und modifiziert werden können. *»Spiel bildet also einen anderen Handlungsrahmen, innerhalb dessen Gegenstände, Handlungen und Personen etwas anderes bedeuten können als in der Realität außerhalb des Spiels«* (Oerter, 1998, 251). Diese Realitätskonstruktion ermöglicht dem Kind, im Spiel seine eigene Welt zu schaffen. Besonders im Phantasie- und Rollenspiel ist dieses Merkmal am deutlichsten ausgeprägt.

– *Ritual und Wiederholung:* In allen Spielformen zeigen sich Wiederholungen von Handlungen mit Ritualcharakter. Sie »haben einen festgelegten Ablauf und sind in ihrer Gestalt stärker profiliert als normale Handlungen« (Oerter, 1998, 251). Zu unterscheiden sind verschiedene Formen der *Wiederholung*. Die einfachste Form ist die Wiederholung von Bewegungen, die einen bestimmten Effekt auslösen, z. B. mit einem Löffel an ein Glas klopfen und dadurch einen Klang erzeugen. Durch *Variation* wird entweder ein Handlungsschema (z. B. Werfen) auf mehrere Gegenstände angewandt oder eine Handlung, die sich immer auf den gleichen Spielgegenstand bezieht, wird modifiziert und zu einem variablen Schema integriert. Als höchste Form der Wiederholung bezeichnet Oerter das *wiederholte Spielen* unvereinbarer, einschneidender Erlebnisse bzw. das Ausspielen von Wünschen und Zielvorstellungen mit der Funktion der *Problembewältigung*. Das *Ritual* hat im Spiel einerseits eine ordnende Funktion, indem es Sicherheit und Geborgenheit erzeugt, und andererseits bewirkt der besondere rituelle Erlebnischarakter des Spiels ein Gefühl der Existenzsteigerung.

Einig ist sich die Fachwelt auch darin, die verschiedenen Spielformen *Funktionsspiel, Rollenspiel, Konstruktionsspiel* und *Regelspiel* unterschiedlichen Entwicklungsspannen zuzuordnen, da in der jeweiligen Form ganz bestimmte psychomotorische, kognitive, emotionale und soziale Fähigkeiten zum Ausdruck kommen bzw. und gelernt werden können.

So ist das *Funktionsspiel* das Spiel der Kleinkinder. Es beruht auf der reinen Freude an der Bewegung, trägt aber zur Erlernung von Bewegungsabläufen bei. Zum Funktionsspiel gehört schon das Krabbeln und Robben des Säuglings, das Betasten und Ergreifen von Gegenständen, aber auch der Umgang mit verschiedenen Materialien, wie z. B. Sand und Wasser. Das Funktionsspiel bleibt jedoch weit über das Kleinkindalter hinaus erhalten und begegnet uns zu einem späteren Zeitpunkt etwa in Form der regelfreien Ball- und Fangspiele wieder. Im *Rollenspiel* werden Personen, Verhaltensweisen und Situationen nachgespielt. Es tritt erstmals im zweiten Lebensjahr auf und geht oft mit der Entwicklung des Sprachvermögens einher. Hier können soziale Fertigkeiten erprobt und erlernt und Alltagserlebnisse und damit verbundene Gefühle verarbeitet werden. Ab dem fünften Lebensjahr wird das Rollenspiel strukturierter; Kinder sind zunehmend in der Lage, komplexe Lebenskontexte (Kindergarten- und Schulsituationen) mit differenzierten Rollenverteilungen nachzuspielen. Parallel dazu entwickelt sich das *Konstruktionsspiel*. Geht es im Funktionsspiel primär um die Betätigung selbst, so gewinnt im Konstruktionsspiel die Freude am Handlungsprodukt (Turmbau mit Bauklötzen) und der Schaffenskraft (etwa Farbkompositionen beim Malen oder Formenvielfalt beim Zeichnen) an Bedeutung. Charakteristisch für diese Spielform ist die Realisierung einer eigenen Idee, die Kreation eigener Werke. Ab dem sechsten Lebensjahr formiert sich ein Spielinteresse, das wesentlich auf *Regeln* basiert. Zunächst stehen ganzkörperliche Bewegungsspiele im Vordergrund – die leider immer mehr in Vergessenheit geraten (etwa Thiesen, 1994, 1999) – sie werden allmählich von Brettspielen und Computerspielen abgelöst.

Die Heilpädagogik kritisiert eine Spielpädagogik, die sich an Unzulänglichkeiten und Defiziten behinderter Menschen orientiert, deren Spielvermögen in Frage stellt und dieses durch ein Übermaß an Förderung und Therapie zu realisieren versucht.

Dagegen stellt Fornefeld fest, daß das Spielverhalten von Kindern mit einer (schweren) geistigen Behinderung »*kein defizitär anderes (ist), sondern ein urmenschliches, das wir als solches erkennen und anerkennen müssen, indem wir dem Kind Freiräume zum Spielen lassen und uns an seinen Spielen beteiligen, damit wir einander besser verstehen*« (Fornefeld, 1996, 36).

Für ein Kind mit (schwerer) geistiger Behinderung ist das Spiel oft die einzige Basis, die ihm hilft sich in angemessener Weise körperlich, seelisch, emotional und geistig zu entfalten und weiterzubilden.

»*So führt das Spiel dazu, daß der Behinderte nach und nach zu einem besseren Erfassen seiner eigenen Person gelangt. Weil die Kräfte des Verstandes und des Gemüts in gleicher Weise angesprochen werden, bietet das Spiel eine Ausgangsbasis, von der aus der Behinderte dazu kommen kann, sein Leben trotz seiner Behinderung zu meistern« (Krenzer, 1975, 17).*

Leider haben Kinder mit (schwerer) geistiger Behinderung auch heute noch weit weniger Gelegenheit zum Spiel als Kinder ohne Behinderung. Spiel im entpädagogisierten Sinn findet zu wenig Berücksichtigung, meist herrscht die Förderintention vor.

»Spiel um des Spielens Willen, Spiel als bedeutsames Erlebnis für die Gegenwart, Spiel mit Freude und Spaß ohne primäre Relevanz für die Zukunft, Spiel aus einer ursprünglichen Neigung und spontanen Fähigkeit heraus, findet nicht die Beachtung und Würdigung, wie es [. . .] der Fall sein müßte« (Lamers, 1990, 271).

Der Mensch spielt also, um zu spielen, um sich und etwas zu erleben und um sich immer wieder mit Neuem zu überraschen. Dabei findet das Spiel seine primäre Bedeutung im Hier und Jetzt und nicht im Zukunftsbezug. En passent verändert das Spiel die Person selbst, genauso wie deren Umwelt. Das Spiel hinterläßt personale Spuren und ist Teil des Wohlbefindens und der Lebensbewältigung für alle Menschen.

12.4 Sport für Menschen mit einer geistigen Behinderung zwischen Leistungs- und Freizeitaktivität

Der hier verwendete Sportbegriff hat nicht viel mit dem traditionellen Verständnis von Sport als einer Summe institutionalisierter Sportarten gemein. Er verlangt vielmehr nach einem offeneren Verständnis im Sinne von Bewegung, Spiel und Sport als erweitertem Begriff. Karl (1991, 17) definiert den Sport »als eine menschliche Aktivität [. . .], die wesentlich als aktive motorische Aktion der Willkürmotorik erscheint und deren Vollzug in der Regel positive Emotionen beim sich Bewegenden hervorruft«. Es fällt auf, daß hier der emotionale Aspekt als Folge der Bewegung selbst und weniger als Folge einer erreichten Leistung betont wird. Ein in diesem Sinne ausgelegtes Sporttreiben, das auf einem offenen Sportbegriff beruht, ermöglicht die Erfüllung von Heckers Forderung nach dem »Sport für alle«.

Diese geht von der Überzeugung aus, daß Sport das Leben von Menschen bereichern kann (vgl. Hecker, 1996, 2) und erhebt daher die Forderung, daß »sportpädagogische Bemühungen das Ziel verfolgen sollen, den Weg für Erlebnisse und Erfahrungen im Sport für viele Menschen so zu öffnen, daß sie Zugang zum Sport finden und ihn als lebensbereichernd empfinden«. Dieses Ziel zu erreichen kann nur mit Hilfe eines breitensportlich ausgerichteten Sportangebots gelingen. Ein zu sehr auf den Leistungsaspekt ausgerichteter Sportbegriff verwehrt vor allem behinderten und sonstigen leistungsschwächeren Menschen eine befriedigende Teilnahme am sportlichen Geschehen.

Der Begriff *Sport* reicht vom Freizeit- und Breitensport, in dem Gleichgesinnte sich zusammenfinden, um über das Spiel und die sportliche Bewegung soziale Erlebnisse zu erfahren, bis hin zum Spitzen- und Leistungssport. Sicherlich trägt es zur Persönlichkeitsbildung und zur Befriedigung der eigenen Bedürfnisse bei, wenn ein Mensch in der Lage ist, spitzensportliche Leistungen zu vollbringen. Jedoch ist der Spitzensport nur für sehr wenige Menschen zu realisieren, da die körperlichen, psychischen und sozialen Anforderungen an den Sportler sehr hoch sind. Die Masse der Menschen mit und ohne Behinderung ist daher im Breitensport organisiert und bezieht aus dieser sportlichen Aktivität sinnstiftende Befriedigung und Erfolgserlebnisse.

Auch der Begriff *Behindertensport* dient in erster Linie als übergeordnete Beschreibung eines Sportgedankens, der sich jeweils nach den unterschiedlichen Zielgruppen verschiedene Aufgaben zum Ziel setzt. Schüle (1996, 260) unterscheidet dabei vier verschiedene Formen des Behindertensports:

– *Behindertensport im Rahmen der Rehabilitation:* Der Begriff bezeichnet nach Rieder et al. (1996) und der Bundesarbeitsgemeinschaft für Rehabilitation »die Gesamtheit der Aktivitäten, die nötig sind, um dem Behinderten bestmögliche körperliche, geistige und soziale Bedingungen zu sichern, die es ihm erlauben, mit seinen eigenen Mitteln einen möglichst normalen Platz in der Gesellschaft einzunehmen« (Rieder et al., 1996, 34). Die Ausübung von Rehabilitationssport stellt einen wichtigen Teil dieser Gesamtheit der Aktivitäten dar, da er sowohl geistige und soziale als auch körperliche Anreize bietet, die einen Beitrag zur Eingliederung von Menschen mit und ohne Behinderung in die Gesellschaft zu leisten imstande sind. Es muß allerdings angemerkt werden, daß faktisch der medizinische Aspekt des Rehabilitationssports bei den Kostenträgern im Vordergrund steht. Eine Kostenübernahme dient daher in erster Linie dem Erreichen und der anschließenden Sicherung des Rehabilitationsziels in funktioneller Sicht.

– *Behindertensport als Breiten- und Freizeitsport:* Eine wesentliche Zielsetzung breitensportlicher Maßnahmen insbesondere für Menschen mit schweren Behinderungen liegt traditionell ebenfalls in seiner rehabilitativen Funktion, die als gesellschaftliche Eingliederung definiert wird. Strohkendl (1995, 216) kritisiert die bestehende Auffassung des Behindertensports als vorwiegend therapeutisch-gesundheitliche Maßnahme. Zwar stellt dieser medizinisch ausgerichtete Teil einen wichtigen Punkt in der Eingliederung behinderter Menschen dar, er darf aber keinesfalls derart zum Schwerpunkt sportlicher Aktivitäten werden, daß die sinnstiftenden sportbezogenen Inhalte vernachlässigt werden. Die Maßnahmen sollen daher möglichst schnell in pädagogisch-psychologisch wirksame Hilfen übergeleitet werden, um das Selbsthandeln des Behinderten zu fördern. Hierfür sind Bewegung, Spiel und Sport ein besonders effektives Mittel. Entsprechend ist im Freizeitsport der Behinderten zunehmend ein Wechsel vom defizit- zum ressourcenorientierten Paradigma zu verzeichnen.

– *Behindertensport als Wettkampfsport:* Keinesfalls soll der Leistungsgedanke aus dem Behindertensport verdrängt werden. Für Grupe und Krüger (1997) repräsentieren sportliche Wettkämpfe und Leistungen anthropologische Grundmuster menschlichen Handelns. Hierbei ist zum einen das Bedürfnis, sich selbst zu verbessern, zum anderen das Bestreben, sich mit anderen zu messen, gemeint. Dies auszuleben bringt durchaus positive Effekte mit sich: »Sportliche Auseinandersetzungen stellen ritualisierte Möglichkeiten dar, sich mit anderen körperlich zu messen und zu vergleichen. Man kann dabei lernen, seinen Körper zu beherrschen, seine körperlichen Fähigkeiten einzuschätzen [...] und

seine Leistungen in Konkurrenz mit anderen (und mit sich selbst) zu verbessern« (Grupe und Krüger, 1997, 276). Nicht anders ist heute der Erfolg der Paralympics als Parallelveranstaltung zu den Olympischen Spielen zu verstehen (für eine Übersicht s. Innenmoser, 1996, 249ff).

– *Behindertensport als Sport an Sonderschulen:* Es kann von einem Menschen mit einer schweren Behinderung nicht erwartet werden, daß er von sich aus den Zugang zu organisierten Breitensportangeboten findet, wenn ihm keine oder nur wenige Möglichkeiten zur Verfügung gestanden haben, diesbezügliche Erfahrungen zu sammeln und die positiven Effekte von Sport am eigenen Leibe zu erfahren. Es ist daher eine Aufgabe der Schulen und Sonderschulen, (geistig-)behinderte Kinder und Jugendliche durch einen nicht leistungsorientierten Schulsport an den Sport als sinnvolle und bereichernde Freizeitbeschäftigung heranzuführen. Dies ist eine Bedingung dafür, daß eine wichtige Zielsetzung der Bildung und Rehabilitation behinderter Menschen – die soziale Gemeinschaft in der Gesellschaft – erfüllt werden kann, da diese sich zu einem großen Teil im Freizeitbereich vollzieht (vgl. Deutscher Bildungsrat, 1973).

Gerade im Schulbereich haben in den letzten Jahren revolutionäre Veränderungen stattgefunden. Sport ist zunehmend zu einem Bildungsgut avanciert, das am Prozeß einer mehrdimensionalen Entwicklungsförderung beteiligt ist (Drave et al. 2000) und einer inkludierten Gesellschaft von Menschen mit und ohne Behinderung Vorschub leistet.

Literatur

Bielefeld J (Hrsg) (1986) Körpererfahrung. Hogrefe, Göttingen

Brandstädter J (1986) Personale Entwicklungskontrolle und entwicklungsregulatives Handeln: Überlegungen und Befunde zu einem vernachlässigten Forschungsthema. Zeitschrift für Entwicklungspsychologie und Pädagogische Psychologie, 18, 316–334

Drave W, Rumpler F, Wachtel P (2000) Empfehlungen zur sonderpädagogischen Förderung. Allgemeine Grundlagen und Förderschwerpunkte. Edition Bentheim, Würzburg

Einsiedler W (1994) Das Spiel der Kinder: Zur Pädagogik und Psychologie des Kinderspiels. Klinkhardt, Bad Heilbrunn

Feuser G (1996) »Geistigbehinderte gibt es nicht!« – Projektionen und Artefakte in der Geistigbehindertenpädagogik. Geistige Behinderung, 35, 1, 18–25

Fischer K (1996) Entwicklung im Netzwerk – Neue Tendenzen der Entwicklungspsychologie und ihre Bedeutung für die Theorie- Konstruktion der Motologie, in: S Amft, Seewald J (Hrsg) Perspektiven der Motologie. Hofmann, Schorndorf, 193–200

Fischer K (2001) Einführung in die Psychomotorik. Reinhardt, München

Fornefeld B (1996) Das Spiel schwerstbehinderter Kinder: ein defizitär anderes? In W Lamers et al. (Hrsg) Spielräume – Raum für Spiel. verlag selbstbestimmtes leben, Düsseldorf, 25–37

Gibson EJ (1992) How to think about perceptual learning: Twenty-five years later, in: HL Pick jr., P van den Broeck, DC Knill (Hrsg) Cognition: Conceptual and Methodological Issues 215–237. American Psychological Association, Washington

Grupe O, Krüger M (1997) Einführung in die Sportpädagogik. Hofmann, Schorndorf

Hahn M (1990) Bewegung als Freiheit, in: G Huber, H Rieder, G Neuhäuser (Hrsg) Psychomotorik in Therapie und Pädagogik, 11–12, Verlag Modernes Lernen, Dortmund

Hahn M (1994) Selbstbestimmung im Leben auch für Menschen mit geistiger Behinderung, Geistige Behinderung 33, 2, 81–93

Hecker G (1996) Sportpädagogik. Limpert, Frankfurt

Innenmoser J (1996) Sport, Spiel und Bewegung für Behinderte – Entwicklungen, Trends, Möglichkeiten und Probleme, in: H Rieder, G Huber, J Werle (Hrsg) Sport mit Sondergruppen. Ein Handbuch. Hofmann, Schorndorf, 245–264

Joraschky P (1986) Körperschema und das Körper- Selbst, in: E Brähler, Körpererleben. Ein subjektiver Eindruck von Leib und Seele. Springer, Berlin, 34–49

Karl H (1991) Die schulische und außerschulische Situation körperbehinderter Kinder und Jugendlicher unter Berücksichtigung entwicklungs- und sozialpsychologischer Aspekte, in: H Rusch, S Größing (Hrsg) Sport mit Körperbehinderten. Hofmann, Schorndorf

Kaufmann-Hayoz R (1988) Einwicklung der Wahrnehmung – kein Thema für die deutschsprachige Entwicklungspsychologie? Schweizerische Zeitschrift für Psychologie, 147, 3/3, 193–202

Kaufmann-Hayoz R (1989) Entwicklung der Wahrnehmung, in: H Keller (Hrsg) Handbuch der Kleinkindforschung. Luchterhand, Neuwied, 253–261

Kautter H, Klein G, Laupheimer W, Wiegand H-S (1988) Das Kind als Akteur seiner Entwicklung. Idee und Praxis der Selbstgestaltung in der Frühförderung. Edition Schindele, Heidelberg

Kiphard EJ (Hrsg) (1979) Psychomotorik als Präventation und Rehabilitation. Flöttmann, Gütersloh

Kretschmer J (Hrsg) (1981) Sport und Bewegungsunterricht. Urban und Schwarzenberg, München

Krenzer R (1975) Spiele mit behinderten Kindern. Kemper, Heidelberg

Kükelhaus H, zur Lippe R (1982) Die Entfaltung der Sinne. Fischer, Frankfurt

Lamers W (1990) Anmerkungen zum Spiel (schwer) geistigbehinderter Kinder, in: W Dreher (Hrsg) Geistigbehindertenpädagogik – vom Menschen aus. Jakob vom Hoddis, Gütersloh, 267–281

Lerner RM (1988) Kontextualismus und Personen-Kontext-Interaktion in der Perspektive der Life-Span Entwicklungspsychologie. Schweizerische Zeitschrift für Psychologie, 47, 2/3,83–91

Miller P (1993) Theorien der Entwicklungspsychologie. Spektrum Akademischer Verlag, Heidelberg

Neubauer W (1993) Identitätsentwicklung, in: M Markefka, B Nauck (Hrsg) Handbuch der Kleinkindforschung. Luchterhand, Neuwied, 303–315

Oerter R (1997) Psychologie des Spiels. Beltz, Weinheim

Oerter R (1998) Kindheit, in R Oerter, L Montada (Hrsg) Entwicklungspsychologie. Psychologie Verlags Union: Weinheim

Ohlmeier G (Hrsg) (1979) Frühförderprogramme für behinderte Kinder. Modernes Lernen, Dortmund

Paulus P (1986) Körpererfahrung und Selbsterfahrung in persönlichkeitspsychologischer Sicht, in: J Bielefeld (Hrsg) Körpererfahrung. Hogrefe, Göttingen, 87–123

Pick HL jr (1992) Eleanor J. Gibson: Learning to perceive and perceiving to learn. Developmental Psychology, 28, 5, 787–794

Rieder H, Huber G, Werle J (Hrsg) (1996) Sport mit Sondergruppen. Ein Handbuch. Hofmann, Schorndorf

Ritter M (1987) Einführung: Wahrnehmung und visuelles System. Spektrum der Wissenschaft: Verständliche Forschung. Spektrum Akademischer Verlag, Heidelberg, 7–14

Schüle K (1996) Behindertensport – Wege der Therapie, Animation und Emanzipation, in: E

Zwierlein (Hrsg) Handbuch Integration und Ausgrenzung. Luchterhand: Neuwied

Speck O (1999) Menschen mit geistiger Behinderung und ihre Erziehung. Ein heilpädagogisches Lehrbuch. Reinhardt, München-Basel

Strohkendl H (1995) Gesellschaftliche Rehabilitation durch Sport. Rehabilitation 34, 213–218

Thiesen P (1994) Klassische Kinderspiele. Beltz, Weinheim-Basel

Thiesen P (1999) Himmel, Hölle und Co. Beltz, Weinheim-Basel

Vortisch E, Wendler M (1993) Vom Körperraum zum Lebensraum. Eine Sammlung von Spielanregungen zur Entwicklungsförderung von Kindern. Sportunterricht 42, 8, 113–120 (Lehrhilfen)

von Weizsäcker V (1947) Der Gestaltkreis. Theorie der Einheit von Wahrnehmen und Bewegen. Thieme, Stuttgart

Zimmer R (1999) Handbuch der Psychomotorik. Herder, Freiburg

13. Berufliche Rehabilitation – Teilhabe am Arbeitsleben

Gerd Grampp

13.1 Einleitung

Im Neunten Buch Sozialgesetzbuch (SGB IX) bleibt der Begriff »Rehabilitation« den medizinischen Leistungen vorbehalten. Die Leistungen, die bisher der beruflichen und sozialen *Eingliederung* zugeordnet wurden, werden nun als Leistungen zur *Teilhabe am Arbeitsleben* und zur *Teilhabe am Leben in der Gemeinschaft* bezeichnet. *Teilhabe* (Partizipation) betont wesentlich stärker den Aspekt der aktiven Mitbestimmung und Mitwirkung bei der Gestaltung der Prozesse und Strukturen als *Eingliederung*, die u. U. als passives Eingegliedertwerden durch andere in bestehende Gefüge verstanden werden kann.

Die Leistungen, die Rehabilitationsdienste oder -Einrichtungen zur Teilhabe am Arbeitsleben erbringen, weisen mehrere grundlegende Aspekte auf. Sie haben einen

– *sozialpolitischen Rahmen:* Es besteht eine Beziehung zwischen Rehabilitationsträger und Rehabilitationseinrichtung, die in Verträgen (SGB IX Kap. 2, § 21)[*] beschrieben, sowie durch eine Leistungs-, Vergütungs- und Prüfvereinbarung nach § 93a BSHG geregelt wird. Als Grundlage für die Finanzierung der Leistungen dient der individuelle Hilfebedarf der Leistungsberechtigten.

– *privatrechtlichen Rahmen:* Die Beziehung zwischen leistungsberechtigter Person und leistungsbringender Einrichtung sollte auf der Basis des festgestellten individuellen Hilfebedarfs und abgeglichen mit den erhobenen individuellen Bedürfnissen in einem Rehabilitations- oder Eingliederungsvertrag geregelt

---

[*] Zu den Rechtsgrundlagen siehe auch Kapitel 16 in diesem Band

werden (vgl. SGB IX §9 »Wunsch- und Wahlrecht der Leistungsberechtigten«).

– *strukturellen Rahmen:* Er wird durch die Rehabilitationseinrichtung festgelegt und umfaßt die ideelle Basis (Leitbild und Konzeption) sowie die personelle und materielle Struktur als Bedingung der Leistungserbringung.

Berufliche Rehabilitation und Teilhabe am Arbeitsleben wird – unbeschadet der neuen Begrifflichkeit im SGB IX – durch die drei Begriffspaare *Berufliche Rehabilitation / Eingliederung, Normalisierung / Integration* sowie *Bildung / Qualifizierung* bestimmt. Dabei bezeichnet das erste Paar eine *sozialpolitische* Sichtweise, das zweite Begriffspaar verweist auf *soziologische* Aspekte, und das dritte Paar zeigt *pädagogische* Perspektiven auf. Alle drei Gesichtspunkte sind Grundlagen des praktischen Handelns. Sie sind deshalb in einem ganzheitlichen Gestaltungskonzept der Leistungen zur Teilhabe am Arbeitsleben zusammenzuführen.

Damit wird für die Teilhabeleistungen eine vierte Bedingung deutlich, nämlich der

– *pädagogische Rahmen:* Die Pädagogik einer Rehabilitationseinrichtung umfaßt Prinzipien sowie Wege und Formen des Handelns als Gestaltungsrichtlinien für die Praxis der Dienstleistungsprozesse. Grundlage für die Leistungen zur beruflichen Teilhabe in Rehabilitationseinrichtungen ist eine »rehabilitative Arbeitspädagogik«.

Sie verbindet die sozialpolitische, soziologische und pädagogische Sichtweise. Davon ausgehend befaßt sie sich mit der ideellen Basis, den Prinzipien, sowie Wegen und Strukturen der beruflichen Rehabilitation.

13.2 Gesetzliche Grundlagen der beruflichen Rehabilitation

Die gesetzlichen Grundlagen der beruflichen Rehabilitation bzw. der Leistungen zur Teilhabe am Arbeitsleben finden sich seit dem 1. Juli 2001 im Neunten Buch Sozialgesetzbuch (SGB IX). Die Leitidee des Gesetzes zeigt sich darin, daß die Leistungen – unter besonderer Berücksichtigung von Frauen und Kindern –

dazu dienen, »Selbstbestimmung und gleichberechtigte Teilhabe am Leben in der Gesellschaft zu fördern und Benachteiligungen zu vermeiden oder ihnen entgegenzuwirken« (§ 1). Die Leistungen zur Teilhabe werden als »Sozialleistungen« bezeichnet, die darauf abzielen (§ 4)

– die Behinderung abzuwenden, zu beseitigen, zu mindern, ihre Verschlimmerung zu verhüten oder ihre Folgen zu mildern,

– Einschränkungen der Erwerbsfähigkeit oder Pflegebedürftigkeit zu vermeiden, zu überwinden, zu mindern oder eine Verschlimmerung zu verhüten sowie den vorzeitigen Bezug anderer Sozialleistungen zu vermeiden oder laufende Sozialleistungen zu mindern,

– die Teilhabe am Arbeitsleben entsprechend den Neigungen und Fähigkeiten dauerhaft zu sichern,

– die persönliche Entwicklung ganzheitlich zu fördern und die Teilhabe am Leben in der Gesellschaft sowie eine möglichst selbständige und selbstbestimmte Lebensführung zu ermöglichen oder zu erleichtern.

Bei der Entscheidung über die Leistungen ist das Wunsch- und Wahlrecht der Leistungsberechtigten zu berücksichtigen und ihre Zustimmung einzuholen. Bei der Erbringung der Leistungen soll den Leistungsberechtigten möglichst viel Raum zu eigenverantwortlicher Gestaltung ihrer Lebensumstände eingeräumt und ihre Selbstbestimmung gefördert werden (§ 9).

Weiterhin werden die Leistungserbringer verpflichtet, ein Qualitätsmanagement auf der Basis einer Empfehlung der Bundesarbeitsgemeinschaft für Rehabilitation einzuführen, das die Qualität der Versorgung gewährleistet und kontinuierlich verbessert (§ 20).

Die Leistungen zur Teilhabe am Arbeitsleben werden für Menschen mit geistiger Behinderung nach SGB IX durch *Werkstätten für behinderte Menschen* und durch *Integrationsfachdienste* erbracht.

13.3 Arbeit als Teilhabeleistung

Arbeit und Rehabilitation stehen in einem unaufhebbaren Zusammenhang, der auch wieder im SGB IX deutlich wird. Arbeit als Teilhabeleistung im Rahmen der Rehabilitation hat sich daran zu orientieren »Einschränkungen der Erwerbsfähigkeit [...] zu vermeiden, zu überwinden, zu mindern oder eine Verschlimmerung zu verhüten (§ 4) [...]«. Nach wie vor gilt jedoch auch, daß Arbeit im Idealfall das Mittel dazu sein soll, bei den Leistungsberechtigten einen Statuswechsel von der »LeistungsempfängerIn« zur »BeitragszahlerIn« zu bewirken.

13.3.1 Zum Begriff Arbeit

Aus lexikalischen Beschreibungen des Begriffes Arbeit (u. a. Schelten, 2000; Ammen, 1999; Bibliographisches Institut und F.A. Brockhaus AG, 1999; Encarta, 1998; Georg/Grüner/Kahl, [8]1995; Schaub und Zenke, 1995; Lelgemann, 1999) auch im Zusammenhang mit einer persönlichkeitsförderlichen Arbeitsgestaltung (z. B. Sonnentag, 1991; Pracht, 1993) lassen sich folgende Kriterien für Arbeit gewinnen:
– vollständiges, bewußtes, zielgerichtetes Handeln
– körperliche und geistige, zielgerichtete Auseinandersetzung mit Aufgaben
– zweckgerichtete, körperliche und/oder geistige Betätigung.

Arbeit dient:
dem Überleben, dem Wohlergehen, der Persönlichkeitsentfaltung, der Existenzsicherung, der Bedürfnisbefriedigung, der Daseinserfüllung, dem Herstellen von Waren, dem Erbringen von Dienstleistungen, der Existenzerhaltung von Individuum und Gesellschaft, dem Lebensunterhalt, der Identitätsbildung.
Diese Aspekte sind zu beachten, wenn es darum geht, das Spezifikum von Arbeit in der Rehabilitation zu bestimmen. Zuvor sind aber noch zwei weitere arbeitsbezogene Begriffe – Arbeitsleben und Arbeitswelt – zu betrachten.
Mit *Arbeitsleben* – ein Begriff der in § 136 SGB IX benutzt wird – wird der Lebensbereich Arbeit bezeichnet. Arbeitsleben umfaßt sowohl die konkrete Arbeitstätigkeit auf der Grundlage fachspezifischen Wissens und Könnens als auch die soziale Komponente mit den Anforderungen an die Kooperations- und Kommunikationsfähigkeit im Rahmen gemeinsamen Arbeitens und Lebens. Darüber hinaus wird auch der Bereich der Sinnhaftigkeit von Arbeit allgemein sowie für das einzelne Individuum angesprochen.
Als *Arbeitswelt* wird die »sachliche und soziale Sphäre, in der die Menschen ihre Berufsarbeit verrichten« bezeichnet. (Dedering, 1998, S. 9) Sie wird bestimmt durch die technisch-materiellen und sozial-gesellschaftlichen Bedingungen der Arbeit sowie die sich aus dem technisch-sozialen Wandel ergebenden Veränderungen.

13.3.2 Zum Begriff Rehabilitation

Rehabilitation als Begriff hat unterschiedliche »Reichweiten«. So wird Rehabilitation
– als eine der »beiden großen Säulen gesellschaftlich organisierter Arbeit mit Behinderten, nämlich Behindertenpädagogik und Rehabilitation [gesehen], die sich vor allem durch das Lebensalter der Adressaten und – damit zusammenhängend – durch ihre Zuordnung zum Bildungssystem einerseits und dem Sozialen Sicherungssystem andererseits unterscheiden« (Mühlum und Oppl, 1992, S. 9).
– in einer engen Beschreibung im Sinne der Wiedereingliederung mit beruflicher Rehabilitation gleichgesetzt. In seiner Erweiterung wird allerdings auch die Ersteingliederung damit bezeichnet (Stein, 1999).
– als der »führende Begriff der sozialpolitisch gesteuerten Hilfen [bezeichnet, der] in seiner Bindung an sozialrechtliche, medizinische, berufliche, pädagogische und soziale Maßnahmen auf der Mittelebene angesiedelt werden« kann (Schiller, 1987, n. Beck, 1994).
Eine umfassende Beschreibung, die Rehabilitation als Mittel sowohl auf die Anpassung der Person an die Umwelt als auch auf die Veränderung der Umwelt und der Gesellschaft als Ganzes bezieht, stammt von Görlich und Mayer (2001, S. 265): »Rehabilitation umfaßt alle Maßnahmen, die das Ziel haben, den Einfluss

von Bedingungen, die zu Einschränkungen oder Benachteiligungen führen, abzuschwächen und die eingeschränkten und benachteiligten Personen zu befähigen, eine soziale Integration zu erreichen. Rehabilitation zielt nicht nur darauf ab, eingeschränkte und benachteiligte Personen zu befähigen, sich ihrer Umwelt anzupassen, sondern auch darauf, in ihre unmittelbare Umgebung und die Gesellschaft als Ganzes einzugreifen, um ihre soziale Integration zu erleichtern«.

Diese Definition bezieht auch die Aspekte der »Internationalen Klassifikation der Funktionsfähigkeit, Behinderung und Gesundheit« (ICF) der Weltgesundheitsorganisation (WHO) mit ein, die in wesentlichen Aspekten im SGB IX berücksichtigt wurde. Die ICF ermöglicht es, Beeinträchtigungen der Funktionen und Strukturen, der Tätigkeiten und der Teilhabe einer Person im Zusammenhang mit der sozialen und physikalischen Umwelt zu beschreiben. Mit der Berücksichtigung des Umfeldes wird deutlich, daß Behinderung keine unveränderbare und generelle Eigenschaft einer Person ist, sondern sich in Abhängigkeit von den Umfeldbedingungen verändert (vgl. Schuntermann, 2001). *Rehabilitation* im Sinne der ICF bedeutet also, wie bei Görlich und Mayer (2001) ausgeführt, Aktivitäten, die bei der Person ansetzen, um ihre Funktionsfähigkeit wiederherzustellen und gleichzeitig die Umfeldbedingungen so zu verändern, daß Benachteiligungen aufgehoben oder vermindert werden.

Berufliche Rehabilitation kann unter diesem umfassenden Gesichtspunkt beschrieben werden als
System von Leistungen in Form von
– *Entwicklungsangeboten für die Person*
– *Mitwirkungsmöglichkeiten durch die Person*
– *Gestaltungsmaßnahmen des Umfeldes*
zur (Wieder-)gewinnung einer umfassenden Handlungsfähigkeit.

Die spezifischen Ziele sind:
– dauerhafte, gezielte und planmäßige Eingliederung in das Arbeitsleben im Sinne der Teilhabe (Partizipation)
– leistungsangemessene Entlohnung als Umsetzung der Aufhebung von Benachteiligung (Non-Diskrimination)
– selbstverantwortliche Gestaltung der Teilhabe am Arbeitsleben (Emanzipation).

Teilhabe am Arbeitsleben bezeichnet im SGB IX zwar einen Leistungsbereich, hat aber als *gleichberechtigte Teilhabe* zusammen mit *Selbstbestimmung* und *Vermeidung oder Verhinderung von Benachteiligung* auch die Funktion einer Leitidee.

Die Leistungen, die von Rehabilitationseinrichtungen und -diensten erbracht werden, sollen sich an dieser Leitidee als dem »Geist des Gesetzes« orientieren. So sollen die Fähigkeiten von behinderten Menschen (Leistungsberechtigte) – die Grundlage von Selbstbestimmung (Emanzipation) und Beteiligung (Partizipation) sind – gefördert und einer Benachteiligung (Diskrimination) aktiv entgegengewirkt werden. *Selbstbestimmung, Teilhabe* und *Nicht-Benachteiligung* sind die führenden Begriffe der sozialpolitisch gesteuerten Hilfen zur Teilhabe. Sie sind, wie der frühere Begriff Eingliederung an sozialrechtliche, medizinische, berufliche, pädagogische und soziale Maßnahmen gebunden (vgl. Beck, 1994).

13.3.3 Arbeit als Teilhabeleistung in der beruflichen Rehabilitation

In der ersten Phase der Rehabilitation oder bei einer sehr schweren Schädigung wird Arbeit eingesetzt, um einen regelmäßigen Wechsel von Anspannung und Entspannung herbeizuführen. Arbeit dient dem Zweck der *Lebensgestaltung*. Das Ziel ist der Aufbau und die Stabilisierung einer Tagesstruktur und damit die Entwicklung der Strukturierungsfähigkeit. Als Arbeitsform steht »akzeptierte« Arbeit im Vordergrund. Arbeit kann nur dann als Hilfe bei der Tagesstrukturierung dienen, wenn sie für die Person akzeptabel ist. Die Auswahl der anzubietenden Arbeit orientiert sich also in erster Linie an der Akzeptanz durch die zu rehabilitierende Person.

Wenn eine Stabilisierung und Strukturierung des Lebens stattgefunden hat, kann die Heranführung an eine geregelte Tätigkeit beginnen. Zweck der Arbeit ist dann die *Lebenserweiterung*, d. h. Arbeit bedeutet Teilnahme am Leben und damit auch Übernahme von Verpflichtungen. Mit Arbeit ist so das Ziel der Entwicklung der Verantwortungsfähigkeit verbunden. Arbeit als Mittel der Lebenserweiterung kann »passend«

oder »angepaßt« sein. Bei »passender« Arbeit entsprechen sich das Anforderungsprofil der Arbeit und das Fähigkeitsprofil der vorgesehenen Person. Bei »angepaßter« Arbeit; wird das Anforderungsprofil, z. B. durch Vorrichtungen, Hilfsmittel oder durch die Gestaltung der Tätigkeit, den vorhandenen Fähigkeiten der vorgesehenen Person angenähert.

Wenn Arbeit wieder zur »Regel« geworden ist, tritt ein weiterer Aspekt in den Vordergrund. Arbeit erhält dann die Funktion eines Mittels zur *Lebensfristung*. Sie verhilft zu (teilweiser) finanzieller Unabhängigkeit und stärkt die Selbständigkeit und das Selbstvertrauen, sie erfordert jedoch auch Anstrengung und Leistung. Wenn Arbeit als Mittel der Lebensfristung dienen soll, ist mit ihr das Ziel der *Entwicklung der Leistungsfähigkeit* verbunden. Über »Passung« bzw. »Anpassung« hinaus ist hier der Aspekt *Qualifizierung* durch Arbeit zu berücksichtigen.

Die Leistungsfähigkeit ist ein ausschlaggebender Faktor für die *Lebensfristung,* also den Beitrag, den Arbeit zum Lebensunterhalt leistet. Bei »qualifizierender« Arbeit ist diese ein Mittel zur Steigerung der Leistungsfähigkeit. Eine Arbeit wird in ihren Anforderungen auf die zu entwickelnden Fähigkeiten der vorgesehenen Person abgestimmt. Eine mehr oder weniger intensive Phase der arbeitsbegleitenden »Förderung« – oft als Training gestaltet – dient dazu, die Leistungsfähigkeit im Sinne des Erwerbs neuer oder der Verbesserung vorhandener Fertigkeiten zu entwickeln.

Arbeit als Mittel der Lebensfristung orientiert sich sehr stark am Produkt und an der Erhöhung der Produktivität. Hier erfolgt beim arbeits-begleitenden Training oft eine Konzentration auf einen oder wenige Teilschritte einer Tätigkeit. In der Regel bedeutet dies das »Einschleifen« motorischer Fertigkeiten zur Steigerung der Ausführungsgeschwindigkeit und/oder der Ausführungsgüte.

Der vierte Zweck von Arbeit ist die *Lebensbereicherung*. Sie hat als Hauptziel die ganzheitliche Entwicklung der Persönlichkeit. Wenn Arbeit in der Rehabilitation diesen Zweck erfüllen soll, muß sie so gestaltet sein, daß sie Erwerb, Anwendung und Übung von Fähigkeiten ermöglicht und nicht nur die Ausführung ganz bestimmter tätigkeitsbezogener Merkmale erfordert. Sie erfüllt so den Anspruch der Entwicklung umfassender Handlungsfähigkeit.

Arbeit mit dem Zweck der Lebensbereicherung ist als »bildende« Arbeit zu organisieren. Diese wird technisch angepaßt und arbeitspädagogisch aufbereitet und berücksichtigt durch ihre Gestaltung neben der Entwicklung der Leistungsfähigkeit auch die Entwicklung der Persönlichkeit.

Bei bildender Arbeit steht der Prozeß im Mittelpunkt. Arbeit wird so organisiert, daß der arbeitenden Person möglichst viel Eigenständigkeit bei der Planung, Durchführung und Bewertung der Tätigkeit eingeräumt wird. Allerdings ist eine Balance zwischen Prozeß und Produkt anzustreben, da sich in der Regel über die Bewertung der Produkte Rückschlüsse auf den Prozeß ziehen lassen.

Zusammenfassend können Zweck, Ziel und Qualität der Arbeit in der Rehabilitation folgendermaßen beschrieben werden:

Zweck der Arbeit	Ziel der Arbeit	Qualität der Arbeit
Lebensgestaltung	Entwicklung der Strukturierungsfähigkeit	akzeptierte Arbeit
Lebenserweiterung	Entwicklung der Verantwortungsfähigkeit	passende bzw. angepaßte Arbeit
Lebensfristung	Entwicklung der Leistungsfähigkeit	qualifizierende Arbeit
Lebensbereicherung	Entwicklung der Persönlichkeit	bildende Arbeit

13.4 Einrichtungen und Formen der beruflichen Rehabilitation

13.4.1 Werkstatt für behinderte Menschen

Die Werkstatt für behinderte Menschen ist eine Einrichtung zur Teilhabe behinderter Menschen am Arbeitsleben und zur Eingliederung in das Arbeitsleben. Sie soll Menschen mit Behinderung
1. eine angemessene berufliche Bildung und eine Beschäftigung zu einem ihrer Leistung angemessenen Arbeitsentgelt aus dem Arbeitsergebnis anbieten und
2. ihnen ermöglichen, ihre Leistungs- oder Erwerbsfähigkeit zu erhalten, zu entwickeln, zu erhöhen oder wiederzugewinnen und dabei ihre Persönlichkeit weiterzuentwickeln nach § 136 SGB IX.

Die berufliche Rehabilitation von Menschen mit geistiger Behinderung in der Werkstatt für behinderte Menschen orientiert sich an Selbstbestimmung und gleichberechtigter Teilhabe am Arbeitsleben sowie an der Vermeidung oder Abwehr von Benachteiligung. Selbstbestimmung und gleichberechtigte Teilhabe erfordern eine umfassende Handlungsfähigkeit. Sie ist zu erreichen durch Angebote zur Entwicklung von Leistungsfähigkeit und Persönlichkeit. Mittel dazu sind in der Werkstatt für behinderte Menschen Bildung, Arbeit und Mitwirkung.

Die Form der Realisierung dieser drei Rehabilitationsmittel ist gesetzlich nicht festgelegt. Für die Bildung wurde durch die Sozialrechtsreform 1996 der Begriff »angemessene berufliche Bildung« eingeführt, aber nicht definiert. Die anderen Leistungen zur Teilhabe am Arbeitsleben – Arbeit und Mitwirkung – sollten analog zur Bildung auch das Eigenschaftswort »angemessen« erhalten, so daß eine einheitliche Begrifflichkeit der Mittel vorliegt. Darüber hinaus ist es notwendig, die »unbestimmten« Begriffe zu definieren.

Angemessene berufliche Bildung

In der Werkstatt für behinderte Menschen findet keine Berufsausbildung nach den Vorschriften des Berufsbildungsgesetzes bzw. der Handwerksordnung statt. Im Sinne einer »Normalisierung der Hilfen« ist angemessene berufliche Bildung jedoch »berufsförmig« und »arbeitsorientiert« zu organisieren. Damit wird von einer »reinen« Berufs*bild*orientierung (vgl. Grampp, 1996) abgewichen, da eine zunehmende »Entberuflichung« der Arbeit stattfindet (vgl. Dedering, 1996). Dies bedeutet:
– *formale Orientierung* an der Struktur der allgemeinen Berufsausbildung mit »internen« Abschlüssen und modularem Bildungsplan und
– *inhaltliche Orientierung* an Ausbildungsberufsbildern und arbeitsweltbezogenen Erfordernissen.

Damit soll Menschen mit geistiger Behinderung eine berufliche Erst- und Weiterbildung ermöglicht werden, die sich an folgenden Aspekten orientiert:
– Erwerb von spezifischen, tätigkeitsorientierten Fähigkeiten und Fertigkeiten (Fachkompetenz) und allgemeinen Grundfähigkeiten (Schlüsselqualifikationen bzw. Basiskompetenzen).
– Kombination berufs- und arbeitsorientierter Inhalte in einer gestuften und modularen Qualifizierung.
– Erreichung eines definierten Abschlußes mit internem Zertifikat ohne den Zeitrahmen der allgemeinen Berufsausbildung.
– Schaffung einer Grundlage für die Zukunftsfähigkeit der Werkstatt durch umfassend qualifizierte und handlungsfähige MitarbeiterInnen.
– Belegbare fachliche, soziale, personale und methodische Qualifikationen als Grundlage einer Vermittlung auf den allgemeinen Arbeitsmarkt.

Angemessene Arbeit

Arbeit als Mittel der Rehabilitation in der Werkstatt für behinderte Menschen ist nach Scheibner (2000) »*Werkstattarbeit*«. Sie muß – anders als Erwerbsarbeit
– eine besondere und besonders vorbereitete Arbeit sein,
– planmäßig, bewußt und reflektierend Chancen für den Erwerb beruflicher Qualifikationen und die Entwicklung der Persönlichkeit bieten,

– körperlich, psychisch und geistig herausfordernd sein,
– auf individuell möglichst hohe verwertbare Ergebnisse abzielen.

Arbeit in der Werkstatt für behinderte Menschen kann sich an den Kriterien der »humanen Arbeit« – Ausführbarkeit, Schädigungslosigkeit/Beeinträchtigungslosigkeit, Persönlichkeitsförderlichkeit – orientieren (vgl. z. B. Ulich in Sonnentag, 1991; Steinmetz und Zink, 1998). Diese können mit den von Scheibner (2000) angeführten Gesichtspunkten und weiteren Merkmalen in ein Konzept *angemessener Arbeit* integriert werden. Angemessenheit beinhaltet zwei Merkmale:

– *Anpassung:* Arbeit wird durch Zerlegung in Teilschritte, didaktische Hilfen oder technische Vorrichtungen an die gegenwärtige Leistungsfähigkeit der Menschen mit Behinderung angepaßt.
– *Gestaltung:* Arbeit wird unter arbeitspädagogischen Gesichtspunkten – Bildung für die Arbeit, Entwicklung durch die Arbeit und Beteiligung an der Organisation der Arbeit – gestaltet.

Die Differenzierung der beiden Gesichtspunkte für angemessene Arbeit – Anpassung und Gestaltung – führt zu folgenden Kriterien:

– *Ausführbarkeit* durch Zerlegung, didaktische Hilfen, technische Vorrichtungen.
– *Schädigungs- und Beeinträchtigungslosigkeit* durch ergonomische Arbeitsplätze, sichere Arbeitsausführung, Berücksichtigung der Arbeitsauswirkungen.
– *Persönlichkeitsförderlichkeit* durch Teilprozesse in leistbarem Umfang, Tätigkeiten außerhalb der eigentlichen Arbeit, Wechsel der Tätigkeit.
– *Optimierung* durch Prüfung unter arbeitspädagogischen Aspekten, Fehlervermeidung und Festlegung der Kontrolltätigkeiten.

Angemessene Mitwirkung

Mitwirkung als Mittel der Rehabilitation hat zwei Seiten: Die formelle Mitwirkung durch den Werkstattrat ist ein Zugeständnis an den arbeitnehmerähnlichen Status der Menschen mit Behinderung. Die erlassene Rechtsverordnung ist die Grundlage der formellen Mitwirkung durch den Werkstattrat. In der Werkstätten-Mitwirkungsverordnung (WMVO) vom 1. 7. 2001 stehen dem Werkstattrat Mitwirkungsrechte und Unterrichtungsrechte zu.

Mitwirkungsrechte bestehen in folgenden Bereichen:

Werkstattordnung; zeitliche Regelungen (einschl. der Teilnahme an Maßnahmen zur Erhaltung und Erhöhung der Leistungsfähigkeit und der Weiterentwicklung der Persönlichkeit); Darstellung und Verwendung des Arbeitsergebnisses; Gestaltung der Arbeitsentgelte (Grundsätze und Methode der Entgeltfindung); Leistungs- und Verhaltensüberwachung durch technische Einrichtungen; Unfallverhütung und Gesundheitsschutz; Fort- und Weiterbildung mit den Aspekten Leistungsfähigkeit und Persönlichkeit sowie Übergang auf den allgemeinen Arbeitsmarkt; Verpflegung; Bauten und technische Anlagen; Stillegung und Verlegung der Werkstatt; Veränderungen der Organisation oder des Zwecks der Werkstatt; Gestaltung von Arbeitsplätzen, Arbeitsablauf und Arbeitsumgebung; Einführung neuer Arbeitstechniken, soziale Aktivitäten der Werkstattbeschäftigten.

Unterrichtungsrechte beziehen sich auf:

Beendigung der Werkstatttätigkeit, Versetzungen und Umsetzungen; Verlauf und Ergebnis der Eltern- und Betreuerversammlung; Einstellung, Versetzung und Umsetzung des Fachpersonals.

Die formelle Mitwirkung bietet für diejenigen, die sich daran beteiligen, natürlich eine hervorragende Möglichkeit des Erwerbs sowie der Anwendung und Übung von Kompetenzen, die dem Leitziel *Umfassende Handlungsfähigkeit* zugeordnet werden können, zumal der Fortbildungsanspruch für Werkstattratsmitglieder bei entsprechenden Inhalten hier gute Voraussetzungen schafft.

Wesentlich breiter als die formelle Mitwirkung kann jedoch eine »informelle« Mitwirkung zur Entwicklung von Leistungsfähigkeit und Persönlichkeit beitragen. Die »informelle« Mitwirkung zielt auf die Arbeitsgestaltung und das Arbeitsleben. In der Werkstattpraxis ist sie unter zwei Gesichtspunkten zu sehen:

– Übernahme von Verantwortung für das Handeln, wenn die handelnden Personen an der Planung und Gestaltung mitgewirkt haben.

– Entlastung des Personals durch Selbständigkeit der Gruppenmitglieder bei der Planung, Durchführung und Kontrolle des Handelns.

Mitwirkung in der hier beschriebenen Form ermöglicht es Menschen mit Behinderung, eben nicht nur an der Erfüllung der Arbeitsaufgaben mitzuwirken, sondern auch an der Gestaltung ihres eigenen Eingliederungsprozesses. Hier haben Steinmetz und Zink (1998) gezeigt, daß eine weitgehende Selbstgestaltung der Arbeitsorganisation in der Werkstatt möglich ist. Dies trägt zur Entwicklung einer umfassenden Handlungsfähigkeit sowie zur Erhöhung der Qualität von Produktion und Rehabilitation bei.

Um die Mitwirkung entwicklungswirksam werden zu lassen, muß geregelt werden, wie

– der Mitwirkungsprozeß in den Arbeitsgruppen ablaufen und dokumentiert werden soll,
– über Angebote zur Bildung und Tätigkeit im Hinblick auf die eigenen Bedürfnisse selbst bzw. mit entschieden wird,
– die Anwendung und Übung von Kompetenzen bei der Mitwirkung ermöglicht und unterstützt werden kann und
– der Mitwirkungsprozeß begleitet wird und die Beteiligten beraten werden.

13.4.1.1 Das Eingangsverfahren in der Werkstatt für behinderte Menschen

Das obligatorische *Eingangsverfahren* (§ 40 SGB IX) in der Werkstatt für behinderte Menschen von in der Regel vier Wochen – Ausdehnung auf bis zu drei Monate möglich – dient

– der Feststellung,
   ob die Werkstatt die geeignete Einrichtung für die Teilhabe des behinderten Menschen am Arbeitsleben ist,
   welche Bereiche der Werkstatt und welche Leistungen zur Teilhabe am Arbeitsleben für den behinderten Menschen in Betracht kommen,
– der Erstellung eines Eingliederungsplans.

13.4.1.2 Der Berufsbildungsbereich der Werkstatt für behinderte Menschen

Im *Berufsbildungsbereich* der Werkstatt für behinderte Menschen werden »Leistungen für zwei Jahre erbracht. Sie werden in der Regel für ein

Jahr bewilligt. Sie werden für ein weiteres Jahr bewilligt, wenn die Leistungsfähigkeit des behinderten Menschen weiterentwickelt oder wiedergewonnen werden kann«. Die Leistungen im Berufsbildungsbereich haben zwei Orientierungen:

– die Leistungs- oder Erwerbsfähigkeit des behinderten Menschen so weit wie möglich zu entwickeln, zu verbessern oder wiederherzustellen und
– den behinderten Mensch zu befähigen, nach Teilnahme an diesen Leistungen in der Lage zu sein, wenigstens ein Mindestmaß wirtschaftlich verwertbarer Arbeitsleistung im Sinne des § 136 zu erbringen.

Im Vordergrund steht hier eine angemessene berufliche Bildung (s.o.). Sie stellt für Schulabgänger der Schule für Geistigbehinderte eine *berufliche Erstbildung* dar, da in der Werkstatt keine Berufs*aus*bildung nach Ausbildungsberufsbildern stattfindet. Angemessene berufliche Bildung für diesen Personenkreis ist berufs- und arbeitsorientiert und knüpft im Idealfall an eine berufliche Grundbildung in der Werkstufe an. Allerdings liegt hier noch ein großes Entwicklungspotential brach, da die Kooperation von Schule und Werkstatt bis jetzt nur vereinzelt zufriedenstellend geregelt ist (vgl. Bundesvereinigung Lebenshilfe, 1997).

13.4.1.3 Der Arbeitsbereich der Werkstatt für behinderte Menschen

Nach § 42 SGB IX sind Leistungen im *Arbeitsbereich* einer Werkstatt für behinderte Menschen einem Personenkreis vorbehalten, bei dem eine Beschäftigung auf dem allgemeinen Arbeitsmarkt oder Berufsvorbereitung, berufliche Anpassung und Weiterbildung oder berufliche Ausbildung (§ 33 Abs. 3 Nr. 2 bis 4) wegen Art oder Schwere der Behinderung nicht, noch nicht oder noch nicht wieder in Betracht kommen, und der in der Lage ist, wenigstens ein Mindestmaß an wirtschaftlich verwertbarer Arbeitsleistung zu erbringen.

Im Arbeitsbereich der Werkstatt für behinderte Menschen sind zwei Formen von Leistungen vorgesehen:

– Arbeit, die der Eignung und Neigung entsprechen und ein leistungsgerechtes Entgelt erbringen soll, und

– arbeitsbegleitende Maßnahmen, die die Entwicklung von Leistungsfähigkeit und Persönlichkeit ermöglichen sollen.

Wenn nach SGB IX Arbeit sich »nur« am leistungsgerechten Entgelt orientiert, und den begleitenden Maßnahmen die Funktion der Entwicklung von Leistungsfähigkeit und Persönlichkeit zugeordnet wird, ergeben sich zwei Probleme: (1.) Arbeit wird keine »Persönlichkeitsförderlichkeit« zuerkannt und (2.) berufliche Weiterbildung als arbeitslebensbegleitende Bildung wird vernachlässigt.

Ein solches Verständnis von Arbeit verträgt sich weder mit »Werkstattarbeit« (Scheibner, 2000) noch mit »angemessener« Arbeit (vgl. obigen Abschnitt). Arbeit in der Rehabilitation ist auch Mittel zur Entwicklung von Leistungsfähigkeit und Persönlichkeit im Sinne einer umfassenden Handlungsfähigkeit. Dass diese Funktion im Gesetz den arbeitsbegleitenden Maßnahmen zugeordnet wird und nicht auch durch Arbeit erreicht werden soll, weist auf ein Verständnis von Arbeit als »entfremdete Tätigkeit« hin, die nicht zur Entwicklung von Selbstbestimmung beiträgt und auch keine gleichberechtigte Teilhabe zuläßt.

Arbeitsbegleitende Maßnahmen sollten vorrangig als *berufliche Weiterbildung* verstanden werden. Sie schließen sich so an die berufliche Erstbildung an und ermöglichen die Kontinuität und Verstetigung der Entwicklung von Leistungsfähigkeit und Persönlichkeit. Dass arbeitsbegleitende Maßnahmen weiterhin auch solche Aktivitäten beinhalten, die bisher schon angeboten wurden, entspricht der gesetzlichen Aussage. Allerdings sind sie im Arbeitsbereich neben der Arbeit und der beruflichen Weiterbildung nur eine Angebotsform und nicht die alleinige, wie dies u.U. aus § 42 abgeleitet werden könnte.

Insofern ist die neue Bezeichnung *»Berufsbildungsbereich«* für den ehemaligen Arbeitstrainingsbereich unter dem Aspekt einer arbeitslebensbegleitenden beruflichen Bildung nicht besonders »bildungsfreundlich«. Die neue Bezeichnung des »Arbeitstrainingsbereichs« könnte berechtigt dazu benutzt werden, berufliche Weiterbildung als nicht gesetzeskonform anzusehen. Diese Interpretation wird noch dadurch unterstützt, daß im Arbeitsbereich den »arbeitsbegleitenden Maßnahmen« die Funktion der Entwicklung von Leistungsfähigkeit und Persönlichkeit zugewiesen wird, ohne den Begriff im obigen Sinn zu definieren.

13.4.1.4 Der Förderbereich an der Werkstatt für behinderte Menschen

Der *Förderbereich* ist in der Regel (Ausnahme z.B. Nordrhein-Westfalen) nicht Teil der Werkstatt für behinderte Menschen. In dem in den § 136 SGB IX überführten § 54 des Schwerbehindertengesetzes (SchwbG) wurde lapidar festgestellt:

– Behinderte Menschen, die die Voraussetzungen für eine Beschäftigung in einer Werkstatt nicht erfüllen, sollen in Einrichtungen oder Gruppen betreut und gefördert werden, die der Werkstatt angegliedert sind.

Diese Aussage bedeutet zunächst einmal eine sozialrechtliche Ungleichstellung der betroffenen Menschen. Mit ihrer Zugehörigkeit zum *Förderbereich* der Werkstatt bzw. zu *Förderstätten* anderer Träger haben sie – von länderspezifischen Ausnahmen abgesehen – keinen Anspruch auf eine eigenständige Sozialversicherung. Diese Benachteiligung kann nur durch gesetzliche Maßnahmen aufgehoben werden.

Über diese Diskriminierung hinaus, bedeutet jedoch, daß in diesem Bereich »betreut« und »gefördert« werden soll, eine weitere Benachteiligung. Dies liegt zum einen daran, daß – wie leider in der Rehabilitation in großem Maße – Begriffe verwendet werden, die nicht definiert sind. Darüber hinaus ist es nicht nachvollziehbar, daß eine Personengruppe, die in der Schule für Geistigbehinderte einen Bildungsanspruch besessen hat, diesen mit Verlassen der Schule verliert. Diese Benachteiligung kann eben nicht durch Betreuung und Förderung, sondern nur durch Bildungsangebote aufgehoben werden.

Darüber hinaus ist der Begriff Förderung wissenschaftlich weitgehend undefiniert, auch wenn er umfassend verwendet wird. Wenn er im Rahmen der Teilhabeleistungen weiter benutzt werden soll, ist dringend eine Verständigung darüber notwendig (vgl. Grampp, 2001). Wenn der »Förderbereich« eine Einrichtung sein soll, die den Anspruch des SGB IX einlöst, könnte eine Orientierung an den folgenden Grundformen pädagogischen Handelns erfolgen:

- *Betreuung:* Angebote zur Erlangung, Bewahrung oder Erhöhung des körperlichen, seelischen und geistigen Wohlbefindens
- *Erziehung:* Veranlassung zur Auseinandersetzung mit Normen und Werten der Gesellschaft und zu begründetem individuellem Verhalten
- *Bildung:* Gestaltung von sowie Begleitung und Beratung in Lernprozessen zum Erwerb von Wissen und Können
- *Begleitung:* Unterstützung bei der Bewußtwerdung der eigenen Person und der Gewinnung der eigenen Identität

Diese grundlegenden Handlungsformen verbinden dann den »Förderbereich« mit allen Leistungen in den Lebensbereichen Arbeit und Wohnen, da sie auch dort die Basis des Handelns bilden.

13.4.1.5 Der Übergangsbereich der Werkstatt für behinderte Menschen

Ausdrücklich wird der Werkstatt für behinderte Menschen die »Förderung des Übergangs geeigneter behinderter Menschen auf den allgemeinen Arbeitsmarkt durch geeignete Maßnahmen im Arbeitsbereich« (§ 42 SGB IX) als Aufgabe gestellt. Zur Verwirklichung dieses Auftrags ist analog der anderen Bereiche der Werkstatt für behinderte Menschen ein informeller, gesetzlich nicht vorgesehener »*Übergangsbereich*« denkbar, in dem »geeigneten« Personen eine spezifische Qualifizierung durch Bildung und Arbeit unter den Aspekten des allgemeinen Arbeitsmarkts angeboten wird. Die Bildung ist als spezielle berufliche Weiterbildung zu gestalten, die sich an einem allgemeinen Anforderungsprofil orientiert. (vgl. Schüller, 1996). Die Arbeit ist in ihrer äußeren Form an die Bedingungen des Arbeitslebens auf dem allgemeinen Arbeitsmarkt anzupassen.

Grundlage der individuellen Bildungs- und Arbeitsangebote ist ein Fähigkeitsprofil, das mit einem Anforderungsprofil des allgemeinen Arbeitsmarkts kompatibel ist. So wie Bildung, orientiert sich auch Arbeit in ihrer Gestaltung an Anforderungen, die der allgemeine Arbeitsmarkt stellt. Dies geht jedoch über die für alle Arbeitsplätze der Werkstatt geforderte Vergleichbarkeit hinaus, da dort oft nur die Technik

nachgebildet wird. Im *Übergangsbereich* geht es auch um die Strukturen – Arbeits- und Pausenzeiten, Selbständigkeit, Verantwortlichkeit usw. Diese sollten mit den allgemeinen Bedingungen vergleichbar sein und die Anforderungen sollten mit den wachsenden Fähigkeiten gesteigert werden. Mit diesem *Integrationsbereich* könnte so ein »Betrieb in der Werkstatt« entstehen, der in Verbindung mit Praktika, Arbeitserprobungen und Außenarbeitsplätzen (vgl. Jacobs, 1998) die gesetzliche Vorgabe auf einer abgesicherten Basis erfüllt.

Der Wahrnehmung der Verpflichtung, den Übergang auf den allgemeinen Arbeitsmarkt zu fördern, wird in den Werkstätten in unterschiedlichen Formen nachgekommen. Als Beispiele für die Praxis kann auf die folgenden drei Projekte zur beruflichen Eingliederung verwiesen werden:

- Berufliche Qualifizierungsinitiative für Menschen mit Behinderung in Werkstätten für Behinderte in Bayern (Arbeiterwohlfahrt et al., 1996)
- Projekt Berufliche Integration in Hessen (PBI) (Jacobs, 1998)
- »Aktion 3 %« der Caritas-Werkstätten Mayen in Rheinland-Pfalz (Kröselberg, 2000).

13.4.2 Ambulante Formen beruflicher Bildung und Qualifizierung

Die hier zu beschreibenden Projekte und Aktivitäten sind, anders als die drei oben genannten, nicht bei Werkstätten angesiedelt, sondern haben eigene Träger, die die Leistungen in ambulanter Form erbringen. Damit wird § 19 SGB IX entsprochen, der bestimmt, daß Teilhabeleistungen nach Prüfung des Einzelfalls unter Berücksichtigung der persönlichen Umstände in ambulanter, teilstationärer oder betrieblicher Form und gegebenenfalls unter Einbeziehung familienentlastender und -unterstützender Dienste erbracht werden sollen.

Ziel des ambulanten *»Arbeitstrainings«* und des *Integrationspraktikums* der Hamburger Arbeitsassistenz (Fachdienst für die berufliche Integration) für SchulabgängerInnen aus Sonderschulen oder Integrationsklassen ist es, »sich im Übergang von der Schule in den Beruf auf ein Unterstütztes Beschäftigungsverhältnis in einer integrativen betrieblichen Orientierungs- und Qualifizierungsphase vorzubereiten«. Die rechtliche Konstruktion und Teile des Konzepts sowie des rehabilitationspolitischen Ansatzes werden als »neu und bislang einzigartig in Deutschland« bezeichnet (LV Eltern für Integration, 1999, S. 1).

Das *ambulante »Arbeitstraining«* ist eine berufsorientierende und qualifizierende Maßnahme. Sie hat keine spezifische rechtliche Grundlage, sondern ist durch einen Kooperationsvertrag mit den vier Hamburger Werkstätten für behinderte Menschen abgesichert. Da nur anerkannte Werkstätten eine Refinanzierung des Berufsbildungsbereichs (früher Arbeitstraining) durch die Bundesanstalt für Arbeit erhalten, leiten sie 90 % des Betrages für die Teilnehmenden am ambulanten Arbeitstraining an die Hamburger Arbeitsassistenz weiter. Die Teilnehmenden bleiben rechtlich Beschäftigte der jeweiligen Werkstatt (vgl. Bundesanstalt für Arbeit, 1999, S. 4205).

Das *Integrationspraktikum* ist – in Analogie zum Arbeitsbereich der Werkstatt – eine auf zwölf Monate begrenzte Möglichkeit für

– AbsolventInnen eines Förderlehrgangs, um Fähigkeiten weiterzuentwickeln,
– InteressentInnen (auch aus der Werkstatt), um betriebliche Erfahrung zu sammeln,
– TeilnehmerInnen am ambulanten Arbeitstraining, um ihre Förderungsansprüche zu verlängern, und

somit die Vermittlungschancen auf dem allgemeinen Arbeitsmarkt zu verbessern.

Das über Horizon II finanzierte *EU-Projekt Berufliche Bildung (EUP)* der Evangelischen Fachhochschule für Sozialwesen Reutlingen (vgl. Daniels et al., 1999) orientierte sich, anders als das ambulante Arbeitstraining nicht am Modell der »Werkstatt«, sondern an einer »ambulanten Berufsbildung«. Der Übergang von der Sonderschule/Werkstatt für Behinderte zum allgemeinen Arbeitsmarkt sollte erreicht werden durch

– Entwicklung, stufenweise Umsetzung und Evaluation einer Konzeption betriebsnaher Qualifizierung und beruflicher Bildung.

Hauptaufgabe war die individuelle Qualifizierung bzw. Ausbildung von TeilnehmerInnen und die Erarbeitung von Modulen in folgenden Qualifizierungsfeldern und -bereichen: Arbeitsplatzspezifische Anforderungen, branchenspezifische Anforderungen, Schlüsselqualifikationen, fachspezifische Teilqualifikationen, fachüber-

greifende, berufsrelevante Qualifikationen, soziale/kommunikative Kompetenzen, berufsrelevante Grundbildung.

Diese Angebote des EU-Projekts Berufliche Bildung (EUP) waren kombiniert mit fachlicher Anleitung im Betrieb und Arbeitsassistenz durch den Fachdienst zur Eingliederung behinderter Menschen (FEB). Sie waren organisiert als Grundbildung, fachspezifische Qualifizierung, berufsrelevante Bildung.

Insgesamt wurden im Abschlußbericht positive Effekte sowohl im Hinblick auf die Menschen mit geistiger Behinderung als auch auf das Umfeld festgestellt.

Das Projekt »*Übergänge von der Sonderschule/WfB in das Erwerbsleben*« des *Landschaftsverbands Rheinland* wurde vom berufsbegleitenden Dienst (BBD) im Rheinland durchgeführt. Dieser arbeitete seit 1996 mit insgesamt vier Klientenzielgruppen:

a) Geistig- und/oder körperbehinderten Schülerinnen und Schülern, um den Übergang Schule – Berufsleben zu begleiten;
b) MitarbeiterInnen in Werkstätten für Behinderte, um mit ihnen gemeinsam den passenden Arbeitsort zu finden (WfB vs. Allgemeiner Arbeitsmarkt);
c) arbeitslosen behinderten Menschen, um einen fähigkeitsgerechten Arbeitsplatz zu finden;
d) in Arbeit stehenden geistig- und/oder körperbehinderten Menschen, um bereits bestehende Arbeitsverhältnisse durch psychosoziale oder arbeitspädagogische Maßnahmen zu sichern.

Voraussetzung für die weitergehende Betreuung ist vor allem eine prinzipielle Vermittlungs- und Erwerbsfähigkeit. Erfolgskriterien sind die Integration in ein sozialversicherungspflichtiges Beschäftigungsverhältnis auf dem allgemeinen Arbeitsmarkt und die Sicherung eines gefährdeten Arbeitsverhältnisses (Krisenintervention) sowie weitere, weichere Dimensionen. Auch wenn mehrere Kriterien vorliegen, »sind sich alle Mitarbeiter des Modellprojektes einig, daß die Anzahl der Vermittlungen resp. der Sicherungen von Arbeitsplätzen in der Hierarchie der Erfolgskriterien als oberstes Ziel zu setzen sind« (LV Rheinland, 2000, S. 5).

Als Fazit vermerkt der Abschlußbericht: »Zusammengefaßt verdeutlicht das Modell(-Projekt) die Wirkung zielgruppenspezifischer Unterschiede einerseits und die Wirkung von organisatorischen Bedingungen der Dienste (z. B. Schwerpunktsetzungen, Arbeitsweisen, Netzwerk der Integrationsbegleiter und der Träger usw.) andererseits, die sich vermittlungsfördernd bzw. -hemmend auf die berufliche Integrationsmöglichkeiten auswirken. Die Kenntnis dieser beiden Erfolgsdimensionen eröffnet die Chance, Optimierungsmöglichkeiten auszuloten« (LV Rheinland, 2000, S. 5).

Inklusion und *Integration* sind handlungsleitende Ideen für die ambulanten Formen beruflicher Bildung und Qualifizierung (vgl. auch Hinz und Boban, 2001). Um Inklusion und Integration zu verwirklichen, wurden Modellprojekte eingerichtet, in denen *Integrationsfachdienste* diese Aufgaben übernahmen. Sie werden durch das SGB IX flächendeckend eingeführt. Dort werden in § 110 als generelle Aufgaben festgelegt: Schwerbehinderte Menschen beraten, unterstützen und auf geeignete Arbeitsplätze vermitteln sowie die Arbeitgeber informieren, beraten und ihnen Hilfe leisten.

Im einzelnen sollen die Integrationsfachdienste

– ein individuelles Fähigkeits-, Leistungs- und Interessenprofil erstellen,
– geeignete Arbeitsplätze auf dem allgemeinen Arbeitsmarkt erschließen,
– die InteressentInnen auf die vorgesehenen Arbeitsplätze vorbereiten,
– solange erforderlich, am konkreten Arbeitsplatz begleiten,
– Mitarbeiter im Betrieb über Art und Auswirkungen der Behinderung und über entsprechende Verhaltensregeln informieren und beraten,
– eine Nachbetreuung, Krisenintervention oder psychosoziale Betreuung durchführen und
– als Ansprechpartner für die Arbeitgeber zur Verfügung stehen.

13.4.3 Förderlehrgänge als Grundlage der Eingliederung

Mit dem Runderlaß 42/96 der Bundesanstalt für Arbeit wurde Menschen mit geistiger Behinderung die Möglichkeit der Teilnahme an Förderlehrgängen eröffnet und gleichzeitig festgelegt, daß sich um diese öffentlich ausgeschrie-

benen Maßnahmen auch Werkstätten bewerben können. Förderlehrgänge richten sich an diejenigen Personen, die für eine Berufsausbildung nicht in Betracht kommen, andererseits jedoch durch die Beschäftigung in der Werkstatt unterfordert wären.

Beispielhaft für einen zweijährigen Lehrgang (F2) wird die Qualifizierung »Gärtnerhelferin« der Marli-Werkstätten in Lübeck mit sechs TeilnehmerInnen aus dem Arbeitsbereich beschrieben (vgl. ibv, 49/99). Der in zwei einjährigen Phasen durchgeführte Lehrgang wird mit einem internen Zertifikat abgeschlossen. Es erfolgt eine praktische Ausbildung und ein theoretischer (Berufsschul)Unterricht im Umfang von zehn Stunden wöchentlich. Ergänzend kommt monatlich ein Projekttag hinzu. Grundlage ist ein Lehrplan für die praktische Qualifizierung und den theoretischen Unterricht, der sich am Vollberufsbild »Werker im Gartenbau« orientiert.

13.5 Rehabilitative Arbeitspädagogik als Basis der Teilhabeleistung Arbeit

Für die Verwirklichung der Teilhabeleistung Arbeit nach den Vorgaben des SGB IX müssen die Beziehungen zwischen Rehabilitation und Pädagogik geklärt werden. Bleidick (1984 in Beck, 1994, S. 210) hat darauf hingewiesen, daß dies noch nicht systematisch geschehen ist. »Rehabilitation ist einmal durch die Hereinnahme medizinischer, fürsorgerischer und rechtlicher Eingliederungsmaßnahmen umfassender als jedes pädagogische Ziel. Zum anderen schöpft das Vorhaben der Rehabilitation, zumal in seiner beruflichen Zielstellung, bei weitem nicht die pädagogischen Bildungs- und Erziehungsaufgaben aus«.

Nach Beck (1994) ist Rehabilitation:

– an Integration (gesellschaftliche Eingliederung und individuelle Teilhabe am Leben der Gemeinschaft) gekoppelt,
– am Finalitätsgrundsatz sowie frühestmöglicher und umfassender Hilfegewährung orientiert.

– Sie schließt medizinische, berufliche, schulische bzw. pädagogische sowie soziale Leistungen ein und

– ist als Mittel nicht mehr nur als *Wieder*eingliederung oder als rein auf die Schädigung bezogen zu verstehen.

Damit hat Rehabilitation zwar eine verbindende Funktion, weist aber gleichzeitig auch Unzulänglichkeiten auf (Beck, 1994, S. 210): »Der Rehabilitationsbegriff ist somit einerseits als verbindender Begriff für unterschiedliche Berufsgruppen und Bereiche ein für die Sonderpädagogik über den Schulbereich hinausweisender Begriff, der sich zudem mit dem Ziel der Eingliederung und den Grundsätzen der Finalität und der umfassenden Hilfe an die sonderpädagogische Integrationsdiskussion anbinden ließe. Andererseits ist er in seinem normativen Gehalt und der realen Ausgestaltung begrenzt«.

Aus den Aussagen von Bleidick und Beck kann der Schluß gezogen werden, daß sich die Gestaltung der Teilhabeleistungen an drei Aspekten zu orientieren hat:

– Rehabilitation als sozialpolitischem Aspekt,

– Normalisierung/Integration als soziologischem Aspekt,

– Personalisation und Individuation als pädagogischem Aspekt.

Der sozialpolitische und soziologische Aspekt der Teilhabeleistung Arbeit ist weitgehend ausgearbeitet. Der pädagogische Aspekt ist jedoch noch zu entwickeln, wobei eine sonderpädagogische Sicht zumindest durch arbeitspädagogische Aspekte anzureichern, wenn nicht zu ersetzen ist. Deshalb muß der Anspruch, daß Arbeit zu den Aufgabenfeldern der Geistigbehindertenpädagogik (Fornefeld, 2000) gehört, zumindest dann in Frage gestellt werden, wenn z. B. eine Zustandsbeschreibung der Werkstatt für behinderte Menschen nicht durch spezifisch berufs- und arbeitspädagogische Aussage zur Gestaltung von Berufsbildung und Arbeit im Sinne der gesetzlichen Vorgaben ergänzt wird. Verweise auf die allgemeine Erwachsenenbildung reichen hier nicht, da eine »Normalisierung« der Hilfen eine entsprechende Basis braucht.

Als Handlungsrahmen für die Realisierung der Teilhabeleistung unter Berücksichtigung der umfassenden Handlungsfähigkeit als Leitziel wird deshalb nachfolgend in Umrissen eine *Rehabilitative Arbeitspädagogik* entwickelt. Sie verbindet den sozialpolitischen und soziologischen mit einem arbeitspädagogischen Ansatz.

Die *Rehabilitative Arbeitspädagogik* versteht sich als Instrument, welches Rehabilitationseinrichtungen ermöglicht, die für die Erbringung der Teilhabeleistungen notwendigen Strukturen zu schaffen, die Prozesse zu planen und zu verwirklichen und das Handeln zu steuern. Dazu enthält sie Module in vier Bereichen:

– *Agogik* – „Kunst der Führung« (Georg et al., [8]1995, S. 173) – Führungsinstrument im Sinne der Organisations- und Personalentwicklung zur Schaffung von Strukturen

– *Didaktik* – „Theorie des Lehrens und Lernens« (Georg et al., [8]1995, S. 78) – Instrument zur Gestaltung von Bildungs-, Tätigkeits- und Mitwirkungsprozessen

– *Methodik* – »Geordnetes, zielgerichtetes Vorgehen« (Ulfig, 1993, S. 273) – Instrument zur Beschreibung von Wegen des Handelns bei Bildung, Tätigkeit und Mitwirkung

– *Pragmatik* – »Kunst des Handelns« (Ulfig, 1993, S. 329) – Grundlage für die Steuerung des Handelns durch Raumgestaltung, Zeitstrukturierung, Gruppenprozesse und Materialien.

Die *Rehabilitative Arbeitspädagogik* orientiert sich in ihrer Struktur an einem »Geschäftsprozeßmodell« der Werkstatt für behinderte Menschen. Dieses Modell enthält die Prozesse, die zur Erbringung der Teilhabeleistungen nötig sind. Sie werden in Ermöglichungs-, Unterstützungs- und Realisierungsprozesse aufgeteilt. *Ermöglichungsprozesse* umfassen die Abläufe, die

– der *ethischen, strategischen, operativen und inspektiven Verantwortung der Leitung* zuzuordnen sind,

– als *Management der Mittel* durch die Verwaltung wahrgenommen werden und

– der *Gestaltung, Analyse* und *Verbesserung* der Strukturen und Prozesse dienen und u. a. Inhalte eines Qualitätsmanagementsystems sind.

Unterstützungsprozesse sind den Realisierungsprozessen vor- und nachgelagert. Sie dienen der

– *Ermittlung der Forderungen* an die Realisierungsprozesse

– *Planung des Ablaufs* der Prozesse

– *Feststellung der Ergebnisse* der Prozesse

– *Erhebung der Zufriedenheit* mit der Erfüllung der Forderungen.

In den *Realisierungsprozessen* wird versucht, die ermittelten Forderungen zu erfüllen. Sie orientieren sich am Ziel von Selbstbestimmung und gleichberechtigter Teilhabe am Leben in der Gemeinschaft und am Arbeitsleben. Realisierungsprozesse beinhalten Angebote für eine
– angemessene Bildung
– angemessene Tätigkeit
– angemessene Mitwirkung.
Realisierungsprozesse bestehen in der Regel aus Teilprozessen, bei denen die Ausgabe (output) des vorhergehenden Prozesses die Eingabe (input) für den nachfolgenden Prozeß ist.
Die folgende Grafik stellt *Unterstützungs-* und *Realisierungsprozesse* noch einmal als Prozeßkette dar und zeigt den Zusammenhang mit den *Ermöglichungsprozessen* auf.

der Arbeit darstellen und bewerten. Weiterhin sind, die Ziele zu benennen, der Zweck der Einrichtung zu beschreiben und das grundlegende Menschenbild zu verdeutlichen. In der *Konzeption* werden die Ziele gestuft formuliert, es werden Methoden und Wege der Verwirklichung benannt und die Handlungsgrundsätze für die praktische Arbeit sowie die Form der Bewertung von Prozessen und Ergebnissen festgelegt. Darüber hinaus enthält die Konzeption eine Beschreibung der Managementaufgaben und der Führungskonzeption, die Verdeutlichung der Informationswege und Aspekte der Motivierung und der Identifikation mit der Einrichtung.
Eine weitere wichtige Aufgabe im Rahmen der Agogik ist die Festlegung von Strukturen für

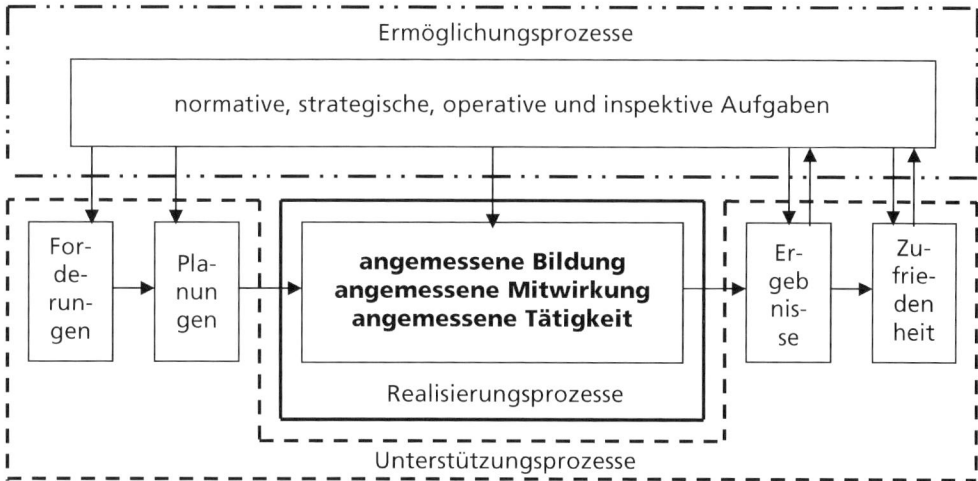

Im Rahmen der Agogik, d.h. der Leitungsfunktionen sind
– ein Leitbild und eine Konzeption für die Rehabilitationseinrichtung zu entwickeln,
– Konzeptionen für die Verwirklichungsprozesse Bildung, Arbeit und Mitwirkung zu erstellen sowie
– Festlegungen für die Unterstützungsprozesse, Erhebung der Kundenforderungen, Umwandlung in Handlungspläne, Dokumentation der Prozesse und Ergebnisse sowie Feststellung der Kundenzufriedenheit zu treffen.
Das *Leitbild* soll die gesetzlichen, sozialpolitischen und einrichtungsinternen Grundlagen

angemessene Bildung, angemessene Tätigkeit und angemessene Mitwirkung. In den jeweiligen *Teilkonzeptionen* für diese drei Verwirklichungsprozesse sind die gesetzlichen Grundlagen – Sozialgesetzbuch – Neuntes Buch (SGB IX), Werkstättenverordnung, Rahmenprogramm für das Arbeitstraining u. a. m. – zu berücksichtigen. Weiterhin sind die bei der Beschreibung der Prozesse genannten Aspekte in die Konzeptionen aufzunehmen (vgl. die Beschreibung der drei Verwirklichungsprozesse weiter oben).
Für die Gestaltung der Unterstützungsprozesse ist eine Konzeption zu formulieren, in der geregelt wird, wie die individuellen Hilfebedarfe und Hilfebedürfnisse zu erheben sind, wie diese

mit den festzulegenden Standards abgeglichen werden und daraus ein Angebot an die leistungsberechtigten Menschen mit Behinderung entsteht, das nach der Vereinbarung der Leistungen letztendlich Grundlage für die Gestaltung von Dienstplänen und Handlungsabläufen wird. Die Dokumentation von Prozessen und Ergebnissen soll sich an den in der Zielhierarchie genannten Kompetenzbereichen orientieren, so daß sich eine durchgehende Basis für die Erhebung von Hilfebedarf und -bedürfnis, Handlungsplanung und Dokumentation ergibt. Für die Gestaltung der Prozesse und des Handelns stellt die *Rehabilitative Arbeitspädagogik* in den Didaktik-Modulen die folgenden Prinzipien zur Verfügung:

– Prozesse sollten so organisiert werden, daß die Beteiligten in der Lern- bzw. Arbeitssituation »ankommen« und mit den anderen Teilnehmern Kontakt aufnehmen, sich wieder von ihnen trennen und für die folgende Situation öffnen können. Weiterhin sollten Raum, Zeit, soziales Klima berücksichtigt und angemessene Materialien verwendet werden.

– Hilfen für das Lernen oder Arbeiten sollten auf unterschiedlichen Ebenen – konkret, bildlich, schriftlich – angeboten werden. Auch das Handeln kann auf diesen Ebenen stattfinden. Darüber hinaus ist durch das Personal eine bestimmte Haltung zu praktizieren, die mit Partnerschaft, Regelung statt Steuerung, Begleitung und Befähigung umschrieben werden kann.

– Im Sinne einer ganzheitlichen Entwicklung sollten Bildungs- und Arbeitsprozesse die Anwendung und Übung der Basiskompetenzen berücksichtigen und eine Übung der körperlichen, seelischen und geistigen Beweglichkeit ermöglichen. Für den Erwerb und die Übung der Fach-, Sozial- und Individualkompetenz sind angemessene Wege (Methodik) zu nutzen und das praktische Handeln ist an den Vorgaben der Pragmatik zu orientieren.

Eine ganzheitliche Umsetzung der gesetzlichen Vorgaben – Förderung von Selbstbestimmung und gleichberechtigter Teilhabe sowie Vermeidung von Benachteiligung – verlangt vergleichbare Strukturen, Prozesse und Handlungen in den Lebensbereichen *Arbeit* und *Wohnen*. Hierfür stehen mit dem **A**rbeitspädagogischen **B**il-dungs**S**ystem (**ABS**) und dem pädagogischen System **H**andlungsbasierte **E**ntwicklung von **L**eistungsfähigkeit und **P**ersönlichkeit (**HELP**) Instrumente zur Verfügung, die auf der oben skizzierten pädagogischen Basis entwickelt wurden und inzwischen in der Praxis angewendet wurden. (vgl. Grampp, 2001)

Literatur

Ammen A (1999) Arbeit, in: F-J Kaiser, G Pätzold (Hrsg) Wörterbuch Berufs- und Wirtschaftspädagogik. Klinkhardt u. Handwerk und Technik, Bad Heilbrunn-Hamburg

Arbeiterwohlfahrt et al. (Hrsg) (1996) Projekt »Berufliche Qualifizierungsinitiative für Menschen mit Behinderung in Werkstätten für Behinderte« Kompendium. o.O.

Beck I (1994) Neuorientierung in der Organisation pädagogisch-sozialer Dienstleistungen für behinderte Menschen: Zielperspektiven und Bewertungsfragen. Lang, Frankfurt/M

Beck I (1999) Auswirkungen der Sozialgesetzgebung auf die Lebenswirklichkeit behinderter Kinder und Jugendlicher, in: H Beier, F Rumpler, C Stöppler-Haubold (Hrsg) Die aktuelle Rechtslage und die Lebenswirklichkeit von Kindern und Jugendlichen mit Behinderungen. vds, Fachverband für Behindertenpädagogik

Bibliographisches Institut und F.A. Brockhaus AG (1999) Der Brockhaus in Wort und Bild. CD-ROM. Brockhaus, Leipzig-Mannheim

Bundesanstalt für Arbeit (Hrsg) (1997) Berufliche Rehabilitation junger Menschen. Handbuch für Schule, Berufsberatung und Ausbildung. S. 182–196, Hochheim a.M.

Bundesanstalt für Arbeit (Hrsg) (1999) Berufliche Bildung und Förderung in der Werkstatt für Behinderte (WfB). Eine Auswahl praktischer Beispiele, in: Informationen für die Beratungs- und Vermittlungsdienste, ibv Heft 49/1999. BA, Nürnberg

Bundesvereinigung Lebenshilfe (Hrsg) (1997) »Ich will auch in die Lehre gehen«. Berufliche Qualifizierung für Menschen mit geistiger Behinderung. Bundesvereinigung Lebenshilfe, Marburg

Dedering H (1996) Gegenstand und Bedeutung der arbeitsorientierten Bildung, in: H Dedering (Hrsg) Handbuch zur arbeitsorientierten Bildung. S. 1–7, Oldenbourg, München

Dedering H (1998) Pädagogik der Arbeitswelt. Deutscher Studien Verlag, Weinheim

Encarta 98 (1998) CD-ROM. Microsoft

Fornefeld B (2000) Einführung in die Geistigbehindertenpädagogik. Reinhardt, München

Georg W et al. (⁸1995) Kleines berufspädagogisches Lexikon. S. 19, Bertelsmann, Bielefeld

Görlich P, Mayer J (2001) Moderne gesundheitswissenschaftliche Erkenntnisse als Grundlage für die therapeutische Praxis – Handlungsempfehlungen für salutogene Therapie, in: Krankengymnastik. Zeitschrift für Physiotherapeuten, H 2/2001, S. 264–269

Grampp G (1996) Berufsbildorientierung in der beruflichen Aus- und Weiterbildung. Ein emanzipatorischer Ansatz der beruflichen Qualifizierung von Menschen mit geistiger Behinderung. Z. Erwachsenenbildung und Behinderung. (7) 1996 H 2, 8–16

Grampp G (2001) **H**andlungsbasierte **E**ntwicklung von **L**eistungsfähigkeit und **P**ersönlichkeit (**HELP**) und **A**rbeitspädagogisches **B**ildungs-**S**ystem (**ABS**) – Instrumentarien zur Erfüllung der gesetzlichen Vorgaben des SGB IX. (Unveröff. Info-Papier)

Hinz A, Boban I (2001) Integrative Berufsvorbereitung. Unterstütztes Arbeitstraining für Menschen mit Behinderung. Luchterhand, Neuwied

Jacobs K (1998) Berufliche Qualifizierung und Integration von Menschen mit (geistiger) Behinderung unter den Aspekten von Kooperation und Vernetzung, in: Entwicklungen – Standort – Perspektiven. Sonderpädagogischer Kongress in Hannover 1998, vds, Fachverband für Behindertenpädagogik 1999

Kröselberg M (2000) Berufliche Qualifizierung an »Übergangsplätzen« in den Caritas-Werkstätten, in: Institut für Technologie und Arbeit e.V. (Hrsg) Berufliche Qualifizierung als Herausforderung. Universität Kaiserslautern, Kaiserslautern

Landesarbeitsgemeinschaft Eltern für Integration e.V. (Hrsg) (1999) Konzept, Entwicklung und Perspektiven der Maßnahmen Ambulantes Arbeitstraining und Integrationspraktikum. LAG Eltern für Integration e.V., Hamburg

Landschaftsverband Rheinland (Hrsg) (2000) Übergänge von der Sonderschule/WfB in das Erwerbsleben. Ergebnisbericht. LV Rheinland, Köln

Lelgemann R (1999) Gestaltungsprozesse im Bereich der beruflichen Rehabilitation für Menschen mit schwersten Behinderungen als Herausforderung der Werkstätten für Behinderte und Tagesförderstätten. S. 55–59, Aachen-Mainz

Mössner P (1999) Der Berufsbegleitende Dienst für Behinderte (BBD) in Württemberg. Konzeption, Umsetzung und bisherige Erfahrungen, in: LWV Württemberg-Hohenzollern (Hrsg) Fachtagung Integration Behinderter auf dem Arbeitsmarkt. S. 83–98, LWV, Stuttgart

Mühlum A, Oppl H (Hrsg) (1992) Handbuch der Rehabilitation. Luchterhand, Neuwied

Pracht A (1993) Persönlichkeitsförderliche Arbeitsgestaltung in Werkstätten für Behinderte. Centaurus, Pfaffenweiler

Schaub H, Zenke KG (1995) Wörterbuch zur Pädagogik. S. 29–30, dtv, München

Scheibner U (2000) Die Entwicklung der Werkstätten zur Arbeits- und Berufsförderung – Meilensteine auf dem Weg zur gesellschaftlichen Partizipation. Unveröff. Manuskript.

Schelten A (2000) Begriffe und Konzepte der berufspädagogischen Fachsprache. Steiner, Stuttgart

Schüller S (1996) Kurzbericht der wissenschaftlichen Begleitung. In: Projekt »Berufliche Qualifizierungsinitiative für Menschen mit Behinderung in Werkstätten für Behinderte« (Hrsg). o.O.

Schuntermann MF (2001) »Internationale Klassifikation der Funktionsfähigkeit, Behinderung und Gesundheit« (ICF) der Weltgesundheitsorganisation (WHO), in: BAR-Information Nr. 3/2001. S. 15–17. Bundesarbeitsgemeinschaft für Rehabilitation, Frankfurt

Sonnentag S (1991) Arbeit und Persönlichkeitsentwicklung bei geistig und psychisch Behinderten. Lang, Frankfurt

Trost R (1999) Berufliche Perspektiven für Menschen mit geistiger Behinderung, in: G Längle, W Welte, G Buchkremer, (Hrsg) Arbeitsrehabilitation im Wandel. Stand und Perspektiven der Integration psychisch kranker und geistig behinderter Menschen. 151–167, Attempto, Tübingen

Ulfig A (1993) Lexikon der philosophischen Begriffe. Bechtermünz, Eltville

von Daniels S et al. (o.J.) ». . . wo's langgeht«. Ansätze beruflicher Bildung für junge Männer und Frauen mit einer sogenannten geistigen Behinderung. EU-Projekt Berufliche Bildung. Ev. Fachhochsch. f. Sozialwesen Reutlingen, Reutlingen

Windmöller W (1999) Von A bis Z. Arbeit. Werkstatt: Dialog 6/99, S. 6–7

14. Frühförderung und Zusammenarbeit mit der Familie

Andreas Warnke

14.1 Begriff und Ziele der Frühförderung

Frühförderung beinhaltet Früherfassung, Früherkennung, Frühdiagnose, Frühtherapie, spezielle Früherziehung und soziale Integration behinderter und von Behinderung bedrohter Säuglinge und Kleinkinder, in Einzelfällen bis ins Schulalter hineinführend; sie schließt psychosoziale Hilfen für die Familien mit ein. **Die Frühförderung bezeichnet ein interdisziplinäres System von Hilfen, das zur Förderung des Kindes medizinische, pädagogische und psychologische Leistungen umfaßt.**

Die Zielsetzung der Frühförderung ist umfassend; sie will

- Behinderungen durch Vorsorgemaßnahmen vermeiden,
- Früherkennung durch rechtzeitige Diagnostik ermöglichen,
- Therapie und pädagogische Förderung des in seiner Entwicklung gefährdeten Kindes rechtzeitig anbieten,

– bestehende Entwicklungsstörungen normalisieren,
– bleibende Behinderungen in ihrem Schweregrad mindern,
– Sekundärschäden verhindern oder beseitigen,
– bei progressiven Erkrankungen den Zustand von Invalidität und Hilflosigkeit möglichst lange verhindern,
– Integration in eine Gleichaltrigengruppe, in den (integrierten) Kindergarten, in die (integrierte) Schule erreichen,
– frühzeitige Unterstützung der betroffenen Familie geben, so daß sie Verständnis für die Behinderung oder Entwicklungsgefährdung des Kindes gewinnt, Fähigkeiten der Selbsthilfe mobilisieren kann, über sozialrechtliche Hilfsangebote informiert ist und diese nutzt,
– Pflege- oder Adoptionsfamilien bzw. Heimfürsorge vermitteln, wenn dies zum Wohl des Kindes indiziert ist.

14.2 Institutionen der Frühförderung

Die konzeptionelle Diskussion und institutionelle Ausrichtung der Frühförderung wurde in der Bundesrepublik (alte Bundesländer) wesentlich durch Modellvorstellungen geprägt, die von seiten der Pädiatrie (Hellbrügge, 1981; Schlack, 1981, 1993, 1997) und der Sonderpädagogik (Speck, 1977; Arbeitsstelle Frühförderung, 1982; Speck und Thurmair, 1989; Speck 1995) initiiert wurden.

Die Institutionalisierung erfolgte im Rahmen von Frühförderstellen, Abteilungen und Zentren (Bundesminister für Arbeit und Sozialordnung, 1997; Bundesvereinigung Lebenshilfe, 1992, 1996).

Die »regionale Frühförderung« wird in der Bundesrepublik von inzwischen *rund 850* Frühförderstellen getragen (weiterführend Sohns, 2000). Diese sind eigenständige Einrichtungen oder an Beratungsstellen und Kliniken angegliedert. Die Konzeption sieht ein flächendeckendes Versorgungsnetz vor. Frühförderstellen arbeiten in der erforderlichen Familiennähe ambulant, überwiegend mobil (also innerhalb der Familien). Die personelle

Struktur entspricht dem sogenannten »Grund-Team« sozialpädiatrischer Abteilungen, in denen jedoch der pädagogische Mitarbeiter nicht obligat, die ärztliche Stelle aber immer integriert ist. In den regionalen »pädagogischen« Frühförderstellen ist das Verhältnis umgekehrt; der pädagogische Mitarbeiter ist obligat, eine integrierte ärztliche Mitwirkung oft nicht gegeben – obwohl konzeptionell gefordert und notwendig.

Das sozialpädiatrische Konzept führte neben der Einrichtung sozialpädiatrischer Abteilungen zum Aufbau von Zentren (überregionale Versorgung). Das Kinderzentrum München umfaßt so neben einem stationären Bereich u. a. eine weitgefächerte Poliklinik mit EEG-Abteilung und Anfallsambulanz, krankengymnastische, kinderpsychologische und ergotherapeutische Abteilungen, Sprachabteilung, Bereich der Sozialarbeit, zahnärztliche Beratung und Impfstelle. Kindergarten und Schule sind dem Zentrum zugeordnet. Mit dem Sozialgesetzbuch V ist die Einrichtung Sozialpädiatrischer Zentren angeregt worden, die nachrangig zu den Frühförderstellen tätig werden, wenn spezielle Probleme zu lösen sind.

In Kinderkliniken übernehmen vielerorts entwicklungsneurologische oder neuropädiatrische Abteilungen bzw. Spezialambulanzen Aufgaben der Frühförderung. Durch sie haben entwicklungstherapeutische Maßnahmen Eingang auch in Neugeborenen-Intensivstationen gefunden, so daß für eine wichtige Risikogruppe die Entwicklungsbegleitung bereits bei und nach frühester Intensivpflege möglich geworden ist (Ohrt, 1989a).

Kinderärzte in freier Praxis, Kinder- und Jugendpsychiater und Neuropädiater sowie nichtärztliche Therapeuten (Krankengymnasten, Logopäden, Psychologen, Beschäftigungstherapeuten usw.) vervollständigen das vielfach noch ausbaubedürftige Netz der Frühförderung (weiterführend Sohns, 2000).

14.3 Methoden der Frühförderung

14.3.1 Voraussetzungen und Prinzipien der frühen Hilfe

(1) Heilung im Sinne einer normalisierten Beseitigung der bereits manifesten, durch Hirnfunktionsstörungen bedingten geistigen Behinderung ist mit keiner Methode möglich, sehr wohl aber ein Ausschöpfen der Begabungen des Kindes, das Fördern der persönlichen Entwicklung und seiner sozialen Integration.

(2) Die meisten Familien möchten ihr geistig behindertes Kleinkind zu Hause behalten und sind in der Regel auch dazu in der Lage. Behinderte Kinder, die im Familienbereich bleiben, haben gegenüber anderen Erziehungsbedingungen insgesamt bessere Entwicklungschancen. Gelegentlich kann es allerdings günstiger sein, das kindliche Wohl außerhalb der leiblichen Familie zu sichern.

(3) Ein gemeinsames Prinzip verschiedener Vorgehensweisen zur frühen Hilfe ist trotz unterschiedlicher theoretischer und methodischer Grundlagen zu erkennen. Wesentlich ist ein individuell auf das behinderte Kind und seine Familie bezogenes »Anpassen« der Fördermaßnahmen. Beim Kind ist Lernen dadurch anzubahnen, daß möglichst viel normale Sinneserfahrung vermittelt, Entwicklungsschritte angeregt und Entwicklungsbereitschaften erkannt, geachtet und in fördernder Weise beantwortet werden; das Kind soll aus dem Erfolg seiner Lebensäußerungen – wo immer möglich – vermehrt zu selbstbehaupteter Lebensbewältigung gelangen. Von Beginn an gilt es, gesamtfamiliäre Voraussetzungen, Bedürfnisse und Möglichkeiten der Förderung zu beachten und zu stützen, rechtliche, ökonomische und institutionelle Hilfen für die Familie verfügbar zu machen, um die soziale Integration des Kindes soweit wie möglich zu fördern, die Familie in diesem Bemühen zu entlasten. Hilfreich ist ein individuell erarbeiteter Plan, der die spezialisierten diagnostischen, therapeutischen und spezifisch pädagogischen Maßnahmen koordiniert und auf Belastbarkeit wie Bedürfnisse von Kind und Familie abgestimmt ist. Der Fachmann stellt »sein Fachwissen und seine persönliche Kraft den Eltern so zur Verfügung ..., daß sie in ihrem eigenen Handeln mit dem Kind unterstützt und sicherer werden und ihr Kind zusammen mit der fachlich-therapeutischen Hilfe selbst am besten fördern können ... Das, was die Eltern selbst in ihrem täglichen Einsatz für das Kind tun, bleibt immer das Entscheidende für seine Entwicklung, ganz unabhängig davon, wieviel Therapie im landläufigen Sinne sie selbst übernehmen« (Ohrt, 1989b; weiterführend Michaelis, 2002, Schlack, 2002). Methodische Grundsätze der Frühförderung sind ganzheitlich (die Betreuung des Kindes zu seiner allgemeinen Entwicklungsförderung unter Einbeziehung des Lebensumfeldes), interdisziplinär (Kooperation unterschiedlicher Berufsgruppen im Rahmen eines Förderplans) und familienorientiert bzw. lebensfeldorientiert (Frühförderung am Ort der Betreuung und Erziehung des Kindes). Frühförderung geschieht dabei mit der Perspektive, die Integration des Kindes in sein Lebens- und Aufgabenfeld zu stützen, also nicht nur einseitig die Therapie und Entwicklungsförderung des Kindes, sondern entscheidend die Herstellung, Unterstützung und Sicherung eines sozialen und materiellen Lebensumfeldes, das eine weitestgehende Autonomie, Kompetenzentwicklung und Wohlbefinden ermöglicht. Die finanzielle Sicherung von Frühförderung geschieht über Krankenkassenleistungen, nach der Eingliederungshilfe gemäß Bundessozialhilfegesetz (BSHG und dem Sozialgesetzbuch SGB, Kinder-Jugendhilfegesetz, KJHG, weiterführend Sohns, 2000; Lachwitz, Kap. 16 in diesem Buch).

14.3.2 Das Gespräch mit der Familie

Das Gespräch sei den Methoden früher Hilfe vorangestellt. Nicht weil das Gespräch auch eine Methode sein kann, sondern weil es andauernd die Begegnung zwischen Fachleuten und betroffenen Familien in der Frühförderung bestimmt. In rechter Weise geführt, trägt es von Beginn an dazu bei, die Frühförderung des Kindes zu sichern, zu begründen und zu verbessern, die Verständigung und die Beziehung der Fachleute zur Familie zu gestalten. Die vielfältigen Aspekte des Gesprächs in der Frühförderung sind verschiedentlich dargelegt (Prekop, 1983; Warnke, 1989b); hier sei nur auf Grundsätze verwiesen.

Wenn der Arzt Eltern sagen muß, ihr Kind sei geistig behindert, sind immer beide Seiten überfordert. Ein Rezept, das erschütterndes Betroffensein verhindert, gibt es nicht. Es liegen aber hilfreiche Erfahrungen für das erste aufklärende Gespräch vor (Warnke, 1989b):

– Die überwiegende Mehrzahl der Eltern befürwortet, daß die Diagnose so früh wie möglich mitgeteilt wird. Wenn seitens der Eltern der Wunsch nach frühestmöglicher Aufklärung über das Befinden des Kindes besteht, möchten sie auch die Wahrheit hören.

– Nach der Diagnose wünschen die meisten Eltern detaillierte Information und Rat, eine Aussage über die Prognose und Wissen darüber, was sie zur Förderung des Kindes tun können, welche Hilfs- und Therapiemöglichkeiten es für das Kind gibt. Die Eltern erwarten in aller Regel nicht, daß sie oder die gesamte Familie, nur weil mit ihnen ein behindertes Kind lebt, als Patienten angesehen werden, die selbst einer Therapie bedürften. Dies ist auch sachlich nicht gerechtfertigt.

– Für das Gespräch, in dem die Diagnose den Eltern erstmals dargelegt wird, wie auch bei jeder Entscheidung, die schwerwiegend die Familie betrifft, empfiehlt es sich, beide Eltern zu sprechen und ausreichend Zeit einzuplanen, um zuzuhören und Fragen möglichst vollständig beantworten zu können. Tendenziell optimistische prognostische Aussagen werden in der Regel als ermutigend erfahren gegenüber einer betont negativen Prognose.

– Bedürfnisse und Ziele sowie Möglichkeiten der Verwirklichung von Hilfsmaßnahmen abzusprechen, ist grundlegend für das planende Gespräch, mit dem Frühfördermaßnahmen im Zusammenwirken mit der Familie eingeleitet werden sollen. Wenn eine Mutter Hilfe sucht, weil sie an den Fütterungsschwierigkeiten mit ihrem Kind verzweifelt, fände ein Therapeut kein Verständnis, der nur die gleichzeitig bestehende Abspreizhemmung der Hüfte behandeln wollte (weiterführend Hinze, 1991; Vereinigung für Interdisziplinäre Frühförderung, 1991; Weiß, 1989)

14.3.3 Sensomotorische Behandlung: Krankengymnastik

Physiotherapeuten, die im Bereich der Frühförderung tätig sind, haben in der Regel eine Zusatzausbildung zur Behandlung »auf neurophysiologischer Grundlage« (z. B. Methode nach Bobath oder Vojta usw.). Sie sind in besonderer Weise darin geschult, Haltung und Bewegung funktional zu beobachten und so zu bewerten, daß sich Rückschlüsse für physiotherapeutische Maßnahmen ergeben, die bei dem Kind erwünschte Haltungs- und Bewegungsfähigkeiten anbahnen. Man wird die Hilfe dort ansetzen, wo sich das Kind in der sensomotorischen Entwicklung befindet und fortzuschreiten vermag. Ein geistig behindertes Kind, das aufgrund seiner verminderten motorischen Lernfähigkeit nicht sitzen oder nicht laufen kann, ist anders zu behandeln als ein anderes, das wegen einer Zerebralparese nicht sitzt oder nicht läuft. Den Eltern sind Hilfen zur täglichen Pflege des bewegungsretardierten oder zerebralparetischen Kindes bei Füttern, Baden, Lagerung, Schlafen, Haltung im Sitzen zu vermitteln, so daß unnötige pathologische Bewegungsmuster vermieden, zweckmäßige Bewegungsfunktionen gefördert werden, sekundären Haltungsschäden, Versteifungen, Gelenkluxationen und Atrophien vorgebeugt wird (Enders, 2002; Tietze-Fritz, 1997; Vojta, 1981).

14.3.4 Sprachtherapie und Logopädie

Sprachtherapeuten richten ihr Augenmerk zuerst auf die sensomotorischen Abläufe, die u. a. den Funktionen der Atmung, des Mundöffnens und -schließens, des Kauens und Schluckens, der Speichelkontrolle und Zungenmotorik zugrundeliegen; sie fördern Funktionen des Hörens, der Lautproduktion und schließlich des gesamten Spracherwerbs. Die Logopäden werden differenziert die durch geistige Behinderung bedingte Symptomatik anders angehen als die zerebralparetische. Beim geistig behinderten Kind mit Hörbehinderung werden Gewöhnung ans Hörgerät und systematische Hörerziehung (z. B. Ablesen vom Mund, rhythmisches Sprechen usw.) neben der Förderung von Sprache (Sprachverständnis, Artikulation usw.) bedeutsam (Schulze, 1972; Wilken, 1978).

14.3.5 Ergotherapie (Beschäftigungstherapie)

Ergotherapeuten versuchen, dem Kind durch ausgesuchte Materialien (ausgewähltes Spielzeug, Alltagsgegenstände, handwerkliche Stoffe, wie Papier, Holz, Ton, Farben usw.) in einer nach didaktischen Gesichtspunkten oft spielerisch gestalteten Lernsituation Impulse zur motorischen, sensorischen, geistigen, sozialen und emotionalen Entwicklung zu geben und Handfertigkeiten einzuüben. Das Wahrnehmen visueller, akustischer, taktiler, geruchlicher Reize, räumlicher und zeitlicher Verhältnisse und der sachgerechte Umgang mit dem Reiz- und Materialangebot, dies wiederum eingebettet in eine integrationsfördernde soziale Interaktion (z. B. Spiele mit der Mutter, dem Geschwisterkind oder Kindern einer Gleichaltrigengruppe usw.), sind mögliche Inhalte und Vorgehensweisen der Ergotherapie. Die Übergänge beschäftigungstherapeutischer Techniken zu sensomotorischen, heilpädagogischen und verhaltenstherapeutischen Fördermaßnahmen erscheinen fließend.

14.3.6 Psychologische Behandlung

Psychologische Therapien in der Frühförderung geistig behinderter Kinder haben ihre Aufgaben (1) in der Behandlung von Verhaltensauffälligkeiten, wobei Methoden der Verhaltenstherapie und Spieltherapie vorrangig angewendet werden, und (2) in übenden Verfahren zum Aufbau spezieller Fähigkeiten, z. B. im Bereich lebenspraktischer Fertigkeiten, der Wahrnehmung, Psychomotorik oder Sprache. Einzel- und Gruppentherapie, Elterntraining und Familienarbeit sind methodische Zugänge. Unabhängig von der speziellen Förderung des geistig behinderten Kindes ist die Eltern- und Familienarbeit ein eigener Schwerpunkt psychologischer Tätigkeit (Schamberger, 1978; Keller und Meyer,

1982; Arbeitskreis der Psychologen, 1984; Brack, 1986; Dacheneder, 2000; Rauh, 1995; Sarimski, 2002; Warzecha, 1989).

14.3.7 Pädagogische Förderung

Familiennahe ambulante Frühförderung und mobile Dienste zur Hausfrühförderung waren bereits traditionelle sonder- und heilpädagogische Aufgaben, etwa im Bereich der Hörerziehung und Blindenhilfe, noch bevor die allgemeine pädagogische Frühförderung institutionalisiert wurde (Speck, 1977). Wichtige Aufgabenbereiche liegen in den Frühförderstellen, in der institutionalisierten Früherziehung, in sonder- bzw. heilpädagogisch orientierten Kindergärten, Vorschulen und Sonderschulen, Tagesstätten oder Heimen.

In der pädagogischen Frühförderung sind unterschiedliche pädagogische Berufsgruppen (Dipl.-Sozialpädagogen, Dipl.-Pädagogen, Heilpädagogen, Erzieher, Sonderschullehrer) tätig. Aufgabenstellungen liegen in der Förderung von sozialer Integration, psychischem Wohlbefinden, von Wahrnehmung, Psychomotorik, sprachlichen und allgemein kommunikativen Fähigkeiten sowie familienbegleitenden Hilfen.

14.3.8 Ärztliche Aufgaben bei der Therapie

14.3.8.1 Allgemeine Aufgaben

Die ärztlichen Aufgaben beinhalten die medizinische Diagnostik (Verlaufsdiagnostik), die ärztliche Therapie und im Rahmen der Frühförderung konsiliarische Aufgaben. In aller Regel werden Frühfördermaßnahmen nach ärztlicher Konsultation eingeleitet. Eine häufige und wesentliche Aufgabe des Arztes ist somit, aus Kenntnis indizierter Therapieverfahren einen differenzierten Behandlungsplan – nach Möglichkeit in Absprache mit den kooperierenden Berufsgruppen – zu gestalten und wirksam werden zu lassen. Neben der allgemeinen medizinischen Betreuung (z. B. Maßnahmen bei außerordentlicher Infektanfälligkeit des behinderten Kindes, spezielle Fragen der Impfung usw.) liegen besondere ärztlich-therapeutische Aufgaben in medikamentöser Behandlung (z. B. Epilepsie, angeborene Hypothyreose), in Verordnung von Diät (z. B. Phenylketonurie), bei konservativen und operativen bzw. orthopädischen Maßnahmen, in der Behandlung von Seh- und Hörstörungen. Die »Säuglingspsychiatrie« und die Diagnostik und Behandlung psychischer Störungen bei Klein- und Vorschulkindern ist zentrale Aufgabe des Arztes für Kinder- und Jugendpsychiatrie und -Psychotherapie (Herpertz-Dahlmann, 1993, 1996). Wesentlich ist auch die Prävention im Verlauf von Schwangerschaft, Geburt und Neugeborenenperiode.

Dabei hat eine (präventive) Behandlung auf Neugeborenen-Intensivstationen besondere Bedeutung gewonnen (Ohrt, 1989a,b; Schlack, 1983a,b; Frankenburg, Thornton und Cohrs, 1986; Warnke, 1988b, 1991; weiterführend Herpertz-Dahlmann, 1993; Michaelis und Niemann, 1996; Michaelis, 2002; Neuhäuser, 1996; Orth, 1996; Schlack, 1998, 2002; Straßburg, Dacheneder und Kreß, 2000).

14.3.8.2 Zur Frühbehandlung der Begleitstörungen des Sehens, Hörens und der Motorik

Häufige Begleitstörungen geistiger Behinderungen sind Beeinträchtigungen des Sehens, des Hörens und der Motorik. Ihre frühe Erkennung und Behandlung kann vor irreversiblen vermeidbaren Zusatzbehinderungen schützen. Frühkindliche Hörschäden werden zwischen 50 und 60 % als genetisch bedingt eingeschätzt. Hinzu treten erworbene Hörschäden, die in den ersten Lebensmonaten entstehen. Es ist davon auszugehen, daß jedes dritte hörgeschädigte Kleinkind fortschreitend schwerhörig ist. Ein Teil der Risikofaktoren einer Hörstörung sind auch Risikofaktoren geistiger Behinderung:

– familiär: gehäuft Hörstörungen
– in der Schwangerschaftsperiode: Röteln während der ersten fünf Schwangerschaftsmonate, schwere Blutungen insbesondere während der Frühschwangerschaft
– in der Geburtsperiode: Frühgeburt unter 1500 g, Asphyxie (APGAR 1–3)
– in der Neugeborenenperiode: Mißbildungen im Kopfbereich, schwere Gelbsucht (lkterus gravis)

– Entzündungen des Gehirns und der Hirnhäute (Meningitis, Enzephalitis).

Ein Hörtest bei der allgemeinen ärztlichen Vorsorgeuntersuchung im vierten Lebensjahr erfolgt dann u. U. zu spät, wenn vorzeitig ein sprachrelevanter Hördefekt vorliegt. Eine audiologische Prüfung ist bereits nachgeburtlich möglich und bei Risikokindern dann indiziert. Beim geistig und mehrfach behinderten Kind ist die Frühdiagnostik u. U. außerordentlich schwierig und meist nur im stationären Rahmen mit apparativen Methoden möglich.

Sehstörungen liegen bei etwa 30 % der geistig behinderten Kinder vor. Eine zentral verursachte Koordinationsstörung der äußeren Augenmuskeln, vor allem das Schielen, wird bei 50 bis 80 % der zerebralparetischen Kinder angetroffen (7 % bei normaler Population). Auch Brechungsanomalien, vor allem Kurz- und Weitsichtigkeit, sind bei zerebralparetischen Kindern relativ häufig. Jedes geistig behinderte Kind und hinsichtlich der Sehentwicklung gefährdete Kind, vor allem wenn es noch zusätzlich zerebralparetisch beeinträchtigt ist, sollte bereits in den ersten Lebenswochen augenärztlich untersucht werden, auch wenn die Augen äußerlich unauffällig erscheinen (Trautzettel-Klosinski et al., 1993; Häußler, 1995). Die frühzeitige Behandlung des Schielens (u. U. im ersten Lebensjahr bereits indiziert) zielt darauf, den Schielwinkel zu vermindern und eine Schielschwachsichtigkeit zu verhindern. Beim blinden Kind richtet sich die Bemühung darauf, Körperkontakt und Bindungsverhalten, Bewegungsfähigkeit, Raumorientierung, Körperschema und Fähigkeiten des Tastens und Greifens zu fördern, so daß hier neben augenärztlichen Maßnahmen solche der Ergotherapie und Musiktherapie, der Verhaltenstherapie und Pädagogik relevant werden können.

Eine motorische Behinderung oder Beeinträchtigung in Verbindung mit geistiger Behinderung liegt bei 20 % der geistig behinderten Kinder vor und begründet die physiotherapeutische Behandlung. Krankengymnastische Therapie hat aber auch Bedeutung für die allgemeine sensomotorische Förderung. Bei geistiger Behinderung darf die Entwicklungsförderung nicht auf bloße Therapie der Motorik eingeengt sein. Aus diesem Grund wird die Physiotherapie nach Bobath bei geistig und mehrfach behinderten Kindern mit hypertoner Zerebralparese bevorzugt, da dieser Ansatz eine ganzheitliche Entwicklungsförderung berücksichtigt, über eine reine Krankengymnastik hinausgeht, indem Eßverhalten, Sprachentwicklung, Sozialentwicklung und Selbständigkeit in praktischen Fertigkeiten sowie Techniken der Pflege in das Übungsprogramm einbezogen werden. Auch wenn es um die Therapie einer spezifischen Behinderung geht, bleibt doch das Konzept handlungsbestimmend, daß das Kind sich wesentlich aktiv entwickelt und selektiv insbesondere von solchen Anregungen profitiert, die seinen Entwicklungsstand, seinen aktuellen Fähigkeiten, Interssss und seiner aktuellen Befindlichkeit entsprechen (Schlack, 2002). Der therapeutischen Beziehung wird besondere Bedeutung beigemessen. Für den Erfolg von Therapie scheint es ausschlaggebend, daß das Kind die therapeutischen Anregungen einer funktionellen Behandlung selbst aktiv zu nutzen weiß (weiterführend Schlack, 2002).

14.4 Die Zusammenarbeit mit der Familie

14.4.1 Voraussetzungen und Ziele der Zusammenarbeit mit der Familie

Die Eltern eines geistig behinderten Kindes sind nicht im wesentlichen beschrieben, wenn sie vor allen Dingen als schuldgeplagt, angstbefrachtet und als ambivalent zwischen Überfürsorglichkeit und Ablehnung des Kindes schwankend charakterisiert werden, so daß sie selbst therapeutischer Begleitung oder einer Kritik bedürften. Die gesunden Geschwister des behinderten Kindes haben kein eindeutig nachgewiesenes erhöhtes Risiko für eine ungesunde psychische Entwicklung (Hackenberg 1983). Es gibt also keine Begründung dafür, von vornherein eine Psychotherapie der Eltern des geistig behinderten Kindes oder auch Familientherapie als indiziert anzusehen. Die betroffenen Eltern sind vielmehr dadurch gekennzeichnet, daß sie normale Eltern sind, die Zuhören, Verständnis, praktischen Ratschlag, Entlastung und konkrete Hilfe erwarten, wenn

sie den Fachmann aufsuchen. Allerdings ist die psychische, soziale und ökonomische Situation der Familie mit geistig behinderten Kindern eine besondere (Bach 1979; Bundesvereinigung Lebenshilfe, 1984a; Görres, 1974; Müller-Garnn, 1977; Thomas, 1980; Hinze, 1991; Weiß, 1989). Gesellschaftliche Hilfen sind in großem Umfange bereitzustellen.

Die dauerhafte Integration des geistig behinderten Kindes in seine Familie ist erschwert, wenn das Kind schwerbehindert ist, wenn es aufgrund massiver Verhaltensstörungen erzieherisch kaum lenkbar ist und wenn sich aus anderen innerfamiliären Gründen (z. B. gesundheitliche Beeinträchtigung, psychosoziale Überforderung) eine außerfamiliäre Betreuung zum Wohle des Kindes empfiehlt. Weil die erzieherische Aufgabe in der Familie so schwierig ist und kaum, weil die Familie etwa unfähig wäre, bedarf sie der fachmännischen Hilfestellung. Der Kontakt des Therapeuten zum Kind, die Definition der Ziele der Behandlung, Befunderhebung und Diagnose, Planung und Durchführung der Therapie – all diese Elemente in der Frühförderung des in die Familie eingebundenen behinderten Kleinkindes sind ohne Einbeziehung der Eltern nicht befriedigend praktizierbar. Eltern leisten den Transport des Kindes an den Therapieort, sie sorgen gleichzeitig bei ihrem Kind dafür, daß eine Diät eingehalten wird, die antiepileptische Medikation regelrecht erfolgt, das Hörgerät getragen und krankengymnastische Behandlung in den Lebensalltag des Kindes umgesetzt wird.

Die Zusammenarbeit mit der Familie hat hauptsächlich folgende Ziele:
- Herstellung einer kooperativen Beziehung zwischen Therapeut und Familie
- Austausch von Informationen über das Kind und seine Lebensumstände
- Unterstützung in der Durchführung diagnostischer und therapeutischer Maßnahmen
- Stützung der Familie einschließlich sozialrechtlicher Beratung und entlastender Dienste.

Die Tätigkeit von Frühförderstellen geschieht in 52 % mobil, wobei in 24,6 % die Elternarbeit einen Tätigkeitsschwerpunkt darstellt (Peterander und Speck, 1993). Schwerpunkte der Elternarbeit in der Frühförderung liegen in der Beratung und Aufklärung, der Unterstützung der erzieherischen Kompetenzen der Eltern, in der Bearbeitung interaktioneller/dynamischer Familienfragen, der Unterstützung in der Koordination interdisziplinärer Kooperation mit der Familie, Unterstützung sozialer Netzwerke der Familie und Hilfen im materiell-organisatorischen Bereich (Peterander und Giardina, 1996).

14.4.2 Formen der Zusammenarbeit mit der Familie

Elternberatung beinhaltet Kontakt- und Informationsaustausch. Darüber hinaus zielt sie darauf, Eltern im Gespräch zu stützen, ihnen zuzuhören, Einsichten, Kenntnisse, Umstimmungen in der Gefühlslage, neue Ziele und Handlungsfähigkeiten zu eröffnen, die für eine Entwicklungsförderung des Kindes wesentlich sind (Warnke, 1989a,b, 1988a; Thomae, 1977; Roos, 1978; Mühl, 1980; Merz, 1981; Speck, 1981; Bundesvereinigung Lebenshilfe, 1985).
Die Anleitung der Eltern in einigen therapeutischen, pflegerischen und speziellen pädagogischen Techniken ist im Bereich der Frühförderung wesentlich geworden. Krankengymnastik, Ergotherapie, Logopädie sowie psychotherapeutische Verfahren gehen in der Regel davon aus, daß Eltern therapeutische Fertigkeiten erlernen, um die Behandlung in den Alltag des Kindes zu integrieren und die Therapie zu intensivieren. Für den speziellen erzieherischen Umgang mit dem verhaltensauffälligen Kind wurden verschiedene Methoden des Elterntrainings entwickelt (Innerhofer, 1977; Innerhofer und Warnke, 1989; Gordon, 1972; Schmitz, 1976, 1979; Perrez et al., 1974; Warnke, 1988a, 1999). Ein Trainingskonzept für Eltern autistischer Kinder haben Loeben-Sprengel et al. (1981) beschrieben. Kane und Kane (1976) geben Anleitungen zum Erwerb lebenspraktischer Fertigkeiten schwer geistig behinderter Kinder. Bedeutung hat die Elternanleitung im Rahmen stationärer Behandlung gewonnen (Brack, 1982, 1986, Kane et al., 1974). Von einem Programm zur Beratung von Familien mit muskelkranken Kleinkindern berichten Haupt und Jansen (1984). Die Einbeziehung der Eltern in die Behandlung ihres eigenen Kindes hat ihre Voraussetzungen und Grenzen (Prekop, 1983;

Speck, 1984; Michaelis, 1983; Moini, Schlack und Ebert, 1983; Warnke, 1989a).
Elterngruppenarbeit wird in zahlreichen Frühförderstellen praktiziert. Mutter-Kind-Gruppen bezwecken meist, das behinderte Kind in eine Kinderspielgruppe einzuführen. Seltener bestehen sie, um therapeutische Ziele in der Mutter-Kind-Beziehung anzugehen. Informationsveranstaltungen tragen dazu bei, sich kennenzulernen, sie dienen dem Informationsaustausch und der Wissensvermittlung. Soll ein gegenseitiger Erfahrungsaustausch intensiver stattfinden, hat es sich bewährt, die Gruppe auf vier bis maximal acht Elternpaare zu begrenzen. Schließlich kommt den Freizeitveranstaltungen, gemeinsamen Festveranstaltungen, Freizeiten und familienentlastenden Diensten eine große Bedeutung zu (Bundesvereinigung Lebenshilfe, 1983a, 1983b, 1986, 1995; Spörri, 1983; Vereinigung für Interdisziplinäre Frühförderung, 1991; Weiß, 1989; weiterführend Warnke, 2002).

14.4.3 Erschwernisse für eine Zusammenarbeit zwischen Fachleuten und Familie

Das Gelingen einer gedeihlichen Verständigung und Zusammenarbeit zwischen betroffenen Familien und beruflich Engagierten ist grundlegend für eine optimale Frühförderung des geistig behinderten Kindes. Um ein Scheitern der wechselseitigen Kooperation zu vermeiden und bestehende Erschwernisse nicht zu vergrößern, ist es hilfreich, sich jener Bedingungen bewußt zu sein, die sich in der bisherigen Praxis als Indikator für eine gefährdete Kooperation herausgestellt haben.

– Kooperation ist erschwert bei starker sozioökonomischer Belastung der Familie:
wenn Eltern niedriger Schulbildung ohne abgeschlossene Berufsausbildung erwerbstätig sind und keine berufliche Entscheidungsbefugnis haben;
wenn ein alleinerziehender Elternteil in konfliktbelasteten Familienverhältnissen steht;
wenn eine große erzieherische und haushälterische Belastung in kinderreicher Familie der Mutter keinen Raum läßt für eine zeitlich ausreichende und verläßliche thera-

peutische Zusammenarbeit;

wenn schlechte wirtschaftliche und wohnlich beengte Verhältnisse bestehen und die nachbarschaftlichen Beziehen schlecht sind (Innerhofer und Warnke, 1978).

– Kooperation ist erschwert bei mangelhafter elterlicher Fürsorge:

wenn Eltern sich bislang nur wenig um das Kind gekümmert haben, in der Erziehungsarbeit mit dem Kind keine Befriedigung erleben und die Überzeugung äußern, daß bei guter professioneller Therapie sich elterliche Mitarbeit erübrige (Innerhofer und Warnke, 1978).

– Kooperation ist erschwert bei einer therapiewidersprechenden Einstellung der Eltern:

wenn seitens der Eltern die Behinderung des Kindes geleugnet, jeglicher Behandlungsfortschritt aberkannt, die Behinderung als passiv zu tragende schicksalhafte Bestimmung begriffen, der Schweregrad der Behinderung überschätzt und Therapie deshalb als sinnlos oder als unangebracht angesehen wird (Strothmann und Zeschitz, 1989).

– Kooperation ist gefährdet bei inadäquater fachmännischer Hilfe:

als Folge inadäquater Frühtherapie sind im Säuglings- und Kleinkindalter Fütterungsschwierigkeiten, Schlafstörungen, aggressives Verhalten gegenüber der Mutter und ausgeprägte Kontaktstörung auf seiten des Kindes beobachtet worden (Moini, Schlack und Ebert, 1983; Michaelis, 1983; Warnke, 1989a). Widerstände von Kind und Eltern gegen die Behandlung können keimen, so daß daraus Therapieabbruch und vermeidbare Therapeutenwechsel resultieren. Diese unerwünschten Nebenwirkungen werden wahrscheinlicher, wenn sich die Eltern in eine co-therapeutische Funktion gezwungen fühlen, ihren Tagesablauf ganz nach den organisatorischen Anforderungen therapeutischer Hausaufgabenpflichten eines aufgedrängten Behandlungskonzeptes ausrichten müssen, so daß eheliche Beziehungen und Geschwisterkinder zu kurz kommen und dies in der Familie als unzumutbar erlebt wird (Rett, 1982; Hinze, 1991; Weiß, 1989). Fühlen sich Eltern unter Zwang zu Erfolg und Leistung gesetzt und sind sie dann der therapeutischen Anforderung nicht gewachsen, entwickeln sich Schuldgefühle. Diese werden verstärkt, wenn von fachlicher Seite den El-

tern Fehler, Unkooperativität oder mangelhaftes Akzeptieren des behinderten Kindes u. ä. »Verurteilungen«, die immer unangebracht sind, vorgehalten werden.

Diesen kritischen Nebenwirkungen kann durch ein von Anfang an familienorientiertes Konzept der Frühförderung begegnet werden.

14.5 Konzept einer Frühförderung in Zusammenarbeit mit der Familie

Die Frühförderung in Zusammenarbeit mit der Familie hat institutionelle und inhaltliche Voraussetzungen.

14.5.1 Die regionale Frühförderstelle

Diese ermöglicht durch ambulant, mobil und teilmobil arbeitende Fachkräfte eine familiennahe Förderung. Als personelle Grundeinheit hat sich eine interdisziplinäre Gruppe mit folgender Stellenbesetzung bewährt: je ein entwicklungsneurologisch erfahrener Pädiater, pädagogischer Mitarbeiter, Psychologe, Krankengymnast, Ergotherapeut und Logopäde/Sprachheillehrer mit jeweils einer Weiterbildung in neurophysiologischen und entwicklungspsychologischen Grundkenntnissen. Dringend empfiehlt sich die Einbeziehung eines Arztes für Kinder- und Jugendpsychiatrie und Psychotherapie. Der Zeitanteil der einzelnen Berufsgruppen richtet sich nach den örtlichen Bedürfnissen. Kooperation mit überregionalen Zentren sowie frei praktizierenden Therapeuten, Pädagogen und anderen Berufsgruppen und Instanzen der Frühförderung ist die Regel (Speck, 1977; Arbeitsstelle Frühförderung, 1982; Sohns, 2000; Leyendecker und Horstmann, 2002).

14.5.2 Überregionale Zentren

Diese ergänzen regionale Frühförderstellen, indem sie auch stationäre Diagnose und Behandlungsmöglichkeiten anbieten, spezialisierte, finanziell und apparativ aufwendige Leistungen tragen und für Aus- und Fortbildung sowie Forschung Aufgaben übernehmen (Pechstein, 1981; Hellbrügge, 1981; Schlack, 1981). Sozialpädiatrische Zentren und Kliniken für Kinder- und Jugendpsychiatrie und Psychotherapie sind wichtige Institutionen bei der Bewältigung spezieller Probleme.

14.5.3 Rechtzeitigkeit der Frühbehandlung und die Verlaufsbetreuung

Die frühe Erkennung geistiger Behinderung ist im Säuglingsalter – wenn auch in begrenztem Maße und nicht immer – möglich. Ausmaß und Prognose sind sehr schwierig zu beurteilen insbesondere dann, wenn eine Mehrfachbehinderung vorliegt (Schlack, 1988). Daher sind wiederholte Untersuchungen des Entwicklungsverlaufes regelhaft indiziert. Richtschnur für den Zeitpunkt und das Ausmaß diagnostischer und therapeutischer Maßnahmen ist nicht immer die Frühzeitigkeit, sondern die Rechtzeitigkeit der Maßnahme und die Tragfähigkeit für Kind und Familie. So werden Hektik, Überdiagnostik, Übertherapie und Unkooperativität vermieden.

Eine Behandlung sollte nicht aus bloßer Vorsicht vor einer vermeintlichen Bedrohung, sondern nach kritischen Maßstäben eingeleitet werden, um unnötige Therapie und überflüssige Beunruhigung der Familie zu umgehen. Bei sehr frühem Therapiebeginn sollte nach einer die Diagnose sichernden Therapiezeit mit allen beteiligten Fachkräften die Diagnose überprüft und mit den Eltern besprochen werden. Eltern ist es eine Orientierungshilfe, wenn sie die jeweils nächstliegenden Therapieziele und die hinzukommenden Anforderungen kennen.

Frühbehandlung kann nur selten an der Normalentwicklung gesunder Kinder ausgerichtet werden. Ein »Entlangklettern an Entwicklungsgittern« (Schlack, 1983a,b) ist dann fragwürdig, wenn es an den Belangen des Kindes vorbeigeht und nicht dazu beiträgt, daß das Erlernte den individuellen aktuellen Entwicklungstendenzen

des Kindes bzw. seinen Alltagsanforderungen entspricht.

Eine Überdiagnostik und Übertherapie läßt sich durch andauernde Reflexion und Koordination vermeiden. Widerstand des Kindes gegen Therapie und »Unkooperativität« der Eltern können ein Zuviel an Therapie signalisieren.

14.5.4 Interdisziplinäre Frühförderung

Die fachübergreifenden und doch sehr spezifischen Beeinträchtigungen der geistig und mehrfach behinderten Kinder erfordern eine integrierte interdisziplinäre Zusammenarbeit ärztlicher, psychologischer, pädagogischer und sozialer Berufsgruppen. Dabei empfiehlt es sich meist, daß eine Fachkraft hauptverantwortlich die Koordination der fachlichen Frühfördermaßnahmen übernimmt. Sie stimmt mit allen an der Behandlung des einen Kindes beteiligten Fachkräften sowie mit den Eltern die diagnostischen und therapeutischen oder pädagogischen Schritte ab. Einem Informations- und Kompetenz-»wirrwarr«, überflüssigen Mehrfachuntersuchungen und widersprüchlichen Therapiemaßnahmen wird somit vorgebeugt. Die notwendige Koordination bei interdisziplinärer Frühförderung setzt voraus, daß alle Fachkräfte sich aktiv für die gegenseitige Verständigung einsetzen.

14.5.5 Kooperation mit der Familie

Die Zusammenarbeit mit der Familie ist von Anfang an Bestandteil der Frühförderung.

Frühförderung ist ein fachkompetentes Angebot, über dessen Nutzung und Umsetzung Eltern mitbestimmen. Eltern von Anfang an in diagnostische und therapeutische Entscheidungen einzubeziehen, vermeidet, daß sie unnötig Kompetenzen abgeben und daß Fachkräfte an den familiären Bedürfnissen vorbei arbeiten. Zugleich können elterliche Beobachtungen, ihre alltäglichen Erfahrungen mit dem Kind in seinem natürlichen Lebensfeld und therapeutische/erzieherische Begabungen der Eltern in die Früherkennung und Behandlung einfließen. Eine kooperative Zusammenarbeit setzt voraus, daß elterliche Bedürfnisse und Lebensbedingungen, die eine therapeutische Mitarbeit fördernd und hindernd begleiten (berufliche Belastung, Überlastung im Haushalt, Versorgung der übrigen Kinder usw.), beachtet werden.

Therapeutische Aufgaben übernehmen Eltern eher befriedigend und langfristig, wenn die Maßnahmen ihren Erwartungen entsprechen und sich in den gewöhnlichen Tagesablauf der Familie einfügen lassen (Kane, 1989).

Hilfreich ist es, die Anleitung zur Handhabung des Kindes oder zu spezieller Übungsbehandlung nach didaktischen Grundsätzen auszurichten.

In der erzieherischen Hilfestellung bietet sich an, Eltern in der Wahrnehmungsfähigkeit und Nutzung ihres Begabungsreservoires und Handlungsspielraumes zu bestärken, ihnen zu erleichtern, effektive und entlastende erzieherische Handlungen aus den Antworten des Kindes zu differenzieren, die Eltern darin zu unterstützen, aktuelles Vermögen und Bedürfnisse, Signale, Rhythmen und Entwicklungsbereitschaften des Kindes wahrzunehmen und für seine individuelle Förderung und eine erzieherische Entlastung zu nutzen (Rauh, 1983; Innerhofer und Warnke, 1989).

Familienentlastende Dienste (Bundesvereinigung Lebenshilfe, 1983a), sozial-rechtliche Beratung und sozialarbeiterische Hilfe zur Stützung der Familie und die Hilfe zur sozialen Integration sind Maßnahmen, die mit der funktionellen Behandlung des Kindes den Rahmen bieten, in dem eine individuelle Entwicklungsförderung des geistig behinderten Kindes Sicherheit und Sinnzusammenhang gewinnen kann.

Literatur

Arbeitskreis der Psychologen in der Frühförderung in Bayern (1984) Tätigkeit des Diplom-Psychologen in der Frühförderung. Frühförderung interdisziplinär 3, 126–128

Arbeitsstelle Frühförderung, Institut für Sonderpädagogik der Universität München (Hrsg) (1982) Pädagogische Frühförderung behinderter und von Behinderung bedrohter Kinder. Institut für Sonderpädagogik der Universität München. München

Bach H (Hrsg) (1979) Familien mit geistig behinderten Kindern. Untersuchungen zur psychischen und ökonomischen Lage. Berlin

Brack UB (1982) Eltern als Co-Therapeuten von retardierten Kindern. Psychologie, Erziehung und Unterricht 29/1, 41–48

Brack UB (Hrsg) (1986) Frühdiagnostik und Frühtherapie. München

Bundesminister für Arbeit und Sozialordnung (Hrsg) (1997) Einrichtungen und Stellen der Frühförderung in der Bundesrepublik Deutschland, Bonn

Bundesvereinigung Lebenshilfe: (Hrsg) (1983a) Familienentlastende Dienste. Marburg

Bundesvereinigung Lebenshilfe (Hrsg) (1983b) Hilfen für geistig Behinderte – Handreichungen für die Praxis, Bd. 8, Große Schriftenreihe. Marburg

Bundesvereinigung Lebenshilfe (Hrsg) (1992) Handreichungen und Materialien für die Errichtung von Frühförderstellen in den neuen Bundesländern. Marburg

Bundesvereinigung Lebenshilfe (Hrsg) (1995) Frühe Hilfen. Frühförderung aus Sicht der Lebenshilfe. Marburg

Bundesvereinigung Lebenshilfe (Hrsg) (1984a) Ergänzbares Handbuch Eltern und Familie. Marburg

Bundesvereinigung Lebenshilfe (Hrsg) (1984b) Ein Leitfaden für Elterngruppen; in Bundesvereinigung Lebenshilfe (Hrsg), Ergänzbares Handbuch Eltern und Familie. Marburg

Bundesvereinigung Lebenshilfe (Hrsg) (1985) Liebe Mutter, lieber Vater . . . Marburg

Bundesvereinigung Lebenshilfe (Hrsg) (1986) Praktische Handreichungen für den Aufbau von familien-entlastenden Diensten, Marburg

Bundesvereinigung Lebenshilfe (1996) Personalausstattung und Personalstruktur in Einrichtungen und Diensten der Lebenshilfe für geistig Behinderte. Marburg

Dacheneder W (2000) Psychologische Beurteilung und Grundsätze der Betreuung, in: HM Straßburg, W Dacheneder, W Kreß (Hrsg) Entwicklungsstörungen bei Kindern. 2. Auflage, München-Jena

Enders A (2002) Das Castillo Morales Konzept in der Frühförderung, in: C Leyendecker, T Horstmann (Hrsg) (2002) Große Pläne für kleine Leute. Grundlagen, Konzepte und Praxis der Frühförderung, Bd. 6, München-Basel

Frankenburg WK, Thornton SM, Cohrs ME (Hrsg) (1986) Entwicklungsdiagnostik bei Kindern. Stuttgart

Frühförderung interdisziplinär (1984) Statistik Frühförderung Bayern. Frühförderung interdisziplinär 2: 84

Frühförderung interdisziplinär (Jahrgänge 1–22) (2003) Speck O, Neuhäuser G, Peterander F, Fegert JM (Hrsg.). Reinhardt, München

Görres S (1974) Leben mit einem behinderten Kind. Zürich

Gordon Th (1972) Familienkonferenz. Hamburg

Hackenberg W (1983) Die psycho-soziale Situation von Geschwistern behinderter Kinder. Heidelberg

Haupt U, Jansen GW (1984) Ein Programm zur Beratung von Familien mit muskelkranken Kleinkindern, Frühförderung interdisziplinär 2: 49–57

Häußler M (1995) Mehrfachbehindert – sehgeschädigte Kinder. Würzburg

Hellbrügge Th (Hrsg) (1981) Klinische Sozialpädiatrie. Berlin-Heidelberg-New York

Herpertz-Dahlmann, B (1993) Kinderpsychiatrische Diagnostik in der Frühförderung, in: Vereinigung interdisziplinäre Frühförderung e.V. (Hrsg) Früherkennung von Entwicklungsrisiken: Dokumentation des 7. Symposions Frühförderung in Tübingen. München-Basel

Herpertz-Dahlmann, B (1996) Kinderpsychiatrische Aspekte der begleitenden Beratung, in: Frühförderung Interdisziplinär 4: 160–164

Hinze D (1991) Väter und Mütter behinderter Kinder. Heidelberg

Innerhofer P (1977) Das Münchner Trainingsmodell. Berlin-Heidelberg-New York

Innerhofer P, Warnke A (1978) Eltern als Co-Therapeuten. Berlin-Heidelberg-New York

Innerhofer P, Warnke A (1989) Die Zusammenarbeit mit Eltern nach dem Münchner Trainingsmodell in der Praxis der Frühförderung; in: O Speck, A Warnke (Hrsg), a.a.O.

Kane JF (1989) Frühförderung in den USA – Erfahrungen in der Elternarbeit; in: O Speck, A Warnke (Hrsg), a.a.O.

Kane JF, Kane G (1976) Geistig schwer Behinderte lernen lebenspraktische Fertigkeiten. Bern

Kane G, Kane JF, Amorosa H, Kumpmann S (1974) Einweisung von Eltern in die Verhaltenstherapie ihrer geistig behinderten Kinder. Zeitschrift für Kinder- und Jugendpsychiatrie 2: 87–110

Keller H Meyer HJ (1982) Psychologie der frühesten Kindheit. Stuttgart

Leyendecker C, Horstmann T (Hrsg) (2002) Große Pläne für kleine Leute. Grundlagen, Konzepte und Praxis der Frühförderung, Bd. 6 München-Basel

Loeben-Sprengel S, Soucos-Valavani L, Voigt F (1981) Autistische Kinder und ihre Eltern. Weinheim-Basel

Merz Ch (1981) Im Kontakt mit Eltern. Ratschläge für die Elternarbeit. Freiburg

Michaelis R (1983) Die Belastung der Eltern-Kind-Beziehung durch therapeutische Maßnahmen. Pädiatrische Praxis 27/4: 629–634

Michaelis R, Niemann G (1996) Pädagogisches und medizinisches Paradigma in der Frühförderung, in G Opp, F Peterander (Hrsg) Focus Heilpädagogik – Projekt Zukunft. München

Michaelis R (2002) Interdisziplinäre Beiträge der Kinderneurologie zur Frühförderung, in C Leyendecker, T Horstmann (Hrsg) (2002) Große Pläne für kleine Leute. Grundlagen, Konzepte und Praxis der Frühförderung. Bd. 6, München-Basel

Moini AR, Schlack HG, Ebert D (1983) Verhaltensstörungen bei Säuglingen und Kleinkindern durch inadäquate krankengymnastische Behandlung. Pädiatrische Praxis 27/4, 635–640

Mühl H (1980) Elternarbeit, in Bundesarbeitsgemeinschaft Hilfe für Behinderte, Kommunikation zwischen Partnern, Teil II, Praxis der Behindertenarbeit, Heft 29: Geistig Behinderte, Düsseldorf

Müller-Garnn R (1977) und halte dich an meiner Hand. Die Geschichte eines Sorgenkindes. Würzburg

Neuhäuser G (1996) Vom Wandel ärztlicher Aufgaben in der Frühförderung – Entwicklungen und Perspekten, in F Peterander, O Speck (Hrsg) Frühförderung in Europa. München-Basel

Ohrt B (1989a) Kinderärztliche Vorsorge und kindliche Hirnfunktion. Therapie entwicklungsgestörter Kinder – Überdenken alter Konzepte. Pädiatrische Praxis 27/4: 569–576

Ohrt B (1989b) Arzt und Eltern in der Frühförderung, in O Speck, A Warnke (Hrsg), a.a.O.

Orth B (1996) Entwicklungsdiagnostik und frühe Förderung aus der Kenntnis der cerebralen Organisation motorischen und kognitiven Lernens, in F Peterander, O Speck (Hrsg) Frühförderung in Europa, München

Pechstein J (1981) Funktionsablauf und Organisation in Einrichtungen der klinischen Sozialpädiatrie, in T Hellbrügge (Hrsg)

Perrez M, Minsel B, Wimmer H (1974) Eltern-Verhaltenstraining. Salzburg

Peterander F, Giardina F (1996) Kooperation zwischen Fachleuten und Eltern. Kap. IV.1, in F Peterander (Hrsg) Helios II Final Report. Thematic Group I of the Helios II Programme with the Support of the European Commission DG V Social Affairs and Employment and DG VVII Education, Training and Youth. Brussels

Peterander F, Speck O (1993) Abschlußbericht zum Forschungsprojekt »Strukturelle und inhaltliche Bedingungen der Frühförderung«. München

Prekop J (1983) Spannungsfelder im Verhältnis zwischen Eltern von Behinderten und Fachleuten, in Bundesvereinigung Lebenshilfe (Hrsg) Hilfen für geistig Behinderte – Handreichungen für die Praxis. Marburg

Rauh H (1983) Ganzheitlichkeit und Methoden in der Frühförderung aus entwicklungspsychologischer Sicht. Frühförderung interdisziplinär 4: 145–156

Rauh H (1995) Geistige Behinderung, in R Oerter, L Montada (Hrsg) Entwicklungspsychologie. 3. Aufl. Weinheim

Rett A (1982) Neues in der Betreuung des entwicklungsgestörten Kleinkindes, Realitäten und Utopien, in G Nissen (Hrsg), Psychiatrie des Säuglings- und des frühen Kleinkindalters. Bern

Roos Ph (1978) Psychologische Beratung mit Eltern retardierter Kinder, in H v. Bracken (Hrsg), Erziehung und Unterricht behinderter Kinder, 2. Auflage, Frankfurt

Sarimski K (2002) Erstberatung bei Kindern mit genetischen Syndromen, in C Leyendecker, T Horstmann (Hrsg) Große Pläne für kleine Leute. Grundlagen, Konzepte und Praxis der Frühförderung, Bd. 6 München, Basel

Schamberger R (1978) Frühtherapie bei geistig behinderten Säuglingen und Kleinkindern. Untersuchungen bei Kindern mit Down-Syndrom. Weinheim-Basel

Schlack HG (1981) Konzeption, Personalbedarf und Finanzierung sozialpädiatrischer Institutionen, in HG Schlack (Hrsg), Denkschrift der Arbeitsgemeinschaft sozialpädiatrischer Zentren

Schlack HG (1983a) Ganzheitlichkeit und Methoden in der Frühförderung aus medizinischer Sicht, in HG Schlack (1983a) Ganzheitlichkeit und Methoden in der Frühförderung aus medizinischer Sicht. Frühförderung interdisziplinär 3: 102–111

Schlack HG (1983b) Therapie bei Entwicklungsstörungen im Säuglingsalter. Indikationen und Möglichkeiten. Pädiatrische Praxis 27/4: 623–638

Schlack HG (1988) Funktionsstörungen nach Hirnschädigungen, in H Remschmidt, Schmidt MH (Hrsg.) Kinder- und Jugendpsychiatrie in Klinik und Praxis. Bd. 1, Thieme, Stuttgart, 195–202

Schlack HG (1993) Sozialpädiatrische Zentren: Aufgaben und Perspektiven, in Therapiewoche Pädiatrie 6, 224–230

Schlack HG (1997) Neue Konzepte in der Frühbehandlung und Frühförderung, in C Leyendecker, T Horstmann (Hrsg) Frühförderung und Frühbehandlung: Wissenschaftliche Grundlagen praxisorientierte Ansätze und Perspektiven interdisziplinärer Zusammenarbeit. Heidelberg

Schlack HG (1998) Stimulation der Körperwahrnehmung – ein wichtiges Konzept in der Behandlung cerebralparetischer Kinder, in HG Schlack (Hrsg) Welche Behandlung nützt behinderten Kindern. Mainz

Schlack HG (2002) Handeln statt Behandeln, in C Leyendecker, T Horstmann (Hrsg) Große Pläne für kleine Leute. Grundlagen, Konzepte und Praxis der Frühförderung, Bd. 6, München, Basel

Schmitz E (1976) Kotherapeuten in der Verhaltenstherapie. Weinheim

Schmitz E (1979) Elternprogramm für behinderte Kinder, 2. Auflage, München

Schulze A (1972) Sprachenbildung und Hörsprecherziehung bei geistig Behinderten. Bonn-Bad Godesberg

Sohns A (2000) Frühförderung entwicklungsauffälliger Kinder in Deutschland. Weinheim, Basel

Speck O (Hrsg) (1977) Frühförderung entwicklungsgefährdeter Kinder. München-Basel

Speck O (1981) Die Stellung der Eltern im Rahmen der Frühförderung. Geistige Behinderung 3: 80–90

Speck O (1984) Behinderung, Eltern und spezielle pädagogische Hilfe. Vierteljahresbericht für Heilpädagogik und ihre Nachbargebiete 53: 139–151

Speck O, Thurmair M (Hrsg) (1989) Fortschritte in der Frühförderung entwicklungsgefährdeter Kinder. München-Basel

Speck O, Warnke A (Hrsg) (1989) Frühförderung mit den Eltern. München-Basel

Speck O (1995) Wandel der Konzepte in der Frühförderung, Frühförderung Interdisziplinär 3: 116–130

Spörri CL (1989) Gegenwärtig praktizierte Formen der Elterngruppenarbeit in der Frühförderung, in O Speck, A Warnke (Hrsg), a.a.O.

Straßburg HM, Dacheneder W, Kreß W (2000) Entwicklungsstörungen bei Kindern. 2. Auflage, München-Jena

Strothmann M, Zeschitz M (1989) Grenzen elterlicher Kooperation in Frühförderung, in O Speck, A Warnke (Hrsg), a.a.O.

Thomae I (1977) Beratung und Anleitung junger Eltern behinderter Kinder, in Bundesvereinigung Lebenshilfe (Hrsg), Frühe Hilfen – wirksame Hilfen. Bericht der 8. Studientagung, 2. Auflage, Marburg

Thomas D (1980) Sozialpsychologie des behinderten Kindes. München

Tietze-Fritz P (1997) Integrative Förderung in der Früherziehung. Entwicklungsgefährdete Kinder und ihre psychomotorischen Fähigkeiten. Dortmund

Trautzettel-Klosinski S, Clauß B, Zrenner E (1993) Sehbehinderte Kinder: Früherkennung und visuelle Frühförderung, in Vereinigung Interdisziplinäre Frühförderung e.V. (Hrsg) Früherkennung von Entwicklungsrisiken: Dokumentation des 7. Symposiums Frühförderung in Tübingen. München-Basel

Vereinigung für Interdisziplinäre Frühförderung (Hrsg) (1991) Familienorientierte Frühförderung, München-Basel

Vojta V (1981) Die zerebralen Bewegungsstörungen im Säuglingsalter. Frühdiagnose und Frühtherapie, 3. Auflage, Stuttgart

Warnke A (1988a) Elternarbeit in der Kinder- und Jugendpsychiatrie, in H Remschmidt, MH Schmidt (Hrsg), Kinder- und Jugendpsychiatrie in Klinik und Praxis, Bd. 1. Stuttgart, 750–763

Warnke A (1988b) Früherkennung und Frühbehandlung, in U Koch, G Lucius-Hoene, R Stegie (Hrsg), Handbuch der Rehabilitationspsychologie. Berlin, 479–498

Warnke A (1989a) Kritische Nebenwirkungen der Zusammenarbeit mit den Eltern, in O Speck, A Warnke (Hrsg), a.a.O.

Warnke A (1989b) Das Gespräch zwischen Therapeut und Eltern in der Frühförderung des behinderten Kindes, in O Speck, A Warnke (Hrsg), a.a.O.

Warnke A (1991) Früherkennung und Frühförderung autistischer Kinder, in: Bundesvorstand »Hilfe für das autistische Kind, Vereinigung zur Förderung autistischer Menschen (Hrsg), Soziale Rehabilitation autistischer Menschen. Hamburg, 78–92

Warnke A (1999) Elterntraining, in HC Steinhausen, M v. Aster (Hrsg) Handbuch Verhaltenstherapie und Verhaltensmedizin bei Kindern und Jugendlichen. Weinheim

Warnke A (2002) Elternarbeit in der Frühförderung, in C Leyendecker, T Horstmann (Hrsg) Große Pläne für kleine Leute. Grundlagen, Konzepte und Praxis der Frühförderung, Bd. 6 München, Basel

Warzecha G (1989) Psychologische Diagnostik in der Frühförderung, in KP Herberg, H Jantsch, C Sammler: Projekt Frühförderung in Hessen: Dokumentation der Arbeitstagung »Zum Selbstverständnis der Berufsgruppen in der Frühförderung: Aktuelle Beiträge zur Weiterentwicklung Interdisziplinärer Frühförderung in Hessen«, Fürsteneck

Weiß, H (1989) Familie und Frühförderung. Basel

Wilken E (1978) Sprachförderung bei Kindern mit Down Syndrom, 2. Auflage, Berlin

Ziemen K (2003) Kompetenzen von Eltern behinderter Kinder. Frühförderung interdisziplinär, 28–37

15. Selbsthilfe

Bernhard Conrads und Theo Frühauf

15.1 Von Fremd- zu mehr Selbstbestimmung

Kern und Ausgangspunkt der Arbeit mit und für Menschen ist stets das Bild von denen, zu deren Nutzen die Arbeit geleistet wird. Menschliches Denken, Sprechen und Handeln bedingen sich stets gegenseitig, so daß das Menschenbild gegenüber einer Personengruppe stets auch unser Handeln diesen Menschen gegenüber maßgeblich beeinflußt. Das gilt auch für Menschen mit einer geistigen Behinderung. Dieses Bild hat sich im historischen Rückblick permanent gewandelt. Und mit ihm die Sichtweise und der Blickwinkel der Arbeit mit und für diese Personen; teils historische, früher verwandte Begrifflichkeiten wie »Kretin, Idiot, Schwachsinnige« signalisierten eindeutig Mißachtung; Einstufungen etwa als »imbezil« oder »debil« sind Beispiele für eine einseitige bloße Feststellungsdiagnostik. Der Begriff der »Ballastexistenz« und die Unterstellung »lebensunwerten Lebens« bildeten den Tiefpunkt in einem zutiefst menschenverachtenden Bild vom (geistig) behinderten Menschen.

Nach dem Ende des Nazi-Terrors traten Entwicklung und Wandel ein. Der Gedanke humaner Versorgung, der Pflege und des Schutzes lebte auf und war Basis für weitere Entwicklungen. Ein Entwicklungsstrang konkretisierte sich in Form von Eltern-Selbsthilfe. Ein richtungweisender Schritt war die Gründung der »Bundesvereinigungen Lebenshilfe für das geistig behinderte Kind« am 23. November 1958 in Marburg. Auf Initiative des holländischen Pädagogen Tom Mutters trafen sich Eltern und Fachleute, um – mit bundesweitem Anspruch – auch für Menschen mit geistiger Behinderung Selbsthilfestrukturen aufzubauen.

In den ersten Jahrzehnten der Selbsthilfearbeit zugunsten geistig behinderter Menschen stand diese Eltern-Selbsthilfe im Mittelpunkt. Dem lag die Erkenntnis zugrunde, daß am ehesten durch Eigeninitiative jene Hürden zu überwinden waren, die in Form von Vorurteilen und Fehleinschätzungen über die Entwicklungsmöglichkeiten geistig behinderter Menschen sowohl bei Meinungsführern, Entscheidungträgern als auch in der allgemeinen Bevölkerung weit verbreitet waren. Einhergehend mit entsprechenden gesetzlichen Entwicklungen (Bundessozialhilfegesetz) kam nicht-staatlichen Organisationen (u. a. auch in Form von Elternvereinigungen) neben der Funktion der Selbsthilfe auch schon recht früh Mitverantwortung für die Schaffung von Dienstleistungsstrukturen für Menschen mit geistiger Behinderung zu. Auf Eigeninitiative entwickelte sich Mitbestimmung und hieraus Mitverantwortung von Menschen, die durch geistige Behinderung betroffen waren bzw. sich hierdurch haben betroffen machen lassen.

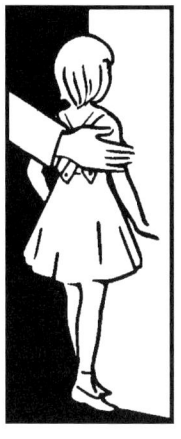
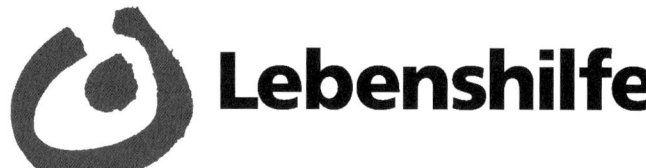

Abb. 15.1: Das alte Logo   **Abb. 15.2:** Das neue Logo

Ausgelöst durch die Erfolge in der Förderung geistig behinderter Menschen und neue Erkenntnisse hinsichtlich ihrer Entwicklungsmöglichkeiten veränderte sich auch die Einschätzung ihnen gegenüber und damit das Bild vom geistig behinderten Menschen in unserer Gesellschaft. Nach und nach – beginnend in den 1980er Jahren – wurde auch der Mensch mit geistiger Behinderung immer weniger als Objekt wohlgemeinter Pflege und Zuwendung und mehr und mehr als eigenständige Persönlichkeit gesehen, die Subjekt eigenen Handelns ist oder zumindest sein kann. Vom fürsorglich zu lenkenden »Schützling« wandelte sich das Bild hin zum Verständnis des behinderten Menschen als unserem »Auftraggeber«, an dessen Anliegen, Sorgen und Wünschen sich die Arbeit zugunsten dieses Personenkreises zu orientieren hat. Die persönlichen Sichtweisen des geistig behinderten Menschen rückten so in den Mittelpunkt.

Diese Entwicklung fand ihre Entsprechung auch im »corporate design« der Lebenshilfe, die sich seit 1995 mit einem neuen Erscheinungsbild in der Öffentlichkeit präsentiert. Das bis dahin durch ein Mädchen mit einer schützenden Hand dargestellte Logo wurde durch ein eher abstraktes blaues Zeichen in Verbindung mit dem Schriftzug »Lebenshilfe« abgelöst.

Damit ist der Ausweitung und Weiterentwicklung der Lebenshilfe-Aufgaben seit 1958 auch gestalterisch Rechnung getragen worden. Ging es in den Anfangsjahren der Lebenshilfe zunächst darum, Kindern mit geistiger Behinderung Schutz und Hilfe zu geben, so hatte sich das verbandliche Engagement schon seit vielen Jahren auf Menschen mit geistiger Behinderung jeden Alters ausgeweitet. Fachlich ist die Arbeit der Lebenshilfe darauf ausgerichtet, die Anliegen von Menschen mit Behinderung stärker in den Mittelpunkt zu stellen, ihre Eigenständigkeit und ihre Teilhabe an der Gesellschaft zu erweitern.

Eine ähnliche Entwicklung nahm auch das Verständnis von der Zusammenarbeit mit den Eltern. Elternarbeit meinte in der traditionellen Heilpädagogik vor allem Formen der Einflußnahme von Fachleuten auf das Verhalten von Eltern im Zusammenleben mit ihrem behinderten Kind. Diese Einflußnahme bezog sich lange Zeit sowohl auf die Anleitung zum »richtigen« Umgang in der Familie als auch auf die Unterweisung in die Anliegen professioneller Dienste – und dies alles zum vermeintlichen Wohle des behinderten Kindes und seiner Förderung. Die Fachleute waren in diesem Verständnis die »Wissenden« aufgrund ihrer beruflichen Qualifikation, die Eltern hingegen die »Laien«, die durch Fachleute erst in die Lage versetzt werden, mit der Behinderung des Kindes angemessen umgehen zu lernen. Der weiße Kittel des Heilpädagogen war in den frühen Jahren der Heilpädagogik Ausdruck dieser klaren Rollenverteilung zwischen Eltern und Fachleuten.

Die Gründung der Lebenshilfe in Deutschland 1958 war ein Meilenstein zur veränderten Wahrnehmung von Eltern in ihrem Selbstbild und der Rolle gegenüber dem behinderten Kind und den Fachleuten. Die Eltern wurden in ihrer eigenen Expertenrolle gegenüber dem Kind zunehmend erkannt und erhoben auch für sich den Anspruch, das Hilfesystem für ihre behinderten Kinder mit aufzubauen und damit auch Strukturfragen mit zu entscheiden. Eltern sind es schließlich, die das Kind in der Regel über die meiste Zeit des Tages, der Woche und des Jahres begleiten und damit auch seine Entwicklung am deutlichsten beobachten und ausdrücken können.

Speck (1984) hat die Emanzipation der Eltern aus der »Objektrolle« professionellen Handelns (diese Bedeutung steckt auch in der Wortbedeutung von Eltern»arbeit«) in drei Stufen beschrieben. Das Laienmodell schrieb Eltern eindeutig die Rolle der »Nicht-Fachleute« zu. Eltern werden im wesentlichen auf die Funktion der Zubringer von Informationen und der Empfänger von Anweisungen und Ratschlägen reduziert.

In den 1980er Jahren folgte das Ko-Therapeuten-Modell. Nach diesem Ansatz wurde die Rolle der Eltern als Unterstützer von Fachleuten, als ihr verlängerter Arm, zwar gestärkt, als Ko-Therapeuten wurde ihnen jedoch letztlich nur die Assistenzfunktion für die Handlungspläne der Profis zuerkannt. Eltern wurden trainiert, um am Nachmittag oder am Wochenende die Behandlungspläne fortzuführen, die Fachleute entworfen hatten. Beschrieben werden – neben der nachrangigen Handlungskompetenz für Eltern – auch Beziehungsprobleme zwischen Eltern und Kind aus dieser Rollenübernahme, da die Eltern als Ko-Therapeuten aus der emotionalen, spontanen Beziehungsstruktur ausbrechen und rational-effektiv dem Kind gegenüberzutreten suchen wodurch falsch verstandenes, distanziertes Verhalten die Folge sein kann. An die Stelle des behinderten Kindes rückt vielfach die »behinderte Familie«, das gesamte System Familie scheint »erkrankt« und damit behandlungsbedürftig.

In den letzten Jahren hat sich aus der Kritik beider vorgenannter Modelle das Postulat der partnerschaftlichen Zusammenarbeit von Eltern und Fachleuten entwickelt. Zusammmenarbeit zwischen Fachleuten und Eltern statt Elternar-

beit – der begriffliche Wechsel drückt einen tiefgreifenden Perspektivenwechsel aus. »Zusammenarbeit von Partnern an einer gemeinsamen Aufgabe ist die gegenseitige Ergänzung von unterschiedlichen Sichtweisen und Beiträgen. Eltern und Fachleute gehören unterschiedlichen Systemen an, handeln deshalb auch aus unterschiedlichen Ansätzen heraus, die gegenseitig zu respektieren sind« (Speck, 1984, 146). Beide Seiten – Eltern und Fachleute – werden so zu Spezialisten für das Kind mit sich ergänzenden Anteilen. Dieser Perspektivenwechsel ist nicht spannungsfrei, gerät gerade der Fachexperte schnell in Gefahr, notwendige Kommunikationsprozesse abzukürzen und in altes »schulmeisterliches« Lehrverhalten zurückzufallen.

Parallel zu derartigen sich verändernden Sichtweisen verbreitete sich die Erkenntnis, daß die Betrachtung geistiger Behinderung aus einem defizitären Blickwinkel dem Personenkreis der Menschen mit geistiger Behinderung keineswegs gerecht wird. Die Einschränkungen im intellektuellen Bereich – nicht selten einhergehend auch mit körperlichen oder Sinnesbehinderungen – dürfen nicht dazu führen, die Personengruppe ausschließlich durch ihr Behindertsein zu definieren.

»Zuerst sind wir Menschen« diese Sichtweise – von Menschen mit geistiger Behinderung selbst formuliert – weist den Weg in eine ganzheitliche Betrachtungsweise, die es ermöglicht, auch Stärken und Talente zu erkennen und zu leben. In den 1990er Jahren setzte sich folgerichtig auch auf der semantischen Ebene durch, nicht mehr von »den Geistigbehinderten« sondern von Kindern, Söhnen, Töchtern, Bewohnern, Mitarbeiterinnen – generell von Menschen mit einer geistigen Behinderung zu sprechen. In der Folge war es nur konsequent, diesem Personenkreis Wege weg von der Fremdbestimmung und hin zu mehr Selbstbestimmung zu öffnen. Auf der Einrichtungsebene manifestierte sich dies in der zunächst freiwillig, dann gesetzlich vorgeschriebenen Etablierung von Beiräten im Wohnbereich (Heimbeiräte) bzw. im Bereich des Arbeitslebens (Werkstatträte). Selbsthilfe-Strukturen innerhalb bestehender bzw. durch neue Organisationen rücken heute verstärkt ins Blickfeld (s.u.). Allen diesen Entwicklungen liegt die Erkenntnis zugrunde, daß auch Menschen mit einer intellektuellen Beeinträchtigung und geistigen Behinderung Meinungen und Wünsche haben, in der Lage sind, sie zu äußern und z. T. auch ihre Realisation in die Tat umsetzen können. Mitwirkung und Mitbestimmung ist auch Menschen mit einer geistigen Behinderung möglich – sowohl im Lebensalltag als auch in eher strategischen Entscheidungsfeldern, etwa der Konzeptionsbildung oder Sozialpolitik.

Größere Selbständigkeit ihrer geistig behinderten Tochter, ihres geistig behinderten Sohnes stellt insbesondere Eltern mit Kindern im Jugendlichen- und Erwachsenenalter vor neue Herausforderungen: statt der lange Zeit als selbstverständlich geltenden Unterstellung »sie bleiben doch immer Kinder« ist es mehr und mehr auch im Sinne ihrer Eltern, die sich bietenden Chancen nach mehr Selbstbestimmung und Eigenverantwortung auch bei ihren geistig behinderten Söhnen und Töchtern zum Zuge kommen zu lassen. Die Aspekte der Förderung und Betreuung – zweifelsohne bedeutsam – erhalten eine neue Färbung in einem veränderten Selbstverständnis des Betreuers, der sich mehr und mehr zum Begleiter und Assistenten, zur Begleiterin und Assistentin entwickelt. Hierdurch ergibt sich immer wieder die Notwendigkeit einer Gratwanderung zwischen nicht verantwortbarer Überforderung und nicht zu rechtfertigender Entmündigung.

Diese Entwicklung zu mehr Selbstbestimmung im Leben von Menschen mit geistiger Behinderung und in ihren Familien ist noch nicht zu Ende. Zukunftsweisende Konzepte versuchen, ein Leben mit Behinderung von Geburt an im sozialen Regelnetzwerk des Gemeinwesens (z. B. Nachbarschaft, Sportvereine, Volkshochschulen) zu sichern und sehen spezielle Angebote nur subsidiär in solchen Bereichen vor, wo diese »community care« nicht ausreicht, um die speziellen Bedürfnisse von Menschen mit einer geistigen Behinderung zu beantworten. Im Rahmen dieses »inklusiven« Ansatzes würde dann z. B. auch das schulische Integrationsprojekt als immer noch spezielle Maßnahme der wohngebietsübergreifenden Bündelung von sonderpädagogischen Bedarfen und Ressourcen an Bedeutung verlieren, da die sonderpädagogische Kompetenz grundsätzlich zunächst einmal in der wohnortbezogenen allgemeinen Schule selbst angeboten werden müßte.

Die dargelegte Entwicklung von Fremdbestimmung zu mehr Selbstbestimmung gilt unabhängig vom Schweregrad der Behinderung. Naheliegenderweise konkretisiert sich der Selbstbestimmungsansatz z. B. bei Menschen mit Down-Syndrom anders als bei Menschen mit hohem Pflegebedarf oder Menschen, die über ihre Verhaltensauffälligkeiten viel Betreuung brauchen. »Wenn wir grundsätzliche Beziehungsfähigkeit bei jedem Menschen voraussetzen und auf die präreflexiven, somatischen Ausdrucksformen achten, können sie uns zum Anruf werden; ein Anruf, auf den wir in der selben Weise antworten. Es entsteht dabei ein unmittelbarer leibhafter Dialog, der die Beziehungsstörung zwischen dem Menschen mit schweren Behinderungen und dem Erzieher oder Betreuer überwindet, und der beiden zur Selbstbestätigung wird. In diesem reziproken Dialog erfährt der Mensch mit schweren Behinderungen, daß er etwas bewirken, daß er Einfluß auf einen anderen nehmen kann. Er erlebt sich hier als gleichwertiger Partner und kann wenigstens in diesen Augenblicken seine Rolle des passiv Behandelten und Versorgten verlassen und sich selbstbestimmt fühlen. Elementare Beziehung ist also Selbstbestimmung für den Menschen mit schweren Behinderungen.« (Fornefeld, 1996, S. 177/178).

Allen Menschen mit einer (geistigen) Behinderung stehen somit Möglichkeiten und Chancen zu mehr Selbstbestimmung offen, wenn ihr Umfeld (Eltern, Personal, Freunde, Nachbarn) dies konsequent und kompetent wollen. Es stellt sich nicht die Frage, für wen Selbstbestimmung aufgrund seiner individuellen Möglichkeiten zum Erwerb autonomen Handelns »in Frage kommt«, sondern umgekehrt, welcher konkrete Schritt bei jedem Individuum der nächste zu mehr Selbstbestimmung im Kontinuum zwischen völliger Fremdbestimmung und (utopischer) völliger Selbstbestimmung ist. Die Inhalte und die Reichweite selbstbestimmten Lebens variieren so zwischen den einzelnen Individuen z. T. erheblich, nicht aber die Gültigkeit von und der Anspruch auf ein Leben so selbstbestimmt wie möglich.

15.2 Hilfreiche Strukturen der Selbstorganisation von geistig behinderten Menschen und ihren Angehörigen

Zur Durchsetzung ihrer Interessen bedürfen Menschen, die Selbsthilfe wollen und Mitverantwortung zu tragen beabsichtigen, geeignete Strukturen. Dies gilt auch für die Selbstorganisation behinderter Menschen und ihrer Angehöriger, wie das Beispiel der Bundesvereinigung Lebenshilfe für Menschen mit geistiger Behinderung darlegt.

Die Lebenshilfe wurde (s.o.) 1958 – initiiert durch den Holländer Tom Mutters – als Vereinigung von Eltern und Fachleuten mit bundesweitem Anspruch gegründet. Niemand konnte seinerzeit ahnen, welchen Umfang und welche Auswirkungen diese Gründung annehmen würde. Der von Tom Mutter oft zitierte Satz von Voltaire »Es gibt ein Ding, stärker als alle Armeen der Welt, und das ist eine Idee, für welche die Zeit gekommen ist«, bewahrheitete sich inhaltlich vollkommen. In den folgenden Jahrzehnten wuchs aus der kleinen Gemeinschaft von 14 Personen eine Organisation, die 1989 aus 400 örtlichen Vereinigungen in elf Bundesländern bestand. In und nach den Jahren der Wende 1989 brach auch in den neuen Bundesländern der »Selbsthilfestau« auf. Begleitet durch die Bundesvereinigung, die Landesverbände und viele Ortsvereinigungen in den alten Bundesländern entwickelte sich die Lebenshilfe auch in den neuen Ländern rasant: so besteht die Bundesvereinigung Lebenshilfe im Jahr 2001 aus 538 örtlichen Vereinigungen in 16 Landesverbänden; sie zählt ca. 135 000 Mitglieder, betreut ungefähr 150 000 Menschen mit einer (geistigen) Behinderung in mehr als 3 000 Einrichtungen und Diensten bundesweit.

Neben ihrem umfassenden Dienstleistungsangebot bemüht sich die Lebenshilfe auf allen ihren Ebenen in Ort, Land und Bund um wirkungsvolle Interessenvertretung der Belange geistig behinderter Menschen und ihrer Angehörigen, um umfassende Öffentlichkeitsarbeit zum Abbau von Vorurteilen bezogen auf diesen Personenkreis, um eine konstante Fortentwicklung von Konzeptionen für alle Lebensbereiche geistig behinderter Menschen von der frühen Kindheit bis ins hohe Alter, um Fort- und Weiterbildung für Mitarbeiter/innen in Einrichtungen, für Eltern geistig behinderter Menschen und mehr und mehr auch für (geistig) behinderte Menschen selbst. Dies alles ist begleitet durch ein dichtmaschiges Netz kommunikativer Beziehungen zu meinungsführenden und meinungsbildenden Organisationen und Personen im politischen, wissenschaftlichen und verbandlichen Umfeld.

Tragende Grundgedanken der Arbeit der Lebenshilfe sind:
– das Normalisierungsprinzip, das auch Menschen mit geistiger Behinderung ein Leben so normal wie möglich erschließen soll;
– der Integrationsgedanke, dem zentralen Anliegen von möglichst viel Gemeinsamkeiten von behinderten und nichtbehinderten Menschen sowie – in der jüngeren Vergangenheit mehr und mehr ins Blickfeld rückend;
– der Selbstbestimmungsgedanke, der auch Menschen mit einer geistigen Behinderung mehr an Mitwirkung und Mitentscheidung für die jeweils eigenen Lebensangelegenheiten eröffnen soll.

Für die Lebenshilfe war – entsprechend ihres Selbstverständnisses als Selbsthilfeorganisation – die Mitwirkung von Eltern in den Vereinsstrukturen stets eine Selbstverständlichkeit. Dies manifestiert sich in der zumeist in den Satzungen vorgeschriebenen Mehrheit von Eltern in den vereinsleitenden Organen (z. B. Vorständen), durch Elternbeiräte in Einrichtungen, durch Möglichkeiten der aktiven Elternmitwirkung im Verein auf Orts-/Landes- und Bundesebene. Die meisten Landesverbände und die Bundesvereinigung verfügen über einen eigenen Elternrat der – neben der Mitwirkung von Eltern in den anderen Vereinsorganen und Gremien – den besonderen Stellenwert der Eltern für die Lebenshilfe sicherstellen soll.

Das erwünschte Mehr an Selbstbestimmung stellt auch für Elternvereinigungen wie die Lebenshilfe eine eigene, neue Herausforderung dar: In dem Grundsatzprogramm des Jahres 1990 heißt es: »In der Lebenshilfe sind die Elemente »Elternvereinigung«, »Fachverband« und »Trägerverband« miteinander eine Verbindung eingegangen, die sich bewährt hat. Mehr und mehr kommt als viertes Element die Selbsthilfe geistig behinderter Menschen hinzu.« Die sich schon 1990 anbahnende Entwicklung setzt sich konsequent fort: getragen durch Mitgliederversammlungsbeschlüsse auf Bundes-/und Landesebene ist die Einbeziehung geistig behinderter Menschen in den Verein Lebenshilfe eindeutig gewollt. Die Lebenshilfe öffnet sich auch Menschen mit geistiger Behinderung als Mitgliedern; sie ermöglicht aktive Mitgliedschaft und Mitwirkung in den Vereinigungen, sowohl auf Ortsebene als auch – insbesondere im Blick auf Gremienarbeit – auf der Ebene der Landesverbände und der Bundesvereinigung.

Am Beispiel der Bundesvereinigung läßt sich dieser Prozeß verdeutlichen: Seit Anfang 1992 gibt es Beiräte behinderter Menschen für die Ausschüsse zum Bereich Arbeiten und Wohnen. Die Mitgliederversammlung hat – als Modellversuch – einen dem Elternrat vergleichbaren » Lebenshilferat« installiert, der dem Bundesvorstand die Anliegen geistig behinderter Menschen nachdrücklich und direkt nahe bringen soll. Seit 1968 beschäftigt die Bundeszentrale der Lebenshilfe mit steigender Tendenz Mitarbeiter/innen mit geistiger Behinderung, auf der Mitgliederversammlung 2000 wurde ein Mensch mit geistiger Behinderung in den Bundesvorstand gewählt. Vergleichbare personelle Entwicklungen gibt es in einigen Ortsvereinigungen und Landesverbänden. Diese gewollte Einbeziehung geistig behinderter Menschen in die Strukturen der Lebenshilfe birgt eine Quelle neuer Spannungen.

Berechtigterweise haben alle Lebenshilfesäulen, nämlich Eltern und sonstige Angehörige, Einrichtungen und ihre Träger, hauptamtliches Personal in der Behindertenarbeit, und eben neuerdings auch Menschen mit geistiger Behinderung eigene, spezifische Interessenslagen, die untereinander nicht immer deckungsgleich sein können. Diese unterschiedlichen Zielsetzungen und Interessen stellen Selbsthilfeorganisationen wie die Lebenshilfe vor neue, große Herausforderungen.

Aus dem Blickwinkel geistig behinderter Menschen ergeben sich – unter vereinsstruktureller Betrachtung – drei Entwicklungslinien:

– geistig behinderte Menschen werden Mitglied der Lebenshilfe und finden hier eigene Plattformen, Foren und Möglichkeiten, sich wirkungsvoll einzubringen – bis hin zu eigenen Strukturen innerhalb des Vereins Lebenshilfe;

– geistig behinderte Menschen finden sich neben der Lebenshilfe und anderen Behindertenorganisationen zu eigenen Vereinigungen zusammen: In Deutschland hat sich 2001 – vor dem Hintergrund eines Gemeinschaftsprojektes zwischen der Bundesvereinigung Lebenshilfe, der »Interessenvertretung Selbstbestimmt Leben« (ISL) sowie der Bundesarbeitsgemeinschaft »Gemeinsam leben – Gemeinsam Lernen« unter dem Titel »Wir vertreten uns selbst!« – ein »Netzwerk People First Deutschland« als eigenständiger Verein gegründet, eine Plattform, auf der geistig behinderte Menschen trägerübergreifend dem Anspruch »Zuerst sind wir Menschen« gerecht werden möchten.

– Bezüglich dieses Nebeneinanders von Strukturen gilt es, neue Verhaltens-/Verfahrensweisen zu entwickeln: Optimal wäre es, wenn es gelänge, beide Strukturebenen nebeneinander sich einander akzelerierend zu entwickeln, ohne das auch im Verbandswesen verbreitete Konkurrenzdenken dominierend werden zu lassen.

Beispiele aus dem weltweiten Ausland mögen hier hilfreich sein. Generell ist anerkennend anzumerken, daß vielfältige Impulse von »Fremd-/zur Selbstbestimmung« aus unterschiedlichen Ländern der Welt die Behindertenhilfe auch in Deutschland befruchtet haben. Weltumspannend aus Neuseeland, den USA, England, den Niederlanden sowie Skandinavien gibt es aussagefähige – gute und schlechte – Beispiele, von denen wir in Deutschland Vieles lernen können. Historisch bleibt festzuhalten, daß der Impuls in Richtung zu einem Mehr an Selbstbestimmung ein »Import« nach Deutschland ist.

15.3 Selbsthilfevereinigungen im Spannungsfeld unterschiedlicher Funktionen

Vereinsstrukturell unterscheiden wir in Deutschland zwischen Vereinigungen der Behindertenhilfe und der Behindertenselbsthilfe. Zu den Vereinigungen der Behindertenhilfe gehören auch die Spitzenverbände der Freien Wohlfahrtspflege, die – teils durch eigene verbandliche Untergliederungen – auch Einrichtungen für (geistig) behinderte Menschen unterhalten. Bezogen auf Menschen mit geistiger Behinderung sind dieses – neben dem Deutschen Roten Kreuz, der Arbeiterwohlfahrt und (mit vielen Untergliederungen der Lebenshilfe als Mitglieder) dem Deutschen Paritätischen Wohlfahrtsverband (DPWV) – insbesondere die konfessionellen Spitzenverbände Deutscher Caritasverband und Diakonisches Werk. Über ihre spezifischen Fachverbände – dem »Bundesverband Evangelische Behindertenhilfe (BEB)« und dem Verband »Caritas Behindertenhilfe und Psychiatrie (CBP)« – sind diese Träger konkreter Einrichtungen und Dienste auch für Menschen mit geistiger Behinderung.

Parallel hierzu bestehen die Verbände der Behindertenselbsthilfe, deren prägendes Element ist, daß behinderte Menschen oder ihre Angehörigen selbst den Kern der Mitgliederschaft stellen, und in den Führungsgremien betroffene Menschen mehrheitlich »das Sagen« haben. Innerhalb des Sektors der Verbände der Behindertenselbsthilfe lassen sich wiederum zwei Gruppen unterscheiden:

– Verbände und Vereinigungen, die ausschließlich Organisationen im Sinne von Interessenvertretungsorganisationen sind;
– Verbände und Vereinigungen die zusätzlich zu ihren Interessenvertretungsfunktionen selbst auch Einrichtungen und Dienste verantworten und tragen.

Zu der letzteren Gruppe gehört die Bundesvereinigung Lebenshilfe. Sie ist – aus bereits dargelegten Gründen – durch Wahrnehmung dieser Mehrfachfunktionen besonderen internen und externen Spannungen ausgesetzt.

Einerseits existiert das Spannungsfeld zwischen Betroffenen-/Träger- und Fachverband. Andererseits kommen als weiteres Spannungsfeld die Funktionen »Selbsthilfevereinigung für Eltern geistig behinderter Menschen« sowie »Selbsthilfevereinigung für geistig behinderte Menschen selbst« hinzu.

Um sich in diesem Spannungsfeld zu positionieren, erlebt die Lebenshilfe zur Zeit einen – im wahrsten Wortsinne – »spannenden« Prozeß. Dieser Prozeß ist auch im aktuellen Orientierungsrahmen zur Leitbildentwicklung in der Lebenshilfe z. B. durch folgende Fragestellungen abgebildet:

– Die Lebenshilfe – Selbsthilfeorganisation von Eltern und/oder Menschen mit geistiger Behinderung?
– Das Verhältnis von Eltern und Mitarbeiter/innen;
– Das Verhältnis von Menschen mit geistiger Behinderung und Mitarbeiter/innen;
– Das Verhältnis zwischen Haupt- und Ehrenamt insbesondere im Blick auf haupt- und ehrenamtliche Funktionsträger auf der Leitungsebene;
– Das Spannungsfeld zwischen Interessenvertretungsverband und Dienstleistungsunternehmen;
– Das Spannungsfeld zwischen Verbraucherschutzfunktionen der Lebenshilfe (der geistig behinderte Mensch als Nutzer!) und dem Angebot eigener Dienste und Einrichtungen.

(Hierzu im einzelnen: Orientierungsrahmen zur Leitbild-Entwicklung in der Lebenshilfe – Vorlage für die Mitgliederversammlung der Bundesvereinigung Lebenshilfe für Menschen mit geistiger Behinderung e.V., Oktober 2000)

Im Rahmen des zu diesem wichtigen Thema stattfindenden Diskussionsprozesses wird das Ergebnis insbesondere hinsichtlich der Frage spannend werden, ob es gelingt, den funktionalen Unterschied zwischen der Lebenshilfe als Trägerverein und als Dienstleistungsanbieter einerseits, als Interessenvertreter- und Verbraucherschutzverband andererseits zu erkennen und trotzdem – sowohl auf Orts- sowie auf Landes- und Bundesebene – strukturelle Voraussetzungen zu schaffen, damit »unter einem Dach« beide Funktionen wahrgenommen werden können. Dies kann nur gelingen, wenn neben strukturierenden Maßnahmen ein funktionierendes Kommunikationssystem zwischen »Trägerverein Lebenshilfe« und »Interessenvertretungsverband Lebenshilfe« aufgebaut und kultiviert wird.

15.4 Neue Ansätze in der Sozialpolitik zur Stärkung der Selbstbestimmung geistig behinderter Menschen

Der vorstehend genannte Spannungsbogen »Dienstleistungsanbieter-Interessenvertretungsverband« erhält seine besondere Brisanz durch aktuelle Ansätze der Sozialpolitik, die entsprechend des vorgestellten Paradigmenwechsels dazu beitragen sollen, eine eigenständige Lebensführung und mehr Selbstbestimmung auch für (geistig) behinderte Menschen zu ermöglichen. Insbesondere in den Niederlanden und den skandinavischen Ländern liegen vertiefte Erfahrungen zum sogenannten »persönlichen Budget« vor: sein Grundgedanke ist, daß die durch die Gesellschaft, den Steuerzahler und damit die öffentliche Hand zur Verfügung gestellten Mittel nicht von den öffentlichen Stellen direkt in Einrichtungen und Dienste fließen, sondern daß der behinderte Mensch selbst das Recht hat, diese Mittel im Sinne eines persönlichen Budgets zu verwalten, und es ihm obliegen muß zu entscheiden, welche Dienstleistung sie/er bei wem und in welcher Häufigkeit und in welcher Dauer »einkauft«: durch die Zuschreibung »Einkaufsmacht« würde die programmatische Kette vom »Auftraggeber«, über den »Nutzer«, zum »Verbraucher« hin zum »Kunden« führen.

Die positive Einstellung zum »persönlichen Budget« auch seitens der Verbände der Behindertenhilfe und Selbsthilfe hat dazu geführt, daß auch der bundesdeutsche Gesetzgeber im Sozialgesetzbuch IX das Konzept des persönlichen Budgets eingebracht und zur modellhaften Erprobung freigestellt hat.

So heißt es unter § 17,1 SGB IX, daß der zuständige Rehabilitationsträger Leistungen zur Teilhabe auch durch ein persönliches Budget ausführen kann und unter § 17,3 SGB IX wird hierzu ausgeführt, daß die Rehabilitationsträger die Einführung persönlicher Budgets durch Modellvorhaben erproben können.

So reizvoll dieses Konzept vom Leitgedanken her ist, so muß es hinsichtlich seiner Realisierung im Hinblick auf die spezifischen Hilfebedarfe des Menschen mit geistiger Behinderung an bestimmte Voraussetzungen geknüpft werden. Prinzipiell stellt das Konzept des persönlichen Budgets eine logische und konsequente Fortentwicklung des Weges von der Fremd- zur Selbstbestimmung dar. Insofern ist es des »Schweißes der Edlen« wert, das Konzept so zu gestalten, daß es

- Menschen mit geistiger Behinderung und ihre Angehörigen nicht überfordert;
- Mißbrauch zustehender Mittel verhindert;
- wichtige (verbleibende) Funktionen und Aufgaben in den Einrichtungen und Diensten nicht gefährdet;
- „unseriöse Billiganbieter" nicht von vornherein bevorzugt und
- eine für geistig behinderte Menschen notwendige Qualität der Dienstleistung sichergestellt bleibt.

Es werden daher eine Reihe von Anforderungskriterien diskutiert, um das persönliche Budget auch für Menschen mit geistiger Behinderung erfolgreich zu entwickeln, so z. B.

1. *Bedarfsdeckung*
   Das »Entgelt« muß sich in seiner Höhe nach dem ganzheitlich beschriebenen Hilfebedarf des einzelnen Menschen mit geistiger Behinderung richten und dabei auch flexibel bleiben für Änderungen im Hilfebedarf.

2. *Offenheit für alle Behinderungsformen, -schweregrade und Altersstufen*
   Die Reichweite dieses Modells ist entscheidend daran zu bemessen, inwieweit es gelingt, durch eine Ausdifferenzierung der Höhe der Einzelgeldleistungen auch umfänglichen Hilfebedarf abzusichern. Es wäre nicht hinzunehmen, wenn dieses Modell nur für »Randbereiche« der mobilen und relativ selbständigen Menschen mit Behinderung vorbehalten bleibt, schwerer behinderte Menschen dagegen nach wie vor »mit Plätzen« versorgt würden. Das Leitziel der Selbstbestimmung gilt für alle Menschen mit einer Behinderung, unabhängig von Art und Schwere der Behinderung oder aber auch vom Alter der Betroffenen.

3. *Wahlmöglichkeit zum weiterhin bestehenden »Versorgungssystem«*
   Zumindest in einer Übergangszeit notwendiger Erfahrungssammlung müßte sichergestellt werden, daß das Modell »Persönliches Budget« eine Wahlalternative für Betroffene bedeutet und »klassische« Einrichtungsangebote daneben weiter bestehen, wenn der behinderte Mensch diese aus persönlichen Gründen präferiert.

4. *Regionale Sozialplanung zur Aktivierung einer Anbieterstruktur sozialer Dienstleistungen*
   Menschen mit Behinderung als aktive Nachfrager sozialer Dienstleistungen benötigen eine Anbieterstruktur, um »die benötigte Ware« überhaupt einkaufen zu können. Hier sind die verantwortlichen Sozialplaner der Städte und Kommunen in der Verantwortung sicherzustellen, daß sich eine ausreichende Angebotsstruktur entwickelt. Es ist nicht davon auszugehen, daß allein marktwirtschaftliche Mechanismen eine ausreichende Nachfrage-Angebots-Balance garantieren, da z. B. in ländlichen Regionen nicht selten weniger Möglichkeiten der Gewinnerzielung für potentielle Anbieter auszumachen sein dürften, ein Fehlbedarf in der Angebotsstruktur notwendiger Dienstleistungen die Folge sein könnte, wenn jegliche Formen öffentlicher Regulierung unterbleiben würden.

5. *Möglichst geringe Wartezeiten zur persönlichen Aufnahme in das Modell*
   Die Aufnahme in das Modell »Persönliches Budget« darf für den Betroffenen nicht mit unzumutbaren bürokratischen und diagnostischen Vorleistungen belastet werden. Der Mensch mit Behinderung braucht rasche Planungssicherheit für die Ausgestaltung seiner Hilfen und daher eine zügige, rechtlich abgesicherte »Bescheidung«.

6. *Unterstützung von Peer-Counseling und Selbsthilfegruppen*
   Mehr Entscheidungsspielräume für behinderte Menschen bedeuten mehr Wahlmöglichkeiten aber auch Entscheidungsnotwendigkeiten für diese Personen. Daher kommt dem Erfahrungsaustausch mit anderen Betroffenen verstärkte Bedeutung zu, um in diesem »Marktgeschehen« an Stärke zu gewinnen.

7. *Schulung der Betroffenen*
   Die bedarfsgerechte »Beschaffung« und begleitende Kontrolle der sozialen Dienstleistung stellt Anforderungen an die persönliche Kompetenz der beteiligten Personen. Behinderten Menschen müssen daher Fortbildungsmaßnahmen angeboten werden, die sie in dieser »Kundenrolle« stärken.

8. *Unterstützung bei der bedarfsgerechten Inanspruchnahme/Assistenz gesetzlicher Betreuer*
   Die bereits benannte Reichweite des Modells auch für schwerer behinderte Menschen macht Unterstützungsleistungen in der persönlichen Auswahl der notwendigen Hilfen unter qualitativen und quantitativen Gesichtspunkten notwendig. Eine besondere Herausforderung wird hierbei sein, derartige Begleitmodelle so auszugestalten, daß der wirkliche Wille des betroffenen Menschen Vorrang hat vor der Expertenmeinung des Unterstützers. Der fachlichen Qualifizierung von Assistenten für die »richtige« Art der Begleitung kommt daher große Bedeutung zu.

9. *Care/Case Manager – Advocates*
   In der Anbahnung und Begleitung der notwendigen Hilfeprozesse für behinderte Menschen werden neue Berufsprofile entstehen, die als eine Art »Broker« zwischen dem Markt der Dienstleistungen und den Anfragen behinderter Menschen nach adäquater Dienstleistung vermitteln und damit helfen, ein möglichst optimales Hilfeangebot für jeden Einzelnen zu finden.

10. *Zweckbindung der Geldleistung*
    Die Gefahr ist nicht zu unterschätzen, daß Geldleistungen zur Ausgestaltung notwendigen Hilfebedarfs für andere persönliche Belange des behinderten Menschen selbst oder in seinem Umfeld unsachgerecht gehandhabt werden, es muß sichergestellt sein, daß diese Geldleistungen ausschließlich zum »Ankauf« von sozialen Dienstleistungen eingesetzt werden.

15.5 Zur aktuellen Bedrohung von Lebensrecht und Selbstbestimmung

Die vorstehend geschilderten, »nach vorne gerichteten« und als Fortschritt zu interpretierenden Entwicklungen dürfen nicht darüber hinwegtäuschen, daß in der gesellschaftlichen Diskussion »subkutan« und »subtil« Tendenzen bemerkbar werden, die die Akzeptanz von Behinderungen in unserer sich immer noch als human verstehenden Gesellschaft gefährden. Die aktuelle biotechnologische Diskussion suggeriert breiten Teilen in Politik und Bevölkerung die scheinbare Machbarkeit leidfreien und makellosen Lebens. Die Möglichkeiten der Pränataldiagnostik, Präimplanationsdiagnostik und des therapeutischen Klonens bergen selbst bei »gutmeinenden«, auf die Überwindung umschriebener Krankheitsbilder ausgerichteten Forschungsprojekten die Gefahr einer ungewollten, trotzdem aber unheiligen Allianz mit Tendenzen eines nach wie vor existierenden Kosten/Nutzendenkens.

Diese menschenverachtenden Gedanken – schon lange vor der Zeit des Faschismus entstanden – gelangen in neuem Gewand in unser gesellschaftliches Bewußtsein: Bei Binding und Hoche (Anfang des 20. Jahrhunderts) wurde eine unverblümte Kollektivethik propagiert, nach der eine Zwecksgemeinschaft möglichst von »ineffektiven Ballastexistenzen« zu befreien oder frei zu halten sei. Dieses Gedankengut hat unter der Hitler-Euthanasie zur Vernichtung von über 250 000 behinderten Menschen geführt. Selbstverständlich sind wir in jetzigen Zeiten von derartig grauenhaften Vorstellungen weit entfernt. Trotzdem gilt Adornos Satz, »daß immer möglich ist, was einmal möglich war«.

Vor diesem geschichtlichen Hintergrund erhebt eine Vielzahl der Verbände der Behindertenhilfe und Behindertenselbsthilfe warnend ihre Stimme, wenn heutzutage unter Zugrundelegung individualethischer Ansätze Leidvermeidung des Einzelnen in einer »Ethik des Heilens« – aus Sicht einiger Wissenschaftler und Kritiker um nahezu jeden Preis – propagiert wird.

Die Vision vom leidfreien Leben, daß Bild vom makellosen Menschen, der Glaube an die Machbarkeit von beidem, schlägt mittelbar und unmittelbar auf die Lebensqualität behinderter Menschen und auf den Lebenswert behinderten Lebens zurück. Wenn es denn vermeintlich möglich ist, im pränatalen Bereich Behinderung durch entsprechende Maßnahmen auszuschließen, dann ist der Rückschluß nicht weit entfernt,

– jenen Eltern, die trotz der pränataldiagnostischen Möglichkeiten ein behindertes Kind haben, die Schuld hierfür selbst in die Schuhe zu schieben und ihnen die Kosten der Betreuung und Versorgung ganz zu übertragen;
– dem behinderten Menschen selbst und der Gesellschaft den Eindruck zu vermitteln, daß die Existenz behinderter Menschen eigentlich nicht nötig und daher auch nicht wünschenswert sei.

Wenn eine solche – hier nur holzschnittartig entwickelte – Grundhaltung in der Bevölkerung Verbreitung fände, wäre mit an Sicherheit grenzender Wahrscheinlichkeit die Bereitschaft deutlich eingeschränkt, behinderte Menschen gesellschaftlich zu akzeptieren und die materiellen Ressourcen bereitzustellen, die nötig sind, um Menschen mit (geistiger) Behinderung zu betreuen und zu pflegen, zu fördern und zu begleiten. Daher ist es nötig, neben dem sicherlich unstrittig gewünschten wissenschaftlichen Fortschritt in der Heilung von Krankheiten, ein »Recht auf Unvollkommenheit« zu gewähren (vgl. im einzelnen hierzu Conrads, 2001).

Es ist naheliegend, daß die vorstehend angedeuteten Entwicklungen bei behinderten Menschen und ihren Angehörigen nicht selten Ängste auslösen und als Bedrohung empfunden werden. Dies wiederum löst verstärkt den Wunsch nach mehr Selbstbestimmung, mehr Mitbestimmung, mehr Einfluß behinderter Menschen im Rahmen der öffentlichen Diskussion aus. Selbsthilfe bekommt unter diesem Blickwinkel eine in den Jahren erfolgreicher Behindertenhilfe nicht selten verdrängte Dimension: Selbsthilfe, um Lebenswert und Lebensrecht stets und radikal einzufordern.

Eine so entstandene Selbsthilfe setzt bei behinderten Menschen und ihren Angehörigen Kräfte frei und macht diese Energie nutzbar für die gesamte Gesellschaft. Selbsthilfe ist unter diesem Gesichtspunkt für das menschliche Klima einer Gesellschaft genauso wesentliches Element wie sie volkwirtschaftlich und ökonomisch sinnvoll ist. Selbsthilfe ist und bleibt daher eine sinnvolle Notwendigkeit im Gemeinwesen – nicht nur, aber auch im Interesse behinderter Menschen und ihrer Angehörigen.

Literatur

Conrads B (2001) Das Recht auf Unvollkommenheit in Einrichtungen für Menschen mit Behinderung. Haus Hall (Hrsg), Ein Beitrag zu einer Kultur des Lebens. Freiburg

Fornefeld B (1996) Selbstbestimmung von Menschen mit schwersten Behinderungen. Anmerkungen zum Aufbau elementarer Beziehungen, in Bundesvereinigung Lebenshilfe (Hrsg), Selbstbestimmung. Kongreßbeiträge. Marburg

Speck O (1984) Behinderung, Eltern und spezielle pädagogische Hilfe, in Z. Vierteljahresschrift für Heilpädagogik und ihre Nachbargebiete 53 (1984), 139–151

D Rechtliche Bestimmungen und Hilfen

16. Rehabilitation und Pflege für geistig behinderte Menschen – gesetzliche Grundlagen

Sabine Wendt

Die rechtlichen Regelungen für die Rehabilitation und Pflege geistig behinderter Menschen sind in einer Vielzahl unterschiedlicher Gesetze gefasst, die häufig geändert werden. Auch für Fachleute (Ärzte, Juristen, Mitarbeiter in Einrichtungen und bei Leistungsträgern) und Eltern ist es daher schwierig, einen Überblick über die geltende Rechtlage zu erhalten. Dies wird durch das Gesetzbuch Rehabilitation und Teilhabe behinderter Menschen (SGB IX) vom Juli 2001 erleichtert. Es soll zu einer Vereinheitlichung des unübersichtlichen Reha-Rechts

führen und den Zugang zu Reha-Dienstleistungen durch eine verbesserte Zuständigkeitsklärung und Beratung erleichtern.

Wer sich über das geltende Reha-Recht informieren will, kann bei der zuständigen Service- und Beratungsstelle oder dem zuständigen Leistungsträger die aktuelle Rechtslage erfragen. Mit dem SGB IX müssen flächendeckend *Servicestellen für Reha-Beratung* (§ 23 SGB IX) eingerichtet werden. Diese Service- und Beratungsstellen sollen auch von den Eltern und Personensorgeberechtigten behinderter Menschen aufgesucht werden, um sich über Teilhabeleistungen der Rehabilitation zu informieren (§ 60 SGB IX).

Jeder Leistungsträger ist verpflichtet, die Bürger über ihre Rechte und Pflichten aufzuklären (§ 13 SGB I), und über die möglichen Ansprüche zu beraten (§ 14 SGB I), gegebenenfalls schriftlich mit der Bescheiderteilung. Man sollte sich aber auch von Selbsthilfeverbänden (z. B. BAG Hilfe für Behinderte, Lebenshilfe für Menschen mit geistiger Behinderung u. a.) oder Verbraucherschutzverbänden Informationen holen.

16.1 Ausgleich behinderungsbedingter Nachteile

Das Schwerbehindertengesetz als Nachteilsausgleichsgesetz ist in das SGB IX integriert worden. Alle gesetzlichen Regelungen zu diesem Themenkreis finden sich dort in dem 2. Teil, besondere Regelungen zur Teilhabe schwerbehinderter Menschen (Schwerbehindertenrecht), §§ 68 SGB IX, und in der Schwerbehindertenausweisverordnung.

Die Inanspruchnahme eines solchen Nachteilsausgleichs setzt zunächst die Feststellung der *Schwerbehinderteneigenschaft* voraus. Diese wird in einem Ausweis dokumentiert, für dessen Ausstellung die Versorgungsämter zuständig sind (§ 69 SGB IX).

Die rechtliche Feststellung der Behinderteneigenschaft ist schon im ersten Lebensjahr sinnvoll, da sie u. a. Steuererleichterungen für die Eltern zur Folge hat. Es wird geprüft, welcher Grad der Behinderung (GdB von 0–100) anzunehmen ist. Liegen mehrere Beeinträchtigungen der Teilhabe am Leben in der Gemeinschaft vor, wird der Grad der Behinderung nach den Auswirkungen der Beeinträchtigungen in ihrer Gesamtheit unter Berücksichtigung ihrer wechselseitigen Beziehungen festgestellt (§ 69 Abs. 3 SGB IX, sog. Gesamt-GdB). In dem Schwerbehindertenausweis werden bestimmte Merkzeichen eingetragen, die Voraussetzung für bestimmte Leistungen sind (§ 69 SGB IX, Schwerbehindertenausweisverordnung).

Die *Merkzeichen* des Schwerbehindertenausweis sind in dem folgenden Kasten dargestellt.

G	=	der Ausweisinhaber ist in seiner Bewegungsfreiheit im Straßenverkehr erheblich beeinträchtigt (erheblich gehbehindert)
aG	=	der Ausweisinhaber ist außergewöhnlich gehbehindert
H	=	der Ausweisinhaber ist hilflos
B	=	ständige Begleitung ist notwendig
Bl	=	der Ausweisinhaber ist blind
Gl	=	gehörlos i.S.d. § 145 SGB IX
RF	=	der Ausweisinhaber erfüllt die gesundheitlichen Voraussetzungen für die Befreiung von der Rundfunkgebührenpflicht oder für die Gebührenermäßigung beim Fernsprechhauptanschluß.
1. Kl.	=	Berechtigung für die Benutzung der 1. Wagenklasse mit Fahrausweis der 2. Klasse

Die Feststellung der Behinderteneigenschaft erfolgt durch einen Arzt des Versorgungsamts. Dieser begutachtet nach den *»Anhaltspunkten für die ärztliche Gutachtertätigkeit im sozialen Entschädigungsrecht (AHP)«* (Bundesarbeitsblatt 2/97 S. 98, BMA vom 19. 12. 1996), die auch von der Rechtsprechung als verbindlich anerkannt werden. Nach Ziffer 26.3 werden *Nervensystem und Psyche* beschrieben, zu der auch die Beeinträchtigung der geistigen Entwicklung gehört. Dort werden die Voraussetzungen der GdB von 0–100 im einzelnen benannt. In der Einleitung wird betont, daß die *Beeinträchtigung der geistigen Entwicklung* nicht allein vom Ausmaß der Intelligenzminderung und diesbezüglichen Testergebnissen ausgehen darf, die immer nur Teile einer Behinderung zu einem bestimmten Zeitpunkt erfassen können. Es müsse stets auch die Persönlichkeitsentwicklung auf affektiven und emotionalen Gebiet, wie auch im Bereich des Antriebs und der Prägung durch die Umwelt mit allen Auswirkungen auf die sozialen Einordnungsmöglichkeiten berücksichtigt werden. Während in den Anhaltspunkten (Fassung von 1983) noch bei Down-Syndrom fast immer ein GdB von 100 % angenommen wurde, wird in der Fassung von 1996 das Down-Syndrom nicht mehr ausdrücklich benannt. Dies geht auf einen Beschluß der Sektion Versorgungsmedizin des ärztlichen Sachverständigenbeirats im Bundesarbeitsministerium zurück. Demzufolge sei es aufgrund der medizinischen und heilpädagogischen Fortschritte nicht gerechtfertigt, bei fast allen Kindern mit Trisomie 21 (Down-Syndrom) einen Grad der Behinderung von 100 % anzunehmen. Im Säuglingsalter sei eine differenzierte gutachterliche Beurteilung allerdings noch nicht möglich, hier könne nur angenommen werden, daß eine Schwerbehinderung und damit ein GdB von 50 % vorliege. Eine differenziertere Beurteilung gelinge erst dann, wenn das Ausmaß des Entwicklungsstandes erkennbar sei. Hinsichtlich der Frage des Vorliegens einer Hilflosigkeit sei im Einzelfall zu prüfen, ob im Rahmen der wegen der Behinderung durchgeführten Frühförderung Hilfen in einem Ausmaß notwendig seien, die den Umfang der Hilfebedürftigkeit bei einem gesunden gleichaltrigen Kind erheblich überschreiten.

Bei der Bildung einer Gesamt-GdB nach § 69 Abs. 3 SGB IX zur Ermittlung mehrerer Beeinträchtigungen werden die einzelnen GdB jedoch nicht addiert. Die schwerste Behinderung wird entsprechend dem Tabellenwert in den Anhaltspunkten mit dem vollen Grad bewertet, die zweitschwerste mit der Hälfte des Grades usw.

In der Regel werden die Ausweise für fünf Jahre, bei von Anfang an unveränderlichen Behinderungen für längstens 15 Jahre ausgestellt.Bei Kindern gilt eine Befristung auf das zehnte Jahr, bei Jugendlichen auf das 20. Jahr.

Inhaber eines Schwerbehindertenausweises können die im folgenden abgehandelten Nachteilsausgleiche beanspruchen:

16.1.1 Steuervergünstigung

Diese erhalten Menschen mit Behinderung mit einem GdB ab 25 %. Die mit einer Behinderung verbundenen außergewöhnlichen Belastungen werden dann entweder durch steuermindernde Pauschbeträge oder durch den Nachweis der tatsächlich erhöhten Aufwendungen abgegolten. Nach § 33b Einkommensteuergesetz (EStG) können folgende Pauschbeträge beansprucht werden:

Bei einem Grad der Behinderung in v. H.	Pauschbetrag (in Euro)
von 25 und 30	310
von 35 und 40	430
von 45 und 50	568
von 55 und 60	721
von 65 und 70	890
von 75 und 80	1 059
von 85 und 90	1 228
von 95 und 100	1 420

Wer ein »H« im Ausweis hat, weil er hilflos ist, erhält generell den höchsten Pauschbetrag von 3 700 Euro. Diese Pauschbeträge werden dann auf der Lohnsteuerkarte eingetragen. Liegen die tatsächlichen Aufwendungen höher als die Pauschbeträge, kann es günstiger sein, diese geltend zu machen. Nimmt der behinderte Mensch die Pauschbeträge nicht selbst in Anspruch, können sie auf Antrag auf die Eltern, Pflegeeltern oder Geschwister übertragen werden (nur dann, wenn kein Obhuts- und Pflegeverhältnis zu den leiblichen Eltern besteht).

Zusätzlich zu dem Pauschbetrag kann ein Ausbildungsfreibetrag gewährt werden, der ab Volljährigkeit 924 Euro beträgt. Das Schulgeld für den Besuch einer Privatschule wird nur dann berücksichtigt, wenn nachgewiesen werden kann, daß für das behinderte Kind keine geeignete öffentliche Schule vorhanden ist.

Freibetrag für die außergewöhnliche Belastung durch die Benutzung eines Kfz

Diese gilt bei einer GdB von mehr als 70 % und dem Merkzeichen »G« oder einer GdB von mehr als 80 %. Es kann der angemessene Aufwand für das Kfz als außergewöhnliche Belastung geltend gemacht werden, wenn dieser Aufwand durch die Behinderung veranlaßt wurde und unvermeidbare Privatfahrten von mehr als 3 000 km jährlich nachgewiesen werden können (Fahrtenbuch). Es gibt dann ein Pauschbetrag von 900 Euro. Es kann aber durch einen Einzelnachweis der gefahrenen Kilometer (0,30 Euro pro km) auch ein höherer Betrag nachgewiesen werden.

Bei einem »aG« im Ausweis können alle Kfz-Kosten, also auch Kosten für Erholungs-, Freizeit- und Besuchsfahrten geltend gemacht werden. Es gilt hier ein Pauschbetrag von 4 500 Euro bei einem Aufwand von 15 000 km jährlich.

Kraftfahrzeugsteuer

Für Fahrzeuge, die auf den behinderten Menschen selbst zugelassen sind (auch bei Geschäftsunfähigkeit oder für Kinder möglich), wird die Kfz-Steuer erlassen. Für die Zulassung ist ein eigener Führerschein nicht erforderlich, das Fahrzeug muß aber ausschließlich im Interesse des behinderten Angehörigen zu dessen Transport genutzt werden. Personen mit einem »G« im Ausweis erhalten eine Befreiung von 50 % der Kfz-Steuer, wenn sie keine Wertmarke für die unentgeltliche Beförderung im Nahverkehr gekauft haben. Wer ein »H« oder »aG« im Ausweis hat, wird generell von der Kfz-Steuer befreit.

Pflege

Wer eine Person mit Merkzeichen »H« pflegt, kann entweder die tatsächlichen Kosten oder einen Pauschbetrag von 924 Euro geltend machen. Voraussetzung ist, daß der Steuerpflichtige die Pflege entweder in seiner Wohnung oder in der Wohnung des Menschen mit Behinderung persönlich durchführt.

16.1.2 Unentgeltliche Beförderung im Nahverkehr

Wer die Kennzeichen »H« oder »Bl« oder »Gl« im Ausweis hat, wird unentgeltlich befördert. Bei dem Kennzeichen »G« kann eine Wertmarke bei dem Versorgungsamt gekauft werden, die jeweils für ein Jahr gilt und 61 Euro kostet. Wer Arbeitslosenhilfe oder Hilfe zum Lebensunterhalt erhält, bekommt die Wertmarke kostenfrei. Das »G« erhält man dabei nicht nur bei einer Gehbehinderung, sondern auch bei Störungen der Orientierungsfähigkeit, wenn deshalb nicht ohne Gefahren für sich und andere Wegstrecken im Ortsverkehr zurückgelegt werden können. Die gleichen Vergünstigungen erhal-

ten auch Personen mit einem »aG« im Ausweis, die außergewöhnlich gehbehindert sind, z. B. im Rollstuhl sitzen. Die Begleitperson (»B« im Ausweis) fährt auch dann kostenlos, wenn der behinderte Mensch keine Wertmarke kaufen muß.

16.1.3 Fernseh- und Rundfunkgebührenbefreiung

Diesen Nachteilsausgleich erhalten Personen mit dem Merkzeichen »RF« im Ausweis. Voraussetzung ist jedoch, daß der behinderte Mensch allein lebt oder das Gerät nachweislich nur für ihn und nicht für die Familie angeschafft wurde. Bei Kindern wird deshalb das »RF« im Ausweis nicht eingetragen.

16.1.4 Telefongebührenermäßigung

Hier gelten die gleichen Voraussetzungen wie bei der Fernseh- und Rundfunkgebührenbefreiung. Bei Pflegebedürftigkeit kann der Telefonanschluß auch bezahlt werden, wenn Pflegekräfte dadurch entlastet werden und der behinderte Mensch sich damit selbst Hilfe beschaffen kann. Zu der Telefongebührenermäßigung zählt dann auch die Übernahme der Anschluß- und der Grundgebühr. Die Telekom gewährt Personen mit einem »RF« im Ausweis und einer GdB von mehr als 90 %, die hilflos, blind, gehörlos oder sprachbehindert sind, ein Gesprächsguthaben.

16.1.5 Eintrittsermäßigung

Diese gilt bei vielen Veranstaltungen, Museen, Zoos und Schwimmbädern.

16.1.6 Finanzielle Hilfen für das Wohnen und Bauen

Bei einer GdB von mehr als 80 % und häuslicher Pflegebedürftigkeit können diejenigen, die nach den allgemeinen Grundsätzen der Förderung des sozialen Wohnungsbaus Anspruch auf öffentliche Mittel haben, eine Erhöhung der dafür maßgeblichen Einkommensgrenze auf 4 601 Euro beanspruchen. Für eine geringere GdB gilt eine Erhöhung von 2 147 Euro. Sind zwei oder mehr Kinder in der Familie vorhanden, gibt es zusätzlich ein Familienzusatzdarlehen von 766 Euro bzw. 1 022 Euro.

Schwerbehinderte dürfen außerdem die Wohnraumgröße des sozialen Wohnungsbaus angemessen überschreiten. Förderbare Aufwendungen sind der Bau oder der Erwerb eines neuen Familienheims oder einer neuen Eigentumswohnung, Ausbau, Umbau oder Erweiterungsmaßnahmen sowie behinderungsbedingt entstehende Mehrkosten, die allerdings in der Regel nur bei einer körperlichen Behinderung geltend gemacht werden können.

16.1.7 Wohngeld

Der Bezug von Wohngeld hängt von dem Einkommen, der Zahl der Familienmitglieder und der Höhe der zuschußfähigen Miete ab (bei Eigentümern von Eigenheimen und von Eigentumswohnungen gibt es einen Lastenzuschuß). Bei der Ermittlung des für das Wohngeld maßgeblichen Einkommens gibt es bei einer GdB von 100 % einen Freibetrag von 125 Euro monatlich oder bei einer GdB von mindestens 80 %, wenn der Schwerbehinderte mindestens die Pflegestufe I der Pflegeversicherung (SGB XI) hat. Bei einer GdB von 50 bis 80 % beträgt der Freibetrag unter diesen Voraussetzungen 100 Euro. Hat der Schwerbehinderte ein Einkommen, das unter diesen Freibeträgen liegt, so ist der maßgebliche Freibetrag bei dem im Haushalt lebenden Familienmitglied abzusetzen, das das höchste zu berücksichtigende Einkommen hat.

16.2 Hilfe bei der Eingliederung in die Gesellschaft

Die *Eingliederungshilfe nach dem Bundessozialhilfegesetz* war und ist die wichtigste Rechtsgrundlage zur Förderung geistig behinderter Menschen. Sie steht nach § 39 Abs. 1 BSHG Personen zu, »die durch eine *Behinderung i. S. von § 2 Abs. 1 Satz 1 SGB IX wesentlich in ihrer Fähigkeit, an der Gesellschaft teilzuhaben, eingeschränkt oder von einer solchen wesentlichen Behinderung bedroht sind.*« Sie wird gewährt, »*wenn und solange nach der Besonderheit des Einzelfalls, vor allem nach Art oder Schwere der Behinderung Aussicht besteht, daß die Aufgabe der Eingliederungshilfe erfüllt werden kann.*« Die Aufgabe der Eingliederungshilfe ist es, »*eine drohende Behinderung zu verhüten oder eine Behinderung oder deren Folgen zu beseitigen oder zu mildern und die behinderten Menschen in die Gesellschaft einzugliedern. Hierzu gehört vor allem, den behinderten Menschen die Teilnahme am Leben in der Gemeinschaft zu ermöglichen oder zu erleichtern, ihnen die Ausübung eines angemessenen Berufs oder einer sonstigen angemessenen Tätigkeit zu ermöglichen oder sie soweit wie möglich unabhängig von Pflege zu machen*« (§ 39 Abs. 3 BSHG).

Durch das *SGB IX, Rehabilitation und Teilhabe behinderter Menschen,* wurde die Eingliederungshilfe der Sozialhilfe mit anderen Reha-Leistungen anderer Reha-Träger verknüpft. Die Sozialhilfe ist damit selbst Reha-Träger mit allen Rechten und Pflichten wie alle anderen Reha-Träger auch geworden. Da die Sozialhilfe aber weiter Teil der öffentlich-rechtlichen Fürsorge mit den Leistungen der Hilfe zum Lebensunterhalt für Minderbemittelte bleibt, hat sie weiterhin unter den Reha-Trägern eine Sonderstellung. Zuständig für Rechtsstreitigkeiten ist die Verwaltungsgerichtsbarkeit, es gilt für das Verfahren das Verwaltungsverfahrensgesetz neben dem SGB I und SGB X.

Insbesondere wird der Nachrang der Sozialhilfe nicht abgeschafft: Nach § 2 BSHG »*erhält Sozialhilfe nicht, wer sich selbst helfen kann oder wer die erforderliche Hilfe von anderen, besonders von Angehörigen oder von Trägern anderer Sozialleistungen erhält.*« Die Beibehaltung dieses Nachranggrundsatzes läßt sich mit den Grundsätzen eines modernen Rehabilitationsrechts nicht vereinbaren, weil es zu Ungleichbehandlungen führt. Je nach Zuständigkeit verschiedener Reha-Träger wird für die gleiche Reha-Dienstleistung der Einsatz von Einkommen oder Vermögen verlangt, oder nicht . Es stellt sich daher die Frage der Vereinbarkeit mit dem durch das Grundgesetz vorgeschriebenen Benachteiligungsverbot in Art. 3 GG und dem Sozialstaatsgebot in Art. 14 GG. Behinderten-

verbände, aber auch die Bundesarbeitsgemeinschaft der überörtlichen Sozialhilfeträger als zuständiger Reha-Träger fordern daher
weiterhin ein eigenständiges Leistungsgesetz
für die Eingliederungshilfe und Hilfe zur Pflege außerhalb der Sozialhilfe.

Das SGB IX schafft zwar im wesentlichen keine
eigenen Leistungen, ist aber das verbindliche
Dach für alle Reha-Träger. Das SGB IX sieht in
§ 5 folgende Leistungsgruppen der Teilhabe
vor:

1. Leistungen zur medizinischen Rehabilitation
2. Leistungen zur Teilhabe am Arbeitsleben
3. Unterhaltssichernde und andere ergänzende
   Leistungen
4. Leistungen zur Teilhabe am Leben in der
   Gemeinschaft

In dem *Sozialgesetzbuch I* werden die für alle
zehn Sozialgesetzbücher geltenden allgemeinen
Regeln zusammengefaßt. In § 10 wird der *Begriff der Teilhabe* wie folgt umrissen:

»*Menschen, die körperlich, geistig oder seelisch behindert sind oder denen eine solche Behinderung droht,
haben unabhängig von der Ursache der Behinderung
zur Förderung ihrer Selbstbestimmung und gleichberechtigten Teilhabe ein Recht auf Hilfe, die notwendig
ist, um*

1. *die Behinderung abzuwenden, zu beseitigen, zu
   mindern, ihre Verschlimmerung zu verhüten oder
   ihre Folgen zu mindern,*
2. *Einschränkungen der Erwerbsfähigkeit oder Pflegebedürftigkeit zu vermeiden, zu überwinden, zu
   mindern oder eine Verschlimmerung zu verhüten
   sowie den vorzeitigen Bezug von Sozialleistungen
   zu vermeiden oder laufende Sozialleistungen zu
   mindern,*
3. *ihnen einen ihrer Neigungen und Fähigkeiten
   entsprechenden Platz im Arbeitsleben zu sichern,*
4. *ihre Entwicklung zu fördern und ihre Teilhabe am
   Leben in der Gesellschaft und eine möglichst selbständige und selbstbestimmte Lebensführung zu
   ermöglichen oder zu erleichtern sowie*
5. *Benachteiligungen auf Grund der Behinderung
   entgegenzuwirken.*«

Die Reha-Träger sind in § 6 SGB IX benannt.
Neu hinzugekommen sind die Sozialhilfe und
Jugendhilfe. Nach § 12 SGB IX sind die Reha-
Träger zur Zusammenarbeit verpflichtet. Zu
deren Sicherung werden unter Federführung
der *Bundesarbeitsgemeinschaft für Rehabilitation
(BAR) gemeinsame Empfehlungen* nach § 13

SGB IX erarbeitet, z. B. zum Thema Frühförderung zur Abgrenzung der gleichzeitigen Zuständigkeit von Krankenkasse und Sozialhilfe.
Nach § 12 Abs. 1 Nr. 4 SGB IX ist vorgesehen,
daß die *Begutachtung* möglichst nach einheitlichen Grundsätzen durchgeführt werden soll.
Der Begutachtung zugrunde liegt jetzt ein für
alle Reha-Träger einheitlicher *Begriff der Behinderung* nach § 2 SGB IX. Danach sind

„*Menschen behindert, wenn ihre körperliche Funktion, geistige Fähigkeit oder seelische Gesundheit
mit hoher Wahrscheinlichkeit länger als sechs Monate von dem für das Lebensalter typischen Zustand
abweichen und daher ihre Teilhabe am Leben in der
Gemeinschaft beeinträchtigt ist. Sie sind von Behinderung bedroht, wenn die Beeinträchtigung zu erwarten ist.*«

Damit wird an den in der WHO üblichen Be-
hindertenbegriff der ICIDH -2 (Internationale
Klassifikation der Schädigungen, Fähigkeits-
störungen und Beeinträchtigungen) ange-
knüpft.

Ob bei Vorliegen einer drohenden oder bereits
eingetretenen Behinderung auch die jeweils für
den Reha-Träger geltenden Leistungsvorausset-
zungen erfüllt sind, ist allerdings weiterhin abhängig von den dafür maßgeblichen Leistungs-
gesetzen, § 7 SGB IX.

Für die Eingliederungshilfe nach BSHG hat
dies zur Folge, daß der Begriff der »*wesentlichen
Behinderung*« nach § 39 Abs. 1 BSHG weiterhin
von der Verwaltungsgerichtsbarkeit interpretiert wird. Dies kann zu Problemen führen,
wenn die für die übrigen Reha-Trägern zuständige Sozialgerichtsbarkeit für die gleiche
Person ggf. zu dem Ergebnis kommt, daß nach
§ 2 SGB IX keine wesentliche Behinderung
vorliegt (z. B. bei Aufnahme in den Berufsbildungsbereich einer Werkstatt für behinderte
Menschen (WfbM) mit Zuständigkeit der Arbeitsverwaltung, die später im Arbeitsbereich
von der Zuständigkeit der Sozialhilfe abgelöst
wird).

16.2.1 Früherkennung und Frühförderung

Nach §§ 26 Abs. 2 Nr. 2, 30, 55 Abs. 2 Nr. 2
und 56 SGB IX wird die Frühförderung der
medizinischen Teilhabe zugeordnet. Als soge-

nannte »Komplexleistung« (§ 56 Abs. 2 SGB IX) umfaßt sie sowohl die medizinischen Leistungen der mit dieser Zielsetzung fachübergreifend arbeitenden Dienste und Einrichtungen, als auch nicht-ärztliche sozialpädagogische psychologische heilpädagogische und psychosoziale Leistungen und die Beratung der Erziehungsberechtigten. Sie müssen allerdings unter ärztlicher Verantwortung erbracht werden und erforderlich sein, um eine drohende oder bereits eingetretene Behinderung zum frühest möglichen Zeitpunkt zu erkennen, und es muß ein individueller Behandlungsplan aufgestellt werden. Für diese Komplexleistungen sind sowohl die Krankenkassen als auch die Sozialhilfeträger zuständig, die ihre Zusammenarbeit in Rahmenvereinbarungen regeln müssen. Da die Frühförderung gegenwärtig in den einzelnen Bundesländern unterschiedlich organisiert und ausgestaltet ist, sollten Eltern sich bei der für sie zuständigen Service- und Beratungsstelle über den Stand der Organisation und das Antragsverfahren für die Frühförderung informieren. In der Regel wird in einer ärztlichen Verordnung die Notwendigkeit und der Umfang der Frühförderung festgelegt, teilweise erfolgt die Erstellung eines Eingliederungsplans für die Frühförderung durch ein multiprofessionelles Team, an dem Ärzte beteiligt sind (Landesregelungen). Auch der Sozialhilfeanteil der Frühförderung wird nach § 43 Abs. 2 Nr. 1 BSHG kostenfrei gewährt, nicht nur die Krankenkassenleistung.

Die *Jugendhilfe* kann nach § 35a SGB VIII für seelisch behinderte oder von einer Behinderung bedrohte Kinder ebenfalls zuständig sein. Hier stellt sich also die schwierige Abgrenzungsfrage einer vorwiegend geistigen oder seelischen Behinderung. Wichtig ist in diesem Zusammenhang § 14 SGB IX, der für die Zuständigkeitsklärung den Reha-Trägern enge Fristen (drei Wochen) setzt. Ist ein *Gutachten* erforderlich, muß innerhalb von zwei Wochen nach Vorliegen des Gutachtens entschieden werden. Die Reha-Träger sind verpflichtet, »*in der Regel drei möglichst wohnortnahe Sachverständige unter Berücksichtigung bestehender sozialmedizinischer Dienste zu benennen. Haben sich die Leistungsberechtigten für einen benannten Sachverständigen entschieden, wird dem Wunsch Rechnung getragen. Der Sachverständige nimmt eine umfassende sozialmedizinische, bei Bedarf auch psychologische Begutachtung vor und erstellt das Gutachten innerhalb von*

zwei Wochen. Die in dem Gutachten getroffenen Feststellungen zum Reha-Bedarf werden den Entscheidungen der Reha-Träger zugrunde gelegt. Der gesetzliche Auftrag der Gesundheitsämter bleibt unberührt (§ 14 Abs. 5 SGB IX).« Dies bedeutet, daß Eltern bei der Begutachtung ihrer Kinder für die Frühförderung ein Mitspracherecht haben, und ihnen drei Angebote für wohnortnahe Gutachter vorgelegt werden müssen, falls für die Leistungsgewährung ein Gutachten erforderlich ist. Sie müssen also nicht mehr, wie in der Vergangenheit, die Standartbegutachtung durch den Amtsarzt des Gesundheitsamts hinnehmen, der in der Regel von dem Sozialamt zur Begutachtung von Reha-Fällen eingeschaltet wird. Das gleiche gilt für die Beauftragung des MDK (Medizinischer Dienst der Krankenkassen) durch die Krankenkassen.

Die Klärung von Zuständigkeiten gehört zu den Aufgaben der Servicestellen nach § 22 Abs. 1 Nr. 3 SGB IX. Diese haben »*bei den Reha-Trägern auf zeitnahe Entscheidungen und Leistungen hinzuwirken*« (§ 22 Abs. 1 Nr. 7 SGB IX).

16.2.2 Kinderkrippen, Kindergarten, Kindertagesstätten

In den letzten Jahren haben integrative Angebote stark zugenommen, in denen behinderte und nicht-behinderte Kinder gemeinsam betreut und gefördert werden. Das SGB IX sieht in § 19 Abs. 3 vor, daß »*bei Leistungen an behinderte und von einer Behinderung bedrohten Kindern eine gemeinsame Betreuung behinderter und nicht-behinderter Kinder angestrebt wird.*« Heilpädagogische Leistungen nach § 56 SGB IX »*werden erbracht, wenn nach fachlicher Erkenntnis zu erwarten ist, daß hierdurch eine drohende Behinderung abgewendet oder der fortschreitende Verlauf einer Behinderung verlangsamt oder die Folgen einer Behinderung beseitigt oder gemildert werden können. Sie werden immer an schwerstbehinderten und schwerstmehrfachbehinderten Kindern, die noch nicht eingeschult sind, erbracht.*«

Diese Regelung ersetzt § 40 Abs. 1 Nr. 2 a BSHG, der bisher die heilpädagogischen Leistungen im Rahmen der Eingliederungshilfe beschrieben hat. § 56 SGB IX schafft demgegenüber eine einheitliche Definition dieses Begriffs für alle Leistungsträger, also auch die Jugendhilfe und die Krankenkassen. Neu ist weiter, daß auch schwerstbehinderte Kinder immer einen Anspruch auf heilpädagogische Hilfen haben, also nicht mehr alleine auf Pflegeleistungen verwiesen werden dürfen, auch bei klinischer Pflegebedürftigkeit. Nach § 56 Abs. 2 SGB IX werden diese heilpädagogischen Leistungen im Rahmen der Früherkennung, Frühförderung und Schulvorbereitung als Komplexleistung erbracht. Die Leistungen sollen also aus einer Hand erbracht werden, auch wenn unterschiedliche Reha-Träger dafür zuständig sein können. Der Hinweis auf schulvorbereitende Maßnahmen macht deutlich, daß keine starren Altersgrenzen gelten, sondern die Aufnahme in die Schule die Leistungen nach § 56 SGB IX beendet.

Eine Kostenbeteiligung erfolgt nur für die Kosten des Lebensunterhalts in der Einrichtung (z. B. ein erspartes *Mittagessen*) wenn der Sozialhilfeträger alleiniger Kostenträger ist, § 43 Abs. 2 Nr. 3 BSHG. Integrative Einrichtungen werden aber auch über Jugendhilfemittel finanziert; für sie sind das SGB VIII, ehem. KJHG (Kinder- und Jugendhilfegesetz) und Landes- oder Kommunalregeln maßgeblich, so daß Eltern mit behinderten Kindern danach in der Regel die gleichen Gebühren wie Eltern nicht-behinderter Kinder zu zahlen haben. Die meisten Kindergartengesetze der Bundesländer sehen inzwischen die integrative Betreuung von behinderten und nicht-behinderten Kindern vor, Eltern dürfen nicht mehr gegen ihren Willen alleine auf Sondereinrichtungen verwiesen werden. Auch eine Einzelintegration kann gegebenenfalls eingeklagt werden (z. B. VG Hannover, Rechtsdienst der Lebenshilfe (RdLh) 01 S. 159 , Beschlüsse vom 1. 10. 2001 und 12. 7. 2000).

16.2.3 Schule

Da die Sozialhilfe nach § 2 BSHG grundsätzlich nur dann eintritt, wenn kein anderer Kostenträger zuständig ist, hat die Eingliederungshilfe des BSHG nur noch geringe Bedeutung für den Schulbesuch. Es gibt inzwischen in allen Bundesländern ein entwickeltes System öffentlicher Sonderschulen, die von der öffentlichen Hand (Kultusministerien) betreut und finanziert werden. Dies war 1961, als das BSHG geschaffen wurde, noch anders. Es fehlten flächendeckende öffentliche Sonderschulen, das Recht auf Schule wurde zunächst in Privatschulen freier Träger für geistig behinderte Menschen umgesetzt. Heute wird Eingliederungshilfe daher zumeist nur gewährt, wenn ein Privatschulbesuch mit internatsmäßiger Unterbringung notwendig ist (z.b. für sinnesbehinderte Kinder), oder wenn keine schulrechtliche Landesregelung für den Einsatz von sogenannten Integrationshelfern vorgesehen ist, die die Begleitung eines behinderten Kindes in eine Regelschule sicherstellen sollen. Auch hier hat es aber nur in Einzelfällen positive Gerichtsurteile gegeben, die die Finanzierung eines solchen Eingliederungshelfers durch die Sozialhilfe vorsehen.

Wird der Schulbesuch unter den oben genannten Voraussetzungen im Rahmen der Eingliederungshilfe nach § 40 Abs. 1 Nr. 4 BSHG finanziert, müssen sich die Eltern auch bei internatsmäßiger Unterbringung nur an den ersparten Kosten des häuslichen Lebensunterhalts beteiligen (§ 43 Abs. 2 Nr. 4 BSHG).

Eltern sollten ein Wahlrecht haben, ob sie ihr Kind in einer Sonderschule oder in einer allgemeinen Schule mit sonderpädagogischer Zusatzbetreuung einschulen. Dieses Wahlrecht ist aber leider oft nur schwer durchsetzbar. Zwar schreibt das Grundgesetz (GG) die Gleichbehandlung vor, in Artikel 3 Abs. 3 Satz 2 GG ist die Benachteiligung behinderter Menschen verboten. Eltern haben sich bisher vergeblich bemüht, mit einer Verfassungsbeschwerde mit dieser Vorschrift eine integrative Beschulung einzuklagen, wenn sie von den Schulbehörden verweigert wird. Das Bundesverfassungsgericht hat dies 1997 abgelehnt (Beschluß vom 8.10.1997 – Az: 1 BVR 9/97, RdLh 97 S. 187 ff.). Es hat festgestellt, daß die Überweisung eines behinderten Schülers an eine Sonderschule gegen seinen und seiner Eltern Willen nicht schon für sich eine verbotene Benachteiligung i. S. des Artikel 3 Abs. 3 Satz 2 GG darstelle. Eine solche Benachteiligung sei jedoch gegeben, wenn die Überweisung erfolge, obwohl eine Unterrichtung an der allgemeinen Schule mit sonderpädagogischem Förderbedarf möglich sei, der dafür benötigte personelle und sachliche Aufwand mit vorhandenem Personal und Sachmitteln bestritten werden könne und auch organisatorische Schwierigkeiten und schutzwürdige Belange Dritter der integrativen Beschulung nicht entgegenstehen würden.

Dieser Beschluß des Bundesverfassungsgerichts hat zur Folge, daß es weiterhin Ländersache ist, in welchem Umfang sie durch ihre Landesschulgesetze sächliche und personelle Mittel zur Verfügung stellen, um eine Integration auch von Kindern mit einer geistigen Behinderung sicherzustellen. Nach Schätzungen wird gegenwärtig nur für 5 % behinderter Kinder bundesweit eine solche integrative Beschulung ermöglicht, so daß fraglich ist, ob dies der Vorgabe des BVerfG entspricht. Wenn sich allerdings ein Bundesland grundsätzlich weigert, überhaupt eine gesetzliche Regelung für eine integrative Beschulung vorzusehen, so ist dies nach diesem Beschluß verfassungswidrig. Eltern, die eine integrative Beschulung ihres Kindes wünschen, sollten sich daher rechtzeitig vor dem Einschulungstermin mit den entsprechenden Behindertenorganisationen oder Elterninitiativen und dem örtlichen Schulamt in Verbindung setzen, um zu klären, unter welchen Voraussetzungen eine integrative Beschulung möglich ist, wenn sie dies wünschen. Das Recht auf Bildung steht allen behinderten Kindern unabhängig von der Schwere ihrer Behinderung zu, dafür steht ein flächendeckendes Netz an Sonderschulen zur Verfügung.

16.2.4 Teilhabe am Arbeitsleben

Die Leistungen zur Teilhabe am Arbeitsleben werden für alle Reha-Träger im 5. Kapitel des SGB IX festgelegt. Danach werden *»die erforderlichen Leistungen erbracht, um die Erwerbsfähigkeit behinderter oder von Behinderung bedrohter Menschen entsprechend ihrer Leistungsfähigkeit zu erhalten, zu verbessern, herzustellen oder wieder herzustellen und ihre Teilhabe am Arbeitsleben möglichst auf Dauer zu sichern«* (§ 33 Abs. 1 SGB IX).

16.2.4.1 Werkstatt oder allgemeiner Arbeitsmarkt?

Durch die Reform des Schwerbehindertenrechts zum 1. 10. 2000 wurde erstmals auch geistig behinderten Menschen die Möglichkeit eingeräumt, nicht nur in einer Werkstatt für behinderte Menschen (WfbM) Leistungen zur Teilhabe am Arbeitsleben zu erhalten, sondern auch durch eine begleitete Vermittlung auf den allgemeinen Arbeitsmarkt (Integrationsfachdienste, Integrationsfirmen und Arbeitsassistenz). Zuständiger Reha-Träger ist die *Arbeitsverwaltung*. Das zuständige Arbeitsamt führt nach Abschluß der Schule eine Begutachtung durch und spricht unter Berücksichtigung der Wünsche des behinderten Menschen eine Empfehlung aus, welcher Weg erfolgversprechend ist (*Eingliederungsplan*).

Wird eine Tätigkeit in einem normalen Betrieb des allgemeinen Arbeitsmarkts gewünscht, kann ein *Integrationsfachdienst* aufgesucht werden.

Dies ist ein Dienst, der im Auftrag der Bundesanstalt für Arbeit, der Reha-Träger und der *Integrationsämter* (ehemals Hauptfürsorgestellen) bei der Durchführung der Maßnahmen zur Teilhabe schwerbehinderter Menschen am Arbeitsleben beteiligt wird (§ 109 Abs. 1 SGB IX). Dieser Integrationsfachdienst soll schwerbehinderte Menschen beraten, unterstützen und auf geeignete Arbeitsplätze vermitteln, sowie die Arbeitgeber informieren, beraten und ihnen Hilfe leisten. Es ist auch eine Nachbetreuung, Krisenintervention oder psychosoziale Betreuung vorgesehen (§ 110 SGB IX). Der zuständige Integrationsfachdienst erstellt ein Tätigkeitsprofil des Bewerbers/der Bewerberin und prüft, ob eine Vermittlung auf den allgemeinen Arbeitsmarkt möglich ist und informiert, welche Vermittlungschancen bestehen.

Nach § 33 Abs. 8 Nr. 3 SGB IX übernehmen die Integrationsämter die Kosten einer notwendigen *Arbeitsassistenz* für schwerbehinderte Menschen als Hilfe zur Erlangung eines Arbeitsplatzes. Nach den Empfehlungen der Integrationsämter von 2001 ist die Arbeitsassistenz *»die über gelegentliche Handreichungen hinausgehende, zeitlich wie tätigkeitsbezogen regelmäßig wiederkehrende Unterstützung von Schwerbehinderten bei der Arbeitsausführung in Form einer von ihnen selbst beauftragten persönlichen Arbeitsplatzassistenz im Rahmen der Erlangung und Erhaltung eines Arbeitsplatzes auf dem allgemei-

nen Arbeitsmarkt. Sie beinhaltet insbesondere Hilfs-
tätigkeiten bei der Erbringung der seitens des Schwerbehinderten arbeitsvertraglich geschuldeten Arbeitsaufga-
be.« Aus dieser Definition wird deutlich: der behinderte Arbeitnehmer muß die Kernpflichten
seines Arbeitsverhältnisses selbst erfüllen können.
Die Arbeitsassistenz ist nur zur ergänzenden Unterstützung da. Förderungsfähig ist nur der Assistenzbedarf auf einem regulären, tariflich oder
ortsüblich entlohnten Arbeitsplatz. Die Organi-
sations- und Anleitungskompetenz für die Assi-
stenzkraft liegt bei dem schwerbehinderten Arbeitnehmer. Daraus ergibt sich, daß dies Anforderungen sind, die sich vorrangig an körperlich
oder sinnesbehinderte Menschen richten, die
nur in seltenen Ausnahmefällen auch von geistig
behinderten Menschen erfüllt werden können.
Die Obergrenze der Förderung liegt gegenwärtig bei 1 000 Euro bei mehr als dreistündigem
täglichen Assistenzbedarf. Die Bewilligung erfolgt jeweils für zwei Jahre mit Verlängerungs-
möglichkeit.

Auch eine Beschäftigung in einem *Integrationsprojekt* (§ 132 SGB IX) erfolgt nach den Regeln
des allgemeinen Arbeitsmarkts, so daß der Verdienst höher ist als in einer Werkstatt, aber auch
eine Kündigung (mit Zustimmung des Integra-
tionsamtes) möglich ist. Ein Integrationsunter-
nehmen oder eine Integrationsabteilung muß
rechtlich und wirtschaftlich selbständig sein und
mindestens 25 % schwerbehinderte Menschen
beschäftigen, deren Tätigkeit auf dem allgemeinen Arbeitsmarkt auf besondere Schwierigkeiten stößt. Wer aus einer Werkstatt in ein Integrationsprojekt wechselt, kann die Vergünstigungen bei der Sozialversicherung (siehe unten)
beibehalten.

Wer mit einer Tätigkeit auf dem allgemeinen
Arbeitsmarkt scheitert oder dort gekündigt
wird, kann jederzeit in die WfbM zurückkehren,
wenn er die Aufnahmevoraussetzungen erfüllt (§ 136 SGB IX: »kann wegen Art oder Schwere
der Behinderung nicht, noch nicht oder nicht wieder
auf dem allgemeinen Arbeitsmarkt beschäftigt werden.«). Bei einer sozialversicherungspflichtigen
Tätigkeit auf dem allgemeinen Arbeitsmarkt
kann man nach fünf Jahren eine Erwerbsunfähigkeitsrente beziehen, wenn wegen der
Behinderung keine weitere Erwerbstätigkeit
mehr möglich ist, wobei hierzu nicht die Tätigkeit in einer WfbM zählt. Während dort Er-
werbsunfähigkeitsrentner ohne Nachteile für

den Rentenbezug beschäftigt sein können,
führt der umgekehrte Weg – ein Erwerbs-
unfähigkeitsrentner verläßt die WfbM und wird
erfolgreich auf dem allgemeinen Arbeitsmarkt
integriert – zu einem Verlust der Erwerbsunfähigkeitsrente: denn eine Erwerbsunfähig-
keit ist bei einer dauerhaften Beschäftigung
nicht mehr gegeben.

Was sind die wesentlichen rechtlichen Unterschiede einer Beschäftigung auf dem allgemeinen Arbeitsmarkt und in einer Werkstatt für behinderte Menschen?

Während auf dem allgemeinen Arbeitsmarkt
das Arbeitsrecht mit seinen Rechten und
Pflichten gilt,
haben die behinderten Mitarbeiter in der Werkstatt einen *arbeitnehmerähnlichen Rechtsstatus*
(§ 138 SGB IX). Es gelten für sie die Schutzge-
setze des Arbeitsrechts (Lohnfortzahlung im
Krankheitsfall, Mutterschutz, Recht auf Teil-
zeitarbeit u.a.m.), es gibt einen Rechtsanspruch
auf Beschäftigung, ein flächendeckendes Netz
an Werkstattplätzen muß vorhanden sein, die
Werkstatt hat eine *Aufnahmeverpflichtung*. Die
Pflichten des Arbeitsrechts sind hingegen eingeschränkt: Sanktionen bei Schlechtarbeit wie
z. B. eine Abmahnung oder Kündigung sind
nicht möglich. Letztere kann von der WfbM
nur dann ausgesprochen werden, wenn der Reha-Träger auf Grund von Hinweisen der WfbM
zu dem Ergebnis kommt, daß die Reha-Maß-
nahme in der Werkstatt nicht mehr durchführbar ist (dies kann der Fall sein bei Menschen mit
einer sehr schweren Behinderung, die sich oder
andere durch Tätlichkeiten gefährden, oder aufgrund von hoher Pflegebedürftigkeit nicht in
der Lage sind, ein Mindestmaß an wirtschaftlich
verwertbarer Arbeit zu erbringen, § 136 Abs. 2
SGB IX). Dieser Personenkreis wird dann nach
§ 136 Abs. 3 SGB IX in Einrichtungen oder
Gruppen gefördert, die der Werkstatt angegliedert sind, darf also nicht ohne spezielle Förderung im Rahmen der Eingliederungshilfe in
Pflegeeinrichtungen oder die Psychiatrie abgeschoben werden.

Der Nachteil einer Beschäftigung in der WfbM
ist die sehr geringe Entlohnung (durchschnittlich nur 130 Euro), die in der Regel nur 1/10
dessen beträgt, was auf dem allgemeinen Arbeitsmarkt verdient werden könnte. Zwar wird
ein *Arbeitsförderungsgeld* nach § 43 SGB IX in
Höhe von 26 Euro von dem zuständigen Reha-

Träger gezahlt, wenn der behinderte Mitarbeiter unter 290 Euro verdient. Daher ermöglicht es die Beschäftigung in einer Werkstatt in der Regel nicht, den Lebensunterhalt aus dieser Beschäftigung selbst sicherzustellen. Es muß zusätzlich eine Rente bezogen werden, oder Hilfe zum Lebensunterhalt, die ab 2003 durch die *Grundsicherung (Gesetz über eine bedarfsorientierte Grundsicherung im Alter und bei Erwerbsminderung)* ersetzt wird. Die Werkstatt bietet den Vorteil der Arbeitsplatzsicherheit (flächendeckendes Netz, keine Kündigung wegen Arbeitsmangel oder Schlechtarbeit). Wichtig ist weiter, daß die Werkstatt nicht nur die Aufgabe hat, die Leistungs- und Erwerbsfähigkeit zu erhalten, zu entwickeln, zu erhöhen oder wiederzugewinnen, sondern auch die Persönlichkeit der behinderten Mitarbeiter weiterentwickeln soll, (§ 136 Abs. 1 Nr. 2 SGB IX). Dafür erhält sie Mittel, so daß sie sogenannte »begleitende Maßnahmen« kultureller und sportlicher Art und Weiterbildung anbieten kann. Außerdem bieten die Werkstätten in der Regel ein therapeutisches Angebot (z. B. Krankengymnastik). Über die Werkstatt ist man auch zu günstigen Bedingungen sozialversichert. Ausgangspunkt für die Beitragszahlung ist nicht der niedrige Werkstattverdienst, sondern ein fiktiver Durchschnittsverdienst. Daher sind die Anwartschaften, die für die Alters- und Erwerbsunfähigkeitsrente erworben werden können, wesentlich höher, als bei gleichem Verdienst auf dem allgemeinen Arbeitsmarkt. Die Beiträge werden durch einen Bundeszuschuss erstattet. Der Bezug einer EU-Rente ist allerdings erst nach 20 Jahren möglich und nicht nach fünf Jahren, wie auf dem allgemeinen Arbeitsmarkt.

16.2.5 Wohnen

Wenn Kinder mit einer geistigen Behinderung erwachsen werden, stellt sich, wie für andere Kinder auch, die Frage des Auszugs aus dem Elternhaus und des eigenständigen Wohnens. Dabei ist je nach den Fähigkeiten des behinderten Menschen die Entscheidung zu treffen, ob eine vollstationäre Form des betreuten Wohnens gewählt wird, die eine Rundum-Versorgung sicherstellt, oder eine Form des ambulant betreuten Wohnens, die mehr Eigenverantwor-

tung verlangt und ermöglicht. Durch das SGB IX wurde die Hilfe beim Wohnen der Leistung zur *Teilhabe am Leben in der Gemeinschaft* in § 55 Abs. 2 Nr. 5 (*»Hilfe bei der Beschaffung, Ausstattung und Erhaltung einer Wohnung, die den besonderen Bedürfnissen der behinderten Menschen entspricht«*) für alle Reha-Träger zugeordnet, so daß auch das vollstationäre betreute Wohnen für geistig behinderte Menschen von dem Sozialhilfeträger im Rahmen der Eingliederungshilfe nach dieser Vorschrift bezahlt wird (§ 55 Abs. 2 Nr. 5 SGB IX i.V.m. § 100 Abs. 1 Nr. 1 BSHG).

16.2.5.1 Vollstationär betreutes Wohnen

§ 100 Abs. 1 BSHG regelt die Kostenübernahme sowohl für das Wohnheim als auch für den behinderten Menschen in Form der vollstationären Betreuung *»wenn dies wegen der Behinderung in Verbindung mit den Besonderheiten des Einzelfalls erforderlich ist«*. Der Sozialhilfeträger prüft also, wie hoch der Betreuungsbedarf ist und ob keine anderen Betreuungsmöglichkeiten gegeben sind (§ 2 BSHG, Nachrang der Sozialhilfe). Dies erfordert von den Eltern eine Begründung, so daß sie aufgrund der familiären Situation darlegen müssen, warum ein weiterer Verbleib ihres behinderten Kindes in ihrem Haushalt entweder aufgrund ihres eigenen Alters und der Belastungssituation nicht mehr möglich ist oder zur Förderung des behinderten Menschen im Sinne seines Selbständigwerdens notwendig ist.

Außerdem ist zu berücksichtigen, daß es viel zu wenig Wohnheimplätze für erwachsene geistig behinderte Menschen gibt, so daß die meisten Wohnheime Wartelisten haben. Es empfiehlt sich daher, den Auszug aus dem Elternhaus langfristig zu planen, sich geeignete Wohnmöglichkeiten vor Ort anzusehen und mit den Wohnheim über Wartelisten zu sprechen.

Da das vollstationär betreute Wohnen für geistig behinderte Menschen nur in Kostenträgerschaft der Sozialhilfe angeboten wird, die grundsätzlich den eigenen *Einsatz von Einkommen und Vermögen* des behinderten Menschen und der nach bürgerlichem Recht Unterhaltspflichtigen (§2 BSHG) vorsieht, müssen auch diese Konsequenzen bedacht werden: die behinderten Menschen müssen ihren Werkstattlohn (bis auf einen geringen Freibetrag für Erwerbstätigkeit) dafür einsetzen, daß die Kosten des Lebensunterhalts und des Wohnens von dem Sozialhilfeträger übernommen werden.

Zur Deckung ihrer eigenen persönlichen Bedürfnisse erhalten sie einen (gering bemessenen) *Barbetrag* nach § 21 Abs. 3 BSHG in Höhe von 30 % des Regelsatzes, gegenwärtig 86 Euro. Dieser Barbetrag kann von den Eltern auch nicht durch weitere Geldleistungen aufgestockt werden: das würde nur das von dem Sozialhilfeträger herangezogene Einkommen erhöhen, zu dem auch Schenkungen gehören. Beteiligt sich der behinderte Mensch aus eigenem Einkommen und Vermögen an den Kosten für die Wohnstätte, wird das Taschengeld um 15 % des Regelsatzes erhöht.

Treten zusätzliche Ausgaben für Aus- und Fortbildung, Krankheit und Therapiekosten auf, die von der Krankenkasse oder keinem anderen Träger getragen werden, können diese Kosten als sog. *besondere Belastungen* von dem Kostenbeitrag für das vollstationär betreute Wohnen abgezogen werden (§ 84 Abs. 1, § 85 Abs. 1 Nr. 2 BSHG).

Für das *Vermögen* bleibt nur ein Freibetrag von 2 250 Euro. Dies hat Auswirkung auf Erbschaften: Haben die Eltern kein Testament gemacht, erhält das behinderte Kind den vollen gesetzlichen Erbteil, weil von der Möglichkeit der Einräumung eines Pflichtteils kein Gebrauch gemacht wurde. Dies hat zur Folge, daß der Sozialhilfeträger dieses Erbe dann bis zu der Freigrenze von 2 250 Euro beanspruchen kann. Es ist daher zu empfehlen, schon bei Beginn einer vollstationären Betreuung an ein Testament zu denken, auch wenn die Eltern noch nicht im fortgeschrittenen Lebensalter sind. Über die Inhalte solcher sog. »Behindertentestamente« gibt es Fachliteratur, außerdem gibt es Anwälte, deren Adressen bei den Behindertenverbänden erfragt werden können, die sich in dieser Spezialmaterie auskennen.

Für die Eltern ist von Bedeutung, daß sie aufgrund der Nachrangigkeit der Sozialhilfe lebenslang zu *Unterhaltsleistungen* herangezogen werden können. § 1601 BGB sieht vor, daß Verwandte in gerader Linie verpflichtet sind, einander ohne Altersgrenze Unterhalt zu gewähren. Der Sozialhilfeträger kann im Wege eines sog. gesetzlichen Forderungsübergangs diesen Unterhaltsanspruch anstelle des behinderten

Kindes selbst geltend machen, wenn er für dieses Leistungen erbringt, § 91 BSHG. Für die Eingliederungshilfe und Hilfe zur Pflege gibt es allerdings eine Härteklausel in § 91 Abs. 2 BSHG, die im Rahmen des Gesetzgebungsverfahrens SGB IX wesentlich verbessert wurde: Während in der Vergangenheit wohlhabende Eltern in Einzelfällen die vollen Heimkosten im Rahmen ihrer Unterhaltspflicht bezahlen mußten, wurde diese Unterhaltspflicht jetzt auf den Betrag von mtl. 26 Euro ab Volljährigkeit des behinderten Kindes begrenzt. Vom 18.–27. Lebensjahr gilt die alte Härteregelung (Empfehlung der Bundesarbeitsgemeinschaft der überörtlichen Sozialhilfeträger von 1997) weiter. Wer danach ein Einkommen oder Vermögen unterhalb der dreifachen Einkommensgrenzen und Vermögensgrenze nach § 81 Abs. 1 BSHG hat, braucht auch die 26 Euro Unterhalt nicht zu zahlen, wenn er die Geltung dieser Härteregelung mit der damit verbundenen Einkommens- und Vermögensüberprüfung beantragt.

Für das vollstationär betreute Wohnen gilt das *Heimgesetz (HeimG)*. Mängel können daher bei der Heimaufsicht geltend gemacht werden, wenn die Heimleitung dem nicht abhilft. Ein Heimvertrag, der den Anforderungen des HeimG entspricht, muß abgeschlossen werden. Die Wahl eines Heimbeirats muß ermöglicht werden.

16.2.5.2 Ambulant betreutes Wohnen

Das ambulant betreute Wohnen unterscheidet sich vom vollstationär betreuten Wohnen dadurch, daß der behinderte Mensch selbst Mieter seines Wohnraums ist, für seinen Lebensunterhalt selbst sorgt und sich die ambulanten Betreuungsleistungen selbst beschafft. Dies setzt voraus, daß es vor Ort entsprechende Angebote gibt: Leider fehlen flächendeckend ambulante Anbieter, die auch für geistig behinderte Menschen und nicht nur für alte Menschen ambulante Hilfen beim betreuten Wohnen leisten. Hier gibt es noch einen großen sozialpolitischen Nachholbedarf, da in § 3a BSHG eigentlich der Vorrang der offenen Hilfen vor dem Wohnheim als Leitbild proklamiert wird. Auch im SGB IX ist in § 55 Abs. 2 Nr. 6 eine Hilfe zum selbstbestimmten Leben im betreuten Wohnen genannt.

Mit dem sog. *Persönlichen Budget* wird in Zukunft den behinderten Menschen die Möglichkeit eingeräumt werden, eine ambulante Betreuung durch eigene Finanzmittel selbst sicherzustellen. Die Tür dafür wurde bereits in § 9 Abs. 2 SGB IX geöffnet. Danach können Sachleistungen zur Teilhabe, die nicht in Rehabilitationseinrichtungen auszuführen sind, auf Antrag der Leistungsberechtigten als Geldleistung (Persönliches Budget) erbracht werden, wenn diese Leistungen hierdurch voraussichtlich bei gleicher Wirksamkeit wirtschaftlich zumindest gleichwertig ausgeführt werden können. Bisher wird das persönliche Budget nur in Modellvorhaben einiger Bundesländer erprobt, an seine flächendeckene Einführung auf Bundesebene wird noch nicht gedacht.

Für Eltern besteht bei dem ambulant betreuten Wohnen die Problematik, daß sie nicht die Verantwortung an ein Heim delegieren können, wenn sie gesetzliche Betreuer ihrer behinderten Kinder sind: es müssen bei einer Vielzahl unterschiedlicher Leistungträger Anträge gestellt werden, um die Hilfen zu erhalten. Die Hilfe zum Lebensunterhalt wird bei dem örtlichen Sozialamt beantragt, sie wird ab 2003 durch die sog. Grundsicherung für viele geistig behinderte Menschen abgelöst, die den Nachrang der Sozialhilfe weiter einschränken wird. Beim Wohngeldamt muß ein Antrag auf Wohngeld gestellt werden. Bei der Pflegekasse sind Hilfen für das Wohnumfeld, Hilfsmittel und Pflegegeld zu beantragen. Mit dem Anbieter der ambulanten Eingliederungshilfe muß ein Vertrag geschlossen werden, der die regelmäßige Betreuung sichert, die Kosten werden je nach Landesregelung entweder von dem örtlichen oder von dem überörtlichen Träger der Sozialhilfe getragen. Für jeden dieser Leistungsträger gibt es unterschiedliche Regelungen für den Einsatz von Einkommen und Vermögen. Für die Unterhaltspflicht der Eltern gibt es nur im Rahmen der Eingliederungshilfe eine Härteregelung nach § 91 Abs. 2 BSHG, für die Hilfe zum Lebensunterhalt gelten die durch die Rechtsprechung festgelegten Selbstbehalte des zivilrechtlichen Unterhalts.

16.2.6 Familienentlastende Dienste

Familienentlastende Dienste (FED) haben vielfältige Aufgaben: Sie sollen Eltern bei der Betreuung zuhause vertreten, geistig behinderte Menschen bei Freizeitmaßnahmen begleiten, in denen u. a. ihre Gruppenfähigkeit gefördert wird. Sie können ergänzend zu Einrichtungen tätig werden, indem sie z. B. schwerer geistig behinderte Menschen, die eine Vorbereitungszeit für den Besuch einer Einrichtung benötigen, begleiten. Leider gibt es keine eindeutige Rechtsvorschrift, die die Leistungspflicht der Sozialhilfe für die Inanspruchnahme dieser Dienste im Rahmen der Eingliederungshilfe umschreibt. Wird ein Antrag auf Inanspruchnahme eines FED gestellt, prüft der Sozialhilfeträger zunächst im Rahmen des Nachrangs (§ 2 BSHG), in welchem Umfang Leistungen durch den Träger der Jugendhilfe oder die Pflegeversicherung durch den FED erbracht werden können. Liegt Pflegebedürftigkeit vor, kann der Sozialhilfeträger ergänzend nach § 69 b BSHG die Beratung oder zeitweilige Entlastung der Pflegeperson durch einen FED bezahlen. Bei der Antragstellung im Rahmen der Eingliederungshilfe ist es notwendig, daß der FED einen Eingliederungshilfeplan erstellt, und im einzelnen die Maßnahmen beschreibt, die er für das behinderte Kind durchführen will. Es steht also nicht die Entlastung der Pflegeperson wie bei der Pflege im Vordergrund, sondern die Förderung des behinderten Menschen selbst.

In den einzelnen Bundesländern ist die Förderung der FED sehr unterschiedlich ausgestaltet, z. T. gibt es zusätzliche Landesmittel, die es den FED ermöglichen, preisgünstig ihre Hilfen anzubieten. Fehlen diese Finanzmittel, und müssen sich die FED über reguläre Marktpreise finanzieren, bleibt nur der Weg der Einzelantragstellung über die Sozialhilfe, die Inanspruchnahme der Verhinderungspflege nach § 39 SGB XI (siehe 16.3) oder der Jugendhilfe, wenn Erziehungshilfe gewährt wird. Werden Sozialhilfemittel beansprucht, wird das Einkommen und Vermögen überprüft und für minderjährige Kinder ein Kostenbeitrag festgesetzt, für volljährige Kinder ein Unterhaltsbeitrag. Schon bei der Antragstellung muß der Sozialhilfeträger diese Eigenanteile ausrechnen, so daß jeder, der die Leistung in Anspruch nimmt, seine finanziellen Belastungen im Vorhinein kalkulieren kann. Hat ein FED einen Versorgungsvertrag mit der Pflegekasse abgeschlossen oder einen Kooperationsvertrag mit einem zugelassenen Pflegedienst, kann er auch die Sachleistungen der Pflegeversicherung (siehe 16.3)erbringen. Ab 2002 können mit der Pflegeversicherung auch nach dem Pflegeleistungs-Ergänzungsgesetz in geringem Umfang (450 Euro jährlich) allgemeine Betreuungsleistungen abgerechnet werden (§§ 45 a SGB IX), wenn der FED entweder einen Versorgungs-/Kooperationsvertrag mit einer Pflegekasse abgeschlossen hat, oder nach Landesrecht als niedrigschwelliger, qualitätsgestützter Dienst für allgemeine Betreuungsleistungen anerkannt ist. Auch die Verhinderungspflege in Höhe von 1431 Euro jährlich kann von einem FED oder nicht bis zum zweiten Grad verwandten oder verschwägerten Personen nach § 39 SGB XI erbracht werden, wenn die Pflegeperson wegen Erholungsurlaub, Krankheit oder aus anderen Gründen an der Pflege gehindert ist.

16.3 Hilfe bei der Pflege

16.3.1 Pflegeversicherung

Durch die 1995 in Kraft getretene Pflegeversicherung erhalten Menschen mit geistiger Behinderung erstmals unabhängig von Einkommen und Vermögen Leistungen der Pflege. Leistungsberechtigt sind Personen, die *»wegen einer körperlichen, geistigen oder seelischen Krankheit oder Behinderung für die gewöhnlichen und regelmäßig wiederkehrenden Verrichtungen im Ablauf des täglichen Lebens auf Dauer, voraussichtlich für mind. 6 Monate in erheblichem oder höherem Maß der Hilfe bedürfen«,* (§ 14 Abs. 1 SGB XI). Leistungsberechtigt sind alle Personen, die in der gesetzlichen Pflegeversicherung oder der privaten Pflegeversicherung versichert sind. Da die Pflegeversicherung der Krankenversicherung folgt, betrifft dies einen sehr großen Personenkreis. Nach der Antragstellung bei der zuständigen Pflegekasse prüft der zuständige medizinische Dienst den Pflegebedarf und macht einen Vorschlag für die Pflegestufe I, II oder III.
Die Pflegekassen haben den Versicherten aufzuklären (§ 7), zu beraten (§§ 2, Abs. 4,7) und zu unterstützen (§ 31 Abs. 4).
Die Pflegestufe I (erheblich Pflegebedürftige) erhält, wer bei der Körperpflege, der Ernährung oder der Mobilität wenigstens für zwei Verrichtungen aus einem oder mehreren Bereichen

mindestens einmal täglich der Hilfe bedarf und zusätzlich mehrfach in der Woche Hilfen bei der hauswirtschaftlichen Versorgung (§ 15 Abs. 1 Nr. 1 SGB XI). Pro Woche muß dafür durchschnittlich ein täglicher Pflegeaufwand von mind. 1,5 Stunden nachgewiesen werden, wobei auf die Grundpflege mehr als 45 Minuten entfallen müssen. Bei geistig behinderten Menschen zählt dazu auch eine *Beaufsichtigung oder Anleitung bei der Verrichtung des täglichen Lebens, wobei die Pflegeperson dabei allerdings örtlich und zeitlich gebunden sein muß.*
Für die Pflegestufe II (Schwerpflegebedürftige) ist notwendig, daß die Personen bei der Körperpflege, der Ernährung oder der Mobilität mindestens dreimal täglich zu verschiedenen Tageszeiten und zusätzlich mehrfach in der Woche bei der hauswirtschaftlichen Versorgung der Hilfe bedürfen. Im Tagesdurchschnitt müssen dafür drei Stunden veranschlagt werden, wobei der grundpflegerische Aufwand mindestens zwei Stunden dauern muß (§ 15 Abs. 1 Nr. 2 SGB XI).
Die Pflegestufe III (Schwerstpflegebedürftige) verlangt bei der Körperpflege, der Ernährung oder Mobilität täglich rund um die Uhr einen Hilfebedarf, auch nachts und zusätzlich mehrfach in der Woche Hilfe bei der hauswirtschaftlichen Versorgung. Als Zeitaufwand müssen mindestens fünf Stunden im Tagesdurchschnitt mit einem Anteil von vier Stunden Grundpflege nachgewiesen werden. Ein nächtlicher Grundpflegebedarf wird angenommen, wenn der Hilfebedarf in den letzten vier bis sechs Wochen zwei bis dreimal wöchentlich anfiel.
Liegt ein *außergewöhnlich hoher Pflegebedarf* vor, der das übliche Maß der Pflegestufe weit übersteigt, ist nach § 36 Abs. 4 SGB XI ein *Härtefall* gegeben, der zu weitergehenden Leistungen führt. Bei Kindern wird nur der Pflegebedarf berücksichtigt, der den eines nicht-behinderten altersbedingt gegebenen Pflegebedarfs übersteigt, dazu hat der Medizinische Dienst in seinen Begutachtungsrichtlinien eine Tabelle entwickelt.
Die Zuordnung zu den Pflegestufen hat folgende Leistungen der Pflegeversicherung zur Folge:

	Pflegestufe I	Pflegestufe II	Pflegestufe III	Härtefall
Pflegesach-Leistungen (§ 36)	Max. mtl. 384 Euro	Max. mtl. 921 Euro	Max. mtl. 1.432 Euro	Max. mtl. 1.918 Euro
Pflegegeld (§ 37)	mtl. 205 Euro	mtl. 410 Euro	mtl. 665 Euro	Verpfl. Sachleistung
Kombinations-Leistungen (§ 38)	Pflegesachleistung und Pflegegeld (zusammen 100 %) Verbindliche Erklärung für 6 Monate im voraus.			
Häusliche Pflege, Verhinderung der Pflegeperson (§ 39) zusätzliche Betreuungsleistungen (§ 45b Abs. 1 SGB XI)	Voraussetzung: Pflegeperson hat den Bedürftigen mindestens zwölf Monate in häuslicher Umgebung gepflegt. Max. 1 432 Euro für längstens vier Wochen pro Kalenderjahr. Voraussetzung: Mindestens die Pflegestufe I und die Kriterien des § 45 a SGB XI werden erfüllt. Pro Jahr werden 460 Euro für qualitätsgesicherte Betreuungsleistungen erstattet.			
Pflegehilfsmittel, Techn. Hilfen (§ 40) – Hilfsmittel – Technische Hilfen – Wohnumfeldverbesserungen	Max. 31 Euro monatlich pauschal Eigene Zuzahlung 10 % (max. 26 Euro je Hilfsmittel). Max. 2 557 Euro pro Maßnahme (»Kann-Leistung«).			
Tagespflege und Nachtpflege (§ 41)	Max. mtl. 384 Euro	Max. mtl. 921 Euro	Max. mtl. 1 432 Euro	Kombination mit §§ 36, 37 möglich
Kurzzeitpflege (§ 42)	Max. 1 432 Euro für längstens vier Wochen pro Kalenderjahr			
Soz. Sicherung der Pflegeperson (§ 44)	Mind. 14 Std. wöchentlicher Pflegeeinsatz und keine Erwerbstätigkeit von mehr als 30 Std. wöchentlich			
– Rentenversicherungsbeitrag	mtl. 103–136 Euro (NBL) mtl. 122–163 Euro (ABL) für 14 St. Pflegestufe I u. II	mtl. 205 Euro (NBL) mtl. 244 Euro (ABL) für 21 Std. Pflegestufe II	mtl. 307 Euro (NBL) mtl. 366 Euro (ABL) für 28 Std. Pflegestufe III	
– Unfallvers.-Beitrag	Nach Anmeldung durch Pflegekasse besteht gesetzlicher Unfallversicherungsschutz			
– SGB III-Leistg.	Unterhaltsgeld (berufliche Rückkehrer)			
Pflegekurse (§ 45)	Unentgeltliche Schulungskurse			
Vollst. Pflege (§ 43)	Max. mtl. 1 432 Euro (Sachleistung) Max. mtl. 256 Euro (Zuschuß) Behinderteneinrichtung nach § 43a SGB VI			1 688 Euro

ABL: alte Bundesländer   NBL: neue Bundesländer

16.3.2 Hilfe zur Pflege durch die Sozialhilfe

Bis zum Inkrafttreten der Pflegeversicherung war der Sozialhilfeträger zuständig für die Hilfe zur Pflege geistig behinderter Menschen. Diese Hilfe existiert weiterhin ergänzend, wenn keine Leistungen der Pflegeversicherung gegeben sind,

z. B. weil kein privater oder gesetzlicher Krankenversicherungsschutz existiert. Der Sozialhilfeträger ist dabei an die Feststellung des Medizinischen Dienstes gebunden und gewährt ein Pflegegeld in gleicher Höhe wie die Pflegeversicherung. Das Pflegegeld wird allerdings nur gezahlt, wenn der Pflegebedürftige nicht gleichartige Leistungen nach anderen Rechtsvorschriften (insbesondere SGB XI) erhält (§ 69c Abs. 1 BSHG). Für die sog. *Pflegestufe 0* (für Personen, die die Zeiten der Pflegestufe I nicht nachweisen können), gibt es einen Aufwendungsersatz für die Pflegeperson nach § 69 BSHG sowie Beiträge für eine angemessene Alterssicherung (§ 69b Abs. 1 BSHG). Wichtig ist die Sozialhilfepflege für die Aufstockung der *bezahlten Fremdpflege.* Wer eine Rund-um-die-Uhr-Pflege benötigt, kommt mit den Leistungen der Pflegeversicherung zur Abdeckung dieser Fremdpflege nicht aus. Er hat gegenüber dem Sozialamt einen *Ergänzungsanspruch,* so daß das Sozialamt den nachgewiesenen Restbedarf an Fremdpflege bezahlen muss. Das Pflegegeld der Sozialhilfe kann dann um bis zu $^2/_3$ gekürzt werden. Wer Pflegeleistungen vom Sozialamt erhält, muß dafür sein Einkommen und Vermögen nach den dafür im BSHG vorgesehenen Grenzen einsetzen.

Zur *Abgrenzung der Eingliederungshilfe* von der Pflegeversicherung im vollstationären Bereich hat das SGB IX eine Neuregelung in § 40a BSHG vorgesehen. Danach *»umfaßt die Eingliederungshilfe in vollstationären Einrichtungen auch die in der Einrichtung gewährten Pflegeleistungen«* und zwar auch dann, wenn dort Leistungen der Pflegeversicherung nach § 43a SGB XI erbracht werden (Leistungen nach § 43a SGB XI werden *»für Pflegebedürftige erbracht, die in einer vollstationären Einrichtung der Behindertenhilfe, in der die berufliche und soziale Eingliederung, die schulische Ausbildung oder die Erziehung Behinderter im Vordergrund des Einrichtungszwecks stehen« (§ 71 Abs. 4).« Stellt der Träger der Einrichtung fest, daß der behinderte Mensch so pflegebedürftig ist, daß die Pflege in der Einrichtung nicht sichergestellt werden kann, vereinbaren der Träger der Sozialhilfe und die zuständige Pflegekasse mit dem Einrichtungsträger, daß die Hilfe in einer anderen Einrichtung erbracht wird; dabei ist den angemessenen Wünschen des behinderten Menschen Rechnung zu tragen«* (§ 40a BSHG).

Mit dieser Neuregelung durch das SGB IX soll die Ganzheitlichkeit der Eingliederungshilfe einschließlich der Pflege gewährleistet werden. Sie gilt unabhängig von der Pflegestufe, so daß alle Versuche von Sozialhilfeträgern, ab Pflegestufe III geistig behinderten Menschen nur noch Pflege, aber keine Eingliederungshilfe mehr zukommen zu lassen, keine Rechtsgrundlage mehr haben. Problematisch ist allerdings, daß bei der Verlegungsregelung nach § 40a BSHG ein Zusammenwirken von Einrichtung und Re-

ha-Trägern ausreicht, um diese zu bewirken, und lediglich den »angemessenen Wünschen« des behinderten Menschen Rechnung getragen werden muss. Werden diese nicht erfragt oder geäußert, können sachfremde Entscheidungen getroffen werden, die dieser Person dann den Anspruch auf Eingliederungshilfe entziehen. Hier wird das Kontrollrecht der Betreuer nach dem Betreuungsgesetz sorgfältig beachtet werden müssen, um Mißbrauch vorzubeugen.

16.4 Hilfe bei Krankheit

Für gesetzlich versicherte Personen sind Zuzahlungen und Befreiungsmöglichkeiten wichtig, da sie sich an den Kosten für die verordneten Arzneimittel, die Behandlung im Krankenhaus, bei stationären Kuren, Arztfahrten sowie Hilfs- und Heilmittel beteiligen müssen. Eine Übersicht über diese Zuzahlungen kann dem *Ratgeber finanzielle Hilfen für Menschen mit Behinderungen und ihren Angehörigen und BetreuerInnen (Lebenshilfe-Verlag, 17. Auflage 2002)* entnommen werden.

Sonderregelung für chronisch Kranke

Versicherte, die wegen derselben Krankheit in Dauerbehandlung sind und mindestens ein Jahr lang Zuzahlungen bis zur Belastungsgrenze von 1 % ihres Einkommens (jährliche Bruttoeinnahmen) aufbringen mußten, sind unabhängig von der Höhe ihrer Einkünfte von Zuzahlungen nach Ablauf des ersten Jahres befreit.

Kinderkrankengeld

Eltern können bei Erkrankung ihres Kindes für einen begrenzten Zeitraum *Krankengeld* von der Krankenkasse erhalten (§ 45 SGB V). Dieser Anspruch besteht für jedes Kind längstens zehn Tage je Elternteil. Für Alleinerziehende beträgt der Anspruch 20 Arbeitstage. Für hilfebedürftige behinderte Kinder gibt es seit dem 1. 7. 2001 keine Altersgrenze mehr, die für nicht-behinderte Kinder nach wie vor gilt (das zwölfte Lebensjahr) (§ 45 Abs. 1 SGB V).

Begleitperson im Krankenhaus

Bei der Aufnahme eines Kindes in das Krankenhaus werden die Kosten für die gleichzeitige

Aufnahme einer Begleitperson von der Krankenkasse übernommen, wenn dies aus medizinischen Gründen für die Behandlung des Kindes notwendig ist (§ 11 Abs. 3 SGB V, Bestätigung vom Krankenhausarzt, sollte schon vom Hausarzt angeregt werden). Bei geistig behinderten Menschen wird die Notwendigkeit dieser Begleitung in der Regel anerkannt. Die gleiche Regelung gilt für die *Begleitung bei Kuren.* Soweit die Krankenkasse dafür nicht eintritt, ist das Sozialamt im Rahmen der Krankenhilfe oder der Eingliederungshilfe zuständig.

Hilfsmittel

Diese werden nach § 33 SGB V gewährt, wenn sie erforderlich sind, um den Erfolg der Krankenbehandlung zu sichern oder eine Behinderung auszugleichen. Nicht dazu gehören aber Gebrauchsgegenstände des täglichen Lebens. Die Krankenkassen haben dazu einen *Hilfsmittelkatalog.* Für Hilfsmittel, die nicht von der Krankenkasse übernommen werden, kann ggf. die Sozialhilfe zuständig sein (§§ 7–10 Eingliederungshilfe-Verordnung). Der Anspruch auf ein Hilfsmittel umfaßt auch die notwendige Änderung, Instandsetzung und Ersatzbeschaffung sowie die Ausbildung zu ihrem Gebrauch.

Heilmittel

Dies sind Dienstleistungen, die vom Arzt oder Therapeuten erbracht werden, wie z. B. Physiotherapie, Logopädie und Ergotherapie. Sie dürfen nur verordnet werden, wenn sie in den *Heilmittelrichtlinien,* die von dem Bundesausschuß der Ärzte und Krankenkassen erarbeitet wurden, enthalten sind. Die Kosten werden dann nach §§ 27 Abs. 1 Nr. 3, 32 SGB V von der Krankenkasse übernommen, bei einer Selbstbeteiligung von 15 % (Ausnahme: Befreiung von der Zuzahlung wegen der Sozialklausel (Einkommensgrenze), oder Minderjährige, s.o.).

Literatur

Ausgleich behinderungsbedingter Nachteile
Bundesministerium für Arbeit und Sozialordnung (Hrsg) (1996) Anhaltspunkte für die ärztliche Gutachtertätigkeit im sozialen Entschädigungsrecht und nach dem Schwerbehindertengesetz, Referat Öffentlichkeitsarbeit, Bonn

Bundesvereinigung Lebenshilfe (Hrsg) (2002) Ratgeber »Finanzielle Hilfen für Menschen mit Behinderung, ihre Angehörigen und Betreuer(innen), Raiffeisenstr. 18, 35043 Marburg, 17. Auflage, 2002. Lebenshilfe Verlag, Marburg
Bundesarbeitsgemeinschaft Hilfe für Behinderte (Hrsg) (2002) Die Rechte behinderter Menschen und ihrer Angehörigen. Kirchfeldstr. 149, 40215 Düsseldorf, 30. Auflage, 2001
Bundesministerium für Arbeit und Sozialordnung (Hrsg) (2001) Ratgeber für behinderte Menschen. Referat Publikation,
Dasselbe: Übersicht über das Sozialrecht, 9. Auflage 2001
Bauer F (1998) Ratgeber für Behinderte. 5. Auflage, Ullstein Verlag, Berlin
Beraus A (2001) Bedeutung und Auswirkung der Feststellungen nach dem Schwerbehindertengesetz, Zeitschrift »Behindertenrecht« S. 123ff
Knauth S (1996) »Behindertes Kind«. Beck Rechtsberater, DTV
Steuermerkblatt für Familien mit behinderten Kindern 2000 in Zeitschrift »Zusammen« 2001, H 2

Hilfe bei der Eingliederung in die Gesellschaft
Haines H (2001) Behinderte Menschen als Partner in Bundesarbeitsblatt 11/2001 S. 42ff
Lachwitz K (2001) Bundesregierung legt Entwurf eines SGB IX vor in Rechtsdienst der Lebenshilfe S 6ff und S 51ff
Mrozynski P (2001) Rehabilitationsleistungen – Integrierte Versorgung im gegliederten System, Überlegungen zum SGB IX in Die Sozialgerichtsbarkeit 2001, S 277ff

Eingliederung für Kinder und Jugendliche
Sohns A (2000) Frühförderung entwicklungsauffälliger Kinder in Deutschland, Handbuch der fachlichen und organisatorischen Grundlagen. Beltz Verlag, Weinheim
Bundesvereinigung Lebenshilfe (Hrsg) (1997) Liebe Mutter, lieber Vater, Ratgeber für Eltern behinderter Kinder. 8. Auflage, Lebenshilfe Verlag, Marburg
Bundesvereinigung Lebenshilfe (Hrsg) (1998) Frühe Hilfen, Frühförderung aus Sicht der Lebenshilfe. 5. Auflage, Lebenshilfe Verlag, Marburg
Bundesvereinigung Lebenshilfe (Hrsg) (1997) Institutionelle Tagesangebote für Behinderte und von Behinderung bedrohte Kinder unter drei Jahren. Lebenshilfe Verlag, Marburg
Klerks U (2000) Hilfe zur Beschulung behinderter Kinder durch Integrationshelfer – Eine Rechtsprechungsübersicht in Zeitschrift »Beiträge zum Recht der sozialen Dienste und Einrichtungen« Heft 45, Heymanns Verlag, Köln

Mühl H et al. (1997) Lernen unter einem Dach, schulische Integration durch Kooperation. Lebenshilfe Verlag, Marburg

Bundesvereinigung Lebenshilfe (Hrsg) (2000) Grundaussagen zum schulischen Lernen, Eine Empfehlung der Bundesvereinigung Lebenshilfe. 4. Auflage, Lebenshilfe Verlag, Marburg

Bundesvereinigung Lebenshilfe (Hrsg) (1997) Gemeinsam Leben und Lernen in der Grundschule, Eine Empfehlung der Bundesvereinigung Lebenshilfe. 4. Auflage, Lebenshilfe Verlag, Marburg

Bundesvereinigung Lebenshilfe (Hrsg) (1998) Recht auf schulische Bildung für alle, Zur Situation von Kindern und Jugendlichen mit schwerer geistiger Behinderung. Eine Empfehlung der Bundesvereinigung Lebenshilfe. 3. Auflage, Lebenshilfe Verlag, Marburg

Bundesvereinigung Lebenshilfe (Hrsg) (1999) Gemeinsam Leben und Lernen im Kindergarten. Eine Empfehlung der Bundesvereinigung Lebenshilfe. 6. Auflage, Lebenshilfe Verlag, Marburg

Wilmerstadt R (2001) Verbesserungen für behinderte Kinder, Bundesarbeitsblatt 11/2001, S 36ff

Ziller H, Saurbier H (1992) Rechtliche und finanzielle Grundlage der Integration behinderter Kinder im Kindergarten. Juventa Verlag, Weinheim

Teilhabe am Arbeitleben

Cramer H (1997) Werkstätten für Behinderte, die Rechtsgrundlagen, WfB-Kommentar. 2. Auflage, Beck-Verlag, München

Bundesvereinigung Lebenshilfe (Hrsg) (1999) Ein Beruf für mich, Berufliche Ausbildung für Menschen mit geistiger Behinderung. 2. Auflage, Lebenshilfe Verlag, Marburg

Bundesvereinigung Lebenshilfe (Hrsg) Leitlinien zur Entlohnung in Werkstätten für Behinderte. Lebenshilfe Verlag, Marburg

Bundesvereinigung Lebenshilfe (Hrsg) (1995) Wege zum allgemeinen Arbeitsmarkt, Ein Leitfaden für die Praxis für Menschen mit geistiger Behinderung. Lebenshilfe Verlag, Marburg

Bundesvereinigung Lebenshilfe (Hrsg) Werkstatt für Behinderte, ergänzbares Handbuch, 2 Bände mit jährlicher Ergänzungslieferung. Lebenshilfe Verlag, Marburg

Wohnen

Bundessozialhilfegesetz (1998) Lehr- und Praxiskommentar. 5. Auflage, Nomos Verlag, Baden-Baden

Göbel S (1998) So möchte ich Wohnen! Wie ich selbst bestimmen kann, daß ich mich in meinen vier Wänden wohlfühle. 2. Auflage, Lebenshilfe-Verlag, Marburg

Hähner U et al. (1999) Vom Betreuer zum Begleiter, 3. Auflage, Lebenshilfe-Verlag, Marburg

Heinz-Grimm R et al. (1997) Testamente zugunsten von Menschen mit geistiger Behinderung. 3. Auflage, Lebenshilfe-Verlag, Marburg

Bundesvereinigung Lebenshilfe (Hrsg) (1997) Offene Hilfen zum selbstbestimmten Leben für Menschen mit geistiger Behinderung und ihrer Angehörigen. Eine Empfehlung der Bundesvereinigung Lebenshilfe. 2. Auflage, Lebenshilfe-Verlag, Marbug

Bundesverband ev. Behindertenhilfe et al. (Hrsg) (2001) Paradigmenwechsel in der Behindertenhilfe? (informiert u a. über das Persönliche Budget). Lambertus Verlag, Freiburg

Schoch D (1999) Sozialhilfe, ein Leitfaden für die Praxis. 2. Auflage, Heymanns Verlag, Köln

Wendt S (2000) Ambulant vor stationär: Reformbedarf für die Rechtsgrundlagen ambulanter Dienste der Eingliederungshilfe, Zeitschrift für Sozialhilfe/Sozialgesetzbuch IV/2000, S 195ff

Familienentlastende Dienste

Bundesvereinigung Lebenshilfe (Hrsg) (2000) Rechtsansprüche auf offene Hilfen, Leitfaden für die Beratung in ambulanten Diensten. Lebenshilfe-Verlag, Marburg

Hilfe zur Pflege

Bienstein C (1995) Handbuch Pflege. Verlag Selbstbestimmtes Leben, Bundesverband für körper- und mehrfach Behinderte, Brehmstr. 5–7, Düsseldorf (mit wichtigen Tipps zur Durchführung von Pflege)

Jürgens A (2000) Mein Recht bei Pflegebedürftigkeit. Beck-Rechtsratgeber, DTV, München

Griep H, Renn H (2002) Pflegesozialrecht, ein Handbuch für Betroffene und Pflegeeinrichtungen. Lambertus-Verlag, Freiburg

Wendt S (2000) Pflegeversicherung im häuslichen Bereich. 5. Auflage, Lebenshilfe Verlag, Marburg

Wendt S (1999) Richtig begutachten, gerecht beurteilen. 5. Auflage, Lebenshilfe Verlag, Marburg

Verbraucherzentrale (Hrsg) Die Pflegeversicherung, Informationen und Tipps für Betroffene und Pflegepersonen. Verbraucherzentrale Nordrhein-Westfalen, Düsseldorf

Hilfe bei Krankheit

Bauer F (1998) Ratgeber für Behinderte. 5. Auflage, Ullstein-Verlag, Berlin

Bundesvereinigung Lebenshilfe (Hrsg) (2002) Ratgeber Finanzielle Hilfe für Menschen mit Behinderung, ihren Angehörigen und BetreuerInnen. 17. Auflage, Lebenshilfe Verlag, Marburg

Trenk-Hinterberger P et al. (2002) Die Rechte behinderter Menschen und ihrer Angehörigen. 30. Auflage, Bundesarbeitsgemeinschaft Hilfe für Behinderte, Düsseldorf

17. Rechtliche Vertretung von Menschen mit geistiger Behinderung, u. a. bei der Entscheidung über eine Sterilisation[*]

Ulrich Hellmann[1]

---

[*] Rechtliche Vorschriften, die nicht gesondert bezeichnet werden, sind die des Bürgerlichen Gesetzbuches (BGB)

Die Position eines Menschen im deutschen Rechtssystem wird im wesentlichen von den Oberbegriffen der Rechtsfähigkeit und der Handlungsfähigkeit geprägt.

Die Vertretung durch einen anderen Menschen im Rechtsverkehr ermöglicht es, für Menschen mit geistiger Behinderung Erklärungen abzugeben, soweit diese dazu persönlich nicht in der Lage sind. Dadurch wird deren Teilnahme am Rechtsverkehr sichergestellt.

17.1 Rechtsfähigkeit

Jeder Mensch ist mit Vollendung der Geburt rechtsfähig (§ 1) und damit Träger von Rechten und Pflichten. Die Rechtsfähigkeit ist unabhängig von Geschlecht, körperlicher oder geistiger Verfassung und sie kann einem Menschen weder entzogen werden, noch kann er auf sie verzichten.

Jedem Menschen stehen damit eine Vielzahl von Rechten zu, z. B. Ansprüche auf Sozialleistungen, die Fähigkeit zu erben, Eigentümer von Vermögenswerten zu werden, die Parteifähig-

keit in Prozessen, d. h. die Fähigkeit zu klagen und verklagt werden zu können.

Daneben sind die im Grundgesetz (GG) normierten Grundrechte für alle Menschen von besonderer Bedeutung. Oberster Grundsatz der deutschen Rechtsordnung ist Art. 1 Grundgesetz (GG): »Die Würde des Menschen ist unantastbar. Sie zu schützen und zu bewahren ist Verpflichtung jeglichen staatlichen Handelns.« Art. 2 GG garantiert auch dem Menschen mit geistiger Behinderung die freie Entfaltung seiner Persönlichkeit, soweit er nicht die Rechte anderer oder die verfassungsmäßige Ordnung beeinträchtigt. Sein Recht auf Leben und körperliche Unversehrtheit sowie die Freiheit seiner Person sind unverletzlich (Art. 2 Abs. 2 GG). Art. 2 GG schreibt vor, bei jedem Eingriff in die Rechte des Einzelnen den Grundsatz der Angemessenheit der Mittel zu berücksichtigen. Art. 3 GG gebietet die Gleichheit aller Menschen vor dem Gesetz. Das seit Dezember 1994 in Art. 3 Abs. 3 Satz 2 GG verankerte »Benachteiligungsverbot«: »Niemand darf wegen seiner Behinderung benachteiligt werden« wurde im Jahr 2002 auf einfachgesetzlicher Ebene durch ein »Behindertengleichstellungsgesetz« (BGG)[2] ergänzt durch ein »Gesetz gegen Diskriminierungen im Zivilrecht« (ZAG)[3] auf einfachgesetzlicher Ebene umgesetzt und damit in seinen praktischen Auswirkungen verstärkt. Weitere wichtige Grundrechte sind die Glaubens- und Meinungsfreiheit (Art. 4, 5 GG) sowie der staatliche Schutz von Ehe und Familie (Art. 6 GG). Art. 20 Abs. 1 GG garantiert ein Recht auf sozialstaatliche Behandlung. Nach Art. 103 GG hat vor Gericht jedermann einen Anspruch auf rechtliches Gehör. Die Freiheit der Person kann nach Art. 104 GG nur aufgrund eines förmlichen Gesetzes beschränkt werden, über Zulässigkeit und Dauer hat nur der Richter zu entscheiden.

Die Grundrechte stehen jedem Menschen zu, unabhängig davon, ob eine geistige Beeinträchtigung oder eine gesetzliche Betreuung besteht oder nicht.

17.2 Rechtliche Handlungsfähigkeit des Menschen mit geistiger Behinderung

Von der allgemeinen Rechtsfähigkeit ist die rechtliche Handlungsfähigkeit zu unterscheiden, d. h. die Fähigkeit eines einzelnen Menschen, durch eigenes Handeln Rechtswirkungen herbeizuführen. Als wichtigste Unterfälle der rechtlichen Handlungsfähigkeit sind zu nennen:

– Geschäftsfähigkeit (§§ 104 ff.) als die Fähigkeit, durch Rechtsgeschäfte Rechte zu begründen, zu übertragen, zu ändern, zu belasten oder erlöschen zu lassen;
– Prozeßfähigkeit (§ 51 Abs. 1, § 52 Zivilprozeßordnung – ZPO –) als die aus der Geschäftsfähigkeit folgende Fähigkeit, wirksam Prozesserklärungen abgeben zu können;
– Einwilligungsfähigkeit als die Fähigkeit, rechtswirksam die Einwilligung in eine Verletzung höchstpersönlicher Rechtsgüter zu erteilen, insbesondere bei ärztlichen Eingriffen in das Recht auf körperliche Unversehrtheit (§§ 1904, 1905, ärztliche Maßnahmen, Sterilisation) sowie bei Freiheitsentziehungen (§ 1906);

– Deliktsfähigkeit (§§ 827 f.) als Voraussetzung, für einen Schaden persönlich verantwortlich und damit haftbar sein zu können;
– Handlungsfähigkeit im Verwaltungsverfahren (§ 11 Sozialgesetzbuch Zehn – SGB X –, § 12 Verwaltungsverfahrensgesetz – VwVfG) als die Fähigkeit, wirksam an Verfahrenshandlungen teilzunehmen, z. B. im Rahmen von Verfahren zur Beantragung und Bewilligung von Sozialleistungen)

17.2.1 Geschäftsfähigkeit und beschränkte Geschäftsfähigkeit

Nicht alle Menschen, die rechtsfähig sind, können ihre Rechte und Pflichten selbst wahrnehmen. So ist für das Zustandekommen eines Vertrages Voraussetzung, daß zwei einander entsprechende Willenserklärungen abgegeben werden. Diese einem Vertragsabschluß zugrundeliegenden Erklärungen müssen, um zu einem wirksamen Vertrag zu führen, von zwei geschäftsfähigen Personen stammen. Die Wirksamkeit derartiger Erklärungen wird im Bürgerlichen Gesetzbuch (BGB) von dem Vorliegen der Geschäftsfähigkeit der handelnden Personen abhängig gemacht.

Die Geschäftsfähigkeit richtet sich zunächst nach dem Lebensalter eines Menschen. In § 104 Nr. 1 BGB ist geregelt, daß geschäftsunfähig ist, wer nicht das siebente Lebensjahr vollendet hat. Willenserklärungen, die Kinder unter sieben Jahren abgeben, entfalten grundsätzlich keine rechtliche Wirksamkeit.

Minderjährige zwischen sieben und 18 Jahren sind gemäß § 106 beschränkt geschäftsfähig. Zum Schutz des Jugendlichen ist in dieser Alters- und Entwicklungsstufe eine wirksame Kontrolle durch den gesetzlichen Vertreter vorgesehen. Sie können im gewissen Umfang selbständig Geschäfte vornehmen, rechtlich wirksam wird ein derartiges Geschäft aber nur, wenn die Eltern als gesetzliche Vertreter diesem vorher zugestimmt haben oder es nachträglich genehmigen. Für bestimmte Rechtsgeschäfte bzw. Verträge bedarf der beschränkt Geschäftsfähige nicht mehr der Einwilligung seines gesetzlichen Vertreters, z. B. bei der Verwendung des Taschengeldes (§ 110).

Kinder und Jugendliche werden grundsätzlich bei allen Rechtsgeschäften von ihren Eltern vertreten.

Die uneingeschränkte Geschäftsfähigkeit gilt ab Vollendung des 18. Lebensjahres, dann tritt gemäß § 2 die Volljährigkeit ein. Das Gesetz geht davon aus, daß ein Volljähriger in der Lage ist, vor jedem Rechtsgeschäft das notwendige Für und Wider dieses Geschäftes abzuwägen, entsprechend dieser Abwägung zu handeln und die Bedeutung und Folgen seines Handelns zu überblicken. Die Geschäftsfähigkeit ist die Fähigkeit eines Menschen, mit eigenen Erklärungen Rechtsgeschäfte vornehmen zu können, also beispielsweise einen Vertrag abzuschließen, einen Wohnsitz zu begründen, eine Kündigung auszusprechen oder auch zu empfangen, eine Sache an einen anderen zu übereignen usw. All diese Geschäfte setzen voraus, daß der Betreffende einen rechtlich erheblichen Willen bilden und erklären kann. Dazu gehört auch die Verantwortlichkeit, für die Erfüllung von Verbindlichkeiten selbst einzustehen.

Mit Vollendung des 18. Lebensjahres endet die elterliche Sorge und damit auch die Befugnis der Eltern, für ihr Kind rechtlich wirksame Erklärungen abzugeben.

17.2.2 Faktische Geschäftsunfähigkeit

Neben der im BGB anhand des Lebensalters vorgenommenen Abstufung bzw. Entwicklung der Geschäftsfähigkeit, die einem Heranwachsenden zunächst keine, dann eine beschränkte und schließlich die volle Geschäftsfähigkeit zuspricht, bestimmt § 104 Nr. 2 BGB, daß geschäftsunfähig ist, »wer sich in einem die freie Willensbestimmung ausschließenden Zustand krankhafter Störung der Geistestätigkeit befindet, sofern nicht der Zustand seiner Natur nach ein vorübergehender ist.«

Eine krankhafte Störung der Geistestätigkeit ist dann gegeben, wenn ein Mensch zu einer selbständigen und vernünftigen Willensbildung nicht in der Lage ist. Das ist der Fall, wenn ihm die notwendige Kritik und Urteilsfähigkeit fehlt, er seine Entscheidung nicht von vernünftigen Erwägungen abhängig machen und deren mögliche Folgen nicht in erforderlichem Aus-

maß überblicken kann[4]. Das Gesetz beschreibt hier die Ausnahme von der Regel, daß mit Erreichen der Volljährigkeitsgrenze volle Geschäftsfähigkeit eintritt. Wenn ein Mensch aufgrund seiner tatsächlichen geistigen Befindlichkeit zum rechtsgeschäftlichen Handeln nicht in der Lage ist, gilt er trotz Volljährigkeit als faktisch geschäftsunfähig. Diese »natürliche« Geschäftsunfähigkeit muß stets im Einzelfall festgestellt werden. Im Streitfall über die Gültigkeit eines Rechtsgeschäfts hat derjenige die Geschäftsunfähigkeit eines Vertragspartners zu beweisen, der sich darauf beruft. Für Menschen mit leichter geistiger Behinderung ist dies gleichermaßen mit den Chancen und Risiken des allgemeinen Rechtsverkehrs verknüpft – unerwünschte Rechtsfolgen von Vertragsschlüssen müssen unter Umständen getragen und als Erfahrungsgewinn verarbeitet werden.

Im Streitfall klärt das Gericht die Frage der Geschäftsunfähigkeit in der Regel durch Einholung eines Sachverständigengutachtens. Der Nachweis der Geschäftsunfähigkeit ist oft schwer zu führen, weil es dafür auf den Zeitpunkt des Vertragsschlusses ankommt, der Gutachter also entsprechende Feststellungen für einen zurückliegenden Vorgang treffen muss. In einem durch das AG Calw[5] entschiedenen Fall des Abschlußes von zwei Mobiltelefon-Verträgen wurde auf Geschäftsunfähigkeit erkannt; in einem Beratungsfall der Bundesvereinigung Lebenshilfe gelang der Nachweis der Geschäftsunfähigkeit eines Heimbewohners nicht, der vier Zeitverträge über »Handys« abgeschlossen hatte – es blieb zur Schadensbegrenzung nur die vergleichsweise Einigung, die Verträge gegen Zahlung der bis dahin aufgelaufenen Rechnungen aufzulösen.

Die gerichtliche Feststellung der Geschäftsunfähigkeit wirkt nur für den entschiedenen Einzelfall, sie hat keine rechtliche Dauerwirkung.

17.2.3 Folgen der Geschäftsunfähigkeit

Willenserklärungen, die von geschäftsunfähigen Menschen abgegeben werden, sind nichtig (§ 105 Abs. 1). Dies hat zur Folge, daß das Rechtsgeschäft, für das diese Willenserklärung bedeutsam wäre, von Anfang an keine Rechtswirksamkeit erlangen kann. Es gibt keinen Gutglaubensschutz an die Geschäftsfähigkeit eines Geschäftspartners. Erweist sich ein Vertragspartner als geschäftsunfähig, ist ein Vertrag rückwirkend nichtig. Dies gilt auch dann, wenn der Vertrag schriftlich geschlossen wurde und der Vertragschließende nicht den Eindruck haben mußte, sein Vertragspartner sei geschäftsunfähig.

Die Regeln über die faktische Geschäftsunfähigkeit und deren Rechtsfolgen stellen ein Regulativ dar, mit dessen Hilfe »unvernünftige« Vertragsabschlüsse und daraus resultierende Verbindlichkeiten beseitigt werden können, wenn die Geschäftsunfähigkeit des behinderten Menschen nachgewiesen werden kann. Eine Willenserklärung, die gegenüber einem Geschäftsunfähigen abgegeben wird, wird erst dann wirksam, wenn sie dem gesetzlichen Vertreter des Geschäftsunfähigen zugeht.

Geschäftsunfähigkeit hat nicht nur im vertragsrechtlichen, sondern auch im persönlichen Bereich Konsequenzen. So sieht § 1748 Abs. 3 vor, daß die Einwilligung eines Elternteiles in die Adoption seines Kindes ersetzt werden kann, wenn der Betreffende wegen besonders schwerer geistiger Gebrechen zur Pflege und Erziehung des Kindes dauernd unfähig ist, wenn das Kind bei unterbleibender Adoption nicht in einer Familie aufwachsen könnte und dadurch in seiner Entwicklung schwer gefährdet wäre.

17.2.4 Reform der Geschäftsunfähigkeit

Das Recht der Geschäftsunfähigkeit und deren Rechtsfolgen steht seit vielen Jahren in der Kritik. Mit guten Argumenten wurde insbesondere die These entwickelt, die rigorose Rechtsfolge des § 105 sei als Eingriff in geschützte Grundrechtspositionen der Betroffenen ein Verstoß gegen das vom Gesetzgeber zu beachtende verfassungsrechtliche Übermaßverbot, weil die unheilbare Nichtigkeit jeglicher Willenserklärungen eines für geschäftsunfähig erklärten Menschen unter dem Gesichtspunkt des vom Gesetz bezweckten Schutzes des Geschäftsunfähigen keineswegs einleuchtend sei[6]. Die Bundesregierung vertrat jedoch den Standpunkt, eine Neuregelung würde den Rahmen

des Verfahrens zur Betreuungsgesetzgebung überschreiten, gesetzgebungsreife Vorschläge lägen zudem nicht vor[7]. Die vier Fachverbände für Menschen mit geistiger Behinderung hatten die Prüfung angeregt, ob in Anlehnung an das französische Zivilrecht der Schutz behinderter Menschen im Rechtsverkehr interessengerechter gewahrt werden könnte, indem der Eintritt der Unwirksamkeit der Willenserklärung wegen Geschäftsunfähigkeit von dem Gebrauch eines dem behinderten Menschen oder dessen gesetzlichem Vertreter vorbehaltenen Anfechtungsrechts abhängig gemacht wird.[8]

Mit der Vorlage eines Diskussionsentwurfes für ein »Gesetz zur Verhinderung von Diskriminierungen im Zivilrecht« (ZAG)[9] griff die Bundesregierung die Thematik erstmals konkret auf mit dem Regelungsvorschlag, von geschäftsunfähigen Menschen getätigte Geschäfte des täglichen Lebens, die mit geringwertigen Mitteln bewirkt werden können, sowie von geschäftsunfähigen Menschen geschlossene Heim- und Werkstattverträge als wirksam anzusehen, sobald Leistung und Gegenleistung bewirkt worden sind[10]. Dies sind positive Ansätze, die jedoch in der Beschränkung auf Heim- und Werkstattverträge lückenhaft bleiben. Eine Reform des Rechts der Geschäftsunfähigkeit sollte auch die Erwägung einbeziehen, ob die Grundstruktur der bestehenden Regelungen angemessen ist, um das damit angestrebte Ziel zu verwirklichen, Menschen mit geistiger Behinderung als schwächere Vertragspartner zu schützen[11]. Dazu würde die sorgfältige Prüfung einer »Anfechtungslösung« ebenso gehören wie der Vorschlag, entsprechend §§ 107 ff. auch die von geschäftsunfähigen Menschen getätigten Rechtsgeschäfte als »schwebend unwirksam« zu betrachten und die Wirksamkeit von der Genehmigung des gesetzlichen Vertreters abhängig zu machen[12].

17.3 Rechtliche Vertretung – Betreuung

Mit Vollendung des 18. Lebensjahres wird jeder Mensch – auch im Fall einer geistigen Behinderung – volljährig; er scheidet aus der elterlichen Sorge aus. Die Eltern sind nicht mehr berechtigt, rechtlich wirksam für ihr Kind zu handeln.

Tun sie es dennoch, weil sie sich weiterhin verantwortlich fühlen, so ist ihr Handeln rechtlich ohne Wirkung.

Für Menschen, die aufgrund fehlender intellektueller Fähigkeiten nicht in der Lage sind, ihre rechtlichen Angelegenheiten ganz oder teilweise persönlich zu regeln, bietet sich die Möglichkeit, eine Betreuung anzuordnen. Mit dem am 01.01.1992 in Kraft getretenen Betreuungsgesetz wurden die früheren Regelungen über Entmündigung, Vormundschaft und Pflegschaft für Volljährige abgeschafft. Durch das Gesetz wurden diese Rechtsbereiche grundlegend reformiert und nicht nur die Regelungen im BGB und den dazugehörenden Prozeßordnungen erfaßt, sondern auch Änderungen in zahlreichen weiteren Gesetzen, z. B. dem Ehegesetz und dem Bundeswahlgesetz. Im Bereich der rechtlichen Vorschriften zur Vormundschaft über minderjährige Menschen beschränkt sich das Gesetz auf einzelne Änderungen. Von den Neuregelungen nicht berührt sind die Bereiche der oben dargestellten Rechts- und Geschäftsfähigkeit und der Deliktsfähigkeit. Mit dem Betreuungsgesetz wurden Vormundschaft und Pflegschaft durch die einheitliche, flexible Maßnahme der Betreuung ersetzt. Damit wurde die Grundlage geschaffen für eine persönliche Betreuung kranker oder behinderter Menschen, die strikt an deren tatsächlichen Hilfebedarf auszurichten ist, die Betroffenen nicht unnötig in ihrer eigenen Handlungsfreiheit einschränkt und pauschale, häufig als diskriminierend empfundene Rechtsbeschränkungen vermeidet. Dieses gesetzgeberische Konzept stellt einen wichtigen Meilenstein zur Anerkennung und Umsetzung der verfassungsmäßigen Rechte auf Achtung der Menschenwürde, der Selbstbestimmung und der allgemeinen Handlungsfreiheit von Menschen mit geistiger Behinderung dar. Ziel des neuen Betreuungsgesetzes ist in erster Linie die Verwirklichung der Selbstbestimmung der betreuten Menschen und ihrer Grundrechte[13]. Mit dem Betreuungsrecht soll den Erfordernissen des einzelnen Falles und dem Grad der Beeinträchtigung des betroffenen Menschen besser Rechnung getragen werden. Mit dem Begriff der »Betreuung« wurden zudem diskriminierende Bezeichnungen wie »Entmündigung«, »Geisteskrankheit« »Geistesschwäche« beseitigt und der Charakter der Betreuung als persönliche Fürsorge und Hilfe un-

terstrichen[14]. Eine stärkere Gewichtung der Personensorge gegenüber dem früheren Recht kommt u. a. darin zum Ausdruck, daß für besonders wichtige Angelegenheiten (gefährliche ärztliche Maßnahmen, geschlossene Unterbringung und andere Freiheitsentziehungen, Sterilisation, Wohnungskündigung), gerichtliche Genehmigungsvorbehalte gelten (§§ 1904–1907).

Die für die rechtliche Vertretung Volljähriger gewählte Bezeichnung »Betreuung« war allerdings von Anfang an umstritten. Die Bundesregierung hatte Alternativvorschläge wie »Beistandschaft« für nicht praktikabel erklärt mit dem Argument, sprachlich lasse sich dies nicht in der für Gesetzestexte erforderlichen Prägnanz umsetzen, u. a. weil kein handhabbarer Begriff für die betroffenen Volljährigen aus dem Wort »Beistandschaft« ableitbar sei. Befürchtungen, es werde zu Mißverständnissen und Verwechslungen kommen, weil die Begriffe »Betreuung« sowie »Betreuer, Betreuerin« im Bereich von sozialen Einrichtungen und Diensten bereits »besetzt« seien, haben sich in den ersten Jahren der Geltung des Betreuungsgesetzes bestätigt. Mitbedingt durch insgesamt eher geringe Kenntnisse von den durch das Betreuungsgesetz eingetretenen Veränderungen und Neuregelungen sind Abgrenzungsschwierigkeiten darüber, was mit »persönlicher Betreuung« in diesem rechtlichen Zusammenhang gemeint ist, immer noch verbreitet bei allen an der Infrastruktur für die Hilfen zugunsten von Menschen mit geistiger Behinderung Beteiligten. Die mit dem Betreuungsrechtsänderungsgesetz[15] Anfang 1999 eingeführte, erweiterte Überschrift »Rechtliche Betreuung« für den Zweiten Titel des 4. Buches des BGB sowie Ergänzungen in den §§ 1897 Abs. 1 und 1901 Abs. 1, wonach Betreuer die Angelegenheiten Volljähriger »rechtlich« zu besorgen haben, werden die Schwierigkeiten nicht beseitigen können, eine Trennschärfe herzustellen, was zu den originären Aufgaben des gesetzlichen Betreuers gehört, der verpflichtet ist, »die Angelegenheiten des Betreuten rechtlich zu besorgen und ihn hierbei im erforderlichen Umfang persönlich zu betreuen« (§ 1897 Abs. 1).

17.3.1 Voraussetzungen für die Einrichtung einer rechtlichen Betreuung

Mit dem Inkrafttreten des Betreuungsgesetzes gibt es als vom Vormundschaftsgericht angeordnete Maßnahme der gesetzlichen Vertretung nur noch die einheitliche, flexible Maßnahme der Betreuung, deren Grundvoraussetzungen in § 1896 Abs. 1 geregelt sind:

(1) Kann ein Volljähriger aufgrund einer psychischen Krankheit oder einer körperlichen, geistigen oder seelischen Behinderung seine Angelegenheiten ganz oder teilweise nicht besorgen, so bestellt das Vormundschaftsgericht auf seinen Antrag oder von Amts wegen für ihn einen Betreuer. Den Antrag kann auch ein Geschäftsunfähiger stellen. Soweit der Volljährige aufgrund einer körperlichen Behinderung seine Angelegenheiten nicht besorgen kann, darf der Betreuer nur auf Antrag des Volljährigen bestellt werden, es sei denn, daß dieser seinen Willen nicht kundtun kann.

Ein rechtlicher Betreuer kann nur für Volljährige bestellt werden. Für Minderjährige, die das siebzehnte Lebensjahr vollendet haben, kann nach § 1908a ein Betreuer mit Wirkung bei Eintritt der Volljährigkeit bestellt werden, wenn anzunehmen ist, daß die Maßnahme in diesem Zeitpunkt erforderlich sein wird.

Für Minderjährige kann, soweit deren gesetzliche Vertretung nicht durch sorgeberechtigte Eltern gewährleistet ist, ein Vormund (§§ 1773 ff.), das Jugendamt als Beistand (§§ 1712 ff.) oder ein Pfleger (§§ 1909 ff.) bestellt werden.

Die Bestellung eines rechtlichen Betreuers setzt voraus, daß bei der oder dem Volljährigen eine psychische Krankheit oder eine körperliche, geistige oder seelische Behinderung vorliegt.

Die vom Gesetz verwendeten Begriffe »psychische Krankheit« und »körperliche, geistige oder seelische Behinderung« sind im BGB nicht definiert. Soweit in anderen Gesetzen (z. B. BSHG, SGB IX) Definitionen von »Behinderung« normiert sind, gelten diese nur für den jeweiligen Regelungsbereich und können bei der Sachverhaltsklärung im Betreuungsrecht allenfalls ergänzend herangezogen werden. Durch die Begriffswahl in § 1896 sollten insbesondere als diskriminierend empfundene Begriffe wie »Geisteskrankheit« und »Geistesschwäche« des

früheren Entmündigungsrechts abgeschafft werden.

Als geistige Behinderungen bezeichnen Gesetzgeber und dem folgend die gerichtliche Praxis »angeborene oder erworbene Intelligenzdefekte verschiedener Schweregrade«[16].

Der Begriff der seelischen Behinderung wird in der Psychiatrie zwar kaum verwendet, ist jedoch üblicherweise Bestandteil der vor allem im Sozialrecht häufig vom Gesetzgeber verwendeten Trias »körperlich, geistig und/oder seelisch behindert« (z. B. § 10 SGB I, § 19 SGB III, § 14 Abs. 1 SGB XI) und soll Regelungslücken vermeiden. »Seelische Behinderung« in diesem Zusammenhang soll bleibende – oder jedenfalls lang anhaltende – psychische Beeinträchtigungen als Folge einer psychischen Krankheit beschreiben[17].

Für Menschen mit psychischen, geistigen oder seelischen Behinderungen erfolgt die Bestellung eines Betreuers auf Antrag des Betroffenen oder von Amts wegen (§ 1896 Abs. 1 Satz 1). Eigene Anträge von betroffenen Volljährigen sind in der Praxis aber selten. Ganz überwiegend werden die Vormundschaftsgerichte tätig aufgrund von »Anregungen« von Angehörigen, Kliniksozialdiensten, Heimen, sonstigen sozialen Einrichtungen und Behörden, die Notwendigkeit einer rechtlichen Betreuung zu prüfen. Nach dem im Betreuungsrecht geltenden Amtsermittlungsgrundsatz des § 12 FGG ist das Gericht daraufhin verpflichtet, alle »zur Feststellung der Tatsachen erforderlichen Ermittlungen zu veranstalten und die geeignet erscheinenden Beweise aufzunehmen«.

Auch für körperlich Behinderte sieht § 1896 Abs. 1 Satz 3 die Möglichkeit einer Betreuerbestellung vor, diese kann jedoch grundsätzlich nur auf Antrag des Betroffenen selbst erfolgen. Da ein nur körperlich behinderter Mensch nicht in seiner Einsichtsfähigkeit und freien Willensbildung beeinträchtigt ist, ist eine Betreuerstellung von Amts wegen nur unter der Voraussetzung zulässig, daß der behinderte Mensch seinen Willen nicht kundtun kann (§ 1896 Abs. 1 Satz 3).

Die Bestellung eines rechtlichen Betreuers kann nur soweit erfolgen, als der Betroffene aufgrund einer der genannten Beeinträchtigungen seine Angelegenheiten nicht zu besorgen vermag. Es kommt dabei nach der konkreten gegenwärtigen Lebenssituation des Volljährigen darauf an, ob rechtliche Angelegenheiten in seinem Interesse und zu seinem Wohl wahrgenommen werden müssen[18], die Unfähigkeit, irgendwelche lediglich abstrakte oder in der Zukunft möglicherweise notwendige Angelegenheiten zu erledigen, rechtfertigt eine – quasi »prophylaktische« – Betreuerbestellung nicht[19].

17.3.2 Erforderlichkeits-grundsatz

Nach § 1896 Abs. 2 darf ein Betreuer »*nur für Aufgabenkreise bestellt werden, in denen die Betreuung erforderlich ist. Die Betreuung ist nicht erforderlich, soweit die Angelegenheiten des Volljährigen durch einen Bevollmächtigten oder durch andere Hilfen, bei denen kein gesetzlicher Vertreter bestellt wird, ebenso gut wie durch einen Betreuer besorgt werden können*«.

Der Grundsatz der Erforderlichkeit hat Verfassungsrang[20] und ist für jeden einzelnen Aufgabenkreis, der einem Betreuer übertragen werden soll, zu prüfen[21]. Eine Betreuung als Maßnahme der gesetzlichen Vertretung ist stets ein Eingriff in die Rechtsstellung des Betroffenen und hat zu unterbleiben, wenn ein Unterstützungsbedarf durch mildere Mittel gedeckt werden kann. Es kann sich um tatsächliche Hilfen, z. B. durch Angehörige, Nachbarn oder soziale Dienste handeln, deren Vorrang allerdings nur dann gelten soll, wenn durch sie die Angelegenheiten des Volljährigen ebenso gut wie durch einen Betreuer besorgt werden können. Das Gesetz bezeichnet als vorrangige Hilfen solche, bei denen kein gesetzlicher Vertreter bestellt wird. Ein Betreuer wird für die rechtliche Fürsorge eingesetzt, er erbringt nicht tatsächliche Hilfeleistung. Wer nur tatsächliche Hilfen für die Körperpflege, die Führung des Haushaltes, die pflegerische Versorgung usw. braucht, benötigt keinen rechtlichen Betreuer[22]. Ihre Grenzen finden die der Betreuung vorrangigen tatsächlichen Hilfen, sobald rechtswirksame Erklärungen des hilfebedürftigen Volljährigen notwendig werden, etwa die Stellung von Anträgen bei Sozialleistungsträgern (Ausnahme: der Sozialhilfeträger hat nach § 5 BSHG zu leisten, sobald ihm das Vorliegen der Voraussetzungen für die Leistungsgewährung bekannt sind), der Abschluß von Verträgen mit sozialen

Diensten und Einrichtungen (z. B. Heim- oder Werkstattvertrag) oder die Einwilligung in ärztliche Maßnahmen; falls dies nicht durch den Volljährigen selbst oder einen Bevollmächtigten erledigt werden kann, wird die Bestellung eines Betreuers unumgänglich.

Die Rechtsprechung bejaht im Zusammenhang mit der Erteilung einer rechtsgeschäftlichen Vollmacht die Geschäftsfähigkeit des Vollmachtgebers bereits dann, wenn er sich über die Bedeutung der von ihm erteilten Vollmacht im Klaren und insoweit zur freien Willensbestimmung in der Lage ist[23]. Dennoch spielt in der Praxis die Bevollmächtigung von Vertrauenspersonen durch Menschen mit geistiger Behinderung keine große Rolle.

Hat der Betroffene die vorrangige Möglichkeit der Bevollmächtigung einer Vertrauensperson gewählt, um seine Angelegenheiten regeln zu lassen, kommt im Einzelfall, wenn eine Überwachung des Bevollmächtigten erforderlich ist, die Bestellung eines Betreuers für die Geltendmachung von Rechten des Betreuten gegenüber seinem Bevollmächtigten in Betracht (sog. Kontrollbetreuer, § 1896 Abs. 3).

Der Gesetzgeber weist im Zusammenhang mit der Beauftragung von Bevollmächtigten auf die Möglichkeit sogenannter Vorsorgevollmachten hin, mit denen gezielt für den Eintritt einer altersbedingten Geschäftsunfähigkeit des Vollmachtgebers eine Vollmacht erteilt wird. Dies wird als Möglichkeit angesehen, eine rechtliche Betreuung zu vermeiden und damit sowohl dem Interesse der Betroffenen als auch der Entlastung der Gerichte zu dienen[24].

17.3.3 Grundsätze der Betreuerauswahl

Zum Betreuer bestellt das Vormundschaftsgericht eine natürliche Person, die geeignet ist, in dem gerichtlich bestimmten Aufgabenkreis die Angelegenheiten des Betreuten rechtlich zu besorgen und ihn hierbei in erforderlichem Umfang persönlich zu betreuen (§ 1897 Abs. 1). Damit sind die grundlegenden Voraussetzungen für die Auswahl des Betreuers bestimmt. Er muß geeignet sein, im Rahmen des festzulegenden Aufgabenkreises die Angelegenheiten des Betreuten zu organisieren bzw. zu erledigen.

Welche Anforderungen im einzelnen zu stellen sind, hängt von den zu regelnden Angelegenheiten ab.

Mit Ausnahme der strikten Unvereinbarkeitsklausel in § 1897 Abs. 3 (s. u. 17.3.3.2) hat der Gesetzgeber von einer näheren Umschreibung, wann eine Person ungeeignet ist, abgesehen. Ebenso wurde darauf verzichtet, eine gesetzliche Höchstzahl von Betreuungen, die ein einzelner Betreuer übernehmen kann, festzulegen. Neben der fachlichen Qualifikation ist die Eignung zur persönlichen Betreuung im erforderlichen Umfang von Bedeutung. Persönliche Betreuung bedeutet aber nicht die Übernahme der persönlichen Hilfe im Alltag oder der Pflege des Betreuten, gemeint ist vielmehr eine Art und Weise der Betreuung, die in allen Aufgabenkreisen, d.h. auch bei der Vermögenssorge, durch das Hauptmerkmal des persönlichen Kontaktes geprägt sein soll. Der persönliche Kontakt ist Voraussetzung dafür, daß der grundsätzliche Willensvorrang des Betreuten (§ 1901 Abs. 2 Satz 1) beachtet wird und der Betreuer seinen Hinweispflichten zur möglichen Aufhebung der Betreuung oder Einschränkung des Aufgabenkreises (§1901 Abs. 4) nachkommen kann. Der Gesetzgeber stellt die persönliche Betreuung in den Vordergrund und geht davon aus, daß sie entscheidend dafür ist, daß das neue Rechtsinstitut der Betreuung nicht als Bevormundung, sondern als Hilfe begriffen wird[25].

Zu dem erforderlichen Umfang der persönlichen Betreuung führt der Gesetzentwurf zum Betreuungsgesetz aus: Persönliche Betreuung wird mitunter nur sehr eingeschränkt möglich sein. Ist der Betreute so stark behindert, daß er seinen Willen nicht kundtun kann, so ist auch ein Gespräch mit ihm nicht möglich. Auch in solchen Fällen ist es allerdings sinnvoll, daß der Betreuer den Betreuten in gewissen Abständen aufsucht, um sich einen Eindruck von seinem Zustand zu verschaffen. Die Notwendigkeit zu persönlichen Kontakten kann auch dann eingeschränkt sein, wenn der Betreute solche Kontakte generell ablehnt. Hier soll der Betreuer persönliche Kontakte nicht aufdrängen, sondern dem Wunsch des Betreuten soweit entsprechen, als dies dessen Wohl nicht zuwiderläuft (§ 1901 Abs. 2 Satz 1). Ist dem Betreuer nur eine einzige Angelegenheit übertragen, so werden persönliche Kontakte u. U. ebenfalls

nur in begrenztem Umfang erforderlich sein. Je umfangreicher der Aufgabenkreis des Betreuers hingegen ist, desto höhere Bedeutung gewinnt der Grundsatz der persönlichen Betreuung[26].

17.3.3.1 Vorschlagsrecht des Betreuten

Für die Auswahl des Betreuers gibt das Betreuungsgesetz in § 1897 Abs. 4 dem Betroffenen ein ausdrückliches Vorschlagsrecht und sieht eine Bindung des Gerichtes an diesen Vorschlag vor, wenn die vorgeschlagene Person geeignet ist. Schlägt er eine bestimmte Person vor – egal ob ehrenamtlicher oder beruflich tätiger Einzelbetreuer, Vereins- oder Behördenbetreuer – so ist diese zum Betreuer zu bestellen, soweit dies nicht dem Wohl des Betroffenen zuwiderläuft. Mit diesem Vorbehalt soll ausgeschlossen werden, daß sich der Betroffene durch einen unbedachten oder von »schlechten Ratgebern« beeinflussten Vorschlag selbst schädigt[27]. Für die Beachtlichkeit des persönlichen Vorschlages zur Betreuerauswahl kommt es weder auf die Geschäftsfähigkeit[28] noch auf einen bestimmten Grad an Einsichtsfähigkeit an, allerdings muß das Gericht von der Ernsthaftigkeit des Vorschlages überzeugt sein[29]. Ist eine geistig behinderte Frau in der Lage, den Wunsch nach Bestellung ihrer Pflegemutter zur Betreuerin auszudrücken, die für die Übernahme der Betreuung auch geeignet ist, hat die Beachtung dieses Wunsches auch Vorrang vor dem Verlangen der leiblichen Mutter, selbst zur Betreuerin bestellt zu werden[30].

Das Vormundschaftsgericht hat darauf Rücksicht zu nehmen, wenn der Betreute vorschlägt, eine bestimmte Person nicht zu bestellen. Eine Person, die er ablehnt, wird ohnehin vielfach nicht in der Lage sein, ihn persönlich zu betreuen und das hierfür wünschenswerte Vertrauensverhältnis herzustellen. Im Hinblick auf die Ablehnung einer Person besteht allerdings keine strenge Bindung des Gerichtes an den Widerspruch des Betroffenen. Zum einen soll der Betroffene nicht durch den Widerspruch gegen mehrere in Betracht kommende Betreuer die Betreuung insgesamt verhindern oder verzögern können. Zum anderen kann einer lediglich ablehnenden Äußerung nicht das gleiche Gewicht zugemessen werden, wie einem konkreten Wunsch nach einem bestimmten Betreuer[31]. Das OLG Düsseldorf[32] hat festgestellt, dem Wunsch einer Betreuten auf Entlassung ihrer Vereinsbetreuerin und Bestellung ihres Bruders zum neuen Betreuer sei zumindest für die Aufgabenkreise zu entsprechen – hier die Aufenthaltsbestimmung, Gesundheitsfürsorge und Wohnungsangelegenheiten – in denen dieser das Wohl der Betreuten ohne Interessengegensätze gewährleisten könne.

17.3.3.2 Natürliche Personen als Betreuer

Eines der Ziele der Reform ist es, die persönliche Betreuung zu fördern und die Anonymität, die früher oft in Vormundschafts- und Pflegschaftsverhältnissen bestand, zu vermeiden. Aus diesem Grund ist als Betreuer grundsätzlich eine natürliche Person, also eine Einzelperson, zu bestellen. Dafür kommen Verwandte, andere Einzelpersonen sowie persönliche Vereins- und Behördenbetreuer in Betracht. Für die konkrete Auswahl innerhalb dieser Gruppe kommt es darauf an, wen der Betroffene vorschlägt und welche persönlichen Bindungen er hat. Das Gericht muß eine durch hinreichende Tatsachen gestützte, vollständige Abwägung der beteiligten Interessen vornehmen, wenn es einen vom betreuten Menschen vorgeschlagenen Betreuer ablehnen will.

Existieren keine eigenen Vorschläge des betreuten Menschen, hat das Gericht bei seiner Auswahlentscheidung zunächst Angehörige wie Eltern, Kinder, Ehegatten und sonstige nahestehende Personen zu berücksichtigen. Dabei ist auf die Gefahr von Interessenkonflikten Rücksicht zu nehmen. Der Vorrang von Eltern, Kindern und Ehegatten besteht aber nicht absolut. Dem Gericht soll es nicht verwehrt sein, unter Abwägung aller Umstände ausnahmsweise nicht Eltern, Kinder oder Ehegatten, sondern Geschwister, andere Verwandte oder außerhalb der Familie stehende Personen zum Betreuer zu bestellen[33]. Zu den persönlichen Bindungen im Sinne von § 1897 Abs. 5 BGB können auch religiöse, weltanschauliche, kulturelle und andere Bindungen gehören[34]. Bei seiner konkreten Entscheidung hat sich das Vormundschaftsgericht in erster Linie von der Frage leiten zu lassen, durch welche Person die bestmögliche persönliche Betreuung gewährleistet wird[35]. Insgesamt werden etwa drei Viertel der rechtlichen

Betreuungen ehrenamtlich geführt, davon ca. 70 % durch Angehörige.

Ungeeignet als Betreuer ist nach § 1897 Abs. 3 ausdrücklich und ohne Ausnahme, »wer zu einer Anstalt, einem Heim oder einer sonstigen Einrichtung, in welcher der Volljährige untergebracht ist oder wohnt, in einem Abhängigkeitsverhältnis oder in einer anderen engen Beziehung steht«. Diese Regelung dient der Vermeidung von Interessenkonflikten und Belastungen des Vertrauensverhältnisses zwischen dem Betreuten und dem Betreuer durch Zweifel an der Unvoreingenommenheit des Betreuers[36]. Derartige Konfliktsituationen können insbesondere entstehen, wenn ein Aufenthaltswechsel des Betreuten in Betracht kommt oder wenn Rechte des Betreuten gegenüber der Einrichtung durchzusetzen sind. Die Rechtsprechung schließt dementsprechend auch Beschäftigte von Heimen in gleicher Trägerschaft konsequent von Betreuungen aus[37]. Problematisch ist diese Rechtslage auch für Betreuungsvereine, die gleichzeitig Träger von Wohnstätten sind, in denen betreute Menschen wohnen. Das OLG Stuttgart[38] hat insoweit festgestellt, daß in einem solchen Fall arbeitsrechtlich und organisatorisch eindeutig sichergestellt sein muss, daß der Vereinsbetreuer seine Arbeit unabhängig von Weisungen des Heimträgers ausüben kann; das Vormundschaftsgericht müsse außerdem nach den konkreten Umständen die Gefahr ausschließen können, der Betreuer werde den Interessen seines Vereins gegenüber den Interessen des betreuten Menschen den Vorzug geben.

Im übrigen ist bei der Prüfung der Gefahr von Interessenkonflikten nur von konkreten Umständen auszugehen. Lediglich abstrakte Risiken, etwa die Erbberechtigung des Betreuers, schließen dessen Bestellung nicht aus[39].

Bei besonders komplizierten Angelegenheiten und bei besonders schwierigen Betreuungen wird es sich empfehlen, einen professionellen Betreuer zu bestellen. Dies kann entweder ein freiberuflicher Berufsbetreuer, z. B. ein Rechtsanwalt, Diplompädagoge, Sozialarbeiter usw. sein oder ein Vereins- oder Behördenbetreuer, der als Einzelbetreuer bestellt wird. Letztere dürfen nur mit Einwilligung des Vereins, bzw. mit Zustimmung der Betreuungsbehörde bestellt werden (§ 1897 Abs. 2). Sie nehmen als Angestellte die Betreuungsaufgaben wahr, es besteht aber keine Weisungsbefugnis des Arbeitgebers in der Führung der Betreuung.

Bei gleicher Eignung ergibt sich aus § 1897 Abs. 6, Satz 2 der Vorrang des ehrenamtlichen vor dem beruflichen Betreuer.

17.3.3.3 Betreuung durch Vereine oder Behörden

Von der nach dem Gesetz vorrangigen Betreuung durch Einzelpersonen ist die Betreuung durch einen Betreuungsverein oder eine Betreuungsbehörde als »juristische Person« zu unterscheiden. Die Entscheidung über die Einwilligung in eine Sterilisation des Betreuten ist nach § 1900 Abs. 5 als Aufgabe für Betreuungsverein oder -behörde ausgeschlossen.

Kann der Betroffene durch eine oder mehrere natürliche Personen nicht hinreichend betreut werden, so bestellt das Vormundschaftsgericht einen anerkannten Betreuungsverein zum Betreuer (§ 1900 Abs. 1). Erst wenn eine Einzelperson die Betreuung nicht ausreichend leisten kann, kann das Vormundschaftsgericht mit dessen Einwilligung einen Verein bestellen (§ 1900 Abs. 1). Dies wird bei außergewöhnlich schwierigen Betreuungen in Betracht kommen, für die sich empfiehlt, die Wahrnehmung der Betreuung verschiedenen Personen zu übertragen und dabei abzuwarten, zu welcher dieser Personen eine Vertrauensbeziehung entsteht. Der in dieser Erprobungsphase erforderliche Wechsel der konkreten Betreuungsperson läßt sich flexibler handhaben, wenn zunächst nur ein Verein oder eine Behörde als juristische Person zum Betreuer bestellt wird[40]. In diesen Fällen überträgt der Verein die Wahrnehmung der konkreten Betreuung einzelnen Personen. Auch dabei ist Vorschlägen des Volljährigen zu entsprechen, soweit nicht wichtige Gründe entgegenstehen. Der Verein teilt dem Gericht alsbald mit, wem er die Wahrnehmung der Betreuung übertragen hat (§ 1900 Abs. 2).

Im Gegensatz zum Vereinsbetreuer im Sinne von § 1897 Abs. 2, der selbst zum persönlichen Einzelbetreuer wird, erhält in diesen Fällen der Verein als juristische Person die Rechtsstellung eines Betreuers. Zur Betreuungswahrnehmung kommen nur Mitarbeiter des Vereins in Betracht. Durch die in § 1900 Abs. 3 aufgestellte Mitteilungspflicht des Vereins an das Vormundschaftsgericht, wenn Umstände bekannt werden, aus denen sich ergibt, daß der Volljährige durch eine oder mehrere natürliche Personen hinreichend betreut werden kann, soll sichergestellt werden, daß eine Vereinsbetreuung nur solange dauert, wie eine Einzelbetreuung nicht möglich ist.

Die Arbeit von Betreuungsvereinen wird durch das neue Recht ausdrücklich anerkannt und gefördert. Grundvoraussetzung ist nach § 1908 f, daß der Verein als Betreuungsverein unter den dort genannten Voraussetzungen staatlich anerkannt ist. Dem Verein stehen, wenn er einen Vereinsbetreuer als Einzelbetreuer nach § 1897 Abs. 2 stellt, anstelle des Mitarbeiters, der als Angestellter vom Verein entlohnt wird, Ansprüche auf Aufwendungsersatz und Vergütung zu. Er hat außerdem ein Mitspracherecht bei der Bestellung und bei der Entlassung seines Mitarbeiters. Das Gericht kann Betreuungen nicht ohne dessen ausdrückliche Zustimmung einem Verein als »juristischer Person« (dafür besteht kein Vergütungsanspruch gegenüber der Staatskasse) übertragen[41].

Aufgabe der Mitarbeiter in den Betreuungsvereinen ist zum einen die Übernahme von Betreuungen als Vereinsbetreuer, Schwerpunkt ihrer Tätigkeiten soll jedoch die sogenannte »Querschnittarbeit« der Gewinnung, Einführung und Beratung und Fortbildung von ehrenamtlich tätigen Betreuern sein[42]. Die planmäßige Information über Vorsorgevollmachten und Betreuungsverfügungen wurde mit dem Betreuungsrechtsänderungsgesetz zum 1. Januar 1999 als weitere Querschnittaufgabe eingefügt, um die Bemühungen zur Begrenzung des Anstieges der Betreuungszahlen auch durch die Betreuungsvereine zu unterstützen.

Kann der Volljährige weder durch natürliche Personen noch durch einen Verein hinreichend betreut werden, so bestellt nach § 1900 Abs. 4 das Gericht die nach dem Gesetz über die Wahrnehmung behördlicher Aufgaben bei der Betreuung Volljähriger (Betreuungsbehördengesetz – BtBG) zuständige Behörde zum Betreuer. Die Zuständigkeiten einer Betreuungsbehörde umfassen die Beratung, Unterstützung, Einführung und Fortbildung der Betreuer (§§ 4, 5 BtBG), die Förderung ehrenamtlicher Betreuer sowie gemeinnütziger Organisationen (§ 6 BtBG), Unterstützung des Vormundschaftsgerichtes bei der Erforschung des Sachverhaltes sowie der Auswahl der Betreuer (sog.

Vormundschaftsgerichtshilfe, § 8 BtBG) sowie nach sonstigen gesetzlichen Vorschriften der Behörde obliegende Aufgaben (§ 9 BtBG); dazu gehört neben vielfältigen Zuständigkeiten im Betreuungs- und Unterbringungsverfahren[43] auch die Tätigkeit der Mitarbeiter der Behörde als Betreuer (§ 1900 Abs. 4).

17.3.3.4 Bestellung mehrer Betreuer

Das Vormundschaftsgericht kann gemäß § 1899 auch mehrere Betreuer bestellen.

Voraussetzung ist stets, daß die Angelegenheiten des Betreuten dadurch besser besorgt werden können. Denkbar ist etwa die Kombination eines ehrenamtlichen und eines hauptberuflichen Betreuers, wenn letzterer aufgrund von spezifischen Fachkenntnissen für einen bestimmten Aufgabenkreis besonders geeignet ist. Bei dieser Variante (Abs. 1) sind die jeweiligen Aufgabenkreise genau voneinander abzugrenzen.

Ausdrücklich befürwortet der Gesetzgeber die gemeinsame Bestellung beider Elternteile zu rechtlichen Betreuern ihres geistig behinderten Kindes, insbesondere wenn diese sich bei Eintritt der Volljährigkeit an die elterliche Sorge anschließt und kein abweichender Vorschlag des Betroffenen vorliegt. Kein Elternteil soll gezwungen werden, zurückzutreten und dem anderen Teil die Führung der Betreuung allein zu überlassen. Eine solche Regelung wäre zu starr und könnte von dem betreffenden Elternteil als diskriminierend empfunden werden[44].

Wenn der Betreuer an der Besorgung bestimmter Angelegenheiten gehindert ist, etwa weil er selbst ein Rechtsgeschäft mit dem Betreuten vornehmen will, z. B. bei einer Erbauseinandersetzung, kann die Bestellung eines weiteren, sog. Ergänzungsbetreuers nach Abs. 4 erforderlich sein.

Die Bestellung mehrerer Betreuer kommt auch dann in Betracht, wenn die Betreuung einem Vereins- oder Behördenbetreuer übertragen ist, der aus seiner Tätigkeit in absehbarer Zeit ausscheiden wird. Eine derartige Konstellation kann den reibungslosen Übergang auf einen ehrenamtlichen Betreuer wesentlich erleichtern und gleichzeitig die Aussichten auf Gewinnung Ehrenamtlicher erhöhen. Bewährt hat sich auch das von Betreuungsvereinen in Abstimmung mit den Amtsgerichten praktizierte Modell, einen Vereinsbetreuer als »Verhinderungsbe-

treuer« für einen durch den Verein geworbenen ehrenamtlichen Betreuer zu bestellen; diese Form der Absicherung für den Fall eigener tatsächlicher Verhinderung wegen Krankheit, Urlaub oder anderen dringenden Gründen kann entscheidend sein für die Bereitschaft einer Bürgerin oder eines Bürgers, sich ehrenamtlich in der rechtlichen Betreuung zu engagieren.

17.3.3.5 Pflicht zur Übernahme einer Betreuung

Zur Übernahme einer Betreuung ist nach § 1898 Abs. 1 der durch das Vormundschaftsgericht Ausgewählte verpflichtet, wenn er zur Betreuung geeignet ist und ihm die Übernahme unter Berücksichtigung seiner familiären, beruflichen und sonstigen Verhältnisse zugemutet werden kann. Nach Abs. 2 darf der Ausgewählte jedoch erst dann zum Betreuer bestellt werden, wenn er sich zur Übernahme der Betreuung bereit erklärt hat. Die Vorschrift begründet damit eine sanktionslose Rechtspflicht zur Übernahme der Betreuung. Die Verhängung eines Zwangsgeldes – wie früher bei der Vormundschaft – sieht das Gesetz nicht mehr vor. Das für eine persönliche Betreuung erforderliche Vertrauensverhältnis wäre von vornherein gefährdet, wenn der Betreuer sein Amt unter Zwang übernähme[45].

17.3.4 Ersatz von Aufwendungen, Vergütung

Die Betreuung wird grundsätzlich als Ehrenamt geführt. Den ehrenamtlich Tätigen soll aber die Mühe erspart werden, geringfügige Aufwendungen« abzurechnen, nachzuweisen oder aus eigener Tasche zu bezahlen. § 1835 a sieht daher vor, daß der Betreuer zur Abgeltung geringfügiger Aufwendungen als Aufwandsentschädigung einen Betrag von 312,– Euro pro Jahr erhält.

Mit diesem Betrag sind geringfügige Aufwendungen abgegolten. Der entsprechende Geldbetrag ist aus dem Vermögen des Betreuten zu entnehmen. Ist ein solches nicht vorhanden, richtet sich der Anspruch gegen die Justizkasse. Die Aufwandsentschädigung steht auch Angehörigen des Betreuten, z. B. Eltern eines Menschen mit geistiger Behinderung zu. Der ehrenamtliche Betreuer hat die Wahl, anstelle der Pauschale eine Aufwandserstattung gegen Vorlage von Einzelnachweisen nach § 1835 zu verlangen.

Werden Betreuungen berufsmäßig geführt, so steht einem Berufsbetreuer eine Vergütung zu. Mit dem Betreuungsrechtsänderungsgesetz (BtÄndG) wurde der Begriff »berufsmäßige Betreuung« dahingehend definiert, daß eine Betreuung im Regelfall dann berufsmäßig geführt wird, wenn dem Betreuer mehr als zehn Betreuungen obliegen; eine geringere Anzahl von Betreuungen genügt, wenn der auf sie entfallende Zeitaufwand 20 Wochenstunden nicht unterschreitet (§ 1836). Gleichzeitig wurde die Stundenvergütung für beruflich geführte Betreuungen (und Vormundschaften für Minderjährige) in einem »Gesetz über die Vergütung von Berufsvormündern« (Berufsvormündervergütungsgesetz – BVormVG-) vollständig neu gefaßt. Nach § 1 BVormVG beträgt die aus der Staatskasse für die Betreuung mittelloser Betreuter zu gewährende Vergütung 18,– Euro pro Stunde; der Stundensatz erhöht sich auf 23,– Euro, wenn der Betreuer aufgrund einer abgeschlossenen Lehre oder einer vergleichbaren Ausbildung über besondere Kenntnisse verfügt, die für die Betreuung nutzbar sind, bzw. auf 31,– Euro, wenn solche besonderen Kenntnisse aufgrund einer abgeschlossenen Ausbildung an einer Hochschule oder durch eine vergleichbare Ausbildung erworben sind.

Nach den ebenfalls mit dem BtÄndG neu eingefügten Vorschriften 1836a bis 1836e gilt weiterhin der Grundsatz, daß der Betreute selbst dem Betreuer Vergütung und Aufwendungsersatz schuldet. Inwieweit ein Betreuer leistungsfähig ist, richtet sich nach den Vorschriften des BSHG über einzusetzendes Einkommen und Vermögen. Bei der Prüfung der Mittellosigkeit werden auch Unterhaltsansprüche des Betreuten berücksichtigt. Wird im Falle der Mittellosigkeit des Betreuten die Zahlung aus der Staatskasse geleistet, führt dies nicht zum Erlöschen der Ansprüche gegen den Betreuten. Für die Dauer von zehn Jahren hat die Staatskasse die Möglichkeit, verauslagte Betreuungskosten von einem (ehemals) betreuten Menschen zurückzufordern. Erben eines verstorbenen Betreuten haften bis zur Höhe des Nachlasses für die Kosten der Betreuung.

17.3.5 Pflichten des Betreuers

Neben der Grundnorm des § 1896 kommt der Vorschrift des § 1901 als Beschreibung des allgemeinen Rahmens der Pflichten des Betreuers herausragende Bedeutung zu. Sie bestimmt im einzelnen:

(1) Die Betreuung umfaßt alle Tätigkeiten, die erforderlich sind, um die Angelegenheiten des Betreuten nach Maßgabe der folgenden Vorschriften rechtlich zu besorgen.

(2) Der Betreuer hat die Angelegenheiten so zu besorgen, wie es dessen Wohl entspricht. Zum Wohl des Betreuten gehört auch die Möglichkeit, im Rahmen seiner Fähigkeiten sein Leben nach seinen eigenen Wünschen und Vorstellungen zu gestalten.

(3) Der Betreuer hat Wünschen des Betreuten zu entsprechen, soweit dies dessen Wohl nicht zuwiderläuft und dem Betreuer zuzumuten ist. Dies gilt auch für Wünsche, die der Betreute vor der Bestellung des Betreuers geäußert hat, es sei denn, daß er an diesen Wünschen erkennbar nicht festhalten will. Ehe der Betreuer wichtige Angelegenheiten erledigt, bespricht er sie mit dem Betreuten, soweit dies dessen Wohl nicht zuwiderläuft.

(4) Innerhalb seines Aufgabenkreises hat der Betreuer dazu beizutragen, daß Möglichkeiten genutzt werden, die Krankheit oder Behinderung des Betreuten zu beseitigen, zu verbessern, ihre Verschlimmerung zu verhüten oder ihre Folgen zu mildern.

(5) Werden dem Betreuer Umstände bekannt, die eine Aufhebung der Betreuung ermöglichen, so hat er dies dem Vormundschaftsgericht mitzuteilen. Gleiches gilt für Umstände, die eine Einschränkung des Aufgabenkreises ermöglichen oder dessen Erweiterung, die Bestellung eines weiteren Betreuers oder die Anordnung eines Einwilligungsvorbehaltes (§ 1903) erfordern.

Absatz 1 wurde mit dem BtÄndG 1999 neu eingefügt und soll der Klarstellung dienen, daß die Vertretung des Betreuten in rechtlichen Angelegenheiten nach Maßgabe der gerichtlich bestimmten Aufgabenkreise den Kernbereich betreuerischen Handelns darstellt. Anlaß dieser Ergänzung war die Tatsache, daß die große Mehrzahl von Gerichtsverfahren im Betreuungsrecht Fragen der Vergütung für berufliche

Betreuungstätigkeiten betraf, bei denen in der Regel die Notwendigkeit konkreter Tätigkeiten und/oder der dafür vorgetragene Zeitaufwand im Hinblick auf die Vergütungsfähigkeit strittig waren. Zu wesentlichen Verbesserungen hat das BtÄndG nicht geführt.

Oberster Maßstab für das Handeln des Betreuers und damit dessen wichtigste Handlungsanweisung ist gemäß *Absatz 2* das Wohl des Betreuten. Dies ist subjektiv aus Sicht des Betreuten zu verstehen unter Berücksichtigung seiner konkreten Lebenssituation, seiner Fähigkeiten und Einschränkungen, seiner finanziellen Lage. Der Betreuer darf nicht seine eigenen Wertungen und Vorstellungen von einem angemessenen Leben zum Maßstab seines Handelns machen, sondern muß sich um eine Beurteilung aus Sicht des Betreuten, und damit um eine Wahrung von dessen Identität bemühen. Eine Bewertung des Wohls des Betroffenen nach einem irgendwie gearteten Verständnis von »Normalität« kommt daher nicht in Betracht[46]

Die nach eigenen Wünschen und Vorstellungen gestaltete Lebensplanung des Betreuten ist grundsätzlich zu respektieren und zu fördern. Die Erfüllung von Wünschen für einen gewohnten bzw. angemessenen Lebensstil – z. B. Finanzierung von Kleidung, Reisen und anderen Freizeitaktivitäten – widerspricht nicht deshalb dem Wohl des Betroffenen, weil damit die Verringerung oder der Verbrauch von dessen Vermögen einhergeht. Leider wird in der Praxis sowohl von Gerichten als auch von Betreuern häufig insbesondere der Aufgabenkreis der Vermögenssorge mißverstanden als vorrangiges Bestreben, Vermögenswerte des betreuten Menschen zu erhalten und zu mehren, anstatt diese sinnvoll zu dessen Wohl einzusetzen[47].

Artikel 2 Abs. 1 des Grundgesetzes (GG) schützt insbesondere auch die Freiheit der nicht angepaßten, der seelisch Kranken und Behinderten in ihrer spezifischen Lebensform[48]. Auch in Fällen drohender Verwahrlosung hat daher der Betreuer den Lebensentwurf des Betroffenen grundsätzlich zu beachten und darf erst eingreifen, wenn höherrangige Rechte (Leben oder Gesundheit) konkret bedroht sind[49].

Die Vorschrift des *Absatz 3* bindet den Betreuer im Innenverhältnis an die Wünsche des Betreuten. Dabei ist ohne Bedeutung, ob der Betreute geschäftsfähig ist, oder wie diese Wünsche geäußert werden, z. B. durch Gestik oder Mimik eines Menschen, der sich nicht ausdrücklich sprachlich verständlich machen kann. Dabei ist zu berücksichtigen, daß Gegenstand und Ziel der Betreuung die selbstbestimmte Lebensgestaltung des Betroffenen im Rahmen seiner verbliebenen geistigen und körperlichen Fähigkeiten ist. Es muß also davon ausgegangen werden, daß die Realisierung der vom Betreuten geäußerten Wünsche regelmäßig seinem Wohl entsprechen wird. Dies gilt auch für Wünsche, die mit einem Risiko verbunden sind, so z. B. dem Wunsch, entgegen dem Rat des Betreuers weiterhin Nikotin und/oder Alkohol zu konsumieren.

Der Betreuer ist an einen Wunsch des Betreuten dann nicht gebunden, wenn ihm die Befolgung nicht zuzumuten ist. Durch diese Regelung soll der Betreuer vor überzogenen Anforderungen des Betreuten, etwa an die Dauer des täglichen Betreuungsaufwandes, geschützt werden. Die Verpflichtung des Betreuers, Wünsche des Betreuten zu befolgen, betrifft nicht nur die aktuell geäußerten Wünsche, sondern nach § 1901 Abs. 2 Satz auch solche Wünsche, die vor Bestellung des Betreuers geäußert wurden, es sei denn, daß der Betreute daran erkennbar nicht festhalten will. Diese Vorschrift erkennt ausdrücklich sogenannte Betreuungsverfügungen an und öffnet für gesunde und nicht behinderte Menschen Möglichkeiten, für den Fall der Betreuungsbedürftigkeit Vorsorge zu treffen[50].

Ein wesentliches Element der Betreuung ist der persönliche Kontakt, insbesondere das persönliche Gespräch zwischen dem Betreuten und seinem Betreuer. Wichtige Angelegenheiten sind vor Erledigung mit dem Betreuten zu besprechen, es sei denn, dies würde dessen Wohl zuwiderlaufen. Das Gesetz bestimmt damit keine generelle Besprechungspflicht, die den Betreuer bei Kleinigkeiten nicht selten überfordern würde. Was wichtige Angelegenheiten sind, ist nach den konkreten Umständen des Einzelfalles zu beurteilen. So können im Bereich der Vermögenssorge auch einfache Handlungen wichtig sein, wenn sie für die Lebensgestaltung des Betreuten von erheblicher Bedeutung sind, etwa der Kauf eines Bettes oder einer Matratze für einen Betreuten, der unter Rückenschmerzen leidet. Als wichtige Angelegenheiten werden in jedem Fall insbesondere die Telefon- und Postkontrolle gem. § 1896 Abs. 4 BGB, die Untersuchung des Gesundheitszustandes, Heilbehandlung, ärztliche Eingriffe, Sterilisation gem. § 1905 BGB, Unterbringung gem. § 1906 BGB und die Wohnungsauflösung gem. § 1907 BGB angesehen[51].

Die Besprechungspflicht findet ihre Grenze lediglich dort, wo sie dem Wohl des Betroffenen zuwiderläuft. Dies ist dann anzunehmen, wenn eine Besprechung zur ernsthaften Gefahr einer gesundheitlichen Schädigung führen würde.

Zur Erfüllung seiner Pflichten nach *Absatz 4* hat sich der Betreuer der Hilfe von Ärzten oder anderen Fachleuten zu bedienen[52]. Der Betreuer soll nur »dazu beitragen«, daß die genannten Möglichkeiten auch genutzt werden. Er soll keinesfalls an die Stelle des Arztes oder anderer Fachleute treten, sondern sich deren Hilfe bedienen. Die geregelte Verpflichtung trifft den Betreuer nur »innerhalb seines Aufgabenkreises«. Dies bedeutet jedoch nicht, daß ein Betreuer, der mit dem Aufgabenkreis der Vermögenssorge betraut ist, insoweit keine Pflichten hat. Gerade in diesem Bereich wird ein Betreuer oft erfolgreich an einer Rehabilitation mitwirken können, indem er die verbliebenen Fähigkeiten des Betroffenen fördert und ihn an eine eigenverantwortliche Besorgung seiner Geschäfte heranführt[53].

Absatz 5 soll sicherstellen, daß staatliche Hilfe in Form der rechtlichen Betreuung nur für eine Dauer geleistet wird, in der sie wegen Krankheit oder Behinderung des Betreuten erforderlich ist. Das Vormundschaftsgericht hat dann die Frage zu prüfen, ob die Betreuung aufzuheben ist (§ 1908 d Abs. 1 Satz 1). Gleiches gilt für die mögliche Einschränkung des Aufgabenkreises. Die Mitteilungspflicht betrifft nur Umstände, die dem Betreuer im Rahmen seines gegenwärtigen Aufgabenkreises bekannt werden. Eine darüberhinausgehende Ermittlungspflicht trifft ihn nicht[54].

17.3.6 Vertretungsmacht des Betreuers

Nach § 1902 vertritt der Betreuer den Betreuten in seinem Aufgabenkreis gerichtlich und außergerichtlich. Durch die ihm eingeräumte

Vertretungsmacht ist der Betreuer zur Abgabe von Willenserklärungen einschließlich geschäftsähnlicher Handlungen, wie z. B. Aufenthaltsbestimmung, Einwilligung in ärztliche Behandlungsmaßnahmen im Namen des Betreuten, zur Entgegennahme von Willenserklärungen für den Betreuten sowie zur Prozeßvertretung des Betreuten ermächtigt. Der Wille des Betreuers, für den Betreuten handeln zu wollen, muß nach den allgemeinen Grundsätzen des Vertretungsrechtes (§ 164 Abs. 1) für den Geschäftspartner erkennbar sein. Handelt der Betreuer in dem ihm übertragenen Aufgabenkreis kraft seiner ihm gesetzlich zustehenden Vertretungsmacht, ist er verpflichtet, die vormundschaftsgerichtliche Genehmigung nach den §§ 1908 i, 1821, 1822 in den dort vorgesehenen Fällen einzuholen, auch wenn der Betreute das entsprechende Geschäft nachträglich genehmigt[55].

17.3.6.1 »Doppelzuständigkeit« von Betreuer und Betreutem

Die umfassende Vertretungsmacht des Betreuers bedeutet, daß Erklärungen gegenüber Dritten in jedem Falle rechtlich wirksam sind. Die dem Betreuer eingeräumte gesetzliche Vertretungsmacht schränkt die eigene Handlungs- und Geschäftsfähigkeit des Betreuten grundsätzlich in keiner Weise ein, denn der Gesetzgeber hat auf eine Prüfung und Feststellung der Geschäftsunfähigkeit im betreuungsrechtlichen Verfahren bewusst verzichtet; ein Betreuer kann also sowohl für einen geschäftsfähigen als auch für einen geschäftsunfähigen Menschen bestellt werden. In rechtsgeschäftlicher Hinsicht konkurriert also die Vertretungsmacht des Betreuers mit der rechtlichen Handlungsfähigkeit des Betreuten[56]. Ob Willenserklärungen des Betreuten wirksam sind, bestimmt sich allein nach den §§ 104 Nr. 2, 105, d. h. danach, ob der Betreute zum Zeitpunkt des rechtsgeschäftlichen Handelns geschäftsunfähig war oder nicht oder ob ein entsprechender Einwilligungsvorbehalt gem. § 1903 angeordnet war (zum Einwilligungsvorbehalt siehe unten 17.3.6.2). Die gesetzliche Vertretungsmacht des Betreuers ist nicht an das Einverständnis des Betreuten mit dem Vertreterhandeln gebunden. Aus Gründen der Rechtssicherheit wird die Vertretungsbefugnis des Betreuers im Außenverhältnis durch die interne Bindung an die Wünsche des Betreuten nicht beschränkt. Dies gilt auch für Betreute, die geschäftsfähig sind und keinem Einwilligungsvorbehalt unterliegen[57]. Im Innenverhältnis hat der Wille des Betreuten, von selbstschädigenden Handlungen abgesehen, Vorrang. Bei widersprechenden Verfügungen des Betreuers und des Betreuten gilt der Grundsatz der zeitlichen Priorität, d. h. nur die zeitlich frühere Erklärung oder Verfügung ist wirksam[58].

17.3.6.2 Einwilligungsvorbehalt

Bei einem geschäftsfähigen Betreuten kann die Möglichkeit, rechtsgeschäftlich zu handeln, durch die Anordnung eines sogenannten Einwilligungsvorbehaltes nach § 1903 eingeschränkt werden.

Da die Bestellung eines Betreuers keinen Einfluss auf die Geschäftsfähigkeit des Betreuten hat, kann dieser grundsätzlich auch in den den Aufgabenkreis des Betreuers betreffenden Angelegenheiten selbständig rechtswirksame Erklärungen abgeben. Im Streitfall kann es zu gerichtlichen Auseinandersetzungen kommen, in deren Mittelpunkt die sachverständige Begutachtung des behinderten Menschen steht zur Beantwortung der Beweisfrage, ob dieser zu dem Zeitpunkt, in dem er die Erklärung zum Abschluß des strittigen Rechtsgeschäftes abgegeben hat, geschäftsunfähig war oder nicht. Für den Nachweis der natürlichen Geschäftsunfähigkeit (§ 104 Nr. 2) mit der Rechtsfolge der Nichtigkeit eines für den behinderten Menschen »sinnlosen« oder »nachteiligen« Rechtsgeschäftes wäre dieser selbst beweispflichtig. Um erhebliche Gefahren für die Person oder das Vermögen des Betreuten abzuwenden, ermöglicht § 1903 deshalb die Anordnung eines Einwilligungsvorbehaltes, wenn die erhebliche Gefahr einer Selbstschädigung durch künftige Willenserklärungen des Betreuten hinreichend konkretisiert ist. Die bloße Befürchtung, der Betreute könnte künftig rechtsgeschäftlich handeln, reicht nicht aus[59], es muß festgestellt werden, daß der Betreute am Rechtsverkehr teilnimmt und hierbei Willenserklärungen abgeben wird, die für ihn nachteilig sind.[60] Es muß außerdem feststehen, daß der Betreute aufgrund seiner psychischen Krankheit oder seiner geistigen oder seelischen Behinderung nicht in der Lage ist, seinen Willen frei zu bestimmen, seine Fähigkeit des Erkennens, der Willensbildung oder -steuerung muß zumindest erheblich eingeschränkt sein. Der Staat hat von Verfassung wegen nicht das Recht, seine zu freier Willensbildung fähigen Bürger zu erziehen, zu »bessern« oder an einer Selbstschädigung zu hindern[61].

Erhebliche Gefahren für die Person können sich ergeben, wenn durch eigene Willenserklärungen negative Auswirkungen auf wichtige personenbezogene Rechtsgüter wie Leben, Gesundheit oder Freiheit zu befürchten sind, etwa durch die Kündigung des Mietvertrages oder aufgrund von psychischen Belastungen durch abgeschlossene nachteilige Geschäfte.

Eine erhebliche Gefahr für das Vermögen kann eintreten, wenn wirtschaftlich nachteilige Geschäfte abgeschlossen werden, das Vermögen verschleudert oder für Dinge eingesetzt wird, die nach den Lebensverhältnissen des Betroffenen diesem keine Vorteile bringen[62]. Die Gefahr eines geringfügigen Vermögensschadens reicht nicht aus, um einen Einwilligungsvorbehalt zu rechtfertigen. Das OLG Hamm[63] hat als erhebliche Vermögensgefährdung anerkannt, wenn der Betroffene auf Grund seiner geistigen Behinderung nicht in der Lage ist, komplexe Sachverhalte zu erfassen, sich ein Urteil unter kurzfristiger Abwägung zu bilden, kein Zahlenverständnis und kein Verhältnis zum Wert des Geldes besitzt und leicht beeinflussbar ist. Unter diesen Umständen stehe der Zulässigkeit des Einwilligungsvorbehaltes auch nicht entgegen, wenn es unter dem Einfluss des Betreuers zuletzt nicht konkret zu vermögensschädigenden Handlungen gekommen sei.

Ein Einwilligungsvorbehalt kann sich nur auf Willenserklärungen beziehen, die den Aufgabenkreis des Betreuers betreffen. Das im Gesetzestext verwendete Wort »soweit« bedeutet, daß der Kreis der einwilligungsbedürftigen Willenserklärungen kleiner sein kann, als der Kreis der dem Betreuer insgesamt übertragenen Aufgaben.

Die Anordnung eines Einwilligungsvorbehaltes hat im wesentlichen zur Konsequenz, daß ein ohne Einwilligung des Betreuers geschlossener Vertrag schwebend unwirksam ist und seine Rechtsgültigkeit von der Genehmigung des Betreuers abhängt (§108). Einseitige Rechtsgeschäfte, die der Betreute ohne die erforderliche

Einwilligung des Betreuten abgeschlossen hat, sind unwirksam (§ 111).

Ausdrücklich bestimmt ist in Absatz 2 Satz 1, daß sich ein Einwilligungsvorbehalt nicht auf Willenserklärungen, die auf Eingehung einer Ehe gerichtet sind, oder auf Verfügungen von Todes wegen erstrecken kann. Damit ist ausgeschlossen, daß der Betreuer die Wahl des Ehegatten oder die Einsetzung eines Erben des Betreuten durch rechtlich verbindliche Erklärungen bestimmen kann[64].

Ferner kann sich ein Einwilligungsvorbehalt nicht auf Willenserklärungen erstrecken, zu denen auch ein in der Geschäftsfähigkeit beschränkter Minderjähriger nach den Vorschriften des Familien- und Erbrechtes nicht die Zustimmung des gesetzlichen Vertreters benötigt.

Selbst wenn ein Einwilligungsvorbehalt angeordnet ist, bedarf der Betreute nicht der Zustimmung seines Betreuers, wenn die Willenserklärung ihm lediglich einen rechtlichen Vorteil bringt (§ 1903 Abs. 3 Satz 1). Diese Rechtslage entspricht derjenigen bei beschränkt geschäftsfähigen Minderjährigen. Maßgebend sind die unmittelbaren Wirkungen des Geschäftes, und dabei sind nicht nur die Haupt-, sondern auch die Nebenpflichten zu berücksichtigen. So ist z.B. die Annahme einer Erbschaft oder Schenkung eines Erbteiles wegen der Haftung des Erben für Nachlassverbindlichkeiten zustimmungsbedürftig[65].

Nicht zustimmungspflichtig ist die Abtretung einer Forderung an den Betreuten sowie die Annahme einer Schenkung. Einwilligungsfrei sind auch Willenserklärungen, die geringfügige Angelegenheiten des täglichen Lebens betreffen, soweit das Vormundschaftsgericht nichts anderes angeordnet hat.

Die Anordnung eines Einwilligungsvorbehaltes hat keine Auswirkungen auf die Geschäftsfähigkeit, maßgeblich bleiben ausschließlich die in § 104 Nr. 2 und 105 Abs. 1 enthaltenen Regelungen, wonach die Willenserklärung eines geschäftsunfähigen Menschen nichtig ist, und zwar selbst dann, wenn ein Einwilligungsvorbehalt angeordnet ist und der Betreuer in die Erklärung eingewilligt hat[66].

Für das Verfahren zur Anordnung eines Einwilligungsvorbehaltes gelten die nach § 68 FGG für die Betreuerbestellung bestehenden Regelungen, d.h. das Vormundschaftsgericht hat vorher den Betroffenen grundsätzlich persön-

lich anzuhören und ein Sachverständigengutachten einzuholen. Im Verfahren ist der zuständigen Behörde sowie Verwandten und/oder nahestehenden Personen Gelegenheit zur Äußerung zu geben und das Ergebnis der Anhörung sowie das Sachverständigengutachten sind in der Regel mit dem Betreuten zu erörtern. In der Entscheidung, durch die ein Einwilligungsvorbehalt angeordnet wird, ist der davon erfaßte Aufgabenkreis zu bezeichnen. Die Bestellung eines Verfahrenspflegers ist notwendig, wenn dies zur Wahrung der Interessen des Betroffenen erforderlich ist. Mit der Bekanntmachung an den Betreuer wird die Anordnung des Einwilligungsvorbehaltes wirksam. Die Entscheidung ist auch der zuständigen Behörde sowie dem Betroffenen bekannt zu machen.

Gegen die Anordnung eines Einwilligungsvorbehaltes besteht das Rechtsmittel der sofortigen Beschwerde. Dieses Recht steht dem Betroffenen, der zuständigen Behörde sowie Ehegatten und nahen Verwandten zu.

17.3.7 Grenzen der Vertretungsmacht des Betreuers

In einer Reihe von höchstpersönlichen Angelegenheiten ist eine Vertretungsmacht des Betreuers gesetzlich ausgeschlossen oder eingeschränkt:

Organspende

Der Betreuer ist zur Einwilligung in eine Organspende des Betroffenen nicht berechtigt. Auch wenn die Spende zugunsten naher Angehöriger erfolgt, liegt diese regelmäßig im reinen Drittinteresse und stellt keine Angelegenheit dar, die im Interesse des Betroffenen zu regeln wäre[67]. Nach dem Transplantationsgesetz vom 05.11.1997 sind nicht einwilligungsfähige Personen ausnahmslos kraft Gesetzes als Organspender ausgeschlossen. Die Vorschrift stellt ausdrücklich auf Volljährigkeit und Einwilligungsfähigkeit des Organspenders als personenbezogene, höchstpersönliche Voraussetzungen für die Zulässigkeit der Organentnahme ab. Die gesetzliche Betreuung steht aber der Organentnahme nicht entgegen, wenn der Betreute im Einzelfall einwilligungsfähig ist und zustimmt[68].

Eheschließung

Für die Eheschließung ist Geschäftsfähigkeit erforderlich. Die Bestellung eines Betreuers hat keine Auswirkung auf die Ehefähigkeit des Betroffenen. Ob jemand rechtlich in der Lage ist, eine Ehe einzugehen, beurteilt sich nach allgemeinem Recht.

Wenn zwei Menschen mit geistiger Behinderung heiraten wollen, ist zunächst einmal von der generellen Annahme auszugehen, daß sie ehefähig sind. Können beide die rechtlichen und tatsächlichen Auswirkungen der Eheschließung erfassen, steht der Eheschließung nichts entgegen. Einer Zustimmung des Betreuers bedarf es nicht. Bei Zweifeln an der Ehefähigkeit soll nach dem Willen des Gesetzgebers der Standesbeamte die vormundschaftsgerichtlichen Akten einschließlich der darin befindlichen Gutachten zur Überprüfung einsehen können[69]. Lehnt der Standesbeamte die Mitwirkung bei der Eheschließung ab, steht es dem Betreuten und seinem Verlobten frei, das zuständige Gericht um Entscheidung gemäß § 45 Abs. 1 Personenstandsgesetz (PStG) anzugehen, welches dann ein Sachverständigengutachten zur Frage der Ehegeschäftsfähigkeit einholen wird[70].

Das Bayerische Oberste Landesgericht hat festgestellt, daß es sich bei der Eheschließung um ein Rechtsgeschäft handelt, dessen Inhalt wesentlich mehr als sonstige typische Rechtsgeschäfte von in der Gesellschaft fest verankerten Vorstellungen geprägt wird. Es entspricht ständiger Rechtsprechung, daß sich die Geschäftsfähigkeit auf einen bestimmten, gegenständlich abgegrenzten Kreis von Angelegenheiten beschränken kann. Die Rechtsprechung bewertet deshalb die Frage der Ehegeschäftsfähigkeit in der Regel spezifisch nach dem Gesichtspunkt, ob die Einsicht in das Wesen der Ehe und eine freie Willensentscheidung zur Eheschließung gegeben sind[71].

Ausübung der elterlichen Sorge

Die Ausübung der elterlichen Sorge für Kinder des Betreuten darf einem Betreuer nicht als Aufgabenkreis übertragen werden. Weder die Bestellung eines Betreuers, noch die Anordnung eines Einwilligungsvorbehaltes haben Auswirkungen auf die elterliche Sorge. Auch Menschen mit geistiger Behinderung sind grundsätzlich rechtlich für ihre Kinder zuständig. Nur bei der sogenannten natürlichen Geschäftsunfähigkeit des Betreuten nach § 104 Nr. 2 ruht dessen elterliche Sorge gemäß § 1673 (zur Elternschaft geistig behinderter Menschen siehe auch 17.3.11). Muss aus Gründen des Kindeswohls die elterliche Sorge eines betreuten Menschen nach den §§ 1666, 1666a, 1667 eingeschränkt werden, ist für das Kind ein Ergänzungspfleger gem. § 1909 Abs. 1 zu bestellen.

Testierfähigkeit

Die Bestellung eines Betreuers hat keine direkten Auswirkungen auf die Testierfähigkeit des Betreuten. Eine Verfügung von Todes wegen kann der Betreuer nicht im Namen des Betreuten errichten. Ob der Betreute selbst testieren kann, hängt von seiner natürlichen Testierfähigkeit gemäß § 2229 Abs. 4 ab. Dem zufolge kann derjenige, der wegen krankhafter Störung der Geistestätigkeit, wegen Geistesschwäche oder wegen Bewußtseinsstörung nicht in der Lage ist, die Bedeutung einer von ihm abgegebenen Willenserklärung einzusehen und nach dieser Einsicht zu handeln, kein Testament errichten. Die Feststellung der Testierfähigkeit kann in der Praxis beim Abschluß eines Testamentes eine Rolle spielen oder sie wird nach dem Erbfall geprüft, wenn zu klären ist, ob ein Testament im Zustand der Testierunfähigkeit verfaßt wurde oder nicht.

Wahlrecht

Im Regelfall hat die Einrichtung einer Betreuung keine Auswirkung auf das Wahlrecht des Betreuten. Mit dem Betreuungsgesetz wurde § 13 Bundeswahlgesetz dahingehend geändert, daß ein Betreuter vom Wahlrecht ausgeschlossen ist, wenn für ihn ein Betreuer zur Besorgung aller Angelegenheiten bestellt ist. Bei einer derart umfassenden Betreuungsbedürftigkeit muß davon ausgegangen werden, daß der Betroffene auch nicht die Bedeutung und Wirkung einer Wahl einschätzen kann, so daß hier der Ausschluss des Wahlrechtes gerechtfertigt erscheint[72]. Behinderte Wahlberechtigte, die des Lesens unkundig oder durch körperliche Gebrechen gehindert sind, den Stimmzettel eigenhändig zu kennzeichnen oder in den Wahlumschlag zu legen, dürfen sich nach § 57 Bundeswahlordnung der Hilfe einer Vertrauensperson bedienen. Dies kann so weit gehen, daß die Vertrauensperson beim Ankreuzen des Stimmzettels die Hand des Wahlberechtigten führt oder selbst nach dessen Wunsch die Wahlentscheidung kenntlich macht. Möglich ist auch die Briefwahl unter Hinzuziehung einer Vertrauensperson. Entsprechend wurden die für regionale Wahlen einschlägigen Landes- und Kommunalwahlgesetze in den Bundesländern angepaßt.

Die Grenze der zulässigen Hilfestellung wird allerdings überschritten, wenn die Stimmabgabe nicht mehr auf der persönlichen Wahlentscheidung des behinderten Wahlberechtigten beruht, sondern eine eigenmächtige Wahlentscheidung der Vertrauensperson ist; ein solches Verhalten kann die Straftatbestände der Wahlbehinderung oder der Wahlfälschung der §§ 107, 107 a Strafgesetzbuch erfüllen.

Der Verlust des Wahlrechts ist nur als Rechtsfolge einer betreuungsrechtlich ausdrücklich erforderlichen Betreuung »für alle Angelegenheiten« denkbar. Solange das Vormundschaftsgericht abgegrenzte Aufgabenkreise beschreibt, liegt keine »Totalbetreuung« vor, die zum Ausschluss vom Wahlrecht führt. Dies gilt auch, wenn dem Betreuer mehrere »typisierte« Aufgabenkreise (z. B. Vermögenssorge, Gesundheitssorge und Aufenthaltsbestimmungsrecht) übertragen sind. Die gezielte Anordnung einer Betreuung für alle Angelegenheiten zur Vermeidung von »Wahlmanipulationen« bei Heimbewohnern, die regelmäßig Briefwahl machen, ist unzulässig, soweit feststeht, daß diese zwar der ständigen Führung und Anleitung durch das Heimpersonal bedürfen, aber mit dieser Form der tatsächlichen Hilfe durchaus in der Lage sind, Teile ihrer täglichen Verrichtungen selbst zu erledigen und auch zu arbeiten, so daß sich eine umfassende Betreuerbestellung verbietet[73].

17.3.8 Bestimmung der Aufgabenkreise des Betreuers

Der Gesetzgeber hat davon abgesehen, den Inhalt einzelner Aufgabenkreise näher zu bestimmen oder auch nur Aufgabenkreise zu typisieren. Das Vormundschaftsgericht hat in jedem Einzelfall im Beschluß zur Betreuerbestellung den Aufgabenkreis des Betreuers ausdrücklich festzulegen (§ 69 Abs. 1 Nr. 2 b FGG) und dabei den Grundsatz zu beachten, daß für jeden einzelnen Aufgabenkreis, der dem Betreuer zugewiesen werden soll, die rechtliche Betreuung erforderlich sein muss. Aufgaben eines rechtlichen Betreuers können einzelne Handlungen (z. B. Beantragung einer Rente, Kündigung eines Vertrages), umfassendere Zuständigkeitsbereiche (z. B. Aufenthaltsbestimmungsrecht, Vermögenssorge, Zustimmung zu Heilbehandlungsmaßnahmen, Wohnungsangelegenheiten) oder – der gesetzgeberischen Zielsetzung entsprechend von den Gerichten nur in Ausnahmefällen praktiziert – alle Angelegenheiten des Betroffenen sein.

Da jedoch bei zu enger Fassung der Betreueraufgaben die Notwendigkeit eintreten kann, bei hinzukommendem Bedarf eine Erweiterung des Aufgabenkreises unter Beachtung der gleichen Verfahrensvoraussetzungen durchzuführen, die für die erstmalige Bestellung des Betreuers gelten (§ 69 i Abs. 1 FGG), greifen Vormundschaftsgerichte häufig aus praktischen Erwägungen zu typisierten Aufgabenkreisen, soweit dies nach dem Erforderlichkeitsgrundsatz als gerechtfertigt angesehen wird. Für den Aufgabenkreis der »Vermögenssorge« hat etwa das OVG Münster[74] entschieden, dieser umfasse nicht das Recht des Betreuers zur Beantragung von Sozialhilfe für den betreuten Menschen, weil dies eine »persönliche Angelegenheit« sei; etwas anderes könne nur gelten, wenn bereits zuvor für den Betroffenen ein Sozialhilferechtsverhältnis bestanden habe. Das OLG Zweibrücken[75] hat die Befugnis einer Vermögensbetreuerin verneint, Unterhaltsansprüche des betreuten Menschen geltend zu machen. Aus Gründen der Rechtssicherheit ist deshalb eine möglichst klare Bestimmung der Betreueraufgaben ratsam.

Ebenso kann die Übertragung der gesamten »Personensorge« zu Abgrenzungsschwierigkeiten und Verunsicherung führen, über welche konkreten Lebensbereiche der Betreuer entscheiden darf. Wegen des Erforderlichkeitsgrundsatzes, aber auch zum klaren Verständnis der Betreuer und zur Vermeidung von Mißverständnissen und zeitraubenden Rückfragen bei Gericht empfiehlt es sich, Aufgaben aus dem Bereich der Personensorge einzeln im Beschluß aufzuführen[76].

Nicht zuletzt dient die klare Beschreibung der Betreueraufgaben der Reduzierung der nicht zu unterschätzenden Haftungsrisiken des Betreuers, wie die Verurteilung eines Betreuers zu Schadenersatz und Schmerzensgeld wegen rechtswidriger Unterbringung des Betreuten zur psychiatrischen Behandlung zeigt, nachdem der Betreuer unzutreffend davon ausgegangen war, diese Entscheidung sei von seinem Aufgabenkreis »Gesundheitssorge« mit umfaßt.[77]

Im folgenden wird auf typische Aufgabenkreise eingegangen.

17.3.8.1 Personensorge

Wird einem Betreuer die gesamte Personensorge als Aufgabenkreis übertragen, hat er die gleichen Befugnisse, die einem Personensorgeberechtigten gegenüber Minderjährigen eingeräumt sind, also z. B. die Aufenthaltsbestimmung sowie den Anspruch auf Herausgabe des Betreuten. Die Personensorge beinhaltet aber nicht die Erziehung des Betreuten, weil dieser als erwachsener Mensch zu behandeln ist, auch wenn er möglicherweise in verschiedenen Bereichen der Förderung und Unterstützung bedarf.

Die Befugnis des Betreuers zur Unterbringung des Betreuten ist zwar vom Aufgabenkreis Personensorge umfaßt, sollte aber stets in einem eigenen Aufgabenkreis angeordnet werden[78]. Gleiches gilt für die Einwilligung in unterbringungsähnliche Maßnahmen gem. § 1906 Abs. 4.

Soll die Befugnis zur Einwilligung in ärztliche Maßnahmen zu dem Aufgabenkreis des Betreuers gehören, empfiehlt sich ein klarstellender Zusatz zu dem Aufgabenkreis der Personensorge[79], denn insoweit ist von Bedeutung, daß es in jedem Einzelfall zunächst auf die Vorfrage ankommt, ob der betreute Mensch selbst einwilligungsfähig ist, die pauschale Übertragung einer solchen Befugnis auf den Betreuer mittels eines typisierten Aufgabenkreises also leicht zu Mißverständnissen führen könnte.

Die Einwilligung in eine Sterilisation fällt niemals in den allgemeinen Aufgabenkreis der Personensorge; dies folgt aus § 1899 Abs. 2, demzufolge für eine solche Entscheidung stets ein besonderer Betreuer zu bestellen ist.

Im Hinblick auf die Vielfalt der Lebensbereiche eines Menschen sollte unter Beachtung des Erforderlichkeitsgrundsatzes nur sehr zurückhaltend von der Übertragung der gesamten Personensorge auf den Betreuer Gebrauch gemacht werden.

17.3.8.2 Aufenthaltsbestimmung

Ein spezifischer Aufgabenkreis aus dem Bereich der Personensorge ist die Aufenthaltsbestimmung. Diese gibt dem Betreuer das Recht, über den Verbleib des Betreuten am jetzigen Aufenthaltsort oder über einen Wechsel des ständigen Aufenthaltsortes zu entscheiden.

Da die Aufenthaltsnahme und die Entscheidung über den Aufenthalt keine rechtsgeschäftlichen Willenerklärungen, sondern tatsächliche Handlungen sind, kann eine Aufenthaltsbestimmung durch einen anderen erst dann (und nur solange) in Betracht kommen, wenn der Betreute zu einer eigenen Entscheidung nicht in der Lage ist oder mit der selbst getroffenen Entscheidung sich selbst schädigt. Meinungsverschiedenheiten zwischen Betreuer und Betreutem über einen erstrebten Wohnsitzwechsel sind nach den Umständen des Einzelfalles zu bewerten. So hat das BayObLG[80] die von einer Betreuten gewünschte Entlassung ihrer Schwester als Betreuerin abgelehnt, die sich geweigert hatte, deren Platz in einer betreuten Wohngemeinschaft zu kündigen und dem Umzug zu einer Familie zuzustimmen, die nach ihrer Überzeugung negativen Einfluss auf die labile Psyche ihrer Schwester genommen hätte.

Zum Aufgabenkreis der Aufenthaltsbestimmung gehört nicht die Anordnung, der Betreute habe tagsüber eine Werkstatt für behinderte Menschen zu besuchen[81].

Bei einem geschäftsunfähigen Betreuten ist der Betreuer auch zur Begründung oder Aufhebung des Wohnsitzes befugt[82].

Der Aufgabenkreis umfaßt nicht das Recht, den Umgang des Betreuten mit Dritten zu regeln und ermöglicht nicht die Einschränkung des Umgangs des Betreuten mit bestimmten Personen[83]. Dazu wäre die Bestimmung eines gezielt formulierten Aufgabenkreises oder allgemein die Personensorge notwendig[84]. Besteht ein solcher Aufgabenkreis, ist dennoch jegliche Umgangsbestimmung durch einen rechtlichen Betreuer nur zulässig, wenn der betreute Mensch selbst seinen Umgang nicht bestimmen kann und er davor geschützt werden muss, sich selbst zu schädigen. Jeder derartige Eingriff muß zwingend erforderlich sein[85]. Insbesondere darf der betreute Mensch seinen Angehörigen durch eine Umgangsbeschränkung des Betreuers nicht ohne strengste Notwendigkeit vorenthalten werden, weil nahe Verwandte ein gegen Dritte geschütztes, verfassungsrechtlich verbürgtes Recht (Art. 6 Abs. 1, Art. 2 Abs. 1, Art 1 GG) auf Kontaktaufnahme haben, welches auch der Betreuer zu berücksichtigen hat[86]. Sachlich unangemessene Verbote der Kontaktaufnahme zu Betreuten durch eine vom Betreuer ausgesprochene Umgangsbeschränkung sind durch das Vormundschaftsgericht im Rahmen von dessen Aufsichtspflicht über die Tätigkeit der Betreuer nach § 1837 Abs. 2 von Amts wegen zu korrigieren, wenn sich ein betroffener Angehöriger an das Gericht wendet.

17.3.8.3 Vermögenssorge

Dieser Aufgabenkreis umfaßt die Regelung aller vermögensrechtlichen Fragen, dazu kann auch die Verwaltung von Einkommen aus Rente und Sozialhilfe gehören. Zu den ersten Aufgaben eines Betreuers mit dem Aufgabenkreis Vermögenssorge gehört die Erstellung eines Vermögensverzeichnisses und einer Übersicht über die laufenden Einnahmen. Dieses Verzeichnis bildet die Grundlage der Vermögensverwaltung und ermöglicht dem Vormundschaftsgericht die erforderliche Aufsicht. Im Hinblick auf die vielfältigen Möglichkeiten der Vermögenssorge sollte diese nach dem Willen des Gesetzgebers möglichst genau bestimmt werden, z. B. Sorge für das unbewegliche Vermögen, Sorge für Bank- oder Versicherungsangelegenheiten oder Verwaltung eines Grundvermögens[87].

Die Sorge für die Vermögensangelegenheiten des Betreuten verpflichtet den Betreuer, dessen Vermögen und Einkommen ordnungsgemäß zu verwalten und dabei die Wünsche des Betreuten sinnvoll zu berücksichtigen. In seiner Verwaltung ist der Betreuer nicht frei, sondern er hat das Vermögen wirtschaftlich, gewinnbringend und regelmäßig mündelsicher anzulegen. Im Bereich der Vermögenssorge verweist das Betreuungsrecht weitgehend auf die eingehenden Regelungen für die Vormundschaft über Minderjährige, die nur geringfügig modifiziert werden. So hat der Betreuer das Vermögen des Betreuten verzinslich anzulegen, soweit es nicht zur Bestreitung von Ausgaben bereitzuhalten ist.

Weiterhin sind in bestimmten Fällen vormundschaftsgerichtliche Genehmigungen vorgeschrieben für Verfügungen des Betreuers über Forderungen, Wertpapiere, Grundstücks- und sonstige Geschäfte. So bedarf z. B. der Betreuer der Genehmigung des Vormundschaftsgerichtes bei der Verfügung über ein Grundstück, zur Ausschlagung einer Erbschaft oder eines Vermächtnisses, zum Pflichtteilsverzicht, zur Kreditaufnahme für das Mündel, zur Eingehung einer Bürgschaft sowie zum Abschluß eines Vergleichs oder der Geldabhebung von einem gesperrten Konto, soweit dessen Wert bzw. der Kontostand jeweils 3 000,– Euro übersteigt (§§ 1813, 1821, 1822 BGB). Bisweilen sehen sich rechtliche Betreuer dabei kleinlicher Kontrolle durch das Gericht ausgesetzt[88], die einem vermeintlichen Gebot der Sparsamkeit folgt, anstatt die Beachtlichkeit der Wünsche des betreuten Menschen und dessen Recht zu fördern, sein Geld für eine selbstbestimmte Lebensführung auszugeben. In der Praxis bietet sich als Lösungsmöglichkeit die separate Einrichtung eines – nicht gesperrten – Girokontos des betreuten Menschen durch den Betreuer an, über das der Betreute und/oder der Betreuer mit einem zu vereinbarenden monatlichen Budget zur Bestreitung regelmäßiger Ausgaben frei, d. h. ohne jeweilige gerichtliche Genehmigung verfügen kann. Das OLG Karlsruhe[89] schlägt als praktikable Lösung vor, nach vorheriger Sachverhaltsaufklärung könne das Gericht dem Betreuer eine allgemeine Ermächtigung nach § 1825 über einen monatlichen Verfügungsrahmen vom Konto des Betreuten erteilen.

Schenkungen kann der Betreuer grundsätzlich nicht für den Betreuten vornehmen, ausgenommen solche, die einer sittlichen Pflicht oder einer auf den Anstand zu nehmenden Rücksicht entsprechen (§§ 1908 i, 1804).

Über seine Tätigkeit in Vermögensangelegenheiten hat der Betreuer dem Vormundschaftsgericht jährlich eine detaillierte Rechnung vorzulegen. Entstehen aus seinen Pflichtverletzungen Schäden, ist er, wenn ihm ein Verschulden zur Last fällt, dem Betreuten zum Schadensersatz verpflichtet (§ 1833). Im Regelfall sind ehrenamtliche und berufliche Betreuer gegen solche Risiken haftpflichtversichert.

17.3.8.4 Besorgung aller Angelegenheiten

Das Vormundschaftsgericht kann als Aufgabenkreis des Betreuers auch die Besorgung aller Angelegenheiten des Betreuten bestimmen[90]. Das setzt aber voraus, daß für sämtliche Bereiche eine Betreuung erforderlich ist[91] und der Betreute aufgrund seiner Krankheit oder Behinderung keine seiner Angelegenheiten selbst besorgen kann. Eine allumfassende Betreuung muß auch erforderlich sein, d. h. für sämtliche Bereiche, die die Lebenssituation des Betroffenen ausmachen, muß tatsächlich Handlungsbedarf bestehen[92]. Nach den Erfahrungen der gerichtlichen Praxis ist die Betreuung für alle Angelegenheiten deshalb nur selten gerechtfertigt, weil in der Regel die erforderlichen Aufgabenkreise auch einzeln aufgezählt werden können[93].

17.3.8.5 Entscheidung über den Fernmeldeverkehr und Post des Betreuten

Die Entscheidung über den Fernmeldeverkehr des Betreuten und über die Entgegennahme, das Öffnen und das Anhalten seiner Post setzen nach § 1896 Abs. 4 stets eine ausdrückliche Entscheidung durch das Vormundschaftsgericht voraus. Die entsprechende Anordnung setzt die erkennbare Gefahr voraus, daß sich der Betreute durch einen unkontrollierten Brief-, Post- oder Fernmeldeverkehr in seinen eigenen Rechtsgütern erheblich gefährdet[94]. Die näheren Voraussetzungen, unter denen das Vormundschaftsgericht die Postkontrolle in den Aufgabenkreis einbeziehen kann, benennt das Gesetz nicht. In der Praxis soll es darauf ankommen, ob der Betreuer die ihm übertragenen Aufgaben nur wirksam erfüllen kann, wenn ihm entsprechende Kontrollrechte – z. B. im Bereich der Vermögenssorge – zur Verfügung stehen[95].

Als Einschränkung des durch Art. 10 GG geschützten Brief-, Post- und Fernmeldegeheimnisses ist die generelle Zuschreibung dieses Aufgabenkreises in strikter Anwendung des Erforderlichkeitsgrundsatzes dahingehend kritisch zu hinterfragen, ob die gesamte Post des Betreuten der Kontrolle bedarf. Bezogen auf die Privatpost des Betreuten wäre dies allenfalls dann gerechtfertigt, wenn dieser nicht (mehr) lesen kann oder völlig verwirrt ist, damit der Betreuer den Kontakt zu Verwandten und Bekannten halten kann, die sich brieflich an den Betreuten wenden. Ansonsten sollte die Formulierung des Aufgabenkreises mit dem Zusatz »soweit es sich nicht offensichtlich um Privatpost handelt«[96] versehen werden.

17.3.9 Gesundheitssorge

Eine Untersuchung des Gesundheitszustandes, eine Heilbehandlung und ein ärztlicher Eingriff dürfen nur mit Zustimmung des Betroffenen vorgenommen werden. Dies gilt selbst dann, wenn eine Maßnahme nicht mit einem Eingriff in die körperliche Integrität verbunden ist, da sie jedenfalls das allgemeine Persönlichkeitsrecht berührt. Im Gegensatz zum Abschluß des zivilrechtlichen Behandlungsvertrages kommt es für die Wirksamkeit der Einwilligung nicht auf die Geschäftsfähigkeit des Betroffenen an, sondern auf die natürliche Einsichts- und Steuerungsfähigkeit[97]. Ist der Betroffene einwilligungsunfähig, kann nach allgemeiner Rechtsauffassung der gesetzliche Vertreter die Einwilligung für ihn erteilen, seit der mit dem BtÄndG 1999 erfolgten Klarstellung in § 1904 Abs. 2 gilt dies auch für einen von dem Betroffenen benannten Bevollmächtigten.

Nach § 1904 bedarf »die Einwilligung des Betreuers in eine Untersuchung des Gesundheitszustandes, einer Heilbehandlung oder einen ärztlichen Eingriff der Genehmigung des Vormundschaftsgerichtes, wenn die begründete

Gefahr besteht, daß der Betreute aufgrund der Maßnahme stirbt oder einen schweren und länger dauernden gesundheitlichen Schaden erleidet. Ohne die Genehmigung darf die Maßnahme nur durchgeführt werden, wenn mit dem Aufschub Gefahr verbunden ist«.

Die Vorschrift legt fest, unter welchen Voraussetzungen ein Betreuer für eine Einwilligung zu einer Untersuchung des Gesundheitszustandes, einer Heilbehandlung oder einem ärztlichen Eingriff die Genehmigung des Vormundschaftsgerichtes einholen muss. Damit wird eine der wichtigsten Angelegenheiten der Personensorge ausdrücklich gesetzlich geregelt. Aus der Gesetzesformulierung folgt, daß eine gerichtliche Genehmigung einer durch den Betreuer erklärten Einwilligung in medizinische Maßnahmen nicht erforderlich ist, solange diese nicht »gefährlich« im Sinne dieser Vorschrift sind.

17.3.9.1 Einwilligungsfähigkeit des Betroffenen

Ärztliche Maßnahmen stellen einen Eingriff in das Grundrecht der körperlichen Unversehrtheit (Art. 2 Abs. 2 Satz 1 GG) und damit tatbestandlich eine strafbare Körperverletzung dar. Sie bedürfen zu ihrer straf- und zivilrechtlichen Rechtmäßigkeit der Einwilligung des Betroffenen. Die wirksame Einwilligung als Rechtfertigungsgrund für eine Körperverletzung setzt voraus, daß der Betroffene über Grund, Art, Bedeutung, Tragweite, Risiken, alternative Behandlungsmöglichkeiten und Konsequenzen der ärztlichen Maßnahme in für ihn verständlicher Form hinreichend aufgeklärt wurde, er die Aufklärung erfassen konnte und in der Lage war, seinen Willen hiernach zu bestimmen[98].

Die Anforderungen an die Einsichtsfähigkeit sind geringer als diejenigen an die Geschäftsfähigkeit. Im Gegensatz zum Recht der Geschäftsfähigkeit, welches keine »relative« bzw. »graduell unterschiedliche« Geschäftsunfähigkeit nach dem Schwierigkeitsgrad des abzuschließenden Geschäftes kennt, kann die Einwilligungsfähigkeit von der Kompliziertheit der vorgeschlagenen ärztlichen Maßnahme abhängen: Diagnose und Behandlungsplan bei einer äußerlichen Verletzung mag z. B. einem Menschen mit geistiger Behinderung leichter erklärt werden können als bei einer komplizierten inneren Erkrankung mit der Folge, daß Ein-

willigungsfähigkeit in einem Fall gegeben ist, im anderen jedoch nicht. Die Einwilligungsfähigkeit ist daher vom Arzt und ggf. durch das Gericht immer im Hinblick auf jede konkrete Maßnahme zu prüfen.

Entscheidend ist dabei, inwieweit die betroffene Person aufgrund entsprechender Risiko- und Folgenaufklärung die Art, Bedeutung und Tragweite des Eingriffes hinreichend erfassen und sich dementsprechend entscheiden kann. Es kommt darauf an, ob der Betroffene genügend Urteilskraft hat, um das Für und Wider abzuwägen und ob er über die Fähigkeit verfügt, sein Handeln nach dieser Einsicht zu bestimmen. Inwieweit diese Voraussetzungen im konkreten Zeitpunkt der Einwilligung vorliegen, hat der behandelnde Arzt vor der Maßnahme zu beurteilen. Kann der Betroffene trotz entsprechender Bemühungen die Aufklärung und die sich ergebenden Konsequenzen aufgrund seiner geistigen Behinderung nicht verstehen oder kann er trotz ausreichendem Auffassungsvermögen sich krankheitsbedingt zu keiner Entscheidung durchringen, bleibt dem behandelnden Arzt nichts anderes übrig, als eine Betreuung anzuregen[99].

Eine neuere Definition beschreibt die Einwilligungsunfähigkeit wie folgt:

»Einwilligungsunfähig ist, wer wegen Minderjährigkeit, geistiger Behinderung oder psychischer Erkrankung nicht erfassen kann,

– welchen Wert oder Rang die von der Einwilligungsentscheidung berührten Güter und Interessen für ihn haben;

– um welche Tatsachen es bei der Entscheidung geht;

– welche Folgen oder Risiken sich aus der Einwilligungsentscheidung ergeben;

– welche Mittel es zur Erreichung der mit der Einwilligung erstrebten Ziele gibt, die möglicherweise weniger belasten.«

In Art. 12, § 2 der Prinzipien und Garantien zum Schutz psychisch kranker Menschen der UN-Menschenrechtskonvention ist das aufgeklärte Einverständnis (informed consent) definiert als »ein aus freien Stücken gegebenes Einverständnis ohne Forderungen oder ungehörige Einflussnahmen, nach angemessener Erörterung mit dem Patienten und durch den Patienten mit anderen Personen seiner Wahl über

– das Wesen seiner psychischen Erkrankung;

– Wesen, Zweck und Dauer der Behandlung;

– alternative Behandlungsarten;
– die anzuwendenden Methoden im Verlauf der Behandlung;
– mögliche Schmerzen und Unwohlsein;
– mögliche Risiken, Nebenwirkungen und
– zu erwartende Vorteile der Behandlung.«[100]

Ist der Betroffene für die konkrete Maßnahme einwilligungsfähig, so hat ein Betreuer mit dem Aufgabenkreis Gesundheitsfürsorge nicht die Kompetenz, anstelle des Betreuten die Einwilligung zu erteilen oder zu verweigern. Es bedarf dann auch keiner zusätzlichen Zustimmung des Betreuers. Der Wille des einsichtsfähigen Betreuten hat absoluten Vorrang[101]. Das Bestehen einer Betreuung mit dem Aufgabenkreis »Zustimmung zur Heilbehandlung« oder »Gesundheitssorge« ist daher nicht notwendigerweise ein Indiz für das Fehlen der Einwilligungsfähigkeit.

Da eine Behandlung ohne wirksame Einwilligung möglicherweise den Tatbestand der Körperverletzung (§ 223 StGB) erfüllt, ist für den behandelnden Arzt zu empfehlen, sich im Zweifel die Einwilligung sowohl vom Betreuten als auch vom Betreuer erteilen zu lassen. Nur so vermag er dem möglichen Vorwurf einer Rechtswidrigkeit des ohne wirksame Einwilligung vorgenommenen Eingriffes auszuschließen[102].

Ein Arzt handelt auch rechtswidrig, wenn ihm der Betreuer die Einwilligung zur erforderlichen Maßnahme erteilt, dieser aber nicht die nach § 1904 Satz 1 BGB erforderliche vormundschaftsgerichtliche Genehmigung besitzt. Im Hinblick auf den Abschluß des Behandlungsvertrages kommt es allerdings auf die Geschäftsfähigkeit des Betroffenen an. Ist dieser geschäftsfähig und kein Einwilligungsvorbehalt gem. § 1903 angeordnet, kann er den Behandlungsvertrag mit dem Arzt selbst schließen, anderenfalls muß dies der Betreuer für ihn tun. Dies schließt auch ein, daß der Betreuer den behandelnden Arzt und/oder das Krankenhaus auswählt, wobei allerdings wieder der Wille des Betreuten im Sinne von § 1901 Abs. 2 von vorrangiger Bedeutung ist[103].

17.3.9.2 Einwilligung des Betreuers

Ist der Betreute einwilligungsunfähig, so handelt für ihn der mit dem Aufgabenkreis Gesundheitsfürsorge beauftragte Betreuer. Der Betreuer muß durch den behandelnden Arzt in gleicher Weise vollständig über die ärztliche Maßnahmen aufgeklärt werden, wie dies bei einem einwilligungsfähigen Betroffenen auch zu geschehen hätte. Bei den zu treffenden Entscheidungen hat der Betreuer, soweit dies möglich ist, Wünsche und Vorstellungen auch des nicht einwilligungsfähigen Betreuten zu erforschen und ihnen soweit wie möglich nachzukommen. In der Mehrzahl der Fälle ist die Entscheidung des Betreuers eine Frage der Abwägung zwischen dem erwarteten Nutzen der ärztlichen Maßnahme und dem möglichen Schaden, wenn diese unterlassen wird, sowie zwischen verschiedenen Behandlungsarten. Dabei werden von einem Betreuer keine besonderen medizinische Kenntnisse verlangt, er hat so zu entscheiden, wie er dies in eigenen Angelegenheiten tun würde[104].

In seinem Aufgabenkreis handelt der Betreuer in dem vom Gesetz vorgegebenen Rahmen selbständig und ohne bindende Weisungen des Vormundschaftsgerichtes.

Im Hinblick auf die selbständigen Entscheidungsbefugnisse des Betreuers sind gesetzliche Sonderregelungen zu beachten. So kann der Betreuer für einen einwilligungsunfähigen Betreuten nicht nach § 40 Abs. 2 Nr. 2 Arzneimittelgesetz (AMG) in die Teilnahme an klinischen Experimenten einwilligen[105]. Die Unzulässigkeit einer derartigen Einwilligung ergibt sich aus der Umschreibung des klinischen Experimentes, die nach § 40 Abs. 1 Satz 1 AMG auf die voraussichtliche Bedeutung des Arzneimittels für die Heilkunde abstellt und nicht auf die konkrete Heilungschance für den Patienten[106].

17.3.9.3 Zur Zulässigkeit von Zwangsmaßnahmen

Das Gesetz enthält keine allgemeinen Regelungen über Zwangsbehandlungen. Wer aufgrund seiner psychischen Krankheit, geistigen oder seelischen Behinderung seine Behandlungsbedürftigkeit nicht erkennen kann und eine Behandlung deshalb ablehnt, dem soll nicht schon deshalb die Behandlung versagt werden. So wäre es nach Ansicht des Gesetzgebers nicht zu verantworten, eine Blinddarmoperation des Betreuten zu verweigern, weil dieser aufgrund einer wahnhaften Vorstellung der Überzeugung ist, keinen Blinddarm mehr zu besitzen und daher den lebensnotwendigen Eingriff ablehnt. Bagatellerkrankungen rechtfertigen jedoch keine Zwangsbehandlung. In jedem Fall ist das Selbstbestimmungsrecht des Betreuten gegen die medizinische Notwendigkeit eines Eingriffes abzuwägen. Das Selbstbestimmungsrecht umfaßt auch das Recht zur Krankheit und zur Andersartigkeit, allerdings soweit notwendig auch den »Schutz vor sich selbst« bei grundlos verweigerter Behandlung[107].

Zwangsuntersuchungen oder Zwangsbehandlungen sind bei einwilligungsfähigen Betreuten unzulässig. Zwangsbehandlung in Form des Einsatzes physischer Gewalt zur Vollziehung einer ärztlichen Maßnahme ist nach Feststellung des OLG Thüringen[108] bei einem seine Behandlungsbedürftigkeit aufgrund seiner psychischen Krankheit oder geistigen oder seelischen Behinderung nicht erkennenden Betreuten nur geboten, wenn es sich dabei um einen lebensnotwendigen Eingriff handelt. Der Bundesgerichtshof[109] hat die Zulässigkeit einer Entscheidung verneint, mit der die regelmäßige Vorführung eines chronisch psychisch kranken Mannes auch unter Einsatz von Gewalt durch die zuständige Behörde zur Verabreichung von Depotspritzen als »milderes Mittel« gegenüber ansonsten wiederholt notwendigen stationären freiheitsentziehenden Unterbringungen zur Behandlung genehmigt worden war. Aus verfassungsrechtlichen Gründen dürfe in die Freiheitsrechte einer Person nur auf der Grundlage eines Gesetzes eingegriffen werden. Die vorgesehene Zwangsvorführung zur ambulanten medizinischen Behandlung stelle sich rechtlich jedoch weder als Unterbringung zur Behandlung nach § 1906 Abs. 1 Nr. 1 noch als freiheitsentziehende Maßnahme nach § 1906 Abs. 4 (betrifft ausschließlich Betreute in Heimen, Anstalten oder anderen »offenen« Einrichtungen) dar. Die Gerichte hätten zu akzeptieren, daß der Gesetzgeber für solche Maßnahmen keine Zwangsbefugnis geregelt habe, auch wenn deren Fehlen dazu führen könne, daß ein Betroffener einen erneuten Krankheitsschub erleide und dann möglicherweise für längere Zeit untergebracht werden müsse.

17.3.9.4 Gerichtliche Genehmigung einer medizinischen Maßnahme

Ein Betreuer bedarf zu seiner vertretungsweisen Einwilligung nach § 1904 BGB der Genehmigung des Vormundschaftsgerichtes, wenn die begründete Gefahr besteht, daß der Betreute aufgrund der Maßnahme stirbt oder einen schweren und länger dauernden gesundheitlichen Schaden erleidet. Es muß sich dabei um eine ernstliche und konkrete Gefahr handeln.

Für die Feststellung von Lebensgefahr oder der Gefahr eines schweren und länger dauernden Gesundheitsschadens gilt als Maßstab das durchschnittliche Risiko ärztlicher Behandlungen. Wenig wahrscheinliche, jedoch nicht auszuschließende Risiken sind nicht gemeint. Wann eine gesundheitliche Beeinträchtigung schwer ist, beurteilt sich nach den Umständen des Einzelfalles. Die in § 224 StGB (gefährliche Körperverletzung) enthaltene Aufzählung enthält Wertungen, die bei der Auslegung des § 1904 herangezogen werden können[110]. Jedoch sind auch andere, in § 224 StGB nicht enthaltene Folgen ärztlicher Maßnahmen als schwere gesundheitliche Schäden anzusehen, z. B. schwere nachhaltige Nebenwirkungen von Medikamenten[111]. Inwieweit die medikamentöse Behandlung, vor allem die Verabreichung von Psychopharmaka, genehmigungspflichtig ist, ist umstritten. Der Rechtsausschuß des Bundestages hat es ausdrücklich abgelehnt, jede nicht nur vorübergehende Behandlung mit Psychopharmaka oder in ihren Auswirkungen vergleichbaren Mitteln der Genehmigungspflicht zu unterwerfen[112].

Das LG Berlin[113] hat die Genehmigung in einem Fall abgelehnt, in dem die zu erwartenden Nebenwirkungen von Psychopharmaka in keinem angemessenen Verhältnis zu dem zu erwartenden Therapieerfolg standen. Der schwere und länger dauernde Schaden als Folge einer Heilbehandlung ist nach der Umschreibung des Gerichts[114] danach zu bewerten, in welcher Weise er den Betroffenen in seiner alltäglichen Lebensführung im Vergleich zu gesunden Menschen beeinträchtigt, z. B. welche Handlungen er nicht mehr wie gewohnt ausführen kann und wie schwerwiegend die jeweiligen Beeinträchtigungen sind. Es hat als solchen Schaden die irreversiblen Dauerfolgen einer Langzeitbehandlung mit hochpotenten Neuroleptika, wie Parkinsonoid und Spätdyskinesien, d. h. Bewegungsunruhen im Bereich der Mimik, der Extremitäten und der oro-facialen Muskulatur angesehen[115].

Als länger dauernden Schaden sieht der Gesetzgeber regelmäßig ein Jahr oder mehr an, im Fall von außergewöhnlichen Schmerzen ist diese Voraussetzung auch bei einem kürzeren Zeitraum erfüllt[116].

Das Gesetz sieht keine weiteren Voraussetzungen für die Genehmigung der Heilmaßnahme durch das Gericht vor, der Betreuer hat zunächst selbst zu entscheiden, ob er in eine ärztliche Maßnahme einwilligen will. Die Entscheidung orientiert sich an den allgemeinen Grundsätzen, insbesondere dem Wohl des Betroffenen und wird regelmäßig in der Abwägung bestehen zwischen dem befürchteten schweren Schaden bei Durchführung der Maßnahme und dem zu erwartenden Schaden bei Unterlassung der ärztlichen Maßnahme.

Der Gesetzgeber hat nicht beabsichtigt, jede Heilbehandlungsmaßnahme, die mit Risiken verbunden ist, der gerichtlichen Kontrolle zu unterstellen. Der gesetzliche Betreuer sollte in der Lage sein, den Arzt hinsichtlich einer verantwortlichen Heilbehandlung, insbesondere bei der Medikation, zu befragen und unverantwortlichen Therapieentscheidungen entgegenzutreten. Sieht der gesetzliche Betreuer sich fachlich nicht in der Lage, die ärztliche Empfehlung einzuschätzen, sollte er sich zur Absicherung an das Vormundschaftsgericht mit der Bitte wenden, die Notwendigkeit einer gerichtlichen Genehmigung zu prüfen.

Das Genehmigungsverfahren ist vor dem örtlich zuständigen Vormundschaftsgericht, bei dem die Betreuung anhängig ist, von einem Richter durchzuführen. Es ist ausreichend, daß der Betreuer einen formlosen Antrag auf Genehmigung stellt. Weiterhin ist nach § 69 d FGG ein ärztliches Gutachten eines Sachverständigen einzuholen. Bis Ende 1998 durften nach der bis dahin geltenden Gesetzesfassung Sachverständiger und ausführender Arzt nicht personengleich sein. Durch die Neufassung der Vorschrift mit dem BtÄndG 1999 wurde § 69 d Abs. 2 Satz 2 FGG zu einer »Soll-Vorschrift« gelockert, um praktischen Schwierigkeiten zu begegnen, die zum Unterbleiben von gerichtlichen Entscheidungen geführt haben sollen[117]. In der Fachlite-

ratur wird demgegenüber zu Recht darauf hingewiesen, daß in dringenden Fällen der Betreuer ohne Genehmigung des Vormundschaftsgerichtes einwilligen darf und die Soll-Vorschrift außerdem dem Sinn des Art. 12 § 9 der Prinzipien und Garantien zum Schutz psychisch kranker Personen vom 16.08.1988 der Menschenrechtskommission der Vereinten Nationen widerspricht, wonach wann immer möglich bei jeder Behandlung ohne das Einverständnis des Patienten wann immer möglich eine zweite fachliche Stellungnahme einzuholen ist[118].

Der Betroffene ist in einem Genehmigungsverfahren nach § 1904 persönlich anzuhören; dies kann nur unterbleiben, wenn hiervon erhebliche Nachteile für die Gesundheit des Betroffenen zu erwarten sind oder der Betroffene offensichtlich nicht in der Lage ist, seinen Willen kundzutun (§ 69 d Abs. 1 S. 2 und 3 FGG).

Ohne Genehmigung darf eine der beschriebenen Maßnahmen nach § 1904 nur durchgeführt werden, wenn mit dem Aufschub Gefahr verbunden ist (§ 1904 Abs. 1 Satz 2). Medizinisch unbedingt notwendige Behandlungen sollen nicht durch ein Genehmigungsverfahren behindert werden.

17.3.10 Schwangerschaftsabbruch

Die Zulässigkeit eines Schwangerschaftsabbruches hängt grundsätzlich von der wirksamen Einwilligung der betroffenen Frau ab. Ist sie einwilligungsfähig, obliegt die Entscheidung über den Schwangerschaftsabbruch ihr persönlich.

Im Fall der Schwangerschaft einer einwilligungsunfähigen behinderten Frau kann sich die Frage stellen, ob ein Schwangerschaftsabbruch in Betracht kommt. Auch für eine geistig behinderte Frau gelten die in § 218 f. StGB enthaltenen Regelungen, z. B. die Erforderlichkeit der Beratung. Handelt es sich um eine schwangere Betreute, die eine solche Beratung nicht verstehen kann und die aufgrund ihrer fehlenden geistigen Fähigkeiten selbst nicht in der Lage ist, eine Einwilligung in den Schwangerschaftsabbruch zu geben, so kommt ihr nach den Vorstellungen des Gesetzgebers gerade der Schutz durch ihren Betreuer zu, der nach erfolgter Beratung, am Wohl der Betreuten orientiert, für sie entscheiden muss. Im allgemeinen ist mit einem Schwangerschaftsabbruch keine schwerwiegende Gesundheitsschädigung oder Lebensgefahr verbunden, daher ist § 1904 auf den Schwangerschaftsabbruch nicht anzuwenden, d. h. die stellvertretende Einwilligung des rechtlichen Betreuers bedarf keiner vormundschaftsgerichtlichen Genehmigung. Der Gesetzgeber hat sich für diese Gestaltung entschieden, um die nach § 218 a Abs. 1 Nr. 3 StGB bestehenden Fristen nicht zu Lasten der Betreuten weiter zu verkürzen[119]. Das in § 218 a StGB vorgeschaltete Verfahren läßt keinen Raum für eine vormundschaftsgerichtliche Genehmigung. Die generellen Vorschriften zum Schwangerschaftsabbruch tragen dem Wohl der Betreuten, ihrem objektiven und subjektivem Interesse in der Abwägung mit dem Rechtsgut des ungeborenen Kindes abschließend Rechnung. Eine Notwendigkeit zusätzlicher vormundschaftsgerichtlicher Genehmigung könnte daher zu einer längeren Verfahrensdauer führen und sich damit zum Nachteil der Schwangeren auswirken.

Für eine einwilligungsunfähige volljährige Frau entscheidet demnach ihr Betreuer, der diese Entscheidung an ihrem Wohl zu orientieren hat. Verweigert ein Betreuer die Einwilligung und ist der mutmaßliche Wille der schwangeren Frau nicht bestimmbar, so hält die Strafrechtslehre einen Abbruch nur bei akuter Lebensgefahr für statthaft[120].

Rechtlich beachtlich ist ferner, ob ein Schwangerschaftsabbruch zulässig ist, wenn sich die Schwangere mit natürlichem Willen gegen den Eingriff wendet, also zum Ausdruck bringt, die Schwangerschaft fortsetzen zu wollen. In diesen Fällen soll der Schwangerschaftsabbruch nur zulässig sein, wenn die Fortsetzung der Schwangerschaft mit der Gefahr des Todes oder einer schweren Gesundheitsschädigung verbunden ist[121].

17.3.11 Sexualität, Partnerschaft, Sterilisation

Zum Recht auf freie Entfaltung der Persönlichkeit gehört auch das partnerschaftliche Zusammenleben und die Möglichkeit, eigene Kinder zu haben. Dabei handelt es sich um elementares Menschenrecht, das gleichermaßen für behinderte und nicht-behinderte Menschen gilt. Mögliche sexuelle Betätigungen, die von üblichen Verhaltensweisen abweichen, sollen toleriert werden, solange sie nicht die Rechte anderer verletzen. Es ist nicht Sache des Betreuers, seine eigenen moralischen Vorstellungen als Maßstab zu setzen und den Betreuten »zu erziehen«. Er hat auch nicht das Recht, das Ausleben der Sexualität des betreuten Menschen »vorsorglich« zu unterdrücken. Eingriffe des Betreuers wären allenfalls zulässig, wenn unter Abwägung der verschiedenen Rechtspositionen Maßnahmen zum Schutz des Betreuten vor einer erheblichen Eigengefährdung geboten wären, deren Notwendigkeit dieser aufgrund seiner Behinderung nicht einzusehen in der Lage ist.

Im Zusammenhang mit Partnerschaft und Sexualität stellt sich auch für Menschen mit geistiger Behinderung die Frage der Verhütung von Schwangerschaft. Als Verhütungsmethode kann dabei neben dem Einsatz der üblichen chemischen oder mechanischen Mittel auch die Sterilisation in Betracht gezogen werden.

17.3.11.1 Grundsätzliche Überlegungen zur Regelung der Sterilisation

Die Sterilisation ist ein schwerer Eingriff nicht nur in die körperliche Integrität, sondern in die gesamte Lebensführung des betroffenen Menschen. Der Gesetzgeber hat sie unter ganz engen Voraussetzungen zugelassen und in § 1905 BGB die ersatzweise Einwilligung eines Betreuers in die Sterilisation nicht einwilligungsfähiger Betreuter geregelt. Dabei wurde et al. von folgenden Überlegungen ausgegangen:
– *Keine Regelung für volljährige nicht Betreute und volljährige einwilligungsfähige Betreute*

Bereits im Jahr 1964 hat der Bundesgerichtshof entschieden, daß eine freiwillige Sterilisation eines einwilligungsfähigen Menschen keinen Straftatbestand erfüllt[122]. Daher hat der Gesetzgeber davon Abstand genommen, die freiwillige Sterilisation Einwilligungsfähiger zu regeln. Eine solche Regelung wäre mit dem System des Betreuungsrechtes nicht vereinbar, denn ein Betreuer ist nur für eine Angelegenheit zu bestellen, die ein Betroffener nicht selbst erledigen kann. Wer für die Sterilisation einwilligungsfähig ist, ist insoweit nicht betreuungsbedürftig; ihm kann daher schon nach dem Erforderlichkeitsgrundsatz kein Betreuer zugewiesen werden, in dessen Aufgabenkreis die Einwilligung in die Sterilisation fällt[123].

– *Keine Sterilisation im Interesse Dritter*

Der Gesetzgeber hat jeglichen Erwägungen, ob die Fortpflanzung von Menschen mit geistiger Behinderung nicht im Interesse der Allgemeinheit, die mögliche finanzielle Folgelasten zu tragen habe, durch Sterilisation unterbunden werden müsse, eine klare Absage erteilt. In der Gesetzesbegründung wird festgehalten, daß der Wert menschlichen – auch behinderten – Lebens nicht unter fiskalischen Erwägungen bezweifelt werden darf und es dem Staat nicht zusteht, zwischen vermeintlich »wertvollerem« und »weniger wertvollerem« Leben zu unterscheiden und letzteres aus einem sogenannten Interesse der Allgemeinheit verhindern zu wollen. Eine Sterilisation nicht einwilligungsfähiger Menschen im »Interesse der Allgemeinheit« wäre nach Meinung des Gesetzgebers auch nicht mit der Grundkonzeption des Betreuungsgesetzes, nämlich Hilfen für die Betroffenen anzubieten, vereinbar[124].

Bekommen Menschen mit geistiger Behinderung Kinder und können sie diese, sei es auch unter Mithilfe anderer Personen, nicht selbst pflegen und erziehen, so sehen sich häufig Verwandte, insbesondere die Großeltern, in die Pflicht genommen, die Sorge für das Kind selbst zu übernehmen. Damit können erhebliche Belastungen verbunden sein, die der Gesetzgeber nicht verkennt. Dennoch läßt er die Interessen Verwandter außer Betracht, denn dem allgemeinen Ziel des Betreuungsrechtes entspricht es, dem Wohl des Betroffenen zu dienen. Die Schwere der mit der Sterilisation verbundenen Folgen, nämlich die dauernde Beseitigung der Fortpflanzungsfähigkeit, lasse es nicht zu, Sterilisationen Einwilligungsunfähiger zu erlauben, die nicht der Verwirklichung ihres eigenen Wohls dienen[125].

– *Keine Sterilisation im »Interesse des ungezeugten Kindes«*

Die Kinder behinderter Menschen sind in der überwiegenden Zahl der Fälle nicht selbst behindert. Wegen der Möglichkeit, daß dies im Einzelfall der Fall sein könnte, wurde erwogen, die Sterilisation »zum Wohl« solcher Kinder zuzulassen.

Auch solchen Überlegungen erteilte der Gesetzgeber eine klare Absage, denn diese gingen davon aus, daß es ein »Wohl« ungezeugter »Kinder« gebe, das darin bestehe, niemals zu existieren. Eine solche Erwägung kann nach dem Willen des Gesetzgebers nicht anerkannt werden. Der Staat dürfe sich nicht anmaßen, die Nichtexistenz behinderten Lebens höher zu bewerten als menschliches – und sei es auch behindertes – Leben[126].

– *Verbot der Sterilisation Minderjähriger*

Minderjährige befinden sich in einem Reifeprozeß der Entwicklung zur Selbständigkeit, zur Fähigkeit, eigene Entscheidungen zu treffen. Deren Lebensplanung läßt sich deshalb im Hinblick auf gewünschte Nachkommenschaft jedenfalls vor Eintritt der Volljährigkeit nicht abschließend beurteilen, weder durch die Minderjährigen selbst noch durch deren Eltern als Sorgeberechtigte. Deshalb verbietet das Betreuungsgesetz ausdrücklich in § 1631c generell die Sterilisation Minderjähriger: »Die Eltern können nicht in eine Sterilisation des Kindes einwilligen. Auch das Kind selbst kann nicht in die Sterilisation einwilligen. § 1909 findet keine Anwendung.«

Auch Minderjährige mit einer geistigen Behinderung erleben eine individuelle persönliche Entwicklung ihrer Fähigkeiten. Der Gesetzgeber hat deshalb mit § 1631 c zugleich die Gefahr ausgeschlossen, daß bei behinderten Kindern die Sterilisation »vorsorglich« schon während der Minderjährigkeit durchgeführt wird, wenn das Gesetz die Sterilisation volljähriger Betreuter, die nicht einwilligungsfähig sind, nur in engen Ausnahmefällen zuläßt[127].

17.3.11.2 Einwilligung des Betreuers in die Sterilisation des Betreuten – § 1905 –

Die Einwilligung des Betreuers in eine Sterilisation des Betreuten ist in § 1905 besonders geregelt, weil diese nur unter wesentlich strengeren Voraussetzungen erfolgen darf als die von § 1904 erfaßten ärztlichen Maßnahmen. Die Vorschrift hat folgenden Wortlaut:

(1) Besteht der ärztliche Eingriff in einer Sterilisation des Betreuten, in die dieser nicht einwilligen kann, so kann der Betreuer nur einwilligen, wenn

1. *die Sterilisation dem Willen des Betreuten nicht widerspricht,*
2. *der Betreute auf Dauer einwilligungsunfähig bleiben wird,*
3. *anzunehmen ist, daß es ohne die Sterilisation zu einer Schwangerschaft kommen würde,*
4. *in Folge dieser Schwangerschaft eine Gefahr für das Leben oder die Gefahr einer schwerwiegenden Beeinträchtigung des körperlichen oder seelischen Gesundheitszustandes der Schwangeren zu erwarten wäre, die nicht auf zumutbare Weise abgewendet werden könnte und*
5. *die Schwangerschaft nicht durch andere Mittel verhindert werden kann.*

Als schwerwiegende Gefahr für den seelischen Gesundheitszustand der Schwangeren gilt auch die Gefahr eines schweren und nachhaltigen Leides, das ihr drohen würde, weil vormundschaftsgerichtliche Maßnahmen, die mit einer Trennung vom Kind verbunden wären (§§ 1666, 1666 a BGB) gegen sie ergriffen werden müßten.

(2) Die Einwilligung bedarf der Genehmigung des Vormundschaftsgerichtes. Die Sterilisation darf erst zwei Wochen nach Wirksamkeit der Genehmigung durchgeführt werden. Bei der Sterilisation ist stets der Methode der Vorzug zu geben, die eine Refertilisierung zuläßt.«

Die genannten Voraussetzungen des § 1905 müssen kumulativ erfüllt sein.

Zu Nr. 1: Verbot der Zwangssterilisation

Ein Betreuer kann in eine Sterilisation nur einwilligen, wenn diese dem Willen der betreuten Person nicht widerspricht. Unter Wille ist hier der »natürliche« Wille zu verstehen. Jede Art von Ablehnung oder Gegenwehr schließt deshalb eine Sterilisation der betreuten Person aus[128]. Der hier bezeichnete natürliche Wille

setzt keine Einsichtsfähigkeit in die Bedeutung einer Sterilisation voraus. Der Widerspruch muß sich nicht gerade gegen die Sterilisation richten, es ist ausreichend, wenn die betreute Person zu erkennen gibt, daß sie mit der Maßnahme nicht einverstanden ist[129]. Der Widerspruch muß auch nicht verbal geleistet werden; jede Art von Gegenwehr oder körperlichen Gesten schließt die Zulässigkeit der Sterilisation aus, gleichgültig ob diese Gegenwehr überhaupt von rationalen Erwägungen getragen wird oder lediglich Ausdruck eines mehr oder minder triebhaften Impulses ist. Die Motive, die der betroffenen Person zur Ablehnung veranlassen, sind unerheblich[130]. Der entgegenstehende Wille der betreuten Person ist während des gesamten Entscheidungsprozesses bis hin zur eigentlichen Operation zu beachten. Auch ein erst nach der Durchführung des Genehmigungsverfahrens zum Ausdruck gebrachter entgegenstehender Wille läßt die Voraussetzungen für eine wirksame Einwilligung des besonderen Betreuers entfallen[131].

Lehnt die betroffene Person eine Sterilisation ab, gilt das Verbot der Zwangssterilisation selbst dann, wenn eine Schwangerschaft zu einer Lebensgefahr oder schweren Gesundheitsschäden bei der betreuten Frau führen würde. Der Gesetzgeber hält in einem solchen Fall die Verhinderung sexueller Kontakte und damit einer Schwangerschaft durch eine Unterbringung, die jederzeit rückgängig gemacht werden kann, für den geringeren Eingriff als eine Sterilisation, die nur dadurch verwirklicht werden könnte, daß der Wille der Betroffenen gewaltsam gebrochen wird[132]. Für den (seltenen) Fall der durch eine Schwangerschaft unmittelbar drohenden Lebensgefahr der Betreuten mag diese Wertung gerechtfertigt sein; für die weitere mögliche Indikation des schweren seelischen Leides, welches der Betroffenen im Falle der Wegnahme eines Kindes drohen würde, kann dies wegen der mit einer solchen Prognoseentscheidung verbundenen Unsicherheit jedoch nicht gelten. Der Gesetzgeber spricht insoweit zu Recht von »Extremfällen«.

Zu Nr. 2: Dauerhafte Einwilligungsunfähigkeit

Eine Sterilisation als Eingriff in die körperliche Unversehrtheit ist ohne wirksame Einwilligung als schwere Körperverletzung nach §§ 224, 225 StGB mit Freiheitsstrafe von zwei bis zehn Jahren bedroht.

Eine wirksame Einwilligung setzt voraus, daß der Arzt den betroffenen Menschen über das Wesen des Eingriffes aufklärt und dabei auf Risiken und Konsequenzen, insbesondere auf die Irreversibilität des Eingriffes und mögliche psychische Folgen hinweist[133]. Eine wirksame Einwilligung kann nur von jemandem erteilt werden, der einwilligungsfähig ist[134]. Welche Kriterien zur Feststellung der Einwilligungsfähigkeit bzw. Einwilligungsunfähigkeit anzuwenden sind, ist vom Gesetzgeber nicht geregelt worden. Diese Entscheidung kann sich als sehr schwierig erweisen, weil die Grenzen nicht klar gezogen werden können[135].

Um zu beurteilen, ob die jeweilige Person einwilligungsfähig ist, bedarf es besonderer Beachtung des psychosozialen Entwicklungsstandes, der Entwicklungsprognose sowie der gesamten Lebensverhältnisse des Menschen mit geistiger Behinderung. Kann die Betroffene nach der ihr gegebenen Aufklärung Bedeutung und Tragweite der Entscheidung erfassen und danach ihren Willen bestimmen, so ist ihre Entscheidung zu respektieren, unabhängig davon, ob sie sich für oder gegen eine Sterilisation entscheidet.

Eine ersatzweise Einwilligung darf nur dann erfolgen, wenn die fehlende Einwilligungsfähigkeit der betroffenen Person nachgewiesen ist, bei nicht ausgeräumten Zweifeln hat sie zu unterbleiben[136]. Das Vormundschaftsgericht hat daher im Verfahren über die Bestellung des besonderen Betreuers unter Beteiligung von Sachverständigen zunächst zu beurteilen, ob zum Zeitpunkt der Entscheidung Einwilligungsfähigkeit vorliegt. Ist dies der Fall, erübrigt sich das weitere Betreuungs- und Genehmigungsverfahren.

Steht fest, daß die betreffende Person zum Zeitpunkt der Entscheidung nicht selbst in die Sterilisation einwilligen kann, muß weiterhin aufgrund ärztlichen Gutachtens feststehen, daß sie auf Dauer einwilligungsunfähig sein wird. Einwilligungsunfähigkeit auf Dauer liegt vor, wenn für den gesamten Zeitraum der Empfängnis- bzw. Zeugungsfähigkeit nicht mehr mit einer eigenen Entscheidungsfähigkeit gerechnet werden kann[137]. Vormundschaftsgericht und Gutachter haben daher in ihre Überlegungen die

weitere Entwicklung der Betroffenen mit einzubeziehen und bei ihrer Prognose zu berücksichtigen, ob diese – gegebenenfalls in Verbindung mit Rehabilitations- oder sexualpädagogischen Maßnahmen – zu einer Erlangung der Einwilligungsfähigkeit führen könnten. Die Schwere des Eingriffs einer Sterilisation sollte die gerichtliche Feststellung voraussetzen, ob konkrete sexualpädagogische Aufklärung der Betroffenen in einer Weise stattgefunden hat, die auf die intellektuellen Verständnisschwierigkeiten eines geistig behinderten Menschen Rücksicht nimmt[138]. Die gesicherte Prognose der dauerhaften Einwilligungsunfähigkeit muß neben der im Zeitpunkt der Entscheidung feststehenden Einwilligungsunfähigkeit vorliegen, bei bestehenden Zweifeln muß die Maßnahme unterbleiben.

Zu Nr. 3: Konkrete Schwangerschaftserwartung

Grundlage für die Einwilligung des Betreuers in eine Sterilisation kann nur die konkrete und ernstliche Annahme sein, daß es ohne die Sterilisation zu einer Schwangerschaft kommen würde.

Voraussetzung für die Klärung der Frage, ob überhaupt eine Schwangerschaft zu erwarten ist, ist die Feststellung, daß die Betroffene überhaupt genitale Formen der Sexualität ausübt und zur Fortpflanzung in der Lage ist. Besteht keine sexuelle Aktivität seitens des behinderten Menschen, so fehlt es an der Voraussetzung der konkreten Schwangerschaftserwartung. Demzufolge hat das AG Grevenbroich[139] den Antrag des Betreuers, eine Sterilisation zu genehmigen, abgewiesen. In seiner Begründung verweist das Gericht darauf, § 1905 Abs. 1 Ziff. 3 sehe vor, der Betreuer könne nur dann in eine Sterilisation einwilligen, wenn anzunehmen sei, daß es ohne diese zu einer Schwangerschaft kommen werde. Eine vorsorgliche Sterilisation aufgrund allgemeiner Erwartungen, daß eines Tages Partnerschaften eingegangen werden und sexuelle Kontakte stattfinden könnten, sei nicht zulässig. Auch das BayObLG[140] hat festgestellt, daß eine Sterilisation nicht gerechtfertigt ist, wenn keine konkreten Anhaltspunkte für die Annahme bestehen, ohne Maßnahmen zur Empfängnisverhütung werde es zu einer Schwangerschaft kommen. Da im vorliegenden Fall die Betroffene keine sexuellen Kontakte unterhielt und auch keine Bedürfnisse danach gezeigt hatte, sah das Gericht keine konkreten Anhaltspunkte für die Annahme, die Betroffene könne schwanger werden, wenn keine Maßnahmen zur Empfängnisverhütung getroffen werden. Das gleiche Gericht hat in einem anderen Verfahren[141] Entscheidungen der beiden Vorinstanzen bestätigt, mit denen der Antrag auf gerichtliche Genehmigung der Sterilisation einer geistig behinderten Frau zurückgewiesen wurde, die im Elternhaus wohnt und in einer Werkstatt für behinderte Menschen arbeitet. In diesem Fall hatte ein Gutachten zu den sonder- und sozialpädagogischen Gesichtspunkten es für wahrscheinlich erklärt, daß Geschlechtsverkehr der Betroffenen ungeschützt erfolgen würde. Dennoch wurde die gerichtliche Genehmigung der Sterilisation über drei Instanzen abgelehnt, weil die Betroffene keine zur Herbeiführung einer Schwangerschaft geeigneten sexuellen Kontakte unterhielt und daran auch bislang kein ausdrückliches Interesse gezeigt hatte. Viele Menschen mit geistiger Behinderung sind sexuell nicht oder nicht in einer Weise aktiv, die eine Schwangerschaft erwarten ließe. Die lediglich abstrakte Möglichkeit des Geschlechtsverkehrs mit ungewollten Folgen reicht als konkrete Schwangerschaftserwartung ebenso wenig aus wie die gemeinsame Unterbringung in einem Heim oder einer Wohngruppe mit Bewohnern beiderlei Geschlechts[142].

Eine Sterilisation kann auch nicht durch die Furcht Dritter vor dem Eintritt einer ungewollten Schwangerschaft einer geistig behinderten Frau gerechtfertigt werden. Insbesondere Eltern von Töchtern mit geistiger Behinderung leben in der Sorge, daß ihre Tochter missbraucht werden könnte. Diese Sorge ist verständlich, im Zusammenhang mit der Sterilisation muß aber darauf hingewiesen werden, daß diese den Mißbrauch selbst nicht verhindert, sondern lediglich erreicht, daß als Folge keine Schwangerschaft entstehen kann. Die Gefahr der sexuellen Ausbeutung würde sich durch eine Sterilisation deshalb sogar eher vergrößern. Hinzu kommt, daß eine derartige vorsorgliche Sterilisation mit einem möglicherweise strafbaren Verhalten Dritter begründet würde[143], wofür § 1905 keine Grundlage bietet.

Nach dem Willen des Gesetzgebers ist es nicht erforderlich, daß gerade bei der betreuten Person die Möglichkeit einer Schwangerschaft besteht. Auch die konkrete und ernstliche Annahme, die Partnerin des Betreuten könne schwanger werden, erscheint ausreichend und ermöglicht damit auch die Einwilligung in die Sterilisation eines unter Betreuung stehenden Mannes[144]. Steht allerdings die Partnerin des betreuten Mannes nicht selbst unter Betreuung, so ist ihr zuzumuten, selbst empfängnisverhütende Maßnahmen anzuwenden[145].

Der Gesetzgeber wollte zwar die Regelung des § 1905 auch für einwilligungsunfähige Männer anwendbar sehen, die vorgenommene rechtliche Konstruktion knüpft aber in erster Linie an eine Notlage der Partnerin und damit an deren Wohl an. Im Ergebnis ist daher § 1905 fast ausschließlich auf Frauen anwendbar.

Zu Nr. 4: Gefahr für Leben oder Gesundheit

Die Einwilligung des Betreuers in eine Sterilisation ist nur zulässig, wenn in Folge der konkret zu erwartenden Schwangerschaft eine Gefahr für das Leben oder eine schwerwiegende Beeinträchtigung des körperlichen oder seelischen Gesundheitszustandes der Schwangeren zu erwarten wäre, die nicht auf andere zumutbare Weise abgewendet werden kann.

Dies ist das wichtigste Merkmal der Einwilligungsvoraussetzungen des § 1905, weil es im Gegensatz zu den meisten anderen nicht nur negative Voraussetzungen normiert, unter denen die Sterilisation durch Zustimmung eines Betreuers zu unterbleiben hat, sondern die eigentliche Indikation für die Sterilisation darstellt[146]. Eindeutig kommt danach nur Eigeninteresse der Betroffenen als Entscheidungskriterium in Betracht, keinesfalls jedoch die Interessen von Verwandten, Mitleid[147], Vorurteile gegenüber behindertem Leben oder angebliches Interesse der Allgemeinheit. Die Anknüpfung an eine konkrete Gefährdung der Schwangeren verdeutlicht, daß von der Regelung des § 1905 überwiegend Frauen betroffen sind.

Die Vorschrift definiert zwar die zu erwartenden Notlagen eigenständig, orientiert sich aber an der medizinischen Indikation für einen Schwangerschaftsabbruch des § 218a Abs. 2 StGB. Nur wenn die Schwangerschaft zu einer Lebens- oder schweren Gesundheitsgefahr für die Betreute führt, ist eine Sterilisation möglich. Eine Lebensgefahr kann auf körperlichen Ursachen, z. B. Gebärmutterkrebs, chronisch entzündeter Restniere, oder auf psychischer Erkrankung, wenn z. B. aufgrund schwerer Depressionen Selbstmordgefahr besteht, beruhen[148]. In Betracht kommen auch schwere Herz- und Kreislauferkrankungen, durch die eine Schwangerschaft zu einem erheblichen Gesundheitsrisiko würde, oder wenn es in Folge einer Schwangerschaft bei einer medikamentös nur schwer einzustellenden Epileptikerin zu gehäuften epileptischen Anfällen mit weiteren Gesundheitsschäden kommen würde[149].

Als Beispiel für eine schwerwiegende Beeinträchtigung des »seelischen Gesundheitszustandes« der Schwangeren nennt die Gesetzesbegründung allein eine Selbstmordgefahr aufgrund schwerer Depressionen[150]. Als Konkretisierung nennt § 1905 Abs. 1, Satz 2 die Gefahr eines schweren und nachhaltigen seelischen Leides, das der Schwangeren drohen würde, weil vormundschaftsgerichtliche Maßnahmen, die mit ihrer Trennung vom Kind verbunden wären (§§ 1666, 1666a) gegen sie ergriffen werden müssten. Diese Notlagenbeschreibung verdeutlicht, daß hier verschiedene Interessen der betroffenen Frau gegeneinander abzuwägen sind, nämlich das Interesse an der Vermeidung eines wegen der drohenden Trennung von ihrem Kind drohenden Leides als Rechtfertigung des schwerwiegenden Eingriffs in das höchstpersönliche Recht der Fortpflanzungsfähigkeit.

Die Beziehung von Eltern zu ihrem Kind gehört zu den engsten persönlichen Beziehungen, die zwischen Menschen möglich ist und genießt den besonderen Schutz der staatlichen Ordnung. Das Grundgesetz stellt klar, daß die Pflege und Erziehung des Kindes »das natürliche Recht der Eltern und die zuvörderst ihnen obliegende Pflicht« ist (Art. 6 Abs. 2 GG). Diesem Elternrecht steht allerdings auch die Pflicht zur Pflege und Erziehung der Kinder gegenüber. Kommen Eltern dieser Verpflichtung nicht nach, so können Kinder auch gegen ihren Willen von der Familie getrennt werden, »wenn die Erziehungsberechtigten versagen, oder wenn die Kinder aus anderen Gründen zu verwahrlosen drohen« (Art. 6 Abs. 3 GG). Auf ein Verschulden der Eltern kommt es nicht an.

Die Trennung eines Kindes von seinen Eltern ist daher auch gegen deren Willen im Interesse des Kindeswohls möglich. Nach § 1666 kann das Vormundschaftsgericht bei Gefährdung des Kindeswohls durch Vernachlässigung des Kindes oder durch unverschuldetes Versagen der Eltern Maßnahmen treffen, um die Gefahr abzuwenden. In Betracht kommt nach § 1666 a die Trennung des Kindes von der elterlichen Familie, wenn der Gefahr nicht auf andere Weise, auch nicht durch öffentliche Hilfen begegnet werden kann, oder der Entzug der gesamten Personensorge.

Diese Vorschriften sind vom Bundesverfassungsgericht auch im Hinblick auf Eltern mit geistiger Behinderung bejaht worden[151]. Eine Trennung des Kindes von der elterlichen Familie ist zwar nur zulässig, wenn der Gefährdung des Kindeswohls nicht auf andere Weise und auch nicht durch öffentliche Hilfen begegnet werden kann. Es erscheint jedoch im Einzelfall möglich, daß aufgrund der Schwere der Behinderung selbst das beste Hilfsangebot nichts daran ändert, daß der betreuten Frau nach der Geburt des Kindes die elterliche Sorge nicht gelassen werden kann und eine Trennung erforderlich ist. Dies könnte nach der Gesetzesbegründung auch bei einer einwilligungsunfähigen Frau zu schwerem seelischen Leid führen[152]. Nicht übersehen werden darf in diesem Zusammenhang allerdings, daß die Zulässigkeit einer Aberkennung des elterlichen Sorgerechts bei gemeinsam sorgeberechtigten Elternteilen differenziert in Bezug auf beide Partner geprüft werden muss, so daß unter Umständen zwar die Voraussetzungen bei einem Elternteil vorliegen mögen, eine Trennung der Eltern von dem Kind aber dennoch nicht angezeigt ist, weil der andere Elternteil zur Ausübung der elterlichen Sorge in der Lage ist.

Die Prognose, daß eine solche Maßnahme später im Interesse des Kindes notwendig wäre und in der Folge deshalb ein schweres und nachhaltiges seelisches Leid der Schwangeren eintritt, dürfte allerdings schwer mit der erforderlichen Sicherheit zu treffen sein. Zu beachten ist zudem, daß nach den §§ 1666, 1666a eine Trennung des Kindes von seinen Eltern nur zulässig ist, wenn zuvor alle möglichen Formen öffentlicher Hilfen, die eine Trennung verhindern können, ausgeschöpft sein müssen. Dabei ist zum einen ihre individuelle Leistungsfähigkeit, ihre mögliche Belastbarkeit im Hinblick auf die Kindererziehung zu sehen, zum anderen ist die Frage mit einzubeziehen, ob nicht durch andere Hilfen eine angemessene Erziehung und Entwicklung des Kindes gesichert werden kann. Die geistige Behinderung allein ist kein Grund, eine Mutter von ihrem Kind zu trennen[153]. Außerdem ist zu bedenken, daß diese Prognose über den gesamten Zeitraum der Einwilligungsfähigkeit und für jede denkbare Schwangerschaft gelten muß; Modelle zur Hilfe für behinderte Eltern und deren Kinder zur Ermöglichung eines Zusammenlebens stehen noch am Anfang, und möglicherweise stehen in einigen Jahren weitaus bessere Hilfen als heute zur Verfügung, die eine aus heutiger Sicht notwendige Trennung dann nicht mehr erforderlich machen würden[154].

In einem Forschungsprojekt der Bundesvereinigung Lebenshilfe und des Bundesministeriums für Familie und Senioren, das vom Fachbereich XII, Studiengang Behindertenpädagogik der Universität Bremen zur Thematik »Geistig behinderte Menschen mit Kindern – Lebenssituation und Lebensperspektiven von Eltern und Kindern« durchgeführt wurde, ist festgestellt worden, daß in ca. einem Viertel der untersuchten Fälle die Kinder von Eltern mit geistiger Behinderung bei beiden Elternteilen und ca. 14 % bei einem Elternteil aufgewachsen sind bzw. dort aufwachsen. Adoptiert oder in Pflegefamilien aufgenommen wurden ca. 20 %, in der Herkunftsfamilie leben oder lebten 8 %, in einem Heim 9 %[155]. Grundlage der Befragung waren 969 Eltern(teile) mit geistiger Behinderung und ihre 1366 Kinder. Die Untersuchung zeigt auch, daß die Zahl der Geburten von Kindern geistig behinderter Eltern in den letzten Jahren angestiegen ist und daß die Elternteile heute häufiger in Lebensgemeinschaft miteinander und mit ihren Kindern leben als früher[156].

Im Hinblick auf die zu leistende Prognoseentscheidung ergibt sich das Problem, daß diese besonders bei Frauen mit geistiger Behinderung, die bisher keine Kinder haben, nur mit größter Sorgfalt und Sensibilität getroffen werden kann. Auch bei Frauen, die schon ein Kind geboren haben, von dem eine Trennung erfolgen musste, obwohl ihnen Hilfen angeboten wurden, ist stets unter Berücksichtigung der jeweiligen Umstände eine eingehende Prüfung

der tatsächlichen und rechtlichen Voraussetzungen unabdingbar, die Präjudizierung einer wiederum notwendigen Trennung von einem weiteren Kind wäre unstatthaft. Für die Entscheidungsfindung kommt dabei den Gutachten über die individuellen Fähigkeiten der Betreuten und bestehende Unterstützungsangebote erhebliche Bedeutung zu.

Keine zumutbare Alternative ist ein Schwangerschaftsabbruch, denn mehr als die Sterilisation ist dieser mit medizinischen Risiken behaftet und auch die Gefahren psychischer Störungen als Folge eines Schwangerschaftsabbruches dürfen nicht unterschätzt werden[157].

Zu Nr. 5: Vorrang anderer Verhütungsmittel

Eine Sterilisation ist nach dem Willen des Gesetzgebers nur die letzte Möglichkeit zur Empfängnisverhütung und gegenüber anderen zumutbaren empfängnisverhütenden Mitteln nachrangig. In Betracht kommen die üblichen mechanischen oder chemischen Mittel der Empfängnisverhütung, sofern sie im konkreten Fall zuverlässig und ohne unverhältnismäßige Nebenwirkungen angewandt werden können[158]. Über die jeweilige Zumutbarkeit der Mittel entscheiden die Umstände des einzelnen Falles, insbesondere auch etwaige zu erwartende Nebenwirkungen. Bei der Beurteilung der Anwendbarkeit von Verhütungsmitteln kommt der sexualpädagogischen Begleitung besondere Bedeutung zu, da bei einer entsprechenden Förderung mit einer zunehmenden Selbständigkeit der Betroffenen zu rechnen ist. Bei der konkreten sexualpädagogischen Aufklärung ist auch auf etwaige besondere kommunikative Bedürfnisse eines Menschen mit geistiger Behinderung Rücksicht zu nehmen[159].

Im Hinblick auf die konkrete Anwendung von empfängnisverhütenden Mitteln kommt es wiederum darauf an, ob die Betroffene in deren Gebrauch selbst einwilligen kann oder nicht. Ist das nicht der Fall, kommt die Bestellung eines Betreuers mit entsprechendem Aufgabenkreis in Betracht. Die Voraussetzungen und Grenzen einer möglichen Einwilligung richten sich nach den allgemeinen Grundsätzen über die Zulässigkeit ärztlicher Eingriffe. Die Frage der Erforderlichkeit hat sich, wie bei der Sterilisation, an einer konkreten Schwangerschaftserwartung zu orientieren, deren Verhinderung dem Wohl der Frau entspricht. Eine rein vorsorgliche Empfängnisverhütung ohne konkrete Indikation wäre nicht gerechtfertigt. Da die Anwendung von empfängnisverhütenden Mitteln in der Regel nicht zu schweren oder länger dauernden Gesundheitsschäden im Sinne des § 1904 führt, wird die Einwilligung des Betreuers in die Vergabe empfängnisverhütender Mittel keiner Genehmigung des Vormundschaftsgerichtes bedürfen[160].

Eine Unterbringung der betreuten Person oder freiheitsbeschränkende Maßnahmen nach § 1906 mit dem Ziel, sexuelle Kontakte zu unterbinden, sind kein zulässiges anderes Mittel im Sinne von § 1905 Abs. 1 Ziff. 5[161].

17.3.11.3 Bestellung eines besonderen Betreuers mit dem Aufgabenkreis Sterilisation

Die Einwilligung in die Sterilisation einer einwilligungsunfähigen Betreuten kann nur von einem nach § 1899 Abs. 2 besonders für diesen Aufgabenkreis zu bestellenden Betreuer erteilt werden. Wird ein solcher bestellt, obliegt ihm die Entscheidung, ob er einer Sterilisation der Betreuten zustimmen und die gerichtliche Genehmigung der Maßnahme beantragen will. Eine solche Betreuung darf nur eine natürliche Person übernehmen; ein Betreuungsverein oder eine Betreuungsbehörde als juristische Person dürfen nach § 1900 Abs. 5 nicht für den Aufgabenkreis der Einwilligung in eine Sterilisation bestellt werden. Für die Bestellung des besonderen Betreuers nach § 1899 Abs. 2 gelten die gleichen Verfahrensvorschriften wie bei der Bestellung sonstiger Betreuer. Das Gericht hat der Betroffenen nach § 67 Abs. 1 Satz 4 einen Verfahrenspfleger zu bestellen. Es hat sich einen unmittelbaren Eindruck von der Betroffenen zu verschaffen, diese persönlich anzuhören und über den möglichen Verlauf des Verfahrens zu unterrichten, § 68 Abs. 1 FGG. Dem Grundsatz der Erforderlichkeit entsprechend kommt eine Betreuerbestellung nur in Betracht, wenn das Gericht die Voraussetzungen des § 1905 grundsätzlich als erfüllt ansieht. Dies bedeutet, daß sich das nach § 68 b FGG einzuholende Sachverständigengutachten bereits in diesem Betreuungsverfahren über die Notwendigkeit der Bestellung eines »Sterilisationsbetreuers« äußern

und zu den Voraussetzungen des § 1905 Stellung beziehen muß.

Der besondere Betreuer prüft und entscheidet sodann in eigener Verantwortung, ob er die Einwilligung in die Sterilisation der Betreuten geben und deren gerichtliche Genehmigung nach § 1905 beantragen will. Die Entscheidung des besonderen Betreuers, eine Sterilisation abzulehnen, bedarf keiner gerichtlichen Genehmigung. Das Vormundschaftsgericht ist auch nicht berechtigt, den besonderen Betreuer zu entlassen mit der Begründung, er habe es nach Prüfung der Voraussetzungen versäumt, einen Antrag auf Genehmigung der Sterilisation zu stellen, obwohl das Gericht eine Sterilisation für geboten halte[162].

17.3.11.4 Gerichtliche Genehmigung einer Sterilisation

In einem weiteren Verfahren prüft das Vormundschaftsgericht die Voraussetzungen der gerichtlichen Genehmigung der Einwilligung des besonderen Betreuers in die Sterilisation, wenn dieser einen entsprechenden Antrag stellt. Die Genehmigung muß vor dem Eingriff eingeholt werden. Das Gericht prüft im Genehmigungsverfahren, ob die in § 1905 Abs. 1 Nr. 1 bis 5 genannten Voraussetzungen vorliegen. Liegt nur eine der Voraussetzungen nicht vor, kann die Genehmigung nicht erteilt werden.

In § 69 d Abs. 3 FGG sind besondere Regeln für dieses Verfahren festgelegt. Die Bestellung eines Verfahrenspflegers ist nach § 67 Abs. 1 Satz 5 FGG obligatorisch. Es sind mehrere – also mindestens zwei – Sachverständigengutachten einzuholen, die sich auf folgende Gesichtspunkte[163] zu erstrecken haben:

– *medizinische:* Besteht Einwilligungsunfähigkeit der Betreuten und wenn ja, ist diese dauerhaft oder vorübergehend? Ergibt sich im Falle der Schwangerschaft eine Notlagensituation im Sinne von Abs. 1 Nr. 4, die eine Sterilisation rechtfertigt? Welche Verhütungsmethoden kommen in Betracht, mit welchen Auswirkungen auf die Betreute? Kann einer Methode der Sterilisation der Vorzug gegeben werden, die eine spätere Refertilisierung ermöglichen würde?

– *psychologische:* Besteht Einwilligungsunfähigkeit der Betreuten und wenn ja, ist diese dauerhaft oder vorübergehend? Hätte der Eintritt einer Schwangerschaft eine Notlage im Sinne von Abs. 1 Nr. 4 zur Folge?

- *soziale:* Beurteilung der Gesamtsituation der Betreuten, einschließlich Ausbildungsstand, Wohnsituation und finanzieller Verhältnisse.
- *pädagogische:* Besteht Einwilligungsunfähigkeit der Betreuten und wenn ja, ist diese dauerhaft oder vorübergehend? Wie ist die Prognose über Entwicklungsmöglichkeit und Lebensperspektive der Betreuten? Würde sich im Falle der Schwangerschaft eine Notlage im Sinne von Abs. 1 Nr. 4 ergeben?
- *sexualpädagogische:* kann die Betreute – auch unter Einbeziehung von therapeutischen und sexualpädagogischen Bildungsmaßnahmen – in die Lage versetzt werden, Schwangerschaftsverhütung auf andere Weise als durch eine Sterilisation zu gewährleisten (z. B. durch Pille, Kondome)?

Die vom Gericht nach pflichtgemäßem Ermessen ausgewählten Sachverständigen sind gemäß § 69 d Abs. 3 Satz 4 verpflichtet, die Betreute vor Erstattung ihrer Gutachten persönlich zu begutachten und zu befragen. Das Spektrum der zu begutachtenden Fragestellungen legt nahe, gegebenenfalls auch Mitarbeiter von Einrichtungen und Diensten der Behindertenhilfe, von denen die Betreute unterstützt wird, als Sachverständige zu berufen.

Sachverständiger und ausführender Arzt dürfen zur Vermeidung von Interessenkonflikten nicht personengleich sein, § 69 d Abs. 3 Satz 5 FGG.

Die persönliche Anhörung mit der Verschaffung eines unmittelbaren Eindrucks von der Betreuten, die Unterrichtung über den möglichen Verlauf des Verfahrens sowie das Schlußgespräch und die weiteren Verfahrenshandlungen dürfen nicht durch einen ersuchten (anderen) Richter erfolgen, § 69 d Abs. 3 Satz 2 FGG.

Das Gericht hat der zuständigen örtlichen Betreuungsbehörde und nach Maßgabe des § 68 a FGG Angehörigen und Vertrauenspersonen Gelegenheit zur Äußerung zu geben. Bis zum Ende des Verfahrens sind alle Möglichkeiten auszuschöpfen, um den Willen der betroffenen Person in Erfahrung zu bringen und ihr den Eingriff verständlich zu machen.

Die Durchführung des Schlußgespräches sollte mit einer Betreuten, mit der eine Verständigung möglich ist, obligatorisch sein, um dieser bis zum Abschluß des Verfahrens die Möglichkeit offen zu halten, dem Gericht ihren tatsächlichen Willen zu offenbaren.

Die mit Gründen zu versehende Entscheidung wird wirksam mit der Bekanntmachung an den Verfahrenspfleger sowie an den besonderen Betreuer, sie ist stets auch der Betreuten sowie der zuständigen örtlichen Betreuungsbehörde bekannt zu machen.

Genehmigt das Vormundschaftsgericht die Einwilligung des Betreuers, kann der Betreuer gegenüber dem behandelnden Arzt in die Sterilisation einwilligen. Die Sterilisation darf jedoch nach § 1905 Abs. 2 Satz 2 frühestens zwei Wochen nach Wirksamkeit der Genehmigung durchgeführt werden, denn so lange läuft die Frist zur Erhebung des Rechtsmittels der sofortigen Beschwerde gegen die gerichtliche Entscheidung. Der Betreuer hat wie der behandelnde Arzt darauf zu achten, ob bis zur konkreten Durchführung der Sterilisation sich Veränderungen ergeben, die gegen die Maßnahme sprechen, z. B. wenn die Betreute einen entgegenstehenden Willen zum Ausdruck bringt. Weil nach § 1905 Abs. 1 Satz 1 Nr. 1 Zwangssterilisationen verboten sind, schließt jede Art von Gegenwehr eine Sterilisation der Betreuten aus; dies gilt selbst dann, wenn der Betreuer in die Sterilisation bereits eingewilligt hat, weil die Einwilligung im Zeitpunkt der Vornahme der Sterilisation rechtswirksam vorliegen muß[164]. Abzulehnen ist aufgrund dieser eindeutigen Festlegung des Gesetzgebers die vom OLG Hamm[165] vertretene Auffassung, der entgegenstehende Wille der Betreuten müsse sich bewußt und gezielt gegen die Maßnahme der Sterilisation richten, die große Angst der im entschiedenen Fall betroffenen 21jährigen Betreuten vor medizinischen Untersuchungen und die bisher erfolgreiche Gegenwehr gegen jede gynäkologische Untersuchung reiche nicht aus, um die Sterilisation als unzulässigen Zwangseingriff zu werten. Das Gericht fordert damit im Ergebnis die Einsichts- und Steuerungsfähigkeit der Betreuten in Bezug auf die Willensbildung zu der geplanten Sterilisation, und unterliegt damit einem Wertungswiderspruch zu § 1905 Abs. 1 Nr. 2, der die Feststellung der dauerhaften Einwilligungsunfähigkeit der Betreuten voraussetzt.

§ 1905 Abs. 2 Satz 3 sieht vor, daß bei der Sterilisation stets die Methode zu wählen ist, die eine Refertilisation zuläßt. Mit dieser Klarstellung wird dem Grundsatz der Verhältnismäßigkeit Rechnung getragen, denn es soll die für die betroffene Person am wenigsten weitgreifende Art der Sterilisation gewählt werden. Bei gleichem operativen bzw. postoperativen Risiko ist der Methode der Vorzug zu geben, die mit einer höheren Wahrscheinlichkeit eine Refertilisierung erwarten läßt.

17.3.11.5 Bisherige Erfahrungen mit der Neuregelung

Keine Vorschrift des Betreuungsgesetzes war so umstritten wie der § 1905. Die Frage der Zulässigkeit der Sterilisation eines einwilligungsunfähigen Menschen mit geistiger Behinderung war jahrelang Schwerpunkt ausführlicher Beratungen, u.a. auf dem 57. Deutschen Juristentag 1988 in Mainz, auf dem Vormundschaftsgerichtstag 1988 sowie in den Beratungen des Rechtsausschusses des Deutschen Bundestages und der von diesem durchgeführten öffentlichen Anhörungen am 15./16. November 1989[166]. Zeitgleich mit der Beschlußfassung über das Betreuungsgesetz nahm der Deutsche Bundestag einen Entschließungsantrag an, mit dem die Bundesregierung aufgefordert wurde, alle vier Jahre, erstmals zum 1. Januar 1996, über die praktischen Auswirkungen der gesetzlichen Regelungen über die Sterilisation zu berichten[167]. Der erste Bericht wurde am 9. Februar 1996 durch die Bundesregierung vorgelegt[168], für den neben offiziellen Justizstatistiken die Befragung von ca. 240 Richtern und 30 Verbänden die Grundlage bildeten.

Nach den statistischen Erhebungen der Landesjustizverwaltungen genehmigten die Gerichte im Jahr 1992 bundesweit 65 und in den beiden Folgejahren jeweils 87 Sterilisationen, also insgesamt 239. Dem standen 8 bzw. 22 und 11 Fälle gegenüber, in denen die Sterilisation durch das Gericht untersagt wurde, und 62 Verfahren erledigten sich auf sonstige Weise, z.B. weil bereits im Vorfeld deutlich wurde, daß keine Aussicht auf Erteilung einer Genehmigung bestand.

Die Anregungen zur Sterilisation kamen in mehr als der Hälfte der Fälle von Angehörigen. In den die Erteilung einer Genehmigung ablehnenden Entscheidungen der Vormundschaftsgerichte wurde als Ablehnungsgrund überwiegend angegeben, daß eine andere Methode der

Schwangerschaftsverhütung möglich (ca. 32 %) bzw. keine Schwangerschaft konkret zu erwarten sei (ca. 30 %)[169].

Strategie des Gesetzgebers war, entsprechend der Lebenswirklichkeit in spezifischen Ausnahmesituationen einen Bedarf für Sterilisationen einwilligungsunfähiger Menschen anzuerkennen und deren Zulässigkeit in einem mit strengsten Voraussetzungen versehenen Verfahren gerichtlich zu überprüfen, anstatt durch ein ausnahmsloses Verbot der Dritteinwilligung in die Sterilisation eines Menschen die Gefahr zu setzen, daß Sterilisationen von Menschen mit geistiger Behinderung (weiterhin) in einer rechtlichen Grauzone stattfinden. Ob sich diese Gefahr realisiert hätte, kann nicht beantwortet werden. Es gibt auch keine Bestätigung für Befürchtungen, die strenge Regelung des § 1905 leiste Manipulationen Vorschub, Menschen mit geistiger Behinderung trotz erheblicher Zweifel als »einwilligungsfähig« anzusehen und mit deren vorgeblich wirksamer Einwilligung (freiwillig) zu sterilisieren, ohne daß es zu einem gerichtlichen Verfahren kommt. Ebenso wenig existieren reale Erkenntnisse über abstrakt vorgetragene Mutmaßungen, § 1905 könne zu einem »Sterilisationstourismus« in das benachbarte Ausland führen.

Fakt ist, daß mit der bestehenden gesetzlichen Regelung eine Rechtslage geschaffen worden ist, die einem Verbot der Sterilisation einwilligungsunfähiger Volljähriger sehr nahe kommt. Denn der zuverlässige Nachweis der Erfüllung sämtlicher Voraussetzungen des § 1905, die überwiegend schwer zu treffende Prognoseaussagen erfordern, dürfte in vielen Fällen kaum zu führen sein. So gesehen, kann die im Bericht der Bundesregierung angegebene, relativ geringe Zahl von Sterilisationsverfahren und deren Verlauf einerseits als Beleg für wirksame Kontrolle der Sterilisation von Menschen mit geistiger Behinderung in wenigen Ausnahmefällen gewertet werden, andererseits verbleiben Zweifel, ob – unabhängig von der Zahl der Verfahren – die von § 1905 geforderten, gesicherten Prognosen zum späteren Eintritt der gesetzlichen Voraussetzungen überhaupt mit der für ein rechtsstaatliches Verfahren notwendigen Zuverlässigkeit getroffen werden können. Solche Zweifel werden gestärkt durch einige der wenigen veröffentlichten Gerichtsbeschlüsse über Sterilisationsverfahren, die in sehr fragwürdiger, teils oberflächlicher Weise Kernvoraussetzungen des § 1905 wie den entgegenstehenden Willen der Betroffenen, die konkrete Schwangerschaftserwartung oder den Eintritt schweren seelischen Leides durch die zu erwartende Trennung der Mutter von ihrem Kind als erfüllt angesehen haben[170]. Der schwerwiegende Eingriff der Sterilisation in die körperliche Unversehrtheit und die gesamte Lebensführung der Betroffenen gebietet, die gesetzlichen Voraussetzungen der stellvertretenden Einwilligung in die Sterilisation mit größter Sorgfalt zu prüfen, dabei jegliche Drittinteressen außer Betracht zu lassen und bei bestehenden Zweifeln die Maßnahme zu verbieten. Entwicklungen in der Rechtsprechung, diese Prinzipien auszuhöhlen, müsste mit Nachdruck entgegengewirkt werden.

17.3.12 Erhalt der Wohnung des betreuten Menschen – § 1907

In den Gesetzesmaterialien wird die überragende Bedeutung der Wohnung des Betreuten als räumlicher Mittelpunkt seines Lebens und seiner sozialen Bezüge herausgestellt[171]. Zweck der Vorschrift des § 1907 ist daher, durch Einführung vormundschaftsgerichtlicher Genehmigungen sowie von Mitteilungspflichten die Aufgabe oder den Verlust der Wohnung zu verhindern und die eigene Wohnung als Lebensmittelpunkt so lange wie möglich zu erhalten. Die Vorschrift bezieht sich auf Mietverhältnisse. Der Gesetzgeber wollte damit sicherstellen, daß betreute Menschen nach einem Krankenhausaufenthalt oder einer Unterbringung in die vertraute Umgebung zurückkehren können. Im Hinblick auf Betreute, die Eigentümer ihrer Wohnung sind, sieht der Gesetzgeber dieses Schutzbedürfnis nicht, da der Betreuer zu einem Verfügungs- oder Verpflichtungsgeschäft über das Eigentum der Genehmigung des Vormundschaftsgerichtes bedarf.[172] Heimverträge fallen grundsätzlich in den Anwendungsbereich von § 1907 Absatz 1, da es sich zumindest teilweise um Mietverträge über Wohnraum handelt[173]. Nach Auffassung des LG Münster[174] bedarf der Betreuer jedoch für die Kündigung eines Heimvertrages, der einen Pflegeplatz ohne

feste Bindungen an bestimmte Räume beinhaltet, nicht der vormundschaftsgerichtlichen Genehmigung.

Das Gesetz hat die Frage offen gelassen, welchen Aufgabenkreis der Betreuer haben muß, um eine Genehmigung zur Kündigung eines Mietverhältnisses beantragen zu können. In Betracht kommt der Aufgabenkreis der Personensorge oder die Bestellung eines Betreuers mit dem speziellen Aufgabenkreis der Wohnungs- oder Mietangelegenheiten. Der Betreuer mit dem Aufgabenkreis Vermögenssorge kann dafür nicht zuständig sein[175].

Für die Genehmigungsfähigkeit der Kündigung des Mietverhältnisses ist entscheidend, ob diese dem Wohl und Interesse des Betreuten dient; dabei sind nicht nur finanzielle Aspekte maßgebend, sondern auch die persönlichen Auswirkungen, die der Verlust der Wohnung, der vertrauten Umgebung und des damit verbundenen Bekanntenkreises für den Betreuten hat. Andererseits kann die Wohnungskündigung seinem Wohl entsprechen, wenn die Wohnung seinen Bedarf und seine wirtschaftliche Leistungsfähigkeit weit übersteigt[176]. Ein rechtlich beachtlicher Gesichtspunkt kann auch sein, daß der Betreute die Wohnung mit höchster Wahrscheinlichkeit nicht mehr benötigt[177], zum Beispiel weil er wegen eines Heim- und Klinikaufenthaltes auf längere Zeit nicht mehr zurückkehren kann.

Das Verfahren richtet sich nach den allgemeinen Vorschriften für das Betreuungsverfahren. Zuständig für die Erteilung der Genehmigung ist der Rechtspfleger, da kein Richtervorbehalt besteht, § 14 Nr. 4 RPflG. Der Betroffene ist gemäß § 69 d Abs. 1 Satz 1 FGG persönlich anzuhören, allerdings nicht regelmäßig in seiner üblichen Umgebung. Wegen der Bedeutung der Angelegenheit ist in der Regel nach § 67 Abs. 1 Satz 1 FGG ein Verfahrenspfleger zu bestellen. Die Einholung eines Sachverständigengutachtens, die Anhörung von Angehörigen oder der Betreuungsbehörde sind nicht ausdrücklich vorgeschrieben. Wegen der erforderlichen Prognoseentscheidung über die Möglichkeit des Erhalts der eigenen Wohnung wird in vielen Fällen nach dem Amtsermittlungsgrundsatz des § 12 FGG die Einholung eines Sachverständigengutachtens durch das Gericht naheliegend sein. Die Entscheidung ist dem Betroffenen selbst bekanntzumachen, wird mit der Bekanntmachung wirksam und kann mit dem Rechtsmittel der Beschwerde angefochten werden.

17.3.13 Das gerichtliche Verfahren der Betreuerbestellung

Ein Betreuer wird vom Vormundschaftsgericht bestellt. Ein Antragsrecht auf Betreuerbestellung hat ausdrücklich nur der Betroffene selbst. Dritte, wie etwa Familienangehörige, Nachbarn oder auch Behörden können beim Vormundschaftsgericht eine entsprechende Anregung für ein von Amts wegen einzuleitendes Verfahren geben. Auch ein nicht geschäftsfähiger Betroffener kann zu jedem Zeitpunkt des Verfahrens einen Antrag stellen (§ 1896 Abs. 1 Satz 2). Das Vormundschaftsgericht kann nach § 12 FGG bei entsprechender Veranlassung von Amts wegen ein Betreuungsverfahren einleiten. In Betreuungssachen ist nach § 65 FGG das Gericht zuständig, in dessen Bezirk der Betroffene zu der Zeit, zu der das Gericht mit der Angelegenheit befaßt wird, seinen gewöhnlichen Aufenthalt, also für längere Zeit den tatsächlichen Mittelpunkt seiner Lebensführung hat. Es kommt auf den Zeitpunkt an, in dem das Gericht (erstmalig) mit der Angelegenheit befaßt wird. Ist ein Betreuer bestellt, bleibt nach § 65 Abs. 4 FGG das Gericht, bei dem die Betreuung anhängig ist, auch für alle weiteren, die Betreuung betreffenden Angelegenheiten zuständig. Ändert sich dauerhaft der gewöhnliche Aufenthalt des Betreuten und sind die Aufgaben des Betreuers im wesentlichen am neuen Aufenthaltsort zu erfüllen, besteht nach § 65a i. V. m. § 46 FGG die Möglichkeit der Abgabe an ein anderes Vormundschaftsgericht. Der Betreuer muß der Abgabe zustimmen[178], und nach § 65a Abs. 2 FGG ist die Anhörung des Betreuten vorgeschrieben, wofür in diesem Fall die Möglichkeit zur schriftlichen Äußerung unter Fristsetzung ausreicht[179].

17.3.13.1 Rechtsposition des Betroffenen, Bestellung eines Verfahrenspflegers

Jeder Volljährige ist, auch wenn Geschäftsunfähigkeit vorliegt, nach § 66 FGG verfahrensfähig

hinsichtlich aller Angelegenheiten, die das Betreuungsverfahren betreffen. Dies bedeutet, daß jeder Betroffene persönlich alle im Betreuungsrecht vorgesehenen Anträge, Beschwerden und sonstige Rechtsmittel wirksam geltend machen kann.

Soweit dies zur Wahrnehmung der Interessen des Betroffenen erforderlich ist, bestellt das Gericht für ihn gemäß § 67 FGG einen Pfleger für das Verfahren. Die Bestellung eines Verfahrenspflegers ist in der Regel erforderlich, wenn nach § 68 Abs. 2 FGG von der persönlichen Anhörung des Betroffenen abgesehen werden soll oder wenn Gegenstand des Verfahrens die Bestellung eines Betreuers zur Besorgung aller Angelegenheiten ist. Zwingend vorgeschrieben ist die Bestellung eines Verfahrenspflegers, wenn Gegenstand des Verfahrens die Genehmigung der Einwilligung des Betreuers in die Sterilisation (§ 1905) ist.

Die Auswahl des Verfahrenspflegers steht im pflichtgemäßen Ermessen des Gerichtes. Es können z. B. Vertrauenspersonen aus dem Familien-, Freundes- und Bekanntenkreis, aber auch Mitarbeiter eines Betreuungsvereines oder Personen, die sich freiberuflich auf die Übernahme von Verfahrenspflegschaften spezialisiert haben, oder Rechtsanwälte bestellt werden.

17.3.13.2 Persönliche Anhörung des Betroffenen, Beteiligung Dritter

Nach § 68 Abs. 1 Satz 3 FGG ist das Gericht verpflichtet, den Betroffenen vor der Bestellung eines Betreuers und bei der Anordnung eines Einwilligungsvorbehaltes über den möglichen Verlauf des Verfahrens zu unterrichten. Näheres über Form und Zeitpunkt führt das Gesetz nicht aus, jedoch gebietet der Grundsatz eines fairen Verfahrens, daß dies am Anfang des Verfahrens geschieht, damit die betroffene Person in der Lage ist, alle aus ihrer Sicht wesentlichen Gesichtspunkte einzubringen, die für die Regelung der dem Vormundschaftsgericht zur Kenntnis gegebenen Probleme von Bedeutung sein könnten. § 68 Abs. 1 Satz 1 FGG schreibt vor, daß das Gericht vor der Bestellung eines Betreuers oder der Anordnung eines Einwilligungsvorbehaltes den Betroffenen persönlich anzuhören und sich einen unmittelbaren Eindruck von ihm zu verschaffen hat. Dadurch soll sichergestellt werden, daß sich der Richter hinreichend über die Persönlichkeit des Betroffenen informiert. Den unmittelbaren Eindruck soll sich das Gericht in der üblichen Umgebung des Betroffenen verschaffen, wenn dieser es verlangt oder wenn es der Sachaufklärung dient und der Betroffene nicht widerspricht. Auch wenn kein entsprechender Wunsch vorliegt, sollte das Aufsuchen des Betroffenen durch den Richter der Regelfall sein, weil dieser sich häufig nur auf diese Art lebensnahe und verwertbare Erkenntnisse über dessen Persönlichkeit, sein soziales Umfeld sowie dessen persönliche Probleme machen kann. Gegen den Willen des Betroffenen soll dessen Privatsphäre nicht gestört werden. Widerspricht er daher einem Besuch des Richters, so findet die Anhörung im Gericht statt.

Von einer persönlichen Anhörung des Betroffenen kann nur in zwei Fällen abgesehen werden, nämlich dann, wenn nach ärztlichem Gutachten von der Anhörung erhebliche Nachteile für die Gesundheit des Betroffenen zu befürchten sind, z. B. wenn bei Durchführung der Anhörung die Gefahr eines drohenden Herzinfarktes bestehen würde[180]. Weiterhin kann das Gericht von einer Anhörung absehen, wenn der Betroffene nach dem unmittelbaren Eindruck offensichtlich nicht in der Lage ist, seinen Willen kundzutun. Demnach muß es in jedem Fall zu einem persönlichen Kontakt zwischen dem entscheidenden Richter und dem Betroffenen kommen, denn eine Ausnahme von der Verpflichtung zur Verschaffung eines unmittelbaren Eindruckes enthält das Gesetz nicht.

Der Anhörungstermin muß, sofern ein Verfahrenspfleger bestellt ist, in dessen Gegenwart durchgeführt werden. Das Gericht kann auch bereits in dieser Phase des Verfahrens einen Sachverständigen hinzuziehen. Auf Wunsch des Betroffenen kann eine Person seines Vertrauens teilnehmen; das Gericht kann weitere Personen die Anwesenheit gestatten, jedoch nicht gegen den Willen des Betroffenen. Das Ergebnis der Anhörung, das Sachverständigengutachten oder das ärztliche Zeugnis sowie die Person des Betreuers und dessen möglicher Aufgabenbereich werden mit dem Betroffenen erörtert (sog. Schlußgespräch gem. § 68 Abs. 5 FGG). Das Schlußgespräch kann nach § 68 Abs. 5 Satz 2 FGG mit der Anhörung nach § 68 Abs. 1 Satz 1 in einem Termin zusammengefaßt

werden. Dies dürfte in der Praxis aus verfahrensökonomischen Gründen die Regel sein.

Das Gericht gibt nach § 68a FGG der Betreuungsbehörde Gelegenheit zur Äußerung, wenn der Betroffene dies verlangt oder es der Sachaufklärung dient. In der Regel sollen auch nahe Verwandte wie Ehegatten, Eltern, Pflegeeltern oder Kinder Gelegenheit zur Stellungnahme erhalten, es sei denn, der Betroffene widerspricht mit erheblichen Gründen. Auf Verlangen des Betroffenen hat das Gericht auch weiteren ihm nahestehenden Personen Gelegenheit zur Äußerung zu geben, wenn dies ohne erhebliche zeitliche Verzögerung möglich ist.

17.3.13.3 Sachverständigengutachten

Ein Betreuer darf gemäß § 68 b FGG erst bestellt werden, nachdem das Gericht ein Sachverständigengutachten über die Notwendigkeit der Betreuung eingeholt hat. Der Sachverständige ist verpflichtet, vor der Erstattung seines Gutachtens den Betroffenen persönlich zu untersuchen und zu befragen, es muß ein zeitnaher Kontakt zwischen dem Gutachter und dem Betroffenen stattgefunden haben[181]. Kommt nach Auffassung des Gutachters eine Betreuerbestellung in Betracht, so hat sich das Gutachten auch auf den Umfang des Aufgabenkreises und die voraussichtliche Dauer der Betreuungsbedürftigkeit zu erstrecken. Die Auswahl des geeigneten Sachverständigen steht in pflichtgemäßem Ermessen des Gerichts, das Gesetz macht insoweit keine Vorgaben. Als sogenannte »Zwischenverfügung« ist die Anordnung der gesetzlich zwingend vorgeschriebenen Begutachtung grundsätzlich nicht anfechtbar. Das OLG Zweibrücken[182] hat dazu jedoch die für Menschen mit geistiger Behinderung wichtige Feststellung getroffen, daß diese die Anwesenheit einer Vertrauensperson verlangen können und dies auch im Wege der Beschwerde durchsetzen können.

Wenn auch die Diagnose nicht der wesentliche, sondern nur ein Teil des Gutachtens ist, handelt es sich jedenfalls in Fällen, in denen keine früheren Erkenntnisse vorliegen, um medizinische Gesichtspunkte, die zu erheben sind. Üblicherweise werden von den Vormundschaftsgerichten Fachärzte für Psychiatrie bzw. Ärzte mit fundierten einschlägigen Erfahrungen beauftragt. Da es aber nach dem Wortlaut des Gesetzes und den Motiven des Gesetzgebers nicht primär auf eine Diagnose, sondern auf die Feststellung ankommt, in welcher Weise, in welchem Umfang und für welche Dauer jemand betreuungsbedürftig ist, braucht bei bereits bekannten Diagnosen nicht ein Sachverständiger bestellt zu werden, der diese Information lediglich bestätigt. Im Falle einer bekannten geistigen Behinderung eines Betroffenen kann es deshalb für die betreuungsrechtliche Entscheidung von größerer Bedeutung sein, einen Psychologen oder Pädagogen aus einem spezifischen Bereich der Behindertenhilfe zum Sachverständigen zu bestellen[183]. Wird ein Gutachter beauftragt, dessen Sachkunde sich nicht ohne weiteres aus seiner Berufsbezeichnung oder aus der Art seiner Berufstätigkeit ergibt, hat das Gericht dessen Sachkunde in seiner Entscheidung darzulegen[184]. Schriftform ist die Regel, im (Ausnahme-) Fall der mündlichen Erstattung muß der Inhalt des Gutachtens in das Gerichtsprotokoll, einen Vermerk oder die Entscheidungsgründe aufgenommen werden, damit die Qualität eines Sachverständigengutachtens gewährleistet ist[185]. Eine Exploration des nicht kooperationswilligen Betroffenen am Wohnungsfenster stellt in der Regel keine ausreichende Grundlage für ein Gutachten dar[186]. Soweit ein Gutachter nicht in der Lage ist, zu den sozialen Gesichtspunkten des Gutachtenauftrages Stellung zu nehmen, bleibt es dem Gericht unbenommen, ein weiteres Sachverständigengutachten in Auftrag zu geben. Häufig wird zu diesem Zweck die örtliche Betreuungsbehörde am Anfang des Verfahrens mit der Erstellung eines Sozialberichtes über die Lebensumstände des Betroffenen beauftragt. Ausnahmsweise reicht nach § 68 b Abs. 1 Satz 2 sowie Abs. 3 FGG ein ärztliches Zeugnis aus, wenn der Betroffene selbst den Antrag auf Betreuung gestellt hat, wenn der Betroffene auf die Begutachtung verzichtet oder wenn die Einholung eines Gutachtens im Hinblick auf den Umfang des voraussichtlichen Aufgabenkreises des Betreuers unverhältnismäßig wäre, was nur der Fall sein dürfte, wenn Gegenstand der Betreuung ganz konkrete Einzelpunkte sind und eine Gesamtabwägung der objektiven Interessen des Betreuten die Bedeutung des Aufgabenkreises als relativ gering erscheinen läßt[187]. Ein ärztliches Zeugnis reicht auch aus, wenn der Betreuer nur zur Geltendmachung von Rechten des Betreuten gegenüber seinem Bevollmächtigten bestellt werden soll (sog. Kontrollbetreuer, s. o. 17.3.2). Das ärztliche Zeugnis unterscheidet sich nicht wesentlich von einem Sachverständigengutachten – es muß ebenfalls auf alle nach dem Gesetz für die Entscheidung erheblichen Gesichtspunkte – allerdings in verkürzter Form – eingehen[188].

17.3.13.4 Entscheidungsinhalt, Bekanntmachung, Wirksamkeit

Der Gerichtsbeschluß zur Anordnung einer Betreuung muß neben der Bezeichnung des Betroffenen, des Betreuers und dessen Aufgabenkreises nach § 69 FGG et al. den Zeitpunkt angeben, zu dem das Gericht spätestens über die Aufhebung oder Verlängerung der Maßnahme zu entscheiden hat. Dieser Zeitpunkt darf höchstens fünf Jahre nach Erlaß der Betreuungsanordnung liegen. Durch diese Vorschrift soll verhindert werden, daß Betreuungen unnötig lange aufrecht erhalten werden.

Die Entscheidung über die Bestellung eines Betreuers ist dem Betroffenen, dem Betreuer, dem Verfahrenspfleger und der Betreuungsbehörde bekanntzugeben. Wirksamkeit erlangt die Entscheidung gemäß § 69 a Abs. 3 FGG mit der Bekanntgabe an den Betreuer. Ist die Bekanntgabe an den Betreuer nicht möglich oder Gefahr im Verzug, kann das Gericht die sofortige Wirksamkeit anordnen, die in diesem Fall mit der Übergabe der Entscheidung an die Geschäftsstelle des Gerichts eintritt. Nach § 69 a Abs. 1 FGG sind alle Entscheidungen im Rahmen eines Betreuungsverfahrens stets auch dem Betroffenen selbst bekannt zu machen, und zwar unabhängig davon, ob er deren Inhalt erfassen kann oder ob er einen Verfahrenspfleger nach § 67 FGG hat.

17.3.13.5 Einstweilige Anordnung

Das beschriebene Verfahren nimmt mit der umfassenden Ermittlungtätigkeit des Gerichts eine gewisse Zeit in Anspruch. Häufig muß jedoch rasch gehandelt werden. Nach § 69 f FGG steht dem Gericht für unterschiedliche Anlässe die einstweilige Anordnung zur Verfügung. Voraussetzungen dafür sind

– dringende Gründe für die Annahme, daß die Voraussetzungen für die Anordnung der Maßnahme vorliegen und mit einem Aufschub Gefahr verbunden ist,

– es muß ein ärztliches Zeugnis über den Zustand des Betroffenen vorliegen,

– falls erforderlich, muß ein Verfahrenspfleger bestellt werden,

– der Betroffene muß persönlich angehört werden.

Bei Gefahr im Verzug kann das Gericht die einstweilige Anordnung bereits vor der Anhörung des Betroffenen sowie vor Bestellung und Anhörung des Verfahrenspflegers erlassen; diese Verfahrenshandlungen sind dann aber unverzüglich nachzuholen. Die einstweilige Anordnung darf die Dauer von sechs Monaten nicht überschreiten, sie kann aber nach Anhörung eines Sachverständigen auf bis zu ein Jahr verlängert werden. Eine vorläufige Betreuung endet mit dem in der einstweiligen Anordnung angegebenen Zeitpunkt, es sei denn, es ist vorher eine endgültige Entscheidung getroffen worden. Die einstweilige Anordnung entbindet das Gericht nicht von der Pflicht zur Durchführung des Regelverfahrens, dies muß nachgeholt werden.

17.3.13.6 Rechtsmittel

Als Rechtsmittel gegen Entscheidungen des Gerichts kommen nach den §§ 19 bis 29 sowie den Sonderregelungen für das Betreuungsverfahren in § 69 g FGG in Betracht die (unbefristete) Beschwerde, die sofortige Beschwerde, die innerhalb von zwei Wochen eingelegt werden muß, sowie die Erinnerung, falls der Rechtspfleger entschieden hat. Welches Rechtsmittel im Einzelfall in Betracht kommt, ergibt sich aus der Rechtsmittelbelehrung, die das Gericht seiner Entscheidung beizufügen hat. Über die Beschwerde entscheidet das Landgericht, über die weitere Beschwerde – soweit diese zugelassen ist – das zuständige Oberlandesgericht. Die einfache Beschwerde ist an keine Frist gebunden, sie ermöglicht also ohne verfahrensrechtliche Schwierigkeiten die Aufhebung oder Änderung gerichtlicher Entscheidungen.

Die sofortige Beschwerde, die binnen zwei Wochen nach der Bekanntmachung einer Entscheidung an den Betreuer erhoben werden

kann, ist das Rechtsmittel gegen Entscheidungen, durch die

– ein Einwilligungsvorbehalt angeordnet oder abgelehnt wird,

– die Weigerung, sich zum Betreuer bestellen zu lassen, zurückgewiesen wird,

– ein Betreuer gegen seinen Willen entlassen wird,

– Ansprüche des Betreuers festgesetzt werden, wenn der Wert des Beschwerdegegenstandes 15,– Euro übersteigt.

Für das Beschwerdeverfahren gelten grundsätzlich die Verfahrensvorschriften wie in der ersten Instanz.

17.3.14 Unterbringung und freiheitsentziehende Maßnahmen

Über die Zulässigkeit einer geschlossenen Unterbringung oder einer sonstigen Maßnahme, durch die jemand über längere Zeit oder regelmäßig ohne oder gegen seinen Willen an einem Ort festgehalten und damit in seinem von Art. 2 Abs. 2 Grundgesetz (GG) garantierten Freiheitsrecht verletzt wird, hat nach Artikel 104 GG nur ein Richter zu entscheiden. Im Fall einer rechtswidrigen Unterbringung besteht Strafbarkeit wegen Freiheitsberaubung nach § 239 StGB und Schadensersatzpflicht nach §§ 823 ff. BGB. Von den speziellen Fällen staatlich veranlaßter, strafrechtlicher Freiheitsentziehung nach dem StGB bzw. der StPO abgesehen, bietet die deutsche Rechtsordnung zwei verschiedene Rechtsgrundlagen für die freiheitsentziehende Unterbringung Volljähriger, und zwar

– die bundesrechtliche, sogenannte fürsorgliche Unterbringung nach § 1906, die ausschließlich zum Wohl und im Interesse des betroffenen Menschen erfolgen kann,

– die öffentlich-rechtliche Unterbringung nach den Unterbringungsgesetzen der sechzehn Bundesländer, die in der Mehrzahl als Psychisch-Kranken-Gesetze – kurz PsychKG – bezeichnet werden. Danach ist die Unterbringung von psychisch kranken Menschen zulässig, die eine Gefahr für die öffentliche Sicherheit und Ordnung darstellen, weil sie andere (z. B durch unkontrollierte Aggressivität in einer Krisensituation) oder sich selbst in erheblichem Maße (z. B. Suizid oder andere erhebliche Gesundheitsschäden) gefährden.

Eine Rangfolge dieser Unterbringungsarten besteht nicht, die Wahl der Unterbringungsform hat sich allein nach sachlichen Gesichtspunkten zu richten[189]. Liegt nur Fremdgefährdung vor, kommt allein die öffentlich-rechtliche Unterbringung nach Landesrecht in Betracht. Ist bei Selbstgefährdung gesetzliche Vertretung durch einen rechtlichen Betreuer mit dem Aufgabenkreis der Unterbringung indiziert, weil es sich voraussichtlich um eine länger dauernde Unterbringung handeln und der Betroffene die Fähigkeit, über seinen Aufenthalt zu bestimmen, voraussichtlich über längere Zeit nicht haben wird, dann geht die zivilrechtliche Unterbringung vor. Ist dagegen bei Selbstgefährdung rechtliche Betreuung mit dem Aufgabenkreis der Unterbringung nicht indiziert, weil eine voraussichtlich nicht lange dauernde Krisenintervention benötigt wird, so geht die öffentlich-rechtliche Unterbringung vor[190]. Nur wenn gleichzeitig Eigen- und Fremdgefährdung vorliegen, kann die eine oder die andere Unterbringungsform in Betracht kommen, allerdings enthalten für diesen Fall die meisten Landesgesetze Subsidiaritätsregeln zugunsten der zivilrechtlichen, durch einen gesetzlichen Vertreter veranlaßten Unterbringung[191].

Mit dem Betreuungsgesetz wurde für beide Unterbringungsformen mit den §§ 70 ff. FGG ein einheitliches Verfahrensrecht geschaffen.

17.3.14.1 Unterbringung und freiheitsentziehende Maßnahmen nach § 1906

Die durch einen Betreuer veranlaßte zivilrechtliche Unterbringung und andere freiheitsentziehende Maßnahmen sind in § 1906 geregelt. Danach liegt eine Freiheitsentziehung nur dann vor, wenn sie ohne oder gegen den Willen des Betreuten erfolgt. Für die persönliche Einwilligung ist nicht Geschäftsfähigkeit, sondern die natürliche Einsichts- und Urteilsfähigkeit maßgeblich. Der Betroffene muß Wert und Bedeutung des betroffenen Freiheitsrechts sowie die Folgen und Risiken seiner Zustimmung erkennen und bei seiner Entscheidung die Alternativen, d. h. die zur Erreichung des angestreb-

ten Zweckes weniger belastenden Mittel einbeziehen und sein Handeln danach bestimmen können[192]. Die Einwilligung des Betroffenen ist jederzeit frei widerruflich mit der Folge, daß das weitere Festhalten eine rechtswidrige Freiheitsberaubung darstellt, es sei denn, es liegen nunmehr aufgrund veränderter Umstände die Voraussetzungen für eine Unterbringung vor und der Betreuer hat die Genehmigung des Vormundschaftsgerichts eingeholt[193].

Die Freiheitsentziehung kann ein Betreuer nur veranlassen, wenn sein Aufgabenkreis diese Angelegenheit mit umfaßt. Dies ist der Fall, wenn ihm ausdrücklich der Aufgabenkreis der Aufenthaltsbestimmung oder speziell der Unterbringung zugewiesen ist[194].

Maßnahmen nach § 1906 sind entsprechend dem Grundprinzip des Betreuungsrechts nur zum Wohl und im Interesse des Betroffenen zulässig. Mit den beiden in Absatz 1 Nr. 1 und Nr. 2 aufgeführten Tatbeständen sind die materiellrechtlichen Voraussetzungen abschließend gesetzlich geregelt. Die überwiegende Rechtsprechung hält eine zwangsweise Verbringung eines Betroffenen in eine offene Heimeinrichtung nach dem Betreuungsrecht für nicht genehmigungsfähig[195].

Unterbringung wegen Selbstgefährdung nach Abs. 1 Nr. 1

Ein Unterbringungsgrund wegen Selbstgefährdung ist gegeben, wenn aufgrund der psychischen Krankheit oder der geistigen oder seelischen Behinderung die Gefahr besteht, daß der Betreute sich entweder selbst tötet oder erheblichen gesundheitlichen Schaden zufügt. Es müssen objektivierbare, konkrete Anhaltspunkte für eine Suizidgefahr vorliegen[196], eine anhaltende Basissuizidalität eines stationär behandelten, psychisch kranken Patienten ist noch kein Grund, ihn ständig in einer geschlossenen Abteilung unterzubringen, solange nicht eine krisenhafte Zuspitzung der Krankheit mit erkennbarer akuter Suizidalität vorliegt[197].

Die Gefahr einer erheblichen gesundheitlichen Schädigung des Betreuten setzt ebenfalls den konkreten Gefahreneintritt sowie die Kausalität zwischen der psychischen Erkrankung oder der geistigen oder seelischen Behinderung und der drohenden Gesundheitsschädigung voraus. Damit trägt das Gesetz dem Umstand Rechnung, daß jeder das Recht hat, krank zu sein, sich nicht behandeln zu lassen und unter Umständen an seiner Krankheit sogar zu sterben. Wer aus Leichtfertigkeit und Bequemlichkeit oder auch aus Angst vor dem Arzt oder der Behandlung eine ärztliche Beratung meidet, hat grundsätzlich das Recht, so zu handeln[198]. Seine Grenze findet dieses Recht, wenn die Behandlungsverweigerung sich nicht mehr als eigenverantwortliche Entscheidung der persönlichen Lebensführung darstellt, sondern Folge einer psychischen oder geistigen Beeinträchtigung ist.

Als konkrete Gefährdungstatbestände kommen hier in Betracht die Verweigerung der Einnahme lebenswichtiger Medikamente[199], die Verweigerung der Nahrungseinnahme, wobei die Alternativen zur Unterbringung mit besonderer Sorgfalt zu prüfen wären, oder das plan- und orientierungslose Umherirren des Betreuten im Straßenverkehr oder bei großer Kälte mit daraus resultierender Unfall- oder Erfrierungsgefahr[200].

Unterbringung zur Durchführung ärztlicher Maßnahmen nach Abs. 1 Nr. 2

Die Vorschrift des § 1906 Abs. 1 Nr. 2 war im Gesetzgebungsverfahren umstritten, weil als fraglich angesehen wurde, ob sie dem verfassungsrechtlichen Bestimmtheitsgebot entspreche, nach dem die Voraussetzungen der Freiheitsentziehung in berechenbarer, messbarer und kontrollierbarer Weise zu regeln sind. Das Bundesverfassungsgericht hat inzwischen ausdrücklich festgestellt, daß die Unterbringung eines psychisch Kranken zu seinem eigenen Schutz bei Beachtung des Grundsatzes der Verhältnismäßigkeit nur zulässig ist, wenn sich diese als unumgänglich erweist, um eine drohende gewichtige gesundheitliche Schädigung von dem Betroffenen abzuwenden[201]. Dieses wichtige Zusatzkriterium ist als Klarstellung sehr bedeutsam, um eine nach dem reinen Wortlaut von Abs. 1 Nr. 2 denkbare, uferlose Ausweitung der Unterbringung zur Zwangsbehandlung auszuschließen. In weniger gewichtigen Fällen von Behandlungsbedürftigkeit kann der schwere Eingriff der Freiheitsentziehung leicht außer Verhältnis zu dem gegebenen Behandlungsanlass stehen. Die Unterbringung ist nur zulässig, wenn die Behandlungsmaßnahme geeignet ist, den beabsichtigten Erfolg herbeizuführen, und

die Nachteile, die ohne Unterbringung und Behandlung entstehen würden, die Schwere der Freiheitsentziehung überwiegen[202].

Im übrigen enthält Abs. 1 Nr. 2 drei Voraussetzungen:

– Die Untersuchung des Gesundheitszustandes, die Heilbehandlung oder der ärztliche Eingriff in Sinne des § 1904 müssen notwendig sein,
– die beabsichtigte Maßnahme kann ohne die Unterbringung nicht durchgeführt werden,
– der Betreute ist aufgrund einer psychischen Krankheit oder geistigen oder seelischen Behinderung nicht in der Lage, die Notwendigkeit der Unterbringung zu erkennen, bzw. nach dieser Einsicht zu handeln[203].

Ob eine ärztliche Maßnahme zu seinem Wohl erforderlich ist, hat zunächst nach angemessener vorheriger Aufklärung der Betreute zu entscheiden, sofern er dafür im konkreten Fall die Einsichts- und Steuerungsfähigkeit besitzt. Anderenfalls entscheidet der rechtliche Betreuer im Rahmen seines Aufgabenkreises.

Als Anwendungsbereich der Nr. 2 wird die Untersuchung bei Verdacht auf Krebs an inneren Organen, die Diabetes-Einstellung sowie andere Untersuchungen und Behandlungen genannt, deren Nichtvornahme zu einer schweren Gesundheitsschädigung führen würde[204]. Die drohende Nichtvornahme muß ihre Ursache in der psychischen Krankheit oder der seelischen oder geistigen Behinderung des Betreuten haben. Alle Möglichkeiten einer Behandlung ohne Unterbringung sind sorgfältig zu prüfen und müssen ausgeschlossen sein. In Betracht kommen insoweit im psychiatrischen Bereich freiwillige Behandlungen im stationären Bereich oder teilstationär/ambulante Behandlung

– in Tag- und Nachtkliniken,
– in Übergangseinrichtungen,
– in therapeutischen Wohngemeinschaften,
– im betreuten Einzelwohnen,
– durch sozialpsychiatrische Dienste,
– durch Kriseninterventionsdienste sowie insbesondere
– durch niedergelassene Psychiater und Therapeuten[205].

Unterbringungen für zwangsweise Behandlungen oder Therapien, deren Erfolg von Einwilligung und Mitarbeit des Betroffenen abhängig ist (z. B. Suchtentwöhnungsbehandlungen, bestimmte psychotherapeutische Verfahren) sind weder zweckmäßig noch zulässig[206].

17.3.14.1.1 Vorherige und nachträgliche Genehmigung der Unterbringung

Zuständig für eine Unterbringung des Betreuten, in die dieser nicht selbst einwilligen kann, ist der rechtliche Betreuer mit entsprechendem Aufgabenkreis. Dessen Unterbringungsentscheidung ist nach Abs. 2 vormundschaftsgerichtlich zu genehmigen. Eine freiheitsentziehende Maßnahme ist nur solange zulässig, wie die oben genannten Voraussetzungen des § 1906 Abs. 1 Nr. 1 oder Nr. 2 vorliegen. Der Betreuer hat nach Abs. 3 die freiheitsentziehende Maßnahme zu beenden, wenn dafür die Voraussetzungen entfallen sind. Dies ist jederzeit ohne Einschaltung des Gerichtes möglich. Der Betreuer muß dem Vormundschaftsgericht die Beendigung der freiheitsentziehenden Unterbringung anzeigen. Auch das Vormundschaftsgericht hat nach § 70i Abs. 1 FGG die Pflicht, bei Wegfall der Unterbringungsvoraussetzungen die freiheitsentziehende Unterbringung von Amts wegen zu beenden, falls der Betreuer nicht tätig wird, wenn nötig auch gegen dessen Willen[207]. Der Betreuer hat sich in regelmäßigen Abständen davon zu überzeugen, daß die Voraussetzungen für die freiheitsentziehende Unterbringung noch vorliegen. Gleiches gilt auch für das Vormundschaftsgericht[208].

Nur im Ausnahmefall, wenn mit dem Aufschub Gefahr verbunden wäre, kommt nach Abs. 2 eine Unterbringung durch den Betreuer oder den Bevollmächtigten ohne vorherige gerichtliche Genehmigung in Betracht. Die Genehmigung ist dann nach Abs. 2 Satz 2, 2. Halbsatz unverzüglich nachzuholen.

Für die Durchführung des Genehmigungsverfahrens gelten die §§ 70 ff. FGG. Zuständig ist nach § 70 Abs. 2 FGG das Gericht, bei dem bereits eine Betreuung, die den Aufgabenkreis der Unterbringung umfaßt, anhängig ist, anderenfalls richtet sich die Zuständigkeit nach dem gewöhnlichen Aufenthalt des Betroffenen (§ 70 Abs. 2 i. V. m. § 65 FGG) oder bei vorläufigen Maßnahmen nach dem Ort, an dem das Bedürfnis der Fürsorge auftritt (§ 70 Abs. 2 Satz 3 i. V. m. § 65 Abs. 5 FGG). Soweit dies zur Interessenwahrnehmung für den Betroffenen erforderlich ist, bestellt das Gericht nach § 70b Abs. 1 einen Verfahrenspfleger; § 70c FGG schreibt die persönliche Anhörung des Betroffenen vor, wenn möglich in dessen üblicher Umgebung.

Nach § 70d Abs. 1 FGG gibt das Gericht Gelegenheit zur Äußerung

- dem Ehegatten des Betroffenen, wenn die Ehegatten nicht dauernd getrennt leben,
- jedem Elternteil und Kind, bei dem der Betroffene lebt oder bei Einleitung des Verfahrens gelebt hat,
- dem Betreuer des Betroffenen,
- einer von dem Betroffenen benannten Person seines Vertrauens,
- dem Leiter der Einrichtung, in der der Betroffene lebt und
- der zuständigen Behörde.

Es handelt sich hierbei nicht um Beweisaufnahmen, sondern um Sachverhaltsaufklärung. Die Genannten sind deshalb keine Zeugen, sondern Auskunftspersonen, für die keine Pflicht zur Äußerung besteht. In der Praxis wird der Vorschrift in der Regel Rechnung getragen, indem schriftlich unter Setzung einer angemessenen Frist Gelegenheit zur Äußerung gegeben wird.

Vor einer Unterbringung hat das Gericht nach § 70e Abs. 1 FGG das Gutachten eines Sachverständigen – in der Regel eines Facharztes für Psychiatrie – einzuholen, der den Betroffenen persönlich zu untersuchen oder zu befragen hat. Nach § 70f FGG muß die gerichtliche Genehmigung einer Unterbringungsmaßnahme enthalten

- die Bezeichnung des Betroffenen,
- die nähere Bezeichnung der Unterbringungsmaßnahme,
- den Zeitpunkt, zu dem die Unterbringungsmaßnahme endet, wenn sie nicht vorher verlängert wird; dieser Zeitpunkt darf höchstens ein Jahr, bei offensichtlich langer Unterbringungsbedürftigkeit höchstens zwei Jahre nach Erlass der Entscheidung liegen,
- eine Rechtsmittelbelehrung.

Die Entscheidung muß auch im Falle der Ablehnung begründet werden (§ 70 f Abs. 2 FGG). Nach der obergerichtlichen Rechtsprechung hat das Gericht in seiner Entscheidung lediglich die Art der Einrichtung zu bezeichnen (z. B. psychiatrische Klinik, Rehabilitationseinrichtung), die konkrete Auswahl der Einrichtung obliegt dagegen – abhängig von der Art der Unterbringungsmaßnahme – dem Vormund, Betreuer, Pfleger, den Eltern oder der zuständigen Behörde[209].

Die in der Praxis nicht selten vorkommenden Unterbringungen im Wege der einstweiligen Anordnung sind nach §§ 70 h, 69 f FGG zulässig, wenn dringende Gründe für die Annahme sprechen, daß die Unterbringungsvoraussetzungen erfüllt sind und mit einem Aufschub Gefahr verbunden ist. Ein Verfahrenspfleger ist auch in diesem Fall nach § 70b FGG zu bestellen, soweit dies zur Interessenwahrnehmung des Betroffenen erforderlich ist. Nach § 69f FGG genügt ein ärztliches Zeugnis, die persönliche Anhörung des Betroffenen kann nach § 70b FGG bei Gefahr im Verzug unterbleiben. Nach § 70h Abs. 2 FGG darf die vorläufige Unterbringung durch einstweilige Anordnung die Dauer von sechs Wochen nicht überschreiten; reicht dies nicht aus, so kann sie nach Anhörung eines Sachverständigen bis zu einer Gesamtdauer von drei Monaten verlängert werden.

Umstritten ist der Anwendungsrahmen der Ausnahmevorschrift des § 1846 BGB im Hinblick auf eine kurzfristig erforderlich werdende Unterbringung. Diese Vorschrift ermächtigt das Vormundschaftsgericht, in dringenden Fällen unmittelbar selbst für den Betroffenen tätig zu werden, wenn noch kein Betreuer bestellt ist oder der bestellte Betreuer nicht mehr verfügbar oder verhindert ist. Während eine Mindermeinung die Zulässigkeit einer isolierten Maßnahme des Vormundschaftsgerichtes außerhalb eines Betreuungsverfahrens verneint[210], ist nach der zu folgenden herrschenden Ansicht eine einstweilige Maßregel nach § 1846 durch direkte Entscheidung des Vormundschaftsgerichtes bei Fehlen eines Betreuers dann zulässig, wenn dringende Gründe für die Annahme bestehen, daß die Voraussetzungen für eine Betreuerbestellung vorliegen, nicht mehr genügend Zeit bleibt für die (rechtlich vorrangige) Bestellung eines vorläufigen Betreuers nach § 69f Abs. 1 FGG und mit einem Aufschub Gefahr verbunden wäre[211]. Sodann hat das Gericht unverzüglich das Verfahren zur (vorläufigen) Betreuerbestellung durchzuführen, damit dieser dann die weiteren erforderlichen Entscheidungen prüfen und vornehmen kann.

Ist der bestellte Betreuer verhindert, hat das Vormundschaftsgericht zunächst die Möglichkeit der Bestellung eines vorläufigen weiteren

(Ergänzungs-) Betreuers nach § 1899 Abs. 4 zu prüfen. Auf keinen Fall darf das Gericht über § 1846 in die Führung der Betreuung eingreifen; gegen etwaige Pflichtwidrigkeiten des Betreuers kann das Gericht im Rahmen seiner nach § 1837 bestehenden Pflicht, die Tätigkeiten des Betreuers zu beaufsichtigen, durch geeignete Ge- oder Verbote einschreiten. Bei Pflichtverletzungen oder mangelnder Eignung aus sonstigen Gründen hat das Gericht den Betreuten gemäß § 1908 b Abs. 1 gegebenenfalls auch zu entlassen.

17.3.14.2 Freiheitsentziehende Maßnahmen nach § 1906 Abs. 4

Mit dieser Vorschrift werden sogenannte freiheitsentziehende Maßnahmen in an sich offenen Einrichtungen der Unterbringung gleichgestellt und bei Veranlassung durch Betreuer oder Bevollmächtigten der gerichtlichen Genehmigungspflicht unterworfen. Der Anwendungsbereich des § 1906 Abs. 4 BGB setzt voraus,

– daß ein Betreuer bestellt ist mit einem Wirkungskreis, der ihn zu dieser Maßnahme berechtigt,

– sich der Betreute in einer Einrichtung aufhält, ohne freiheitsentziehend untergebracht zu sein,

– ihm dort über einen längeren Zeitraum oder regelmäßig die Freiheit entzogen wird,

– und zwar durch mechanische Vorrichtungen, Medikamente oder auf andere Weise.

Aus der Formulierung im Gesetz, daß sich der Betreute in einer Einrichtung aufhält, ohne untergebracht zu sein, könnte geschlossen werden, daß bei bereits gem. § 1906 Abs. 1 untergebrachten Menschen eine weitergehende Freiheitsentziehung nicht mehr genehmigungspflichtig sei. Das BayObLG hat dazu entschieden, daß trotz des Wortlautes des § 1906 Abs. 4 die verfassungskonforme Auslegung des Gesetzes es gebiete, grundsätzlich eine weitere gerichtliche Genehmigung einzuholen, wenn dem Untergebrachten durch mechanische Vorrichtungen oder andere Maßnahmen regelmäßig oder für längere Zeit über die Unterbringung hinaus die körperliche Bewegungsfreiheit entzogen werde[212].

Das Schutzbedürfnis von Betroffenen, die familiär untergebracht und am Verlassen ihres Aufenthaltsortes gehindert werden, berücksichtigt diese Regelung nicht ausdrücklich. Der Verzicht auf die Genehmigungspflicht einer freiheitsentziehenden Maßnahme im häuslichen Bereich gegen den Willen des Betreuten durch den Betreuer wird teilweise für verfassungswidrig gehalten[213], denn wegen der öffentlich-rechtlichen Überlagerung der Betreuung – der Betreuer ist nach der Rechtsprechung des Bundesverfassungsgerichtes staatlich bestellter Vertreter und Gewalthaber[214] – sei die richterliche Genehmigung unterschiedslos geboten, wenn die quantitative Grenze des Abs. 4 erreicht sei. Auch die Rechtsprechung hat deshalb teilweise die Genehmigungspflicht auf Fälle der Freiheitsentziehung in der eigenen Wohnung ausgedehnt[215]. Derartige Maßnahmen unterliegen aber jedenfalls den allgemeinen Vorschriften, insbesondere der Strafandrohung wegen Freiheitsberaubung gem. § 239 StGB. Zulässig sind sie also nur bei Vorliegen von Rechtfertigungsgründen, diese können z. B. in der Einwilligung oder in Notwehr/Nothilfe bestehen[216].

17.3.14.2.1 Methoden der Freiheitsentziehung

In offenen Einrichtungen der Alten- und Behindertenhilfe werden regelmäßig Zwangsmaßnahmen in Form von Fixierungen durch Angurten, das Anbringen von Bettgittern, durch Einschließen oder auf andere Weise angewandt. § 1906 Abs. 4 normiert ausdrücklich eine gerichtliche Überprüfung der Einwilligung des Betreuers in derartige freiheitsentziehende Maßnahmen. Es handelt sich um keine freiheitsentziehende Unterbringung, aber den Betroffenen wird auf andere Weise die Bewegungsfreiheit entzogen. Das Gesetz sieht daher die entsprechende Anwendung der Regelung über die Genehmigung der Unterbringung vor. In der Begründung des Gesetzesentwurfs wird dazu ausgeführt: »Die Mehrzahl der betreuungsbedürftigen Personen sind ältere Menschen. Für diese ist der Aufenthalt in »offenen« Einrichtungen nicht selten mit Freiheitsbeschränkungen verbunden, so etwa, wenn der Betroffene durch einen Leibgurt im Bett oder Stuhl festgebunden wird, der Betroffene durch ein Bettgitter am Verlassen des Bet-

tes gehindert wird, das Verlassen der Einrichtung nur bei Betätigung ungewöhnlich komplizierter Schließmechanismen möglich ist, die Eingangstür zeitweilig – insbesondere nachts – verschlossen wird, ohne daß der Betroffene einen Schlüssel erhält oder ein Pförtner das jederzeitige Verlassen der Einrichtung ermöglicht, der Betroffene gezielt durch Schlafmittel oder andere Medikamente am Verlassen der Einrichtung gehindert wird, der Pförtner oder anderes Personal den Betroffenen vom Verlassen der Einrichtung abhält«[217]. Das LG Frankfurt hat entschieden, das Anbringen eines sogenannten Therapietisches am Rollstuhl eines Betreuten sei eine freiheitsentziehende Maßnahme, wenn sie auch die Fortbewegung des nicht mehr geh- oder stehfähigen Betroffenen verhindern soll[218]. Als mechanische Vorrichtungen im Sinne dieser Vorschrift sind auch anzusehen die Wegnahme von Kleidungsstücken, z. B. der Straßenkleidung oder auch eines Rollstuhles, um ein Verlassen des Zimmers oder der Einrichtung zu verhindern.

Das LG Bielefeld[219] sowie das AG Stuttgart[220] haben Sende- bzw. Personenortungsanlagen für genehmigungspflichtig erklärt, wenn sie der Feststellung des Verlassens eines offenen Heims dienen. Das AG Hannover[221] hält die Anbringung eines Senders an der Kleidung eines Betreuten für einen Verstoß gegen die Menschenwürde. Bei angemessener Personalausstattung der Einrichtung müßte eine ausreichende Kontrolle auch ohne solche technischen Vorrichtungen möglich sein. Deren Anbringung gegen den erklärten Willen des Betroffenen sei unzulässig[222].

Eine Freiheitsentziehung durch Medikamente liegt vor, wenn diese dazu verwendet werden, den Betreuten an der Fortbewegung in der Einrichtung oder am Verlassen der Einrichtung zu hindern, auch um so Ruhe in der Einrichtung herzustellen und die Betreuung zu erleichtern[223]. Werden Medikamente zu Heilzwecken oder aus therapeutischen Gründen gegeben, ist Abs. 4 nicht anwendbar, wenn als Nebenwirkung der Bewegungsdrang des Betroffenen eingeschränkt wird[224]. Zu Recht wird kritisch hinterfragt, ob die gezielte Vergabe von Medikamenten zur Sedierung bzw. zur Freiheitsentziehung überhaupt zulässig sein kann[225] und ob ein Mittel als »Medikament« bezeichnet werden kann, wenn es dem alleinigen Zweck der Freiheitsentziehung dienen soll[226]. Gestärkt werden diese Bedenken durch den Gesichtspunkt, daß derartige Medikamente in der Regel auch Neben- und Folgewirkungen bei den Betroffenen auslösen und insoweit auch unter dem Gesichtspunkt des Grundrechtsschutzes nach Art. 1 GG (Menschenwürde) und Art. 2 GG (Freiheitsrecht und Recht auf körperliche Unversehrtheit) zu bewerten sind. Jeglicher Medikamenteneinsatz sollte deshalb zumindest auch zu therapeutischen Zwecken erfolgen.

In jedem Fall ist es sinnvoll, eine sorgfältige Dokumentation der betreffenden Maßnahme nach Art und Dauer, Zweck und Anlaß vorzunehmen. Damit wird auch die richterliche Aufgabe erleichtert, ggf. den Anlaß der Medikamentengabe zu überprüfen und hieran die Genehmigungsbedürftigkeit zu orientieren[227].

Eine Freiheitsentziehung im Sinn des Abs. 4 setzt voraus, daß der Betreute noch in der Lage ist, sich fortzubewegen und die Einrichtung zu verlassen[228]. Nicht entscheidend ist nach dem OLG Hamm, ob der Betroffene den akuten Willen zur Fortbewegung hat[229]. Die Gesetzesbegründung geht demgegenüber davon aus, der Betreute werde am Verlassen des Aufenthaltsortes nur gehindert, wenn er überhaupt (mit natürlichem Willen) versuchen will, den Aufenthaltsort zu verlassen. Wer z. B. nachts ein Altenheim oder eine andere Einrichtung, in der er sich aufhält, nicht verlassen will, wird auch dann nicht am Verlassen gehindert, wenn die Eingangstüre verschlossen ist[230]. Darauf ankommen dürfte es in einem solchen Fall allerdings, ob jemand das Haus verlassen kann, wenn er dies möchte. Das nächtliche Abschließen von Haustüren dient in der Regel dazu, die Bewohnerschaft vor dem Zutritt Unbefugter zu schützen. Ist auch nur ein Teil der Bewohnerschaft einer Einrichtung mit einer solchen Sicherheitsmaßnahme einverstanden, kann betreuungsrechtlich nicht von einer Freiheitsentziehung gesprochen werden. Eine gerichtliche Genehmigung wäre nur dem einzelnen Bewohner gegenüber erforderlich, dem mit Zustimmung des Betreuers zwecks Verhinderung des Ausganges die Herausgabe eines Hausschlüssels oder die Information über einen sonstigen Schließmechanismus vorenthalten wird[231].

Eine vormundschaftsgerichtliche Genehmigung ist nur erforderlich, wenn die Freiheitsentziehung im Sinn von Abs. 4 über einen längeren Zeitraum oder regelmäßig erfolgt. Regelmäßigkeit liegt vor, wenn die Maßnahme entweder stets zur selben Zeit erfolgt, z. B. durch Zuschließen der Tür jeweils zur Nachtzeit, oder aus wiederkehrendem Anlaß, z. B. wiederkehrendes Einsperren eines Betreuten jedes Mal, wenn er die Nachtruhe stört[232]. Auch ungeplante Wiederholungen lösen die Genehmigungspflicht aus[233].

Bei dem Merkmal des längeren Zeitraums ist je nach dem Mittel der Freiheitsentziehung zu differenzieren[234]. Eine verhältnismäßig kurze Zeit kann ausreichen[235], bei Fixierungen kann bereits der Zeitraum eines Pflegetages oder einer Nacht die Genehmigungsbedürftigkeit auslösen[236]. In Anbetracht der Schwere des Eingriffs erscheint die Annahme eines »längeren Zeitraumes« erst dann, wenn die Dauer von drei Tagen überschritten ist[237], als überzogen. Der Gesetzgeber hat von der Festlegung fester zeitlicher Grenzen abgesehen. Angebracht ist als Maßstab die Frist des § 128 StPO, der bei Inhaftierung spätestens am Tag nach deren Beginn eine richterliche Entscheidung vorschreibt.[238]

17.3.14.3 Verfahren bei freiheitsentziehenden Maßnahmen

Aus der entsprechenden Geltung von § 1906 Abs. 2 folgt die Notwendigkeit der *vorherigen* Genehmigung des Vormundschaftsgerichtes, es sei denn, mit einem Aufschub ist Gefahr verbunden. Für das Verfahren gelten die §§ 70 ff. FGG, nach § 70e Abs. 1 Satz 3 FGG genügt dabei ein ärztliches Zeugnis. Nach allgemeiner Ansicht werden damit aber nur Mindestanforderungen festgelegt, aus dem Amtsermittlungsgrundsatz des § 12 FGG folge wegen der erforderlichen Sachkunde sehr häufig die Notwendigkeit der fachpsychiatrischen Qualifikation des Arztes ebenso wie die Anforderung an eine persönliche Befragung und Untersuchung des Betroffenen, damit die notwendige Überzeugungsbildung des Gerichts sachgerecht erfolgen kann[239]. Auch für die Zulässigkeit freiheitsentziehender Maßnahmen gilt der Grundsatz, daß das Gericht selbst darüber nicht nach § 1846 entscheiden und in die Führung der Betreuung eingreifen darf, solange der rechtliche Betreuer dafür zur Verfügung steht. Das LG Frankfurt[240] hat deshalb die Entscheidung eines Vormundschaftsgerichts für unzulässig erklärt, mit der dem Vorschlag eines Pflegeheimes auf Einsatz von Bettgittern während der Nacht und eines Fixierungsgurtes am Tag gefolgt wurde, obwohl der Betreuer nur der Nutzung der Bettgitter zugestimmt hatte.

Wie bei der Unterbringung sind Betreuer oder Bevollmächtigter ebenso wie die Einrichtung oder das Vormundschaftsgericht nach Abs. 3 verpflichtet, die freiheitsentziehende Maßnahme sofort zu beenden, wenn die Voraussetzungen nicht mehr vorliegen.

17.4 Situation rechtlicher Betreuung im Spannungsfeld fiskalischer Zwänge und der aktuellen Sozialgesetzgebung

Betreuungsgesetz, Sozialgesetzbuch IX, Heimgesetz und Heimmitwirkungsverordnung, Werkstätten-Mitwirkungsverordnung, Behindertengleichstellungsgesetz, Zivilrechtliches Antidiskriminierungsgesetz – die gesetzgeberischen Aktivitäten deuten auf ernsthaftes Bemühen hin, einen »Paradigmenwechsel« einzuleiten mit dem Ziel, Menschen mit Behinderung nicht länger als »Objekt staatlicher Fürsorge« zu behandeln, sondern als Bürgerinnen und Bürger mit individuellen Rechten nach dem zentralen Grundprinzip der »Selbstbestimmung und gleichberechtigten Teilhabe am Leben in der Gesellschaft« (§ 1 Satz 1 SGB IX). Dieser Wandel ist als einheitliches Merkmal der Ablösung von »altem Recht« durch »neues Recht« sehr zu begrüßen.

Je stärker dieses Konzept in der Praxis verwirklicht wird, um so intensiver wird zugunsten von Menschen mit geistiger Behinderung die Einbeziehung von den für sie – soweit erforderlich

– bestellten rechtlichen Betreuern werden, um ihr Recht auf Selbstbestimmung und maßgebliche Mitwirkung bei Planung und Gestaltung der eigenen Lebenswirklichkeit im Sinne der gleichberechtigten Teilhabe zu verwirklichen. In diesem Kontext gewinnt nämlich die wichtige Mittlerfunktion, die einem rechtlichen Betreuer zukommt, weiter an Bedeutung. Von allen anderen Dienstleistungen sozialer Fürsorge unterscheidet den gesetzlichen Betreuer vor allem seine ihm von § 1902 BGB verliehene Stellung eines gesetzlichen Vertreters des betreuten Menschen. Niemand anderer als der Betreuer kann mit Wirkung für und gegen den Betreuten Willenserklärungen abgeben. Durch die Erklärungen des Betreuers im Namen des Betreuten werden dessen Rechtsbeziehungen zu Dritten begründet, beendet oder gestaltet; der Betreuer hat damit seine vorrangige Aufgabe darin, die rechtlichen Beziehungen des geistig behinderten Menschen zu anderen Personen, aber auch gegenüber sozialen Diensten und Einrichtungen zu regeln oder jedenfalls im Sinne des Betreuten zu beeinflussen, soweit sein Aufgabenkreis reicht. Der gesetzliche Betreuer eines Menschen mit geistiger Behinderung ist immer dann unverzichtbar, wenn rechtsverbindliche Erklärungen abzugeben sind, zu denen der betreute Mensch persönlich nicht in der Lage ist. Rechtliche Betreuung kann deshalb – je nach Art und Umfang der gerichtlich übertragenen Aufgabenkreise – eine zentrale Rolle für die gesamte Lebensgestaltung des Betroffenen haben.

Die explizite Erwähnung der rechtlichen Betreuer in verschiedenen neuen Rechtsvorschriften verdeutlicht die zunehmende Verzahnung von Schutz und Vertretung im Rechtsverkehr als zivilrechtlichem Element des Ausgleichs behinderungsbedingter Nachteile mit den auf Einbeziehung und gleichberechtigte Teilhabe zielenden sozialrechtlichen Regelungen.

Das am 1. Juli 2000 in Kraft getretene Sozialgesetzbuch Neun (SGB IX)[241] erwähnt rechtliche Betreuer in den §§ 60, 61 (Sicherung der Beratung behinderter Menschen) sowie § 139 (Mitwirkung in Werkstätten für behinderte Menschen) ausdrücklich.

Auch in der seit dem 1. Januar 2002 geltenden Neufassung des Heimgesetzes[242] kommt die wichtige Rolle rechtlicher Betreuer verstärkt zum Ausdruck. Neben der möglicherweise erforderlichen Vertretung von Bewohnerinnen und Bewohnern bei Abschluß und Ausführung des Heimvertrages (§§ 5 ff. HeimG) werden deren gestärkte Mitwirkungsrechte häufig von gesetzlichen Betreuern wahrgenommen werden müssen. So sieht § 10 Abs. 1 HeimG auch die Mitwirkung in Bezug auf die »Sicherung einer angemessenen Qualität der Betreuung im Heim und auf die Leistungs-, Vergütungs-, Qualitäts- und Prüfungsvereinbarungen nach § 7 Abs. 4 HeimG« vor, in einer Materie also, die selbst für Fachleute der Behindertenhilfe nach jahrelangen Verhandlungen etwa über die praktische Umsetzung der §§ 93 ff. Bundessozialhilfegesetz (BSHG) schwer zu überblicken ist.

Die am 1. August 2002 in Kraft getretene Änderung der Heimmitwirkungsverordnung[243] sieht in § 3 Abs. 2 sogar vor, daß neben Bewohnerinnen und Bewohnern des Heims deren Angehörige, sonstige Vertrauenspersonen (dazu zählt die amtliche Begründung rechtliche Betreuer) in den Heimbeirat gewählt werden können. Das aktive Wahlrecht steht rechtlichen Betreuern allerdings weder zum Heimbeirat noch zum Werkstattrat zu, weil es sich dabei um höchstpersönliche Rechte handelt[244].

Verstärken könnte sich die Rolle des rechtlichen Betreuers im Kontext der sozialrechtlichen Planung, Beantragung, Ausführung und Kontrolle von Hilfeleistungen, wenn von den Verbänden und Selbsthilfegruppen behinderter Menschen erhobene Forderungen erfüllt werden, Leistungen zur Teilhabe vermehrt auf der Grundlage des Geldleistungsprinzips (»Persönliches Budget«) gewährt werden, weil der Hilfesuchende mit der Wahl der Geldleistung mehr Einfluß auf die konkrete Ausgestaltung der Hilfe nehmen kann. In § 9 Abs. 2 SGB IX ist vorgesehen, daß Sachleistungen außerhalb von Rehabilitationseinrichtungen auf Antrag als Geldleistung gewährt werden können. Offen ist allerdings, ob diese Form der individuellen Hilfeleistung künftig auch in bedarfsgerechtem Umfang zur Verfügung stehen wird. Soweit Menschen mit geistiger Behinderung daran teilhaben möchten, die erforderlichen Entscheidungen jedoch nicht selbst treffen können, ist fachliche Hilfestellung und rechtliche Vertretung gefordert. Eine wichtige Scharnierfunktion könnten insoweit die Betreuungsvereine übernehmen, um Betreuerinnen und Betreuer in diesem für die Lebensgestaltung geistig behinderter Menschen zentralen Schnittfeld von

persönlicher rechtlicher Betreuung und Vertretung (vgl. die Pflicht zur Beachtung von Wünschen des Betreuten nach § 1901 Abs. 3!) und der konkreten Vermittlung und Ausführung von sozialen Dienstleistungen durch Fortbildung und Beratung zur Verfügung zu stehen.

Einen gravierenden Mangel in der sozialen Infrastruktur offenbart das Betreuungsgesetz selbst: Zwar wird die Rechtsstellung von Menschen mit geistiger Behinderung eindeutig gestärkt, deren vorrangiges Recht auf Selbstbestimmung betont und der »Erforderlichkeitsgrundsatz« mit dem Ziel der weitest möglichen Begrenzung von Betreuerbestellungen verankert, jedoch sieht das Gesetz keinerlei Maßnahmen zur Stärkung der Selbstbestimmung durch Information, Beratung und Unterstützung des behinderten Menschen selbst mit dem Ziel der Vermeidung von Betreuungen schon im Vorfeld gerichtlicher Verfahren vor. Zu den »Querschnittaufgaben« der Betreuungsvereine gehört nämlich nach § 1908f im wesentlichen die – wichtige – Gewinnung und Unterstützung ehrenamtlicher Betreuerinnen und Betreuer, nicht jedoch die (Vorfeld-)Unterstützung der Betroffenen selbst. Ein notwendiges Element zur Vermeidung von nicht notwendigen Betreuungen fehlt damit im bestehenden System; Betreuungsvereine sind mit ihrer überwiegend bescheidenen öffentlichen Förderung nicht in der Lage, diese Lücke zu füllen[245]. Auch konkrete Hilfestellungen für einen angemessenen Umgang mit geistig behinderten Menschen im gerichtlichen Verfahren bilden in der betreuungsrechtlichen Praxis leider die Ausnahme[246].

Die gegenwärtigen Entwicklungen finden zudem in einem erheblichen Spannungsfeld von moderner, an den Bürgerrechten behinderter Menschen orientierter Neuausrichtung der Gesetzgebung einerseits sowie wachsenden finanziellen Zwängen insbesondere der Sozialleistungsträger andererseits statt, so daß zuverlässige Prognosen zur Entwicklung von selbstbestimmter Planung und Gestaltung der Lebensgrundlagen von Menschen mit geistiger Behinderung nicht möglich sind.

Die Gesetzgebung im Bereich des Sozialrechts war in den zurückliegenden Jahren – insbesondere in dem für die Behindertenhilfe wichtigsten Gebiet der Sozialhilfe – regelmäßig durch ökonomisch begründete Novellierungen und Umsetzungsmaßnahmen etwa der »Kostendekkelung« geprägt, die sich auf die konkreten Lebensbedingungen vieler Menschen mit Behinderung nachteilig auswirken. Einrichtungen und Dienste der Behindertenhilfe können Refinanzierungslücken häufig nur noch durch Erhöhung von Gruppenstärken, vermehrten Einsatz von Aushilfen und unqualifiziertem Personal oder durch »Tariffflucht« mit dem Risiko des Wegganges von qualifiziertem Personal und Inkaufnahme von Qualitätseinbußen bei der Unterstützung von Menschen mit geistiger Behinderung kompensieren. Wenn in der Folge Einschränkungen der Lebensqualität von Menschen mit geistiger Behinderung durch mangelnde Assistenz bei der Erschließung der sozialen und dinglichen Welt und durch zunehmenden Ausschluß von der Teilnahme am allgemeinen Leben drohen[247], erhebt sich zwangsläufig die Frage nach dem Wert fortschrittlicher Gesetzgebung, deren »Philosophie« ohne konkrete Maßnahmen zur praktischen Umsetzung einschließlich der Bereitstellung dafür notwendiger Ressourcen nicht verwirklicht werden kann.

Das Betreuungsgesetz selbst ist weiterhin vorrangig durch die über die Kostenlast von mittlerweile rd. einer Million rechtlicher Betreuungen klagenden Bundesländer in der Diskussion[248] für weitgreifende Änderungen, die nach einem Antrag der SPD-Bundestagsfraktion aus der 13. Legislaturperiode einen Schwerpunkt in Zuständigkeitsverlagerungen auf die örtlichen Betreuungsbehörden haben sollten[249]. Insgesamt erscheint die Sorge berechtigt, die fortschrittliche Zielsetzung des Betreuungsgesetzes könnte unter dem Druck der Kostenbelastung bei den zuständigen Justizkassen der Bundesländer im Rahmen künftiger Gesetzesänderungen Schaden nehmen. Dies gilt es zu verhindern, denn die Veränderung der für Menschen mit geistiger Behinderung unverzichtbaren Säule der zivilrechtlichen Vertretung in der Form persönlicher (rechtlicher) Unterstützung in Richtung einer »Betreuungsverwaltung« würde auch die vorgeblich fortschrittliche Sozialgesetzgebung insoweit zur Makulatur werden lassen, als viele Betroffene die ihnen garantierte Subjektstellung nicht ausüben könnten.

[1] Der Text ist eine Überarbeitung des Kapitels von *Renate Heinz-Grimm* aus den Vorauflagen

[2] BT.-Drucks. 14/7420 vom 12.11.2001, Entwurf eines Gesetzes zur Gleichstellung behinderter Menschen und zur Änderung anderer Gesetze

[3] Diskussionsentwurf eines Gesetzes zur Verhinderung von Diskriminierungen im Zivilrecht, Bundesministerium der Justiz, 10.12.2001 (nicht verabschiedet); die beschriebenen Änderungen im Recht der Geschäftsfähigkeit wurden demnach mit dem zum 1. August 2002 in Kraft getretenen OLG-Vertretungsänderungsgesetz wirksam (BGBl. I, S. 2850)

[4] Palandt/Heinrichs, Bürgerliches Gesetzbuch, 61. Auflage, München 2002, § 104, Rz. 5

[5] vgl. AG Calw in RdLh 2001, S. 40

[6] Canaris, Verstöße gegen das verfassungsrechtliche Übermaßverbot im Recht der Geschäftsfähigkeit und im Schadensersatzrecht, JZ 1987, S. 993 ff., (S. 996)

[7] BT.-Drucks. 11/4528, S. 38, S. 59f.

[8] Positionspapier der vier Fachverbände zur Reform des Vormundschafts- und Pflegschaftsrechts aus der Sicht von Menschen mit geistiger Behinderung, Januar 1987, S. 37

[9] s. o. Fußnote 3

[10] a.a.O., Ergänzungen durch § 105 a BGB, § 138 Abs. 5 bis 8 SGB IX sowie § 5 Abs. 12 und 13 Heimgesetz

[11] vgl. Hellmann, Recht der Geschäftsunfähigkeit wird überarbeitet, in Rechtsdienst der Lebenshilfe (RdLh) 1999, S. 13 (S. 15)

[12] so Canaris a.a.O., S. 996

[13] Jürgens/Kröger/Marschner/Winterstein, Das neue Betreuungsrecht, 3. Auflage 1994, A III Rz. 39 (Zitierweise: Jürgens et al.)

[14] BT-Drucks. 11/4528, S. 114

[15] BtÄndG vom 25.06.1998, BGBl. 1998, Teil I Nr. 39 vom 29.06.1998, 1580 ff.

[16] BT-Drucks. 11/4528, S. 116, vgl. auch Jürgens, Betreuungsrecht, Kommentar, 2. Auflage 2001, § 1896 Rz. 7 (Zitierweise: Jürgens)

[17] BT-Drucks. 11/4528, S. 116

[18] BayObLG BtPrax 1997, S. 72

[19] vgl. OLG Hamm BtPrax 1997, S. 70 (S. 73)

[20] BayObLG FamRZ 1996, S. 897

[21] BayObLG FamRZ 1999, S. 1612

[22] BT-Drucks. 11/4528, S. 122

[23] OLG Hamm FamRZ 2001, S. 870

[24] BT-Drucks. 11/4528, S. 122, 52

[25] BT-Drucks. 11/4528, S. 125

[26] BT-Drucks. 11/4528, S. 125

[27] BayObLG FamRZ 1997, S. 1360

[28] Palandt/Diederichsen, § 1897, Rdnr. 17

[29] OLG Hamm BtPrax 1996, S. 189

[30] BayObLG FamRZ 1999, S. 50 sowie RdLh 1999, S. 36
[31] BT-Drucks. 11/4528, S. 128
[32] OLG Düsseldorf RdLh 2001, S. 179
[33] BT-Drucks. 11/4528, S. 128
[34] BT-Drucks. 11/4528, S. 128
[35] Damrau a.a.O. § 1897 Rz. 17
[36] BT-Drucks. 11/4528, S. 126
[37] vgl. BayObLG BtPrax 1997, S. 36
[38] OLG Stuttgart RdLh 1999, S. 80
[39] BT-Drucks. 11/4528, S. 128
[40] BT-Drucks. 11/4528, S. 132
[41] LG Cottbus BtPrax 2001, S. 172 sowie RdLh 2001, S. 131
[42] BT-Drucks. 11/4528, S. 158
[43] Übersicht bei Jürgens , § 9 BtBG, Rz. 2
[44] BT-Drucks. 11/4528, S. 130
[45] Palandt/Diederichsen, § 1898, Rz. 1, 5
[46] Jürgens, § 1901 Rz. 5 m. w. N.
[47] Beispiel aus der Beratung der Bundesvereinigung Lebenshilfe: Gerichtliches Verbot der von einer Betreuerin beantragten Kontoverfügung, um der Betreuten und einer notwendigen Begleitperson Konzertbesuche zu ermöglichen
[48] BVerGE 10, S. 302, 309; OLG Frankfurt NJW 1988, S. 1527, zitiert nach Jürgens, § 1901 Rz. 7
[49] Jürgens, § 1901, Rz. 7
[50] BT-Drucks. 11/4528, S. 134
[51] BT-Drucks. 11/4528, S. 134
[52] Palandt/Diederichsen, § 1901, Rz. 12
[53] BT-Drucks. 11/4528, S. 134
[54] BT-Drucks. 11/4528, S. 135
[55] HK-BUR/Bauer, § 1902, Rz. 12
[56] Damrau, § 1902, Rz. 37
[57] HK-BUR/ Bauer, § 1902, Rz. 21
[58] Knittel, Betreuungsgesetz, Kommentar, § 1902, Rz. 10
[59] OLG Zweibrücken FamRZ 1999, S. 1171
[60] Jürgens, § 1903 Rz. 2
[61] BayObLG BtPrax 1999, S. 681
[62] BayOLG BtPrax 1997, S. 166 mit Verträgen über Immobilien als Beispiel
[63] OLG Hamm FamRZ 2001, S. 254
[64] BT-Drucks. 11/4528, S. 139
[65] Palandt/Heinrichs, § 107, Rz. 2
[66] Palandt/Diederichsen, § 1903, Rz. 19
[67] vgl. AG Mölln FamRZ 95, 188, das darauf abstellt, daß das Persönlichkeitsrecht des Betroffenen nach Art. 1 GG eine Vertretung in diesem Bereich verbietet
[68] Walter, FamRZ 98, 201, 203, 204
[69] BT-Drucks. 11/4528, S. 65
[70] Damrau, § 1903, Rz. 13
[71] BayObLG RdLh 1997, S. 141 f.; zugunsten einer Betreuten auch AG Kaiserslautern RdLh 1995, S. 28
[72] BT-Drucks. 11/4528, S. 188 f

[73] BayObLG RdLh 1997, S. 140
[74] OVG Münster FamRZ 2001, S. 312 sowie RdLh 2001, S. 90
[75] OLG Zweibrücken NJW RR 2001, S. 151 sowie RdLh 2001, S. 90
[76] Betreuungs- und Unterbringungsrecht, Heidelberger Kommentar (HK-BUR/Bearbeiter), HK-BUR/Bauer § 1896, Rz. 226
[77] OLG Hamm RdLh 2001, S. 180, mit zum Beschlußtenor kritischer Anmerkung Hellmann
[78] Palandt/Diederichsen, § 1896, Rz. 20
[79] HK-BUR/Bauer, § 1896, Rz. 225
[80] BayObLG EzFamR aktuell 1998, S. 247 sowie RdLh 1999, S. 175
[81] Bienwald, § 1896, S. 142
[82] HK-BUR/Bauer, § 1896, Rz. 230
[83] BayObLG FamRZ 91, S. 1481
[84] HK-BUR/Bauer, § 1896, Rz. 231
[85] Bienwald, § 1908 i, Rz. 22
[86] vgl. Jürgens, § 1632, Rz. 8
[87] BT-Drucks. 11/4528, S. 124
[88] z. B. Ablehnung der vom Betreuer geplanten Geldabhebung zwecks Kauf neuer Bekleidung für den Betreuten, siehe auch Beispiel Fußnote 47
[89] OLG Karlsruhe RdLh 2001, S. 132
[90] BT-Drucks. 11/4528, S. 123 f
[91] BayObLG FamRZ 97, S. 388
[92] BayObLG BtPrax 1997, S. 72
[93] so zu Recht HK-BUR/Bauer, § 1896, Rz. 237
[94] HK-BUR/Bauer, § 1896, Rz. 267
[95] Jürgens et al., Rz. 242
[96] HK-BUR/Bauer, § 1896, Rz. 271
[97] BT-Drucks. 11/4528, S. 140
[98] HK-BUR/Rink, vor § 1904 Rz. 3
[99] HK-BUR/Rink vor § 1904, Rz. 3
[100] vgl. HK-BUR/Rink vor § 1904, Rz. 3
[101] Palandt/Diederichsen, § 1904, Rz. 1
[102] Damrau, § 1904, Rz. 2
[103] Damrau, § 1904, Rz. 2
[104] HK-BUR/Rink vor § 1904, Rz. 5
[105] BT-Drucks. 11/4528, S. 142
[106] HK-BUR/Rink vor § 1904, Rz. 6
[107] Jürgens et al., Rz. 204
[108] OLG Thüringen, Beschluß vom 05.02.2002, Az. 6 W 42/02
[109] BGH BtPrax 2001, S. 32 sowie RdLh 2001, S. 39
[110] BT-Drucks. 11/4528, S. 140
[111] BT-Drucks. 11/4528, S. 140
[112] BT-Drucks. 11/6949, S. 72
[113] LG Berlin FamRZ 93, S. 597
[114] LG Berlin FamRZ 93, 597, 599
[115] HK-BUR/Rink, § 1904, Rz. 4
[116] BT-Drucks. 11/4528, S. 141
[117] so BT.-Drucks. 13/7158, S. 38
[118] Bauer/Rink, BtPrax 1996, S. 158

[119] BT-Drucks. 11/4528, S. 141

[120] Schönke-Schröder/Eser a.a.O., § 218 a, Nr. 61

[121] BT-Drucks. 11/4528, S. 77; Holzhauer/Reinicke, Betreuungsrecht, Kommentar, Aschendorfs juristische Handbücher, Münster 1993, § 1904, Rz. 22

[122] BGH St 20, 81 ff.

[123] BT-Drucks. 11/4528, S. 75

[124] BT-Drucks. 11/4528, S. 75

[125] BT-Drucks. 11/4528, S. 76

[126] BT-Drucks. 11/4528, S. 76

[127] BT-Drucks. 11/4528, S. 76

[128] BT-Drucks. 11/4528, S. 143

[129] anderer Auffassung neuerdings OLG Hamm BtPrax 2000, S. 168, siehe auch Fn. 211

[130] vgl. Bienwald, § 1905, Rz. 31; Mayer, Medizinische Maßnahmen an Betreuten, Ergon Verlag, Würzburg 1995, S. 176 f, HK-BUR/Rink, § 1905, Rz. 66

[131] HK-BUR/Rink, § 1905, Rz. 67

[132] BT-Drucks. 11/4528, S. 76

[133] Eser, Sterilisation in rechtlicher und rechtspolitischer Sicht; in Eser und Hirsch, (Hrsg), Sterilisation und Schwangerschaftsabbruch, S. 57; Brenner, G., Rechtliche Zulässigkeit der Sterilisation (dauernde Empfängnisverhütung), Geburtshilfe und Frauenheilkunde 42 (1982, 226 f.)

[134] Lenckner, Einwilligung in Schwangerschaftsabbruch und Sterilisation; in Eser, Hirsch, (Hrsg), Sterilisation und Schwangerschaftsabbruch, S. 191

[135] vgl. dazu: Regelungen zur Sterilisation einwilligungsunfähiger Personen im Betreuungsgesetz; Interdisziplinäres Kolloquium am 10./11.05.1989, herausgegeben von der Bundesvereinigung Lebenshilfe

[136] OLG Hamm BtPrax 2000, S. 168

[137] HK-BUR/Rink, § 1905, Rz. 65

[138] so zu Recht Lachwitz in FuR 1990, S. 266

[139] RdLh 1/95, S. 31 ff.

[140] RdLh 2/97, S. 72 f.

[141] BayObLG BtPrax 2001, S. 204 sowie RdLh 2001, S. 178

[142] Jürgens, § 1905 Rz. 8

[143] HK-BUR/Rink, § 1905, Rz. 70

[144] BT-Drucks. 11/4528, S. 143

[145] BT-Drucks. 11/4528, S. 79

[146] Dieckmann, JZ 1988, S. 789, S. 799, sowie Jürgens, § 1905 Rz. 9

[147] dazu Dörner in Brill (Hrsg), Zum Wohle der Betreuten, S. 103, S. 109

[148] BT-Drucks. 11/4528, S. 143

[149] OLG Hamm BtPrax 2000, S. 168

[150] BT.-Drucks. 11/4528, S. 78

[151] BVerfG NJW 1982, 1379

[152] so BT-Drucks. 11/4528, S. 144

[153] Heinz-Grimm, Regelungen der Sterilisation im Betreuungsgesetz in Walter, (Hrsg), Sexualität und geistige Behinderung, Edition Schindele, Heidelberg, 4. Auflage 1996, S. 383

[154] so auch Jürgens, § 1905 Rz. 12

[155] Pixa-Kettner, Bargfrede, Blanken, Elternschaft von Menschen mit geistiger Behinderung in Walter (Hrsg) Sexualität und geistige Behinderung, S. 307

[156] Pixa-Kettner, S. 308

[157] BT-Drucks. 11/4528, S. 144, ebenso Bienwald, § 1905 Rz. 40

[158] BT-Drucks. 11/4528, S. 143

[159] Lachwitz, FuR 1990, 266, 270

[160] vgl. HK-BUR/Rink, § 1905, Rz. 85; Heinz-Grimm, »Rechtliche Rahmenbedingungen selbstbestimmter Sexualität geistig behinderter Menschen« in Dokumentation der Tagung »Aus lauter Lust und Liebe« Selbstbestimmte Sexualität geistig behinderter Menschen?, Marburger Verein für Selbstbestimmung und Betreuung e. V., Verein zur Förderung der Integration Behinderter e. V. (Hrsg), Marburg 1996, S. 45 ff.

[161] BayObLG BtPrax 1997, S. 158

[162] so zu Recht LG Hildesheim BtPrax 1997, S. 121

[163] Auflistung in Anlehnung an Jürgens, § 69 d FGG, Rz. 9

[164] BT-Drucks. 11/4528, S. 143

[165] OLG Hamm, Beschluß vom 28.02.2000, BtPrax 2000, S. 168, sowie RdLh 2000, S. 139, mit kritischer Anmerkung Hellmann

[166] vgl. Deutscher Juristentag, Sitzungsbericht K zum 57. DJT 1988, S. 149 ff., Schuhmacher et al. (Hrsg), 1. Vormundschaftsgerichtstag 1988, S. 131 ff., BT-Drucks. 11/6949, sowie die Protokolle der Anhörungen vom 15./16.11.1989

[167] BT-Drucks. 11/6983, Beschluß vom 25.04.1990, Plenarprotokoll Seite 16149 C

[168] BR-Drucks. 139/96

[169] BR-Drucks. 139/96, S. 34

[170] vgl. etwa OLG Hamm in BtPrax 2000, S. 168, mit zu Recht kritischen Anmerkungen von Hoffmann, BtPrax 2000, S. 235, und Pöld-Kramer, BtPrax 2000, S. 237; vgl. auch oben Fn. 203; sowie AG Lahnstein , RdLh 2000, S. 39, mit kritischer Anmerkung von Heinz-Grimm

[171] BT-Drucks. 11/4528, S. 83 ff.

[172] BT-Drucks. 11/4528, S. 149

[173] Jürgens, § 1907, Rz. 5

[174] LG Münster BtPrax 2001, S. 81

[175] Damrau, § 1907 Rz. 1; HK-BUR, Rink, § 1907, Rz. 7

[176] BT-Drucks. 11/4528, S. 150

[177] Damrau, § 1907, Rz. 2

[178] BayObLG FamRZ 1993, S. 449

[179] Jürgens, § 65 a FGG, Rz. 9

[180] Jürgens et al., Rz. 364

[181] BayObLG BtPrax 1999, S. 195

[182] OLG Zweibrücken Recht und Psychiatrie 2000, S. 200 sowie RdLh 2000, S. 185

[183] so mit Recht Bienwald, Betreuungsrecht, 3. Auflage 1999, § 68b FGG, Rz. 7

[184] BayObLG 3 Z BR 278/96 v. 13.11.1996, zitiert nach Bienwald, § 68b FGG, Rz. 37

[185] OLG Brandenburg FamRZ 2001, S. 38 f

[186] OLG Köln FamRZ 2001, S. 310 f.

[187] Jürgens, § 68 b FGG, Rz. 12

[188] BT-Drucks. 11/4528, S. 174, sowie Bienwald, § 68 b Rz. 8

[189] BT-Drucks. 11/4528, S. 80

[190] Abgrenzung nach Marschner/Volckart, Freiheitsentziehung und Unterbringung, 4. Auflage 2001, S. 60

[191] vgl. Marschner/Volckart a.a.O., S. 60 f.

[192] Definition nach Amelung, Recht und Psychiatrie 1995, S. 20

[193] BayObLG FamRZ 1996, S. 1375; HK–BUR/Rink, vor § 1906, Rz. 6

[194] Jürgens, § 1906, Rz. 2

[195] so zuletzt AG Mainz, FamRZ 2001, S. 656

[196] OLG Köln Recht und Psychiatrie 1993, S. 33

[197] OLG Stuttgart NJW-RR 1995, S. 662

[198] vgl. zum verfassungsrechtlich insoweit (»Recht auf Krankheit«) gewährten und geschützten Selbstbestimmungsrecht BVerfG NJW 1992, S. 691; BVerfG NJW 1998, S. 1774

[199] OLG Hamm NJW 1976, S. 378

[200] BT-Drucks. 11/4528, S. 146

[201] BVerfG NJW 1998, S. 1774

[202] BT-Drucks. 11/4528, S. 147

[203] Palandt/Diederichsen, § 1906, Rz. 5; BT-Drucks. 11/4528, S. 147

[204] Jürgens. § 1906, Rz. 18

[205] Auflistung zitiert nach Marschner/Volckart, S. 242

[206] OLG Schleswig FamRZ 1998, S. 1328

[207] BT-Drucks. 11/4528, S. 148

[208] Damrau, § 1906, Rz. 14

[209] vgl. BayObLG FamRZ 1994, S. 320 ff., sowie OLG Düsseldorf FamRZ 1995, S. 118 f.

[210] OLG Frankfurt FamRZ 1993, S. 357

[211] Jürgens, § 1846, Rz. 4

[212] BayObLG RdLh 3/93, S. 47; ebenso Palandt/Diederichsen, § 1906 Rz. 23

[213] Marschner/Volckart, S. 245

[214] so BVerfG NJW 1960, S. 811 f.

[215] LG Hamburg, BtPrax 1995, S. 31; AG Tempelhof-Kreuzberg, BtPrax 1998, S. 194; LG München I, BtPrax 1999, S. 242; a. A. Bienwald, § 1906 Rz. 67, der allerdings auf die mögliche Strafbarkeit nach § 239 StGB hinweist

[216] HK–BUR/Rink, § 1906, Rz. 45

[217] BT-Drucks. 11/4528, S. 82, 148

[218] LG Frankfurt FamRZ 1993, 601

[219] LG Bielefeld BtPrax 1996, S. 232

[220] AG Stuttgart-Bad Cannstadt FamRZ 1997, S. 704

[221] BtPrax 92, 113

[222] zum Themenkomplex vgl. Feuerabend in BtPrax 1999, S. 93

[223] OLG Hamm Recht und Psychiatrie 1997, S. 184

[224] Jürgens, § 1906, Rz. 39

[225] verneinend Wojnar in BtPrax 1997, S. 92 ff.

[226] Bienwald, § 1906, Rz. 64

[227] Jürgens, Rz. 519

[228] OLG Hamm FamRZ 1994, S. 1270

[229] OLG Hamm FamRZ 1993, S. 1490

[230] BT-Drucks. 11/4528, S. 149

[231] so auch Bienwald, § 1906, Rz. 76a

[232] BT-Drucks. 11/4528, S. 149

[233] so zu Recht Marschner/Volckart, S. 250, unter Hinweis auf eine entspr. These des 2. Vormundschaftsgerichtstages

[234] so Bienwald, § 1906, Rz. 73

[235] BayObLG BtPrax 1993, S. 139

[236] Jürgens, § 1906, Rz 40; ebenso Marschner/Volckart, S. 250, sowie Bienwald, § 1906, Rz. 76a

[237] so Damrau, § 1906, Rz. 22

[238] so auch Marschner/Volckart, S. 250

[239] Jürgens, § 70 e FGG, Rz. 9

[240] LG Frankfurt BtPrax 2001, S. 174 sowie RdLh 2001, S. 132

[241] SGB IX vom 19.06.2001, BGBl. I, S. 1046

[242] Heimgesetz vom 05.11.2001, BGBl. I, S. 2970

[243] BGBl. I, S. 2896 ff.

[244] vgl. § 139 Abs. 3 SGB IX sowie § 3 Abs. 1 HeimMwVO

[245] vgl. Bundesvereinigung Lebenshilfe, Betreuung – Gesetz – Verein, Konzeption und Arbeitsweise von Betreuungsvereinen, 1996, S. 14

[246] siehe etwa von Looz, Wie unterstütze ich einen behinderten Menschen im Betreuungsverfahren, so daß er sich gut und stark fühlt? Herausgegeben von Leben mit Behinderung Hamburg e. V., 1998

[247] so aktuell das Fazit der »Kölner Lebensqualität-Studie«: Seifert, Fornefeld, Koenig, Zielperspektive Lebensqualität. Eine Studie zur Lebenssituation von Menschen mit schwerer Behinderung im Heim, Bethel-Verlag 2001

[248] vgl. Probst, Betreuungsrecht – wohin? – zur Notwendigkeit eines Wandels vom justizzentrierten zum integrierten Betreuungsrecht, BtPrax 2002, S. 7

[249] BT-Drucks. 13/10301 vom 1. April 1998, B.IV.3.

E Anhang

Verzeichnis Sozialpädiatrischer Zentren, Kinder- und Jugendpsychiatrischer Einrichtungen sowie Psychiatrischer Kliniken mit Spezialbereich für geistig Behinderte

Sozialpädiatrische Zentren

Sozialpädiatrisches Zentrum an der Kinderklinik der Medizinischen Fakultät der RWTH Aachen, Kullenhofstr. 50, D-52074 Aachen

Sozialpädiatrisches Zentrum Inn-Salzach, Vinzenz-von-Paul-Straße 10, D-84503 Altötting

Sozialpädiatrisches Zentrum am Klinikum Aue, Kinderklinik, Schneeberger Straße 98, D-08280 Aue

Sozialpädiatrisches Zentrum Diakonie-Anstalten Bad Kreuznach, Ringstraße 58–60, Außenstellen in Idar-Oberstein und in Simmern, D-55543 Bad Kreuznach

Sozialpädiatrisches Zentrum Medizinische Fakultät (Charité) der Humboldt-Universität zu Berlin, Kinderklinik, Schumannstraße 20/21, D-10098 Berlin

Sozialpädiatrisches Zentrum im Krankenhaus Friedrichshain, Kinderklinik »Martin Luther King«, Landsberger Allee 49, D-10249 Berlin

Sozialpädiatrisches Zentrum Kinderklinik Lindenhof, Gotlindestraße 2–20, D-10365 Berlin

Sozialpädiatrisches Zentrum, Therapeutisches Arbeitskollektiv Kreuzberg e. V., Oranienstraße 42, D-10969 Berlin

Kinderhaus Friedenau e. V., Hedwigstraße 13, D-12159 Berlin

Sozialpädiatrisches Zentrum der Betriebsgenossenschaft der Spastikerhilfe e. G., Prettauer Pfad 23–33, D-12207 Berlin

Sozialpädiatrisches Zentrum der Lebenshilfe e. V., Helene-Weigel-Platz 10, D-12681 Berlin

Sozialpädiatrisches Zentrum Kinder- und Jugendambulanz Weissensee, Langhansstraße 64, D-13086 Berlin

Sozialpädiatrisches Zentrum Klinikum Berlin-Buch, Wittbergstraße 50, D-13122 Berlin-Buch

Sozialpädiatrisches Zentrum der Humboldt-Universität, Universitätsklinikum Rudolf-Virchow, Kinderklinik, Augustenplatz 1. D-13353 Berlin

Sozialpädiatrisches Zentrum Klinikum Gilead, Grenzweg 10, D-33617 Bielefeld

Rheinisches Kinderneurologisches Zentrum, Waldenburger Ring 46, D-53119 Bonn

Sozialpädiatrisches Zentrum der Kinderklinik Braunschweig, Holwedestraße 14–16, D-38118 Braunschweig

Kinderzentrum St.-Jürgen-Straße, Zentralkrankenhaus, D-28205 Bremen

Sozialpädiatrisches Zentrum Erftkreis, Kaiserstraße 6, D-50321 Brühl

Sozialpädiatrisches Zentrum Chemnitz, Weststraße 8, D-09112 Chemnitz

Sozialpädiatrisches Zentrum, Med.-Ther. Einrichtungen GmbH, Elsässerstraße 9, D-96450 Cottbus

Sozialpädiatrisches Zentrum am Carl-Thiem-Klinikum, Landeszentrum Brandenburg, Kinderklinik, Thiemstraße 111. D-03048 Cottbus

Sozialpädiatrisches Zentrum, Darmstädter Kinderkliniken Prinzessin Margaret, Dieburgerstraße 31, D-64287 Darmstadt

Vestische Kinderklinik. Abteilung Sozialpädiatrie, Lloydstraße 5, D-45711 Datteln

Neuropädiatrie Dortmund, Städtische Kinderklinik, Beurhausstraße 40, D-44137 Dortmund

Sozialpädiatrisches Zentrum Dresden-Neustadt, Industriestraße 40, D-01129 Dresden

Sozialpädiatrisches Zentrum St.-Marien-Hospital GmbH, Hospitalstraße 44, D-52353 Düren

Sozialpädiatrisches Zentrum, Heinr.-Heine Univ., Moorenstraße 5, D-40225 Düsseldorf

Kindeneurologisches Zentrum der Kliniken der Landeshauptstadt Düsseldorf (Krankenhaus Gerresheim), Gräulinger Straße 120, D-40626 Düsseldorf

Sozialpädiatrisches Zentrum der Kinderklinik Erfurt, Hermann-Brill-Straße 19, D-99099 Erfurt

Sozialpädiatrisches Zentrum, Klinik u. Poliklinik für Kinder und Jugendliche d. Univ., Loschgestraße 15, D-91054 Erlangen

Sozialpädiatrisches Zentrum, Gesundheitsamt Essen, Stadt Essen, Helen-Keller-Straße 8- 10, D-45141 Essen

Sozialpädiatrisches Zentrum, Zentrum für Neuropädiatrie und interdisziplinäre Frühförderung, Karlsruher Straße 9, D-60329 Frankfurt a. M.

Sozialpädiatrisches Zentrum Kinderklinik Höchst, Städtische Kliniken, Gotenstraße 6–8, D-65929 Frankfurt a. M.

Sozialpädiatrisches Zentrum am Klinikum Frankfurt/Oder, Müllroser Chaussee 7, D-15236 Frankfurt/Oder

Sozialpädiatrisches Zentrum Freiburg, Universitätsklinikum Freiburg, Mathildenstraße 1, D-79106 Freiburg

Städtische Kinderklinik Gelsenkirchen, Neuropädiatrie – Sozialpädiatrie, Westerholter Straße 142, D-45892 Gelsenkirchen

Sozialpädiatrisches Zentrum a. d. Abt. Neuropädiatrie und Sozialpädiatrie. Zentrum für Kinderheilkunde der JLU, Feulgenstraße 12, D-35392 Gießen

Heilpädogogisch-Therapeutisches Kinderzentrum, Jahnstraße 2, D-67307 Göllheim

Sozialpädiatrisches Zentrum der Klinik am Eichert, Eichertstraße 3, D-73035 Göppingen

Sozialpädiatrisches Zentrum an der Kinderklinik der Klinikum GmbH Görlitz, Girgirgsdorfer Straße 1/3, D-02828 Görlitz

Sozialpädiatrisches Zentrum Vorpommern, Kinderzentrum Greifswald, Makarenkostraße 8, D-17491 Greifswald

Sozialpädiatrisches Zentrum am St. Barbara-Krankenhaus, Barbara-Straße 2a, D-061 10 Halle/Saale

Zentrum für Kindesentwicklung, Rothenbaumchaussee 209, D-20149 Hamburg

Werner Otto Institut, Bodelschwinghstraße 23, D-22337 Hamburg

Sozialpädiatrisches Zentrum Hannover, Janusz-Korczak-Allee 8, D-30173 Hannover

Sozialpädiatrisches Zentrum, Abteilung für Pädiatrische Neurologie, Universitätskinderklinik, Im Neuenheimer Feld 150, D-69120 Heidelberg

Sozialpädiatrisches Zentrum, Klinik für Kinder- und Jugendmedizin Jena, Kochstraße 2, D-07745 Jena

Sozialpädiatrisches Zentrum, Abteilung für Neuropädiatrie, Stadtisches Klinikum, Mönchebergstraße 41–43, D-34125 Kassel

Sozialpädiatrisches Zentrum an der Universitäts-Kinderklinik, Schwanenweg 20, D-24105 Kiel

Sozialpädiatrisches Zentrum, Kinderkrankenhaus, Amsterdamer Straße 59, D-50735 Köln

Sozialpädiatrisches Zentrum , Klinik und Poliklinik für Kinderheilkunde der Universität Köln, Joseph-Stelzmann-Straße 9, D-50931 Köln

Sozialpädiatrisches Zentrum Konstanz, Luisenstraße 7, D-78464 Konstanz

Sozialpädiatrisches Zentrum, Kinderklinik, Städt. Krankenhäuser, Lutherplatz 40, D-47805 Krefeld

Sozialpädiatrisches Zentrum St. Paulusstift, Hauptstraße 235, D-76829 Landau-Queichheim

Sozialpädiatrisches Zentrum am Kinderkrankenhaus St. Marien, Grillparzerstraße 9, D-84036 Landshut

Sozialpädiatrisches Zentrum Reha Westpfalz, Am Rothenbor, D-66849 Landstuhl, Außenstellen in Kaiserslautern, Pirmasens, Kusel, Zweibrücken und Lauterecken

Sozialpädiatrisches Zentrum Leipzig, Leibnizstraße 27, D-04105 Leipzig

Sozialpädiatrisches Zentrum, Städtisches Krankenhaus und Kinderklinik Lörrach, Spitalstraße 25, D-79539 Lörrach

Zentrum für Kinder- und Jugendmedizin, Kinderklinik, Hohfuhrstraße 25, D-58509 Lüdenscheid

Sozialpädiatrisches Zentrum, Krankenanstalten des Landkreises Ludwigsburg, Entwicklungsberatung, Hegelstraße 10, D-71640 Ludwigsburg

Sozialpädiatrisches Zentrum im Kinderzentrum Ludwigshafen, Karl-Lochner-Straße 8, D-67071 Ludwigshafen

Sozialpädiatrisches Zentrum Magdeburg, Kinderklinik, Adolf-Jentzen-Straße 2, D-39116 Magdeburg

Kinderneurologisches Zentrum, Hartmühlenweg 2-4. D-55122 Mainz

Klinik für Kinderneurologie und Sozialpädiatrie, Kinderzentrum Maulbronn, Knittlinger Steige 21, D-75433 Maulbronn

Sozialpädiatrisches Zentrum an der Kinderklinik Memmingen, Buxacher Straße 16, D-87700 Memmingen

Frühförderzentrum der Johannes-Anstalten Mosbach, Hauptstraße 20, D-74821 Mosbach-Nekkarelz

Kinderzentrum München, Heiglhofstraße 63, D-81377 München

Sozialpädiatrisches Zentrum an der Westfäl. Wilhelms-Univ., Albert-Schweitzerstraße 33, D-48149 Münster

Rehabilitationszentrum für Kinder und Jugendliche, Sozialpädiatrisches Zentrum, Im Spitzerfeld 25. D-69142 Neckargemünd

Sozialpädiatrisches Zentrum in der Kinderklinik Neunkirchen-Kohlhof, Klinikweg 1–5, D-66539 Neunkirchen-Kohlhof

Sozialpädiatrisches Zentrum am Ruppiner Klinikum, Fehrbelliner Straße 38, D- 16816 Neuruppin

Kinderzentrum Pelzerhagen, Wiesenstraße 30. D-23730 Neustadt i. H.

Heilpädagogisch-therapeutisches Zentrum Neuwied, Beverwijker Ring 2, D-56564 Neuwied

Sozialpädiatrisches Zentrum an der Klinik für Kinder- und Jugendmedizin am Evang. Krankenhaus Oberhausen, Virchowstraße 20, D-46047 Oberhausen

Sozialpädiatrisches Zentrum, Städtische Kliniken, Starkenburgring 66, D-63069 Offenbach

Sozialpädiatrisches Zentrum Oldenburg, Cloppenburger Straße 361, D-26133 Oldenburg

Sozialpädiatrisches Zentrum der Kinderklinik Dritter Orden, Bischof-Altmann-Straße 9, D-94032 Passau

Sozialpädiatrisches Zentrum, Hubertusdamm 50, D- 14480 Potsdam

Sozialpädiatrisches Zentrum, Kinderzentrum St. Marien, Boessnerstraße 42. D-93049 Regensburg

Sozialpädiatrisches Zentrum, Kinderzentrum im Eichsfeld, Klosterstraße 7, D-37355 Reifenstein/Eichsfeld

Sozialpädiatrisches Zentrum am Krankenhaus Riesa, Weinbergstraße 8, D-01589 Riesa

Sozialpädiatrisches Zentrum, DRK-Kinderklinik, Wellersbergstraße 60, D-57072 Siegen

Sozialpädiatrisches Zentrum an der Kinderklinik des Klinikums Suhl, Albert-Schweitzer-Straße 2, D-98527 Suhl

Sozialpädiatrisches Zentrum d. Klinik für Kinderheilkunde u. Jugendmedizin, Klinikum Aue, Dr. Semmelkreis-Siedlung, D-08301 Schlema

Körperbehinderten-Kinderklinik, Römerweg, D-75328 Schömberg

Sozialpädiatrisches Zentrum, Kinderzentrum Schwerin, Wismarsche Straße 397, D-19055 Schwerin

Sozialpädiatrisches Zentrum des Olgahospitals, Bismarckstraße 8, D-70176 Stuttgart

Kinderfrühförderung und Elternberatung, Sozialpädiatrisches Zentrum, Krahnenufer 23, D-54290 Trier

Sozialpädiatrisches Zentrum, Abt. Eintwicklungsneurologie d. Univ.-Kinderklinik, Frondsbergstraße 23, D-72070 Tübingen

Sozialpädiatrisches Zentrum an der Universitäts-Kinderklinik und Poliklinik, Prittwitzstraße 43, D-89075 Ulm

Kinderklinik Königsborn. Klinik für Kinderneurologie und Sozialpädiatrie, Zimmerplatz 1, D-59425 Unna-Königsborn

Sozialpädiatrisches Zentrum, Kinderabt. am Marien-Hospital, Pastor-Janßenstraße 8–38, D-46483 Wesel

Sozialpädiatrisches Zentrum Dr.-Horst-Schmidt-Kliniken, Kinderklinik, Ludwig-Erhardt-Straße 100, D-65199 Wiesbaden

Sozialpädiatrisches Zentrum im Stadtkrankenhaus Wolfsburg, Sauerbruchstraße 7, D-38440 Wolfsburg

Frühdiagnosezentrum Universitäts-Kinderklinik, Josef-Schneider-Straße 2, D-97080 Würzburg

Einrichtungen für Kinder- und Jugendpsychiatrie

Deutschland

Baden-Württemberg

Kinder- und jugendpsychiatrische Abteilung am Psychiatrischen Landeskrankenhaus Nordschwarzwald
75365 Calw-Hirsau

Abteilung für Kinder- und Jugendpsychiatrie der Psychiatrischen und Neurologischen Universitätsklinik
Hauptstraße 5
79104 Freiburg

Abteilung für Kinder- und Jugendpsychiatrie der Psychiatrischen Klinik am Klinikum der Universität Heidelberg
Blumenstraße 8
69115 Heidelberg

Abteilung für Kinder- und Jugendpsychiatrie der Städtischen Kinderkliniken
Karl-Wilhelm-Straße 1
76131 Karlsruhe

Klinik für Psychiatrie und Psychotherapie des Kindes- und Jugendalters am Zentralinstitut für seelische Gesundheit
J 5
68159 Mannheim

Kinder- und jugendpsychiatrische Abteilung am Fachkrankenhaus für Behinderte der Stiftung Libenau Segenberg
88074 Meckenbeuren

Abteilung für Kinder- und Jugendpsychiatrie der Universität Ulm am Landeskrankenhaus
88214 Ravensburg-Weißenau

Kinder- und jugendpsychiatrische Abteilung der Johannesanstalten Schwarzacherhof
77836 Schwarzach

Kinder- und jugendpsychiatrische Abteilung am Olgahospital Mörikestraße 9
70178 Stuttgart

Klinik für Kinder- und Jugendpsychiatrie
Haus Vogt
Dennenbergstraße 5
79822 Titisee-Neustadt

Abteilung für Kinder- und Jugendpsychiatrie
der Universität Tübingen
Osianderstraße 14
72076 Tübingen

Abteilung für Kinder- und Jugendpsychiatrie
am Psychiatrischen Landeskrankenhaus
74189 Weinsberg

Bayern

Abteilung für Kinder- und Jugendpsychiatrie
der Kinderklinik »Josephinum« Kapellenstraße
30
86154 Augsburg

Kinder- und Jugendpsychiatrische Klinik
Nervenkrankenhaus des Bezirks Oberfranken
Cottenbacherstr. 23
95447 Bayreuth

Kinder- und Jugendpsychiatrische Abteilung
der Universität Erlangen-Nürnberg
Schwabachanlage 6 und 10
91054 Erlangen

Abteilung für Kinder- und Jugendpsychiatrie am
Städtischen Krankenhaus München-Schwabing
Kölner Platz 1
80804 München

Institut und Poliklinik für Kinder- und Jugendpsychiatrie und Psychotherapie der Universität
München
Nußbaumstraße 7
80336 München

Abteilung für Kinder- und Jugendpsychiatrie
am Klinikum Nord der Stadt Nürnberg
Flurstraße 17
90419 Nürnberg

Klinik für Kinder- und Jugendpsychiatrie am
Bezirkskrankenhaus
Universitätsstraße 84
93053 Regensburg

Klinik und Poliklinik für Kinder- und Jugendpsychiatrie der Universität Würzburg
Füchsleinstraße 15
97080 Würzburg

Berlin

Klinik für Kinder- und Jugendpsychiatrie am
Humboldt-Krankenhaus
Frohnauer Straße 74–80
13467 Berlin

Klinik für Psychiatrie, Psychosomatik und Psy-
chotherapie des Kindes- und Jugendalters,
Campus Virchow-Klinikum der Humboldt-
Universität
Augustenburger Platz 1
13353 Berlin

Klinik für Kinder- und Jugendpsychiatrie,
DRK-Kliniken Westend
Spandauer Damm 130
14050 Berlin

Abteilung für Kinder- und Jugendpsychiatrie
der Nervenklinik Spandau
Griesingerstraße 27–33
13589 Berlin

Max-Bürger-Krankenhaus
Pädagogisch-psychiatrisches Rehabilitations-
zentrum für Kinder und jungendpsychiatrische
Tagesklinik
Rudolf-Mosse-Straße 9
14197 Berlin

Abteilung für Kinder- und Jugendpsychiatrie
im Wilhelm-Griesinger-Krankenhaus
Brebacher Weg 15
12683 Berlin

Kinder- und Jugendpsychiatrische Abteilung
des Evangelischen Krankenhauses Königin Elisabeth Herzberge
Herzbergstraße 79
10365 Berlin

Brandenburg

Klinik für Kinder- und Jugendneuropsychiatrie
Anton-Saefkow-Allee 2
14772 Brandenburg

Landesklinik Eberswalde
Oderberger Straße 8
16225 Eberswalde-Finow

Klinik für Kinder und Jugendpsychiatrie,
Landesklinik
Lückauer Straße 17
15907 Lübben

Bremen

Klinik für Kinder- und Jugendpsychiatrie
Zentralkrankenhaus Bremen-Ost
Züricher Straße 40
28325 Bremen

Hamburg

Abteilung für Kinder- und Jugendpsychiatrie
der Psychiatrischen Klinik der Universität
Hamburg
Martinistraße 52
20251 Hamburg

Psychosomatische Abteilung der Universitäts-
Kinderklinik
Martinistraße 52
20251 Hamburg

Kinder- und jugendpsychiatrische Abteilung
am Kinderkrankenhaus Wilhelmstift
Liliencronstraße 130
22149 Hamburg

Hessen

Klinik für Kinder- und Jugendpsychiatrie des
LWV »Rheinhöhe«
Klosterstraße 4
65346 Eltville

Klink für Psychiatrie und Psychotherapie des
Kindes- und Jugendalters der Johann-Wolf-
gang-Goethe-Universität
Deutschordenstraße 50
60528 Frankfurt

Klinik für Kinder- und Jugendpsychiatrie des
LWV »Rehberg«
Austraße 40
35745 Herborn

Klinik und Poliklinik für Kinder- und Jugendpsychiatrie
Herkulesstraße 111
34119 Kassel

Klinik und Poliklinik für Psychiatrie und Psychotherapie des Kindes- und Jugendalters der
Philipps-Universität
Hans-Sachs-Straße 6
35039 Marburg

Klinik für Kinder- und Jugendpsychiatrie des
LWV »Lahnhöhe«
Cappeler Straße 98
35039 Marburg

Klinik für Kinder- und Jugendpsychiatrie des
LWV »Hofheim«
64560 Riedstadt

Mecklenburg-Vorpommern

Fachbereich Kinder- und Jugendpsychiatrie der
Universitätsklinik für Neurologie und Psychiatrie
der Ernst-Moritz-Arndt-Universität Greifswald
Ellernholzstraße 1–2
17489 Greifswald

Klinik und Poliklinik für Kinder- und Jugend-
neuropsychiatrie/Psychotherapie der Universität Rostock
Gehlsheimer Straße 20
18147 Rostock

Klinik für Kinder- und Jugendneuropsychiatrie
Wismarsche Straße 393/395
19055 Schwerin

Kinderneuropsychiatrische Klinik am Klinikum
de Hansestadt Stralsund
Rostocker Chaussee 50
18437 Stralsund

Klinik für Kinder- und Jugendpsychiatrie am
Landeskrankenhaus für Neurologie und Psychiatrie
Ravensteinstraße 23
17373 Ueckermünde

Niedersachsen

Klinik für Kinder- und Jugendpsychiatrie
Alte Oldenburger Landstraße
27777 Ganderkesee

Abteilung für Kinder- und Jugendpsychiatrie
der Georg-August-Universität
Von-Siebold-Straße 5
37075 Göttingen

Psychosomatische Abteilung der Kinderklinik
der Universität
Humboldtallee 38
37073 Göttingen

Abteilung für Kinder- und Jugendpsychiatrie
am Kinderkrankenhaus auf der Bult
Janusz-Korczak-Allee 10
30173 Hannover

Niedersächsische Fachklinik für Kinder- und
Jugendpsychiatrie Hildesheim
Goslarsche Landstraße 60
31135 Hildesheim

Albert-Schweitzer-Therapeutikum
Fachklinik für Kinder und Jugendliche
Pipping 5
37603 Holzminden

Klinik für Kinder- und Jugendpsychiatrie Königslutter am Landeskrankenhaus
Vor dem Kaiserdom 1
38154 Königslutter

Niedersächsische Fachklinik für Kinder- und
Jugendpsychiatrie Lüneburg
Am Wienebütteler Weg 1
21339 Lüneburg

Clemens-August-Jugendklinik
Fachkrankenhaus für Kinder- und Jugendpsy-
chiatrie
Bergstraße
Postfach 1260
49434 Neuenkirchen

Kinder- und Jugendpsychiatrische Abteilung
am Kinderhospital Osnabrück
Iburger Straße 187
49082 Osnabrück

FB Klinische Psychotherapie von Kindern und
Jugendlichen am Tiefenbrunn-Krankenhaus
37124 Rosdorf

Kinder- und Jugendpsychiatrische Klinik Wunstorf am Landeskrankenhaus
Gustav-Grone-Straße 21
31515 Wunstorf

Nordrhein-Westfalen

Klinik und Poliklinik für Psychiatrie und Psychotherapie des Kindes- und Jugendalters der
RWTH Aachen
Pauwelsstraße 30
52057 Aachen

Psychosomatische Fachklinik für Kinder und
Jugendliche Lindenstraße 4
53474 Bad Neuenahr-Ahrweiler

Kinder- und Jugendpsychiatrische Abteilung
der Rheinischen Landesklinik Bedburg-Hau
Schmehlenheide 1
47551 Bedburg-Hau

Kinder- und Jugendpsychiatrische Klinik St.-
Josefs-Hospital Bochum-Linden
Axstraße 35
44879 Bochum

Rheinische Landesklinik für Kinder- und Jugendpsychiatrie
Kaiser-Karl-Ring 20
53111 Bonn

Kinder- und Jugendpsychiatrische Abteilung
der Vestischen Kinderklinik
Lloydstraße 5
45711 Datteln

Kinder- und Jugendpsychiatrische Klinik des
Kreiskrankenhauses Detmold
Röntgenstraße 18
32756 Detmold

Abteilung für Kinder- und Jugendpsychiatrie
der Elisabeth-Klinik
Schwerter Straße 240
44287 Dortmund

Kinder- und Jugendpsychiatrische Abteilung
der Rheinischen Landesklinik Düsseldorf
Bergische Landstraße 2
40629 Düsseldorf

Kindertagesklinik für Psychosomatik
Fürstenwall 91
40217 Düsseldorf

Klinik für Kinder und Jugendliche der Städtische Kliniken Duisburg
Zu den Rehwiesen 9
47055 Duisburg

Klinik für Kinder- und Jugendpsychiatrie der
Rheinischen Landes- und Hochschulklinik Essen
Virchowstraße 174
45147 Essen

Jugendpsychiatrische Abteilung des Evangelischen Krankenhauses Essen-Werden
Pattbergstraße 1–3
45239 Essen

Westfälisches Institut für Jugendpsychiatrie und
Heilpädagogik
Heithofer Allee 64
59071 Hamm

Kinder- und Jugendpsychiatrische Abteilung
am Gemeinschaftskrankenhaus
58313 Herdecke

Klinik und Poliklinik für Psychiatrie und Psychotherapie des Kinder- und Jugendalters der
Universität zu Köln
Josef-Stelzmann-Straße 9
50937 Köln

Tagesklinik für Kinder- und Jugendpsychiatrie
Pionierstraße 19
50735 Köln

Klinik für Kinder- und Jugendpsychiatrie
Hohfuhrstraße 25
58509 Lüdenscheid

Westfälische Klinik für Kinder- und Jugendpsychiatrie in der Haard
Halterner Straße 525
45770 Marl

Westfälische Klinik für Kinder- und Jugendpsychiatrie
Bredalerer Straße 33
34431 Marsberg

Funktionsbereich Psychosomatik der Universitäts-Kinderklinik
Robert-Koch-Straße 31
48149 Münster

Klinik und Poliklinik für Kinder- und Jugendpsychiatrie der Westfälischen Wilhelms-Universität
Schmeddingstraße 50
48149 Münster

Kinder- und Jugendpsychiatrie Tagesklinik
Johanniter-Kinderklinik
Arnold-Janssen-Straße 29
53757 Sankt Augustin

Rheinische Landesklinik für Kinder- und Jugendpsychiatrie
Horionstraße 14
41749 Viersen

St.-Laurentius-Heim mit Klinik für Kinder- und Jugendpsychiatrie
Stiepenweg 70
34414 Warburg

Fachklinik für Kinder- und Jugendpsychiatrie
Heilpädagogik – Psychotherapeutisches Zentrum
Otto-Ohl-Weg 10
42489 Wülfrath

Kinder- und Jugendpsychiatrische Abteilung
der städtischen Kinderklinik Wuppertal
Heusnerstraße 40
42283 Wuppertal

Rheinland-Pfalz

Pfalzinstitut für Kinder- und Jugendpsychiatrie
Weinstraße 100
76889 Klingenmünster

Saarland

Abteilung für Kinder- und Jugendpsychiatrie
der Universitäts-Nervenklinik
66424 Homburg

Klinik für Kinder- und Jugendpsychiatrie/Psychotherapie
Waldstraße 40
66271 Kleinblittersdorf

Sachsen

Klinik für Kinder- und Jugendpsychiatrie am
Fachkrankenhaus für Psychiatrie und Neurologie
Hufelandstraße 15
01477 Arnsdorf

Klinik für Kinder- und Jugendneuropsychiatrie
Waldhofstraße 3
08209 Bad Reiboldsgrün

Abteilung für Kinder- und Jugendpsychiatrie
Städtische Kliniken Chemnitz
Dresdner Straße 178
09131 Chemnitz

Klinik und Poliklinik für Kinder- und Jugendpsychiatrie, Medizinische Fakultät der Technischen Universität
Goetheallee 12
01309 Dresden

Abteilung für Kinder- und Jugendpsychiatrie
Fachkrankenhaus für Psychiatrie und Neurologie
02708 Großschweidnitz

Klinik für Psychiatrie, Neurologie, Kinderpsychiatrie und Pädiatrie
Westewitz-Hochweitzschen
04720 Hochweitzschen
Fachkrankenhaus für Kinderneuropsychiatrie
Chopinstraße 2
08349 Johanngeorgenstadt

Neuropsychiatrische Klinik für Kinder und Jugendliche der Universität Leipzig
Riemannstraße 34
04107 Leipzig

Klinik für Kinder- und Jugendpsychiatrie
Park-Krankenhaus Leipzig-Dösen
Chemnitzer Straße 50
04289 Leipzig

Kinder- und Jugendneuropsychiatrische Klinik
Leipziger Straße 59
04435 Schkeuditz

Fachabteilung für Kinder- und Jugendneuropsychiatrie des Kreiskrankenhauses Roschlitz
Markt 11
09306 Wechselburg

Kliniken Hubertusburg
– Fachkrankenhaus –
04779 Wermsdorf

Sachsen-Anhalt

Klinik für Kinder- und Jugendneuropsychiatrie
am Bezirksfachkrankenhaus für Psychiatrie und
Neurologie
Solbadstraße 2c
06406 Bernburg

Klinik für Kinderneuropsychiatrie
Kiefholzstraße 4
39340 Haldensleben

Abteilung für Kinder- und Jugendpsychiatrie der
Nervenklinik der Martin-Luther-Universität
Julius-Kühn-Straße 7
06112 Halle

Klinik für Kinderpsychiatrie am Stadtkrankenhaus Halle
Händelstraße 16
06114 Halle

Abteilung für Kinder- und Jugendpsychiatrie
der Medizinischen Akademie Magdeburg
Leipziger Straße 44
39120 Magdeburg

Abteilung für Kinder- und Jugendpsychiatrie
Kreiskrankenhaus, Kinderklinik
Weisse Mauer/Poststraße 7
06217 Merseburg

Klinik für Kinder- und Jugendpsychiatrie
Landeskrankenhaus Uchtspringe
39599 Uchtspringe

Fachkrankenhaus für Kinder- und Jugendpsychiatrie
Parkstraße 5
06268 Vitzenburg

Schleswig-Holstein

Klinik für Kinder- und Jugendpsychiatrie am
Klinikum der Universität Kiel
Niemannsweg 147
24105 Kiel

Kinder- und Jugendpsychiatrische Poli-Klinik
Medizinische Universität Lübeck
Ratzeburger Allee 160
23554 Lübeck

Fachklinik für Kinder- und Jugendpsychiatrie
Schleswig
Friedrich-Ebert-Straße 5
24837 Schleswig

Thüringen

Abteilung für Neuropsychiatrie des Kindes-
und Jugendalters der Medizinischen Akademie
Nordhäuserstraße 74
99089 Erfurt

Klinik für Kinder- und Jugendpsychiatrie der
Landesnervenklinik Hildburghausen
Eisfelder Straße 41
98646 Hildburghausen

Klinik für Kinder- und Jugendpsychiatrie der
Universität
Philosophenweg 5
07743 Jena

Abteilung für Kinder- und Jugendpsychiatrie
Landesfachkrankenhaus für Psychiatrie und
Neurologie Mühlhausen
99974 Mühlhausen

Fachkrankenhaus für Kinderneuropsychiatrie
Alexander-Puschkin-Straße 17
99734 Nordhausen

Kinder- und Jugendpsychiatrische Abteilung
des Landesfachkrankenhauses für Psychiatrie
und Neurologie Stadtroda
Bahnhofstraße 1a
07646 Stadtroda

Österreich

Kärnten

Kinderneuropsychiatrie
Fercherstraße 6
9020 Klagenfurt

Niederösterreich

Heilpädagogische Station des Landes NÖ
Fürstenweg 8
2371 Hinterbrühl

Oberösterreich

Kinder- und Jugendpsychiatrie Landeskinder-
krankenhaus
Krankenhausstraße 26
4020 Linz/Donau

Wagner-Jauregg-Krankenhaus des Landes OÖ
Wagner-Jauregg-Weg 15
4020 Linz/Donau

Stadt Salzburg

A. Ö. Landeskrankenhaus Salburg Müllner
Hauptstraße 48
5020 Salzburg

Heilpädagogische Station
Kleißheimer Allee 81
5020 Salzburg

Landesnervenklinik
Ignaz-Harrer-Straße 79
5020 Salzburg

Stadt Wien

Neurologisches Krankenhaus der Stadt Wien
Rosenhügel, Abt. für entwicklungsgestörte
Kinder
Riedlgasse 5
1130 Wien

Universitätsklinik für Neuropsychiatrie des
Kindes- und Jugendalters
Währinger Gürtel 18–20
1090 Wien

Steiermark

Psychosomatische Station Universitätskinderklinik
Auenbrugger Platz
8036 Graz

Tirol

Abt. Kinder- und Jugendpsychiatrie
Universitätsklinik für Psychiatrie
Anichstraße 35
6020 Innsbruck

Universitätsklinik für Kinderheilkunde
Anichstraße 35
6020 Innsbruck

Vorarlberg

Landsnervenkrankenhaus Valduna
6830 Rankweil Vlbg.

Heilpädagogische Abteilung Landeskrankenhaus
6807 Feldkirch

Schweiz

Kanton Aargau

Kinder- und Jugendpsychiatrischer Dienst des
Kantons Aargau
Tellstraße 22
5000 Aarau

Kinderpsychiatrische Therapiestation
Ehrendingerstraße 38
5400 Ennetbaden

Kinderpsychiatrische Therapiestation
Buckhalde 213
5322 Koblenz

Kantonale Kinderstation des Kinder- und Jugendpsychiatrischen Dienstes des Kantons Aargau
5235 Rüfenach

Kanton Basel-Stadt

Psychiatrische Universitätsklinik und -polikli-
nik für Kinder und Jugendliche
Schaffhauserheinweg 55
4058 Basel

Kanton Basel-Land

Kinder- und Jugendpsychiatrischer Dienst des
Kantons Basel-Land
Goldbrunnenstraße 14
4410 Liestal

Kanton Bern

Kinder- und Jugendpsychiatrische Poliklinik
der Universität
Effingerstraße 12
3011 Bern

Psychosomatische Abteilung der Universitäts-
Kinderklinik Inselspital
3010 Bern

Kinderpsychiatrische Klinik der Universität
Bern
Neuhaus
3063 Ittingen

Kinderpsychiatrischer Dienst Berner Jura
Rue du Ruschli 2
2502 Biel

Kinderspital, Kinderpsychiatrischer Dienst
Biel/Seeland und Berner Jura
Kloosweg 22
2502 Biel

Abteilung für Kinder- und Jugendpsychiatrie
Kinderspital Wildermeth
Kloosweg 22
2502 Biel

Canton de Geneve

Clinique de Psychiatrie Infantile
41, crêts de Champel
1207 Genève

Service Médico-Pédagogique
16–18, boulevard St. Georges
1211 Genève 8

Division de Psychiatrie du Developpement
Mental
del'Université de Genève
rue du 31 décembre 8
1207 Genève

Unite Universitaire de Psychiatrie de l'Adolescent
16–18, boulevard St-Georges
1211 Genève 8

Kanton Graubünden

Kinder- und Jugendpsychiatrischer Dienst des
Kantons Graubünden
Fontanastraße 15
7000 Chur

Canton du Jura

Service de Psychiatrie d'Enfants et d'Adolescents
Centre Médico-Psychologique
Fbg. des Capucins 20
2800 Delémont

Kanton Luzern

Kinder- und Jugendpsychiatrischer Dienst des
Kantons Luzern
Spitalstraße 17a
6004 Luzern

Canton de Neuchâtel

Office Médico-Pédagogique
rue du Parc 117
2300 La Chaux-de-Fonds

Office Médico-Pédagogique
rue de l'Ecluse 67
2000 Neuchâtel

Kanton St. Gallen

Kinder- und Jugendpsychiatrisches Zentrum
Beobachtungs- und Therapiestation
»Sonnenhof«
9608 Ganterschwil

Ostschweizerischer Kinder- und Jugendpsychiatrischer Dienst
Grossackerstraße 7
9000 St. Gallen

Kanton Schaffhausen

Kinder- und Jugendpsychiatrischer Dienst
Promenadenstraße 21
8200 Schaffhausen

Kanton Solothurn

Gotthelf-Haus
Kinder- und jugendpsychiatrische Station des
Psychiatrischen Dienstes des Kantons Solothurn
Gotthelfstraße 17
4562 Biberist

Psychiatrischer Dienst für Kinder und Jugendliche des Kantons Solothurn
Hauptgasse 53
4500 Solothurn

Kanton Thurgau

Kinder- und Jugendpsychiatrischer Dienst des
Kantons Thurgau
Bahnhofstraße 15
8570 Weinfelden

Canton del Ticino

Servizio Medico-Psicologico
Largo Elvezia 2
6500 Bellinzona

Servizio Medico-Psicologico
Via R. Simen 10
6900 Lugana

Canton du Valias

Service Médico-Pédagogique Valaisan
place du Midi 40
1950 Sion

Canton de Vaud

Division de Pédopsychiatrie de l'Hôpital
de l'Enfance
chemin de Montétan 16
1007 Lausanne

Service Universitaire de Psychiatrie de l'Enfant
et de l'Adolescent
rue du Bugnon 23 A
1005 Lausanne

Unité de Prévention
rue César-Roux 29
1005 Lausanne

Service de Pédopsychiatrie
avenue de Casion 46
1820 Montreux

Service de Psychiatrie et Psychothérapie de l'Est
Vaudois
avenue du Général Guisan 26
1800 Vevey

Kanton Zürich

Zentrum für Kinder- und Jugendpsychiatrie,
Universität Zürich, Kinder- und Jugendpsychiatrischer Dienst des Kantons Zürich (KJPD)
Neumünsterallee 9
Postfach
8032 Zürich

KJPD Regionalstelle Bülach
Bahnhofring 3
8180 Bülach

KJPD Regionalstelle Dietikon
Löwenstraße 15
8953 Dietikon

KJPD Regionalstelle Uster
Seestraße 7
8610 Uster

KJPD Regionalstelle Wetzikon
Guyer-Zeller-Straße 21
8620 Rüti

KJPD Regionalstelle Winterthur
Rosenrainstraße 17
Postfach 33
8410 Winterthur

Kinderstation »Brüschhalde«, Kinder und Jugendpsychiatrischer Dienst des Kantons Zürich
(KJPD)
Bergstraße 120
8708 Männedorf

Psychosomatische Abteilung des Kinderspitals
Steinwiesstraße 75
8032 Zürich

Psychiatrische Kliniken mit Spezialbereich für geistig Behinderte

Zusammenstellung durch C. Schanze/MHZ am
BKH Kaufbeuren

Baden-Württemberg

Krankenhaus für Psychiatrie und Neurologie
Schlostraße 50
71364 Winnenden

Münsterklinik, Zentrum für Psychiatrie
Hauptstraße 9
88529 Zwiefalten

Bayern

Bezirkskrankenhaus Bayreuth
Abteilung Psychiatrische Heilpädagogik
Nordring 2
95445 Bayreuth

Bezirksklinikum Regensburg
Psychiatrische Klinik und Poliklinik der Universität
Universitätsstraße 84
93053 Regensburg

Bezirksklinikum Mainkofen
94469 Deggendorf

Bezirkskrankenhaus Haar
Fachabteilung Geistige Behinderung
Vockestraße 72
85540 Haar bei Mnchen

Bezirkskrankenhaus Kaufbeuren
Medizinisch-Heilpädagogisches Zentrum
Kemnater Straße 16
87600 Kaufbeuren

Berlin

Evangelisches Krankenhaus Königin Elisabeth
Herzberge
Herzbergstraße 79
10263 Berlin

Hamburg

Klinikverbund der ev. Stiftung Alsterdorf
Heinrich-Sengelmann-Krankenhaus
23863 Bargfeld-Stegen

Hessen

Psychiatrisches Krankenhaus Marburg
Cappeler Straße 98
35039 Marburg

Mecklenburg-Vorpommern

Christopherus-Krankenhaus GmbH
Ravensteinstraße 23
17373 Ueckermünde

Niedersachsen

Niederschsisches Landeskrankenhaus
Rosdorfer Weg 70
37081 Göttingen

Niedersächsisches Landeskrankenhaus
Knollstraße 31
49088 Osnabrück

Nordrhein-Westfalen

Westfälische Klinik für Psychiatrie
Fr.-W.-Weber-Straße 30
48147 Münster

Rheinische Landesklinik Bedburg-Hau
Schmelenheide 1
47551 Bedburg-Hau

Westfälische Klinik für Psychiatrie
Franz-Hegemann-Straße 23
59581 Warstein

Hans-Prinzhorn-Klinik für Psychiatrie
Frönsberger Straße 71
58675 Hemer

Rheinische Kliniken Langenfeld
Kölner Straße 82
40764 Langenfeld

Rheinland-Pfalz

Pfalzklinik Landeck
Weinstraße 100
76889 Klingenmünster

Sachsen

Sächsisches Krankenhaus für Psychiatrie und
Neurologie
Nr. 41
02708 Groschweldnitz

Sächsisches Krankenhaus für Psychiatrie
Rodewisch
Bahnhofstraße
08228 Rodewisch

Sachsen-Anhalt

Landeskrankenhaus für Psychiatrie und Neurologie
Johannes-Lange-Straße 20
39319 Jerichow

Schleswig-Holstein

Psychiatrium-Gruppe
Fachkrankenhaus für Psychiatrie
Friedrich-Ebert-Straße 100
23774 Heiligenhafen

Psychiatrisches Krankenhaus
Daldorfstraße
24635 Rickling

Thüringen

Fachkrankenhaus für Psychiatrie und Neurologie
Pfafferoder Straße 102
99974 Mühlhausen

Sachwortverzeichnis

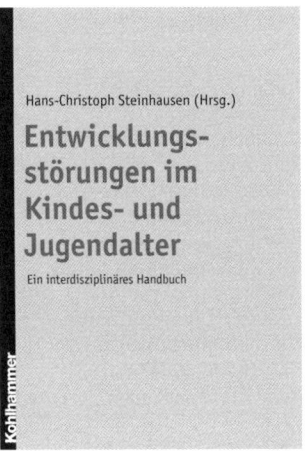

HANS-CHRISTOPH STEINHAUSEN (HRSG.)

Entwicklungsstörungen im Kindes- und Jugendalter

Ein interdisziplinäres Handbuch

2001. X, 270 Seiten mit 33 Abb. und 65 Tab.

Fester Einband/Fadenheftung

€ 29,50

ISBN 3-17-016438-4

Kinder mit Entwicklungsstörungen werden häufig in der ärztlichen Praxis vorgestellt. Daher besteht ein großer Informationsbedarf. Namhafte Fachleute aus den Bereichen Kinderheilkunde, Augenheilkunde, Phoniatrie und Pädaudiologie, Kinderpsychiatrie und -psychologie geben in diesem Handbuch kompetente Antworten auf Fragen der Praxis.

Die verschiedenen kindlichen Entwicklungsstörungen werden detailliert in ihrem Erscheinungsbild sowie unter Berücksichtigung der Ursachen, der speziellen Diagnostik und der Begutachtung beschrieben. Die Darstellung der Therapie berücksichtigt den aktuellen Erkenntnisstand und den Handlungsbedarf in der Praxis. Jedes Kapitel schließt mit Anmerkungen zum Verlauf und enthält Empfehlungen für weiterführende Literatur.

www.kohlhammer.de

W. Kohlhammer GmbH · 70549 Stuttgart
Tel. 0711/7863 - 7280 · Fax 0711/7863 - 8430